# 2039 Questions and Answers for Orthopaedic Attending Surgeon

# 骨科主治医生2039问

**(第4版)**


**主　编**　王志成　闫景龙

**副主编**　陶天遵　徐公平　关国发　张志鹏

**编　者**　(按姓氏笔画排序):

王　彤　王立春　王志成　王新涛　田万里　付国枢
吉光荣　吕松岑　乔振海　庄金鹏　闫景龙　关国发
关德宏　杜大江　李贵东　杨显声　迟志永　张　滨
张志鹏　陈天新　邵　林　林　欣　周　磊　周　萍
赵　伟　郝晨光　祖佳宁　姚　猛　荣杰生　耿硕儒
索永珍　夏双印　夏景君　徐公平　奚春阳　陶天遵
陶树青　姬　烨　潘海乐



中国协和医科大学出版社

**图书在版编目（CIP）数据**

骨科主治医生2039问／王志成，闫景龙主编．—4版．—北京：中国协和医科大学出版社，2019.5

（现代主治医生提高丛书）

ISBN 978－7－5679－0622－8

Ⅰ.①骨…　Ⅱ.①王…②闫…　Ⅲ.①骨疾病—诊疗—问题解答　Ⅳ.①R68－44

中国版本图书馆CIP数据核字（2019）第067671号

**骨科主治医生2039问（第4版）**

**主　　编：** 王志成　闫景龙

**责任编辑：** 田　奇

**出版发行：** 中国协和医科大学出版社

（北京东单三条九号　邮编100730　电话65260431）

**网　　址：** www.pumcp.com

**经　　销：** 新华书店总店北京发行所

**印　　刷：** 北京新华印刷有限公司

**开　　本：** 787×1092　1/16

**印　　张：** 68.25

**字　　数：** 1500千字

**版　　本：** 2019年5月第4版

**印　　次：** 2019年5月第1次印刷

**定　　价：** 178.00元

ISBN 978－7－5679－0622－8

# 第四版前言

应中国协和医科大学出版社之邀，负责编写现代主治医生提高丛书骨科分卷以来，已过了20年。第一版编了870问，第二版为1000问，第三版增至1510问。第三版发行至今又过了6年。在第四版再版之际，随着骨科学科的发展，本版根据骨科目前的一些新进展、新技术和新观念，对原书中一些内容进行了部分删减、更改和增补，并对某些观点予以说明，以适应当前学科的发展和读者求知的需求。书中新列了《足外科》、《微创关节外科》和《微创脊柱外科》3章，总目录由原书的22章增至25章。由于内容的增加，总题数增加到2039问。为与内容相适应，遂将本书更名为《骨科主治医生2039问》。本版还新列了章、节的英文目录，病名加注了英文名词。在此过程中，编者虽然尽力而为，但疏漏之处仍在所难免，某些观点也只供参考。限于本书的编写性质，所列内容只能作为入门的参考，深层次问题还请参阅专著。并请读者和各位有识之士不吝赐教，予以批评指正。

王志成

2018年11月

哈尔滨

# 目　录

一、骨科学基础……1
（一）骨的结构、生理和生物化学……6
（二）骨的发育和骨形成……10
（三）关节的结构和生化学……13
（四）骨与关节的临床病理……15
（五）骨科影像学检查的进展……17
（六）骨组织工程……21
（七）计算机辅助技术在骨科的应用……27
（八）骨科内植物材料……34
二、骨折与关节损伤概论……37
三、上肢骨折与关节损伤……69
（一）锁骨骨折……75
（二）肩关节损伤……76
（三）肱骨干骨折……87
（四）肘部损伤……89
（五）前臂骨折……98
（六）腕部和手部损伤……100
四、下肢骨折与关节损伤……103
（一）股骨颈骨折……109
（二）髋关节损伤……115
（三）股骨干骨折……119
（四）膝关节损伤……121
（五）胫骨平台骨折……125
（六）胫骨干骨折……133

五、脊柱骨折与脊髓损伤…… 137
（一）颈椎损伤 …… 146
（二）胸腰椎骨折与脊髓损伤 …… 180
六、骨盆骨折…… 201
（一）骨盆环骨折 …… 204
（二）髋臼骨折 …… 214
七、手部损伤与疾患…… 221
（一）上肢和手部的解剖、组织结构和生理功能 …… 229
（二）检查法 …… 248
（三）手部手术的几个问题 …… 252
（四）手部急性损伤 …… 254
（五）手部创伤的晚期修复 …… 261
（六）手部疾病 …… 265
八、周围神经损伤…… 271
（一）周围神经损伤的解剖、生理及分类 …… 275
（二）周围神经损伤的检查 …… 278
（三）周围神经损伤的治疗 …… 280
（四）上肢神经损伤的处理及功能重建 …… 282
（五）下肢神经损伤 …… 291
九、显微外科在骨科的应用…… 295
十、断肢及断指再植…… 307
十一、运动系统慢性损伤与疾病…… 323
（一）概论 …… 333
（二）软组织慢性损伤 …… 333
（三）软骨的慢性损伤 …… 347
（四）骨的慢性损伤 …… 357
（五）周围神经卡压综合征 …… 374
十二、骨与关节化脓性感染…… 389
（一）血源性骨髓炎 …… 393
（二）手术后骨髓炎 …… 401
（三）布氏杆菌病 …… 402
（四）化脓性关节炎 …… 412

十三、骨与关节结核 417
（一）骨与关节结核 420
（二）脊柱结核 429
十四、非化脓性关节炎 435
（一）类风湿关节炎 438
（二）骨性关节炎 443
（三）血友病性关节病 452
（四）痛风性关节炎 454
十五、运动系统畸形 457
（一）先天性颈部畸形 465
（二）先天性肩胛骨畸形 475
（三）脊柱侧凸 479
（四）先天性髋关节脱位 508
十六、颈肩痛 521
（一）颈部疼痛性疾患 525
（二）后纵韧带骨化症 530
（三）颈椎病 534
十七、腰腿痛 551
（一）腰腿痛的基础知识 563
（二）椎管内疾患所致腰腿痛 582
（三）椎管外疾患所致腰腿痛 613
（四）结构性缺陷所致腰腿痛 631
十八、脊髓灰质炎与脑瘫后遗症 655
（一）外科治疗的基本术式与原则 658
（二）足部畸形的治疗 664
（三）膝部软组织功能重建 670
（四）髋部软组织功能重建 672
（五）脑性瘫痪后遗症 675
十九、骨质疏松症 679
（一）骨质疏松症的概念、流行病学、发病机制与分类 684
（二）骨质疏松症的发病因素与机制 688
（三）骨质疏松症的诊断 693

（四）骨质疏松症的治疗与预防 …… 699
二十、骨肿瘤 …… 713
（一）概论 …… 721
（二）良性骨肿瘤 …… 728
（三）骨巨细胞瘤 …… 736
（四）原发性恶性骨肿瘤 …… 740
（五）脊柱肿瘤 …… 753
（六）骶骨肿瘤 …… 759
（七）转移性骨肿瘤 …… 760
（八）关节滑膜肿瘤和瘤样病损 …… 769
（九）骨的瘤样病损 …… 771
（十）现代截肢概念 …… 773
（十一）全椎体整块切除术 …… 776
二十一、椎管内肿瘤 …… 779
（一）概论 …… 784
（二）椎管内神经鞘瘤 …… 802
（三）脊膜瘤 …… 806
（四）先天性椎管内肿瘤 …… 809
（五）脊髓内肿瘤 …… 810
（六）椎管内转移瘤 …… 814
二十二、足踝外科 …… 817
（一）足踝部畸形 …… 835
（二）足踝部损伤与修复 …… 857
（三）足踝部感染与坏死 …… 892
（四）足踝部疼痛性疾病 …… 897
（五）足踝部肿瘤 …… 926
（六）足部辅具 …… 934
二十三、微创关节外科 …… 939
（一）肩关节镜 …… 944
（二）髋关节镜 …… 949
（三）膝关节镜 …… 956
（四）踝关节镜 …… 967

二十四、微创脊柱外科…………………………………………………………… 971

（一）总论 …………………………………………………………………… 977

（二）颈椎的微创手术 ……………………………………………………… 992

（三）胸椎的微创手术 ……………………………………………………… 995

（四）腰椎的微创手术 ……………………………………………………… 999

（五）脊柱损伤的微创手术 ………………………………………………… 1008

二十五、人工关节 ……………………………………………………………… 1013

（一）概论 …………………………………………………………………… 1021

（二）人工髋关节 …………………………………………………………… 1025

（三）人工膝关节 …………………………………………………………… 1057

（四）人工踝关节 …………………………………………………………… 1078

（五）展望 …………………………………………………………………… 1081

# 一、

# 骨科学基础

# The Basic of Orthopaedics

1. 骨组织细胞各有何结构特点？各完成哪些功能？ 6

2. 成骨细胞系和破骨细胞系的来源分别是什么？ 6

3. 骨基质主要包括哪些成分？有何作用？ 7

4. 编织骨和板层骨各有何结构特点？ 7

5. 骨组织的血液供应有何特点？有何临床意义？ 7

6. 骨骼有神经支配吗？ 8

7. 钙、磷在体内是如何代谢的？ 8

8. 哪些维生素与骨代谢有关？ 9

9. 激素对骨有什么影响？ 9

10. 哪些酶与骨的关系密切？ 10

11. 在骨的发育过程中有几种骨化形式？ 10

12. 骨是如何钙化的？ 11

13. 骨重建和塑型的特点是什么？ 11

14. 机械应力对骨有何影响？ 11

15. 与成骨相关的骨生长因子主要有哪些？作用如何？ 12

16. 如何看待骨骼的新陈代谢？ 12

17. 骨诱导与骨传导各有何特点？ 13

18. 移植骨的转归如何？ 13

19. 关节可分为哪几类？各有何特点？ 13

20. 关节软骨的结构有何特点？ 14

21. 关节软骨有何生化特点？ 14

22. 关节软骨随年龄变化有何特点？ 14

23. 关节软骨的润滑是通过什么机制完成的？ 15

24. 哪些疾病容易产生关节挛缩？ 15

25. 关节强直有何特征？ 16

26. 异位钙化和骨化的病理机制是什么？ 16

27. 什么是骨质疏松症？原发性骨质疏松症的病理机制是什么？ 16

28. 只有骨质疏松症能引起骨密度低下么？ 17

29. 什么是假关节？其形成因素有哪些？ 17

30. 四肢动脉造影在骨科的应用？ 17

31. 放射性核素检查在骨科的应用？ 18

32. CT 有何特点？ 18

33. CT 在骨科可应用在哪些方面？ 18

34. 三维 CT 重建在骨关节损伤中的应用？ 19
35. 放射性核素扫描在骨科中的应用？ 19
36. 与骨科相关的 MRI 专业术语有哪些？ 20
37. 磁共振在骨科方面的应用？ 21
38. 什么是骨组织工程？ 21
39. 骨组织工程的研究包括哪两种基本方式？ 22
40. 什么是软骨组织工程的三要素？ 22
41. 良好的种子细胞必须要满足哪些条件？ 23
42. 作为种子细胞载体的理想骨组织工程支架材料应具备哪些特点？ 23
43. 什么是生物反应器？ 24
44. 何为肌腱组织工程？ 24
45. 神经组织工程包含哪些要素？ 25
46. 什么是基因治疗？ 25
47. 体细胞基因治疗有几种方法？ 26
48. 基因载体有几种类型？ 26
49. 基因工程治疗骨科疾病包括几种转导模式？ 26
50. 什么是数字骨科？ 27
51. 数字骨科的临床应用包括哪些方面？ 28

52. 数字技术在骨科的基本功能有哪些？ 28

53. 导航的原理是什么？ 28

54. 导航的组成及分类有哪些？ 29

55. 计算机辅助导航技术是什么？目前有哪些应用？ 29

56. 计算机辅助技术在骨折精准复位上有哪些进展？ 29

57. 骨科机器人可以应用于哪些领域？ 30

58. 何为3D打印技术？ 30

59. 何为逆向工程技术？ 31

60. 3D打印模型的制作程序包括哪些内容？ 31

61. 3D打印模型可应用于骨科哪些疾病的治疗？ 31

62. 3D打印技术在骨科中的应用有哪些优点？ 32

63. 3D打印技术在骨科中的应用有哪些缺点？ 33

64. 数字减影血管造影在骨科有哪些应用？ 33

65. 什么是医学影像存储和传输系统？ 34

66. 什么是快速成形技术？ 34

67. 骨科金属内置物材料的生物学特性及相关应用进展有哪些？ 34

# （一）骨的结构、生理和生物化学

## 1

## 骨组织细胞各有何结构特点？各完成哪些功能？

骨组织中含有 3 种细胞，即骨细胞（osteocyte）、成骨细胞（osteoblast）和破骨细胞（osteoclast）。

成骨细胞是骨形成、骨骼发育与成长的重要细胞。光镜下细胞呈立方形或矮柱状，胞质丰富，呈强嗜碱性。核大呈圆形，常偏于一侧，核仁清晰可见。碱性磷酸酶染色呈强阳性。电镜下可见胞质内发达的粗面内质网和高尔基复合体、线粒体。细胞表面有少量微绒毛，当其转变为骨细胞时，微绒毛变粗变长。成骨细胞的主要功能是产生胶原纤维、黏多糖和糖蛋白等，在细胞外形成骨的有机质，称为类骨质。随着类骨质增多、钙化，成骨细胞转化为骨细胞。此外，成骨细胞还能分泌基质小泡，促进类骨质的钙化。

骨细胞来源于成骨细胞，可以分为幼稚、成熟及老化 3 个阶段。幼稚型骨细胞具有成骨细胞的一些结构形态，仍能产生骨基质。骨细胞突起伸长并通过骨小管形成细胞间交通，细胞位于骨陷窝内。随着骨细胞的成熟，胞质内的线粒体，粗面内质网和高尔基复合体数量减少，胞体变小。老化的骨细胞则胞体进一步变小，细胞核固缩，染色质深染，胞质内细胞器少，骨陷窝较大。老化的骨细胞在降钙素的作用下，仍可转化为成熟的骨细胞。骨细胞在甲状旁腺素作用下可以使骨溶解，称为骨细胞性骨溶解；而在较高水平降钙素作用下又可成骨，在正常生理状况下，骨细胞性溶骨和成骨处于动态平衡。

破骨细胞体积较大，直径 30～100μm，胞质内有大量短棒状的小线粒体。内质网较多，但散在，可见高尔基复合体、溶酶体，电镜下可见质膜折叠形成的皱折缘和相邻的清亮区，二者构成破骨细胞的重吸收装置，可以提供一个局部酸环境，使骨质溶解并被吸收。破骨细胞的另一结构特点是含有多量细胞核，一般 20 个左右，多者可达上百个。破骨细胞的主要功能是吸收骨，一个破骨细胞可以吸收 100 个成骨细胞所形成的骨质。

## 2

## 成骨细胞系和破骨细胞系的来源分别是什么？

成骨细胞系包括骨细胞、成骨细胞、骨间充质细胞。成骨细胞系细胞由骨髓干细胞分化而来，而破骨细胞是由单核－吞噬细胞系分化，因此两者组织学上是不同源的。

## 3 骨基质主要包括哪些成分？有何作用？

骨基质（bone matrix）包括有机质和无机质两类。有机质中90%为Ⅰ型胶原蛋白，其余为无定形的均质状物质，如蛋白多糖、糖蛋白、唾液蛋白及少量脂质等。胶原是骨的结构基础，并使其具有一定的强度，而非胶原性有机质则参与胶原的矿化过程。无机质在儿童骨干重量中占50%，而在成人则占65%以上。无机质主要包括羟磷灰石和胶体磷酸钙，以结晶状态沉积于胶原上，这种结晶呈针状或柱状，长20～40μm，宽3～6μm，在胶原中衔接成链，并沿其长轴呈平行方向排列。无机质与胶原相结合，使骨骼既有一定的硬度，又有一定的弹性。

## 4 编织骨和板层骨各有何结构特点？

编织骨（woven bone）主要存在于未成熟骨中，其骨细胞不成熟，体积大，数量多，排列不规则，缺乏骨小管系统，胶原纤维粗大，排列多无序，呈编织状，仅有少数呈束状平行排列。板层骨（lamellar bone）则存在于成熟的密质骨和松质骨中。骨细胞成熟，体积小，数量少，散在而有规律地分布于胶原纤维中，有完整的骨小管系统。胶原纤维排列成板层状，板层的厚度为3～7μm。

## 5 骨组织的血液供应有何特点？有何临床意义？

不同种类的骨血管分布不同。长骨的动脉供应包括滋养动脉、干骺端动脉、骺动脉及骨膜动脉，其中滋养动脉提供50%～70%的供血量。滋养动脉穿入髓腔后向两侧骨端分支，与骨骺动脉及干骺端动脉的分支形成吻合，同时在骨髓腔内形成内骨膜网，再发出穿支进入骨皮质，与骨膜动脉的分支或毛细动脉形成吻合。而长骨的静脉则首先回流到骨髓的中央静脉窦，然后再经与滋养动脉、骺动脉和干骺端动脉伴行的静脉出骨。不规则骨、扁骨和短骨的动脉则来自骨膜动脉和（或）滋养动脉。在临床上遇到长骨干骨折需手术治疗时，应注意保护滋养动脉和骨膜，以免影响骨折的愈合。

## 6 骨骼有神经支配吗?

骨骼与机体其他任何组织相同，也是有神经支配的。骨的神经纤维有两类，一是内脏传出纤维，多伴随滋养血管进入骨内分布于血管周围，调节血管功能，刺激及调节骨髓造血。另一是躯体传入纤维，主要分布于骨膜、骨内膜、骨小梁及关节软骨深面，对牵张刺激最敏感，如骨膜的神经分布丰富，当产生骨脓肿、骨肿瘤或骨折时常引起剧烈疼痛。

## 7 钙、磷在体内是如何代谢的?

钙是人体必不可少的物质，是骨盐的主要成分。人体含钙量约 1.0kg，其中 99% 存在于骨中，加强骨的强度，被称为稳定钙，而另一部分为不稳定钙，在细胞内发挥第二信使作用，参与多种酶活性的调节，有细胞膜稳定性作用，是参与凝血系统，保持神经－肌肉兴奋性，调节电解质平衡等不可缺少的物质。

钙主要从小肠吸收，食物中的钙经过消化后变成游离钙才能被吸收。钙的吸收包括依赖于维生素 D 的主动过程和被动弥散过程。除维生素 D 外，甲状旁腺素、大剂量降钙素、生长激素、性激素均可促进肠钙吸收，而肾上腺皮质激素和甲状腺素则可减少肠钙吸收。此外，肠道酸性环境有利于钙盐溶解，而碱性环境则不利于钙的吸收。钙主要经过肾，少量经肠道排泄。尿钙的排泄与肾小球的滤过和肾小管的重吸收有关，而肾小管的重吸收又受多种因素影响，甲状旁腺素可能促进肾小管对钙的重吸收，降钙素可减少肾小管的重吸收，维生素 D 也可以促进钙的重吸收。此外，肾上腺皮质激素、利尿剂、磷酸盐、机体酸碱平衡失调等均可影响钙的排泄。人体血钙在多种钙调节素的作用下，通过肠道、骨和肾维持平衡。

磷是机体的重要元素，占人体总重量的 1%，占骨矿物质的 8%，在骨中以羟基磷灰石的形式存在。软组织中的磷占总重量的 1/5，是蛋白质、核酸、多糖和类脂的重要组分。磷除了和钙一样构成骨、牙，参与神经传导、肌肉收缩和能量转运过程外，还与遗传有关。

磷的吸收也是在小肠内完成的，其跨膜运转包括主动过程和被动过程，以 $H_2PO_4^-$ 形式存在的磷最易运转。酸性环境有利于肠道磷的吸收，而钙则易与磷结合成难溶的磷酸盐阻碍磷的吸收。磷的排泄也主要通过肾完成，首先经肾小球滤过，然后经肾小管重吸收。维生素 D 可明显地促进肠道磷的吸收，并减少其肾排泄。甲状旁腺激素可通过促进 $1\alpha,25(OH)_2D_3$ 的合成而促进肠道磷的吸收，同时它可作用于肾小管减少磷的重吸收而促进磷的排泄。其他因素如降钙素、生长激素、甲状腺素、糖皮质激素等也可影响磷的代谢。如降钙素可抑制骨吸收、促进尿磷排泄而降低血磷；生长激素可增加肾小管对磷的重吸收；甲状腺素也可增加肾小管对磷的重吸收；肾上腺糖皮质激素则可以在大量、长期应用后抑制肠道磷的吸收，促进尿磷的排泄。

## 8

## 哪些维生素与骨代谢有关?

在维生素中与骨骼关系最密切的是维生素D。最重要的维生素D有两种形式，即维生素$D_2$（骨化醇）和维生素$D_3$（胆骨化醇），前者是麦角固醇经紫外线照射后产生，后者是7-脱氢胆固醇经紫外线照射后产生。然而，由于维生素$D_2$的前身麦角固醇不易在肠道吸收，而维生素$D_3$的前身7-脱氢胆固醇在肝脏和皮肤合成，因此，血浆中维生素D多为$D_3$形式。内源性和经肠道吸收的维生素$D_3$入血后与蛋白质结合，被转运至肝脏，在肝细胞线粒体和微粒体25羟化酶作用下变成25-(OH)$D_3$。在生理浓度下25-(OH)$D_3$并无生物活性，当其被转运至肾后，在1α羟化酶和24羟化酶作用下羟化为1α，25(OH)$_2$$D_3$和24,25(OH)$_2$$D_3$。而1α，25(OH)$_2$$D_3$的活性最强，也称为活性化维生素$D_3$。维生素D可以促进肠道钙、磷的吸收，减少肾对钙、磷的排泄，可促进新骨形成、钙化，又可促进骨中钙游离入血，使骨盐不断更新。

除维生素D外，维生素A和维生素C也与骨代谢有关。维生素A为脂溶性维生素，可从食物中摄取，在体内可以促进成骨细胞功能活跃。维生素C则可促进胶原蛋白的形成、骨的矿化等。

## 9

## 激素对骨有什么影响?

有许多激素参与骨的代谢过程，如甲状旁腺素（parathyroid hormone，PTH）、降钙素（calcitonin）、性激素（sex hormone）、肾上腺皮质激素（adrenocortical hormone）、甲状腺素（thyroxine）、生长激素（growth hormone）等。其中以前两种作用最大。

甲状旁腺素（PTH）由甲状旁腺分泌，其主要作用是升高血钙降低血磷，通过增加肾小管对钙的重吸收，减少对磷的重吸收，促进骨的重建过程等，维持血浆钙的正常水平。甲状旁腺素的分泌受血钙、降钙素和维生素D的影响。特别是血钙浓度，在一定范围内降低则甲状旁腺素升高，表现为负反馈变化。而降钙素在超过生理水平时才能直接刺激甲状旁腺素分泌1α，25（OH）$_2$$D_3$浓度也需升高到一定程度时才可使甲状旁腺素分泌减少。甲状旁腺素对骨的作用主要表现为促进骨吸收。它对骨的各种细胞的共同作用表现为使细胞外钙进入胞质和线粒体内钙释出，增加胞质钙浓度。间叶细胞质钙浓度增加，加快其向破骨细胞的转化，使后者数量增加。破骨细胞质内钙浓度增加，产生大量柠檬酸和乳酸，降低骨基质的 pH 值，使骨盐溶解。同时，刺激溶酶体释放水解酶溶解骨基质。成骨细胞质内钙浓度增加表现为有机质合成受阻，而骨细胞质内钙浓度增加则表现为细胞器高度分化，骨细胞性骨溶解增加。但是当甲状旁腺素持续分泌又可引起一定程度的骨形成增加。

降钙素（calcitonin）由甲状腺的滤泡旁 C 细胞分泌，这种分泌过程受多种因素影响，比较明确的是血钙浓度和甲状旁腺素水平。当血钙增高时降钙素分泌增加以降低血钙，维持其正常水平。而甲状旁腺素则被认为是降钙素的唯一拮抗激素，但对降低肾小管对磷的重吸收方面呈协同作用。至于甲状腺素、胰岛素、胰高血糖素、促胃液素及血镁等对降钙素的影响，尚存在很多有待研究的问题。降钙素对骨的作用主要是直接抑制骨吸收。它抑制破骨细胞的活性，减少其数量，同时也促进成骨过程，使骨钙释放减少，血钙被摄取进入新形成的骨质中，从而降低血钙。

此外，雌激素（oestrogen）通过降钙素间接抑制破骨细胞活性，直接作用于成骨细胞促进骨形成，雄性激素（male sex hormone）、生长激素可促进骨的生长和发育，甲状腺素则可促进骨吸收的过程，肾上腺糖皮质激素则可减少成骨细胞数量，抑制骨胶原形成，并通过对维生素 D 的作用而减少肠道钙的吸收，增加肾钙的排泄。

### 10

### 哪些酶与骨的关系密切？

酶 enzyme 是机体各种生命过程化学反应的催化剂，同样，它与骨代谢也有密切关系。而其中最重要的是磷酸酶。碱性磷酸酶（alkaline phosphatase，ALP）除骨外，还来源于肝肾、小肠、胎盘等组织，而骨来源的碱性磷酸酶主要由成骨细胞和软骨细胞产生。ALP 是反应骨形成的指标，它参与骨有机质的形成，在骨矿化部位参与磷离子的形成，后者与钙离子结合形成骨盐；还可参与骨盐结晶的形成。此外，焦磷酸酶（pyrophosphatase）也参与骨的矿化过程。而酸性磷酸酶（acid phosphatase）则是反应骨吸收的指标，来源于破骨细胞的酸性磷酸酶，因其有不受酒石酸抑制的特性，故又称为抗酒石酸酸性磷酸酶（tartrate resistant acid phosphatase，TRAP），其活性反应破骨细胞的功能。

## （二）骨的发育和骨形成

### 11

### 在骨的发育过程中有几种骨化形式？

在骨的发育过程中通过两种形式成骨，一为膜内化骨（intramembranous ossification），另一为软骨内化骨（ossification endochondrale）。膜内化骨主要发生于部分顶骨、颅底、面骨、锁骨等，其过程是间充质细胞直接分化为成骨细胞，成骨细胞产生骨基质并被包埋于基质中逐渐转化为骨细胞，同时骨基质发生矿化，形成骨小梁。软骨内化骨发生于四肢、脊柱、骨盆和部分颅骨等，其过程是间充质细胞聚集成团，分化成软骨，形成软骨雏形，继之初级骨化中心出现骨领形成，血管长入，骨髓腔形成，次级骨化中心出现，骺板形成，最后骨增长、增粗并重建。

## 12

## 骨是如何钙化的?

骨的钙化（calcification）是指无机盐有序地沉积于有机质内的过程。首先是骨胶原基质的形成，继之通过成核作用，在多种物质如磷酸酶、蛋白多糖、黏多糖和其他离子的作用下，钙和磷相结合形成羟基磷灰石［$Ca_{10}(PO_4)_6(OH)_2$］，并沉积于胶原纤维的特定部位。在这一过程中基质小泡发挥重要的作用，它是成核作用的核心部位。最初沉积的磷酸钙盐是非晶体状的。以后逐渐形成羟基磷灰石结晶。并且晶体的方向基本与胶原纤维相平行。在骨的钙化过程中，甲状旁腺素、降钙素和维生素 D 也参与调节，提供适宜的血钙、磷浓度。

## 13

## 骨重建和塑型的特点是什么?

在骨的发育过程中，骨形成后骨的增长和增粗过程即为塑型过程，而骨单位的更新过程即为骨重建（bone remodelling）。塑型（forming）到成年后即停止，它主要通过骺板软骨生长（骨增长），骨外膜成骨而骨内膜吸收（骨增粗）来完成；重建过程则持续终生，它一般有 4 个时期，即激活期、骨吸收期、骨形成期和静止期。成人骨单位重建需 4 ~ 5 周时间，板层骨形成的速度为每天 1 ~ 2μm。

## 14

## 机械应力对骨有何影响?

骨的大小，形状和结构可因机械应力的变化而改变，即骨可根据应力的改变，在需要时形成骨，不需要时吸收骨。在反复承受高应力时，骨密度可以增加，相反在持续不负重情况下骨量将减少。在骨折愈合过程中，压应力将有助于骨的形成，各个方向均受同样的应力则易形成软骨，剪切应力则易形成纤维组织。因此，如何保证骨折端适宜骨形成的生物力学微环境，避免形成假关节，是骨折固定治疗的关键问题。

## 15

## 与成骨相关的骨生长因子主要有哪些？作用如何？

近年来研究较多较深入的生长因子有以下几种：

骨形态发生蛋白（bone morphogenetic proteins，BMP）：BMP 是一混合多肽，分子质量集中在 14、18、22、30ku，在人骨组织中含量为 1mg/kg 湿骨。BMP 诱导成骨的机制一般认为是通过诱导结缔组织中未分化间充质细胞向成骨细胞转化而成骨。

转化生长因子 – β（transforming growth factor-β，TGF-β）：TGF-β 是一族具有多种功能的蛋白肽，广泛存在于动物正常组织细胞及转化细胞中，以骨组织与血小板中含量丰富。TGF-β 在骨折修复过程中由血小板释放入血肿中。刺激成骨细胞增殖并合成 I 型胶原和骨连接素，同时还调节软骨细胞的增殖与分化。

碱性成纤维细胞生长因子（fibroblast growth factor，FGF）：活性是通过多种细胞表面的受体促进其迁移、增殖与分化的。其大特点是促进毛细血管向断端及骨移植物中长入，是一种毛细血管增殖刺激剂。

血小板衍生生长因子（platelet derived growth factor，PDGF）：PDGF 是在离体实验中从血小板中分离出来的一种促进成纤维细胞生长的因子，它具有潜在的促进各种间充质细胞有丝分裂的能力，包括成骨细胞。

类胰岛素生长因子（insulin like growth factor，IGF）：IGF 分为Ⅰ、Ⅱ两型，与 Insulin 40% 的氨基酸同序，是由动物骨细胞产生，以剂量依赖方式刺激骨细胞增殖、胶原合成的。在骨基质中 IGF-Ⅱ含量是 IGF-Ⅰ的 10 ~ 15 倍，它们通过细胞表面受体（Ⅰ、Ⅱ型）而发挥活性。

## 16

## 如何看待骨骼的新陈代谢？

首先，骨骼是运动系统中不断进行新陈代谢的器官。通过新陈代谢，骨骼参与机体内无机盐平衡调整，同时能够维系、改变骨骼自身的形态和力学特征。宏观上，骨骼新陈代谢包括：骨吸收和骨形成两个方面，但是不能机械地将两者割裂开来，例如，使用二膦酸盐辅助治疗乳腺癌等恶性肿瘤患者，它能抑制骨吸收而减少骨基质生长因子的释放，抑制癌细胞黏附于骨基质，降低癌症患者骨转移的发生率，以减少发生高钙血症、骨痛和骨折的危险。但是，有研究报道长期服用二膦酸盐可导致不典型骨折（atypical fracture）的发生，因此需要全面的科学地了解骨代谢，客观评价各种治疗的疗效和并发症。

## 17

## 骨诱导与骨传导各有何特点？

骨诱导（osteoinduction）是指一种组织或其提取物能使另一组织分化成骨的过程。如骨形态发生蛋白（BMP）能够在骨或骨骼肌中诱导成骨。而骨传导（osteoconduction）则是受区新生骨组织长入植入物的过程，这种新生骨不但可以长入生物性结构，还可以长入非生物活性结构，如陶瓷、高压消毒的无活性骨等。

## 18

## 移植骨的转归如何？

移植骨（transplanted bone）的最终命运是通过爬行替代而被新生骨所取代。移植的松质骨比皮质骨更易于被新骨取代，因为松质骨结构有利于营养物质的弥散，受区的血管肉芽组织也容易长入。取自自体的移植骨，特别是松质骨，在靠近受区部位易获得营养，故有部分骨细胞可以成活，有利于爬行替代的完成，而同种异体骨则无此特点。

移植骨植入受区后，首先表现为炎症反应，破骨细胞逐渐开始吸收暴露的植入骨，血管肉芽组织生长，同时在各种诱导因子作用下间充质细胞进一步分化为成骨细胞或破骨细胞，逐渐形成新骨，新骨沿着植入骨的骨小梁长入，最终取代之。由于植入骨的来源、大小不同，爬行替代的时间也不同，到恢复骨的力学性能，需要 2 ~ 20 年时间。

# （三）关节的结构和生化学

## 19

## 关节可分为哪几类？各有何特点？

全身的关节可分为四种类型，即纤维连结、软骨连结、骨性结合和滑膜关节。纤维连接是两骨间以纤维结缔组织相连，如胫腓下联合、棘间韧带等；软骨连结是两骨间借软骨相连，如椎间盘等；骨性结合则常由软骨或纤维连结骨化而成，如骶椎体间的融合；滑膜关节则是由关节面、关节囊和关节腔组成，为最常见类型，而且为了适应某些功能，滑膜关节还有一些特殊的辅助结构，如关节唇、关节盘（如半月板、颞下颌关节盘、胸锁关节盘等）和韧带等。

## 20

## 关节软骨的结构有何特点？

关节软骨（articular cartilage）多数由透明软骨构成，少数由纤维软骨构成，其厚度为 2～7mm，表面覆以少量滑液，两关节面间摩擦系数小有利于活动。关节软骨无神经和血管，其营养主要来源于滑液和滑膜血管渗透作用。

关节软骨排列为 4 层，即表层、移行层、辐射层和钙化层。软骨基质中的胶原纤维大致排列为“拱形结构”，使其具有一定的强度和弹性。而蛋白多糖则可控制基质中的水分渗透，使占总重量 80% 的水分保存于软骨组织中，使软骨有很高的硬度和耐冲击力。

## 21

## 关节软骨有何生化特点？

关节软骨基质中主要有 3 种成分，即水、胶原和蛋白多糖。胶原与骨的不同是由 3 条相同的 α 链构成的Ⅱ型胶原，其前身是在软骨细胞内的核蛋白体上合成，三条链结合成前胶原后分泌到细胞外，再聚合成胶原原纤维。Ⅱ型胶原的原纤维比Ⅰ型的细，使其在软骨中有最大的分布。软骨基质中另一重要组分是蛋白多糖，它是一类大的蛋白多肽分子，由透明脂酸蛋白核心、非胶原蛋白链及多糖侧链构成。多糖是指硫酸软骨素、硫酸角质素等葡糖胺聚糖半乳糖等，它们与蛋白核心或蛋白链以共价键相结合，称为蛋白多糖单体，单体再与透明质酸以非共价键相结合，形成分子量较大的蛋白多糖聚合体。它分布于软骨胶原网之间，控制水分量，提供软骨的耐压能力，同时又可以与胶原相连接直接提供软骨的力学性能。在软骨中含量最多的成分是水，近关节部最多，高达 80%，越向深层水分越少，最深层为 65%。水主要存在于软骨细胞外基质中，在软骨细胞和周围营养丰富的润滑液间形成相互交换，同时由于水占据于分子间隙内，当组织承受负荷而出现压力梯度时，水便可以自由流动，这种流动的水分约占 70%，对软骨的力学行为的控制和关节的润滑有重要意义。

## 22

## 关节软骨随年龄变化有何特点？

关节软骨随年龄变化而变化，至老年时主要表现为退行性变和增生性改变。老年时关节软骨变得粗糙，失去光泽，表面胶原暴露，而关节四周则常出现增生、骨化，形成骨赘，最终影响关节功能。

软骨的退变表现为软骨细胞活性降低，软骨基质产生减少和比例失调，软骨形成后硫酸软骨素含量高，而硫酸角质素含量低，其比例约为 10 ∶ 1，随着年龄增加和老化，硫酸软骨素逐渐减少，而硫酸角质素逐渐增加。此外，随着增龄，水的含量也逐渐减少，软骨的厚度逐渐变薄。

### 23

### 关节软骨的润滑是通过什么机制完成的？

滑膜关节（synovial joint）能承受很大的负荷，在正常情况下软骨面极少有磨损，这说明关节软骨存在独特的润滑机制，而这种作用源于关节面上形成的滑液膜。从工程学角度来看，润滑作用有两种方式，一是边界润滑，一是液膜润滑。边界润滑是关节面上有一层润滑物分子，是一种特殊的糖蛋白，可以防止两关节面直接接触。两关节面的这种滑液膜层厚度为 1 ~ 100nm，能够承担负荷，有效地减轻摩擦耗损。当然在高度负荷时液膜可完全消失，使关节面直接接触。液膜润滑是利用一薄层润滑物使关节面分离，负荷由液膜压力支撑。它包括弹性水压润滑和压缩膜润滑。弹性水压润滑发生于两界面不平行的情况下，即不平行的界面作用于黏稠的液体时，液体对压缩界面产生上举力；压缩膜润滑则发生于两界面平行的情况下，当界面压缩时使润滑向外挤，这种压缩膜足以在短时间内承担负荷。

关节软骨在活动过程中通过吸收和渗透作用来调节液膜的厚度，以便产生最少的摩擦，而上述调节机制则同时发挥作用。

## （四）骨与关节的临床病理

### 24

### 哪些疾病容易产生关节挛缩？

关节挛缩（joint contracture）是指关节周围肌腱、韧带、关节囊、皮肤等软组织缩短而产生的关节活动受限。常见原因有神经系统疾病，如：①脊髓灰质炎后遗症、截瘫等致关节的活动减少；②关节结核；③化脓性关节炎；④非化脓性关节炎，如类风湿关节炎、血友病性关节炎等；⑤关节部创伤、骨折；⑥长期卧床的患者等。这些原因可以造成关节周围的软组织短缩，发生关节挛缩，临床上最常见于膝关节。

## 25

### 关节强直有何特征?

滑膜关节失去主动与被动活动功能称为关节强直（ankylosis），它包括纤维性强直（fibrous ankylosis）和骨性强直（bony ankylosis）两种。纤维性强直表现为病变破坏关节软骨，使软骨下骨暴露，大量肉芽组织形成，并逐渐转变为成熟纤维组织，完全丧失关节功能，X 线表现为关节间隙变窄、关节骨质破坏，临床表现为关节活动功能丧失，常见于关节结核晚期。骨性强直则表现为关节软骨被破坏以后，骨端间肉芽组织填充，并通过骨化而使两骨端连接，X 线表现为骨端破坏，关节间隙模糊，有骨小梁通过关节间隙，临床上表现为关节功能完全丧失，常见于化脓性关节炎晚期和一些关节结核、类风湿关节炎等患者。

## 26

### 异位钙化和骨化的病理机制是什么?

异位骨化（heterotopic ossification，ectopic ossification）是指骨外组织出现骨形成的现象。常发生于肌肉、肌腱、韧带、肾盂、血管壁、淋巴结等处。目前其发生机制尚不清楚。在胚胎阶段间充质细胞（mesenchymal cell）可以转化为前成骨细胞（preosteoblast），于骨骼形成部位成骨，而在非骨骼部位则无前成骨细胞。但非骨骼部位间充质细胞在某种因素的作用下，则可产生具有成骨能力的细胞，遂发生异位骨化。如骨化性肌炎（myositis ossificans）可能是成纤维细胞演变成成骨细胞而成骨，也可能是骨创伤产生骨形态发生蛋白转移至肌肉中，促进间叶细胞（mesenchymal cell）转化为成骨细胞，从而形成异位骨化。

## 27

### 什么是骨质疏松症? 原发性骨质疏松症的病理机制是什么?

骨质疏松症（osteoporosis）是由于骨密度和骨质质量下降导致骨脆性增加、骨强度降低，从而容易发生骨折的一种全身性疾病。原发性骨质疏松症多是由于围绝经期妇女的雌激素分泌急速下降造成骨吸收亢进、骨量减少。雌激素低下引起 $1,25(OH)_2D_3$ 介导的骨吸收、消化道对钙的吸收和肾小管对钙的再吸收能力下降，造成血钙负平衡，从而刺激 PTH 分泌增加，导致骨吸收亢进，引起骨质疏松。

## 28

### 只有骨质疏松症能引起骨密度低下么?

能引起骨密度低下的疾病不仅有骨质疏松症，还有骨软化症。骨质疏松症是在矿化骨（mineralized bone）和类骨质（osteoid）、非矿化骨（nonmineralized bone）保持相对平衡状态下骨量减少的疾病，而骨软化症是由于骨矿化障碍导致的类骨质相对于矿化骨的比例大大增加的骨代谢性疾病。

## 29

### 什么是假关节？其形成因素有哪些?

根据骨折病人的年龄、骨折的种类、部位等，骨折的愈合时间大致是一定的。在这个时间范围内骨折没有愈合，称其为骨折延迟愈合（delayed union）。如果再延长一段时间骨折局部仍不稳定、骨的连续性仍未恢复，即是骨折不愈合（nonunion），那么我们说这部分骨折已形成假关节（pseudoarthrosis）。骨折端接触面大、局部松质骨多的骨折更容易愈合，不容易形成假关节；横行骨折较斜行骨折更容易形成假关节；局部血运不良容易导致假关节，如股骨颈骨折；适当的应力刺激促进骨愈合，而力学不稳会阻碍骨愈合，因此固定或复位不良容易导致假关节形成；骨质疏松症患者由于骨量减少、骨脆性增加，骨折延迟愈合和假关节发生概率会大大增加。

# （五）骨科影像学检查的进展

## 30

### 四肢动脉造影在骨科的应用?

四肢动脉造影用于检查：①因动脉闭塞引起肢体坏死趋向的部位及范围，决定需要截肢的平面；②软组织肿块是否为肿瘤，良性或恶性；③区分骨髓炎与骨肿瘤；④鉴别良性或恶性肿瘤，⑤识别动脉瘤。

数字减影血管造影（digital subtraction angiography，DSA）：过去血管造影所显示的影像受其他组织相应重叠和干扰，图像不清晰。近年 DSA 的成功应用，解决了此问题。DSA 的造影方法分为静脉法与动脉法。DSA 对肢体软组织肿瘤的诊断，肿瘤良性恶性的鉴别，手术方式的选择与治疗后随诊观察均起到重要作用。

## 31

## 放射性核素检查在骨科的应用?

利用放射性核素 $^{99m}$锝（$^{99m}$TcMDP）做全身骨扫描检查（即 ECT）。可检出 95%~97% 的骨转移瘤，早于 X 线平片 3~6 个月，甚至 18 个月，但它的特异性差。骨转移一般都累及多个部位，因此，多发的无规律的异常骨显像，应考虑骨转移瘤。骨外恶性肿瘤患者若出现孤立性骨显像异常，也可能不是骨转移瘤，因骨转移表现为孤立性改变者很少见，需与外伤、退行性骨质增生及其他疾病相鉴别，但它可提示可疑部位，以做进一步拍片或活检的依据。

放射性核素还对诊断股骨头缺血性坏死、骨化性肌炎、良性、恶性肿瘤的鉴别等有一定帮助。$^{90m}$锝还对诊断骨髓炎有一定帮助。近年来应用核素 $^{67}$镓，$^{111}$铟骨扫描诊断早期骨髓炎，其灵敏度，特异性与正确性都较 $^{90m}$锝更好，但铟检查费用高，开展较少。

## 32

## CT 有何特点?

首先，CT 能从横断面了解脊柱、骨盆及四肢关节的病变，不受骨阴影重叠或肠内容物遮盖的影响，尤其对椎体本身、椎管侧隐窝，关节突、骨盆及长骨髓腔等的病变，通过 CT 横断面能予以发现，同时还能发现骨肿瘤横断面的病理改变，判断是否超出骨皮质、侵犯邻近软组织等。

其次，CT 具有对软组织分辨率高的特点，可以从荧光屏上读出不同组织的密度值（CT 值）。因此，它能诊断软组织肿瘤，如囊肿、脂肪瘤及血管瘤。分辨率高的 CT 机还能看到椎管内硬膜囊、神经根、黄韧带及突出的腰椎间盘组织。

CT 的不足之处是，在诊断椎管病变时，不能像脊髓造影显示硬膜腔梗阻的动态改变。CT 本身也具有一定的自限性。有时可出现假阳性、假阴性或模棱两可的图像。

## 33

## CT 在骨科可应用在哪些方面?

（1）脊椎病患：对颈椎、胸椎后纵韧带骨化，能查出骨化灶大小，范围及压迫脊髓的程度。从 CT 片上能看到腰椎管狭窄、侧隐窝狭窄及腰椎间盘突出物突入椎管的改变，尤其是脊髓造影难以显示的神经孔外型突出。近年来有人采用脊髓造影后加做 CT（即 CTM），提高了诊断的准确率。

（2）髋关节疾患：主要用于诊断髋部骨肿瘤、髋关节破坏性病损。此外，对于先天性髋脱位和全髋置换术后出现的并发症及股骨头缺血性坏死等亦有诊断价值。

（3）骨与软组织肿瘤：对骨盆肿瘤显示尤其清晰。对恶性骨肿瘤能判断与周围血管的关系，考虑能否保留肢体进行瘤段截除。对鉴别脊椎转移瘤与骨质疏松引起椎体压缩骨折有一定的帮助。对脊椎肿瘤还可利用 CT 帮助穿刺活检的定位。

（4）外伤：CT 能对爆裂性脊柱骨折，能显示椎管骨是否有碎骨片压迫脊髓。对减压与摘除碎骨片有一定的指导意义。此外，可了解骨折后脊椎的稳定性是否遭到破坏，是否需要做脊柱固定也有参考意义。骨盆骨折、髋臼骨折 CT 能显示骨折粉碎程度，有无切开复位的指征，髋关节内有无碎骨片阻挡复位。

对肩关节脱位后肩关节松动症引起的肩痛，近年来采用肩关节注气与注造影剂的双对比造影，加做 CT（即 CTA），能看到肩关节盂唇损伤与病变，有利于制订手术方案。

## 34

## 三维 CT 重建在骨关节损伤中的应用?

骨科临床中，复杂创伤和畸形日益增多，三维 CT 的优点在于可记录骨关节前位、后位、内侧位、外侧位、俯视位、仰视位等图像显示复杂骨关节的解剖特点和骨折形态。它对于累及关节面的复杂骨折及脊柱畸形，具有很重要的临床价值，它能直观地显示关节、脊柱骨折的损伤情况，有助于骨折正确分型，为治疗方案选择提供依据。多用于包括胫骨平台骨折、胸腰椎骨折、髋臼骨折和 Pilon 骨折在内的复杂骨关节损伤均可进行三维 CT 图像重建。有助于骨折块的立体定位和骨关节损伤的正确分型，并补充在三维空间上新的骨折分型。为手术入路的设计、复位和内固定选择提供客观依据。

## 35

## 放射性核素扫描在骨科中的应用?

放射性核素扫描的机制主要是将能被骨关节浓聚的放射性核素或其化合物引入体内，病变部位由于血管增生、血管壁缺损、反应性水肿、代谢增高、细胞间隙增大等部位浓聚，经扫描标测，记录所放射出的 γ 射线脉冲显影，发现病变部位放射浓度增高区，以助诊断定位。所接受的是内放射性核素发出的 γ 射线，属发射性计算机断层（emission computed tomography，ECT）提供三维信息直接测量放射性浓度，减少重叠，对比强，为定量分析和计算提供保证，但无特殊性。

常用单光子发射型计算机断层（simple photon emissing computed tomography，SPECT）所使用的放射源为发射 γ 射线的放射性核素，如 $^{99m}Tc$、$^{241}Tl$、$^{133}Xe$ 和 $^{67}Ga$，能早于 X 线片 3～6 个月发现骨转移灶。

正电子发射型计算机断层（positron emissing tomography，PET），采用回旋加速器产生能发射正电子的放射性核素显像，常用 18F、11C、13N 或 15D 作生理示踪剂对放射分布或浓聚数据定量分析，早期发现病变，比 SPECT 更精确。

## 36 与骨科相关的 MRI 专业术语有哪些？

TE（Echo Time）回波时间：90°射频脉冲与回波间（得到信号）的时间间隔。

TR（repetition time）重复时间：由一个脉冲序列开始到下一脉冲序列开始时间。

一般常用 T1 加权象、T2 加权像。此外，还有质子密度（Proton Density）成像与梯度回波（Gradient Echo）成像等。

T1 加权像是指：短 TE（一般 $<30ms$），短 TR（一般 $<700ms$），主要表现组织解剖结构。

T2 加权像是指：长 TE（一般 $>60ms$），长 TR（一般 $<1500ms$），主要表现组织本身的特点。

质子密像是指：短 TE（$<30ms$），长 TR（$>1500ms$）。

MRI 与 CT 不同，CT 显示组织的密度，而 MRI 显示组织的信号。信号分高信号、中信号、低信号与无信号。皮质骨属于无信号（黑色）。脂肪组织在 T1 加权像呈高信号（白色），水及含水液体在 T2 加权像呈高信号（白色），见下表 1-1。

**表 1-1 MRI 中 T1、T2 加权后人体组织的信号**

| 组　织 | T1 加权 | T2 加权 |
|---|---|---|
| 皮质骨、韧带、纤维组织 | 无 | 无 |
| 肌肉 | 低 | 低 |
| 透明软骨 | 中 | 中 |
| 脂肪、骨髓 | 高 | 中 |
| 关节液、脑脊液 | 中 | 高 |
| 炎症、肿瘤、血管充血 | 低 | 高 |

## 37

### 磁共振在骨科方面的应用?

磁共振对于中枢神经系统疾患，如脑、脊髓多数病变诊断优于 CT，对心脏和关节内的病变明显优于 CT。对骨骼有的优于 CT，有的不如 CT，如钙化（骨化）的观察不如 CT。磁共振在骨科的应用，有人认为 MRI 检查用于骨骼方面占 40% 。

脊柱方面：用于诊断脊髓型颈椎病，颈椎间盘突出症，胸椎病变压迫脊髓等，能观察脊髓受压情况。也可用于腰椎管狭窄症及腰椎间盘突出症。

关节方面：膝关节半月板损伤及十字韧带损伤。股骨头缺血性坏死的早期诊断。肩关节肩袖损伤等。

外伤方面：疲劳性（应力性）骨折的早期诊断，脊椎骨折合并脊髓损伤。

感染方面：急性骨髓炎的早期，椎间盘炎的早期诊断等。

肿瘤方面：骨与软组织良性、恶性肿瘤的诊断，并可了解肿瘤侵犯的范围与血管、神经的关系。

# （六）骨组织工程

## 38

### 什么是骨组织工程?

骨组织工程是指将分离的自体高浓度成骨细胞、骨髓基质干细胞（bone marrow stem cell）或软骨细胞，经过体外培养增殖后种植于一种天然或人工合成的、具有良好生物相容性、可被人体逐步降解吸收的细胞支架或称细胞外基质上，这种生物材料支架内部多为连通孔结构，可为细胞提供附着表面及增殖的三维空间。传统的静置培养下，物质无法扩散至生物材料内部，因此动态培养生物反应器常被用来体外构建组织工程骨，利用流体动态力学原理，一方面促进细胞获得足够的营养物质、进行气体交换，另一方面排除内部代谢废物，还可模拟体内生物力学微环境，使细胞在预制形态的三维支架上生长，然后将其植入骨缺损部位，在生物材料逐步降解的同时，种植的骨细胞不断增殖，从而达到修复骨组织缺损的目的。3D 打印技术已被尝试应用于骨组织工程领域，用来为患者根据影像学资料，量身定制个体化的组织工程骨，修复复杂骨缺损。

## 39

## 骨组织工程的研究包括哪两种基本方式?

（1）细胞型骨组织工程：采用体外细胞培养技术获得足够数量的成骨细胞，在体外与载体复合后直接或在继续培养一段时间后植入骨缺损部位进行修复。骨组织工程种子细胞来源的选择十分重要，理想骨组织工程的种子细胞应具备下列条件：①取材容易，对机体损伤小；②在体外培养中易定向分化为成骨细胞和具有较强的传代繁殖力；③植入机体后能适应受区的环境，并保持成骨活性。骨组织工程的种子细胞有来源于骨、骨外膜等组织的成骨细胞、骨髓基质细胞和骨外组织中具有成骨潜能的细胞（如成纤维细胞和血管周皮细胞）。近年来对胚胎干细胞已引起关注。在骨组织工程中，常用的信号因子有 BMP、PDGF、TGF-β 和 Dex 等，其中 BMP 是目前发现的唯一具有明确诱导未分化间充质细胞向成骨细胞方向转化并能异位成骨的细胞因子，在骨组织工程研究中使用最为广泛。常用的载体有 HA、β-TCP、去抗原牛松质骨、胶原、脱钙骨基质、纤维素、聚氨基葡萄糖、PLA 和 PLA/PGA 共聚物等。

（2）非细胞型骨组织工程：将载体与信号因子在体外组装后植入体内，通过信号因子募集并诱导体内间充质细胞分化为成骨细胞而形成新骨。

## 40

## 什么是软骨组织工程的三要素?

软骨组织是由高度分化的软骨细胞和细胞外基质组成，后者主要由Ⅱ型胶原及蛋白聚糖构成。软骨是无血管、神经及淋巴分布的组织，其特有的组织及生物学特性为组织工程研究提供了良好模型。

（1）种子细胞（seed cells）：软骨组织工程中的种子细胞一般采用软骨细胞。软骨细胞在体外培养条件下生物特性不稳定，丧失表达Ⅱ型胶原和蛋白聚糖的能力，称为去分化。研究证明，高密度和三维立体培养有助于软骨细胞保持其表型。有一种细胞培养系统称为生物反应器，可提供有利于细胞聚集的营养环境，软骨细胞在支架中增殖，合成细胞外基质，用此法可形成具有一定结构的软骨组织，用于修复软骨损伤。除软骨细胞外，还可以使用未分化间充质细胞。文献报告有骨髓基质细胞、骨膜和骨骼肌内未分化间充质细胞。骨髓基质细胞取材方便，对机体损伤小，是软骨组织工程中很有前途的研究方向。

（2）软骨组织工程载体（carrier）：理想软骨组织工程载体应具有以下几个标准：①具有良好的生物相容性和细胞相容性；②具有可降解性和适宜的降解速度，呈良好的三维结构；③具有符合软骨细胞生物力学要求的强度。软骨组织工程研究中所使用载体分为天然生物材料和合成高分子材料两大类，前者包括胶原、藻酸、纤维素和透明质酸等，后者包括PLA、PGA、聚乙烯酸、活性玻璃、羟基磷灰石、碳纤维和几丁质等。

（3）生长因子（growth factor，GF）：许多生长因子存在于软骨基质中，对软骨细胞的生物学行为具有重要调控作用。β－转化生长因子（TGF-β）、BMP-3、7 可刺激基质蛋白和蛋白聚糖的合成。碱性成纤维细胞生长因子（BFGF）能加强软骨细胞有丝分裂，促进其增殖。胰岛素样生长因子（IGF）对骨与软骨的发生起着重要的调节作用，可调节软骨基质代谢，增加基质合成，减少蛋白聚糖的分解。

## 41

## 良好的种子细胞必须要满足哪些条件？

良好的种子细胞（seed cells）必须满足：①便于获得原材料，对供体的损伤要降低到最小；②增殖性强，在体外培养体系中能快速地生长，且易于向成骨细胞分化；③免疫原性低，能够较好地适应受体环境；④同时对供体的毒性作用和致瘤性作用小。目前研究较多的种子细胞有：①骨髓基质细胞（marrow stromal cell，MSC）：由骨髓基质干细胞转化而成并具有多种分化潜能的细胞，具有来源广泛，增殖能力强等优点，在一定的诱导条件下能向成骨细胞、软骨细胞和脂肪细胞等分化；②胚胎干细胞（embryonic stem cells，ESC）：胚胎干细胞是一种高度未分化细胞，具有发育全能性和无限增殖性，从着床前胚胎的内细胞团中分离并在体外培养所得，它在人体外也能分化成血细胞、心肌细胞和神经元，以及其他在医学上具有宝贵价值的细胞类型；③成骨细胞（osteoblast）：成骨细胞是一种来源于骨膜深面的生发层或松质的可直接成骨的细胞，具有很强的增殖能力，其功能主要是合成、分泌骨基质并促进基质矿化形成骨组织，该细胞内含有多种生长因子，主要有骨结合素、骨钙素、纤连蛋白（fibronectin，FN）等，并且碱性磷酸酶（ALP）含量较高，可分泌Ⅰ型胶原，具有很强的成骨能力。在移植入生物材料后具有较强的增殖和分化能力。最近，有学者提出原位组织工程的理念，即不需要任何种子细胞，利用生物支架诱导自体组织周围的干细胞迁徙入生物支架内，参与组织的再生与修复。

## 42

## 作为种子细胞载体的理想骨组织工程支架材料应具备哪些特点？

有效的骨再生要求：①有细胞积极参与的成骨过程；②骨诱导性，即种植于支架的细胞可被分化为成骨性细胞；③骨传导性，即成骨成分可以在受损处迁移。理想的骨组织工程支架材料应该有效促进上述 3 个机制，并能提供良好的结构强度。从材料来源分，可将目前的支架材料分为天然材料和合成材料两大类。天然材料中自体骨、同种异体骨、异种骨及同种异体骨。人工合成材料如羟基磷灰石（HA）、聚乙酸（PAA）、聚乳酸（PLA）、磷酸钙骨水泥（CPBCs）、脱钙骨基质（DBM）等等。此外，快速成形技术在组织工程中的开展也为未来理想的骨组织工程生物材料提出了新的要求，即可以根据患者影像学资料量身定制出个体化设计的三维组织骨工程结构。

## 43 什么是生物反应器?

在传统静态培养中，氧和可溶性营养很难自然扩散至生物支架内部，这严重限制了体外三维组织的培养。利用生物反应器（bioreactor）或称膜生物反应器（membrane biological reactor，MBR）构建动态液体流动环境是解决营养扩散限制性的重要手段之一。搅拌瓶培养可以减少外部营养物质传递的限制。作为经典的生物反应器，搅拌瓶能将培养液中的氧和营养通过搅拌充分混合，并降低了支架表面浓度界限层，从而促进支架与培养液间的物质交换。由旋转液体环境产生的动态层流也是克服营养和代谢物扩散限制性的有效手段。根据该原理设计的旋转壁式培养管（rotating-wall vessel，RWV）已在软骨和心肌组织的培养中取得了较好的效果。

然而，无论是搅拌培养还是旋转培养，都只促进了组织块外部液体流动，液体很难输送到支架内部，因此营养输送的不均一性决定了细胞生长和分化的不均一性，尤其在构建能够临床应用的较大的工程组织时。为更好地克服营养扩散限制性问题，近年来一种能直接将培养液灌流通过多孔支架的生物反应器已经被应用于组织工程，这种装置又叫灌流系统（perfusion system），它在外周和中心均能有效克服营养输送的扩散限制，实验已经证明灌流生物培养系统能够促进细胞的存活、生长和功能，是组织工程有效的工具。

## 44 何为肌腱组织工程?

理想的肌腱组织人工修复材料应具有以下标准：力学性能应类似正常组织，纤维原性能可诱发替代胶原，并使替代胶原发展为正常形态结构。肌腱组织工程中的种子细胞是腱细胞及腱膜细胞（滑膜细胞）。腱细胞在正常情况下增殖活性较低，损伤后肌腱表面的细胞表现出有丝分裂活性，而其中央部分反应较小。体外培养可获得增殖旺盛腱细胞，其合成胶原能力增强，从而可促进肌腱的愈合。可促进腱细胞增殖的生长因子有FGF、PDGF、IGF-1和EGF。目前使用的基质材料有PLA、PGA、聚丙烯腈（polyacrylonitrile）、碳纤维（carbon fiber）、聚酯（polyester，PET）、尼龙（nylon）和玻璃纤维（glass fibre）等。

## 45 神经组织工程包含哪些要素？

在神经组织工程研究中，中枢神经系统损伤所用种子细胞为神经细胞和胶质细胞，周围神经损伤则主要用施万（Schwann）细胞。体外实验证明这些细胞均能存活，生长良好。可促进神经生长的神经营养因子有：神经生长因子（NGF）、睫状神经营养因子（CNTF）、脑源性神经营养因子（BDNF）和胶质细胞源性神经营养因子（GDNF）等。近期发现胰岛素样生长因子（IGF，包括IGF-1和IGF-2）与神经再生和突触重建具有十分密切的关系。研究显示，IGF可直接作用于神经元，低浓度IGF可提高培养胚胎感觉与交感神经元及新生皮质神经元的存活率。同时IGF有利于轴突的生长，局部应用IGF-1可增加大鼠损伤坐骨神经感觉神经轴突再生的距离，而IGF-2具有促进损伤坐骨神经中感觉和运动轴突再生的作用。在突触重建过程中IGF也发挥着重要作用。用于神经元细胞和神经胶质细胞移植的载体有聚合物N-(2-hydroxy-propyl) methacrylamide和胶原。

## 46 什么是基因治疗？

基因是携带生物遗传信息的基本功能单位，是位于染色体上的一段特定序列。基因治疗（gene therapy）是指应用基因工程技术将正常基因导入人体（患者）靶细胞内，以纠正基因缺陷的治疗方法。其过程包括转导、转录、翻译、表达4个步骤。基因治疗与常规治疗方法不同，一般来说，疾病的治疗针对的是致病因子引起的各种症状，而基因治疗针对的是异常的基因本身。基因治疗有两种形式：一是体细胞基因治疗，正在广泛使用；二是生殖细胞基因治疗，因能引起遗传改变而受到限制。目前，基因治疗主要是治疗那些对人类健康威胁严重的疾病，包括：①遗传病（genetic disease）：如血友病（hemophilia）、囊性纤维病（cystic fibrosis）、家庭性高胆固醇血症（familial hypercholesterolemia）等；②恶性肿瘤；③心血管疾病；④感染性疾病（如艾滋病、类风湿等）。将外源的基因导入生物细胞内必须借助一定的技术方法或载体，目前基因转移的方法分为生物学方法、物理学方法和化学方法。腺病毒载体是目前基因治疗最为常用的病毒载体之一。

## 47 体细胞基因治疗有几种方法?

按照基因转移的技术路线可将体细胞基因治疗（somatic gene therapy）分为间接体内（ex vivo）法和直接体内（in vivo）法两种。

（1）间接体内法：从患者体内获得靶细胞，在体外将治疗基因转移入该细胞，经过体外筛选、培养、扩增后再将阳性细胞回输到患者体内而发挥作用，称为间接体内法。

（2）直接体内法：将DNA略加修饰或包裹后直接注射入患者体内适当部位并有效表达而达到治疗目的，称为直接体内法。

## 48 基因载体有几种类型?

为了将目的基因同靶细胞很好地整合从而更好地达到基因治疗的目的，基因载体（gene vector）作为它们之间的纽带，其选择是基因治疗工作中非常关键的一步。

理想的载体应该具备以下条件：能更好地与特定的靶细胞结合，可转导分裂细胞和非分裂细胞，能够产生足够量的目的基因，制备载体的花费合理。目前应用的基因载体主要有病毒载体、质粒载体和噬菌体载体构成。病毒载体包括腺病毒载体、反转录病毒载体及腺相关病毒载体等。

## 49 基因工程治疗骨科疾病包括几种转导模式?

骨组织工程基因治疗在细胞中引入骨生长有效因子的基因，目的在于加大局部生长因子的分泌，只需采用局部的基因治疗方法，其主要的方式有体内和体外两种模式。

将目的基因直接传导到骨缺损处，称体内模式。体内途径无明确作用的靶细胞，骨缺损处的成纤维细胞、成骨细胞、成肌细胞都可能成为靶细胞，但主要为成纤维细胞。另一种模式是体外模式。先收集自体的各类型细胞，经组织培养、增殖，病毒、非病毒类载体将目的基因转导入细胞，细胞再单独或附着于支架后移植到缺损处，这种体外方式较符合组织工程骨修复原则，更适用于处理骨的大段缺损。骨髓基质干细胞最常被选择，它可分化成骨细胞、成软骨细胞、成纤维细胞，经体外培养扩增后，数量可达骨髓中含量的300倍。由于没有把病毒直接注入机体，因而体外形式更安全，并且由于可自由选择，基因转导后的细胞和适宜支架直接移入骨缺损处，因而效率很高。但与体内模式相比，体外模式步骤复杂，耗时较长，费用高。

## （七）计算机辅助技术在骨科的应用

### 50 什么是数字骨科？

数字骨科（digital orthopedics），顾名思义，是将计算机数字技术与骨科临床相结合的一种数字化医学学科，是以骨科的各类临床作为基础，通过计算机进行辅助的数字处理和图像处理，涉及人体解剖学、生物力学、信息学、电子学等领域。

数字骨科的优势：目前，在骨科的临床研究中，数字化技术已经有了部分成果，成为促使骨科临床技术发展的各种动力中的一种。与传统的骨科临床研究相比，具有明显的优点：①在计算机的辅助设计和辅助制造的帮助下，患者的骨骼模块能够进行三维重建，根据患者的情况进行假体设计，并在设计方案下完成假体的制造，提高了患者肢体与假体之间的骨骼匹配度。同时，计算机辅助设计能够在患者接受手术前进行手术方案的设计工作，模拟手术的过程，进而提高手术效果；②在计算机的人体骨骼快速成型辅助技术的帮助下，完成人体骨骼模件的设计制作，包括结构较为复杂的人体骨骼模件，所完成的模件能够为医生学习解剖学提供材料，从而使医生在治疗患者时能够准确、科学地判断患者的病况，缩短患者的手术时间；③在手术前应用计算机辅助设计技术，能够为患者设计有个人针对性的手术方案，并且通过对手术过程的模拟，提高了复杂的骨折在手术时得到准确复位的概率。同时，对骨科肿瘤的切除、骨科畸形的矫正、假体的配置等起到准确定位、置钉、矫正的作用，并且能够辅助医生就手术方式进行改良、创新；④计算机辅助制造技术能够使实物快速成型，使医生在手术前能够通过实物对手术过程进行模拟操作，并且能够指导复杂手术，在手术过程中进行导航，提高手术的高精度，降低患者在手术后发生并发症的可能性。同时，计算机的三维仿真虚拟技术能够预测手术效果。

数字骨科学将骨科学的基础与临床同数字化技术紧密而有机结合起来，形成一门新型交叉医学学科，可应用于临床多个科室、多种疾病的治疗中。数字骨科即以骨科为基础，计算机图像处理技术为辅助，涉及人体解剖学、立体几何学、生物力学、材料学、信息学、电子学、机械工程学等多个领域。数字骨科技术包括医学影像处理、三维虚拟仿真与可视化技术、有限元分析技术、计算机辅助设计（computer aided design，CAD）与计算机辅助制造（computer aided manufacturing，CAM）技术、手术导航与机器人辅助技术等。

## 51 数字骨科的临床应用包括哪些方面?

数字骨科已涉及临床的以下方面：四肢复杂骨折，四肢畸形矫形，手外科修复，骨肿瘤、骨缺损修复，脊柱损伤，脊柱畸形矫形，假体工程等。

## 52 数字技术在骨科的基本功能有哪些?

与传统骨科相比，数字骨科技术可借助计算机辅助解剖建模和三维重建技术对医学图像数据进行处理，显示人体骨骼解剖结构，并利用计算机辅助设计和快速成型技术生成实体模型，进一步明确骨科疾病的诊断、骨折类型等，为骨科手术治疗提供参考。数字化置钉导向模板设计、数字化骨科置入物的设计等丰富了骨科手术方式，拓展了骨科手术范围，极大地提高了手术治疗的准确性和安全性。研发设计符合中国人的骨科医疗材料及关节假体，利用该技术还可以个性化制作各种矫形支具，如儿童脊柱侧弯矫正支具的 CAD/CAM 技术研究。总之，数字技术贯穿于骨科疾病的诊断、治疗、随访评估的全过程，为骨科学的创新和发展提供了全新的平台和思路。

## 53 导航的原理是什么?

计算机辅助手术导航系统（computer assisted navigation system，computer assisted surgery navigation system，CASNS）是医学影像学技术与计算机的完美结合。通过影像学资料在显示器上虚拟成形，显示手术器械和手术部位的解剖关系，辅助术者准确完成手术预案及操作。计算机辅助手术导航系统是在术前对患者进行 C 臂影像、CT、MRI 等影像学扫描，得到患者影像学信息，经过 CD-R 光盘、网络等媒介输入到计算机，通过运算重建，得到三维模型影像，术者即可在相应的操作系统上进行术前预案并模仿手术过程。术中系统的红外线摄像头通过反射弧可以动态观察手术器械对应的患者解剖结构的位置，将信息以三维的方式显示在显示屏上，可动态地从轴位、矢状位、冠状位等解剖位置观察手术路径深度及相应的角度，避开危险区域，短时间内通过微创到达患处，缩短手术时间，减少出血量及并发症，达成微创手术。

## 54 导航的组成及分类有哪些?

计算机辅助手术导航系统构成有以下4部分:①手术导航工具:通过发射或反射光信号,从而确定手术工具的位置;②位置跟踪仪:用于接收光电信号,从而监测及追踪手术器械的位置;③导航系统显示屏:术中实时反映手术器械的位置及患者的影响数据;④工作站:将虚拟坐标系与实际坐标系通过计算匹配。

## 55 计算机辅助导航技术是什么?目前有哪些应用?

计算机辅助导航系统是指利用空间定位技术确定手术部位的组织结构坐标,并精确跟踪手术器械位置变化的计算机手术辅助系统。该技术可通过屏幕在术中实时显示手术器械的位置以及与患者解剖结构的关系,使医生随时了解,从而避开重要的解剖结构,确保手术的安全。它还可以模拟手术器械的前进和后退,测量植入物的角度、长度及直径。目前计算机辅助导航系统已成功应用于椎弓根螺钉导航、人工膝关节置换、人工髋关节置换等骨科手术。

## 56 计算机辅助技术在骨折精准复位上有哪些进展?

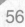

计算机辅助技术可以用来提高骨折闭合复位的精确度,利用三维医学图像数据进行建模,借助各种计算机导航下骨折复位辅助装置在不切开显露骨折端的情况下将移位的骨折块复位到正确的解剖位置。Koo 设计了一种计算机辅助骨折复位单边外固定装置(DynafixTM)。虽然他通过体外实验初步验证了该装置实现长骨简单骨折闭合复位的精确度,但该复位辅助单边外固定装置构造复杂且对制造精度要求极高,不仅降低了外固定架的固定可靠性,而且必然造价昂贵,不能重复使用,使其很难实际广泛应用。Taylor 首先将六足机器人运动学理念应用于骨延长及骨矫形等骨科手术中,他设计的 Taylor Spatial FrameTM 是目前唯一商品化的计算机辅助骨折复位固定装置,该装置通过软件对二维 X 线片进行计算,将各连接杆根据算得的长度进行调整,实现对骨折的闭合复位。然而,该装置目前价格昂贵。Seide 和我国中国人民解放军总医院唐佩福教授等同样利用六足机器人运动学理念设计了不同的计算机辅助骨折闭合复位外固定装置，虽然具备满意的复位精度，但是都构造复杂，造价昂贵。当降落伞下降、各个伞绳绷紧的时候，伞降人员相对降落伞的三维空间位置即被固定了下来。多条一定长度拉紧的线即可对点、线乃至面的相对位置进行精确重建，哈医大的杜大江将这种降落伞式定位机制与现有 CAOS 技术相结合，设计出全新的降落伞式计算机辅助骨科手术导航系统，具有可拆卸、造价低廉、复位精准等特点。

## 57

## 骨科机器人可以应用于哪些领域?

进入 20 世纪后，X 线、CT、MRI、超声等医学影像技术飞速发展，为骨科疾病的诊疗提供了极大便利。但传统骨科手术效果的好坏通常取决于医生的个人经验、手术技巧，不可避免带来诸多的人为失误，而导致患者的身心痛苦。随着计算机信息技术、微创外科手术理念的出现，以及机器人工业的迅猛发展，计算机辅助导航骨科手术（CAOS）和骨科医用机器人（orthopaedic robot）开始涌现。目前在人工关节、脊柱外科、运动医学、创伤骨科、骨肿瘤等诸多骨科领域，CAOS 和医用机器人均获得了长足发展，其中一些研究成果已经获得了满意的临床应用。骨科医用机器人涉及医学图像成像、计算机技术、图像处理、机器人、机器人运动、机器人编程、空间定位、传感器整合、遥控操作、虚拟现实、增强现实等，将软件、硬件与骨科手术学紧密整合起来，可以延伸骨科医生的视觉、触觉、听觉范围，提高手术操作的精确性、稳定性、可重复性，降低手术难度从而可辅助医生完成一些既往不可能完成的手术，减少手术时间、医生和患者的辐射损伤，为医学生和年轻骨科医生的学习、专科培训提供极大的便利。随着 CAOS 和医用机器人的不断成熟，智能化、微创化、精准化、个性化骨科手术理念已成为未来的方向发展。

## 58

## 何为 3D 打印技术?

是一种基于数字模型数据，利用计算机辅助设计软件进行三维设计和重建，将三维设计结果输入 3D 打印机，运用粘合材料逐层打印出每个层面从而得到想要的实物模型的技术。作为一种新型的快速成型技术，越来越多的人开始关注，同时也受到了广大医学学者的关注。近年来，3D 打印技术成功制作出了骨科实物模型和反向模板，是进行术前模拟和手术方案设计及术中辅助手术操作方面等的有效工具，已经在尸体标本和临床实践中取得了满意的效果。

## 59

### 何为逆向工程技术?

3D 打印模型的制作主要通过逆向工程技术（reverse engineering，RE）原理和快速成型技术（rapid prototyping，RP）而实现的。RE 是计算机辅助设计（computer aided design，CAD）中一个相对独立的领域，其原理是利用各种数字化设备对现有实物进行扫描和测量，然后通过计算机处理得到的实物的数据，并结合 3D 打印技术三维立体模型的过程。

## 60

### 3D 打印模型的制作程序包括哪些内容?

①对需要建模部位进行 CT 扫描，并将所得 CT 数据以 DICOM 格式保存后，导入 Mimics 软件，进行三维重建，以 STL 格式导出。②设定 Mimics 软件的阈值，使低密度的肌肉和软组织从高密度的骨组织中分离出来，称为“阈值分割”后，利用“蒙板设计”去除内部空腔；对于需要制作反向模板的部位，在 Mimics 中设计与其相贴合的反向模板。在辅助椎弓根螺钉置入时，需在软件中设计最佳进钉通道，并制作定位导向孔，将定位导向孔制作成空心圆柱体，将反向模板与最佳进钉通道融合为一体，形成带有双侧定位孔的个体化导航模板。③将上述做好的数字化的导航模板 STL 格式文件输入快速成型机，使用高分子光敏树脂材料，利用光固化成型技术（SLA）或熔融沉积成形技术（FDM）将数字化个体导航模板制作出来，从而形成实物。

## 61

### 3D 打印模型可应用于骨科哪些疾病的治疗?

（1）在脊柱畸形中的应用：3D 打印技术制作出的脊柱模型可准确清晰的显示畸形脊柱形态，能够发现 X 线片、CT 及 MRI 等普通影像学资料无法显示的隐匿信息，从而帮助手术医生更加全面清楚地认识畸形脊柱的形态学结构，同时还可以通过脊柱模型进行手术设计等操作。

（2）辅助椎弓根螺钉的置入：椎弓根螺钉置入是临床脊柱外科手术中最常用内固定方法，椎弓根与脊髓和神经位置毗邻，置钉要求准确性高，螺钉位置不当可导致内固定系统稳定性下降，造成脊髓或神经损伤等并发症。椎弓根螺钉的松动、拔出是脊柱后路固定术常见的并发症，因此如何准确安全置钉是临床医生需解决的重要难题。近年来，3D 打印技术制做出的导航模板，在辅助椎弓根螺钉置入过程中取得了实验研究进展，获得了满意的效果。

（3）在脊柱肿瘤中的应用：脊柱模型能清楚地观察脊柱肿瘤的大小，与椎体和脊神经的位置关系，明确手术需要切除范围，制订手术方案。

（4）在脊柱骨折脱位中的应用：脊柱骨折脱位往往要依据术者在术中所探查到骨折具体部位和程度，制定出合适的手术方案。术前制作出脊柱实物模型，在模型上进行手术模拟和进钉模拟，为手术方法选择和术中椎弓根螺钉置入提供了必要的信息，保证了手术的顺利完成。

（5）在复杂四肢骨折中的应用：3D 打印技术能够直观地反映骨折的三维立体结构，能够准确地判断临床骨折的分型，帮助临床医生进行术前规划、内固定选择等有重要的意义。

（6）在膝关节置换术中的应用：全膝关节置换术（TKA）是目前治疗膝关节骨性关节炎最常见方法，取得了较好的疗效。个体化导航模板能够提高了截骨精确度，达到理想的假体位置，从而准确定位股骨远端假体旋转轴线，但还需要进一步更多的临床实验验证。

## 62

## 3D 打印技术在骨科中的应用有哪些优点?

（1）提高术前诊断率：基于 CT 扫描资料，利用逆向工程和 3D 打印技术制作出的实物模型，能够准确清晰的显示病变部位形态和结构，特别是判断脊髓和神经走行方向，可以发现 X 线片、CT 及 MRI 无法显示的信息，提高了对于疾病的判断能力和准确性。

（2）指导手术设计：对于立体实物模型，可以测量脊柱的 cobb 角，截骨角度和进钉钉道长度等。对内固定种类选择、截骨角度和范围等具有重要作用，另外在模型上模拟手术，比较不同手术方案的优缺点，从而可以由于判断和选择错误所致的手术并发症的发生。

（3）指导手术操作：前期的实验研究发现，在脊柱上通过个体化导航模板辅助置钉，对手术医生经验要求较低，且不受患者体位的影响，大大降低了螺钉穿破椎弓根皮质和损伤神经的概率。操作简单，增加了置钉的准确性，缩短了手术时间，大大降低了手术的风险。

（4）利于术前沟通：通过 3D 打印模型，患者可以直接了解脊柱病变情况，有利于向患者和家属沟通交流病情，使患者了解手术方式和相应的风险性。另外对于医学生而言，畸形脊柱模型方便观察和学习，帮助更好的理解和记忆。

## 63

## 3D 打印技术在骨科中的应用有哪些缺点?

（1）目前技术模型设计和时间制作时间较长，一般需要 3 天左右，因此对于急诊手术无法及时使用。

（2）对于脊柱模型的制作程序，不同软件中操作会造成数据丢失，且需外科医生充分学习 Mimics 软件知识，此软件程序应用复杂，学习时间较长。

（3）3D 打印设备成本较高，且目前应用于 3D 打印机的光敏树脂材料对于人体具有一定的排异，尚不能在临床手术中开展实施，限制了该方法的普及与应用。

## 64

## 数字减影血管造影在骨科有哪些应用?

数字减影血管造影（digital subtraction angiography，DSA）能够安全、简易在体外观察人体内部组织，并可测定血液、检查血管、检测软组织和脏器。

（1）DSA 三维重建技术在上段胸椎椎体成形术中是预防骨水泥渗漏的一种切实可行的方法。能够指导完成上段胸椎的 PVP 术。主要是利用三维重建的图像，从横断面、矢状面、冠状面这 3 个方向同时观察靶椎，对于术前设计进针路径，术中观察针尖位置有很大的帮助。这弥补了 C 臂透视对上段胸椎病变分辨不够的不足。

（2）颈椎间盘突出症是临床常见疾病，微创手术治疗颈椎间盘突出症是近年来临床工作者研究的重要课题。而在数字减影（DSA）下胶原酶注射治疗颈椎间盘突出症是临床具有价值的研究方向之一。在椎动脉型颈椎病检查中，DSA 对于椎动脉局限性压迫及动力性压迫的诊断较准确，透视下椎间隙定位准确。对椎动脉压迫来源能较易作出判断，检查当中可以变换体位，但是为有创的检查，存在造影剂的副反应和用量的限制。

（3）DSA 术前术后评价股骨头坏死。股骨头坏死术前 DSA 造影可准确判断病侧股骨头动脉供血情况，对确定手术方式具有指导意义。手术后 DSA 造影对判断疗效具有重要价值。

（4）DSA 对于早期发现肿瘤术后复发，特别是患者随访复查 X 线平片时，如发现难以确定的可疑病灶，又因各种原因无法行 CT 或 MRI 检查时选择 DSA 检查能较早期发现和确诊有否肿瘤复发。DSA 还可更直观地显示肿瘤供血动脉的来源、位置、走向及与主要血管关系，从而为临床医师选择手术入路。

## 65

### 什么是医学影像存储和传输系统？

医学影像存储和传输系统（picture archiving and communications system，PACS）的概念提出于20世纪80年代初，应用范围不断扩大，PACS最初是从处理放射科的数字图像发展起来的。PACS即图像储存与传输系统，是以医学影像领域数字化、网络化、信息化的趋势为要求，以数字化成像技术、计算机技术和网络技术为基础，以全面解决医学影像获取、显示、处理、储存、传输和管理为目的综合性规划方案及系统，是信息技术在医院影像科室的具体应用，是整个医院数字化、信息化的重要环节。PACS在应用骨科诊疗过程除了看普通的影像资料外，还能根据需要对影像进行测量，制订各种手术方案，并且与术后进行对比分析。

## 66

### 什么是快速成形技术？

近年来由现代设计和现代制造技术迅速发展的需求应运而生的直接从计算机模型产生三维物体的快速成形技术（RP）为构建具有精确控制三维结构的个体化骨工程支架提供了希望。快速成形技术是根据样品切片的计算机设计模型二维断层截面数据，用计算机控制材料层重复沉积和加工的方法精确制备三维物体的技术，自20世纪80年代中期产生以来已经发展并形成20多种工艺，其中比较成熟的工艺方法包括熔融沉积（FDM）、选择性激光烧结快速成形（SLS）、三维印刷技术、激光固化快速成形（stereolithography，SL）等。目前，这项先进的工业技术在骨组织工程领域已经取得了很多应用性成果，学者们已经可以成功制备出个体化设计的多孔PEEK、PLLA等多种有机生物支架和生物骨陶瓷。

# （八）骨科内植物材料

## 67

### 骨科金属内置物材料的生物学特性及相关应用进展有哪些？

（1）不锈钢：医用不锈钢凭借良好的综合力学性能、价格低廉、制作工艺简单等优势，一直是临床骨科广泛应用的内置物材料。目前临床上大量应用的主要是镍铬不锈钢316L。

与316L不锈钢相比，新型高氮无镍不锈钢材料具有更优异的力学性能、生物相容性以及耐腐蚀性能。添加铬、钼等金属元素能增加不锈钢的耐腐蚀性能。对于不锈钢内置物而言，其弹性模量为190GPa，是皮质骨（10～20GPa）的近20倍，这将会出现应力遮挡使得内置物取出后再骨折的发生，因此在一定程度上也限制了不锈钢材料的应用。

（2）钛合金：钛合金是以钛为主要成分加入其他金属元素组成的合金，其生物相容性良好，密度与骨相近，机械强度高，抗疲劳性及耐腐蚀性均高于其他合金，是目前研究的热点和重点。新型钛合金如钛铬合金、钛钼合金、钛锆铬合金和钛锆钼合金等能够自身调节弹性模量，弹性模量在塑形前很低，塑形过程中逐渐增高，从而可以充分满足临床应用的要求。另外，镍钛记忆合金作为椎体压缩骨折的有效复位固定器材也已在临床得到一定应用。

（3）钴基合金：钴基合金是以钴为主要成分，含有相当数量的镍、铬、钨和少量的钼、铌、钽、钛、镧等合金元素。早期的钴铬钨合金是由大量的钴及27%～32%的铬、4%～6%的钨和0.9%～1.4%的碳组成，后来发展的钴铬钼合金是由62%的钴及30%的钼、6%的钼和2%的其他元素（硅、锰、碳）组成。钴基合金的弹性模量达到了200～300GPa，故其具有极佳的耐腐蚀性和耐磨损性，合金中常添加镍元素以提高合金的堆垛层错能从而获得更高的延展性。但镍元素的释放对人体产生毒性，随之无镍的钴铬钼合金开始逐渐被开发使用。钴基合金（cobalt-base alloys）相比其他金属材料强度更高，同时具有更好的耐磨性、耐腐蚀性，但价格昂贵，多作为永久性置入材料在髋、膝、肩关节假体中应用相当广泛。由于钴基合金异常的光滑坚硬，因此常用于制作全髋关节系统中的股骨头假体、全膝系统中的股骨髁假体以及肩关节假体。但是这种金属对金属假体虽然光滑，也存在磨损。

（4）钽基合金（tantalum base alloy）：多孔钽为碳骨架海绵状多孔结构，孔径尺寸为400～600μm，孔隙度为75%～85%。作为无毒元素，钽具有良好的化学稳定性、生物相容性、延展性以及耐腐蚀性能，而且容积孔隙率很高。在内置物应用方面，其在压应力条件下的杨氏模量、维氏显微硬度、拉张力以及挤压条件下的弯曲强度、挤压和弯曲条件下的疲劳特性具有其他金属无法比拟的优势，钽金属的弹性模量约为3GPa，与松质骨基本接近，而且孔隙度也与正常人松质骨相符合。这不但降低了材料的应力遮挡效应，也使材料可以更好地与骨进行整合。而且孔隙度也与正常人松质骨相符合。这不但降低了材料的应力遮挡效应，也使材料可以更好地与骨进行整合。多孔钽还有相对较高的摩擦系数，这一特性同样有利于维持置入宿主骨后的初期稳定。良好的生物相容性和高孔隙率的特点使得带血管的纤维组织、肌腱、韧带、软骨和骨组织向多孔钽材料内部生长，置入后的假体与宿主骨之间产生牢固的生物“绑定”，使多孔钽置入物获得良好的远期稳定成为可能。

（5）镁合金（magnesium alloy）：镁合金是以镁为基质加入其他元素组成的合金。其特点是：密度小，散热好，消震性好，镁及镁合金由于比强度、比刚度高等优异的综合性能，已被广泛应用。镁在人体内是含量第四丰富的元素，当其暴露在有腐蚀性成分的电解液中，耐腐蚀性能很差。利用镁合金在生理电解质环境中通过腐蚀而发生降解的特性，已逐渐被开发利用，发展成为可降解的医用金属材料。如骨科内固定材料、血管支架、多孔骨组织工程材料等。在骨折治疗中，镁合金接骨板随着骨折的愈合，镁合金的降解产物可以储存于骨痂及新生骨内或进入血液后由尿排出体外，可能不需要二次手术将内置物取出，减少了手术成本及二次手术带来的痛苦。镁合金的杨氏模量约为 45GPa，远远低于不锈钢和钴基合金，是钛合金的一半左右，较为接近人骨，可以显著降低内置物与骨之间弹性模量不匹配而引起的应力遮挡效应。但是作为可降解生物材料，镁合金存在着降解速率过快的弊端，而且面临人体体液的浸蚀，快速降解已经成为限制其应用的主要问题。

（6）铁基合金（iron-base alloy）：除镁合金外，纯铁以及铁锰合金和铁锰钯合金作为另一种生物可降解材料一直以来也在不断研发中，以用于制作临时固定的内置物，但是就铁合金的机械特性而言还没有达到临床应用的要求。在某种程度上，铁基合金比镁合金具有更高的强度和杨氏模量。纯铁内置物在活体内无毒性表现，但是由于生物可降解性非常低，因此与永久内置物相比没有明显的不同。但加入锰元素后，使得铁基合金的机械性能和生物降解率均得到了一定的提升，尽管如此，其生物降解率仍至少低于镁合金一个数量级。

（闫景龙　杜大江　王新涛　田万里　夏景君　王志成）

# 二、

# 骨折与关节损伤概论

# Introduction to Bone Fractures and Joint Injuries

68. 骨折的类型及其意义？ 42
69. 骨折后骨折段移位有哪些特点？意义何在？ 42
70. 骨折的特殊临床表现有哪些？ 42
71. 哪些骨折要求特殊位置的 X 线检查？ 42
72. 骨折有哪些辅助检查？其意义又有哪些不同？ 43
73. 骨折患者如何进行现场急救？ 43
74. 骨折合并其他脏器的损伤如何处置？ 44
75. 骨折合并血管神经损伤及皮肤撕脱或缺损如何处理？ 44
76. 骨折早期有哪些并发症？如何预防？ 44
77. 何谓脂肪栓塞？如何诊断及治疗？ 45
78. 骨折后期有哪些并发症？如何预防？ 45
79. 什么是骨折后骨坏死？如何预防？ 45
80. 何谓骨筋膜室综合征？ 46
81. 骨筋膜室综合征的病因是什么？ 46
82. 骨筋膜室综合征的临床表现如何？ 46

83. 最容易出现骨筋膜室综合征的损伤是什么？ 47

84. 骨筋膜室综合征如何治疗？ 47

85. 何谓缺血性肌挛缩？如何预防及治疗？ 47

86. 哪些骨折易发生延迟愈合或不愈合？有哪些预防和治疗方法？ 48

87. 骨折畸形愈合的概念、成因及处理原则是什么？ 48

88. 何谓骨折病？如何引起？如何预防和治疗？ 48

89. 骨折愈合过程如何分期？ 49

90. 骨痂分几类？其形成机制是什么？ 49

91. 影响骨折愈合的因素有哪些？ 49

92. 影响骨折愈合的药物有哪些？ 50

93. 骨折内固定术后不愈合的原因有哪些？ 50

94. 如何正确对待骨折愈合？ 51

95. 如何正确判断骨折延迟愈合和骨折不愈合？ 51

96. 影响骨折愈合的医源性因素有哪些？ 52

97. 怎样判断骨折是否达到临床愈合？ 54

98. 骨折治疗的原则是什么？ 55

99. 何谓解剖复位及功能复位？骨折复位的一般标准是什么？ 55

100. 骨折手法复位应注意哪些问题？ 55

101. 骨折外固定方法有几种？如何选择？ 56

102. 何谓外固定器？应用范围及应注意的问题有哪些？ 57

103. 骨折切开复位的临床指征有哪些？ 57

104. 骨折手术治疗的时机如何选择？ 57

105. 内固定系统的概念如何？如何应用？优缺点何在？ 58

106. 何谓骨折治疗的 AO 原则？ 58

107. 何谓骨折的 BO 原则？ 58

108. AO 内固定技术的优缺点为何？ 59

109. 骨科锁定钢板的特点是什么？和普通钢板有什么区别？ 59

110. 锁定钢板的主要的适应证有哪些？ 60

111. 应用锁定钢板应注意什么？ 60

112. 骨折手术所用重建钢板的特点是什么？是否需要取出？ 60

113. 钢板螺钉内固定术在什么情况下选用？ 61

114. 骨折钢板内固定术中应注意哪些事项？ 61

115. 骨折钢板内固定后可能出现哪些问题？ 62

116. 加压钢板怎么起到固定作用？ 62

117. 锁定加压钢板的特点是什么？ 62

118. 何谓自动加压钢板螺钉内固定？ 63

119. 加压器加压钢板螺钉内固定手术怎么做？ 63

120. 加压钢板有缺点吗？ 64

121. 普通骨折手术后需要植骨吗？ 64

122. 骨折内固定技术进展的几个标志性阶段？ 64

123. 何时取出内固定物为佳？如何掌握？ 64

124. 开放性骨折如何分度？有何意义？ 65

125. 开放性骨折的处理原则是什么？ 65

126. 开放性骨折皮肤缺损骨外露如何处理？ 66

127. 开放性关节损伤如何分类？意义何在？处理原则如何？ 66

128. 开放性骨折与关节损伤如何应用抗生素？ 66

129. 多发骨折脱位的定义是什么？ 67

130. 多发骨折脱位的受伤规律、临床特征及治疗进展如何？ 67

131. 骨折后如何进行功能练习？如何看待动静结合？ 68

## 68

### 骨折的类型及其意义?

骨折的分类方法。

(1) 根据骨折处是否与外界相通分为闭合性骨折和开放性骨折。

(2) 根据骨折的形态和程度分为不完全骨折和完全骨折。

(3) 根据复位后是否容易发生再移位分为稳定骨折和不稳定骨折。

分类的意义在于指导治疗，如开放性骨折需及时处理，使开放性骨折变为闭合性骨折，以促进骨折的愈合。

## 69

### 骨折后骨折段移位有哪些特点？意义何在?

大多数骨折均有移位，与暴力的作用、肢体的重量、肌肉牵拉力及搬运、治疗不当等因素有关。移位分 5 种，即成角移位、侧方移位、缩短移位、分离移位、旋转移位。掌握了骨折不同移位的特点，可指导治疗，决定复位时所采取的方法。

## 70

### 骨折的特殊临床表现有哪些?

骨折的特殊临床表现。

(1) 畸形：骨折段移位后，受伤部位的形态改变。

(2) 反常活动：在肢体没有关节的部位，骨折后可有不正常的活动。

(3) 骨擦音或骨擦感：骨折端互相摩擦时，可听到骨擦音或感到骨擦感。

以上 3 种表现发现其中之一即可确诊，但没有发现上述特殊临床表现，也不能除外骨折。

## 71

### 哪些骨折要求特殊位置的 X 线检查?

正位和侧位 X 线检查对某些部位的人体骨骼病变不能清楚显示，必须通过特殊位置投影才可以显示清楚，如：

（1）轴位：髌骨、跟骨、肩胛骨喙突、尺骨鹰嘴、腕关节、髋关节及足跖趾关节经常用轴位片来协助诊断。

（2）斜位：肩胛骨关节盂、腕舟状骨、腕大多角骨、胫腓骨近位关节、骶髂关节常需拍斜位片。

（3）双侧对比 X 线片：肩锁关节半脱位、踝关节韧带松弛常需双侧对比方能诊断。

（4）开口位：可看到寰枢椎脱位、齿状突骨折、齿状突发育畸形等病变。

（5）脊椎功能位 X 线检查：了解椎间稳定情况。

（6）断层摄影检查：可观察到病变的层面情况，如椎体爆裂性骨折等。

## 72 骨折有哪些辅助检查？其意义又有哪些不同？

（1）X 线检查：可了解骨折的部位、范围、性质、程度和与周围软组织的关系，为治疗提供参考。指导骨折的整复、牵引、固定，观察治疗效果和病变的发展及预后的判断等。

（2）脊髓造影术：可确定脊柱骨折对椎管的影响范围和程度。

（3）CT 扫描：从横断面图像观察脊柱、骨盆、四肢关节较复杂的解剖部位和骨折情况。

（4）放射性核素检查：可发现隐性骨损伤，特别是 X 线检查易造成漏诊的手、足、颅骨、肋骨等骨折。

（5）磁共振检查（MRI）：主要可检查骨折附近的软组织及韧带的损伤，半月板及间盘的损伤等。

## 73 骨折患者如何进行现场急救？

急救的目的在于用简单而有效的方法挽救生命，保护患肢，使之能安全而迅速地运送至附近医院，以便获得妥善的治疗。

（1）一般治疗：首先抢救生命，抗休克，输血、输液，保持呼吸道通畅。

（2）创口包扎：用绷带压迫包扎，大血管出血时可用止血带，骨折端如戳出创口并已感染，不应立即复位。

（3）妥善固定：先矫正畸形，然后固定。可用特制夹板或就近取材，甚至用树枝或木棍等固定。在无任何固定用具的情况下，上肢可固定于胸壁，下肢可将患肢与健肢固定在一起。

（4）脊柱损伤患者的急救：脊柱损伤可能同时合并脊髓损伤，切忌由搬运而加重。应由 3、4 个人站在患者一侧，同时轻轻抬起，置于平板担架上。疑有颈部损伤时必须保持头颈与躯干一致，不能扭动。搬运时让伤者双下肢靠拢，两上肢贴于躯干，必须注意保持伤员头颈部和躯干的伸直位，绝不可使脊柱屈曲和扭转。尤其是颈椎损伤，更应小心搬运。颈椎损伤应以沙袋或衣物置于头部两侧，将头部固定，不可抬起头部，躯干也不能前屈，更不能坐起。搬运工具最好用平板担架或门板。

（5）快速运输至治疗医院进行终极救治。

## 74

## 骨折合并其他脏器的损伤如何处置?

骨折合并肺损伤可造成闭合性、开放性或张力性气胸，血胸、血气胸。可行开胸探查或胸腔闭式引流术。合并腹腔脏器损伤可造成肝、脾破裂，需对肝脏损伤或脾脏损伤进行相应处理。也可能有膀胱、尿道或直肠损伤，根据情况可采取保守或手术治疗。

这些损伤应由相应专科尽早处理。

## 75

## 骨折合并血管神经损伤及皮肤撕脱或缺损如何处理?

（1）骨折合并血管损伤分为不同的病理类型，即血管断裂、血管痉挛、血管挫伤、血管受压、假性动脉瘤、动静脉瘘等。治疗原则是及时止血，纠正休克；在挽救伤员生命的基础上做好清创术；完善处理损伤血管，尽早恢复肢体循环，保全肢体，减少残疾。

（2）神经损伤分为神经断裂、轴突断裂、神经失用、神经刺激等类型，可根据不同类型采用手术或非手术疗法，争取恢复受损神经的功能。

（3）骨折合并皮肤撕脱或缺损，可在清创术的基础上采用原位再植、游离植皮或转移皮瓣等技术覆盖创面。

## 76

## 骨折早期有哪些并发症? 如何预防?

早期并发症：休克、感染、内脏损伤、重要动脉损伤、脊髓损伤、周围神经损伤、脂肪栓塞等。早期输血、输液，及时行清创术，妥善的现场急救可预防并发症出现。

## 77 何谓脂肪栓塞？如何诊断及治疗？

脂肪栓塞（fat embolism，fat embolism syndrome）是骨折的严重并发症，成人骨干骨折处髓腔内血肿张力过大，骨髓被破坏，脂肪滴进入破裂的静脉窦内，进入血液循环，引起全身各脏器血管内出现脂肪栓子。诊断标准包括：

（1）主要标准：皮下出血，呼吸系统 X 线病变，无颅脑外伤的神经症状。

（2）次要标准：动脉血氧分压低于 8.0kPa，血红蛋白下降。

（3）参考标准：心动过速，脉快，高热，血小板计数突然下降，尿中检出脂肪滴及少尿，血沉快，血清脂肪酶上升，血中游离脂肪滴。

临床上有主要标准两项以上，或主要标准只有 1 项，而次要标准或参考标准在 4 项以上者，可以确诊。

治疗以对症治疗为主，保护重要脏器纠正缺氧和酸中毒，防止各种并发症。

## 78 骨折后期有哪些并发症？如何预防？

后期并发症：坠积性肺炎、压疮、损伤性骨化、创伤性关节炎、关节僵硬、缺血性骨坏死、缺血性肌挛缩等。

为预防这些并发症，应嘱患者早期离床活动，对长期卧床患者加强护理，关节内骨折准确复位，防治骨筋膜室综合征等，可预防晚期并发症出现。

## 79 什么是骨折后骨坏死？如何预防？

骨折发生后，骨折段的血液供应被切断而致坏死时，称为骨折后骨坏死（after fracture osteonecrosis）。多发生于血液供应不佳，软组织少的部位，如股骨颈骨折后由于股骨头血供减少而致股骨头坏死。骨折后准确复位，固定牢固，不破坏血供则可减少骨坏死的发生。

## 80

## 何谓骨筋膜室综合征?

骨筋膜室是由骨、骨间膜、肌间隔及深筋膜所构成。骨筋膜室综合征（osteofascial compartment syndrome）是指骨筋膜室内的肌肉和神经因某种原因而急性缺血、缺氧而产生的一系列早期综合征，最多见于前臂掌侧和小腿，后果严重。

## 81

## 骨筋膜室综合征的病因是什么?

（1）骨筋膜室容积骤减：①外伤或手术后敷料包扎过紧；②严重的局部压迫：肢体受外来重物或身体自重长时间的压迫。

（2）骨筋膜室内容物体积迅速增大：①肢体局部缺血后组织肿胀：组织缺血后毛细血管通透性增强、液体渗出、组织水肿、体积增大；②损伤、挫伤、挤压伤、烧伤等损伤引起毛细血管通透性增强、渗出增加、组织水肿、容积增加；③小腿剧烈运动，如长跑、行军后局部组织缺血、毛细血管通透性增强、液体渗出、组织水肿、体积增大；④骨筋膜室内出血，形成血肿挤压其他组织，而出现同上一系列病理表现。

## 82

## 骨筋膜室综合征的临床表现如何?

骨筋膜室综合征可有苍白（pallor），感觉异常（paresthesias），无脉（pulseless），瘫痪（paralysis）以及拉伸骨筋膜室时产生的疼痛（pain）等表现，称之为“5P 征”。具体表现为：

（1）肢体苍白：受累肢体苍白，是血循环障碍所致。

（2）疼痛：常在早期即出现，是几乎所有患者都会产生的症状。疼痛的性质往往是一种深在的、持续的、不能准确定位的疼痛，有时候与损伤程度不成比例。在拉伸骨筋膜室内的肌群时疼痛加重。

（3）感觉异常（如针刺感）：是常见的典型症状，是皮神经受累的表现。

（4）肢体瘫痪：往往发生于病程晚期。触诊可感觉到受累骨筋膜室张力升高明显，运动功能受限。

（5）无脉：早期通常不会出现“无脉”的表现，因为引起骨筋膜室综合征的压力一般都低于动脉血压。开始远端动脉搏动减弱，严重者搏动消失－无脉。

## 83

## 最容易出现骨筋膜室综合征的损伤是什么？

最容易出现骨筋膜室综合征的是肱骨髁上骨折，尤其是伸直型骨折，由于骨折的近折端向前下移位，容易压迫或者刺破肱动脉，加上损伤后的组织反应，局部肿胀严重，均会影响到远端肢体的血液循环，导致前臂骨筋膜室综合征，如果早期没有得到即时的诊断和正确的治疗，可导致缺血性肌挛缩，严重影响手部功能和肢体的发育。

## 84

## 骨筋膜室综合征如何治疗？

骨筋膜室的壁坚韧而无弹性，当内容物体积增大或室的容积减少时，室内压力必然增加，循环受阻，造成室内肌肉、神经缺血、缺氧。因缺血、缺氧，毛细血管通透性进一步增强，液体渗出增加，组织水肿严重、室内压力进一步增加，形成恶性循环，如不及时处置将导致严重后果。

（1）骨筋膜室综合征早期：肌肉尚无坏死或少量坏死，若立即进行合理治疗，重建血液供应，可避免发生大量肌肉坏死，恢复后尚不致影响肢体的功能。此时应立即解除影响血循环的一切障碍，进行手术，开放骨筋膜室。如已有肌肉坏死，应予以切除。

（2）缺血性肌挛缩：缺血持续以致有较多的肌肉坏死，此时开始治疗，血液供应尚可恢复，但由于肌肉坏死已较多，虽经治疗，也可能后遗挛缩及畸形——爪形手、爪形足。此时应该在彻底开放骨筋膜室的同时，要毫不犹豫地切除一切已坏死的肌肉，以保留残余肌肉及神经功能。

（3）坏死、坏疽：缺血未能及时纠正，大量肌肉发生坏死，已无法修复，如已出现肢体坏死，只能截肢，否则会发生严重并发症，可危及生命。

## 85

## 何谓缺血性肌挛缩？如何预防及治疗？

缺血性肌挛缩（ischemic contracture）是骨筋膜室综合征的严重后果，由于上、下肢的血液供应不足或包扎过紧超过一定时限，肢体肌群缺血而坏死，终致机化，形成瘢痕组织，逐渐挛缩形成特有畸形。

预防措施主要是尽早恢复肢体血供，避免石膏夹板固定过紧。

缺血性肌挛缩可用坏死肌肉切除、神经松解及功能重建等方法治疗。

## 86

## 哪些骨折易发生延迟愈合或不愈合？有哪些预防和治疗方法？

股骨颈骨折、肱骨下 1/3 骨折，胫骨下 1/3 骨折、腕舟骨骨折、尺骨下 1/3 骨折、腰椎峡部骨折易发生延迟愈合或不愈合。

预防方法：避免骨折端形成间隙，骨折早期复位；手法复位轻柔，尽量采用非手术复位法；固定完善，时间充足；加强营养，适当用药；早期离床活动等。开放性骨折还要避免感染。

治疗方法：正确复位、固定，应用刺激骨生长的药物等。一旦发生不愈合，即骨不连，应行植骨术。

## 87

## 骨折畸形愈合的概念、成因及处理原则是什么？

骨折畸形愈合（malconsolid）是指骨折在非正常解剖位置上的愈合，并影响或潜在影响功能，称之为畸形愈合。骨折后复位不良或固定不牢固，使骨折部发生成角、缩短、旋转或侧方移位，如未能及时矫正，则可发生畸形愈合。处理原则主要为改善畸形愈合所致的功能障碍，改善外观是次要的。

（1）在骨折尚未完全牢固愈合之前发现的畸形，应尽早通过手法或手术矫正，然后给予固定。

（2）如延迟愈合发生畸形，亦应早做矫正。

（3）已形成畸形且牢固愈合，如关节活动功能差，应先练习关节活动，再矫正畸形。如关节活动较好，矫正手术应尽早进行，以防止创伤性关节炎的发生。

## 88

## 何谓骨折病？如何引起？如何预防和治疗？

骨折后所发生的慢性水肿、软组织萎缩、骨质疏松和关节僵硬或挛缩等都被称为骨折病

(fracture disease)。骨折病是由于受伤肢体长期不能恢复正常功能，导致肌肉等组织失用性萎缩，或关节长期处于某一位置，导致关节内外出现粘连，以及骨骼长期不受力致骨折肢体代谢障碍，出现骨质疏松。预防骨折病必须正确处理骨折部位固定与功能练习的关系，使肢体能早期活动，才能恢复正常功能。如已出现骨折病，需根据具体情况采用功能锻炼、物理疗法、药物治疗，或选用手术治疗等方式予以解决。

## 89

## 骨折愈合过程如何分期?

骨折愈合过程根据骨折局部组织学特点分为3期。

(1) 血肿机化演进期：骨折后，断端髓腔内、骨膜下和周围软组织内出血形成血肿，并凝成血块，引起无菌性炎症，形成肉芽组织并转化为纤维组织。与此同时，骨折断端附近骨内、外膜深层的成骨细胞在伤后短期内活跃增生，约1周后即开始形成与骨干平行的骨样组织，由远离骨折处逐渐向骨折处延伸增厚。骨内膜出现较晚。

(2) 原始骨痂形成期：骨内、外膜形成内外骨痂，即膜内化骨。而断端间的纤维组织则逐渐转化为软骨组织，然后钙化、骨化，形成环状骨痂和腔内骨痂，即软骨内化骨，骨痂不断加强，达到临床愈合阶段。

(3) 骨痂改造塑形期：在应力作用下，骨痂改建塑形，骨髓腔再通，恢复骨的原形。

## 90

## 骨痂分几类? 其形成机制是什么?

骨痂 (bone callus) 分两类，一类为膜内化骨 (intramembranous ossification)，由骨内、外膜成骨细胞在断端内外形成骨样组织，钙化形成新生骨，在骨折处汇合，形成梭形短管，即内外骨痂。另一类为软骨内化骨 (endochondral bone，endochondral bone formation)，由断端、髓腔内的纤维组织转化为软骨组织，软骨细胞增生钙化、骨化而形成的腔内骨痂和环状骨痂。

## 91

## 影响骨折愈合的因素有哪些?

(1) 患者的年龄：儿童愈合较成人快。

(2) 骨折部的血液供应：血供良好者愈合快。

（3）感染影响骨折愈合。

（4）软组织损伤的程度：损伤重者愈合慢。

（5）软组织嵌入将使骨折不愈合。

（6）健康情况影响骨折愈合。

（7）治疗方法影响骨折愈合。

其余因素有药物的作用、电流的影响等。

## 92

## 影响骨折愈合的药物有哪些？

（1）吲哚美辛（消炎痛）和水杨酸类：骨折愈合早期的炎症反应与前列腺素有密切关系，吲哚美辛这类抗炎药物可抑制前列腺素合成，同样前列腺素在炎症情况下的血管扩张作用被抑制，局部血流受到控制，组织缺氧缺血，继而影响骨折愈合。

（2）四环素类：四环素可引起动物和人类胚胎骨骼的生长缓慢，引起骨骺及干骺部位骨小梁的变形，甚至折裂，对骨折愈合有影响。

（3）抗凝药：减少了凝血激酶的浓度，使骨断端纤维蛋白血块减少，并降低了局部钙浓度。如肝素使骨折局部黏多糖量减少，从而阻止钙化基质的形成，影响了骨折愈合。

（4）皮质醇激素类：皮质醇可以影响骨的生长，骨的转换以及骨损伤后的修复。长时间服用皮质酮治疗的患者，发生全身性骨质疏松，甚至发生病理性骨折的病例并不少见。对应用皮质酮治疗的骨折，进行骨的生物力学测定，可以发现其抗张强度明显减低。

（5）环磷酰胺：影响结缔组织修复作用，所以对皮肤、骨骼愈合不利。会延迟新骨形成并引起骨折断端的再吸收，使骨折愈合延迟。

## 93

## 骨折内固定术后不愈合的原因有哪些？

长管状骨骨干骨折为临床常见骨折，手术内固定是临床主要治疗手段。而内固定术后仍可能发生骨折不愈合，其可能的原因很多，除全身因素外，下列因素可能与骨折的愈合有关。

（1）内固定不牢固：内固定不牢固，而又没有外固定。局部的不稳定，将使骨折处不能得到愈合所需要的条件，使骨折处虽有骨痂形成，但却又断裂，最后形成假关节。做了内固定，却不牢固可能是骨折不愈合的重要原因。

（2）钢板的位置不正确：股骨的张力侧为股骨外侧偏后，如果没有将钢板置于股骨的张力侧，不仅没有减少反而增加了骨折端的张力，致使骨端分离，最终导致钢板疲劳折断。钢板位置如置于前侧同时还会增加螺钉损伤股骨嵴处的滋养血管的机会，进而影响骨折端的血液供应。

（3）手术粗暴：粗暴的外科操作，对局部血供有直接影响。局部血供的破坏对骨折愈合有重要影响。这就是为什么不经外科干预，骨折复位虽然不佳，却经常能够愈合，即使是畸形愈合也非常牢固，而手术却是引起延迟愈合或不愈合的原因。

（4）植骨问题：植骨是公认的促进骨折愈合可靠的方法，尤其是对于原始有骨缺损的病例，植骨可以起到“桥接”作用，引导骨再生，促进骨折的愈合。因此，对于有骨缺损者，内固定同时应该植骨。

（5）不合理的功能锻炼和负重：骨折愈合需要一个局部相对稳定不动的环境。使新骨形成后得以将骨折断端连接。不合理的功能锻炼，使局部得不到骨折愈合所需要的稳定的环境，影响骨折愈合。不适当负重练习也会在骨端产生应力，引起内固定松动、失效，进而影响骨折愈合。特别是在骨折愈合尚未达到应有的强度时，就过早的负重，将使已经连接的骨痂断裂，最后导致不愈合。还有些医生过分相信自己所用内固定物的强度，在骨折尚未愈合时，即允许患者负重行走，则是骨折不愈合的又一原因。应该特别强调，可以负重的时间，要取决于骨折愈合情况，只有通过临床和 X 线证实的情况下，才能完全负重。

（6）感染：感染是造成骨折不愈合的常见原因。骨折断端的感染不仅干扰内固定的稳定性，而且延缓骨折愈合。骨折术后感染多半由于无菌意识差，未进行无菌操作；术中操作粗暴，未重视对软组织的保护，影响骨折端的血供，降低了组织抗感染能力等有关。而开放骨折也与清创不彻底，留有无效腔，局部未安置引流管，血肿形成容易导致细菌滋生、感染等因素有关。

## 94

## 如何正确对待骨折愈合?

骨折愈合是机体的一个自然修复过程，任何干扰因素都会影响骨折修复的正常进行。要辩证地应用动静结合的治疗原则，对待复位、固定、功能锻炼这 3 个主要治疗环节。良好的解剖复位为骨折断端的接触和稳定提供了条件，牢固的固定可以保持整复后的位置，同时也是愈合的基础。早期、无痛、合理的功能锻炼可以促进骨折的修复。在骨折治疗过程中，需要实时监测骨折愈合的进程，制订合理的康复治疗方案，及时去除影响骨折愈合的因素，才能最终达到治疗目的，尽早恢复功能。

## 95

## 如何正确判断骨折延迟愈合和骨折不愈合?

正确判断骨折延迟愈合和骨折不愈合，及时采取有效措施促进骨折愈合，在骨折治疗中非常重要。内固定并不能缩短骨折愈合的时间，新鲜长管状骨骨折需 3～4 个月。而骨折是否已经愈合，不能仅以时间判断，还需要根据 X 线或 CT 扫描结果来判定。所谓骨折不愈合，即假关节形成，是指骨折局部的骨愈合机制已经停止，即使再长、再坚强的固定，也不能使其愈合。X 线表现为骨折断端骨质硬化，陈旧骨痂已经断裂、吸收，无新生骨痂形成，骨折裂隙逐渐加宽；而延迟愈合则是愈合迟延或缓慢，如果给予足够长时间的固定，将可达到骨折愈合的目的。X 线表现为骨折局部无骨痂形成，或骨痂量少，骨折尚未连接，骨折线虽清晰可见，但骨断端并未硬化，骨折线亦未加宽。骨折愈合虽有大致的客观时间，但愈合时间的长短，却因个体差异和损伤程度有很大差别。简单的闭合性骨折可能为 3 个月，复杂的开放骨折可能需要更长时间。因此在判断骨折愈合时，要根据具体情况具体分析，做出正确判断，才可使患者获得满意的治疗效果。

## 96 影响骨折愈合的医源性因素有哪些？

复位和固定是骨折愈合的重要原则，而手术固定更是目前多数外科医师治疗骨折的共识。虽然骨折在治疗的理念、方法和内固定材料上不断更新，但是骨折不愈合仍然是一个无法回避的问题。正确认识医源性因素与骨折不愈合、延迟愈合的关系，避免和减少影响骨折愈合的医源性因素，有助于减少骨折不愈合的发生。影响骨折愈合的医源性因素有哪些呢？

（1）对现代生物学固定和骨折局部解剖认识不足

1）对现代生物学固定认识不足：随着生物力学和骨骼生物学研究的进展，要求保护骨折块的血供。机械固定对骨折治疗虽然很重要，但这只是治疗的一部分，只是给骨折愈合创造一个比较稳定的条件，而不能代替骨折块自身的愈合机制。治疗必须着重于寻求骨折稳定和软组织完整之间的一种平衡。

2）对骨折局部解剖的认识不足，实施不正确的手术操作：其一是对骨骼自身生物力学知识缺乏了解，如股骨、肱骨、尺桡骨均为偏心负荷骨，且具有自身生理弯度，这在使用内固定物时，首先考虑内固定物与骨骼是否匹配，拧入螺钉后才能使骨折断端接触良好，更能保证轴向压力的分布均匀。否则会导致内固定物失效。而且在主动和被动功能锻炼时，断端受到旋转扭力的作用，易引起钢板的疲劳性断裂。其二是对骨折局部血供的特性认识不足，如胫骨的营养动脉是从滋养孔直接进入髓腔，成为营养动脉。骨干的血液供应主要受滋养动脉影响，胫骨中下段仅有 1 支营养动脉供应，除原始的暴力损伤外，术中如果不注意保护，易切断营养动脉，而造成骨折不愈合。又如肱骨的主要滋养动脉通常在肱骨中下 1/3 由前内侧进入骨髓腔，并在骨髓腔内沿骨皮质下行，不少人的此种动脉仅为一支，进入骨髓腔后在骨皮质内或在骨髓腔内分上行支和下行支，如果手术时骨膜剥离广泛，损伤了滋养动脉，就易导致不愈合。

（2）对手术的掌握欠全面：首先应认识到手术治疗本身也是对骨折断端血供的严重破坏。一般钢板固定需要足够的切口和剥离骨膜，术者为追求解剖复位和固定的绝对稳定，而造成了血供的破坏，将影响骨折愈合。在髓内钉固定过程中扩髓的步骤也破坏了髓内血管系统。因此，尽量小的血供破坏是骨折愈合所需要的，尤其是在粉碎性骨折和严重软组织创伤的情况下更是如此。某些骨科医师在术前未充分分析骨折类型及手术难度的情况下，仓促上台手术，术中内固定所用材料的种类、规格不齐全，选用内固定器材有较大盲目性和随意性。遂出现仅靠螺钉、钢丝或短 4 孔或短 6 孔钢板螺钉固定斜行骨折。使用交锁髓内钉固定时，术中无 C 型臂 X 线机等监视设备，可能导致远端锁钉未锁住钉孔，导致远端主钉摇摆，骨折端失稳，骨折不愈合率增加。

（3）内固定材料的选择不当：对于决定进行手术处理的病例，内固定的选择至关重要。首先，要避免选择上的原则性错误。如用单根克氏针固定锁骨；仅用螺钉治疗长斜行骨折；用单臂外固定架治疗股骨骨折等，因骨折端存在着旋转及剪切等不利于骨折愈合的应力，易导致骨不连的发生。多种材质内固定材料的混合应用，也可影响骨折愈合。内固定物的型号选择不当也可导致骨折固定不稳，同样影响骨折愈合。普通髓内钉应用于股骨中上段横形骨折，如果钉过细、过短等可造成固定不稳、骨折端易发生旋转、分离及成角等畸形，而引起内固定的失败和骨不连的发生。

（4）由手术操作影响骨折愈合

1）手术时机问题：对于特殊部位骨折，如股骨颈骨折和齿状突骨折都要求尽早手术和解剖复位，否则骨折不愈合率增加。而对于骨折局部软组织条件不好，如过度肿胀、皮肤破溃等则应择期手术。

2）手术操作问题：操作不当，可影响骨折局部的稳定性，或造成血供的进一步破坏。均将影响骨折愈合。如皮质骨螺钉未穿出对侧皮质，甚至将螺钉直接打在骨折线上，骨痂无法越过断端、因未攻丝，直接旋入螺钉使钉道发生微骨折，易导致拔钉、未遵循张力侧固定，导致固定不牢，剪切应力将促使骨折区域产生纤维组织，破坏骨折愈合的正常进程等，都易导致骨不连。其次，血供破坏一般来源于骨折本身和切开复位手术操作的破坏。高能量的开放骨折使得覆盖骨的软组织受到严重破坏，骨折常为多段粉碎骨折，致使骨折端血供遭到严重破坏。骨折复位过程中应避免由于过度追求骨折的对位，而反复多次复位，以及广泛的骨膜剥离，造成骨折端血供的严重损害，均可导致骨折不愈合。

3）骨缺损处未进行植骨：骨折内固定术中，除要求对骨折解剖复位外，还要求修复骨缺损，以恢复骨的完整性。尤其是压力侧的骨缺损，即使小的骨缺损，也会导致骨不连的发生，故对新鲜的闭合性粉碎骨折或开放性骨折骨缺损较多时，应行一期植骨。

4）感染：感染是造成骨折不愈合的常见原因。骨折断端的感染不仅干扰内固定的稳定性，而且延缓骨折愈合。感染时骨折断端髓腔被脓细胞充填，延长局部充血时间，断端逐渐被含有淋巴细胞、浆细胞和多核巨细胞的炎性肉芽组织所充填，干扰骨痂的生长。感染同时增加了骨折端的坏死和吸收，以致发生骨缺损，造成血管再生与血供重建过程延长，干扰骨痂的形成和转化过程。至于感染原因，多由于：①无菌意识差，未进行无菌操作；②术中操作粗暴，未重视对软组织的保护，影响了骨折端的血供，降低了组织抗感染能力；③处理开放骨折时，术中冲洗不够，清创不彻底；④留有无效腔，局部未安置引流管，血肿的形成容易导致细菌滋生，遂发生感染。手术器械和敷料消毒不彻底，同样是引起感染的原因。

5）外固定：内固定后必要的外固定应用常是必需的。临床上对骨折进行切开复位内固定后，都希望术后不需制动，通过坚强内固定满足术后早期功能锻炼的要求。但并非所有骨折的内固定都能达到坚强可靠的效果，如果术中内固定欠牢固，术后就得辅以石膏或支具外固定，并维持一定时间，直到骨愈合。疏忽这一点，肢体的不恰当活动会引发内固定松动甚至断裂，内固定失效必然造成骨折不愈合或延迟愈合。

（5）术后不正确的功能练习：常见的错误有两种。

1）过早的康复训练：如医生乐观地估计内固定的坚强程度，对骨愈合速度估计不当，过早地解除外固定，盲目的、过早地让病人进行功能锻炼，也会导致骨折的不愈合或延迟愈合。

2）离院后的康复训练：必须警惕的是康复期所发生的并发症多数发生在患者离院以后。分析其主要原因是患者在住院期间没有受到医务人员有关康复的指导和培训；或者医师没有强调患者出院后定期复查的重要性，仅凭主观意识来自行锻炼，内植物多次承受不良的应力，导致内固定松动甚至断裂，遂引起骨折不愈合。

（6）医生对其他方面因素的忽视或控制不足：医生虽注意了骨折的治疗，却忽视了如年龄、性别、营养不良、酗酒、吸烟、糖尿病、动脉粥样硬化、神经性疾病、多发创伤、放射治疗、药物（如激素、抗凝药、细胞毒药物、非甾体类抗炎药物等）对骨折愈合的影响，未进行必要的指导或采取必要的措施。

综上所述，医生如果能够对骨折不愈合的医源性因素进行充分认识和有效处理，可大大降低骨折的不愈合率。

## 97 怎样判断骨折是否达到临床愈合?

（1）局部无压痛及纵向叩击痛。

（2）局部无反常活动。

（3）X 线片显示骨折线模糊，有连续性骨痂通过骨折线。

（4）外固定解除后伤肢满足以下要求：上肢能向前平举 1kg 重量达 1 分钟，下肢不扶拐在平地能连续步行 3 分钟，不少于 30 步。

（5）连续观察两周骨折处不变形。

## 98

### 骨折治疗的原则是什么？

（1）复位：即恢复骨折段至正常解剖关系（解剖复位），或使骨折恢复至功能满意的解剖关系（功能复位）。

（2）固定：即维持复位后位置，待其牢固愈合。

（3）功能锻炼：即在复位和固定的基础上，锻炼伤肢和全身，以达到促进骨折愈合和恢复肢体功能与全身健康的目的。

（4）内外用药及其他治疗。

## 99

### 何谓解剖复位及功能复位？骨折复位的一般标准是什么？

矫正骨折端各种移位，恢复正常的解剖关系，对位（指两骨折端的接触面）和对线（两骨折段在纵轴上的关系）完全良好者称解剖复位。

临床上有时虽尽了最大努力，仍未使骨折达到解剖复位，但愈合后对肢体功能无明显影响者，称功能复位。

骨折复位的一般标准是达到功能复位，即：

（1）骨折部的旋转移位，分离移位必须完全矫正。与关节活动方向一致的轻度成角移位，日后可望骨塑形矫正。与关节活动方向垂直的成角移位，不能自行塑形，必须于完全矫正。

（2）骨干骨折侧方移位经整复后，对位至少应达 1/3，干骺端骨折侧方移位整复后，对位应达 3/4。

（3）成人上肢骨折缩短移位较多时，对肢体功能影响不大，下肢骨折缩短移位则不允许超过 2cm。

## 100

### 骨折手法复位应注意哪些问题？

手法复位一般在局部麻醉或神经阻滞麻醉下进行，首先要对准方向，原则上将远侧骨折段对准近侧骨折段所指的方向，然后应用拔伸牵引，手摸心会，反折回旋，端提捺正，分骨扳正等方法使骨折复位，在手法复位过程中不可用力过猛，以免伤及神经血管，如复位不理想，不可多次反复手法复位，以免增加副损伤，影响骨折愈合。

## 101 骨折外固定方法有几种？如何选择？

常用的外固定方法有小夹板、石膏绷带、外展架、持续牵引和穿针外固定器等。小夹板固定常用于肱骨、尺桡骨、胫腓骨、桡骨远端以及踝关节等部位的骨折。对一些关节内骨折、关节附近骨折及股骨骨折等多不适合小夹板固定治疗。对于骨关节损伤及骨关节术后的外固定多选用石膏绷带。对于严重的肩关节、肘关节外伤，以及某些上肢骨科手术以后，需应用外展架固定。

牵引可分为手法牵引、皮肤牵引及骨骼牵引。手法牵引多适用于骨折移位及关节脱位的整复，皮肤牵引的牵引力较小，适用于小儿股骨骨折的牵引治疗，肱骨不稳定性骨折的牵引及成人下肢骨折术后的辅助牵引等。如果需要较大的牵引力和较长的牵引时间，多选用骨骼牵引，又依适应证的不同分为不同部位的骨牵引。

（1）尺骨鹰嘴牵引：适用于肱骨颈、干、肱骨髁上及髁间粉碎性骨折移位和局部肿胀严重，不能立即复位固定者，以及陈旧性肩关节脱位将进行手法复位者。

（2）桡尺骨远端牵引：适用于开放性桡尺骨骨折及陈旧性肘关节后脱位。

（3）股骨髁上牵引：适用于有移位的股骨骨折，有移位的骨盆环骨折，髋关节中心脱位和陈旧性髋关节后脱位。

（4）胫骨结节牵引：适应证同（3）。

（5）胫腓骨远端牵引：适用于开放性胫腓骨骨折或膝部骨折不宜用胫骨结节牵引者。

（6）跟骨牵引：适用于胫腓骨不稳定性骨折，某些跟骨骨折及髋关节和膝关节轻度挛缩畸形的早期治疗。

（7）跖骨 1～4 近侧端牵引：此技术多与跟骨牵引针共装骨外固定架，进行牵引或固定治疗楔状及舟状骨的压缩性骨折。

（8）颅骨牵引：适用于颈椎骨折和脱位，特别是骨折脱位伴有脊髓损伤者。

（9）头环牵引：适用于脊柱骨折或脱位的整复。

除此之外，尚有一些使用牵引带进行的牵引方法：

（1）枕颌带牵引：适用于轻度颈椎骨折或脱位，颈椎间盘突出症及根性颈椎病。

（2）骨盆带牵引：适用于腰椎间盘突出症。

（3）骨盆悬带牵引：适用于骨盆骨折有明显分离移位或骨盆环骨折有向上移位和分离移位。

（4）胸腰部悬带牵引技术：适用于胸腰椎椎体压缩性骨折。

对于开放骨折或已感染的骨折，骨折不连，肢体延长，股骨或胫骨多段骨折，不稳定的粉碎性骨折，关节融合术，可应用骨外穿针外固定架。

随着外科技术的进展及内固定物的广泛应用，夹板、石膏和牵引治疗等已逐渐不被用为骨折治疗的主要手段，但骨科医生必须了解和掌握这一技术，随机应用。

## 102

## 何谓外固定器？应用范围及应注意的问题有哪些？

外固定器（external fixator）是一类用于治疗骨折或与骨折有关的器械。种类繁多，分全环式、半环式或单臂式。应用范围日广，不仅可用于长管状骨各部位，各类型新鲜骨折的治疗；还可用于延迟愈合、不愈合甚至骨缺损的治疗；又是行骨延长术不可缺少的器械。应用时须注意：

（1）熟悉局部解剖，避免损伤大血管及神经。

（2）严格无菌操作。

（3）穿针部位既不宜靠近骨折端，又不能远离骨折端，对开放性骨折进针处尽量远离创面。

（4）穿针时不能捶击骨皮质部分，捶击骨干的皮质部常使骨干劈裂；也不要用快速的风钻或电钻，快速钻易造成组织坏死。

（5）针或钉不宜过粗。

## 103

## 骨折切开复位的临床指征有哪些？

切开复位的适应证主要是：①用手法难以复位或固定不能维持复位后位置的骨折；②可能有软组织嵌入断端的骨折；③骨片较大有移位，将影响关节功能的关节内骨折；④有严重移位的骨骺分离和骨折；⑤闭合方法难以复位和维持复位，严重移位的撕脱性骨折；⑥治疗后发生的骨不连接；⑦完全或部分离断的断肢（指）行再植术时，需行骨折固定然后再行血管、神经吻合。

## 104

## 骨折手术治疗的时机如何选择？

如果有切开复位内固定的指征，越早实施越好。因为伤后组织将出现肿胀，通过肿胀的组织手术，将导致切口缝合困难，并且有继发性伤口裂开和感染的可能。直接切开复位应当在未出现软组织浸润性肿胀之前进行。对肿胀明显者，应当采取临时固定措施，待肿胀消退后再做手术比较安全。

## 105

### 内固定系统的概念如何？如何应用？优缺点何在？

内固定（internal fixation）系统是指在人体内采用某种器械使骨折部位在复位后不发生移位的方法。骨折切开复位内固定应解剖复位，要求恢复骨结构的完整性，避免有骨的缺损。理想内固定要求在合理的时间内获得骨折的坚强固定。手术操作要轻柔，避免粗暴，尽量减少周围软组织的损伤和骨膜的剥离。内固定的设计要合理，符合骨折固定的生物力学要求。在骨折愈合过程中使骨折面相互靠拢，并能保持骨折部位的稳定性。早期即达到坚强固定，以利骨断端血供重建和骨愈合，中后期肢体负重后达到弹性固定，以利压应力作用于骨折，促进骨的模造，使各种原因引起的骨质疏松得以恢复。

内固定的优点是可达到解剖复位，固定确实可靠。缺点为存在并发症，即有手术本身的并发症，也有因对患者的全身状况造成不利影响而产生的其他并发症，如创口感染、骨折的延迟愈合或不愈合等。

## 106

### 何谓骨折治疗的 AO 原则？

骨折治疗的 AO 原则是：①解剖复位：通过骨折复位及固定重建解剖关系；②坚强固定：根据骨折情况、患者情况和损伤情况选择绝对稳定和相对稳定的固定方式；③无创操作：使用细致操作及轻柔复位方法以保护软组织及骨的血供；④早期无痛活动：全身及患部的早期和安全的活动训练。

## 107

### 何谓骨折的 BO 原则？

BO（biological osteosynthesis）是生物学内固定的原则。其基本原则是充分重视局部软组织的血供。做到：①远离骨折部位进行复位，以保护局部软组织的附着；②不以牺牲骨折部的血供来强求粉碎骨折块的解剖复位，如必须复位的较大骨折块，也应尽力保存其供血的软组织蒂部；③使用低弹性模量，生物相容性好的内固定器材；④减少内固定物与所固定骨之间的接触面（髓内及皮质外）；⑤尽可能减少手术暴露时间等。

## 108

## AO 内固定技术的优缺点为何？

AO 是德语“Abeitsgemeinschaft für Osteosynthesefragen”的缩写。英语缩写为 ASIF（Association for the Study of Internal Fixation）。AO 作为研究组起始于 1958 年，由一些瑞士外科医师创建。他们认为骨折在很多情况下需要切开复位内固定。AO 法的目的有 4 点：

（1）骨折的解剖复位，特别是关节内骨折。

（2）内固定的设计符合局部生物力学的要求。

（3）用无创技术保留骨折块和软组织血供。

（4）骨折附近的肌肉和关节早期、主动无痛的活动，从而防止骨折病的发生。

内固定符合上述要求肯定具有优越性，它们不仅导致无痛的康复，而且显著地缩短住院日期和失用时间。外伤后的营养不良、畸形愈合和假关节等并发症很少发生。这就是 AO 技术的优点。但由于 AO 内固定技术强调的是坚强的内固定，导致对骨折端产生应力遮挡作用，有时反而影响骨折的愈合，加之有些人使用不当，盲目相信它的坚强固定作用，患肢无限制的活动，以致延迟愈合，不愈合或愈合后再骨折及钢板折断者屡有发生。就提示 AO 也不是完美无缺的，已有许多骨科医师在研究和开发新的内固定物。如果应用 AO 技术治疗骨折，就必须掌握其精髓，遵循 AO 技术的原则，不能只学皮毛。

## 109

## 骨科锁定钢板的特点是什么？和普通钢板有什么区别？

锁定钢板（locking plate）是一种带有螺纹孔的骨折固定装置，这些孔在带有螺纹头的螺钉拧入后，钢板、螺钉就成为一种角度固定装置。此种钢板可同时具有锁定孔和非锁定孔，以供不同螺钉拧入。能够拧入角度固定螺钉的钢板实质上都是锁定钢板。钢板的固定是不依靠骨摩擦力来实现连接，而是完全依靠钢板自身的锁定结构来实现。钢板与骨头表面可以留有一定间隙，消除了钢板与骨重压接触的不良作用，极大改善了血供和骨膜的生长和恢复。而传统钢板主要依赖骨－钢板界面的摩擦力来完成钢板对骨的加压，这是二者在生物力学方面的差异。

锁定螺钉为自攻螺钉，可以不用攻丝或骨钻，钢板与骨皮质间无加压力，对骨膜不产生压力，从而保护骨膜的血供。在手术技术上可以满足微创操作的要求，内固定支架弹性固定，在载荷存在的情况下，骨折块间有应力刺激，这种刺激有利于骨痂形成，有利于骨折愈合。

## 110

## 锁定钢板的主要的适应证有哪些？

包括 4 项不同的原则：

（1）加压原则，用于骨质疏松的骨干骨折。

（2）中和原则，也用于骨质疏松的骨干骨折。

（3）桥接原则（锁定内固定原则），用于粉碎性骨干骨折或干骺端的关节外骨折。

（4）结合原则（结合钢板原则），用于粉碎性干骺端关节内骨折。

## 111

## 应用锁定钢板应注意什么？

桥接钢板必须较长，但使用较少的螺钉。对于治疗关节周围骨折而言，骨干应使用较少的螺钉固定，而靠近关节面的地方要使用较多的螺钉固定。一般桥接钢板的长度应该是骨折区域长度的 2 倍。螺钉要分布均匀，较为理想的安置方法是隔孔置钉。当使用桥接原则时，在骨折段要留有 3 至 4 个孔不拧螺钉，目的是为了增加工作长度，使局部负荷降低；工作长度减少，局部负荷增加，可导致钢板断裂。

## 112

## 骨折手术所用重建钢板的特点是什么？是否需要取出？

钢板从使用种类分很多种，重建钢板（reconstruction plate）只是其中一种，多用于不规则骨的骨折固定，因为这种钢板可以随意折弯，可以更好地适应不规则的骨形状与骨面贴合，所以叫重建钢板，钛合金只是钢板的原材料而已，钛合金的硬度大，柔韧性好，与人体的排异性小，是人体内固定物的较好选择，至于钢板取出还是不取，这要考虑很多因素，比如，如果是负重的下肢骨骨折，那么愈合后最好是取出，而不负重的骨折，可以不考虑取出，还有像骨盆骨折可以不取，因为骨盆附近的重要器官太多，取出时有可能造成器官的损伤。

## 113 钢板螺钉内固定术在什么情况下选用？

钢板螺钉内固定术多用于长管骨骨折，因比较牢靠，临床应用较多。但缺点是切口长，软组织分离和骨膜剥离均较广泛，骨折端的血供受损较重，愈合较慢。

(1) 四肢长管骨骨干横折或短斜形骨折，手法复位、外固定失败或其他原因不能行手法复位、外固定者。

(2) 全身多发性骨折或一骨多处骨折，全部用手法复位、外固定处理有困难者，可考虑对1~2处手法复位困难或外固定不易维持对位的骨折，施行钢板螺钉内固定术。

(3) 骨折畸形愈合或不愈合需施行手术治疗时（如截骨矫形、骨移植等），多需同时应用钢板作内固定，以恢复骨支架。

(4) 骨畸形截骨矫正术（如股骨转子下截骨术或股、肱骨髁上截骨术）后，可用预制的成角钢板或加压成角钢板（如髁钢板等）固定。

(5) 某些长斜形、螺旋形、蝶形粉碎性骨折亦可用加压螺钉及平衡钢板固定，可有效地抵消扭转、剪刀和弯曲应力。

(6) 干骺端粉碎性骨折或缺损，为保护移植骨及碎骨片，以防压缩，用支柱钢板固定，可起到架桥作用，保证植骨愈合。

## 114 骨折钢板内固定术中应注意哪些事项？

(1) 软组织的分离和骨膜的剥离应尽量减少，显露以能供钢板的安置即可，以减少对骨折端血供的损害。

(2) 钢板宜放在骨干较平的一面，必须与骨面紧贴，才能保证骨折端的密切靠拢；如桡骨不应放在后面。尽量不将直钢板变形去适应骨的弯度，以免降低其强度。加压钢板的安放，要根据张力带原则，即钢板置于骨折的张力侧，钢板即承受张力，经钢板施行加压后，使骨折张力侧的张力转变为压力。在负重条件下，张力侧在人体重心线的对侧，例如股骨干骨折，其张力侧在股骨颈对侧，即外侧略偏后；在不负重条件下，则根据肌群作用、骨折特点以判断其张力侧。如误将钢板置于张力侧的对侧，必将增加张力侧的张力，使骨折端分离，既容易造成钢板折断，也影响骨折愈合。

(3) 钢板要安置在有肌肉覆盖的骨面，不致使钢板与皮肤直接接触产生疼痛。

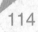

(4) 钻头必须在钢板孔中心垂直进钻，应用加压钢板时需用导向器，如有偏斜，螺钉

头就不能紧密拧入钢板孔的凹陷部，固定效能必将减弱。

## 115

## 骨折钢板内固定后可能出现哪些问题?

（1）钢板弯曲、断裂：发生的原因多由于不用外固定或外固定时间过短，过分依赖钢板有限的固定力量去负重或活动，以致造成钢板弯曲或断裂。一旦发生应重新手术，取出钢板并另行内固定。

（2）钢板取不出：有时取出钢板会遇到很大困难，主要原因是螺头凹槽损坏，旋凿不能发挥作用。应将一端螺钉周围的骨皮质凿除少许厚度，用钢丝钳下压钢板，露出少许螺钉，就可用钢丝钳夹住螺钉旋出，然后将钢板掀起，依次同法取出其他螺钉。但切忌过多破坏骨质及暴力取钉，以免发生钉道部骨折。

（3）再骨折：用加压钢板行坚强内固定后，由于钢板与骨的弹性系数相差悬殊，肢体负重应力大部分通过钢板而不通过其下的骨质，造成钢板固定部位的骨萎缩，在钢板末端正常骨质与萎缩骨质交界处容易折断或在去钢板后发生再骨折。故钢板取出后，仍需适当保护 3～6 个月，以免折断。再骨折多发生于钢板最远端钉孔部位，为预防其发生，钢板最远端螺钉可只穿过一侧皮质骨。这样，可避免肢体负重应力集中于钢板端而是由骨逐渐向钢板过渡，以缓冲钢板固定下的骨质与正常骨质间弹性系数的突然转变。

## 116

## 加压钢板怎么起到固定作用?

加压钢板（compression plate）的固定作用和一般的钢板是一样的，都是连接和固定作用。它不同的是，它的螺钉孔处有滑槽。当螺钉上紧时，通过螺钉与钢板的相对滑动，使骨的两断端相互加压靠近，接触更加紧密，使骨折更加容易愈合。使用加压钢板要用与之相匹配的器械。

## 117

## 锁定加压钢板的特点是什么?

锁定加压钢板（locking compression plate，LCP）是在动力加压钢板和点接触钢板的基础上发展起来的一种新型骨折内固定技术。LCP 具有固定可靠、退钉率低、并发症少的优点。

在手术坚强内固定的同时，能够开始早期的功能锻炼，这样可以缩短患者伤后的康复期，最大程度地恢复关节的功能。

## 118 何谓自动加压钢板螺钉内固定？

应用自动加压钢板（automatic physiological compression plate，APCP）时，则勿需使用加压器。由于钢板孔是按两个半圆柱图案设计制造的。其原理是利用球形滑动原则，即当螺钉由倾斜圆柱端拧入后，其螺钉头沿钢板孔之倾斜承重平面向水平滑动平面移动，骨折端即产生向心性水平方向的移动，从而产生加压作用。安置钢板后，先在近折端，在中立导钻引导下钻孔，旋攻螺纹道，拧入第一枚皮质骨螺钉，但不拧紧，准确复位骨折，并用钩子插入钢板孔向远端牵拉钢板，这样，使第一枚螺钉处于钢板孔的偏心位上。然后于远折端用偏心导钻（承重导钻）引导，钻偏心位孔，钻孔位置宜尽量靠近该钢板孔远端，同法拧入第二枚皮质骨螺钉并拧紧，接着再拧紧第一枚螺钉，即可使骨折端靠拢，产生加压作用。然后，于钢板孔的中心位或略偏心位拧入其余各枚螺钉。

## 119 加压器加压钢板螺钉内固定手术怎么做？

在骨折复位，放好加压钢板并用持骨器固定后，在短骨折段距骨折线约 1.0cm 的钢板孔上，钻一个直径为 3.2mm 的孔洞，要钻透两侧皮质骨。用测深器测定孔洞的深度，以便选择长度合适的螺钉。再用丝锥攻出骨孔的纹路后，拧入皮质骨螺钉。再次复位骨折端，调整钢板位置后，置放加压器的钻头导向器，钻 3.2mm 的骨孔，调整加压器，使其钩钩住加压钢板的端孔，并使加压器的孔对准骨孔，拧入 1 枚普通螺钉，以固定加压器。在维持解剖复位下，用套管扳手轻轻拧紧加压器，使两折端稍纵向加压。然后，用 40mm 长 3.2mm 直径的钻头经导向器钻孔，用丝锥攻出骨孔纹路，将第 2、3 枚皮质骨螺钉拧入剩余的 2 个孔洞内。注意钻孔时一定要对准钢板孔的中心，攻纹时一定要用丝锥套保护，以免丝锥被卡或周围软组织卷入而损伤。用扳手进一步拧紧加压器，使骨折端紧密连接，压力可达 40 ~ 50kg。加压后复查骨折端有无移位，如无移位，用相同方法，在有加压器侧的钢板上拧入第 4、5 枚皮质骨螺钉。最后，松开、取下加压器拧入第 6 枚短皮质骨螺钉固定一侧皮质骨，以减少应力遮挡。对短斜面骨折，须辅以加压螺钉经过钢板孔斜穿骨折线，以加强固定效果。

## 120 加压钢板有缺点吗?

通过临床验证，已发现应用加压钢板行坚强内固定后，由于钢板与骨的弹性系数相差悬殊，肢体负重应力大部分通过钢板而不通过其下的骨质，造成钢板固定部位的骨萎缩，在钢板末端正常骨质与萎缩骨质交界处容易折断或在去钢板后发生再骨折，目前已不被选用。

## 121 普通骨折手术后需要植骨吗?

伤后超过 3 周以上的骨折，特别在不容易愈合的部位，内固定术的同时应施行骨移植，以促进愈合。

## 122 骨折内固定技术进展的几个标志性阶段?

骨折的治疗经历了几个标志性阶段。

（1）50 年前，Müller 提出 AO 加压钢板固定骨折以获得绝对稳定，这曾成为骨折手术治疗的金标准。

（2）20 世纪 80 年代交锁髓内钉的问世为长骨干骨折的治疗开辟了新前景，因其能提供相对稳定，允许大量骨痂形成，从而加速了骨折愈合。

（3）Perren 和 Tepic 于 20 世纪 90 年代初推出角稳定锁定螺钉，锁定钢板固定完全依靠钢板自身的交锁结构来实现骨折的稳定和连接。钢板与骨表面可以留有一定间隙，消除了钢板对骨局部重压所造成的不良作用，极大改善了血供和骨膜的生长和恢复。螺钉和钢板成角固定时，钢板螺钉和骨干构成立体固定，比普通 AO 钢板更稳定，已被广泛应用。

## 123 何时取出内固定物为佳?如何掌握?

一般不应过早，应根据具体情况而定。如遇有感染、内固定弯曲、松动、折断或螺丝钉脱出时，应及时采取措施纠正（如临时外固定等）。有关内固定取出时间，Müller 有如下意见：股骨 2 年，胫骨 1 年，前臂及肱骨 1.5 ~ 2 年，但还要结合临床与 X 线片情况，以免取出过早而发生再骨折或其他并发症。

## 124 开放性骨折如何分度？有何意义？

开放性骨折（open fracture）按软组织损伤的轻重，可分为三度。

第一度：皮肤被自内向外的骨折端刺破，肌肉、皮下组织及皮肤的损伤均较轻微。第一度开放性骨折的皮肤的开放是由骨折端自内向外戳开，污染轻微，造成感染的可能性小。

第二度：皮肤被自外向内割裂或挤压破碎，皮下组织与肌肉有中等度损伤。第二度开放性骨折，皮肤、皮下组织及肌肉均自外向内损伤破裂，外界污物侵入创口的可能性加大，感染的可能性也加大，清创应彻底。

第三度：广泛的皮肤、皮下组织和肌肉严重挫灭伤，常合并血管，神经的损伤。第三度开放性骨折，因皮肤、皮下组织及肌肉损伤严重，软组织多有明显挫灭坏死，外界大量污物被带入创内，感染的可能性大大增加。清创后可伴有软组织缺损。当局部皮肤已不敷应用，则需用皮瓣或游离皮肤移植覆盖创面，甚至需暂时开放创口，留待二期修复。

## 125 开放性骨折的处理原则是什么？

开放性骨折因创口有发生感染的危险，必须及时正确地处理创口，防止感染，力争创口迅速愈合，从而将开放性骨折转化为闭合性骨折。

侵入创内的细菌，最初仅停留在创口表面，此时创口仅受污染。在细菌繁殖和侵入组织之前这段时间称为潜伏期。潜伏期的长短与创口的性质、部位、污染程度；细菌的种类、数量、毒性；患者局部和全身抵抗力的强弱及环境温度等因素有关。在潜伏期内施行清创术，多可一期愈合。

如按时间划分，在 6 ~ 8 小时的新鲜创口，经过彻底清创，骨折端可加内固定物；8 ~ 12 小时，如果创口污染不严重，经过彻底清创后仍可考虑加内固定物，并缝合创口；12 ~ 24 小时的创口，在抗生素保护下，仍可施行清创术，一般不应植入内固定物，创口是否缝合需视情况而定。若已有严重炎症，则不应做清创术。超过 24 小时的创口，感染难以避免，清创可摧毁已形成的感染屏障。使感染扩散，有害无益。少数情况下，气温低，污染轻微，虽已超过 24 小时，亦可考虑做清创术，甚至可以考虑缝合。

## 126

### 开放性骨折皮肤缺损骨外露如何处理？

开放性骨折清创内固定后，如果皮肤缺损，一期缝合有困难，可用健康肌肉覆盖骨折部，用皮瓣移植修复创口。

## 127

### 开放性关节损伤如何分类？意义何在？处理原则如何？

分类的意义在于指导治疗。开放性关节损伤的处理按时间划分与开放性骨折相同；按分度考虑则应遵循以下原则。皮肤与关节囊破裂，关节腔与外界相通者称为开放性关节损伤，按损伤程度与预后不同，可分为三度：

第一度：锐性外力直接穿破皮肤与关节囊，创口较小，关节软骨与骨骼尚完整，经治疗后可保持关节功能。第一度不需探查关节，彻底清创，关节内放置引流，一期闭合创口，术后牵引或石膏固定。

第二度：钝性暴力伤，软组织损伤较广泛，关节软骨与骨骼有中度损伤，创口内有异物，经治疗后可恢复部分关节功能。第二度创口先作关节腔外常规清创，更换手套、器械后，充分显露关节，清创，骨折块复位后，关节内放置引流，尽量闭合创口。如伤后时间长，周围组织疑有炎症，可闭合创口，但行关节内灌洗引流，4～5 天炎症消退，可停止灌洗，拔除引流。

第三度：软组织毁损，韧带断裂，关节软骨及骨骼损伤严重，创口内有异物，可合并关节脱位与神经血管损伤，经治疗后关节功能较难恢复。第三度，清创后创口处理与第二度相同。若关节面破坏严重，估计关节功能无恢复可能，且创口新鲜时，可考虑一期关节融合术。

## 128

### 开放性骨折与关节损伤如何应用抗生素？

早期合理应用抗生素对防止感染十分重要。在急诊输液中即大量输入广谱抗生素，清创术中持续静滴，可使用药时间提前，并能在药物有效控制下清创，以提高抗生素效果。在手术前，清创后及第一次换药拔引流时，均应常规各作一次细菌培养并药敏试验，对了解污染菌株，指导合理用药有重要意义。

## 129 多发骨折脱位的定义是什么？

多发骨折脱位（multiple fracture-dislocation）目前尚没有公认的明确定义。如只机械地从受伤的骨关节数目出发，凡两个关节或两个骨以上的骨折脱位，均可称为多发骨折脱位。有人将人体分为24个部位，即头面、胸、骨盆、脊柱、双侧肩、肱骨干、肘、尺桡骨干、腕手、髋、股骨干、膝、胫腓骨干及踝足。凡有两个或两个部位以上发生骨折脱位者，均称为多发骨折脱位。由同一机制造成的损伤，如踝关节骨折合并腓骨上段骨折，尺骨骨折合并桡骨头脱位，桡骨骨折合并下尺桡关节脱位等，均按单一损伤计，不称多发，对于脑、肺、腹腔脏器、神经血管等软组织损伤，均称合并损伤。

## 130 多发骨折脱位的受伤规律、临床特征及治疗进展如何？

多发骨折脱位的伤因有一定规律及临床特征，依次为交通损伤、重物砸伤、坠落伤、机器损伤、生活损伤及其他。

（1）交通损伤：在致伤因素中占第1位，休克发生率和病死率均占首位，损伤部位以下肢最多，如股骨干骨折及胫腓骨干骨折；其次为肋骨或骨盆骨折。合并损伤中以胸腔或颅脑最为多见。

（2）砸伤：损伤部位以下肢多见，胫腓骨干骨折占首位，且开放性骨折发生率高，其次为脊柱及骨盆骨折。合并伤中以胸腔及截瘫为多见。

（3）坠落伤：由高处失足坠落致伤，足先着地为多，外力自下向上传导，造成典型的足踝→下肢→脊柱→颅底骨折连锁损伤，损伤部位以跟骨骨折最多见，其次为脊柱骨折。合并损伤以颅脑最多，其次为截瘫。

（4）机器损伤：多为同一肢体多发骨折脱位，损伤部位以上肢为主，其中尺桡骨干和肱骨干骨折最多，软组织损伤严重，开放性骨折、神经和血管损伤的发生率最高，截肢率亦最高。

（5）生活损伤：多因不慎跌倒致伤，老年人占多数，常发生同侧髋部骨折及上肢损伤，一般无合并损伤。

多发骨折脱位由于受伤部位多，伤情重，容易将某一部位损伤漏诊，按部位不同可归纳为以下几类：

(1) 躯干及邻近部位：最常被漏诊者为肋骨骨折，其次为脊柱横突，锁骨、骨盆及肩胛骨等。

(2) 同一肢体多发骨折脱位多注意到了开放性损伤部位，而闭合部位及髋关节等深在损伤容易漏诊。

(3) 四肢末端骨折：常因其小而被忽略。

(4) 神经损伤：以桡神经损伤和腓总神经损伤被漏诊者多见。

(5) 脏器损伤：常因早期症状不明显而漏诊。

因此，凡遇多发伤，必须做全身周密检查，避免因漏诊而影响治疗。

关于多发骨折脱位的治疗，近年来趋向于早期对主要骨干骨折施行内固定。急症手术治疗骨干骨折，内固定应坚强，优先考虑髓内固定，这一原则有利于对全身情况的救治和护理，有利于防止并发症和功能的恢复。

## 131 骨折后如何进行功能练习？如何看待动静结合？

功能练习（functional exercise）是治疗骨折的重要组成部分，可使患肢迅速恢复正常功能，应按一定的方法循序渐进，否则会引起不良后果。

(1) 骨折早期：伤后 1～2 周，患肢局部肿胀、疼痛，容易再发生移位。此期功能练习的主要形式是使患肢肌肉做舒缩活动。原则上，骨折部上下关节暂不活动，而身体其他各部位关节均应进行功能练习。此期功能练习的目的，是促进患肢的血液循环，有利于消肿，防止肌萎缩，避免关节僵硬。

(2) 骨折中期：2 周后患肢肿胀消退，局部疼痛逐渐消失，骨折端已纤维连接，并正在逐渐形成骨痂，骨折部日趋稳定。除继续进行患肢肌肉的舒缩活动外，应逐步活动上下关节。动作应缓慢，活动范围由小到大，至接近临床愈合时应增加活动次数。加大运动幅度和力量。

(3) 骨折后期：骨折临床愈合后，功能锻炼的主要形式是加强患肢关节的主动活动锻炼，使各关节能迅速恢复正常活动范围。

动是指肌肉的舒缩活动和关节的功能锻炼；而静则是指骨折局部的稳定。两骨折端在愈合期间要求稳定固定，否则将使骨痂断裂，影响愈合；而患肢肌肉的舒缩活动和关节的功能锻炼，又是促进骨折愈合和恢复肢体功能必不可少的条件。二者的有机结合，相辅相成，辩证统一，是治疗骨折应掌握的原则。

（王立春　付国枢　杨显声　王志成）

# 三、

# 上肢骨折与关节损伤

# Fracture and Joint Injuries of the Upper Limb

132. 锁骨骨折开放复位的适应证是什么？ 75
133. 锁骨骨折内固定有哪些方法？哪种方法较好？ 75
134. 锁骨骨折延迟愈合或不愈合应如何治疗？ 75
135. 锁骨骨折的并发症及其处理？ 75
136. 如何理解肩关节是多关节的复合体？ 76
137. 为什么肩关节容易发生脱位？ 76
138. 肩关节脱位有哪些类型和损伤机制如何？ 76
139. 肩关节脱位有哪些临床表现？ 76
140. 肩关节脱位如何治疗？ 77
141. 新鲜肩关节脱位如何判断复位是否成功？ 77
142. 肩关节脱位复位后如何处理？ 78
143. 肩关节脱位需要手术复位吗？ 78
144. 陈旧性肩关节脱位如何治疗？ 78
145. 什么是Bankart损伤？ 78
146. Bankart损伤的主要病理改变是什么？ 79

147. Bankart 损伤的分类？ 79

148. Bankart 损伤的主要检查法有哪些？ 79

149. Bankart 损伤的影像学检查包括哪些？ 80

150. Bankart 损伤的治疗方法包括哪些？ 80

151. 肩袖的主要作用是什么？ 81

152. 肩袖损伤最典型的临床表现是什么？ 81

153. 肩袖损伤的主要物理学检查法？ 81

154. 肩袖损伤的最有用的影像学检查方法是哪个？ 81

155. 肩袖损伤病理分期？ 82

156. 肩袖损伤程度如何划定？ 82

157. 肩袖损伤分型和诊断要点是什么？如何治疗？ 82

158. 关节镜下治疗肩袖损伤的优点是什么？ 83

159. 习惯性肩关节脱位病理改变与脱位的关系？ 83

160. 习惯性肩关节脱位的手术方法比较？ 83

161. 肩部周围骨折包括哪些骨折？哪些需要手术治疗？ 84

162. 肱骨近端骨折的 neer 分型是怎样的？ 84

163. 肱骨外科颈骨折的外力与骨折类型的关系怎样？ 85

164. 患者跌倒时的姿势与肱骨外科颈骨折骨折类型有关吗？ 86

165. 什么情况的肱骨外科颈骨折需行手术疗法？ 86

166. 肱骨外科颈骨折的手术治疗方法有哪些？ 86

167. 肱骨外科颈骨折的分型及治疗原则是什么？ 87

168. 肱骨外科颈骨折内固定术后功能锻炼的要求？ 87

169. 不同部位肱骨干骨折移位的机制是什么？ 87

170. 肱骨干何处骨折容易并发桡神经损伤？其主要症状及体征如何？ 88

171. 肱骨干骨折的手术适应证是什么？ 88

172. 肱骨干骨折开放复位，如何预防医源性桡神经损伤？ 88

173. 肱骨中下 1/3 骨折不愈合的原因是什么？如何处理？ 89

174. 肱骨干骨折并发桡神经损伤原因及处理原则是什么？ 89

175. 什么是肱骨髁上骨折？ 89

176. 肱骨髁上为什么容易发生骨折？ 89

177. 肱骨髁上骨折的分型及其与暴力的关系怎样？ 90

178. 肱骨髁上骨折的主要并发症有哪些？ 90

179. 肱骨髁上骨折早期最严重的并发症是什么？如何处理？ 91

180. 肱骨髁上骨折复位不佳可出现什么问题？如何处理？ 91

181. 肱骨髁上骨折可发生什么神经损伤？如何处理？ 91

182. 成年人肱骨髁上骨折如何治疗？ 91

183. 肱骨髁上骨折与肱骨远端骨骺分离如何鉴别？ 92

184. 不同类型肱骨髁上骨折的复位要点是什么？ 92

185. 肱骨小头骨折损伤机制是什么？如何分型及治疗？ 92

186. 桡骨小头骨折如何分型及治疗？ 93

187. 鹰嘴骨折的手术适应证和禁忌证是什么？ 93

188. 何谓肘关节恐怖三联征？ 94

189. 肘关节恐怖三联征的手术如何进行？手术入路及步骤如何？ 94

190. 肘关节脱位多发吗？ 95

191. 肘关节脱位的发病机制是什么？ 95

192. 肘关节脱位的临床表现有哪些？ 96

193. 肱骨远端全骺分离与肘关节脱位如何鉴别？ 96

194. 合并尺骨鹰嘴骨折的肘关节前脱位与伸直型孟氏骨折如何鉴别？ 96

195. 肱骨髁上骨折与肘关节脱位如何鉴别？ 97

196. 肘关节脱位的并发症有哪些？ 97

197. 肘关节后脱位如何治疗？ 97

198. 桡尺骨双骨折移位的解剖学因素？ 98

199. 前臂骨折的手术适应证是什么？ 98

200. 前臂骨筋膜室综合征的病理变化、早期诊断和早期治疗的临床意义是什么？ 98

201. 福克曼挛缩如何预防和治疗？ 99

202. 何谓孟氏骨折？ 99

203. 新鲜孟氏骨折的治疗要点有哪些？ 99

204. 陈旧性孟氏骨折的治疗要点有哪些？ 99

205. 盖氏骨折的定义及治疗要点是什么？ 99

206. 桡骨下端骨折类型、定义和治疗要点是什么？ 100

207. 老年人桡骨下端骨折易发因素和治疗要点有哪些？ 100

208. 什么是Chauffeur骨折？ 100

209. 什么是Die-Punch骨折？ 100

210. 巴尔通骨折的诊断与治疗要点有哪些？ 101

211. 腕舟状骨骨折易引起什么不良后果？如何预防？ 101

212. 腕月骨脱位的发生机制是什么？如何处理？ 101

213. Bennet骨折的特点及治疗要点？ 102

214. 何谓Rolando骨折？ 102

## （一）锁骨骨折

### 132

### 锁骨骨折开放复位的适应证是什么？

（1）锁骨外端或外 1/3 有移位骨折并喙锁韧带断裂。

（2）开放性骨折或合并神经、血管损伤。

（3）移位明显，可能有继发血管、神经损伤的骨折。

由于各种锁骨骨折外固定方法不能保证骨折局部的稳定，并给患者带来许多不适，加之目前已有多种钢板内固定系统的开发应用，许多医生和病人愿意选用切开复位的方法，使锁骨骨折开放复位的概率明显增加。

### 133

### 锁骨骨折内固定有哪些方法？哪种方法较好？

有克氏针内固定法、钢板螺钉内固定法。

钢板螺丝钉内固定法较佳，因为锁骨骨折多为发生于髓腔峡部的横行、短斜形或短螺旋形骨折，钢板螺丝钉内固定法可以发挥最好的内固定作用，不仅能控制旋转，而且也能消除剪性应力。

### 134

### 锁骨骨折延迟愈合或不愈合应如何治疗？

锁骨骨折延迟愈合应继续固定，延长固定时间，以求完全愈合。不愈合则需再次手术，确实固定，同时植骨，才能达到骨折愈合的目的。

### 135

### 锁骨骨折的并发症及其处理？

并发症可有骨折畸形愈合和锁骨下血管或神经受压。应该手术矫正畸形，以解除对血管或神经的压迫。

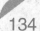

# （二）肩关节损伤

## 136 如何理解肩关节是多关节的复合体？

肩部有肩肱关节、肩锁关节、胸锁关节，肩胛与胸壁形成的假关节，既能单独活动，又能协同活动，因此可有最广泛的活动范围，形成一个完整的复合体。

## 137 为什么肩关节容易发生脱位？

肩关节脱位（shoulder dislocation）最常见，约占全身关节脱位的 40% 以上，这与肩关节的解剖和生理特点有关，如肱骨头大，关节盂浅而小，关节囊松弛，稳定性差，其前下方组织薄弱，关节活动范围大，遭受外力的机会多等。当跌倒时，掌或肘着地，上肢内旋后伸，由于传导暴力或杠杆外力的作用，随暴力大小可分别造成盂下、喙突下或锁骨下前脱位。肩关节脱位多发生在青壮年、男性较多。

## 138 肩关节脱位有哪些类型和损伤机制如何？

肩关节脱位按肱骨头的位置分为前脱位和后脱位。肩关节前脱位很多见，常因间接暴力所致，如跌倒时上肢外展外旋，手掌或肘部着地，外力沿肱骨纵轴向上冲击，肱骨头自肩胛下肌和大圆肌之间薄弱部撕脱关节囊，向前下脱出，形成前脱位。肱骨头被推至肩胛骨喙突下，形成喙突下脱位，如暴力较大，肱骨头再向前移至锁骨下，形成锁骨下脱位。后脱位很少见，多由于肩关节受到由前向后的暴力作用，或在肩关节内收内旋位跌倒时手部着地引起。后脱位可分为肩胛冈下和肩峰下脱位，肩关节脱位如在初期治疗不当，可发生习惯性脱位。

## 139 肩关节脱位有哪些临床表现？

（1）外伤性肩关节前脱位均有明显的外伤史，主要表现为肩关节疼痛，周围软组织肿胀，关节活动受限。伤肩肿胀，疼痛，主动和被动活动受限，患肢弹性固定于轻度外展位。常以健手托患臂，头和躯干向患侧倾斜，以减少活动及肌肉牵拉，减轻疼痛。

（2）外伤性肩关节前脱位均有明显的局部特异体征，表现为：①弹性固定：上臂保持固定在轻度外展前屈位，任何方向上的活动都会导致疼痛；Dugas 征阳性：患肢肘部贴近胸壁，患手不能触及对侧肩，反之，患手已放到对侧肩，则患肢不能贴近胸壁；②畸形：从前方观察患者，患肩失去正常饱满圆钝的外形，呈方肩畸形，肩峰到肱骨外上髁的距离多增加；肩三角肌塌陷，呈方肩畸形。在腋窝，喙突下或锁骨下可触及移位的肱骨头，关节盂空虚。

## 140

## 肩关节脱位如何治疗？

新鲜肩关节脱位的主要治疗方法是手法复位。脱位后应尽快复位，选择适当麻醉（臂丛麻醉或全麻），使肌肉松弛并使复位在无痛下进行。习惯性脱位可不用麻醉。复位手法要轻柔，禁用粗暴手法以免发生骨折或损伤神经。常用复位手法有 3 种：

（1）足蹬法（Hippocrate's 法）：患者仰卧，术者位于患侧，双手握住患肢腕部，足跟置于患侧腋窝，两手用稳定持续的力量牵引，牵引中足跟向外推挤肱骨头，同时旋转，内收上臂即可复位。复位时可听到响声。

（2）科氏法（Kocher's 法）：此法在肌肉松弛下进行容易成功，切勿用力过猛，防止肱骨颈受到过大的扭转力而发生骨折。手法步骤：一手握腕部，屈肘到 90 度，使肱二头肌松弛，另一手握肘部，持续牵引，轻度外展，逐渐将上臂外旋，然后内收，使肘部沿胸壁近中线，再内旋上臂，此时即可复位。并可听到响声。

（3）牵引推拿法：伤员仰卧，第一助手用布单套住胸廓向健侧牵拉，第二助手用布单通过腋下套住患肢向外上方牵拉，第三助手握住患肢手腕向下牵引并外旋内收，三方面同时徐徐持续牵引。术者用手在腋下将肱骨头向外推送还纳复位。二人也可做牵引复位。

## 141

## 新鲜肩关节脱位如何判断复位是否成功？

（1）复位后肩部即恢复钝圆丰满的正常外形、腋窝、喙突下或锁骨下再摸不到脱位的肱骨头，搭肩试验变为阴性，X 线检查肱骨头在正常位置上。如合并肱骨大结节撕脱骨折，因骨折片与肱骨干间多有骨膜相连，在多数情况下，肩关节脱位复位后撕脱的大结节骨片也随之复位。

（2）通过 X 线检查即可明确。

## 142 肩关节脱位复位后如何处理？

肩关节前脱位复位后应将患肢保持在内收内旋位置，腋部放棉垫，再用三角巾，绷带或石膏固定于胸前，3 周后开始逐渐作肩部摆动和旋转活动，但要防止过度外展、外旋，以防再脱位。后脱位复位后则固定于相反的位置（即外展、外旋和后伸拉）。

## 143 肩关节脱位需要手术复位吗？

有少数肩关节脱位需要手术复位，其适应证为：①肩关节前脱位并发肱二头肌长头肌腱向后滑脱阻碍手法复位者；②肱骨大结节撕脱骨折，骨折片卡在肱骨头与关节盂之间影响复位者；③合并肱骨外科颈骨折，手法不能整复者；④合并喙突、肩峰或肩关节盂骨折，移位明显者；⑤合并腋部大血管损伤者。

## 144 陈旧性肩关节脱位如何治疗？

肩关节脱位后超过 3 周尚未复位者，为陈旧性脱位。关节腔内充满瘢痕组织，与周围组织粘连，周围的肌肉挛缩，合并骨折者形成骨痂或畸形愈合，这些病理改变都阻碍肱骨头复位。陈旧性肩关节脱位在 3 个月以内，年轻，脱位关节仍有一定的活动范围，X 线片无骨质疏松和无关节内、外骨化者可试行手法复位。复位在全麻下进行，先行肩部按摩和作轻轻地摇摆活动，以解除粘连，缓解肌肉痉挛，便于复位。但必须注意，操作切忌粗暴，以免发生骨折和腋部神经血管损伤。若手法复位失败，则应采取手术复位方法。如发现肱骨头关节面已严重破坏，则应考虑作肩关节融合术或人工关节置换术。

## 145 什么是 Bankart 损伤？

Bankart 损伤是肩关节盂唇前下方在前下盂肱韧带复合体附着处的撕脱性损伤。因肩关节前脱位引起，是造成习惯性前方不稳定和脱臼的基本损伤。

## 146

## Bankart 损伤的主要病理改变是什么？

（1）肩关节前下关节囊－盂唇复合体损伤，这是经典定义的 Bankart 损伤，由于这种损伤的存在，使得肩关节前方的主要静力性稳定结构丧失，是肩关节前脱位的最主要原因，也是肩关节镜下修复的重点。

（2）肩胛盂骨性缺损，多发生在肩胛盂的前下，可以说是重度的 Bankart 损伤，也被称为骨性 Bankart 损伤，是由于肩关节多次反复性脱位引起肩盂前下缘磨损和骨丢失，从而使得肩胛盂提供的稳定作用进一步下降，此时肩关节脱位多变成习惯性。

（3）Hill-Sachs 损伤：这是指肱骨头后外侧缘的骨性磨损性缺损，是由于肩关节前脱位过程中，肱骨头后上外侧反复骑跨肩盂前缘造成的，在镜下修复肩关节脱位过程中，多数要对合并的 Hill-Sachs 损伤一并进行处理。

## 147

## Bankart 损伤的分类？

按脱位频率分类：急性（初次）、慢性、复发性、习惯性脱位；按病因学分类：创伤性（大创伤）、非创伤性、自发性（肌肉性）、非自发性、获得性（微小创伤）；按脱位程度分类：脱位、半脱位、肩关节松弛。

## 148

## Bankart 损伤的主要检查法有哪些？

（1）恐惧试验（apprehension/fulcrum test）：患者坐位或卧位，将患肩置于外展 90°和极度外旋位。患者肩关节会在该位置出现将要脱位或肩关节不稳定感时，此时或者会显示出恐惧感并拒绝试验继续进行。

（2）复位试验（relocation test）：此试验会增加检查潜在前方不稳定的特异性。患者仰卧位，再进行恐惧试验。待患者出现恐惧感时，在肩关节前方施加压力，询问患者是否恐惧感消失或疼痛消失。如果患者出现恐惧消失的话，则为阳性。

（3）jerk 试验：患者上臂前屈 90°和内收位，沿着肱骨干轴线施加作用力。出现疼痛，摸到移动和咔嚓声都显示有后方盂唇损伤和不稳定。

（4）sulcus 征：检查者用力下拉肩关节，如果出现肱骨头和肩峰之间出现明显的空虚感，为阳性。

## 149 Bankart 损伤的影像学检查包括哪些？

评估急性肩关节脱位或怀疑半脱位，需要拍摄肩关节前后位摄片和腋位侧位片。这些摄片将对肱骨头和肩胛盂的位置做出精确判断。

前后位摄片：X 线与身体矢状面呈 45°夹角情况下拍摄，可显示肱骨头的 Hill-Sachs 损伤。

Y 位片：也称为冈上肌出口位片，可较好的观察肩峰的形态。

腋位片：俯卧位，可显示出肩胛盂前方轮廓，无肩峰阴影遮挡，可较好显示出肩胛盂边缘。

CT：可清楚显示骨性异常，包括肩胛盂发育不良、先天性形态异常、由于侵蚀形成的获得性形态异常和肩胛盂缘骨折，此外还可对肱骨头缺损（Hill-Sachs 损伤）大小进行测量。行关节造影检查可显示出 Bankart 损伤和关节侵蚀。

3-DCT：对于 Bankart 损伤来说，最为重要的影像学检查手段就是肩盂正面像（en face view）的 3-DCT，所谓 en face view，就是在肩关节三维螺旋 CT 重建后，通过技术处理，移除肱骨头的部分，而只要肩盂的正面像，从而能够对肩盂是否存在骨性缺损，以及缺损的面积进行最为直观和准确的观察，这对于我们决定是镜下修复还是切开修复 Bankart 损伤最为重要的依据。

MRI：在 Bankart 损伤的影像学检查中，重要性不如 en face view 的 CT，但对于确诊撕裂、关节囊损伤依然具有价值，尤其是肩关节磁共振造影，对于诊断关节囊盂唇损伤的敏感性和特异性都很高。

## 150 Bankart 损伤的治疗方法包括哪些？

总的来说，Bankart 损伤的治疗包括非手术治疗，关节镜下治疗和切开手术治疗。

如果肩关节的脱位为初次发作，并且是外伤导致而非自发性脱位，那么尤其对于年龄较小的患者来说，是可以考虑进行肩关节制动为主的保守治疗，制动的时间不应少于 3 周。

如果脱位多次发生，则说明肩关节关节囊 - 前下盂唇复合体的损伤已经形成，且无法自行修复，那么则要考虑手术干预，在通过影像学检查排除肩盂前下方骨性缺损的情况下，关节镜下的带线锚钉修复术是当前治疗 Bankart 损伤的金标准；如果通过影像学检查，主要是前面提及的 en face view 的方法，发现存在肩盂前下方存在骨性缺损，如果缺损面积超过肩盂最大横径的 24%，此时镜下修复 Bankart 损伤的失败率会大大增加，对于这类病例要进行切开的骨性增强手术，其中以 Latarjet 手术和 Bristow 手术是这类手术的代表方法。

## 151 肩袖的主要作用是什么？

尽管组成肩袖（rotator cuff）的 4 块肌肉各有不同的作用，但如果把肩袖作为一个整体来观察，那么它的主要作用就是保证肱骨头稳定在肩盂内，从而形成肩关节各个方向活动的支点，肩关节的四块肌肉形成力学上的力偶（force couple），互相制约平衡，任何一块肩袖组成肌腱的损伤，即为肩袖损伤，其中以冈上肌和冈下肌损伤最为多见，肩胛下肌的合并伤也不少，这些肌肉肌腱的损伤，会破坏肩袖的力偶平衡，导致肩关节不稳，加速肩关节骨性关节炎的发生和发展。

## 152 肩袖损伤最典型的临床表现是什么？

肩袖损伤的典型临床表现是疼痛和肌力减弱。这是肩袖损伤后，肩关节的活动支点削弱和肌肉力量无法有效发挥作用的综合反应。

## 153 肩袖损伤的主要物理学检查法？

肩关节的物理学检查非常重要，包括我们前面提到过的三大撞击试验（neer sign，hawkins sign，疼痛弧），检查冈上肌的 Jobe 试验，检查肩胛下肌的压腹试验（belly press test）、后背抬离试验（lift-off test），检查小圆肌的吹号征（hornblowers test）等，都在肩袖损伤的检查中具有重要意义。

## 154 肩袖损伤的最有用的影像学检查方法是哪个？

对于肩袖损伤来说，能够提供最为直接影像学证据的为肩关节磁共振，对于肩袖的检查，临床上要求要进行 3. 0T 的磁共振最佳，可以更清晰地观察肩袖各部分肌肉肌腱的状态。

此外，由于肩关节的特殊构造，常规的肩关节磁共振所提供的有效信息会大大降低，对于肩关节来说，要求 3 个（特殊）体位的磁共振扫描，即常规水平位、斜矢状位和斜冠状位。斜矢状位是指扫描面平面垂直肩胛骨平面进行，斜冠状位是指扫描平面平行肩胛骨平面进行，由此可以提供给我们最为充分的肩袖状态的信息。

## 155 肩袖损伤病理分期?

肩袖损伤结合病理及损伤程度，大体上可分为 3 期。

Ⅰ期，可逆的水肿炎症期。

Ⅱ期，腱性组织纤维化和慢性炎症期，细分为两类：一类为不伴有肩袖撕裂，另一类为合并部分肩袖撕裂。

Ⅲ期，肩袖纤维完全损坏，全层撕裂。

这种分期只能作为判断对肩袖损伤是进行保守治疗还是手术干预的一个考量标准，对指导临床如何选择手术方案方面意义有限。

## 156 肩袖损伤程度如何划定?

临床上，根据矢状位肩袖损伤的大小来划分肩袖损伤的程度，是最为常用的方法。

（1）小肩袖损伤：肩袖在大节结足印区损伤/撕裂小于 1cm。

（2）中等肩袖损伤：肩袖在大节结足印区损伤撕裂在 1 ~3cm 之间。

（3）大肩袖损伤：肩袖在大节结足印区撕裂在 3 ~5cm 之间。

（4）巨大肩袖损伤：肩袖在大节结足印区撕裂大于 5cm。

此外，还有根据肩袖损伤累及肌肉的数量来区分肩袖损伤程度的，即以肩袖撕裂累及两个或两个以上肌肉的为大或巨大肩袖撕裂，这一划分方法不如上述介绍的方法准确，对临床的指导意义稍逊。

## 157 肩袖损伤分型和诊断要点是什么？如何治疗?

肩袖损伤（rotator cuff tear，rotator cuff injury）分为部分断裂与完全断裂，部分断裂又分为肩袖滑膜侧撕裂和肩袖滑囊侧撕裂。完全断裂分为横行断裂及纵行断裂，同时伴有冈上肌腱回缩及肩袖广泛撕脱。部分断裂于肩关节外展 70°～120°范围时，肩袖撕裂部分与肩峰下接触而产生疼痛，主动外展不能对抗阻力。完全断裂时，肱骨头前外方可触及凹陷，肱骨大结节与肩袖破裂处明显压痛，肩外展 60°～120°时，可有响声及疼痛加重，但肩关节外展超过 120°时，疼痛反而减轻，主动外展活动明显受限，不超过 90°，被动活动不受限制，被动外展大于 90°时，可维持上肢升举位置，但如上肢升举位下降至水平位时可突然落于体侧。X 线片显示肱骨头与肩峰的距离变小，肩关节造影显示关节腔与三角肌下滑囊阴影相通，表示肩袖完全断裂。

部分断裂可用非手术疗法，完全断裂则应手术干预。

## 158

## 关节镜下治疗肩袖损伤的优点是什么?

肩关节镜下治疗肩袖损伤的方法中，应用带线锚钉缝合固定是目前治疗肩袖损伤的金标准。对于不具备关节镜设备，或者肩关节镜下技术不熟练的，也可以通过小切口切开（mini-open）的方法进行修缝，疗效同样确切。切开手术，特别是切口较大，将对三角肌及其支配神经有一定程度的损伤，更为主要的是无法对肩袖损伤伴发疾病进行处理，存在处理上的盲区。比如关节内滑膜的处理、肩袖间隙的处理、肱二头肌长头腱的处理等，对肩峰成形、肩峰下间隙内滑囊清扫等都不如关节镜更为直接有力。

## 159

## 习惯性肩关节脱位病理改变与脱位的关系?

习惯性肩关节脱位（habitual shoulder dislocation）的病理改变主要为：①前侧关节盂唇和关节的撕裂或盂缘骨折、磨损，使肱骨头向前脱位的屏障减弱；②肱骨头后外侧凹陷骨折，使肱骨头外旋至一定角度，凹陷骨折即能滑过盂唇，发生再脱位。

## 160

## 习惯性肩关节脱位的手术方法比较?

Putti-Plattif 法（肩胛下肌及关节囊重叠缝合术）：即修复关节囊增强关节前壁的方法。此法优点是无论肱骨头有无病理缺损，盂缘是否脱落，均可防止肩关节再脱位，缺点是肩关节外展、外旋活动受限。

Magnuson 法（肩胛下肌止点外移术）：将肩胛下肌肌止点从肱骨小结节移至大结节，也是修复关节囊增强前壁的方法，优缺点与上法类似。

Nicola 法（肱二头肌长头腱悬吊术）：是增强肱骨头稳定性的方法。疗效欠佳，较少采用。

Bankart 法（肩胛前唇和前侧关节囊修补术）：即修复盂唇及关节囊的方法。此方法复发少见，肩关节功能基本恢复正常，是比较优越的一种方法。

其他还有关节盂下缘植骨阻止术及喙突植骨延长术等方法，但较少采用。

## 161

## 肩部周围骨折包括哪些骨折？哪些需要手术治疗？

包括锁骨骨折、肩胛骨骨折、肱骨上端骨折。

有喙锁韧带断裂的锁骨外端或外 1/3 有移位骨折，开放性骨折或合并血管神经损伤的骨折，需手术治疗。

肩胛骨骨折分为肩胛骨体部骨折、肩胛颈及肩胛盂骨折、肩峰骨折、肩胛骨喙突骨折，如移位不大，可保守治疗，有移位者可手术治疗。

有移位的肱骨大结节骨折应行开放复位内固定。

对于肱骨上端骨骺分离或解剖颈骨折，如果手法复位失败或肱骨头已脱位者，应行开放复位内固定治疗。

肱骨外科颈骨折，如果骨折移位严重，骨折端不稳定者，有软组织嵌入者，手法整复或外固定治疗失败者，或治疗时间较晚已不能用手法整复者，则应行手术治疗。

## 162

## 肱骨近端骨折的 neer 分型是怎样的？

肱骨近端骨折的 neer 分型是将患者所有情况结合起来进行分类的一种方法，是掌握患者病情和选择治疗方法的依据。

Neer 于 1970 年在 Codman 的 4 部分骨块分类基础上提出的分类方法。此种分类方法包含骨折的解剖部位、骨块移位的程度和不同组合等因素在内。但分类的主要依据是骨折移位的程度，即以移位大于 1cm 或成角畸形大于 45°为标准进行的分类方法。肱骨近端骨折，不论骨折线的多少，只要未超过上述的明显移位的标准，说明骨折部位尚有一定的软组织附丽连接，尚保持一定的稳定性。这种骨折为轻度移位骨折，属于一部分骨折。

（1）Ⅰ型：属轻度移位骨折。肱骨上端可为一处骨折（如单一肱骨外科颈骨折、单一大结节骨折或小结节骨折等），也可是多处骨折，但任何一处骨折的移位都不大于1厘米，骨端成角不大于45°。从病理损伤考虑，这种骨折软组织损伤较轻，或骨端间有紧密的嵌插，骨折比较稳定，一般骨折愈合较快。这种类型骨折占肱骨上端骨折的绝大多数。这种没有明显移位的骨折，由于仍有软组织将骨折块连为一体，因此称为“一部分骨折”。

（2）Ⅱ型：关节段移位骨折：按解剖部位命名即为肱骨解剖颈骨折，且骨端间移位大于1厘米或成角大于45°。此种骨折肱骨头的血循环受到破坏，常发生肱骨头缺血坏死。这种一处骨折因有明显的移位，从而使肱骨头与肱骨干上端形成分离的两部分，因此属于“二部分骨折”。

（3）Ⅲ型：骨干移位骨折：从解剖部位命名即为外科颈骨折。骨折移位大于1厘米或成角畸形大于45°。如为单一骨干移位，肱骨上端分成两个分离的部分，属于“二部分骨折”。如同时再合并一个结节骨折且移位也大于1厘米以上时，因为肱骨上端分成3个各自分离的部分，因此应属于“三部分骨折”。如同时合并两个结节的骨折，且均有大于1厘米的移位，肱骨上端则分成4个各自分离的骨块，即肱骨头、大结节、小结节和肱骨干上端。这种骨折则属于“四部分骨折”。

（4）Ⅳ型：大结节骨折：大结节骨折移位大于1厘米以上。大结节有3个面作为冈上肌、冈下肌和小圆肌的附着点。外伤时可造成整个大结节骨折移位，也可为大结节的一个面撕脱骨折。如为部分撕脱骨折且有明显移位时，则说明肩袖有纵行撕裂。如大结节移位骨折同时有外科颈的移位骨折，则关节段骨块由于受附着于小结节的肩胛下肌的牵拉而发生内旋。

（5）Ⅴ型：小结节移位骨折：可为单独小结节撕脱骨折，移位大于1厘米以上，即属“二部分骨折”。如同时合并有外科颈骨折且有明显移位，则属于“三部分骨折”。此时关节段由于受附丽于大结节的肩袖牵拉，可发生外展、外旋移位。

（6）Ⅵ型：肱骨上端骨折合并肱盂关节脱位：肱骨上端骨折脱位是指肱骨上端骨折同时合并盂肱关节的完全脱位，而不是指肱骨头的旋转移位或关节内的半脱位现象。在“二部分”或“三部分”骨折脱位的病例，肱骨头仍可能有一定的血循环。如发生“四部分”骨折脱位时，肱骨头血循环遭受破坏，易造成肱骨头缺血坏死。

## 163

## 肱骨外科颈骨折的外力与骨折类型的关系怎样？

肱骨外科颈骨折（humeral surgical neck fracture）的外力与骨折类型的关系是：

（1）较小的直接暴力：可产生裂缝骨折；若跌倒时手掌触地，较小的间接暴力向上传导，可形成无移位嵌插骨折。

（2）外展型骨折：跌倒时上肢外展、手掌着地，间接暴力向上传导引起骨折。骨折近端内收、远端外展，形成向前、向内的成角畸形或错位重叠畸形。临床上较多见。

（3）内收型骨折：与外展型骨折相反，跌倒时手或肘部着地，上肢内收，骨折近端外展、远端内收，形成向外成角畸形。较少见。

## 164

## 患者跌倒时的姿势与肱骨外科颈骨折骨折类型有关吗？

（1）无移位肱骨外科颈骨折：无移位肱骨外科颈骨折包括裂缝型和无移位嵌入型骨折。直接暴力较小，可产生裂缝骨折。跌倒时，上肢伸直外展，手掌触地，两骨折断端嵌入而无移位产生无移位嵌入骨折。

（2）外展型骨折：间接暴力造成骨折。跌倒时上肢外展，手掌触地在外科颈处发生骨折。骨折近端内收，骨折远端外展，外侧骨皮质嵌插于近侧断端内侧，形成向内、向前成角移位。或者两骨折段断端重叠移位。骨折远端移位在骨折近端内侧，形成向前、向内成角畸形。

（3）内收型骨折：较少见。与外展型骨折相反。跌倒时手或肘着地，上肢内收，骨折近段肱骨头外展，骨折远段肱骨干内收，形成向外成角畸形。

## 165

## 什么情况的肱骨外科颈骨折需行手术疗法？

下列情况可考虑手术治疗：①骨折断端间有软组织嵌入；②骨折合并肩关节脱位；③手法复位或外固定失败者；④治疗时间较晚已不能手法整复者；特别是青壮年患者，可行手术开放复位和内固定。

## 166

## 肱骨外科颈骨折的手术治疗方法有哪些？

对移位明显、不稳定的肱骨外科颈骨折，多采用外科手术疗法。常用手术方式可分为：

（1）间接复位内固定：①经皮穿针；②髓内钉：包括 Polarus 钉、为常用髓内钉、AO 带螺旋刀片的肱骨近端髓内钉系统、Sirus 钉等。

（2）切开复位内固定：包括①传统钢板；②锁定钢板系统。目前常用者为锁定钢板系统。

（3）半肩关节置换术：对于解剖颈和头劈裂的老年患者是不错的选择。假体组件的正确放置以及结节的重建，可以减少并发症。进行积极地适当的功能锻炼，可以极大地恢复关节功能和满意度。

## 167

### 肱骨外科颈骨折的分型及治疗原则是什么？

（1）无移位骨折：线形或骨折端嵌插无移位的骨折，用三角巾悬吊患肢 3 周，早期进行功能锻炼。

（2）外展型骨折：轻度畸形或嵌入及年老体弱者，不需复位，腋下安放棉垫，患肢贴胸固定 3 周后，进行肩关节摆动活动。畸形大或移位明显者，需手法复位、贴胸固定，4 周后活动肩关节及肘关节。

（3）内收型骨折：治疗原则同外展型，复位手法相反。贴胸固定时，上臂外侧骨折平面应放较多棉垫。如不能保持对位，可用外展支具或肩人字石膏固定。

## 168

### 肱骨外科颈骨折内固定术后功能锻炼的要求？

肩关节的固定极易引起关节僵硬，活动功能受限。而早期合理的功能锻炼，则可促进患肢血液循环，减少肌肉萎缩，保持肌肉力量，防止关节僵硬，促进骨折愈合。所以，被固定的肢体，均要作适当的肌肉收缩和放松锻炼。对于没有固定的关节，应及时鼓励患者作主动的功能锻炼。当骨折端已达临床时就应逐渐加强锻炼，以期早日康复。

# （三）肱骨干骨折

## 169

### 不同部位肱骨干骨折移位的机制是什么？

（1）肱骨干上部骨折，骨折位于三角肌止点之上，骨折近段因胸大肌、背阔肌及大圆肌牵拉向前内移位，骨折远端受三角肌牵拉向上外移位。

(2) 肱骨干中部骨折，骨折位于三角肌止点以下，骨折近端因三角肌和喙肱肌收缩向外前移位，骨折远段因肱二头肌，肱三头肌收缩向上移位。

(3) 肱骨干下部骨折，骨折远段移位随前臂及肘关节位置而异。骨折后患者常将前臂贴胸前，引起骨折远段内旋。

## 170

## 肱骨干何处骨折容易并发桡神经损伤？其主要症状及体征如何？

桡神经在肱骨中段及中下段后外侧桡神经沟内经过，该处闭合性或开放性骨折时，常合并桡神经损伤，出现腕下垂、拇指不能外展、掌指关节不能自主伸直等。

因此，肱骨干骨折诊断虽然容易。但肱骨中、下段骨折特别应该注意桡神经有无损伤。初诊时必须注意。

## 171

## 肱骨干骨折的手术适应证是什么？

肱骨干骨折可以通过非手术治疗而愈。但有些闭合复位不能满意的骨折需要切开复位；伴发其他损伤的骨折，如开放骨折需清创的情况下；病理性骨折；多段骨折；漂浮肘；合并的肢体损伤需要早期活动；骨折延迟愈合或不愈合及骨折畸形愈合的情况均应切开复位内固定。

随着内固定技术的进步，目前许多医生选用内固定方法治疗肱骨干骨折，取得了良好效果。

## 172

## 肱骨干骨折开放复位，如何预防医源性桡神经损伤？

首先要熟悉桡神经的局部解剖。肱骨干上 1/3 骨折少见，损伤桡神经概率很小，肱骨干中下 1/3 骨折易合并桡神经损伤，中 1/3 骨折开放复位时，桡神经在肱骨干中 1/3 的后侧，紧贴桡神经沟斜行而下，为避免桡神经受伤，须在骨膜下进行手术。在三角肌肌止以下，要从肱肌的纵裂孔中进入，用肱肌的外侧部分保护桡神经。在肱骨中下 1/3 交界处，桡神经从肱肌与肱桡肌之间钻出，宜先游离并保护桡神经。

## 173 肱骨中下 1/3 骨折不愈合的原因是什么？如何处理？

从解剖生理上看，肱骨干为一长管状骨，中段以上圆形、较粗，以下逐渐变细，下 1/3 逐渐变成扁三角状，营养动脉在肱骨中段穿入，向远近端分布，所以中段以下发生骨折，常因血供不足影响骨折愈合。从治疗上看，内固定不正确、手术时损伤了血供、骨折端嵌有软组织、肱骨多段骨折未能妥善处理、术后感染、早期拆除外固定等，均是常见原因，处理一般采用植骨内固定。

## 174 肱骨干骨折并发桡神经损伤原因及处理原则是什么？

桡神经自腋部发出后，在三角肌粗隆部自肱骨后侧沿桡神经沟，紧贴肱骨干，由内后向外前绕行向下，故当肱骨中下 1/3 交界处骨折时，易由骨折段的挤压、挫伤或由尖锐的骨折端刺伤等引起桡神经损伤。一旦发现桡神经损伤，应行手术探查。

# （四）肘部损伤

## 175 什么是肱骨髁上骨折？

肱骨髁上骨折（supracondylar fracture of humerus）是指肱骨干与肱骨髁交界处发生的骨折。发生在肱骨下端肱骨内、外上髁上方 2cm 以内。多见于儿童。以肘部疼痛，肿胀明显甚至有张力水泡，肘部畸形，活动障碍为主要表现。

## 176 肱骨髁上为什么容易发生骨折？

肱骨髁上骨折是指肱骨干与肱骨髁交界处发生的骨折。肱骨干与肱骨髁之间有 30°～50°的前倾角，该处前后扁薄而内外宽，呈鱼尾状，这是容易发生肱骨髁上骨折的解剖因素。

## 177

### 肱骨髁上骨折的分型及其与暴力的关系怎样?

根据暴力来源及方向可分为伸直、屈曲和粉碎型三类。

(1) 伸直型：最多见，占 90% 以上。跌倒时肘关节在半屈曲或伸直位，手心触地，暴力经前臂传达至肱骨下端，将肱骨髁推向后方。由于重力将肱骨干推向前方，造成肱骨髁上骨折。骨折线由前下斜向后上方。骨折近折端常刺破肱前肌损伤正中神经和肱动脉。骨折时，肱骨下端除接受前后暴力外，还可伴有侧方暴力，按移位情况又可分尺偏型和桡偏型。

1) 尺偏型：骨折暴力来自肱骨髁前外方，骨折时肱骨髁被推向后内方。内侧骨皮质受挤压，产生一定塌陷。前外侧骨膜破裂，内侧骨膜完整，骨折远端向尺侧移位。因此复位后远端还容易向尺侧再移位。即使达到解剖复位，因内侧皮质挤压缺损而会向内偏斜。尺偏型骨折肘内翻发生率最高。

2) 桡偏型：与尺偏型相反。骨折断端桡侧骨皮质因压挤而塌陷。外侧骨膜保持连续。尺侧骨膜断裂，骨折远端向桡侧移位。此型骨折不完全复位也不会产生严重肘外翻，但解剖复位或矫正过度时，亦可形成肘内翻畸形。

(2) 屈曲型：较少见。肘关节在屈曲位跌倒，暴力由后下方向前上方撞击尺骨鹰嘴，髁上骨折后远端向前移位，骨折线常为后下斜向前上方，与伸直型相反。很少发生血管、神经损伤。

(3) 粉碎型：多见于成年人。此型骨折多属肱骨髁间骨折，按骨折线形状可分 T 形和 Y 形或粉碎型骨折。肱骨髁上骨折多发生于运动伤、生活伤和交通事故，系间接暴力所致各个类型骨折。损伤机制根据暴力来源及方向可分为伸直型和屈曲型。

## 178

### 肱骨髁上骨折的主要并发症有哪些?

(1) Volkmann 缺血性肌挛缩：是最严重的并发症，处理不当可丧失前臂和手的功能。

(2) 肘内翻：是常见的髁上骨折晚期畸形，发生率达 30% 。

(3) 肘外翻：很少发生，可见于肱骨外髁骨折复位不良病例。

(4) 神经损伤：正中神经损伤较多见，桡神经及尺神经损伤少见。

(5) 肘关节骨化性肌炎：在功能恢复期，强力被动伸屈肘关节，可导致关节周围出现大量骨化块，使关节主动屈伸活动逐渐减少。

## 179

### 肱骨髁上骨折早期最严重的并发症是什么？如何处理？

骨筋膜室综合征（可继发 Volkmann 缺血性肌挛缩）是肱骨髁上骨折常见而严重的并发症。为早期发现和预防骨筋膜室综合征，要严密观察，早期症状为剧烈疼痛，桡动脉搏动消失或减弱，末梢循环障碍，手部皮肤苍白发凉。被动伸屈手指时引起剧烈疼痛。应立即将患肢抬高，伸直肘关节，松解固定物及敷料，一旦疑有骨筋膜室综合征，在伸直肘关节，松解包扎绷带仍无好转者，应立即进行切开减压术，以预防缺血挛缩不良后果的发生。对于晚期屈肌挛缩的处理，应根据损害时间、范围和程度而定。可考虑作松解术或功能重建术，酌情选择腕关节固定、肌腱延长术和肌腱转位术等。

## 180

### 肱骨髁上骨折复位不佳可出现什么问题？如何处理？

（1）肘内翻：是常见的髁上骨折晚期畸形，发生率达 30%。因尺偏发生率比较高，故要求对尺偏型骨折应准确复位或矫枉过正，使之轻度桡偏。骨折畸形愈合影响功能者，可通过肱骨髁上外侧楔形截骨术矫正。

（2）肘外翻：很少发生，肱骨外髁骨折复位不良可发生肘外翻畸形。严重时可引起尺神经卡压，应及早行截骨矫止术或尺神经前移术。

## 181

### 肱骨髁上骨折可发生什么神经损伤？如何处理？

正中神经损伤较多见，其次为桡神经损伤，尺神经损伤少见。主要因骨折端压迫、牵扯或挫伤，断裂者少见。随着骨折整复大多数于伤后数周内可自行恢复，若伤后 8 周仍未恢复，可考虑手术探查并做适当处理。

## 182

### 成年人肱骨髁上骨折如何治疗？

此种骨折虽可用上臂悬垂石膏或接骨夹板治疗。但由于骨科内固定系统的进步，手术治疗复位满意，固定确实，选择手术治疗医生和患者逐渐增多。

## 183

## 肱骨髁上骨折与肱骨远端骨骺分离如何鉴别？

在6岁以下儿童的肱骨髁上骨折应注意和肱骨远端骨骺分离相鉴别。因肱骨小头的骨化中心在1岁左右出现，而滑车的骨化中心在10岁左右才出现。故骨骺全分离时在X线片无骨折线，桡骨纵轴线与肱骨小头关系不改，但与肱骨下端关系改变，肘部肿胀，有局部环周压痛。

## 184

## 不同类型肱骨髁上骨折的复位要点是什么？

单纯性伸展型左肱骨髁上骨折：术者左手掌压于尺骨鹰嘴背侧，右手压于近侧骨折端上方的屈侧，双手互相对压，同时助手将肘关节屈曲即可复位。

左侧伸展尺偏型肱骨髁上骨折：术者应以左手小鱼际抵于肱骨内髁处，右手大鱼际抵于肱骨近侧骨折端上方桡侧，两手用力加压将远侧骨折端的尺侧移位完全整复，然后术者左手转为手掌托于鹰嘴背侧，右手转为手掌压于肱骨近侧骨折端上方屈侧，两手对压整复，同时助手将肘关节屈曲将前后移位复位。

左侧伸展桡偏型肱骨髁上骨折：术者以左手大鱼际抵于肱骨外髁部，右手小鱼际抵于近侧骨折端上方内侧加压整复，但不宜整复过度，术者再将左手转为手掌托于鹰嘴背侧，右手转为手掌压于肱骨近侧骨端上方屈侧，两手对压整复前后移位，同时将肘关节屈曲即可复位。

左侧屈曲型肱骨髁上骨折：术者以上述手法复位侧方移位，然后以左手鱼际抵于骨折远侧端（肘窝部），右手鱼际抵于近侧骨折端的上方背侧，两手对挤加压并将肘关节伸展 $>90°$ 即可。

## 185

## 肱骨小头骨折损伤机制是什么？如何分型及治疗？

肱骨小头（capitulum humeri）位于肱骨下端桡侧，向前方突出，呈圆形光滑的骨性结构。肘关节屈曲时，桡骨小头顶端关节凹形面与肱骨小头前关节面互相对应咬合，肘关节伸展时，则在肱骨小头下关节面咬合；当肘关节轻度屈曲时，传导暴力自下而上经桡骨传导至肘部，桡骨小头成锐角撞击肱骨小头，在肱骨小头与肱骨干骺端造成剪切外力，可将肱骨小头自其附着处剪切下来，并可发生向掌侧向上方移位。

骨折通常分为两型：Ⅰ型，属于完全骨折，骨折块包括肱骨小头及部分滑车，骨折块可沿肱骨下端冠状面上移，并时有旋转移位。Ⅱ型，单纯肱骨小头完全性骨折，或肱骨小头边缘的小骨折片，有时在X线片上很难发现。

治疗，对无移位的两型骨折，一经确诊，可行上肢石膏托或石膏管型固定肘关节屈曲90°，有助于桡骨小头对肱骨小头相对应的压力，维持骨折复位。Ⅰ型或Ⅱ型骨折经手法复位失败，均应采用手术治疗。

## 186

## 桡骨小头骨折如何分型及治疗？

桡骨小头骨折的主要临床表现是肘关节功能障碍及肘外侧局限性肿胀和压痛，尤其前臂旋后功能受限最明显。X线片可以诊断并能确定骨折类型。骨折的分类法能够代表损伤程度，并可提供选择治疗方法的依据。

桡骨小头骨折有Mason分类，Keonconen分类，Morrey分类等。其中Mason分类较常用。Ⅰ型：为线状骨折，即无移位型骨折，骨折线可通过桡骨头边缘或呈劈裂状。Ⅱ型：为有移位的骨折，有分离的边缘骨折。Ⅲ型：为粉碎型骨折，移位或无移位或呈塌陷性骨折。Ⅳ型：为桡骨头骨折伴有肘关节脱位。

治疗方法虽意见不一，可参考方案如下。

（1）Ⅰ型：可以保守治疗，应用长臂石膏后托，肘关节屈曲90°位固定4周。

（2）Ⅱ型：①骨折块占桡骨头的1/4以上（Mason）或2/3以上（Radin）时，手术治疗；②骨折有30°以上倾斜或3mm以上塌陷者，手术治疗；③受伤后2周自主活动受限（Charnley）或8周自主活动受限（Adler）时，行桡骨头切除术。骨折块较大时用AO小型螺丝钉内固定术，可收到良好疗效。

（3）Ⅲ型：其中部分病例桡骨头虽呈粉碎骨折，但无明显移位，桡骨头外形尚保持完整，可行保守治疗；也有人主张行桡骨头切除术。合并下尺桡关节以及肘内侧副韧带损伤时，可考虑行人工桡骨头置换术。

（4）Ⅳ型：因为软组织损伤严重，异位骨化发生可能性大，故应在24小时以内切除桡骨头或观察3～4周，异位骨化出现时再行切除术。

## 187

## 鹰嘴骨折的手术适应证和禁忌证是什么？

鹰嘴骨折（olecranal fracture）治疗的目标是重建关节面、恢复和保留肘关节伸展活动和功能及预防和避免并发症。手术适应证包括骨折移位、关节损伤伴有时关节伸肌机制破坏及开放性骨折。手术禁忌证包括非移位骨折、关节损伤但无伸展功能障碍及患者的身体状况太差，不能承受手术者。

## 188

## 何谓肘关节恐怖三联征?

1996 年，Hotchkiss 将肘关节后脱位同时伴有桡骨头和尺骨冠状突骨折者称为肘关节恐怖三联征（terrible triad of the elbow）。2002 年 Ring 和 Pugh 等对这一损伤类型做了详细报道，探讨了其治疗方法和预后效果。肘关节恐怖三联征多发生于年轻人，是肘部严重的高能量损伤，由于施加于上肢伸展位的纵轴方向的压缩和剪切暴力引起。属于复杂肘关节骨折脱位的一种，高处坠落和车祸是常见原因。

肘关节恐怖三联征是指伴有桡骨小头和尺骨冠状突骨折的肘关节后脱位，属于肘关节内复杂骨折脱位的一种类型。这类损伤均同时伴有肘内外侧副韧带的撕裂，但不伴有尺骨鹰嘴骨折。

## 189

## 肘关节恐怖三联征的手术如何进行? 手术入路及步骤如何?

（1）手术切口，采用扩大的肘关节外侧切口联合单独的肘关节前内侧切口。

（2）首先通过外侧入路（Kocher 入路）处理桡骨头骨折，一般优先选择进行内固定而不选择桡骨头置换。

（3）然后对肘关节外侧韧带复合体进行临时缝合修复，将其固定在肱骨外上髁以维持肘关节的临时稳定，这有助于复位和固定尺骨冠突骨折并恢复肱尺关节稳定性。

（4）接着做一个单独的肘关节前内侧皮肤切口，通过过顶入路（over-the-top）显露尺骨冠突骨折，冠突骨折块复位后，用空心螺钉或钢板固定。

（5）将撕裂的肘关节外侧韧带复合体，用锚钉或不可吸收缝线进行修复固定。

（6）评估肘关节稳定性。必要对肘关节外侧韧带复合体再次加强缝合修复。

（7）评估肘关节外翻稳定性。如果存在不稳，对肘关节内侧韧带进行缝合修复。肘关节内侧韧带修复后，可即刻恢复肘关节外翻稳定性。

（8）冲洗并逐层缝合关闭伤口，放置引流。

## 190 肘关节脱位多发吗?

肘关节脱位（dislocation of elbow joint）占全身四大关节脱位总数的一半。构成肘关节的肱骨下端内外宽厚，前后薄扁，侧方有坚强的韧带保护，关节囊前后部相当薄弱。肘关节的运动，主要为屈伸，尺骨冠状突较鹰嘴突小，因此对抗尺骨向后移动的能力要比对抗向前移动的能力差。所以肱关节后脱位远比其他方向的脱位较为常见。新鲜脱位经早期正确诊断及适当处理后，一般不会遗有明显的功能障碍。

## 191 肘关节脱位的发病机制是什么?

肘关节脱位主要系由间接暴力所引起。肘部系前臂和上臂的联结结构，暴力的传导和杠杆作用是引起肘关节脱位的基本外力形式。

（1）肘关节后脱位：这是最多见的一种脱位类型，以青少年为主要发生对象。当跌倒时，手掌着地，肘关节完全伸展，前臂旋后位，由于人体重力和地面反作用力引起肘关节过伸，尺骨鹰嘴的顶端猛烈冲击肱骨下端的鹰嘴窝，即形成力的支点。外力继续加强引起附着于喙突的肱前肌和肘关节囊的前侧部分撕裂，则造成尺骨鹰嘴向后移位，而肱骨下端向前移位的肘关节后脱位。

由于构成肘关节的肱骨下端内外髁部宽而厚，前后又扁薄，侧方有副韧带加强其稳定，但如发生侧后方脱位，很容易发生内、外髁撕脱骨折。

（2）肘关节前脱位：前脱位者少见，又常合并尺骨鹰嘴骨折。其损伤原因多系直接暴力，如肘后直接遭受外力打击或肘部在屈曲位撞击地面等，导致尺骨鹰嘴骨折和尺骨近端向前脱位。这种损伤肘部软组织损伤较严重。

（3）肘关节侧方脱位：以青少年为多见。当肘部遭受到传导暴力时，肘关节处于内翻或外翻位，致肘关节的侧副韧带和关节囊撕裂，肱骨的下端可向桡侧或尺侧（即关节囊破裂处）移位。因在强烈内、外翻作用下，由于前臂伸或屈肌群猛烈收缩引起肱骨内、外髁撕脱骨折，尤其是肱骨内上髁更易发生骨折。有时骨折片可嵌夹在关节间隙内。

（4）肘关节分裂脱位：这种类型脱位极少见。由于上、下传导暴力集中于肘关节时，前臂呈过度旋前位，环状韧带和尺桡骨近侧骨间膜被劈裂，引起桡骨小头向前方脱位，而尺骨近端向后脱位，肱骨下端便嵌插在两骨端之间。

## 192

### 肘关节脱位的临床表现有哪些?

(1) 脱位的特殊表现：肘部明显畸形，肘窝部饱满，前臂外观变短，尺骨鹰嘴后突，肘后部空虚和凹陷。关节弹性固定于120°～140°，只有微小的被动活动度。肘后骨性标志关系改变，在正常情况下肘伸直位时，尺骨鹰嘴和肱骨内、外上髁三点呈一直线；屈肘时则呈一等腰三角形。脱位时上述关系被破坏，肱骨髁上骨折时三角关系保持正常，此征是鉴别二者的要点。

(2) 肘关节脱位的合并症：后脱位有时合并尺神经伤及其他神经伤、尺骨喙突骨折，前脱位时多伴有尺骨鹰嘴骨折等。

(3) X 线检查：肘关节正侧位片可显示脱位类型、合并骨折情况，并与髁上骨折相区别。

## 193

### 肱骨远端全骺分离与肘关节脱位如何鉴别?

骨骺分离（epiphyseal separation）发生于儿童。小儿 X 线片肱骨小头骨化中心未显现，仅靠 X 线片诊断，极易误诊为肘关节脱位。由于儿童时期骺板的强度远不及关节囊及韧带，对儿童的关节部位损伤，应仔细检查，以免误诊。①要考虑有无骨骺损伤的可能；②仔细全面的临床检查也是非常重要的一环。根据肿胀、压痛及淤血斑的部位可对骨折部位有一初步印象，利用一些特殊骨性标志如肘后三角等来诊断和鉴别肱骨下端骨骺分离与肘关节脱位；③要熟悉小儿肘关节解剖形态及生理演变，才能在阅读 X 线片时提高诊断符合率，以免误诊误治，给患儿的生长发育造成严重后果。

## 194

### 合并尺骨鹰嘴骨折的肘关节前脱位与伸直型孟氏骨折如何鉴别?

合并尺骨鹰嘴骨折的肘关节前脱位的主要临床特征是尺骨近端发生骨折，肱骨远端穿过尺骨鹰嘴，使肘关节产生前脱位。由于多起因于高能量创伤，因此尺骨近端多为复杂的粉碎性骨折，少数也可发生于尺骨鹰嘴单纯的斜形骨折。肱桡关节大都同时伴有脱位，但上桡尺关节无分离。其诊断要点是：①有肘关节前脱位；②有尺骨近端骨折；③上桡尺关节无分离。

因这种损伤同时伴有肱桡关节脱位，临床易与伸直型孟氏骨折相混淆，诊断时应予以鉴别。

## 195

## 肱骨髁上骨折与肘关节脱位如何鉴别?

肱骨髁上骨折与肘关节脱位的鉴别要点是：

（1）伸直型肱骨髁上骨折时，肘关节可部分活动，肘后三角无变化，上臂短缩、前臂正常。

（2）肘关节后脱位时，肘关节弹性固定，肘后三角有变化，上臂正常、前臂短缩。

## 196

## 肘关节脱位的并发症有哪些?

（1）关节脱位早期并发症：当患者受伤时，附着于肱骨外髁的肌肉收缩，关节囊破裂，再合并直接的外力作用，可造成外髁撕脱骨折。由于向内、外侧脱位时的移位将尺神经与周围的组织撕脱，一并向内或外移位，可造成尺神经牵拉伤，有时还可合并血管的损伤。故骨折、神经损伤、血管损伤、感染是肘关节脱位常见的早期并发症。

（2）关节脱位晚期并发症：晚期的并发症多是由于患者未及时治疗或治疗不当引起，主要包括关节挛缩、关节僵硬、骨化性肌炎、创伤性关节炎等。

## 197

## 肘关节后脱位如何治疗?

（1）手法复位：新鲜肘关节后脱位或合并骨折的脱位主要治疗方法为手法复位。单纯肘关节脱位取坐位局部或臂丛麻醉，令助手双手紧握患肢上臂，术者双手紧握腕部着力牵引将肘关节屈曲60°～90°并可稍加旋前，常可听到复位响声或复位的振动感复位后用上肢石膏将肘关节固定在功能位。3周后拆除石膏，做主动的功能锻炼，必要时辅以理疗，但不宜做强烈的被动活动

（2）手术治疗：手术治疗的适应证是：①闭合复位失败者，或不适于闭合复位者，这种情况少见，多合并肘部严重损伤，如尺骨鹰嘴骨折并有分离移位的；②肘关节脱位合并肱骨内上髁撕脱骨折，当肘关节脱位复位，而肱骨内上髁仍未能复位时，应施行手术将内上髁加以复位或内固定；③陈旧性肘关节脱位，不宜试行闭合复位者；④某些习惯性肘关节脱位。

## （五）前臂骨折

### 198

### 桡尺骨双骨折移位的解剖学因素？

前臂上 2/3 肌肉丰富，下 1/3 多是肌腱，因而上部粗下部细，外形椭圆。起止于前臂的肌肉有伸、屈、旋前、旋后四组。旋后肌组有肱二头肌和旋后肌，均附着于肱骨，旋前肌组有旋前圆肌和旋前方肌，前者止于肱骨干中 1/3，后者连于尺、桡骨下 1/4。此四种肌肉的作用，可使前臂旋转。而伸腕、伸指和屈腕、屈指肌群则能够伸腕伸指和屈腕屈指。同时前臂肌肉多是跨关节或是跨尺、桡两骨的。故若前臂发生骨折，可导致骨折端的旋转、短缩和成角等移位。由于骨折部位的不同，前臂骨折端产生的移位也不相同，通常以旋前圆肌止点上下做为主要标志，判断可能发生的移位方向。在治疗中，必须熟悉局部解剖和移位机制，才能满意复位。

### 199

### 前臂骨折的手术适应证是什么？

尺桡骨双骨折多有明显移位。一般来说，成人尺桡骨骨折非手术治疗难以达到满意效果。而且，骨折如不能满意复位，将影响日后前臂的旋转功能。因此，对于不稳定的尺桡骨骨折；陈旧性尺桡骨骨折不愈合；畸形愈合且影响前臂旋转功能者，均应采取手术治疗。

### 200

### 前臂骨筋膜室综合征的病理变化、早期诊断和早期治疗的临床意义是什么？

骨筋膜室是由骨、骨间膜、肌间隔和深筋膜形成的潜在腔隙，有神经、血管、肌肉居于其中。当肢体由于挤压伤，血管损伤，骨折内出血，石膏、夹板固定不当，导致筋膜室内压力增高，由于室壁坚韧，缺乏弹性，不能向周围扩张，故而增高的压力使筋膜室内淋巴与静脉的阻力增加，而静脉压力增高，进而使毛细血管内压力进一步增高，从而渗出增加，使间室内压力进一步升高，最终阻断间室内肌肉和神经组织的血液循环，发生缺血－水肿恶性循环，直至坏死。

骨筋膜室综合征（osteofascial compartment syndrome）的早期诊断和早期治疗，可使间室内的肌肉免于坏死，神经功能不受损害，对于避免肢体畸形和神经麻痹的发生，均有重要意义。

## 201
### 福克曼挛缩如何预防和治疗？

福克曼缺血性挛缩（Volkmann's ischemic contracture）是肘部和前臂损伤的严重后果，前臂及手的功能不同程度的丧失、致残。早期诊断、早期治疗是预防挛缩发生的唯一有效方法。一旦发生福克曼挛缩，功能重建很难满意。

## 202
### 何谓孟氏骨折？

孟氏骨折 Monteggia's fracture 是指尺骨上1/3 骨折合并桡骨头脱位。

## 203
### 新鲜孟氏骨折的治疗要点有哪些？

手法复位，上肢石膏管型或石膏托固定。手法复位如不能成功，则应早期行切开复位内固定治疗。此型损伤如不能在早期整复，至晚期会增加困难，效果也不如新鲜者满意。

## 204
### 陈旧性孟氏骨折的治疗要点有哪些？

矫正尺骨畸形及维持桡骨头稳定并恢复其旋转功能。其中重点是恢复尺骨长度及轴线，修复环状韧带。

## 205
### 盖氏骨折的定义及治疗要点是什么？

盖氏骨折（Galeazzi fracture）是指桡骨骨折＋下尺桡关节脱位。治疗要点是桡骨骨折解剖复位，恢复下尺桡关节旋转功能。

## 206

### 桡骨下端骨折类型、定义和治疗要点是什么？

（1）科雷骨折（Colles fracture）：科雷骨折是桡骨远端骨折的一般术语，伴有桡骨远端向背侧的移位，可以有或没有尺骨干的骨折。可手法于掌屈、尺偏位复位骨折，复位后以石膏或夹板固定。

（2）史密斯骨折（Smith fracture）：Smith 骨折是指桡骨远端骨折伴骨折远端向掌侧移位，也称为反 Colles 骨折。复位方法与科雷骨折相反，复位后保持腕背伸尺偏位，用石膏固定4周。

（3）桡骨茎突骨折：很少移位，有移位时，要妥善复位，避免以后发生创伤性关节炎，复位后短臂石膏托固定4周，固定时保持尺偏位。如复位不佳，则行开放复位，克氏针内固定。术后石膏托固定4周。

## 207

### 老年人桡骨下端骨折易发因素和治疗要点有哪些？

老年人多有骨质疏松，跌倒时如果腕背伸位手掌着地，则易发生桡骨远端骨折。治疗尽量采用手法复位，石膏或夹板固定4～6周。对复位困难或畸形愈合者可行手术复位、内固定治疗。

# （六）腕部和手部损伤

## 208

### 什么是 Chauffeur 骨折？

Chauffeur 骨折是指桡骨茎突受舟骨撞击的剪切骨折，形成带关节面的三角形骨折块。

## 209

### 什么是 Die-Punch 骨折？

Die-Punch 骨折也称月骨负荷骨折或模具冲压骨折，指桡骨的月骨对应面发生的向近侧的压缩骨折，有不与周围关节囊相连的游离关节面骨折块。

## 210

## 巴尔通骨折的诊断与治疗要点有哪些?

巴尔通骨折（Barton fracture）为桡骨下端涉及桡骨关节面的骨折，同时有桡腕关节脱位，为 1839 年 Barton 所叙述，较 Smith 骨折多见。桡骨下端背侧关节边缘骨折，伴有腕关节背侧脱位或半脱位，称为背侧巴尔通骨折。桡骨下端掌侧关节边缘骨折，伴有腕关节向掌侧脱位或半脱位，称为掌侧巴尔通骨折。骨折线为斜形，达桡骨腕关节面。

手法复位不易保持对位，需手术解剖复位，用钢板螺钉内固定，术后短臂石膏托固定 6 周，然后练习手及腕部活动。

## 211

## 腕舟状骨骨折易引起什么不良后果？如何预防?

腕部骨折中比较多见的骨折为舟状骨骨折（scaphoid bone fracture），由于未能及时诊断或治疗不当，常造成骨折延迟愈合，不愈合或舟状骨缺血性坏死。因为舟状骨骨折的近侧 1/3 血液供应不佳，所以容易造成缺血性坏死，其发生率为 35% 。

对缺血性坏死预防主要是：①疑有舟状骨骨折，按骨折处理；②早期发现无移位的骨折预后良好，用石膏固定于腕关节中立位及轻度桡偏位；③如有移位或陈旧性或近侧 1/3 的舟状骨骨折，则愈合较慢，需手术复位，必要时植骨治疗。

## 212

## 腕月骨脱位的发生机制是什么？如何处理?

腕骨脱位中月骨脱位（Lunate Bone Dislocation）最为常见。跌倒时手掌着地，手腕背伸时，桡骨下端与头状骨的挤压，使月骨向掌侧脱出。

新鲜月骨脱位可先用手法复位。如手法复位失败，则需手术治疗。如为陈旧性损伤，月骨已发生缺血性坏死，虽有人采取手术疗法，但治疗效果多不尽如人意。

## 213

### Bennet 骨折的特点及治疗要点?

Bennet 骨折为第一掌骨基部骨折并掌腕关节脱位。第一掌骨受轴向暴力，使基部尺侧发生斜折，骨折线通过腕掌关节，尺侧骨块呈三角形，因其附丽于掌骨间韧带而保持原位，拇指腕掌关节是鞍状关节，掌骨基底尺侧骨折后，失去骨性阻挡，加之拇长展肌及鱼际肌附丽于外侧骨块，肌肉牵拉导致腕掌关节脱位或半脱位，骨折远端滑向桡侧、背侧及近侧，不稳定，严重影响拇指对掌功能和外展活动。

治疗的主要困难是复位后不易保持，手法复位后若能保持稳定，可于拇指外展位固定 4～6 周；手法复位后若不能保持者，可采用电视下经皮克氏针内固定，或开放复位用一枚克氏针固定小骨块，另一枚克氏针固定掌骨基部于第二掌骨保持复位，术后石膏固定 4～6 周。骨愈合后及时去除内固定，练习活动。

## 214

### 何谓 Rolando 骨折?

Rolando 骨折是指第一掌骨基底的 T 形或 Y 形粉碎性骨折，可伴有关节半脱位。

（邵　林　王立春　杨显声　王志成）

# 四、

# 下肢骨折与关节损伤

# Fractures and joint injuries of the lower limb

215. 股骨距有哪些临床意义？ 109

216. 股骨头血供的解剖基础及临床意义是什么？ 109

217. 股骨颈骨折的分类及临床意义有哪些？ 109

218. 股骨颈骨折并发股骨头缺血性坏死的病理改变有哪些？ 110

219. 为什么股骨颈骨折多发于老年人？ 111

220. 股骨颈骨折手术治疗方式有哪些？ 111

221. 股骨颈骨折的切开复位内固定的禁忌证是什么？ 112

222. 股骨颈骨折何时选择切开复位内固定治疗？ 112

223. 股骨颈骨折人工关节置换术的适应证有哪些？ 112

224. 人工股骨头置换与人工全髋置换治疗股骨颈骨折有何区别？ 113

225. 老年人新鲜股骨颈骨折为什么多选择人工假体置换术？ 113

226. 股骨颈骨折什么时候选用半髋置换术？ 113

227. 股骨颈骨折什么时候选用全髋置换术？ 114

228. 陈旧性股骨颈骨折应怎样治疗？ 114

229. 影响股骨颈骨折愈合的因素有哪些？ 114

230. 股骨转子间骨折应如何治疗？ 115

231. 股骨头骨折的发生机制及分型怎样？如何治疗？ 115

232. 髋关节脱位是怎样引起的？有哪几种类型？ 116

233. 髋关节脱位的临床表现如何？ 116

234. 如何诊断髋关节脱位？ 116

235. 从临床体征如何鉴别髋关节脱位与股骨颈骨折？ 116

236. 髋关节后脱位如何治疗？ 117

237. 髋关节脱位的并发症有哪些？如何治疗？ 118

238. 髋关节前脱位的特点是什么？ 118

239. 髋关节前脱位如何手法复位？ 118

240. 股骨干骨折的手术治疗方法主要有哪些？ 119

241. 带锁髓内钉治疗股骨干骨折的优缺点？ 120

242. 股骨干骨折合并髋关节脱位的特点及治疗方法如何？ 120

243. 股骨远端骨折的治疗方法如何选择？ 121

244. 股骨远端骨折何时选择外固定架治疗？ 121

245. 为何应重视膝关节损伤的临床诊治？ 121

246. 如何治疗新鲜髌骨骨折？ 122

247. 髌骨骨折手术复位及内固定有哪些方法？优缺点如何？ 122

248. 髌骨骨折手法复位及外固定有哪些方法？如何评价？ 123

249. 髌骨粉碎性骨折如何治疗？ 123

250. 髌骨切除对膝关节功能有何影响？ 123

251. 膝关节镜在膝关节损伤中有何应用？ 123

252. 膝关节半月板切除对关节功能有何影响？ 124

253. 膝关节半月板损伤手术方法如何选择？ 124

254. 膝关节开放性手术和关节镜下手术有何区别？ 124

255. 交叉韧带损伤修复方法如何选择？ 124

256. 内侧副韧带损伤修复方法如何选择？ 125

257. 胫骨平台指何处？其临床意义若何？ 125

258. 胫骨平台骨折的病因是什么？ 125

259. 胫骨平台骨折有何临床表现？ 126

260. 胫骨平台骨折如何分型？ 126

261. 胫骨平台骨折怎样分类？ 126

262. 胫骨平台骨折的并发症有哪些？ 126

263. 胫骨平台骨折如何诊断？ 127

264. 螺旋 CT 三维重建在胫骨平台骨折诊断和治疗中有何意义？ 127

265. 哪些胫骨平台骨折可行非手术治疗？ 127

266. 胫骨平台骨折手术的必要性和目的是什么？ 128

267. 胫骨平台骨折的手术适应证是什么？ 128

268. 胫骨平台骨折的手术治疗原则是什么？ 128

269. 胫骨平台骨折的手术常选用什么切口？ 128

270. 胫骨平台骨折的手术方法？ 129

271. 胫骨平台骨折的手术切口应注意哪些问题？ 129

272. 胫骨平台骨折常选用哪些内固定方法？ 129

273. 胫骨平台骨折可用外固定架治疗吗？ 130

274. 胫骨平台骨折合并韧带或半月板损伤者应如何处理？ 130

275. 老年人的胫骨平台骨折应怎样处理？ 130

276. 胫骨平台骨折术后应怎样处理？ 131

277. 胫骨平台骨折术后功能锻炼有何意义？ 131

278. 胫骨平台骨折可用微创治疗吗？ 131

279. 胫骨平台骨折手术治疗取得满意疗效的条件是什么？ 132

280. 胫骨平台骨折有哪些治疗要点？ 132

281. 何谓 Segond 骨折？ 132

282. 胫骨中下 1/3 骨折有哪些临床特点？如何治疗？ 133

283. 如何选择胫骨干骨折内固定方法？ 133

284. 外固定架和内固定治疗胫骨骨折有何区别？ 134

285. 可否固定腓骨治疗胫骨开放性骨折？ 134

286. 腓骨骨折都需要手术吗？ 134

287. 创伤性浮膝有哪些并发症？其治疗要点是什么？ 135

288. 微型接骨板技术的优点是什么？ 135

## (一) 股骨颈骨折

### 215

### 股骨距有哪些临床意义?

股骨距（calcar femorale）为股骨上段负重系统一个重要的组成部分，它位于股骨颈干连接部的内后方，在小转子的深方，为多层致密骨构成的纵行骨板。

股骨距的存在与股骨颈和股骨转子间骨折的特征、嵌插、分型和治疗有很大关系。在行人工关节置换术时要注意保留股骨距，防止假体下陷和松动。在老年人股骨上段负重系统，骨质疏松的发展不平衡，负重较大的股骨距疏松出现的较慢，程度较轻，因此，在这部分与疏松发展较快的其他小梁系统间的结合出现了弱点，老年人股骨头及转子间骨折虽然发生率高，但多数经过股骨距的上、下两端，而股骨距仍然保持完整。

### 216

### 股骨头血供的解剖基础及临床意义是什么?

Truta 对成人正常股骨头血管解剖进行了研究，旋股内侧动脉发出了上和下支持带血管，上支持带血管又分出上干骺血管和外侧骨骺血管；下支持带血管发出下干骺血管。闭孔动脉通过髋臼支供应圆韧带动脉，其终端为骨骺内动脉。股骨颈的髓内血管自股骨干和大粗隆向上走行于骨皮质下，终止于股骨颈内侧部。这些血管互相交通，但各自具有一定的独立性。外侧骨骺血管供给股骨头、骨骺区的上外 2/3 的血供，骨骺内血管供给股骨头的其余 1/3，在股骨颈部，下干骺血管是最重要的血管。股骨颈骨折，特别是头下型骨折，髋关节脱位等损伤可造成股骨头血供障碍，易导致股骨头缺血性坏死。

### 217

### 股骨颈骨折的分类及临床意义有哪些?

股骨颈骨折（femoral neck fracture）依不同分类方法，具体分类如下。

(1) 按骨折线部位分类

1）股骨头下骨折：骨折线位于股骨头与股骨颈的交界处，骨折后由于股骨头完全游离，可以在髋臼和关节囊中自由旋转移动，股骨头的血供大部中断。此类骨折愈合困难，股骨头易发生缺血性坏死。

2）股骨颈头颈部骨折：骨折线由股骨颈上缘股骨头下开始，向下至股骨颈中部，骨折线与股骨纵轴线的交角很小，直至消失。这类骨折由于剪力大，骨折不稳，远折端往往向上移位，骨折不易愈合和易造成股骨头缺血性坏死。

3）股骨颈中部骨折：骨折线通过股骨颈中段，由于旋股内侧动脉分支，骺外侧动脉、干骺端上及下动脉，经关节囊的滑膜下进入股骨头，供应股骨头的血液循环，因此骨折尚能愈合。

4）股骨颈基底部骨折：骨折线位于股骨颈与大转子之间，由于骨折两端的血液循环良好，骨折容易愈合。

（2）按骨折线方向分类

1）股骨颈外展骨折：骨折线的Pauwel角小于30°，或Lintan角小于30°，这种骨折端的剪力小，骨折比较稳定，有利于骨折愈合。

2）股骨颈内收骨折：骨折线的Pauwel角大于50°或Lintan角大于50°，此种骨折端极少嵌插，骨折线之间剪力大，骨折不稳定，多有移位，其愈合率比前者低，股骨头坏死率高。

（3）按骨折移位程度分类：即Garden分类。

1）Ⅰ型：股骨颈不完全骨折，这种骨折容易愈合。

2）Ⅱ型：完全骨折无移位。股骨颈虽然完全断裂，但对位良好，如系股骨头下骨折，仍有可能愈合。但股骨头坏死变形常有发生，如为股骨颈中部或基底部骨折，骨折容易愈合，股骨头血供良好。

3）Ⅲ型：股骨颈完全骨折并有部分移位，多属远折端向上移位或远折端的下角嵌插在近折端的断面内形成股骨头向内旋转移位，颈干角变小。

4）Ⅳ型：股骨颈骨折完全移位，近折端可以产生旋转，远折端多向后上移位，关节囊及滑膜有严重损伤，因此经关节囊和滑膜供给股骨头的血管也容易损伤，造成股骨头缺血性坏死。

## 218

## 股骨颈骨折并发股骨头缺血性坏死的病理改变有哪些？

沿股骨头的冠状面做一整体大切片，经染色后可观察股骨头全貌。其病理改变较恒定，可分以下5层。

A层：为关节软骨。股骨头各部位关节软骨改变不一，有些部分基本正常，有些部分软骨表面粗糙不平。细胞呈灶状坏死，软骨基质变为嗜酸性。有的软骨呈瓣状游离，但软骨并未死亡。

B层：为坏死的骨组织。镜下可见这部分骨质已坏死，陷窝中骨细胞消失，髓细胞被一些无细胞结构的坏死碎片所代替，坏死区内常见散在的钙化灶。

C 层：为肉芽组织。包绕在坏死骨组织周围，其边缘不规则。镜下可见炎性肉芽组织，有泡沫样细胞及异物巨噬细胞。某些部位可见纤维组织致密，缺少血管；有的部分纤维组织疏松，有血管。靠近坏死骨部分，有大量破骨细胞侵蚀坏死骨表面，并可见新形成的软骨。

D 层：为反应性新生骨。镜下可见坏死骨的积极修复及重建，在坏死骨的支架上有新骨沉积，大量新骨形成，骨小梁增粗。

E 层：为正常组织。股骨颈上的正常骨组织，这一层的骨小梁与 D 层相比较细，含有丰富的髓细胞。

## 219 为什么股骨颈骨折多发于老年人？

统计资料显示，约 80% 股骨颈骨折与骨质疏松有关。而老年人，特别是女性老年人患骨质疏松症者居多。骨质疏松症患者骨强度下降，双量子密度仪证实股骨颈部张力骨小梁变细、数量减少甚至消失，最后压力骨骨小梁也消失，使得股骨颈生物力学结构削弱，加之老年人常伴有视力减退、神经肌肉功能障碍等病症，容易发生跌倒，遂引起股骨颈骨折。

## 220 股骨颈骨折手术治疗方式有哪些？

（1）闭合复位内固定：股骨颈骨折手术复位后的内固定方法有多种，其中主要分为单钉类和多钉类两种：①三翼钉（Smith-Petersen nail，SPN）；②三枚空心螺钉（cannulated screw，SC）；③三枚空心加压螺纹钉（double heads empty compression screw，DECS）；④动力髋螺钉（dynamic hip screw，DHS）等。

在常用的内固定方法中动力髋螺钉（dynamic hip screw，DHS）和三枚空心螺钉（cannuiated screw，SC）、三枚空心加压螺纹钉（double heads empty compression screw，DECS）等疗效较好。其中动力髋螺钉抗压性能好，承载能力强，固定牢靠，应力遮挡率小，对骨折端有持续较大的应力刺激，是一个较好的选择。而三枚空心螺钉因其对骨折局部血运影响小，可在微创下手术同样被许多医生选择。

（2）切开复位内固定加肌骨瓣移植：适用于小于 50 岁尤其青壮年的股骨颈头下型或头颈型骨折、骨折不易愈合并有股骨头坏死的可能者，或陈旧性股骨颈骨折不愈合者，采用开放性多根针或空心钉固定同时行股骨颈植骨。

（3）人工关节置换术：20 世纪 60 年代以来，多数学者认为假体置换术是老年股骨颈骨折的首选方法。由于患者早期离床活动，减少了由长期卧床引起的多种并发症，可尽快恢复正常生活能力，提高生活质量。关于全髋关节置换或半髋关节置换，虽有不同意见，但多数人认为全髋关节置换术优于半髋置换。

## 221 股骨颈骨折的切开复位内固定的禁忌证是什么？

禁忌证应包括风湿性关节炎、髋关节附近的中重度骨关节炎、骨密度差、寿命有限的患者，由于肿瘤疾患导致病理性骨折者，以上这些患者应采用关节置换术治疗。

## 222 股骨颈骨折何时选择切开复位内固定治疗？

切开复位仅适用于不宜采用人工髋关节置换术的患者。如果病人比较年轻，为保留髋关节的解剖生理功能，可以进行切开复位内固定，以保持骨折处的稳定，有利于患者的康复。可以选择多枚空心钉螺钉固定或动力髋等固定方法。

## 223 股骨颈骨折人工关节置换术的适应证有哪些？

（1）相对适应证：①年龄较大者；②Pauwel Ⅲ型或斜行骨折，这类骨折容易发生不愈合；③髋关节骨折，脱位，如果骨折损害了股骨头上面的负重面，假体置换术较闭合复位和切开复位为好；④股骨头骨质疏松；⑤伤残或半伤残的患者或因各种原因不能行走的患者。

（2）绝对适应证：①骨折不能正确复位和牢固的固定；②股骨颈骨折伤后未获治疗已有数周；③曾有过髋关节损伤，髋关节成形术已有适应证，骨折只不过标志着进一步决定这个适应证；④病理性骨折，骨折系由恶性病变或潜在恶性病变引起者，可选用假体置换术；⑤不能控制的疾病发作，如癫痫发作或有严重的巴金森病的患者发生股骨颈骨折，用假体置换是较好的治疗方法；⑥股骨颈骨折伴有股骨头完全脱位，这种损伤较为少见，最好的治疗方法为早期做假体置换术，因为在这种情况下最易发生股骨头缺血坏死；⑦陈旧性股骨颈骨折。

## 224

## 人工股骨头置换与人工全髋置换治疗股骨颈骨折有何区别?

由于人工全髋置换技术日益成熟和普及，而且其 10 年优良率已超过 90%。因此，行人工股骨头置换的人数越来越少。即使 70 岁左右的老年人，只要可能，也均采用全髋置换。人工股骨头置换，包括双极人工股骨头置换，不仅与全髋置换同样具有感染、神经损伤、脱位、股骨上端劈裂、血栓栓塞性静脉炎、骨化性肌炎、假体松动等并发症之外，还有其特有的并发症，即髋臼软骨的磨损和股骨头中心性突出移位。Beckenbaugh 等 1977 年报告约 38% 的患者，术后 3 年即发现髋臼软骨磨损，关节间隙变窄，并产生腹股沟区疼痛。LaBelle 等 1990 年对一组随访 7 年半的双极股骨头置换术患者观察发现，约 51% 的患者出现关节间隙变窄。Whittaker 观察，不论是单极或双极人工股骨头置换术后，都会出现股骨头向髋臼中心突出移位的现象，1 ~5 年有 5% 左右，随着时间的推移，发生率逐年增多，术后 5 ~ 15 年则上升到 24% 左右，如果再加上柄的松动及下沉等，并发症发生率远高于人工全髋置换术，其 10 年优良率则远低于全髋置换，这可能是人工股骨头置换逐年下降的原因。

## 225

## 老年人新鲜股骨颈骨折为什么多选择人工假体置换术?

老年人（一般指 60 岁以上）体质较弱，各种脏器功能减退，如果长期卧床，最易引起坠积性肺炎、静脉血栓和尿路感染等并发症，有时甚至危及生命，早期离床活动对老年人特别重要。因此老年人的股骨颈骨折早期选用人工假体置换，术后即可负重，使老年患者能早期活动，早期康复，提高了患者生活质量，有利于预防长期卧床引起的各种并发症，无疑是最佳选择。

## 226

## 股骨颈骨折什么时候选用半髋置换术?

半髋置换（hemiarthroplasty of hip）包括单极人工股骨头和双极人工股骨头置换两种。双极人工股骨头由于其小范围运动时是以内关节运动为主，大范围运动时则发生外关节运动，理论上可降低假体对髋臼的磨损。一般对于高龄体弱患者（ >70 岁），身体条件差，运动量相对小，可选用人工股骨头置换。但应在术前选择好合适型号的假体，术中仔细正规操作，术后正确指导患者康复，以预防术后出现假体松动、下沉、髋臼软骨磨损、股骨头中心性脱位等并发症。但远期效果仍不如全髋置换，因此，如果患者身体状况允许，还是应该选用人工全髋关节置换。

## 227

## 股骨颈骨折什么时候选用全髋置换术？

股骨颈骨折选用全髋置换是最佳选择。人工全髋关节主要分为骨水泥型与无骨水泥型两种。多数人认为，全髋置换适用于身体相对健康有移位的老年股骨颈骨折患者。应用骨水泥可明显减轻疼痛，翻修率低，髋关节功能好，并可提高患者行走功能和日常生活自理能力。但对于比较年轻、无明显骨质疏松的患者，多采用非骨水泥型假体。

## 228

## 陈旧性股骨颈骨折应怎样治疗？

历史上，对陈旧性股骨颈骨折的治疗主要从改善负重力线和促进骨折愈合两方面考虑。多采用股骨粗隆间截骨术（Mc Murray 截骨术）、粗隆下外展截骨术（即 Shanz 截骨术）、股骨头切除及粗隆下外展截骨术（即 Batehelor 截骨术）等手术方式，也有人配合带血管蒂、肌蒂骨瓣或联合蒂骨瓣移位术，以促进骨折愈合，提高了愈合率。这些术式过去曾被广泛应用，并取得了一定效果。但随着科学技术的进步，特别是人工关节置换术的优越性被证实以来，这些术式被逐渐淡出。目前，对于年龄较大者，骨折不愈合、股骨头坏死者建议行人工髋关节置换术。人工全髋关节置换可迅速改善患者的肢体功能，提高患者的生活质量，应该是最佳选择。

## 229

## 影响股骨颈骨折愈合的因素有哪些？

（1）年龄：老年人愈合慢。

（2）骨折类型：头下型和头颈型因血液循环受累，影响愈合，甚至不愈合。

（3）并存病：股骨颈骨折老年人多发，同时又伴有骨质疏松，心脑疾患、代谢病等并存病，亦影响骨折愈合。

（4）医源性因素：治疗不当，对位不佳，固定不牢，内固定物取出过早，功能锻炼不当等均可影响骨折愈合。

### 230

### 股骨转子间骨折应如何治疗?

股骨转子间骨折是老年人的常见损伤，由于高龄患者长期卧床易引起各种并发症，故除非有特殊禁忌，多采用手术治疗。带锁髓内钉（gamma 钉）曾被广泛应用于临床。PFNA 是新改进的内固定系统，PFNA 的螺旋刀片技术使其对骨质的锚合力得到提高，更适用于骨质疏松和不稳定性骨折患者。本术式创伤小，操作简单，且有利于患者的早期负重，是目前这种骨折的首选治疗方法。

## （二）髋关节损伤

### 231

### 股骨头骨折的发生机制及分型怎样？如何治疗?

股骨头骨折常与髋关节脱位一起发生。髋关节后脱位伴有股骨头骨折是在髋关节屈曲 60 度左右，并处于非自然的内收或外展位，暴力沿着股骨干轴心传导所致，在这个位置上，股骨头撞击坚强的髋臼后上缘造成脱位并伴有股骨头骨折。

（1）分型：Pipkin 分型

1）第一型：髋关节后脱位伴有股骨头在陷凹中心远侧的骨折。

2）第二型：髋关节后脱位伴有股骨头在陷凹中心近侧的骨折。

3）第三型：第一型或第二型还伴有股骨颈骨折。

4）第四型：第一、二型或三型还伴有髋臼骨折。

（2）治疗

1）Pipkin 一型：可用闭合复位治疗，行胫骨结节骨牵引，持续 6 周，然后允许患者逐步进行承重活动 6 ~ 8 周。

2）Pipkin 二型：如手法复位成功，可按一型治疗。若不成功，可行手术治疗，小骨折片可摘除，较大骨折片，则需复位固定，可选用可吸收螺钉固定。

3）Pipkin 三型：其治疗应考虑到病人年龄和伴有的损伤。对年轻患者，宜做切开复位内固定，对年老患者，可考虑行人工全髋置换术。

4）Pipkin 四型：通常根据髋臼骨折的类型决定其治疗。

## 232

### 髋关节脱位是怎样引起的？有哪几种类型？

髋关节脱位（dislocation of hip joint）是一种严重损伤，因为髋关节结构稳固，必须有强大的外力才能引起脱位。在脱位的同时软组织损伤亦较严重。且常合并其他部位或多发损伤。因此患者多为活动很强的青壮年。一般分为前脱位、后脱位及中心脱位 3 种类型。

脱位后股骨头位于 Nelaton 线（髂骨前上棘与坐骨结节连线）之前者为前脱位。脱位于该线之后者为后脱位。股骨头被挤向中线，冲破髋臼而进入骨盆者为中心性脱位。3 种类型中以后脱位最为常见。这种损伤应按急诊处理，复位越早效果越好。

## 233

### 髋关节脱位的临床表现如何？

（1）外伤后患髋肿痛，活动受限。

（2）后脱位时患髋屈曲，内收、内旋、短缩畸形。

（3）前脱位时患髋伸直外展外旋畸形。

（4）中心脱位时患肢短缩畸形，髋活动受限。

## 234

### 如何诊断髋关节脱位？

（1）有明显外伤史。

（2）患髋肿、痛，活动受限。

（3）患髋屈曲内收、内旋畸形，或外展外旋畸形。

（4）X 线拍片：可见脱位，或合并髋臼骨折。都有髋部疼痛。

## 235

### 从临床体征如何鉴别髋关节脱位与股骨颈骨折？

髋关节脱位与股骨颈骨折都有外伤和髋部疼痛、功能受限等原因和症状，但是它们都有特异的临床表现，可资鉴别。

（1）髋关节脱位的临床表现

1）外伤后患髋肿痛，活动受限。

2）后脱位患髋屈曲，内收、内旋、短缩畸形。

3）前脱位，患髋伸直外展外旋畸形。

4）中心脱位，患肢短缩畸形，髋活动受限。

（2）股骨颈骨折的临床表现

1）中老年人有摔倒受伤史：伤后感髓部疼痛，下肢活动受限，多数不能站立和行走。少数伤后并不立即出现活动障碍，仍能行走，但数天后髓部逐渐疼痛加重，甚至不能行走，说明受伤时可能为稳定性骨折，以后发展为不稳定性骨折。

2）患肢出现外旋畸形，一般在45°～60°之间。

3）患髋有压痛，下肢轴向叩击痛。

4）患肢缩短 Bryant 三角底边较健侧缩短；股骨大转子上移在 Nelaton 线之上。

## 236 髋关节后脱位如何治疗?

对新鲜髋关节脱位主要是手法复位。必须施以确实麻醉，以保证肌肉松弛。

（1）Bigelow 法（也称问号法）：病员仰卧，助手固定骨盆，术者一手握住患肢踝部，将髋、膝关节屈曲至 90°，另一前臂放在腘窝处向上牵引，开始先使髋关节屈曲、内收、内旋（使股骨头离开髂骨），然后一面持续牵引，一面将关节外旋、外展、伸直、使股骨头滑入髋臼而复位（助手可协助将股骨头推入髋臼）。因为复位时股部的连续动作呈“?”形，似一问号，故称“问号法”复位。左侧后脱复位时，股部的连续动作如一个正“问号”，反之，右侧后脱位为一反“问号”。

（2）提拉法（Allis 法）：患者仰卧，助手的动作和术者的位置同上法，复位时术者先将患侧髋和膝关节屈至 90°，使髂股韧带和膝屈肌松弛，然后一手握住小腿向下压，另一前臂套住膝后部向上牵拉，使股骨头向前移位接近关节囊后壁破口，同时向内外旋转股骨干，使股骨头滑入髋臼，助手可同时将股骨头向髋臼推挤复位。复位时常可听到或感到一明显响声。此法比较安全。

（3）复位后的处理：固定，复位后可用单侧髋人字石膏固定或牵引治疗 4～5 周以后可扶拐早期活动，但患侧不能负重，待 6～8 周后，再负重走路。

（4）手术复位的适应证：手法不能复位，应考虑及时手术复位。髋臼上缘大块骨折，需手术复位并做内固定。

## 237

### 髋关节脱位的并发症有哪些？如何治疗？

(1) 骨折：髋关节脱位可合并髋臼骨折或股骨头骨折，偶有股骨干骨折与髋脱位同时发生，一般需切开复位内固定。

(2) 神经损伤：约 10% 的髋后脱位患者，坐骨神经可能被向后上方移位的股骨头或髋臼骨块挫伤，可引起患侧坐骨神经麻痹，脱位整复后，约 3/4 病例麻痹逐渐恢复，如不恢复，则应早期神经探查，行粘连松解等手术。

(3) 血管损伤：血管损伤的并发症极为少见，髋关节前脱位偶可引起股动脉、静脉的压迫症状，此时应立即在充分麻醉下采用手法整复，操作时避免暴力。

(4) 股骨头缺血性坏死（ischemic necrosis of femoral head）：因髋关节脱位而不可避免发生的关节囊损伤及圆韧带断裂，可能影响股骨头血供，约有 10% 病例发生缺血性坏死，在 12 个月左右 X 线片可见到改变，一经诊断，应减少负重、投于改善循环药物，亦可选择早期钻孔减压治疗。严重者则需行人工全髋关节置换术。

(5) 创伤性关节炎：此为晚期并发症，这是缺血性坏死不可避免的结果，也可发生于髋关节脱位合并关节面骨折后，一般说，脱位整复后 2 ~ 3 年患者应避免过分负重，以推迟或减轻创伤性关节炎发生。

## 238

### 髋关节前脱位的特点是什么？

髋关节前脱位较后脱位少见，约为后脱位的 1/10。据 Aufanc 等的统计为后脱位的 4%，Thompson 等的统计为后脱位的 9%，Brav 等的统计则为 14%。

髋关节前脱位的损伤机制是在下肢过度外展外旋时遭到外展暴力或大腿后方向前的暴力，使前关节囊撕裂，股骨头向前方脱位。

髋关节前脱位的特殊体征是患肢呈外展、外旋和屈曲畸形，肢体短缩，弹性固定。腹股沟处或闭孔处肿胀，并可触及股骨头。

## 239

### 髋关节前脱位如何手法复位？

(1) Addis 法：采用全身或半身麻醉。患者仰卧，助手向下压迫髂前上棘，固定骨盆，术者握患肢屈曲髋部和膝部到90°，内旋患肢在中立位，向上作持续牵引，轻柔的摇摆运动和内旋，将股骨头滑入髋臼内，在维持向上牵引的同时，伸展放平下肢成伸直位，完成复位。

（2）回旋法（反 Bigelow 法）：麻醉同前。操作步骤和后脱位复位相反。①外展外旋；②再过度屈髋、屈膝；③内收内旋，可感到股骨头已滑入髋臼内；④伸直下肢，即可完成复位。

（3）推拉法：麻醉同前。患者仰卧，一助手固定骨盆，另一助手握住小腿，屈膝约90°，徐徐增加患肢外展和外旋，同时用力向下方牵引。术者站于对侧或两胯之间，用手掌向髋臼方向推送股骨头，同时在牵引下内收患肢，当感到股骨头纳入髋臼的弹响时，即已复位，放松牵引后畸形消失。

## （三）股骨干骨折

### 240

### 股骨干骨折的手术治疗方法主要有哪些？

股骨干骨折是常见的骨折之一，约占全身骨折的6%。手术治疗股骨干骨折的方法多种多样，从多种接骨板、多种髓内钉（V 形、梅花形等）等。目前常用的有：

（1）AO 系列钢板：AO 钢板是一种坚强的内固定，钢板固定牢固，可以施行骨折端局部加压，曾被认为是创新的骨折内器材。但钢板弹性模量远远大于骨皮质的弹性模量。负重时，骨质所受的生理应力明显减少，因此容易造成钢板下骨质疏松，甚至导致固定失败。已很少使用。

（2）BO（biological osteosynthesis）固定：其理念是保护骨折局部血运与软组织，不剥离骨膜，不强求骨折解剖复位，变坚强固定为稳定固定，为骨折愈合创造最好的条件。也称为微创接骨术（minimally invasive osteosynthesis）。钢板有 LISS 钢板（微创锁定钢板）、有限接触动力加压钢板（limited contact dynamic compression plate，LC-DCP）、WP（wave plape）等。锁定钢板是一种带有螺纹孔的骨折固定装置，这些孔在带有螺纹头的螺钉拧入后，钢板就成为一种（螺钉）角度固定装置。钢板的固定是不依靠骨摩擦力来实现连接，而是完全依靠钢板自身的交锁结构来实现。钢板与骨头表面可以留有一定间隙，对骨皮质无加压力，对骨膜不产生压力，从而保护骨膜的血运，消除了钢板与骨重压接触的不良作用，极大改善了局部血运，促进骨折愈合。而传统钢板是依赖于骨－钢板界面的摩擦力来完成钢板对骨的加压。锁定钢板构筑的内固定支架属弹性固定，在载荷存在的情况下，骨折块间有应力刺激，这种刺激有利于骨痂形成，有利于骨折愈合。

（3）带锁髓内钉：是在普通髓内钉基础上发展起来的。它保留了髓内钉的优点，增加了稳定性，可以在微创技术下完成，是股骨骨折的一个好的选择。它的优点另有论述。

## 241 带锁髓内钉治疗股骨干骨折的优缺点?

1986 年召开的国际第 3 次髓内钉专题会议肯定了带锁髓内钉（locking intra-marrow needle）是近年来髓内钉应用领域中三大进展之一。目前，带锁髓内钉治疗长管状骨骨折在欧美国家已达 90% 以上。在我国，带锁髓内钉已成治疗股骨干骨折的主要内固定方法之一，带锁髓内钉是根据 3 个原理设计的：①内夹板原理：带锁髓内钉依靠远端和近端的锁钉将碎骨块固定在一起，故称为髓内夹板；②轴心原理：坚强的髓内钉置于髓腔内的中轴线上，作为骨的中轴，并由锁钉固定避免了骨折的旋转、侧方移位，达到坚强的内固定；③最长力臂原理：髓内钉较钢板的力臂要长得多，受到的力较钢板小得多，稳定性也就更好。

其主要优点是：

（1）主针位于髓腔内，为中心固定。

（2）压力遮挡小，无弯曲应力。

（3）内固定牢靠可防旋转及短缩移位。

（4）闭合置钉，手术创伤小，减少了骨折周围软组织及骨膜的剥离，不破坏局部血运，有利于骨折愈合。

（5）可早期离床锻炼。

（6）缩短住院时间，减少费用。

该术式的主要缺点是医护人员及患者术中要接受一定量的 X 射线照射。

## 242 股骨干骨折合并髋关节脱位的特点及治疗方法如何?

（1）特点：股骨干骨折合并髋关节脱位是一种少见的高能量损伤，容易漏诊。其原因是患者就诊时，患者和医生往往都只重视股骨干骨折，而忽视了脱位的存在，以致漏诊。漏诊的发生率各家报道不一，时间从数日到数月不等。预防方法是初诊时必须详细问诊、仔细查体，全面检查，就不会有漏诊的发生。应该是查体如发现患者除了大腿的短缩和成角畸形和肿胀等以外，臀部也有肿胀和压痛，触摸臀部时可触到脱出的股骨头，加拍一张 X 线平片就可一目了然。

（2）治疗方法：急诊处理。至于是先复位固定股骨干骨折再复位脱位，还是先复位脱位，再复位固定骨折，意见不一，可根据术者的经验和条件选用。

1）先复位脱位：依式切开并显露骨折端，由上折端插如骨髓针，以此为杠杆把持，以备牵引、屈曲、旋转髋关节用；另一人则于患者臀部推压股骨头，在肌肉松弛的情况下，容易复位；然后再逆行穿针，复位固定股骨干骨折，完成手术。

2）先复位骨折：依式切开复位、采用不同内固定方法固定股骨干骨折，然后再复位髋关节脱位。

### 243 股骨远端骨折的治疗方法如何选择?

股骨髁上及髁间骨折的治疗历来较为困难，这些骨折常是不稳定的和粉碎性的，且多发生于老年人或多发伤的患者。随着骨科内固定器械的改进和发展，治疗方法趋向于手术内固定。Healy 和 Brooker（1983 年）对手术治疗（主要用钢板及螺钉）及非手术治疗股骨远端骨折的效果进行比较，发现手术治疗的功能结果良好率为 81%，而闭合方法治疗的功能结果良好率仅为 35%。除单纯无移位骨折外，建议对所有股骨远端骨折均采用手术治疗。

股骨远端骨折类型复杂，没有一种内固定方法可通用于所有类型骨折。根据骨折类型的不同，目前可选用的内固定方法有："T" 形钢板或 "L" 形钢板、股骨髁螺钉、股骨髁角钢板、动力髁螺钉、股骨髁钢板、股骨远端带锁髓内钉等多种多样，需要根据不同骨折类型予以考虑。其中常用者为股骨髁钢板、股骨髁角钢板、动力髁螺钉、股骨远端带锁髓内钉等。

### 244 股骨远端骨折何时选择外固定架治疗?

外固定架治疗股骨远端骨折，需要跨膝关节固定，由于存在针道感染及关节僵硬的潜在危险，一般只作为暂时性固定方案。因此，这种方法只用于最严重的开放性骨折。

## （四）膝关节损伤

### 245 为何应重视膝关节损伤的临床诊治?

膝关节损伤的诊断一经确定，处理必须及时。在治疗原则上，最主要的问题是对损伤的早期处理，既往由于对膝关节的各种损伤除骨折外均不甚重视，不认为后期会出现较严重的残障，加上诊断手段的落后，因而对某些损伤失去了早期正确处理的时机，以致疗效欠佳，给后期处理增加了很多困难。并发症一旦出现，疗效更差。早期处理的基础显然是确切的诊断，首先是不放过任何可疑的病情。对有明确外伤史，同时又有急性关节肿胀的病例，即使无其他阳性体征，也必须及时进一步检查。对某些病例关节镜检查和治疗是最直接而有效的手段。膝前外侧旋转不稳定多是前交叉韧带断裂早期漏诊而继发形成的病症；有的髌骨半脱位也往往在急性期忽略了膝内侧结构撕裂损伤的处理而遗留成疾。其次应警惕合并伤的存在。骨骼、韧带、关节囊、半月板和肌肉都是维持膝关节稳定的因素，一种外力致伤涉及的组织不是单一的，在明确某组织损伤的同时，必须考虑有相关组织损伤的可能。仅仅处理复合伤的一部分而导致后期发展成为更加严重残障的病例屡见不鲜。目前诊断手段已有提高，关节镜检查无需作为常规，但不可不备；B 型超声波检查也已有人在用；做 X 线检查的同时加做 CT、MRI 检查有助于提高诊断水平，已被用为常规。

## 246

## 如何治疗新鲜髌骨骨折？

髌骨骨折（patellar fracture）的初步治疗应包括患肢伸膝位或轻度屈膝位固定以及局部冷敷。骨折移位较小、关节面不平较轻、且伸肌支持带完整的闭合性骨折，非手术治疗可获得成功。非手术治疗包括：从踝关节至腹股沟的长腿管型石膏将膝关节伸直位固定 4 ~6 周。骨折分离移位较大或关节面不平者，则是手术指征。

## 247

## 髌骨骨折手术复位及内固定有哪些方法？优缺点如何？

（1）钢丝环形结扎固定，在过去 10 余年是一个普遍的方法，目前已被坚强的固定并使关节功能早期活动的方法替代。

（2）穿过两个骨片的钢丝结扎固定。

（3）张力带钢丝固定，其固定原理是以钢丝的适当位置，将造成骨片分离的分力或剪式力量转化成为经过骨折处的压缩力，可使骨折早期愈合及早期进行膝关节功能锻炼。

（4）改良张力带固定，用两枚克氏针从下而上穿过两端骨片，然后用钢丝绕过两枚克氏针 8 字形结扎固定。其优点是使髌股关节面对合良好，避免开口，避免创伤性关节炎发生；因有两根克氏针穿入髌骨，分担了应力，保持髌骨的稳定；术后不需外固定，骨折愈合快，膝关节活动功能好。

(5) 其他还有用髌骨爪、聚髌器固定髌骨骨折的。

## 248

## 髌骨骨折手法复位及外固定有哪些方法？如何评价？

髌骨骨折如无移位，或骨片分离 3~4mm，可通过手法复位，用长腿石膏或髌骨圈等外固定治疗。非手术治疗不易解剖复位，但多可获得较好的关节功能。

## 249

## 髌骨粉碎性骨折如何治疗？

对髌骨粉碎性骨折，不应切开股四头肌腱在髌骨表面的延续部，以免骨折块分离，将粉碎骨折块复位用克氏针临时贯穿固定，使粉碎骨折变成上下两大块，用环形钢丝或张力钢丝固定，除不能复位的粉碎骨折外，应尽量保留髌骨。

## 250

## 髌骨切除对膝关节功能有何影响？

髌骨是人体中最大的籽骨，它是膝关节的一个组成部分，切除髌骨后，在伸膝活动中可使股四头肌肌力减少 30% 左右，因此，髌骨能起到保护膝关节，增强股四头肌力，伸直膝关节最后 10°~15°的滑车作用。除不能复位的粉碎型骨折应尽量保留髌骨。

## 251

## 膝关节镜在膝关节损伤中有何应用？

膝关节镜检查及手术已成为膝关节疾患的重要检查及治疗手段，特别对半月板的诊断能在直视下观察，提高了诊断率。通过膝关节镜可行半月板部分切除、次全切除、全切除手术，能较好地保留半月板的功能。手术创伤小，术后可使关节功能很快恢复，通过关节镜还可行膝关节内游离体摘除，滑膜病检及交叉韧带断裂的修复、关节软骨变性、髌骨软化等病诊断和手术。

## 252

### 膝关节半月板切除对关节功能有何影响?

膝关节半月板（meniscus）具有重要的力学功能，应尽量不做半月板全切除手术。过去认为半月板无修复能力，半月板撕裂可导致创伤性关节炎，切除半月板无损于膝关节的功能的观点已被否定。近年来研究证实半月板承受通过膝关节的相当一部分负荷，远期疗效分析还表明切除半月板可导致后期关节软骨退变，过早地发生退行性关节炎。

## 253

### 膝关节半月板损伤手术方法如何选择?

鉴于半月板在膝关节的运动中具有重要的力学功能，半月板切除后可导致后期膝关节软骨变性，因此近年来在半月板损伤手术方法的选择上，渐呈姑息、无创的趋势。即力争以半月板部分切除代替全切除，以关节镜下手术代替开放手术，尽量保留部分半月板，对膝关节的功能的维持具有重要意义。

## 254

### 膝关节开放性手术和关节镜下手术有何区别?

随着关节镜技术的发展，特别是当配备有彩色医疗录像系统和先进的机动刀具器械时，与开放性手术相比较，在施术者技巧无明显差别的情况下，关节镜下手术具有的创伤小、术后病残轻、并发症少等优点。

## 255

### 交叉韧带损伤修复方法如何选择?

交叉韧带损伤（cruciate ligaments injury）分为前交叉韧带 ACL 和后交叉韧带 PCL 损伤。

前交叉韧带损伤较多见，且复合性损伤多于单纯性损伤。在前交叉韧带复合性损伤中，多同时合并有膝内侧副韧带、内侧半月板和关节囊等损伤。单纯前交叉韧带不全断裂，可先用长腿石膏固定患膝于屈曲 30°位固定 6 周，或行关节镜下缝合及交叉韧带修复重建术。

新鲜韧带损伤出现下列情况之一者，可行手术治疗：前交叉韧带断裂合并内侧副韧带损伤；后交叉韧带断裂和外侧副韧带损伤；膝关节前外侧或前内侧旋转明显不稳或出现内、外翻异常活动时；胫骨止点撕脱骨折者；伴有内侧半月板破裂者。

目前，关节镜视下的微创技术已为交叉韧带损伤治疗的首选。

256

### 内侧副韧带损伤修复方法如何选择?

内侧副韧带损伤（MCL injury，medial collateral ligament injury of knee）可分为部分断裂，完全断裂、合并半月板破裂或交叉韧带断裂 3 种。

新鲜的内侧副韧带损伤，如果为部分断裂，可将膝放于 20°～30°屈曲位，用膝关节前后石膏托固定，练习股四头肌，1 周后可带石膏下地行走，6 周后拆去石膏。因为内侧副韧带对于维持膝关节的稳定性极其重要，如果为完全断裂，必须予以手术修补。

## （五）胫骨平台骨折

257

### 胫骨平台指何处? 其临床意义若何?

胫骨上端与股骨下端形成膝关节。与股骨下端接触的面为胫骨平台（tibial plateau）。它有两个微凹面，并有内侧或外侧半月板增强凹面，与股骨髁的相对面形成运动轨迹，并增加膝关节的稳定性，胫骨平台是膝的重要负荷结构，一旦发生骨折，使内、外平台受力不均，必将继发骨关节炎。由于胫骨平台两侧分别有内、外侧副韧带，平台中央有胫骨粗隆及交叉韧带附着，当胫骨平台骨折时，常发生韧带及半月板的损伤。

258

### 胫骨平台骨折的病因是什么?

胫骨平台骨折可由间接暴力或直接暴力引起。高处坠落伤时，足先着地，再向侧方倒下，力的传导由足沿胫骨向上，坠落的加速度使体重的力向下传导共同作用于膝部，由于侧方倒地产生的扭转力，导致胫骨内侧或外侧平台塌陷骨折。当暴力直接打击膝内侧或外侧时，使膝关节发生外翻或内翻，导致外侧或内侧平台骨折或韧带损伤。

## 259

### 胫骨平台骨折有何临床表现?

伤后膝关节肿胀疼痛，活动障碍，系因关节内骨折均有关节内积血。应注意询问受伤史，是外翻或内翻损伤，注意检查有无侧副韧带损伤。关节稳定性检查常受到疼痛、肌肉紧张的限制而不能顺利完成，特别是在双髁粉碎骨折者。在单髁骨折者，对侧侧副韧带的压痛点，即为其损伤的部位。有韧带断裂者，侧方稳定性试验为阳性。清晰的膝正侧位 X 线片，可显示骨折情况。CT 及 CT 三维重建对了解有否骨折及骨折移位情况非常重要。

## 260

### 胫骨平台骨折如何分型?

Schatzker 将胫骨平台骨折分为 6 型。

Ⅰ型：外侧平台的单纯楔形骨折或劈裂骨折。

Ⅱ型：外侧平台的劈裂压缩性骨折。

Ⅲ型：外侧平台单纯压缩性骨折。

Ⅳ型：内侧平台骨折，其可以是劈裂性或劈裂压缩性。

Ⅴ型：包括内侧平台与外侧平台劈裂的双髁骨折。

Ⅵ型：同时有关节面骨折和干骺端骨折，胫骨髁部与骨干分离，即所谓的骨干 - 干骺端分离，通常患者有相当严重的关节破坏、粉碎、压缩及髁移位。

## 261

### 胫骨平台骨折怎样分类?

按 Hohl 和 Moore 分类，胫骨平台骨折分类包括：Ⅰ型，轻微移位；Ⅱ型，局部压缩；Ⅲ型，劈裂压缩；Ⅳ型，全髁型；Ⅴ型，双髁型。

## 262

### 胫骨平台骨折的并发症有哪些?

（1）畸形愈合：因胫骨平台主要由松质骨构成，周围有软组织附着，具有良好的血液供给及成骨能力，骨折容易愈合，但由于过早负重致胫骨内髁或外髁的塌陷；内固定不牢靠，粉碎骨折有缺损，未充分植骨造成畸形愈合，当膝内翻 >5°，外翻 >15°，患者行走时疼痛，应即时矫正手术，如胫骨结节下 3cm 做倒 V 形截骨术。

（2）创伤后关节炎：平台骨折后创伤性关节炎的发生率仍不十分清楚。但已有多位学者证实，关节面不平滑和关节不稳定可导致创伤后关节炎。青壮年骨折后出现退行性关节炎并不是人工全膝关节置换的理想适应证。若关节炎局限于内侧室或外侧室可用截骨矫形来矫正；若是两个室或 3 个室的严重关节炎，则需行人工关节置换术。在决定是否手术治疗时，年龄、膝关节活动范围及是否有感染等因素起着重要作用。

（3）膝关节僵硬：平台骨折后膝关节活动受限比较常见。这种难治的并发症，是由于伸膝装置受损、原始创伤致关节面受损以及因内固定手术的软组织损伤等所致。术后的制动使上述因素进一步恶化，一般制动时间超过 3 ~ 4 周，常可造成某种程度的关节永久性僵硬。

## 263

## 胫骨平台骨折如何诊断？

（1）一般均无困难，关键是对本病的认识，尤其是年轻医师对 X 线平片检查诊断经验不足时，易忽视 X 线平片上已存在的骨折线或平台被压缩的征象。

（2）伴有韧带损伤者仔细检查，必要时术中同时予以探查判定之。并注意有无腘动脉和腓总神经等伴发伤。

（3）CT 扫描和 CT 三维成像检查及 MRI 检查有利于明确诊断及治疗。

## 264

## 螺旋 CT 三维重建在胫骨平台骨折诊断和治疗中有何意义？

螺旋 CT 三维重建可明确地显示骨折移位的情况，在骨折的分型和关节面碎裂情况的描述上较平片优越，对手术方法的设计有重要意义。事实证明，CT 三维成像与手术中所见一致。结论是：螺旋 CT 三维成像技术可清晰显示骨折的部位、骨折线的走行方向、骨质碎裂程度和移位的距离以及关节面塌陷情况等，对术前分型、制订手术治疗方案具有重要的参考价值。

## 265

## 哪些胫骨平台骨折可行非手术治疗？

胫骨平台的完整性对膝关节功能的维持很重要，因此对有移位的胫骨平台骨折多采取手术疗法。但有些病例非手术治疗的效果可能更佳，如：①无移位的骨折或不全骨折；②轻度移位的稳定的外侧平台骨折；③患有骨质疏松的老年人的轻度不稳定的外侧平台骨折；④严重污染的开放性骨折；⑤合并严重内科疾患不适合手术的患者。

## 266 胫骨平台骨折手术的必要性和目的是什么？

胫骨平台骨折往往是高能量损伤的结果，属波及关节的一种严重的膝关节损伤。骨折不仅使平台的关节面碎裂、骨质压缩、负重部塌陷，并导致膝内外翻。还常常合并半月板、交叉韧带及侧副韧带损伤。临床上一直是难治性骨折之一，传统非手术治疗效果不好，常常遗留骨折畸形愈合，膝内外翻、关节僵硬以及创伤性关节炎。为了恢复胫骨平台的关节面，使骨折得到有效的复位与固定，重建肢体的功能，手术治疗是必要的选择。治疗目的是稳定的对合关系，关节面光滑完整，膝关节无痛且活动正常，并最大限度减少创伤性关节炎的发生。

## 267 胫骨平台骨折的手术适应证是什么？

Rasmussen 认为手术适应证是存在内翻或外翻 10°不稳定或膝关节屈曲 $<20°$，压缩和塌陷在 6～8mm。关节面的解剖复位，坚强的内固定和恢复塌陷骨折的植骨是治疗原则的三大要素。

## 268 胫骨平台骨折的手术治疗原则是什么？

胫骨平台骨折的手术治疗中应严格遵循以下原则：①骨折要力争解剖复位，才能恢复关节面的平整；②选用合适的内固定器械；③修复塌陷后缺损处植骨；④修补各类断裂的韧带，避免创伤性关节炎和关节畸形。

## 269 胫骨平台骨折的手术常选用什么切口？

对 Schatzker Ⅰ、Schatzker Ⅱ、Schatzker Ⅲ型骨折一般采用膝前外侧切口。此切口较前正中切口和外侧半月板入路关节疼痛症状较轻，活动范围较大，而且较少影响行走能力。

## 270

### 胫骨平台骨折的手术方法?

患肢腿根部上止血带、驱血。根据骨折类型选择不同切口：外髁骨折选膝外侧弧形切口；内髁骨折选择膝内侧弧形切口；双髁骨折，平台后份骨折选择膝前 Y 形切口。通过上述切口达胫骨上端，切开关节囊，显露关节腔，暴露平台关节面。对于双髁骨折、平台后份骨折，如显露困难，必要时需断开髌韧带，将髌骨向上翻。直视下用骨橇将骨折块进行复位，通过骨折部位或者另开窗进行橇拨塌陷的关节面，使之平整。取髂骨填塞骨缺损缝隙及支撑关节面。根据骨折情况，单纯内髁、外髁骨折可用松质骨螺钉或可吸收螺钉固定，达到固定骨折块及支撑关节面的目的。骨折块较大、较长以及干骺端有骨折的则选择 T、L 以及“高尔夫球杆形”等不同型的钢板固定。固定完成，反复冲净关节腔积血、血凝块，严密缝合关节囊及髌内外侧支持带，缝合切断的髌韧带。术后应放置引流管。

## 271

### 胫骨平台骨折的手术切口应注意哪些问题?

手术应选在软组织水肿消退后进行，可有效降低术后切口并发症的发生。手术暴露的关键是切口的选择，膝内外侧弧形切口及膝前 Y 形切口，均能较好显露胫骨平台，可直视下复位、植骨和固定。膝外侧弧形切口下有丰富的肌肉组织，血供相对较好，可以很好地覆盖较大的内置物，而且显露较为广泛，皮肤坏死和感染的情况较少发生。手术切口应尽量避开挫伤的皮肤，否则将大大增加发生皮肤切口并发症的危害性。胫前区解剖上是一相对缺血区，加上伴有的软组织严重损伤，手术中应注意尽量减少皮瓣的剥离，否则易造成软组织的坏死和感染。对于开放性骨折，清创应彻底，应将已失活的肌肉、坏死组织彻底清除，已失活的组织保留在创口内是十分有害的。

## 272

### 胫骨平台骨折常选用哪些内固定方法?

(1) 劈裂骨折（Ⅰ型)：先整复骨折远端，再由后向前上推挤整复骨折近端，用克氏针暂固定，骨折近端用拉力松质骨螺钉沿平台关节面软骨下至内侧皮质固定，骨折远端可用拉力皮质骨螺钉固定。

(2) 塌陷骨折 (Ⅱ型): 在胫骨上端的前外侧皮质骨, 用骨凿形成骨洞, 将骨冲击器, 由骨孔插入, 向上将塌陷骨折片抬起, 在塌陷区空腔植骨, 可不用内固定或用一枚松质骨螺丝钉固定。

(3) 劈裂塌陷型骨折 (Ⅲ型): 先将劈裂骨折向外翻转, 显露塌陷骨折片, 用骨膜起子复位塌陷骨折片, 塌陷空腔植骨, 再将劈裂骨折复位, 用两枚螺丝钉固定, 对老年骨质疏松者亦可用 L 形和 T 形的支撑钢板固定。

(4) 内外髁的 T 形和 Y 形骨折 (Ⅳ型): 复位操作方法与整复一侧平台劈裂塌陷相似, 但先整复移位较重侧平台的骨折面, 后整复移位较轻侧平台的骨折片及其他较大的碎骨片, 尽可能恢复平台关节面, 使其平整。在移位重的一侧用 T 形和 L 形钢板固定, 移位轻的一侧用短钢板固定。

## 273

## 胫骨平台骨折可用外固定架治疗吗?

复杂的胫骨平台骨折亦可用外固定架治疗。使用外固定架治疗复杂的胫骨平台骨折能较好维持关节复位及轴向对线, 并允许早期活动, 但其条件必须施以有限的手术, 如塌陷骨折开骨窗行植骨垫高; 劈裂骨折行空心螺丝钉固定, 使关节面平整, 才能进一步使用外固定架, 另外外固定架的针必须尽量在关节面下 1.5cm 的关节囊外, 以免置针感染进入关节。

## 274

## 胫骨平台骨折合并韧带或半月板损伤者应如何处理?

胫骨平台骨折并发侧副韧带损伤, 如果未予治疗尽管胫骨平台骨折愈合良好, 仍可出现关节不稳, 且晚期结果较差。Bennett 和 Browner 报道, 骨折合并半月板损伤者为 20%, 20% 有内侧副韧带损伤, 10% 有前交叉韧带损伤, 3% 有外侧韧带损伤, 3% 有腓总神经损伤。内侧副韧带损伤最常见于胫骨平台Ⅱ型骨折, 而半月板损伤常见Ⅳ型骨折, 如果胫骨髁间隆突骨折并移位, 可通过骨性隧道将其用钢丝固定, 前交叉韧带中部断裂应予缝合, 半月板完全断裂者应该切除, 边缘游离者可行缝合。

## 275

## 老年人的胫骨平台骨折应怎样处理?

骨质疏松是老年人胫骨平台骨折的内在原因, 轻微创伤即可导致骨折。而且易致平台塌陷，骨质缺损，内固定不易牢固。因常伴有高血压、心脑血管病、糖尿病等老年性疾病，更增加了治疗难度。传统的非手术治疗，如石膏和牵引需要长期卧床，容易导致一系列并发症，膝关节功能恢复欠佳。因此，对老年患者同样应采取积极态度。

早期手术治疗原则之一是恢复关节面的平整和关节稳定，复位后有骨缺损者应同时植骨，解决骨缺损。并选用可靠的内固定器材，使其有坚强的骨支撑作用，有利于骨折愈合。术后早期开始肌肉收缩活动锻炼，术后1周进行膝关节被动活动，术后2周起嘱患者在床上进行膝关节主动活动，术后4周扶拐下地非负重活动，骨折愈合后方可负重，尤其是骨质疏松重者，更应增加保护时间，负重步行应较晚。

## 276

## 胫骨平台骨折术后应怎样处理?

胫骨平台骨折在解剖复位、坚强内固定后，对能遵守医嘱的患者尽量不作外固定保护，术后1周用被动持续活动练习器（continuous passive moment，CPM）练习膝关节活动，防止粘连，恢复关节功能。David等观察膝部软骨缺损在固定与功能练习条件下修复情况，证明早期功能练习可以促进关节软骨的修复。虽然关节活动应尽早进行，但负重则应在骨愈合牢固的基础上开始，以免骨折处再塌陷造成膝关节内外翻畸形，易引发骨关节炎。一般负重应在术后3个月以后。

## 277

## 胫骨平台骨折术后功能锻炼有何意义?

胫骨平台骨折复位固定，只达到了初步治疗目的，而关节功能恢复必须强调功能锻炼。胫骨平台骨折是关节内骨折，创伤所致关节腔内的纤维性渗出、积血，常致关节粘连、僵硬。术后早期被动持续活动练习器膝关节功能锻炼，既可加速关节软骨和关节周围的韧带和肌腱的愈合和再生，又可防止膝关节粘连、僵硬。并可使粗糙的平台关节面重新塑造，有利于远期关节功能的恢复。

## 278

## 胫骨平台骨折可用微创治疗吗?

胫骨平台骨折亦可用微创方法进行治疗。治疗方法包括有限切开、经皮螺钉、接骨板微创固定。关节韧带和半月板等组织的损伤可在关节镜辅助下进行。微创内固定系统（LISS）是治疗胫骨平台骨折的一项新技术。

## 279 胫骨平台骨折手术治疗取得满意疗效的条件是什么?

胫骨平台骨折手术治疗取得满意疗效的条件是：①选择合适的手术入路和使骨折达到解剖复位；②塌陷部位复位后应植骨；③半月板、交叉韧带、侧副韧带应修补；④选择合适的内固定材料作坚强内固定或正确运用外固定支架技术；⑤尽可能避免石膏外固定；⑥术后早期使用 CPM 练习膝关节活动。

## 280 胫骨平台骨折有哪些治疗要点?

胫骨平台部为海绵骨构成，其外侧皮质不如内侧皮质坚硬，且骨折发生时多为膝外翻位，故胫骨外侧平台骨折多发。

胫骨平台骨折属于关节内骨折，根据关节内骨折应达到解剖复位的原则，其治疗要点是使下陷及劈裂的骨折片复位，并用钢板支撑，恢复关节面的平整，纠正膝内、外翻畸形，减少创伤性关节炎的发生，早期活动关节，减少粘连的发生。

## 281 何谓 Segond 骨折?

Segond 骨折源自法国外科医生 Paul Ferdinand Segond，是指胫骨平台外侧撕脱骨折。就骨折本身而言，在临床上并不需要特别的手术治疗，但 Segond 骨折强烈提示前交叉韧带断裂。Segond 骨折位于胫骨平台近端背侧，与外侧关节囊的中央部分或外侧半月板胫骨韧带相连。受伤机制是屈膝位胫骨内旋损伤，这种受伤机制包括了胫骨外髁的旋转和向前的半脱位，在这种情况下外侧关节囊韧带出现损伤，膝关节屈曲位受到内旋暴力时，前交叉韧带是一级稳定结构，只有前交叉韧带损伤时，暴力继续传导作用于外侧关节囊时，才会出现 Segond 骨折。因其常合并有前交叉韧带断裂，故将 Segond 骨折作为诊断前交叉韧带断裂的强有力证据。

# （六）胫骨干骨折

282

## 胫骨中下 1/3 骨折有哪些临床特点？如何治疗？

正常胫骨干并非完全平直，而是有一个向前外侧形成 10°左右的生理弧度，胫骨干中上段略呈三角形，胫骨前内侧面仅有皮肤覆盖，胫骨中下 1/3 交界处较细弱，略呈四方形，是骨折的好发部位。胫骨的营养血管由胫骨干上 1/3 后侧穿入，在致密骨内行一段距离后进入骨髓腔，故胫骨中下段骨折，由于营养血管损伤，软组织覆盖少，血供差等特点，延迟愈合或不愈合的发生率较高。

由于胫骨中下 1/3 骨折具有以上特点，骨性愈合期较长，长时间石膏外固定，对膝、踝关节的功能必然造成影响，另外，由于肌肉萎缩及患肢负重等因素，固定期可发生骨折移位，因此，对此类骨折多采用手术复位内固定。内固定方法中，加压钢板螺丝钉内固定术曾被广泛采用，但近来研究发现，由于加压钢板的压力不易控制，压力过大可造成骨折端压迫坏死，影响骨痂生长，同时坚强的内固定，产生应力遮挡，使骨的生理应力消失，骨皮质因而萎缩变薄，拆除钢板后易发生再骨折。临床上由于加压钢板使用不当，造成钢板外露，骨不愈合，甚至形成慢性骨髓炎的例子也屡见不鲜。髓内钉内固定是一个较好的方法，被许多骨科医生选用。采取 BO 技术，使用锁定钢板也常被选用。近年来用外固定架治疗此类骨折的方法也逐渐得到重视，外固定架可使骨折得到确实固定，并便于观察和处理软组织，膝、踝关节运动不受影响。

283

## 如何选择胫骨干骨折内固定方法？

（1）螺丝钉内固定：斜形或螺旋形骨折可采用螺丝钉内固定，由于此种方法固定不够坚固，整个治疗期必须有坚强的外固定。

（2）钢板螺丝钉内固定：斜形或螺旋形骨折或粉碎骨折均可使用，由于胫骨前内侧皮肤及皮下组织较薄，因此钢板最好放在胫骨外侧，胫前肌的深面。

（3）髓内钉固定：胫骨干的解剖特点是骨髓腔较宽，上下两面均是关节面，且不容易控制旋转外力，故使髓内钉的应用受到限制。随着新型内固定器具的开发，目前，交锁髓内钉固定是大多数胫骨干Ⅰ、Ⅱ、ⅢA 型开放和闭合骨折治疗的首选方法。

## 284

### 外固定架和内固定治疗胫骨骨折有何区别?

由于胫骨解剖特点，骨折好发于中下段，血供差，前内侧软组织覆盖少，选择内固定，特别是钢板固定，将剥离骨膜及周围组织，影响骨折断端血供，且易发生感染。外固定架既可避免内固定的缺点，又可获得坚强的固定。特别对开放骨折，或皮肤有损伤的患者，更适合外固定架治疗。但不论选择内固定或外固定，只要适应证选择得当，技术操作符合要求，均可收到良好的效果。

## 285

### 可否固定腓骨治疗胫骨开放性骨折?

对胫骨中下段开放性骨折，因胫骨开发性骨折局部污染严重，不适合手术复位内固定，有人采取固定腓骨，胫骨骨折只作清创术，简单骨折复位，不剥离骨膜及周围软组织，不加内固定，皮肤一期缝合或延迟缝合，术后长腿石膏外固定，有利于骨折愈合。但这种非典型手术只能作为一种考虑，应根据情况而定，不能成为规律。

## 286

### 腓骨骨折都需要手术吗?

原则上，在小腿骨折的治疗中，通常都是以复位固定胫骨为主，胫骨复位固定以后，腓骨就随之达到功能复位。其中腓骨下段骨折，也就是距离踝关节 10cm 以内的骨折和外踝骨折，因为涉及踝关节的稳定性，多采取手术治疗。靠近腓总神经的腓骨上段骨折即使手术，也要考虑可能带来腓总神经损伤的风险，要取慎重态度。中段骨折属于可做可不做的位置，要因人而异。

近些年来，骨折的治疗迎来了巨大发展，新材料、新技术层出不穷，治疗观念也在改变。认为小腿的负重虽以胫骨为主，但腓骨同样也参与少部分负重，腓骨与胫骨的相辅相成作用也不容忽视，所以许多医生对腓骨骨折同样也采取手术疗法。

## 287

## 创伤性浮膝有哪些并发症？其治疗要点是什么？

同一肢体发生股骨和胫腓骨同时骨折，即创伤性浮膝（traumatic floating knee），早期并发症可发生休克、神经血管损伤，晚期可出现骨折延迟愈合、不愈合和膝关节功能障碍。

在抢救生命、防止休克的同时，积极处理骨折，给予坚强的内固定，防止骨折病，促进骨折愈合，恢复膝关节功能。

## 288

## 微型接骨板技术的优点是什么？

微型接骨板技术（minimully invasive percutanneous plate osteosynthysis，MIPPO）即微创经皮钢板骨桥接术，是国际骨折内固定研究协会推广的当今最新骨折内固定技术，所使用的内固定物包括 LISS（微创固定系统）、LCP 等，仅通过一长 3 ~ 4cm 小切口即可完成手术。该技术与常规手术相比具有创伤小、出血少、复位理想、固定可靠、不影响骨折端血运、骨折愈合快等优点。手术后 1 周病人即可持拐下地锻炼，该治疗方法是膝关节周围严重粉碎性骨折的最理想选择。

（邵　林　王立春　杨显声　王志成）

# 五、

# 脊柱骨折与脊髓损伤

# Spine Fractures and Spinal Cord Injuries

289. 上位颈椎解剖有何特点？ 146

290. 颈椎体表解剖标志对应哪个椎体水平？ 146

291. 如果 C7 ~ T1 显示不清，如何处理？ 147

292. 颈椎前软组织影像宽度的意义？ 147

293. 脊髓的血供有何特点？ 147

294. 脊髓血供的大体结构是怎样的？ 148

295. 颈椎的血供有何特点？ 148

296. 胸椎的血供有何特点？ 148

297. 腰骶椎血供有何特点？ 149

298. 上颈椎损伤如何分类？ 149

299. 寰椎骨折有哪些分型？ 149

300. 寰椎横韧带损伤如何分型？ 149

301. 寰椎横韧带损伤后如何治疗？ 150

302. 寰枕关节移位及不稳如何进行 X 线测量？ 150

303. 如何对寰椎骨折稳定性做出判断？ 150

304. 最易伤及神经的寰椎骨折有哪些？ 151

305. 齿状突骨折分类及其对寰、枢椎的稳定性有何影响？ 151

306. 寰枢椎脱位如何分型？ 151

307. 寰枢椎脱位的危险性如何？治疗目标是什么？ 152

308. 寰枢椎脱位应如何重建寰枢椎的稳定性？ 152

309. 难复性寰枢椎脱位如何定义？ 153

310. 难复性寰枢椎脱位的外科治疗方法有哪些？ 153

311. 难复性寰枢椎脱位如何治疗？ 154

312. 不可复性寰枢椎脱位如何治疗？ 154

313. 寰枢椎脱位外科治疗的原则和趋势是什么？ 154

314. 创伤性寰枢椎不稳的手术指征有哪些？ 155

315. 恢复枕－寰－枢区解剖稳定性有什么方法？ 155

316. 何谓 Hangman 骨折？ 155

317. Hangman 骨折如何分型及诊断？ 156

318. Hangman 骨折的致伤机制是什么？ 156

319. Hangman 骨折如何治疗？ 157

320. 何谓下颈椎损伤？ 157

321. 根据损伤机制颈椎损伤如何分类？ 157

322. 颈椎损伤急救的基本程序有哪些？ 158

323. 颈托有什么作用及何时应用？ 158

324. 颈托的种类？应用范围？禁忌证？ 158

325. Halo 支架的使用指征是什么？会有哪些并发症？ 159

326. 颈椎骨折脱位的治疗原则是什么？ 159

327. 颈椎椎弓根螺钉固定的手术适应证有哪些？ 160

328. 什么是下颈椎损伤 ABCD 分类系统？ 160

329. 颈椎后路手术有哪些固定方式？ 161

330. 颈椎损伤前路手术的目的是什么？适应证有哪些？ 161

331. 不同类型的颈椎前路钛板的优缺点？ 161

332. 解释非结构性和结构性骨移植有什么差异？ 162

333. 颈椎术后呼吸、吞咽困难的原因有哪些？ 162

334. 下颈椎骨折如何分类？ 162

335. 根据损伤机制颈椎损伤如何分类？ 163

336. 何谓铲土者骨折？其损伤机制是什么？ 163

337. 幸运性骨折是怎么回事？ 163

338. 不同外力对颈椎关节突脱位的位置有什么影响? 163

339. 脊柱三柱理论与损伤后稳定性的关系如何? 164

340. 颈椎矢状位距离测量参数? 164

341. 颈椎矢状位角度测量方法有哪些? 165

342. 颈椎矢状位椎体位移的测量参数有哪些? 165

343. 如何做颈椎动力位测量和评估?其方法是什么? 166

344. 颈胸交界处测量参数是什么? 166

345. 颈椎前路融合术后相邻节段退变的原因有哪些? 166

346. 下颈椎损伤的SLIC评分系统是什么? 167

347. 颈髓损伤的分类有哪些? 167

348. 脊髓内部结构与损伤分类的关系? 168

349. 颈髓损伤平面如何定位? 168

350. 什么是体感诱发电位?其局限性和干扰因素? 169

351. 颈椎椎管与脊髓受压的评估方法是什么? 169

352. 颈椎及颈髓损伤的手术时机如何选择? 170

353. 脊髓损伤治疗的现状是什么? 171

354. 颈椎骨折的手术治疗原则是什么? 171

355. 如何治疗下颈椎椎体骨折？ 172

356. 强直性脊柱炎颈椎损伤有哪些特点？ 172

357. 何为 K 线？评判方法？其对 OPLL 手术方式选择有何意义？ 173

358. 何谓脊髓震荡？ 173

359. 何谓脊髓休克？其发生机制是什么？ 173

360. 脊髓损伤的病理分型如何？ 174

361. 脊髓损伤的早期征象和可引起的并发症有哪些？ 174

362. 脊髓损伤患者气管切开的指征是什么？ 174

363. 脊髓损伤的手术指征是什么？ 175

364. 脊髓损伤的 Frankel 分级是什么？ 175

365. 神经干细胞参与神经再生的机制是怎样的？ 175

366. 脊髓不完全截瘫分几种？ 175

367. 何谓脊柱、脊髓损伤的综合治疗？ 176

368. 如何判断颈脊髓损伤的预后？ 176

369. 无骨折脱位脊髓损伤的机制是什么？ 177

370. 脊髓损伤疼痛综合征的机制是什么？如何处理？ 177

371. 颈椎椎弓根的解剖特点是什么？ 178

372. 颈椎椎弓根螺钉置钉技术有哪几种？ 178

373. 颈椎椎弓根螺钉内固定技术有哪些要点？ 179

374. CT导航技术引导下进行颈椎椎弓根钉置入的优缺点是什么？ 179

375. 寰枢椎后路椎弓根螺钉钢板固定的稳定性如何？ 180

376. 胸腰椎结构特点有哪些？ 180

377. 胸椎损伤前路手术的并发症有哪些？ 181

378. 胸椎损伤后路手术的并发症有哪些？ 181

379. 胸腰椎骨折如何分类？ 181

380. 如何判断胸腰椎骨折的稳定性？ 182

381. 何谓Chance骨折？ 183

382. Chance骨折的受伤机制及骨折特点是什么？ 183

383. Chance骨折如何诊断？ 184

384. Chance骨折如何治疗？ 184

385. 何谓ASIA脊髓损伤分级？ 184

386. 脊髓损伤可出现哪些病理变化？MRI对诊断脊髓损伤有何诊断意义？ 184

387. 脊髓出血的MRI特点及预后是什么？ 185

388. 脊髓水肿的MRI特点及预后是什么？ 185

389. MRI 对脊髓压迫有何诊断意义？如何处理？ 185

390. CT、MRI、DSA 对脊椎损伤有何诊断意义？ 186

391. 脊髓损伤慢性期的病理改变、MRI 特点及其治疗和预后分别是什么？ 187

392. 急性脊髓损伤如何用药物治疗？ 187

393. 脊柱骨折后首先要确定的问题是什么？ 188

394. 如何确定脊柱的稳定与否？脊柱不稳定分度如何？ 188

395. 脊柱骨折 AO 分型是什么？ 188

396. 胸腰椎损伤分类及损伤程度评分系统？ 190

397. 胸腰椎骨折 TLICS 评分对指导临床治疗的意义是什么？ 190

398. 新的脊柱载荷分享评分法？ 191

399. Bodford 评分法（改良 Frankel 分级法）？ 191

400. 何为截瘫指数？ 192

401. 脊柱骨折手术入路的选择原则是什么？ 192

402. 脊柱骨折手术方式包括哪些内容？ 193

403. 后路固定器械治疗胸腰椎骨折有哪些优缺点？ 193

404. 胸腰椎骨折前路手术的适应证及进展如何？ 193

405. 胸腰椎骨折前路减压固定术的并发症有哪些？ 194

406. 恢复胸腰椎解剖结构及其稳定性的意义是什么？ 194

407. 椎弓根螺钉系统有几种改进型？其利弊如何？ 195

408. 何谓脊柱内固定万向椎弓根螺钉？有什么优点？ 195

409. 胸腰段脊椎骨折术后发生椎弓根螺钉断钉的原因有哪些？ 195

410. 脊柱椎弓根螺钉断钉的医源性因素有哪些？怎样预防？ 196

411. 椎弓根螺钉置入可一劳永逸吗？ 197

412. 如何选择胸腰椎骨折的手术适应证？ 197

413. 如何选择胸腰骨折手术入路？ 198

414. 椎体成形术的适应证和禁忌证有哪些？ 198

415. 椎体成形术手术相关并发症有哪些？ 199

416. 椎体成形术有什么优点？ 199

417. 椎体成形术的镇痛机制是什么？ 199

## (一) 颈椎损伤

### 289

### 上位颈椎解剖有何特点?

上位颈椎一般指第 1、2 颈椎，其结构形态特殊，分别称之为寰椎（atlas）、枢椎（axis，dentata）。

寰椎系一个环形骨块与头颅连接。寰椎无椎体，由前后两骨弓以及两侧块连接成环状。前弓为寰椎前 1/5 部弓形骨板，中央部前突称前结节，其后部凹陷形成卵圆形关节面，与枢椎齿状突相关节，是颈椎的主要旋转关节。后弓与侧块连接处上面有一深沟，称颈动脉沟，有椎动脉及枕下神经通过。前后弓与侧块相连处较为脆弱，是力学上的薄弱部，侧块是寰椎两侧骨质增厚部，上面有椭圆凹形关节面与枕骨髁形成枕寰关节，主仰头及伸屈功能。侧块内面有一结节为寰横韧带附着部，该韧带把椎管分成大小不等两个部分，前方小部分容纳齿状突，后方则通过脊髓。

枢椎自椎体向上有柱状突起，称为齿状突（odontoid）。齿状突长 14 ~ 16mm，根部较扁，前后各有一关节面，分别与寰椎前弓的齿状突关节面及寰椎横韧带相连。齿状突两侧各有圆形关节面，向外与寰椎下关节突、第 1 颈椎构成关节。寰、枢椎在发生和发育过程中变异较多，如齿状突缺如，基底发育障碍，或中央发育不全，寰椎枕化，寰枢融合等，由此可引起上位颈椎不稳，继发移位及脊髓受压等。由于齿状突位于寰椎孔的前部中央的特定位置，其损伤类型及位置的移动与脊髓的损伤有密切关系。

### 290

### 颈椎体表解剖标志对应哪个椎体水平?

（1）下颌角 C2 ~ 3

（2）舌骨 C3

（3）甲状软骨上缘 C4 ~ 5

（4）环甲膜 C5 ~ 6

（5）颈动脉结节 C6

（6）环状软骨 C6

## 291

### 如果 C7～T1 显示不清，如何处理？

（1）方法 1：拍摄游泳位片。拍摄时患者仰卧，手臂伸过头顶，使 X 线斜向上从腋下透过。

（2）方法 2：拍摄时向尾端牵拉患者手臂。

（3）方法 3：拍摄该水平双侧斜位片。

（4）方法 4：拍摄该水平 CT 三维重建。

## 292

### 颈椎前软组织影像宽度的意义？

（1）正常成年人颈椎前软组织影的宽度在 C2 为 7mm，在 C6 为 22mm，其宽度不应超过同节段椎体矢状径的 50%。

（2）上述数值不适用于儿童：儿童的颈椎前软组织影比成年人宽。

（3）宽度增厚提示可能由颈椎前部骨与韧带结构引起的软组织损伤或感染。

## 293

### 脊髓的血供有何特点？

脊髓动脉供应来源主要有：①椎动脉的脊髓前、后动脉；②颈深动脉、肋间动脉、腰动脉和骼动脉的脊髓支。这些脊髓支伴相应脊神经进入椎间孔，称根动脉，沿脊神经前后根进入脊髓。上部颈髓血供大部来自椎动脉。左右椎动脉在延髓上升段中各发出两支下行小动脉，上部一对动脉转向脊髓背部，形成脊髓后动脉。下一对动脉形成脊髓前动脉，沿脊髓前正中裂迂回下降，途中接受 6～8 支根动脉。脊髓前、后动脉有分支吻合。根动脉进椎管后分为前根动脉和后根动脉，与相应段的脊髓前、后动脉相延续。

脊髓的血液供应，在两个来源不同的分布区移行带部分，可称之危险区。胸 1～胸 4 和腰 1 部位就是危险区。此区血管损伤常导致脊髓缺血改变。

脊髓的沟动脉或中央动脉来源于脊髓前动脉，为脊髓内动脉，进入前正中裂向纵深分布至前白质联合。脊髓前动脉每 1cm 约分出 6 条前中央动脉，每支供血范围 0.4～1.2$cm^2$。约占脊髓的前 2/3。脊髓后动脉分出小支直接供应脊髓的后 1/3。

## 294

### 脊髓血供的大体结构是怎样的?

脊髓由根髓动脉提供营养，根髓动脉从大血管发出，进入椎管后到达脊髓灰质和白质。节段血管发自颈部、胸部和腹部大血管，分布于每个节段，双侧成对分布。分为前支和后支；后支为主要血管，进而分为肌肉支和脊柱支。脊柱支横行穿过椎间孔和神经根时，分为前根动脉和后根动脉。脊柱共 31 对根动脉，对应每个节段，供养脊髓的数量不多，绝大多数止于神经根、硬膜或软膜丛。供给脊髓的前根动脉为纵行单个脊柱前动脉（ASA），供给脊髓前 2/3 实质，称为前根髓血管。常于矢状面分为两叉，分成很多支中央动脉，至脊髓中央，终止为由外至内、离心状毛细血管床，在灰质中的密度为白质中的 5 倍。在腰骶部最密集，其次为颈部和胸部。脊髓实质后 1/3 为成对的脊柱后动脉供给（PSA），为后根动脉分支。比 ASA 小得多，破坏后引起脊髓缺血的效应很小。与 ASA 终末方式不同，PSA 以向心状供给脊髓实质。ASA 和 PSA 间直接的解剖连接，仅证实在脊髓圆锥部位存在。脊髓实质内部，前后供给间存在重叠。

## 295

### 颈椎的血供有何特点?

颈椎的 ASA 起自最近端的两个椎间动脉，起始最粗，向远端走行，逐渐变细，直至胸椎。上颈椎节段动脉源于椎动脉，下颈椎源于椎动脉、颈深、肋颈或颈升动脉分支。节段动脉分为前后根髓动脉。尽管颈髓血供和侧支循环丰富，但 ASA 供给血管数量有变异，手术破坏时需详加研究考量。

## 296

### 胸椎的血供有何特点?

胸椎节段血管来自主动脉或锁骨下动脉，继为肋间动脉。根髓动脉数量少（1～4 根），更分散，侧支循环少，前后系统间无直接连接。胸椎 ASA 主要为 Adamkiewicz 动脉，可达 1.3mm 粗，在 75%～80% 人群走行于左侧 T9～T12 之间。以上特点决定了胸椎前柱为缺血敏感区域。

## 297 腰骶椎血供有何特点？

脊髓圆锥尖部可为 ASA 降支直接供养，亦存在丰富的侧支循环，称为圆锥吻合环。下腰椎和骶椎根动脉直接贡献于此吻合环，而非近端 ASA。虽然结扎一根或多根骶椎或腰椎根动脉对圆锥和近端脊髓无缺血后果，但无意的血管内类固醇的注射，引起这些小血管堵塞，可引起下肢轻度瘫痪。

## 298 上颈椎损伤如何分类？

（1）寰枕脱位（atlantooccipial dislocation）：寰枕前脱位，寰枕后脱位。

（2）寰枢脱位（atlantoaxial dislocation）：寰枢前脱位，寰枢后脱位，寰枢旋转脱位。

（3）单纯寰椎骨折（atlas fracture）：前弓骨折，后弓骨折；前后弓骨折，侧块压缩性骨折。

（4）枢椎骨折（axis fractures）：枢椎椎弓骨折，齿状突骨折。

## 299 寰椎骨折有哪些分型？

寰椎骨折发生率占上颈椎损伤的 25%，一般分为寰椎后弓骨折、寰椎侧块骨折、寰椎前后弓骨折（即 Jefferson 骨折或爆裂性骨折）3 种类型。另外，还有两类骨折即寰椎前结节骨折以及寰椎横突骨折。

## 300 寰椎横韧带损伤如何分型？

寰椎横韧带损伤（atlas transverse ligament damage）分为两型四类：Ⅰ型：指寰椎横韧带体部断裂，其中Ⅰa 型指寰椎横韧带中部断裂，Ⅰb 型指寰椎横韧带接近一侧止点处断裂；Ⅱ型：指寰椎横韧带止点与寰椎侧块分离，其中Ⅱa 型伴随寰椎侧块粉碎性骨折，Ⅱb 型指寰椎横韧带一侧骨性止点从寰椎侧块上撕脱。

## 301

## 寰椎横韧带损伤后如何治疗?

Ⅰ型损伤有绝对的手术适应证，通常行寰枢椎融合术，主要有 Gallie 法和 Brooks 法。还有研究如何重建寰齿关节的旋转活动度，目前仍然处于探索阶段，但应该是未来外科治疗的另一个发展方向。而对于Ⅱ型损伤，保守治疗的成功率在 70% 左右，保守治疗 12 周失败者，需手术治疗，术式也为寰枢椎融合术。目前，多数学者认为，寰椎侧块 + 枢椎椎弓根固定是治疗寰枢椎不稳的较好方法。

## 302

## 寰枕关节移位及不稳如何进行 X 线测量?

寰枕关节脱位常因骨影重叠不易作出判断，采用 Power 比率的变化分析较为有益。其测量方法是：设枕骨大孔前缘为 b 点，后缘为 o 点，寰椎前弓后缘为 a 点，后弓前缘为 c 点。测量 bc 和 ao 距离，正常条件 bc∶ao 比率为 0.77，通常小于 1.0，如果两者比值大于 1.15，即表示寰枕前脱位。另一种测量方法是测量齿状突尖到枕骨大孔前缘，正常 4～5mm，成年人在颈椎屈伸时，该距离水平移位范围为 10mm，任何超出这种范围即表示脱位或不稳定。

## 303

## 如何对寰椎骨折稳定性做出判断?

寰椎损伤后的稳定程度主要取决于横韧带和翼状韧带损伤的情况。尤其是横韧带对固定齿状突、稳定寰枢关节及保持寰枢两侧块间的张力起重要作用。如果横韧带无损伤，则两侧块的分离移位是有限的，其两侧移位距离和应小于 6.9mm；如果横韧带撕裂，则两侧块失去了韧带控制，离心性分离移位大于 6.9mm，即造成该区不稳。严重的不稳定性骨折常表现为寰枢椎半脱位。为了解寰枢区损伤的细微结构变化，宜采用断层拍片及 CT 扫描，常能显示寰椎爆裂的骨折片分离状况，对确定其稳定程度是有益的。注意寰椎侧块的内缘撕脱骨折，是横韧带撕裂征象，提示骨折不稳定。正常成人寰齿间距在侧位像或侧位断层片上测得值为 3mm，如其间距增至 5mm，常提示有横韧带断裂。如增至 10mm，提示横韧带并其他辅助韧带撕裂。10～12mm 则证明全部断裂。均显示寰椎前后不稳。

## 304 最易伤及神经的寰椎骨折有哪些?

根据 Jefferso 提出的骨折机制和骨折移位特点，其描述的爆裂性骨折多不合并严重神经损害，除非骨折严重粉碎并移位至椎管内，伤及脊髓，小骨折片撕脱分离进入椎管或侧块嵌入椎管易伤及脊髓。合并横韧带断裂或齿状突骨折导致寰枢关节脱位，可严重损伤脊髓，甚至可引起立即死亡。陈旧性寰椎爆裂性骨折，经治疗后未能达到骨性愈合，遗有永久性不稳定，正常解剖及生理功能丧失，可出现迟发性神经损害。

## 305 齿状突骨折分类及其对寰、枢椎的稳定性有何影响?

尽管对于齿状突骨折分类的方法较多，但目前临床上多采用 Anderson D′A-lonzo 分类，即根据骨折部位分成 3 种类型。Ⅰ型：齿状突尖端翼状韧带附着部斜行骨折，约占 4%；Ⅱ型：齿状突与枢椎椎体连接处骨折，占 65%；Ⅲ型：枢椎体部骨折，占 31%。

X 线检查是诊断齿状突骨折的主要手段和依据。常规检查应包括正侧位片和开口位片，如疑有齿状突骨折，应进一步摄断层片或行 CT 扫描。成年人寰椎前弓后缘与齿状突之间距离一般为 2～3mm，超出这一范围应考虑齿状突骨折或韧带断裂。Ⅰ型骨折较少见，且稳定性较好，采用局部制动即可。Ⅲ型骨折需用坚强的外固定，早期牵引多可获得良好复位。Ⅱ型骨折发生晚期骨不连的概率较高，是寰枢椎不稳定的主要原因。横韧带及齿状突两侧的翼状韧带损伤后，可引起寰枢椎的前后移位不稳和旋转不稳，在非手术治疗无效时，可考虑行融合术。

## 306 寰枢椎脱位如何分型?

（1）可复型、是指经手法或颅骨牵引可复位者。

（2）难复性寰枢椎脱位（或称固定性脱位）：指由于韧带、肌肉的挛缩或瘢痕粘连的形成，颅骨牵引不能使之复位、经口咽前路松解术后，才可牵引复位者。

（3）不可复性寰枢椎脱位：是指长期瘢痕形成伴骨关节结构变性、经口咽前路松解再行牵引亦不能复位者。

## 307 寰枢椎脱位的危险性如何？治疗目标是什么？

寰枢椎脱位作为累及颅颈区的某些损伤或疾病的一种病理状态，危害性或潜在危害性较大，一旦发生寰枢椎不稳或脱位，便可能累及高位颈髓与椎－基底动脉，导致严重残疾或危及生命。

治疗的目标是：①治疗原发疾病与损伤；②矫正脱位；③重建寰枢椎稳定。而重建寰枢椎的稳定尤其是外科治疗的重要目标。

## 308 寰枢椎脱位应如何重建寰枢椎的稳定性？

（1）齿突螺钉前路固定治疗齿突骨折：适用于无移位或成角的Ⅱ型和不稳定的Ⅲ型齿突骨折或伴有寰枢椎后弓损伤而不能行后路寰枢融合术者，它可以保留寰枢关节大部分运动功能。齿突骨折愈合率为 83%~100%，与后路寰枢融合的疗效相当。

（2）后路寰枢椎后弓融合术：临床上后入路寰枢椎后弓融合是手术治疗寰枢椎脱位的最常用方法，其优势在于容易显露，便于安置内固定和植骨。较为经典钢丝法有为 Gallie 法、Brooks 法，还有 Halifax 椎板夹法和 Magerl 经关节螺钉法。

1）Gallie 法：是将钢丝绕过寰椎后弓和枢椎棘突根部同时将植骨块固定于寰椎后面和枢椎棘突之间，该技术主要在于限制寰枢椎间前屈活动，对旋转与后伸以及水平移位效果不佳，融合率为 50%~80%。

2）Brooks 法（1978 年）：是采用两道钢丝分别经椎管绕过寰枢椎两侧椎弓，将楔形植骨块植入椎弓之间，然后将钢丝两端在植骨块背部拧紧，将椎弓与植骨块固定在一起。该技术增加了植骨接触面积和抗屈伸的固定强度，提高了融合率。然而，仍不具有抗旋转与水平移位活动的固定力。

3）Appofix 椎板夹或 Halifax 椎板夹法：都是用在寰椎后弓和枢椎椎板间的固定方法。

（3）Magerl 融合术：分别用两枚螺钉，从颈 2 侧块侧面穿钉，将寰枢椎侧块关节固定，然后再用一条钢索将寰枢椎后弓与其间的植骨块固定。生物测试结果表明，它具有良好的即刻固定作用，在抗屈伸、抗旋转、抗水平移位方面均有很强的固定力。此后的一些报道表明，临床应用可达到 90% 的融合率。但该方法造成的软组织创伤最大，手术技术难度大，需要影像设备监视，造成椎动脉损伤的可能性亦较大。

（4）寰椎侧块螺钉和枢椎椎弓根螺钉固定法：应用寰椎侧块螺钉和枢椎椎弓根螺钉并通过连接杆（板）锁定，可以使寰枢椎得到坚强的三维固定，同时施以寰椎后弓和枢椎椎板间植骨，疗效较好。

（5）头环背心外固定、后弓表面植骨融合术：该技术采用头环背心外固定取代内固定，减少了术中危险的操作步骤，降低了手术的危险性，颗粒状松质骨移植扩大了植骨接触面，有利于骨愈合。

## 309 难复性寰枢椎脱位如何定义?

寰枢椎在持续的颅骨牵引复位或全身麻醉下大重量的颅骨牵引下无法复位的一类寰枢椎脱位。究其原因与寰枢关节周围大量的瘢痕、骨赘增生，与周围韧带和关节周围出现挛缩有关。除此之外它还可能有肿瘤、风湿、结核等其他的病理性原因。

## 310 难复性寰枢椎脱位的外科治疗方法有哪些?

对难复性寰枢椎脱位的外科治疗基本上是先行前路松解，再行后路固定。手术可分两期或一期完成。

（1）前路松解减压、后路二期固定：该技术首先完成经口咽前入路的松解及减压，然后头颈双向牵引 1 ~ 2 周，再行二期后路寰枢或枕颈固定植骨融合手术。

（2）前路松解减压、后路一期固定：对已复位者行寰枢融合术；如未完全复位则行枕颈固定融合术。

（3）前路松解减压、原位一期固定融合

1）Harms 钢板固定术：由德国的 Harms 等首先提出，为不带锁钉的蝶形钢板，使用 5 枚 35mm 皮质骨螺钉双皮质固定。

2）SAALP 固定术：寰枢关节锁定钢板（subarticular atlanto axial locking plate，SAALP）为德国的 Kandziora 等首先使用。

3）TARP 固定术：为尹庆水等研制设计，即经口咽前路寰枢椎复位钢板系统（transoral pharyngealatlanto axioal reduction plate，TPARP），主要适用于各种疾患引起的难复型寰枢椎脱位伴脊髓压迫症。

## 311

### 难复性寰枢椎脱位如何治疗?

对难复性寰枢椎脱位的治疗，经过了一个漫长的历史过程。过去多采用后路切除寰椎后弓进行减压或枕颈部植骨、融合内固定术治疗寰枢椎脱位，但术后患者上颈椎的本身解剖结构破坏严重、生理活动丧失严重，对患者生活质量影响大。早期寰枢椎内固定用钢丝、缆线等来固定寰椎的后弓及枢椎的棘突，如 Mixter 钢丝法、Gallie 钢丝法、Brooks 钢丝法及 Halifax 椎板夹法，到后来的 Magerl 螺钉固定法，再到 Goel、Harms 和党耕町的侧块钉及谭明生及 Resnick 的椎弓根螺钉，以及前路 TARP 钢板的应用。从前后路联合手术治疗到前路一次完成松解复位及固定。

前路松解复位后前路内固定和前路松解复位后路内固定的手术方式是我国目前对难复性寰枢椎脱位外科治疗最常用的手术方式。

## 312

### 不可复性寰枢椎脱位如何治疗?

不可复性寰枢椎脱位宜行前路减压分期或一期后路枕颈固定融合术。枕颈融合术中融合颈椎的范围并无限定，多数文献报道为颈 2 ~ 颈 4。由于融合的脊柱节段越多，生理运动丢失就越多，邻近节段代偿性负荷也越大，更易退变与不稳，因而在保证手术效果的前提下脊柱融合的节段应尽可能少。

## 313

### 寰枢椎脱位外科治疗的原则和趋势是什么?

寰枢椎脱位外科治疗的原则是减压、复位、内固定和植骨融合。手术方案的选择基本上是以病理分型为指导，分别或合并采用前后入路进行复位、固定和植骨融合。基于前路手术便于处理腹侧的压迫和粘连，该手术入路成为趋势。但如何才能使复位的寰枢椎能更好的稳定，如何才能获得更好的临床效果，如何才能使手术操作进一步简化以及如何才能提高手术安全性等问题，还需要进一步研究。

## 314

### 创伤性寰枢椎不稳的手术指征有哪些?

(1) 齿状突骨折或未经治疗发生骨折不愈合，导致寰枢区的不稳定者。

(2) 寰枢椎旋转性半脱位，寰枢间距大于 5mm 者。

(3) 经 X 线检查证实寰枢椎间韧带撕裂导致不稳定者。

(4) 寰枢创伤性脱位，脊髓有效缓冲间隙减少，遭受压迫危险者。

(5) 合并进行性脊髓或神经根压迫的寰枢椎不稳，必须减压使其复位并应维持长久的稳定性。

(6) 不能缓解的颈部疼痛和头痛，常提示不稳持续存在或加重。

手术方法是将不稳定的节段固定融合。合并脊髓压迫者需做减压。固定、融合的范围除考虑恢复寰枢椎椎间的稳定外，还应考虑保留一定生理功能，如能用寰枢融合解决的就不用枕颈融合，以保留寰枕关节的功能。

## 315

### 恢复枕 - 寰 - 枢区解剖稳定性有什么方法?

对于枕 - 寰 - 枢区的损伤，非手术治疗的早期手段是采用颅骨牵引，多数可达到骨折复位的效果。保持早期的稳定性，牵引重量一般为 3 ~ 5kg。如牵引复位较为理想，可维持 45 天，然后更换石膏固定，通常要 3 个月以上。骨折愈合后应使用颈托继续保护一段时期。

经非手术治疗后仍存在着不稳定因素或骨折不愈合，为获得枕 - 寰 - 枢区永久性稳定，可考虑手术治疗。传统的 Gallie 手术是将寰椎后弓与枢椎棘突用钢丝结扎，其间加以植骨。Brooks 手术采用钢丝穿越寰椎后弓和枢椎椎板，将楔形骨块分别嵌入寰 - 枢后结构间，此法有立即稳定作用。对于寰椎骨折前弓不愈合者，可采用颈 1 ~ 颈 2 后路融合。前后弓均不愈合者，作枕 - 颈 2 融合。横韧带断裂加齿状突骨折或寰椎加枢椎齿状突骨折出现创伤后不稳定，亦可采用颈 1 ~ 颈 2 融合。枕 - 颈 2 的融合对颈椎运动功能影响较大，应在枕 - 寰 - 枢区出现严重不稳时使用。而枕 - 寰或寰 - 枢区不稳定主要作相应节段的融合，对颈椎功能影响小些。

## 316

### 何谓 Hangman 骨折?

Hangman 骨折是指在暴力的作用下，枢椎上、下关节突之间的部分出现的骨折。一般合并有骨折部位周围韧带和椎间盘的损伤，继而发生枢椎体不稳或脱位。当暴力很大时，可出现严重的枢椎脱位，压迫上颈髓，甚或导致死亡。

有关 Hangman 骨折的具体医学描述尚未完全统一，很多文献中定义的 Hangman 骨折，其损伤涉及枢椎的椎板、关节突、椎体、椎弓根或上下关节突连接部。Hangman 骨折最多见的致伤因素是头颈部的过伸外力，在过伸暴力下枕骨撞击寰椎的后弓，继而暴力向下传递至枢椎所致。

## 317 Hangman 骨折如何分型及诊断？

Hangman 骨折又称枢椎创伤性滑脱，按 Levine-Edwards 分型，Ⅰ型是稳定性骨折，骨折移位小于 3mm，且无明显成角，屈曲位 X 线片无加重。Ⅱ型骨折为不稳定骨折，椎体移位大于 3mm，伴有成角。Ⅱa 型骨折也属不稳定骨折，椎体成角明显，移位不明显。Ⅲ型骨折椎体明显移位和成角，伴有单侧或双侧小关节脱位。Starr 等发现一类骨折线不对称，其中一侧骨折累及椎体后下缘，骨折块移位压迫脊髓，牵引治疗没有复位作用，称为Ⅰa 型骨折，需要开放复位内固定。

过伸过屈侧位片用于鉴别Ⅰ型和Ⅱ型骨折，Ⅱ型骨折过屈位移位及成角均增大，Ⅱa 型骨折则成角明显加大。螺旋 CT 重建用于诊断Ⅰa 型骨折具有明显优势，CT 还可用于测量和确定进钉点。

骨折的稳定性与颈 2～3 椎间盘，前纵韧带，后纵韧带的完整性有关。MRI 可观查颈 2～3 椎间盘及前后纵韧带的损伤情况，指导手术治疗。

## 318 Hangman 骨折的致伤机制是什么？

Hangman 骨折一般均有外伤病史，以交通事故、重物砸伤头部和高处坠落头部先着地最为多见。患者多数存在诸如枕颈部疼痛、颈部僵硬、活动受限、用手托住头部使疼痛缓解等局部症状，还可出现枕大神经支配区域麻木、疼痛等激惹症状。诊断这种骨折的重要线索是头面部挫伤。

Hangman 骨折常合并有以寰椎和齿突为多发部位的上颈椎骨折，尤其是寰椎后弓骨折。Ⅱ型和Ⅲ型骨折的主要发病机制是屈曲负荷，也是寰椎和齿突骨折的发生机制。与单纯 Hangman 骨折比较，合并寰椎骨折的 Hangman 骨折容易出现神经损伤症状。

## 319

## Hangman 骨折如何治疗?

该骨折以往多主张非手术治疗，并且取得了很好的效果。Ⅰ型骨折因无椎间盘及韧带损伤，属于稳定骨折，治疗以非手术治疗为主。本组绝大部分Ⅰ型骨折均在门诊行头颈胸石膏或 Halo 支架固定，仅 2 例骨折未愈合而改行手术治疗。Ⅲ型骨折因有小关节绞锁，复位困难，往往需手术治疗。最有争议的是Ⅱ型骨折，尽管非手术治疗有一定的不愈合率，但多数仍可获得骨性愈合，所以仍以非手术治疗为主。但需强调的是Ⅱa 型骨折，在非手术治疗时 Levine 主张伤后立即在 Halo 架中保持轻度伸展和轴向压缩，而 Vaccaro 等则主张早期小重量 ( <5 磅) 颅骨牵引，复位后即行 Halo 架固定。

随着手术技术的进步和内固定器械的改进，手术治疗 Hangman 骨折越来越普遍。临床实践中，越来越多的Ⅱ ~ Ⅲ型甚至部分Ⅰ型骨折在早期便接受了手术。颈前路固定植骨融合术治疗不稳定性 Hangman 骨折的优势在于：①良好的骨折整复和牢靠的内固定植骨块能保证术后即刻稳定；②融合良好的植骨，可有效维持颈椎生理前凸，避免和消除 C2 ~ C3 椎体之间鹅颈畸形的出现；③对合并颈椎间盘突出和脊髓压迫者，为解除脊髓压迫，可同时行椎间盘摘除减压术。目前，多数人认为颈前路固定植骨融合术是治疗新鲜不稳定性 Hangman 骨折较为理想的方法。

## 320

## 何谓下颈椎损伤?

指颈 3 以下颈椎骨折、脱位，包括椎体、椎弓、小关节、椎板、棘突的骨折和脊椎关节的脱位。

## 321

## 根据损伤机制颈椎损伤如何分类?

(1) 屈曲压缩性损伤：为最常见损伤，如椎体压缩性骨折等。

(2) 屈曲牵张性损伤：如小关节脱位，半脱位，棘突骨折。

(3) 过伸牵张性损伤：如过伸性脱位，颈椎前纵韧带撕裂等。

## 322

### 颈椎损伤急救的基本程序有哪些?

（1）准确的临床评价：首先判断颈椎损伤患者的生命体征情况，特别是检查确认患者的气道是否通畅。

（2）基础生命支持：休克初期复苏的程序同样适用于颈椎损伤。对于昏迷、生命体征不稳和合并颈区颈椎损伤者，应在生命体征监护下进行综合急救。

（3）严格的颈椎制动措施：戴颈托临时制动或颅骨牵引等。

（4）准确的颈椎损伤评价：利用 X 线、CT 及 MRI 检查，确定颈椎和颈髓损伤的影像学特征。

（5）损伤颈髓功能的复苏。

## 323

### 颈托有什么作用及何时应用?

颈托是使颈椎获得一种稳定状态而达到治疗的目的的一种方法。颈托的主要作用是：

（1）固定颈椎于适当的位置，通过支撑作用使颈部肌肉得以休息，缓解肌肉痉挛，减轻局部疼痛。

（2）限制颈部过度活动以保持局部稳定，减少脊髓、神经根、血管及关节面之间的互相刺激、摩擦所产生的创伤性炎症反应，并促进其消散和吸收。

（3）缓解与改善椎间隙的压力状态，减少颈椎间盘的劳损、退变，有助于尽快康复，并可避免可能的外伤。

（4）纠正颈椎内外平衡失调，以保持颈椎序列及椎体间、关节间的稳定，加强颈部支撑作用。

（5）在施行手术前作为一种非手术治疗方式，为手术创造必要的条件。

（6）术后临时保护措施，减轻手术局部及邻近部位的创伤性反应，促进组织愈合。

颈托适合用于颈椎外伤、各种原因所致颈椎不稳、颈椎病术后患者的颈部临时保护等。

## 324

### 颈托的种类? 应用范围? 禁忌证?

（1）软颈托

1）内材硬质泡沫，外包棉纱，后部用魔术贴固定。提供最低程度的制动。

2）适应范围：颈椎病，颈部扭伤。

3）禁忌证：需要严格制动的颈椎疾病。

（2）硬颈托

1）费城颈托：①硬质泡沫及魔术贴构成，含有下颌托和枕托。②适应范围：稳定的颈椎外伤，颈椎外伤急救固定，颈椎术后固定。③禁忌证：患者无法承受颈托边缘压迫者。

2）Miami-J 颈托：①通风聚乙烯组件及魔术贴构成，还有下颌托和枕托部分，舒适度可以进行调节，固定效果更佳。②适应范围：同费城颈托及有神智变化的患者。

## 325

## Halo 支架的使用指征是什么？会有哪些并发症？

（1）Halo 支架的使用指征

1）颈椎骨折的治疗（尤其是 C1、C2 骨折）。

2）术后稳定（保护非刚性颈椎固定，如 C1、C2 钢丝固定）。

3）若颈椎由于肿瘤或者感染导致不稳，由于禁忌证不能手术固定时或者在术前用于维持颈椎序列。

（2）使用 Halo 支架可能发生的并发症

1）头圈：固定针松动、针孔感染、固定针导致的不适感、移除固定针后的皮肤瘢痕、神经损伤、吞咽困难、针孔出血、脑硬膜损伤等。

2）胸架：躯干压疮、肺活量降低、颅腔脓肿（头圈固定针穿透颅骨感染所致）、心理创伤。

## 326

## 颈椎骨折脱位的治疗原则是什么？

（1）急救：注意搬运时颈部的合理保护，以免加重损伤。

（2）保持呼吸道通畅：颈 4 以上脊髓损伤可能由于呼吸肌麻痹而造成呼吸困难，导致呼吸衰竭，必要时气管切开，机械辅助呼吸。

（3）恢复椎管形态：颈椎骨折脱位治疗的目的是解除脊髓压迫、恢复脊柱正常序列及重建损伤节段的稳定性。

（4）消除椎管内致压因素，以促进脊髓功能的恢复。

## 327

### 颈椎椎弓根螺钉固定的手术适应证有哪些？

（1）三柱受损的严重不稳定型颈椎骨折脱位。

（2）后路广泛减压所致颈椎不稳。

（3）颈椎矫形。

（4）关节突骨折或后路侧块固定失败时。

## 328

### 什么是下颈椎损伤 ABCD 分类系统？

（1）第 1 部分：第 1 部分是基于两柱理论的形态学描述，旨在说明解剖结构是否受损以及是否存在骨和（或）韧带损伤。每种损伤通过英文字母 A ~ D 表示，其中 A（absent）表示无骨或韧带损伤，B（bony）表示单纯骨损伤，C（combined）表示骨和韧带合并损伤，D（disc）表示椎间盘或单纯韧带损伤。每种损伤类型由 2 个字母组成，第 1 个字母代表前柱，第 2 个字母代表后柱。韧带包括了前柱椎间盘和纤维环，以及后柱关节突关节的关节囊等后方韧带复合体。+ 定义为第 1 个字母（前柱）所表示的损伤合并了颈椎间盘突出至椎管，“—”表示无椎间盘突出症。如患者仅行 X 线片检查，但椎间盘在 X 线片上无法显影，无法得知是否合并颈椎间盘突出至椎管，所以 2 个字母之间不用加 + 或 -；如仅在 MRI 上关节囊有信号变化，而棘间韧带甚至颈后肌肉无其他病理结果，不能确诊后柱是否存在损伤，则可在第 2 个字母（后柱）后加“+”。

（2）第 2 部分：第 2 部分由 3 个修饰符来表示。N（neurologicalstatus）代表患者的神经功能状态，S（stenosis）表示椎管狭窄程度，I（instability）代表脊柱不稳定性程度；依据严重程度从 0 ~ 2 升序进行分级。①N：$N_0$，无神经功能缺损（相当于 ASIA 分级 E 级）；$N_1$，不完全神经系统损伤（相当于 ASIA 分级 B、C、D 级）；$N_2$，完全神经系统损伤（相当于 ASIA 分级 A 级）；②S：$S_0$，无椎管狭窄；$S_1$，椎管相对狭窄；$S_2$，椎管绝对狭窄；③I：$I_0$，无移位或旋转；$I_1$，移位 ≤3.5mm 或旋转成角 ≤ 11°，或椎体破坏 ≤ 1/3（相对不稳）；$I_2$，移位 > 3.5mm 或旋转成角 >11°，或椎体破坏 >1/3（绝对不稳）。

（3）第 3 部分：第 3 部分是一可选部分，根据所作影像学检查做出选择。若患者行 X 线片检查，则在前两个部分后加上字母 X；若行 CT 检查，则加上字母 T；若行 MRI 检查则加上字母 M。例如：DD/$N_0S_0I_2$/X 型，表示前柱椎间盘（D）和后柱韧带（D）损伤，无神经功能障碍（$N_0$），无椎管狭窄（$S_0$），绝对不稳定（$I_2$）；仅进行 X 线片（X）检查，因 X

线片不能显示椎间盘，所以DD间未添加任何符号。D + D/$N_1S_2I_2$/TM型，表示前柱椎间盘（D）和后柱韧带（D）损伤，前柱有椎间盘脱出（+），不完全神经功能损伤（$N_1$）合并椎管绝对狭窄（$S_2$）和绝对不稳定（$I_2$）；进行CT（T）和MRI（M）检查。

## 329

### 颈椎后路手术有哪些固定方式？

（1）侧块钢板螺钉内固定术。

（2）颈椎椎弓根螺钉内固定。

（3）钢丝固定，包括关节突钢丝、椎板下钢丝、棘突间钢丝等。

（4）椎板夹后路内固定。

## 330

### 颈椎损伤前路手术的目的是什么？适应证有哪些？

（1）颈椎损伤前路手术的目的

1）直接、彻底减压。

2）重建丧失的颈椎间高度和生理曲度。

3）通过椎间植骨和内固定，使损伤节段得到牢固的骨性融合。

（2）适应证

1）前中柱累及椎体及椎间盘的损伤，包括椎体压缩、粉碎骨折，前纵韧带、前方纤维环和椎间盘完全破裂。

2）后结构断裂伴有椎间盘突出，椎体后缘骨赘或骨折者。

3）虽无骨折和颈椎不稳的颈椎损伤，但发现有椎间盘突出伴有神经损伤者。

4）三柱损伤颈椎严重不稳者。

## 331

### 不同类型的颈椎前路钛板的优缺点？

（1）在创伤时应使用静态板，因为它能提供更大的即刻稳定性。

（2）在退行性疾病的治疗中，没有研究显示哪一个特定类型的钢板具有优势。

1）使用动态板时，植骨块沉降可能会导致节段性脊柱后凸畸形、椎间孔狭窄、相邻的上椎间盘与板块撞击。

2）当多节段的椎体次全切除使用前路钢板稳定时，滑动板可适应移植物下陷并可能减少前路钢板内固定失败率。

## 332

### 解释非结构性和结构性骨移植有什么差异?

（1）非结构性骨移植：放置在骨缺损中，由骨松质颗粒组成。这种类型的植骨目的是促进相邻椎体间的融合。移植物本身不会恢复前柱结构的稳定性。一般要求使用辅助脊柱内固定以促进骨性愈合。

（2）结构性骨移植：包含骨皮质表面，可以在融合巩固的过程中提供机械支持。根据移植物的位置前路植骨可分为：支撑性植骨、椎体间植骨或跨越椎体植骨。

## 333

### 颈椎术后呼吸、吞咽困难的原因有哪些?

（1）水肿。

（2）血肿。

（3）喉返神经损伤。

（4）感染。

（5）食管瘘。

## 334

### 下颈椎骨折如何分类?

（1）单纯椎体楔形压缩骨折：过屈暴力伴垂直压缩外力同时作用，多见于颈 4、颈 5 椎体。

（2）椎体垂直压缩骨折：较强暴力所致严重损伤，暴力较大，椎体结构严重破坏，骨折碎片向各个方向移位。

（3）颈椎钩突骨折：颈椎受侧屈暴力所致。

（4）颈椎棘突骨折：以颈 6、颈 7 多见。

（5）颈椎骨折脱位：颈椎椎体骨折的同时，伴有椎节脱位者，称为颈椎骨折脱位。好发于颈4/5、5/6及6/7 3个节段。常见于屈曲性损伤，椎体的压缩性骨折与小关节脱位几乎同时发生。大多数合并有颈脊髓损伤，仅少数矢状径较宽的“幸运性损伤”者例外。

## 335

## 根据损伤机制颈椎损伤如何分类?

（1）屈曲压缩性损伤：为最常见损伤，如椎体压缩性骨折等。
（2）屈曲牵张性损伤：如小关节脱位，半脱位，棘突骨折。
（3）过伸牵张性损伤：如过伸性脱位，颈椎前纵韧带撕裂等。
（4）侧屈压缩性损伤：如同侧椎弓、关节突骨折、钩突骨折等。
（5）旋转性损伤。
（6）垂直压缩性损伤。

## 336

## 何谓铲土者骨折?其损伤机制是什么?

铲土者骨折（clayshevelller fracture）是在颈部猛烈屈曲下，颈椎棘突和肌肉对抗性牵拉造成的棘突撕脱骨折。以C6至T1棘突多见。早期常见于铲土工和矿工，故被命名为铲土者骨折。

## 337

## 幸运性骨折是怎么回事?

一般情况下颈椎骨折脱位多伴有不同程度的脊髓受损症状。但是临床上也有不少无症状的颈椎骨折脱位的患者，虽然这些患者颈椎骨折和脱位严重，但是脊髓受累症状却无或者仅有轻微症状，故有学者也称之为幸运性骨折（lucky fracture）。

## 338

## 不同外力对颈椎关节突脱位的位置有什么影响?

颈椎双侧关节突脱位，是典型的屈曲性损伤。头颈部受到屈曲性暴力，引起上位颈椎的下关节突向后，撕裂关节囊并翘起，随着外力惯性，关节突继续移位，上下关节突相互依托形成对顶状态。如果外力过大，则上位椎体的下关节突移位至下位椎体的上关节突的后方，即所谓“交锁”。

屈曲和旋转暴力协同作用的结果可造成单侧关节突脱位，损伤节段遭受向前下方扭曲暴力，以椎间盘偏后中央为轴心，一侧上位颈椎下关节突向后旋转，而另一侧下关节突向前旋转滑动，并超越下位颈椎的上关节突至其前方。有时在上下关节突相互撞击时，造成关节突骨折。

牵引复位是治疗关节突脱位的常用方法。

## 339

## 脊柱三柱理论与损伤后稳定性的关系如何？

1983 年，Denis 在 Holdworth 二柱理论的基础上创立了三柱理论学说，强调韧带对脊柱稳定的作用。三柱结构分别如下：①前柱：前纵韧带、椎体前半部和相应的椎间盘及纤维环；②中柱：椎体后半部及相应的椎间盘、纤维环，后纵韧带及椎管；③后柱：椎板、黄韧带、棘上和棘间韧带，棘突等脊椎附件。

当脊柱受到屈曲压缩外力，主要是前柱承受压力，中后柱承受张力。前柱压缩超过 1/2 时，中柱受损，后柱分离，椎体不稳。牵张伸展外力时，后柱承受压力，出现椎板及棘突骨折，而椎体前部间隙增宽，则表示有前纵韧带损伤，椎体不稳。爆裂骨折多为垂直性外力，如骨折仅累及中柱，则较稳定；同时累及后柱，系不稳定骨折。骨折脱位是三柱同时受损的一种类型，无论何种外力所致，均属于不稳定性骨折。

## 340

## 颈椎矢状位距离测量参数？

（1）Borden 测量法：自枢椎齿状突后上缘到 C7 椎体后下缘作一直线为 A 线，沿颈椎各椎体后缘作一弧线为 B 线，在 A、B 线间最宽处的垂直横交线为 C 线，即为颈椎生理曲线的弧弦距，正常值为 12 ±5mm。

（2）Ishihara 颈椎曲度指数（cervical curvature index，CCI）：类似于 Borden 法，作 C2 和 C7 椎体后下缘连线为 L，依次作 C3 ~ C6 各椎体后下缘到 C2 ~ C7 连线的垂线分别为 A、B、C、D，其中若任意一条横交垂线位于 L 线的背侧，其测量值为负，CCI 计算法为：[（A + B + C + D） ×100%］/L。CCI 是唯一用比值反映颈椎曲度的方法，正常值为 10. 94 ±

15.3。

（3）颈椎椎体质心测量法（cervical vertebral centroid line，CCL）：作 C2 椎体下缘中点与 C3 质心（椎体对角线交点）的连线 a 与 C7 和 C6 质心的连线 b 相交所成的锐角为 CCL 角。当 a 与 b 在背侧相交时，所成的角为负值。以此将颈椎曲度分为四种类型：

1）正常型：所有质点均位于连线腹侧，至少有一个椎体质点与 AB 线距离≥2mm。

2）变直型：所有质心与连线的距离<2mm。

3）S 型：椎体质心分布于连线两侧，至少有一个椎体质心与连线距离≥2mm。

4）反张型：所有椎体质心均位于连线背侧，至少有一个椎体质心与连线距离≥2mm。

## 341

## 颈椎矢状位角度测量方法有哪些？

（1）Cobb 角法

1）两线：直接做 C2 与 C7 下终板的延长线，相交所成的锐角即为 C2～C7 Cobb 角。

2）四线法：即作 C1 前结节中心点与后弓最窄处连线或 C2 下终板的延长线及 C7 下终板的延长线，再作这两条已知线的垂线，其相交所成的锐角则为 C1～C7 或 C2～C7 Cobb 角（两垂线相交于颈椎背侧则角度为正，为前凸；若相交于腹侧则角度为负，为反曲）。

（2）Jackson 应力线法：Gore 等用 C2 及 C7 的 Jackson 应力线，即作 C2 及 C7 椎体后缘的平行线并且相交所成的锐角为颈椎角（CSA），以此反应颈椎曲度。

（3）Harrison 椎体后缘切线法：以每个椎体后缘的平行切线相交所成的锐角作为相对旋转角（relative rotation angle，RRA），所有 RRA 之和则为绝对旋转角（absolute rotation angle，ARA），以此来评价各椎体间的曲度变化及颈椎整体的曲度。

（4）眉颏角：患者膝、髋伸直双腿站立，颈部取中立位。侧位拍照后，取眉弓最高点和颏尖之间的连线与垂直线的成角。

## 342

## 颈椎矢状位椎体位移的测量参数有哪些？

（1）C2、C7 矢状垂直轴：颈椎的矢状面移位可以用 C7 后上角到过 C2 几何中心的垂线（或齿状突）间的距离即 C2～C7 矢状垂直轴来评价。

（2）头颅重心线（C7～Ca）：应用侧位 X 线片上外耳道前缘作为头颅中心并作铅垂线，以 C7 后上角到铅垂线的垂直距离作为辅助衡量颈椎矢状面移位的指标。

## 343

### 如何做颈椎动力位测量和评估？其方法是什么？

（1）颈椎失稳的评估：White 测量法：在侧位片上于被测相邻两椎体的下缘各做一条水平直线，两直线相交成角即椎体角度位移；被测椎体后缘相对其下一椎体的水平移位距离即椎体水平位移，椎间水平位移 > 3.5mm，角位移相对于邻近椎间角位移 > 11°被认为颈椎失稳。

（2）颈椎活动度

1）ROM：屈侧位 X 线片测量 C2 椎体下缘连线与 C7 椎体下缘连线的夹角，夹角之和即为 ROM

2）脊柱功能单位（functional spinal unit，FSU）活动度：将 FSU 上位椎体上缘的平行线与下位椎体下缘平行线延长线交角在过伸过屈位的改变范围作为衡量 FSU 活动度的指标，从而评价单个节段颈椎的活动情况。

## 344

### 颈胸交界处测量参数是什么？

胸廓入口角 = T1 倾斜角 + 颈倾斜角

（1）胸廓入口角：T1 上终板中点与胸骨上缘连线与经 T1 上终板垂线之间的夹角。

（2）T1 倾斜角：T1 上终板延长线与水平面间的夹角。

（3）颈倾斜角：T1 上终板中点与胸骨上缘连线与垂直线的夹角。

（4）颈椎倾斜角：T1 上终板中点和齿状突尖之间的连线与经 T1 上终板中点并垂直于 T1 上终板的线之间的夹角。

（5）颅倾斜角：T1 上终板中点和齿状突尖之间的连线与过 T1 上终板中点的垂直线间的夹角。

## 345

### 颈椎前路融合术后相邻节段退变的原因有哪些？

一般认为颈椎前路融合术后相邻节段的局部载荷及应力集中，容易导致退变。但也有些是机体正常的退变进程，与手术无关。

对于主要病因尚无确切定论。

## 346

## 下颈椎损伤的 SLIC 评分系统是什么?

**表 5-1 SLIC 评分系统**

| | | | |
|---|---|---|---|
| 1 骨折形态学 | 无损伤 | 0 | 总分≤3 分建议非手术治疗 |
| | 压缩性 | 1 | 总分 =4 分非手术治疗或手术治疗均可 |
| | 爆裂性 | 2 | 总分≥5 分手术治疗 |
| | 粉碎性 | 3 | |
| | 旋转移位 | 4 | |
| 2 椎间盘韧带复合体 | 无 | 0 | |
| | 不确定 | 1 | |
| | 破坏 | 2 | |
| 3 神经功能 | 正常 | 0 | |
| | 根性损伤 | 1 | |
| | 不完全脊髓损伤 | 2 | |
| | 完全脊髓损伤 | 3 | |
| | 有进行性压缩趋势 | +1 | |

## 347

## 颈髓损伤的分类有哪些?

脊髓损伤的部位和遭受外力不同，则表现出相异的神经损伤体征，主要分为以下类型：①脊髓前侧损伤综合征：当脊髓遭受前方致压物压迫时（常见椎体后缘骨块或间盘等），临床主要表现损伤平面以下四肢瘫，痛觉、温度觉丧失，而位置觉等深感觉存在。②脊髓后部损伤综合征：多见于后伸性外力使椎管后结构破坏，临床特点是感觉障碍和神经根刺激症状为主，损伤平面以下深感觉障碍。③脊髓中央损伤综合征：此种损伤亦常见于过伸暴力，因根动脉或椎前动脉受阻，临床表现特征是瘫痪表现不一，上肢重于下肢，上肢为下运动神经元性损伤表现，下肢为上运动神经元性损伤表现，手部功能障碍明显。④脊髓半侧损伤综合征：典型的半侧脊髓损伤表现为损伤平面以下同侧肢体上位神经元损害性瘫，深感觉丧失，对侧肢体痛觉、温度觉丧失。⑤神经根损伤综合征：临床表现损伤节段的 1～2 个神经根支配区功能障碍。

## 348 脊髓内部结构与损伤分类的关系?

脊髓内部是由灰质和白质构成，灰质位于脊髓中央，横切面呈蝴蝶状，全部灰质连续成柱状，向前、后突出部称灰质前后柱。两侧在中线处为灰质连合。前柱在脊髓灰质前角中，构成运动部分并发出前神经根，后柱为中间神经元聚为神经核，为感觉部分，是痛、温觉二级神经元细胞。白质主要由神经纤维和神经胶质构成。白质内上、下行纤维是脊髓节段间和脊髓与脑之间联络纤维、组成索，每侧各有前、侧、后索。

前索（前柱）中上行纤维主要有脊髓丘脑前束和脊髓橄榄束，分别主司触觉及肌腱本体觉。下行纤维主要为锥体束主司随意运动。侧索（侧柱）中主要下行纤维为皮质脊髓侧束，是锥体束的主要组成部分。脊髓前侧损伤综合征为脊髓前方致压物的压迫及损伤，临床表现如前述，主要是因为损伤了位于前柱的椎体束和位于侧索的脊髓丘脑侧索。后索（后柱）中重要上行纤维为薄束和楔束，传导本体感觉、深触觉和压迫觉，脊髓后部综合征多由椎管后部结构压迫所致，损伤平面以下感觉障碍和神经根刺激症状为主，包括深感觉障碍。可出现对称性疼痛。由于皮质脊髓束位于延髓腹侧部形成椎体交叉，交叉后的下行纤维至对侧脊髓侧索。传导深部感觉的薄束和楔束经过第二级神经元即薄束核及楔束核以后左右交叉，即丘系交叉，所以上述诸束在脊髓中同侧下行。而传导痛觉和温度觉的上行纤维经相应阶段的白质前联合交叉至对侧外侧索上行。故脊髓半离断损伤主要表现为损伤平面以下同侧肢体完全性上位神经元性瘫痪，深感觉丧失，对侧肢体痛觉、温度觉丧失。

## 349 颈髓损伤平面如何定位?

临床上通常可以通过 X 线显示的颈椎骨折脱位的部位对颈髓损伤节段作出判断，但有时颈椎的变化并不明显，因此需通过仔细检查皮肤感觉障碍、肌肉运动障碍及反射的变化来确定。在解剖和功能的关系中，许多神经分布是交叉或重叠的，检查时必须仔细加以辨认。有时甚至需经过反复检查，或从不同方向确定感觉障碍平面，才可获得较准确的结论。颈 3～颈 4 支配整个上颈部感觉，并表现为披肩状分布的上胸部感觉。下位颈段损伤范围需通过检查上肢感觉分布来确定。上颈髓损伤（颈1~颈4）伤势较危重，休克期过后四肢表现为痉挛性瘫。由于呼吸肌麻痹，可迅速致命。如出现心律不齐、血压不稳等内脏功能紊乱表现，常提示延髓受累。中颈髓损伤（颈5~颈7）为颈膨大部，表现为四肢瘫，如以颈5偏重，则膈肌明显麻痹，肱二头肌，三角肌反射减弱或消失，颈部以下感觉丧失。如以颈6为主，则三角肌功能改变多不明显。该部损伤双上肢多为弛缓性瘫。下颈髓（颈8~胸1）损伤主要以下肢瘫为主，上肢主要表现为手内在肌变化。如骨间肌蚓状肌萎缩，形成爪形手等。

完全性损伤时，损伤平面以下感觉完全丧失，两侧均等，运动功能丧失比较彻底，无任何肌肉收缩存在。部分性损伤者可存在着某些运动，呈不对称分布。感觉障碍无固定范围和形式。通常认为肢体反射性屈曲后并不伸直为单相反射，提示为完全性损伤，反射屈曲后又回到原位为双相反射，可能为不完全损伤。

## 350 什么是体感诱发电位？其局限性和干扰因素？

体感诱发电位（SSEPs）是基本脑电图的改良，混合神经重复刺激引起的皮质或皮质下反应在手术视野的头侧和尾侧可以记录到。在手术过程中连续记录数据，包括信号的幅度（高度）和延迟（发生时间），与基线数据相比。SSEPs提供有关脊髓感觉束（位于脊髓背内侧列）的直接信息。SSEPs只提供间接对脊髓运动束（位于脊髓前外侧列）状态的信息。SSEPs不提供关于神经功能的实时数据，因为在从背景噪声中提取时SSEPs响应被平均化，导致有轻微的延迟（通常<1mm）。

（1）局限性

1）SSEPs直接评估脊髓感觉束，但只提供了有关脊髓运动束的间接信息。

2）损坏脊髓运动束可以在SSEPs无变化。SSEPs检测运动神经束的机械性损伤比。

缺血性损伤敏感，因为这些束有不同的血液供应。脊髓前动脉供应脊髓运动束，脊髓感觉束受根性动脉灌注。

3）SSEPs可能在严重的脊髓、周围神经病变或肥胖患者中无法记录到。

（2）干扰因素：手术室电力设备、麻醉剂、氧化亚氮、低温、低血压等。

## 351 颈椎椎管与脊髓受压的评估方法是什么？

（1）X线

1）Murone法：标准颈椎X线测量椎体后缘中点与椎板棘突结合部之间的最小距离。

2）Pavlov 比值法：测量椎体矢状径（椎体前缘中点至后缘中点的连线）和椎管矢状径（椎体后缘中点至椎板棘突结合部内侧皮质的最短连线）。计算 Pavlov 比值 = 椎管矢状径/椎体矢状。Pavlov 等认为比值低于 0.75。

（2）CT、MRI

1）脊髓/椎管矢状径比值法：以椎间盘前后缘连线延长线与硬膜囊前后缘所截的长度为椎管矢状径（AB），被脊髓前后缘所截的长度为脊髓矢状径（CD），通过计算 CD/AB 发现正常人颈椎前屈位椎管增宽，脊髓变细，缓冲间隙增大；后伸位椎管变窄，脊髓矢径大于前屈位，缓冲间隙减小。

2）占位率法：CT 三维重建下后纵韧带骨化（OPLL）矢状径占位率（OPLL 最大矢状径与相应平面椎管最大矢状径之比）及 OPLL 面积占位率（OPLL 最大矢状径横截面骨化块面积与相应椎管面积之比）来评估 OPLL 对脊髓的压迫程度从而指导手术方式的选择

3）椎管容积及脊髓体积测量法：通过应用软件分别在中立、过伸、过屈三种体位下各扫描矢状位 T1 加权像上，绘出每层枕骨大孔下缘至 C7 椎体下缘的硬膜囊面积和脊髓面积，利用面积 × 层厚计算出各层的硬膜囊容积和脊髓体积，再将各层相叠加计算出完整的体（容）积。

## 352 颈椎及颈髓损伤的手术时机如何选择？

上位颈椎由于其解剖形态特点，外伤后导致的不稳定因素与下位颈椎不同。一般认为齿状突骨折经过治疗或根本未经治疗出现骨折不愈合导致该区不稳，有潜在影响脊髓的危险，应考虑寰枢融合。寰枢旋转性半脱位，其间距大于 5mm，多由韧带撕裂所致，亦说明不稳定，宜选择手术治疗。对合并进行性脊髓和神经根压迫的寰枢椎不稳，必须减压并行融合术。颈部损伤后疼痛长期不缓解，影响活动，常提示不稳。融合术对缓解疼痛，保护脊髓免于继发性损害，有积极的治疗作用。

下位颈椎损伤在下列情况可考虑手术：经非手术治疗，脊髓损伤症状不见好转或逐渐加重者；骨折脱位非手术复位失败者；椎管内可见骨块等占位者。

颈髓损伤患者何时采取手术的方法，应根据全面情况来考虑，先决条件是病情是否允许手术，如患者危重，难以经受手术打击，则应首先抢救生命，等患者条件允许时再行手术。如患者为脊髓不全损伤，其原因为椎管内占位性压迫（如骨折块等）所致，应尽可能早做手术。如为椎体移位压迫，不能在短期内（一般为 24 小时）经牵引解除压迫，应立即手术治疗。脊髓不全损伤在非手术治疗过程中有加重表现，应视为立即手术的指征。高位颈椎（C1 ~ C4）骨折合并脊髓损伤，手术激惹可能引起症状加重危及生命，危险性较大，一般情况下均应首选牵引复位，如需做稳定性手术，可在稍后病情稳定时实施。对于脊髓完全性损伤的下位颈椎骨折，如判断为脊髓完全离断，有关恢复颈椎稳定性的手术，应在确保患者安全的时机进行。

## 353

## 脊髓损伤治疗的现状是什么?

（1）脊髓损伤（SCI）尚无有效的治疗措施：对骨折脱位的早期复位及通过手术解除脊髓压迫，是最大程度保留和恢复残存的脊髓功能的主要措施。但对手术的时机目前仍有争议。

（2）对脊髓损伤治疗的研究目前集中在保护和修复两个方面：脊髓保护是在损伤早期，应用各种药物抑制和减轻继发性损伤。①超大剂量甲泼尼松龙的应用仍在采用，但存在伤口感染和胃肠道出血的潜在风险；②使用促进急性脊髓创伤复苏的药物，如使用 GM-1 神经节苷脂、纳洛酮（一种阿片拮抗剂）和单唾酸神经节苷脂（sygen），以刺激受损神经的再生，被认为对治疗急性脊髓损伤是有益的；③关于脊髓损伤修复的实验研究主要集中在神经移植和基因治疗两方面，虽有不少实验研究报道，但离临床应用还有很大的距离。

## 354

## 颈椎骨折的手术治疗原则是什么?

手术治疗适用于大部分颈椎的不稳定性损伤，不论是否合并神经损伤。应该早期进行开放复位和内固定，以达到稳定及早期功能恢复的目的。可以通过前路、后路或前后路联合的方法固定骨折的颈椎。这样可使得患者带颈部支具早期活动，通常 2～3 个月愈合。当有减压或固定的指征时，手术要遵循以下几项基本原则。

（1）术前一定要通过 X 线平片、高分辨率的可行矢状位和冠状位重建的 CT 扫描以及 MRI 检查以明确损伤的情况。

（2）单纯椎板切除术而不做固定对治疗颈椎骨折或脱位的作用是有限的，并可引起加重颈椎不稳定或神经损害。这一方法不宜采用。

（3）因为颈髓或神经根通常是被前方后突的碎骨片或椎间盘组织所压迫，所以适于从前方减压和融合，同时进行内固定。

（4）颈椎间盘损伤所致颈椎不稳应该做前路内固定和骨移植，以稳定颈椎。

（5）颈椎三柱损伤，有明显神经压迫，只做前路手术不能解除脊髓压迫和颈椎稳定者，多联合应用前、后路减压融合内固定手术。

## 355

### 如何治疗下颈椎椎体骨折?

下颈椎椎体骨折的程度可以是无神经损伤的稳定性压缩骨折，也可以是有明显神经损伤的高度不稳定性的爆裂骨折。多种创伤机制都可能造成椎体骨折，但最常见的机制是纵向受力和屈曲损伤。

(1) 稳定性骨折：无后侧结构骨折、韧带断裂、小关节脱位或神经损伤，而只有轻微移位的轻度压缩性骨折是稳定性骨折，通过颈椎支具外固定 2 ~3 个月后即可愈合。

(2) 伴有后侧结构断裂或后侧韧带损伤的椎体爆裂骨折等为不稳定性损伤。常造成后方的骨折片移位进入椎管，导致脊髓损伤。此种损伤初期的治疗是进行纵向颅骨牵引，使椎管重新对线，靠完整的软组织结构，将后突的骨块拉回到可以接受的位置，以减少脊髓受压。然而，一定要小心避免颈椎过度牵引，并在颅骨牵引后通过颈椎侧位片监测复位情况。患者病情稳定后，应确定是否要通过前路进行脊髓减压，植骨融合固定术以及是否需要进行后路固定术。通常术后需要牢固的颈椎支具固定 3 个月，直至植骨融合。

## 356

### 强直性脊柱炎颈椎损伤有哪些特点?

强直性脊柱炎（ankylosing spondylitis，AS）因脊柱处于强直状态，特别是颈椎强直，颈椎一旦损伤，将较正常颈椎尤为严重。

(1) 诊断存在困难，该类型患者外伤后常主诉颈部疼痛，此时应假定存在颈椎骨折，需进一步进行影像学检查确定。

(2) 由于强脊患者脊柱均已固定，骨折类型通常是三柱损伤和高度不稳定。

(3) 可能存在多个椎体骨折或者骨折呈跳跃性。

(4) 普遍存在神经系统损害，可能由于损伤当时的骨折移位、不适当的搬运或硬膜外血肿造成。

(5) 颈椎必须固定在损伤前的位置。必要时术中需要在枕骨部下面垫枕以维持受伤前脊柱弯曲。

(6) 手术治疗必须选择前后路联合固定，固定范围至少要达到骨折水平上下各两三个节段。

## 357

### 何为 K 线？评判方法？其对 OPLL 手术方式选择有何意义？

（1）K 线：指颈椎侧位 X 线片上 C2 与 C7 椎管中点的连线。

（2）评判：OPLL 范围未超过 K 线者为 K 线阳性组，超过 K 线者为 K 线阴性组。

（3）意义：①Fujiyoshi 等于 2008 年提出 K 线的概念，通过 K 线这样一个单一的指标，能同时对颈椎的序列及 OPLL 的程度进行评估，其最大的优点就是简便而且实用。K 线阴性的患者后路减压术后脊髓向背侧退让不足，神经症状的改善不佳，这样的病例选择后路减压手术是不恰当的，应将前路减压手术作为首选。②术前使用 K 线能够对后路减压手术的疗效进行预测，从而有效地辅助医生在术前决定合适的手术方式，提高 OPLL 引起的脊髓病的治疗效果。

## 358

### 何谓脊髓震荡？

脊髓震荡（concussion of spinal cord）：与脑震荡相似，是最轻的脊髓损伤，脊髓遭受强震荡后立即发生弛缓性瘫，损伤平面以下感觉、运动、括约肌功能全部丧失，因组织形态学上并无病理变化，只是暂时性功能抑制，在数分钟或数小时后即可完全恢复。

## 359

### 何谓脊髓休克？其发生机制是什么？

当脊髓与高位中枢断离时，脊髓暂时丧失反射活动的能力，而进入无反应状态的现象称为脊髓休克。脊髓休克时，横断面以下节段脊髓支配的骨骼肌紧张性降低或消失、外周血管扩张、血压下降、发汗反射消失、尿潴留、直肠内粪便堆积，这些现象表明躯体及内脏反射的减退或消失。

脊髓休克为一种暂时现象，以后各种反射可逐渐恢复。脊髓休克的恢复需要数周以至数月。各种反射的恢复时间也不尽相同，如屈肌反射、腱反射等较简单的反射恢复最早，然后才是伸肌反射、搔爬反射等较复杂反射的恢复以及排尿、排粪反射的部分恢复。

脊髓休克的产生并不是横切刺激本身引起的，而是由于断离的脊髓节段失去高级中枢的调节性影响。在正常情况下，这些部分通过其下行的纤维与脊髓神经元所构成的突触联系，使这些脊髓神经元保持一种阈下的兴奋状态，称为易化作用（facilitation）。由于横断脊髓，失去此种易化性影响，脊髓神经元兴奋性暂时地降低就表现为脊髓休克。

## 360

## 脊髓损伤的病理分型如何？

（1）脊髓震荡（concussion of spinal cord）：与脑震荡相似，是最轻的脊髓损伤，脊髓遭受强震荡后立即发生弛缓性瘫，损伤平面以下感觉、运动、括约肌功能全部丧失，因组织形态学上并无病理变化，只是暂时性功能抑制，在数分钟或数小时后即可完全恢复。

（2）脊髓挫伤与出血（spinal cord contusion and hemorrhage）：为脊髓实质性破坏，外观虽完整，但脊髓内部可有出血，水肿、和点状出血，重者则成片挫伤、出血，可有脊髓软化及瘢痕形成，因此预后极不相同。

（3）脊髓断裂（spinal cord breakage）：脊髓连续性中断，可为完全性或不完全性挫裂伤。

（4）脊髓受压（spinal cord compression）：骨折移位、碎骨片与破裂的椎间盘挤入椎管内可直接压迫脊髓，而皱褶的黄韧带与急速形成的血肿亦可以压迫脊髓，产生一系列脊髓损伤的病理变化。及时去除压迫物后脊髓功能可望部分或全部恢复。

（5）马尾神经损伤（cauda equina injury）：通常脊髓圆锥位于第 1 腰椎下缘，故第 2 腰椎以下骨折脱位不累及脊髓，而产生马尾神经损伤。表现为受伤以下出现弛缓性瘫痪。

## 361

## 脊髓损伤的早期征象和可引起的并发症有哪些？

（1）脊髓损伤的即刻症状是：①颈部疼痛；②不同程度的四肢瘫痪；③呼吸困难。

（2）可引起的并发症包括：①呼吸衰竭与呼吸道感染；②体温调节功能失调；③泌尿生殖道感染与结石；④压疮。

## 362

## 脊髓损伤患者气管切开的指征是什么？

（1）上颈椎损伤。

（2）已有窒息者。

（3）出现呼吸衰竭者。

（4）呼吸道感染痰液不易咳出者。

## 363 脊髓损伤的手术指征是什么?

（1）脊柱骨折脱位有关节突绞锁者。

（2）脊柱骨折复位不满意，或仍有脊柱不稳定因素存在者。

（3）影像学显示有碎骨片突出至椎管内压迫脊髓者。

（4）截瘫平面不断上升，提示椎管内有活动性出血者。

## 364 脊髓损伤的 Frankel 分级是什么?

（1）FrankelA：完全性损伤，无任何感觉或运动功能。

（2）FrankelB：损伤平面以下保留有感觉功能，并扩展到骶4～骶5，但无运动功能。

（3）FrankelC：损伤平面以下保留有运动功能，大部分关键肌的肌力小于三级。

（4）FrankelD：损伤平面以下保留有运动功能，大部分关键肌的肌力至少三级。

（5）FrankelE：运动和感觉功能正常。

## 365 神经干细胞参与神经再生的机制是怎样的?

（1）促进受伤神经元轴突的再生延长。

（2）促进受伤神经元轴突的再髓鞘化。

（3）促进神经环路的重建。

## 366 脊髓不完全截瘫分几种?

（1）脊髓半横贯损伤综合征（spinal cord half through injury syndrome）：脊髓压迫来自一

侧，表现损伤平面以下对侧痛温觉消失，同侧运动功能、位置觉、和两点辨别觉丧失。

（2）中央型脊髓损伤综合征（The central type of spinal cord injury syndrome）：多因颈椎骨折脱位或原有颈椎病患者，因颈椎过伸性损伤，椎体后方的碎骨片、增生的骨赘，后凸的椎间盘压迫脊髓前方，而后方受黄韧带挤压，造成脊髓前后受压，引起脊髓中央管附近神经组织出血、水肿、部分坏死，出现下肢症状轻，上肢症状重的临床表现。损伤平面腱反射消失而损伤平面以下腱反射亢进。

（3）前脊髓损伤综合征（anteriorspinal cord injury syndrome）：脊髓前方神经组织受损，出现以运动神经障碍为主的临床表现；表现为损伤平面以下自主运动和痛温觉消失。脊髓后柱无损伤，患者触觉、位置觉、振动觉、运动觉和深压觉完好。

（4）后脊髓损伤综合征（posteriorspinal cord injury syndrome）：损伤后造成以感觉功能为主的临床表现，表现损伤平面以下深感觉、位置觉丧失，而痛温觉和运动功能完全正常。

（5）不完全性脊髓损伤（incomplete spinal cord injury，ISCI）。

## 367

## 何谓脊柱、脊髓损伤的综合治疗？

脊柱、脊髓损伤的综合治疗是指除了手术以外，配合以其他治疗的一种全面系统的治疗方法。在进行牵引或手术治疗后，要注意做好以下工作：

（1）全身治疗：要始终注意保持呼吸道通畅，维持心肺功能，防止肺部并发症、泌尿系感染和压疮等。维持水、电解质平衡和充足的营养。

（2）药物治疗：①肾上腺皮质激素可保护损伤脊髓毛细血管基底膜完整性，防止细胞溶酶体破坏，减少溶解细胞的酶类释放，应尽早使用；②渗透性利尿剂，有利于减轻脊髓水肿；③其他对症性药物。

（3）高压氧治疗：增加组织含氧量，改善损伤区细胞缺氧状态，减轻损伤。

（4）脊髓损伤的晚期治疗：包括康复训练、针灸、按摩、中药、排便及排尿功能训练，部分患者尚需要进一步的手术治疗。

## 368

## 如何判断颈脊髓损伤的预后？

颈髓损伤的影响因素众多，包括急性损伤及继发性损伤，此外手术时机及方法的选择和术者的经验与操作技巧等，均对脊髓损伤的预后产生影响，当然，主要因素还是受伤当时脊髓损伤的程度。因此脊髓损伤预后的判断，仅可做出预测性估计。当颈脊髓遭到创伤后，即出现脊髓休克，脊髓功能处于强烈的抑制状态，随着时间的推移，反射可逐渐恢复。此时神经系统检查常能提示脊髓损伤程度和预后。脊髓休克期过后，反射恢复的顺序一般是由低向高位。刺激足趾部产生回缩动作是第一个出现的反射，也有球海绵体反射和提睾反射以及肛门收缩反射首先恢复。如出现上述反射之一，而运动和感觉功能仍处于完全丧失状态，预示完全性脊髓损伤，预后较差，如患者肛门周围感觉丧失，直肠括约肌失去随意运动，可认为是完全损伤，如此持续 24 小时，则 99% 的患者不能恢复。如肛周有感觉，括约肌有控制力，提示不完全性损伤。如四肢瘫呈弛缓性，较长时间呈瘫软状态，可认为脊髓损伤较完全。反之，如伸肌很早出现痉挛，通常说明损伤是部分性的。而屈肌首先出现痉挛状态，则表明完全性损伤。另一方面，肢体反射性屈曲后并不伸直，多为完全损伤，反射性屈曲又伸展原位，为双相反射，多示不完全性损伤，可望有不同程度的恢复。

## 369

## 无骨折脱位脊髓损伤的机制是什么?

临床工作中可遇到颈脊髓损伤的患者并无颈椎损伤及脱位的 X 线表现。1982 年 Pang 将此类损伤列为一种特殊类型。其损伤机制大致可分为以下几种：①过伸性损伤：在极度伸展状态下，椎管相对容量骤然减少致脊髓受压。亦可引起椎体之间的前纵韧带撕裂，椎间盘上颈椎节段突然后移，撞击脊髓，暴力消失后，由于肌肉弹力作用而使椎体复原；②屈曲性损伤：在损伤的一瞬间椎体前移损伤脊髓，瞬间肌肉收缩使损伤水平的上颈椎节段向后跳跃，并恢复原位，故 X 线显示正常；③纵行牵拉颈椎致脊髓损伤，但较为少见；④缺血性损伤：各种伤力致脊髓血管损伤或血流受阻。脊髓前、后动脉和冠状动脉丛血管受压，均可引起相应节段或多节段脊髓供血障碍。由于颈椎解剖生理特点和特有的内在不稳定性，此种类型的脊髓损伤较其他部位更为常见。

## 370

## 脊髓损伤疼痛综合征的机制是什么？如何处理?

脊髓损伤后，相应节段的骨骼、肌肉、肌腱及韧带等由不同程度损伤所引起的疼痛，一般都会随着组织修复而好转或消失。脊髓损伤后疼痛是指神经根和脊髓本身损伤后的感觉部分改变。临床上产生剧痛，可呈发作性或持续性，难以忍受。患者长期受到疼痛折磨，对身体有明显影响。脊髓损伤疼痛的确切机制尚不清楚，其原因大致有以下几种：①颈椎或间盘损伤挤压神经根，诱发根性痛；②损伤出血引起蛛网膜粘连；③损伤脊髓形成瘢痕，压迫感觉神经纤维，导致灼性神经痛；④近侧脊髓断端长期受不良刺激影响等。

对于此类患者症状较轻者，可合理服用药物治疗，可望逐渐好转。如剧烈发作，持续时间较长，影响生活，可考虑后根切断术或减压术等。有时可针对脊柱不稳做相应节段的融合术。

## 371 颈椎椎弓根的解剖特点是什么?

颈椎椎弓根的解剖学研究显示，颈 3 至颈 7 椎弓根的高度大于宽度，横截面呈椭圆形。颈 3 和颈 4 的椎弓根内径最小，平均为 3mm，颈 7 椎弓根内径最大，平均为 5mm，颈 5 和颈 6 居中，为 3. 5 ~ 4. 5mm。椎弓根螺钉稳定性及抗拔出力量主要是由其内径决定的。颈 3 ~ 颈 7 椎弓根内侧皮质厚 1. 5 ~ 2. 0mm，外侧皮质厚 0. 5 ~ 0. 8mm。内侧皮质明显厚于外侧，为外侧皮质的 2. 5 ~ 3 倍。椎弓根轴线全长为 30 ~ 32mm，骨性椎管长度为 14 ~ 18mm，侧块部长度为 8 ~ 9mm。颈椎椎弓根结构复杂，内部的三维变化大，不同个体及同一个体的不同椎体间都有较大变异。颈椎椎弓根除颈 7 外，外侧为椎动脉，内侧为脊髓，上面和下面为神经根。椎弓根是椎骨中最强的部位，在椎弓根与椎体交界处还有一层结构致密的骨质，其前界相当于椎体后部骨髓环前缘处，该部分骨质是椎弓根坚强的支持结构。椎弓根皮质骨呈筒状，中间有少量松质骨，这一结构特点使得椎弓根对螺钉有很好的把持力。

## 372 颈椎椎弓根螺钉置钉技术有哪几种?

颈椎局部解剖复杂，内邻颈脊髓、外邻椎动脉，上下有神经根跨越，一旦损伤后果严重，因此颈椎的椎弓根螺钉内固定的关键是准确的置钉。目前下颈椎椎弓根的置入技术得到了不断完善和发展，主要分两大类，徒手置钉法和计算机三维导航下的置钉。

（1）Abumi 法：颈 3 ~ 颈 7 进针点为上位椎体的下关节突下端的略下方侧块外缘向内 5mm 处，与椎体矢状面成量 25° ~ 45°，颈 5 ~ 颈 7 与上终板平行，颈 4 略向头端倾斜，颈 3 较颈 4 倾斜再稍大一点。但 Abumi 技术更重要在于，在术中使用影像设备作侧位导向外，另外术中使用磨钻对进钉点皮质骨磨除，探针探查椎弓根入口松质骨髓腔，这一步可使置钉点的偏移得到一定的矫正，探针在探查过程中使进钉方向得到进一步的确定。

（2）“漏斗技术”置钉法（管道疏通法）：Karaikovic 等提出“漏斗技术（funnel technique）”，其认为颈椎弓根呈漏斗形，后侧为较宽大的基底部，至椎弓根狭窄部时管径变窄，首先用咬骨钳和骨凿去除颈椎侧块椎弓根入口处皮质，用一直径为 1. 0mm 的刮匙逐渐刮除椎弓根内松质骨，直至暴露椎弓根的内侧皮质，其远侧即为螺钉的入口。利用颈椎侧块局部解剖标志进行定位，Jearmeret 等以颈椎侧块中线、距上关节面下缘 3mm 为进针点，进针角与矢状面平均呈 45°。

（3）椎板开窗椎弓根探查法：Richard 等介绍了一种椎板开窗椎弓根探查法，首先将要置钉节段的椎板上缘开窗，开窗大小视术中具体情况而定，用探针经椎板开窗处直接探查椎弓根的上、下缘及内缘，以确定椎弓根的入点及角度。

（4）计算机导航系统引导下的置钉技术：此项技术原理类似于卫星定位技术，首先选择参考点，然后根据参考点来确定目标在三维空间中的位置。术前要收集患者 CT 的影像学数据，将其输入计算机导航系统，导航系统采用单个椎体表面注册方式，根据其三维重建图像，在拟手术椎体后方表面选择至少 3 个解剖标志清楚的参考点，术中光电接受器接受安放于手术椎体棘突上的参考支架，注册并校准手术指示针，这时根据术前设计的参考点，进行点和面的匹配，如果匹配度可以接受，则在导航系统三维影像引导下，用指示针选择椎弓根最佳的进针点和方向。

## 373

## 颈椎椎弓根螺钉内固定技术有哪些要点？

颈椎的椎弓根虽可置入螺丝钉，但不能在所有平面的椎体上使用同一规格的颈椎弓根螺丝钉系统。应用于颈 3、颈 4、颈 5 的椎弓根螺钉应小于其他螺钉，并且需更小心地置入。Karalkovic 等应用 CT 测量并研究颈椎弓根的形态发现，颈 2 和颈 7 的椎弓根平均直径较大，颈 3 的平均直径最小，椎弓根外侧的宽度和高度比率从颈 2 ~ 颈 7 逐渐增加，呈现出上位颈椎（颈 2 ~ 颈 4）的椎弓根逐渐被拉长，下位颈椎（颈 6 ~ 颈 7）的椎弓根渐变短粗。对所有平面颈椎椎弓根内倾角度的了解同样十分重要，颈 5 内倾最大，颈 2 和颈 7 内倾最小，颈 2 和颈 3 椎弓根向上倾斜，颈 4 和颈 5 呈水平位，颈 4 和颈 7 则向下倾斜。颈椎椎弓根螺钉系统与其他颈椎固定系统相比，有着更大的生物力学优势，但颈椎弓根特殊的解剖特点和毗邻关系，使该技术实际操作难度大，临床并发症严重，对骨科医生要求较高，随着骨科新技术、新理念不断地发展，以及计算机导航技术的进一步完善，颈椎弓根内固定技术将会更加广泛的应用于临床。

## 374

## CT 导航技术引导下进行颈椎椎弓根钉置入的优缺点是什么？

CT 导航技术引导下进行颈椎椎弓根置钉为近年来发展起来的技术，在实验过程中发现也有优势和不足。优势在于：

（1）导航引导使得颈椎椎弓根置钉手术变得直观、形象，而且术中帮助决定螺钉的直径，降低螺钉置入的危险性，增加手术的安全性。

（2）减少术中 C 型臂 X 线机透视的时间，减少了手术人员和患者的放射线危害。对于 C 型臂 X 线机透视显影不佳的手术部位，优势更加明显。在实验过程中可以看到，在熟练应用导航系统后，置钉的准确率明显提高。但是，CT 导航技术也有许多缺点：①术前采集的 CT 影像资料要求较高，要求层厚 $<1mm$，对一些医院来说有一定的难度；②术中一旦系统出现故障则不能继续使用。

（3）影像学资料是术前采集，术中可引起误差，有误导术者的可能。

（4）因为整个操作并非在全程实时监控下进行，而是计算机计算所得数据，所以术中操作时的人为因素可能导致置钉准确率的下降，而且术中反复使用追踪器验证也增加了手术时间。

（5）导航产生误差的原因很多，如果单纯信任机器，可能会带来灾难性的后果。

（6）设备价格昂贵、技术要求高，一般医院难以普及。

### 375

### 寰枢椎后路椎弓根螺钉钢板固定的稳定性如何？

马向阳、尹庆水等用 6 具新鲜颈椎标本，按随机顺序，对每一标本先后行颈 1 ~ 颈 2 椎弓根螺钉钢板、Magerl 螺钉、Brooks 钢丝以及螺钉联合钢丝固定，在脊柱三维运动实验机上测量其三维运动范围。其实验研究结果显示，Magerl 螺钉或颈 1 ~ 颈 2 椎弓根螺钉钢板联合 Brooks 钢丝组成的固定系统的三维运动范围最小。颈 1 ~ 颈 2 椎弓根螺钉钢板固定的前后屈伸运动范围与 Brooks 钢丝固定无差异，但大于 Magerl 螺钉；其左右侧屈运动范围小于 Brooks 钢丝固定，大于 Magerl 螺钉；其轴向旋转角度明显小于 Brooks 钢丝固定，但与 Magerl 螺钉无统计学差异。据此得出结论为颈 1 ~ 颈 2 椎弓根螺钉钢板固定的三维稳定性与 Magerl 螺钉相当，稳定性良好。

## （二）胸腰椎骨折与脊髓损伤

### 376

### 胸腰椎结构特点有哪些？

胸 1 ~ 胸 10 段脊柱除椎体、椎间盘、关节突关节面连接以外，还有肋骨、胸骨组成的胸廓与胸椎相连，从而大大地增加了胸椎的稳定性，其伸屈活动较小，临床上发生骨折的概率很少。

胸腰段指胸 11 ~ 腰 2 脊椎，此段脊椎结构有 3 个特点：①胸椎较为固定，胸腰段成为活动的腰椎与固定的胸椎之间的转折点，躯干活动应力集中于此；②胸椎生理后突，腰椎生理前突，胸腰段为两曲度的衔接点，肩背负重的应力集中于此；③关节突关节面的朝向在胸腰段移行。胸腰段脊柱结构上的3个特点，构成胸腰段脊柱损伤发生率高的内在因素。

脊髓在胸椎管内的活动性小，因此脊柱骨折移位，极易损伤脊髓造成神经损害。

腰椎椎体厚而大，关节突较长，既有较好的活动，又有良好的稳定性，这种结构上的特点只有在相当大的暴力作用下才能发生骨折及脱位。

## 377

## 胸椎损伤前路手术的并发症有哪些？

（1）主动脉或腔静脉损伤：远离椎体做解剖分离，而不是首先到达椎体侧方，可能损伤血管。

（2）脊髓损伤：大多与解剖结构不清、器械误入椎管有关。

（3）椎体切除时大量出血：多为节段血管未结扎或结扎后脱节。

（4）胸导管损伤。

（5）膈神经损伤。

（6）硬脊膜损伤：由于致压物与硬膜粘连或器械使用不当造成。

（7）植骨移位。

（8）定位错误。通常发生在对术前CT和MRI定位的判断失误。

## 378

## 胸椎损伤后路手术的并发症有哪些？

（1）脊髓损伤：使用占位性器械易造成脊髓损伤。

（2）硬脊膜损伤和脑脊液漏：由于致压物造成椎管狭窄，极易损伤硬膜。

（3）血肿形成：多为局部渗血较多而引流不畅。

（4）引流管压迫脊髓：由于放置不当，可因引流管折曲而压迫脊髓。

（5）后凸畸形：后方骨和韧带切除过多，尤其是多节段切除，可造成脊柱后凸畸形。

## 379

## 胸腰椎骨折如何分类？

既往脊柱骨折的分类繁多，但分型越细，其实用意义越差。

(1) 按脊柱受伤机制分类

1) 单纯压缩骨折 (C): 屈曲压缩应力所致。主要累及前柱、后柱，而中柱未受累，前柱椎体压缩，后柱的棘上，棘间韧带在应力较大时可断裂。神经损伤少见。

2) 爆裂型骨折 (B): 轴向应力或轴向应力伴屈曲应力所致。中柱受累椎体后侧骨折片常连同椎间盘突入椎管，引起椎管狭窄，脊髓或马尾神经损伤。CT 扫描对此类损伤诊断价值最大。

3) 安全带型损伤 (S): 为牵张剪力损伤，是一种经后柱结构水平剪力伴有屈曲应力的损伤，后柱、中柱呈张力性损伤。棘上、棘间、黄韧带甚至后纵韧带断裂，前柱呈轴向屈曲，可发生压缩，也可呈绞链作用不受损伤。该型轻度损伤属稳定型，一般无椎管狭窄。严重者椎体可呈切片样裂开，椎弓根断裂。伴水平移位的骨折不稳定，脊髓损伤也较严重。

4) 骨折脱位型 (F): 是严重暴力所致，机制比较复杂，可由屈曲、剪力、牵张或旋转等复合应力所致。该型损伤累及三柱，造成不同程度的神经损伤。

(2) 根据损伤累及的范围分类: Denis 按三柱结构分类。

1) 前柱，包括前纵韧带、椎体及椎间盘的前 2/3 部分。

2) 中柱，由椎体及椎间盘后的 1/3 和后纵韧带组成。

3) 后柱，由椎弓、椎板附件及黄韧带、棘间、棘上韧带组成。

(3) 根据椎管狭窄或受堵程度分类: Wolter 将椎管经 CT 扫描的横断面分成三等分，并用 0、1、2、3 表示其狭窄及受堵的指数。

1) 椎管无狭窄或受堵者，指数为 0。

2) 椎管受压或狭窄占横断面 1/3 者，指数为 1。

3) 椎管受压或狭窄占横断面 2/3 者，指数为 2。

4) 椎管完全受压或完全受堵为 3。

上述三种分类中，单纯外伤机制分类不能完全反映脊柱受累范围，Denis 三柱结构分类可表达脊柱受累范围及稳定外伤机制、累及范围及椎管情况融合一体，对制定治疗方案和预后判断更具有临床指导意义。综合分类方法为: 将单纯压缩骨折以 "C" 代表，爆裂骨折以 "B" 代表，安全带损伤以 "S" 代表，骨折脱位以 "F" 代表; 前、中、后柱分别以 a、m、p 代表; 0, 1, 2, 3 为椎管受压指数。例如，患者，男性，36 岁，车祸，经 X 线检查显示胸 12 腰 1 骨折脱位，CT 扫描显示椎管有 1/3 受压，骨折累及三柱，其综合分类以符号代表由为 Fa、m、pl (T12L1)。

## 380

## 如何判断胸腰椎骨折的稳定性?

Nicoll 于 1949 年首先将胸腰椎骨折分为稳定与不稳定两类。不稳定脊柱损伤指骨折或脱位在愈合过程中易移位产生神经或脊髓症状。而稳定型骨折不会产生此种结果。Freeman 等基于两柱概念决定胸腰椎骨折的稳定性。Denis 于 1983 年提出了三柱理论，将脊柱分为前、中、后柱，前柱为椎体前纵韧带、椎体前部及椎间盘前部，中柱为后纵韧带、椎体后部及椎间盘后部，后柱包括椎弓、黄韧带、关节突关节、棘突及棘间韧带，脊柱的稳定主要依赖中柱的完整。对脊柱不稳定的认识并不一致，有认为对神经功能有潜在危险的为不稳定，有的则认为对脊柱结构有潜在破坏者为不稳定。

一般认为单纯椎体楔形骨折，腰 4 以上峡部骨折系稳定骨折。所有骨折脱位伴棘间韧带断裂及腰 4 以下峡部骨折，后方棘间韧带损伤伴有后纵韧带损伤者为不稳定骨折。爆裂骨折、屈曲分离损伤、骨折脱位均破坏前、中、后柱，属不稳定损伤。

## 381

## 何谓 Chance 骨折?

Chance 骨折又称座带骨折（seat belt fracture）。Chance 骨折由 Chance 于 1948 年首先报道，1983 年 McAfee 和 Yuan 对 Chance 骨折的受伤机制进行了研究，认为该骨折是脊柱在屈曲情况下受向前的剪力造成后柱过大的牵张力作用，导致中、后柱的分离，骨折线贯通，以致骨折及韧带的损伤。同年 Denis 对该类骨折进行了详细的阐述。但逐渐发现此类骨折并非只发生于系安全带人员，认为称之为屈曲过伸型骨折应该更为合理。根据骨折损伤节段及韧带损伤位置将此类骨折分为 4 种类型，其中单一平面，骨折线贯通棘突、椎弓根、椎体骨性结构的称为 Chance 骨折，占屈曲过伸型骨折的 47.3%。因为在屈曲过伸型骨折中，Chance 骨折所占比例较大，临床上经常将 Chance 骨折代替屈曲过伸型骨折，其特点是：①骨折线前、中、后柱贯通；②中、后柱分离；③前柱压缩。

## 382

## Chance 骨折的受伤机制及骨折特点是什么?

当身体上部急剧前移、屈曲时，常致此损伤，以高速公路上交通事故为多发。大多在撞车的瞬间，乘员身体上部急剧向前移位及屈曲，此时以椎节的前方（柱）为枢纽，后柱韧带或棘突受牵张力作用而破裂并延及中柱，亦可达前柱。典型的 Chance 骨折的骨折线是从后向前由棘突开始、经椎板、椎弓根达椎体。非典型者其损伤是棘突上韧带先破裂，而后棘间韧带、黄韧带、后纵韧带乃至椎间隙完全断裂。

## 383

### Chance 骨折如何诊断？

根据致伤场所及机制、临床特点及影像学所见不难以作出诊断。一张清晰的 X 线侧位片即可明确受损部位及椎节分裂程度，伴有脊髓症状者，应做 CT 及 MRI 检查。

X 线显示横突及椎弓根呈水平撕裂骨折（也可发生在棘突和关节突内）。由棘突水平骨折而致棘突间距增宽，椎体后缘高度或损伤平面椎体后间隙增宽。因扫描线平行于骨折平面，故 CT 检查可无阳性发生，矢状面断层意义较大。

## 384

### Chance 骨折如何治疗？

原则上按照椎体屈曲压缩性骨折处理，但手术率明显高于一般屈曲性骨折。大多数可经后路手术解决，必要时可前后双向施术。

## 385

### 何谓 ASIA 脊髓损伤分级？

目前被公认和被广泛采用的为 1992 年美国脊髓损伤学会（ASIA）根据 Frankel 分级修订的分级。A. 完全性损害：在骶段（骶 4 ~ 骶 5）无任何感觉和运动功能保留；B. 不完全损害：在损伤神经平面下包括骶段（骶 4 ~ 骶 5）存在感觉功能，但无运动功能；C. 不完全损害：在损伤神经平面以下存在感觉和运动功能，但大部关键肌的肌力在 3 级以下；D. 不完全损害：损伤平面以下存在感觉和运动功能，且大部分关键肌的肌力等于或大于 3 级；E. 正常感觉和运动功能异常。

## 386

### 脊髓损伤可出现哪些病理变化？MRI 对诊断脊髓损伤有何诊断意义？

脊髓损伤多发于男性青壮年，可引起四肢瘫或截瘫。近年来，人们通过大量的动物实验和临床观察，对脊髓损伤的机制及病理过程有了较清楚的认识。一般认为，脊髓损伤急性期的主要病理变化为脊髓出血、水肿、肿胀、坏死等，继以亚急性期巨噬细胞侵入，毛细血管增生；慢性期主要的病理变化为脊髓萎缩、软化、胶质增生、创伤性脊髓空洞的形成等。磁共振成像（MRI）能直接显示脊髓的形态学变化，大大地提高了人们对脊髓损伤的诊疗水平，对选择治疗方案，判断预后，均有重要意义。但也必须强调，除 MRI 外，还应结合临床资料和其他影像学检查结果，才能对病情做出正确的判断，为选择治疗方案和判断预后提供更有价值的信息。

## 387

## 脊髓出血的 MRI 特点及预后是什么？

脊髓损伤后，灰质可立即或数分钟后出血，其 MRI 表现报道不一。有学者认为急性期脊髓出血表现为 T2 加权（T2WI）低信号；有学者认为 T2WI 低信号或高信号均可为出血表现；有人则认为急性期出血 MRI 表现为 T1 加权（T1WI）低信号，T2WI 高信号。急性期出血合并水肿，使出血的 MRI 表现更加复杂。

一般认为，脊髓损伤后，MRI 表现为出血者，神经功能通常损伤较重，预后较差。血肿的大小与预后相关，那些几乎波及脊髓整个横截面的大面积血肿患者，总伴有永久性的完全性的脊髓损伤；而血肿仅波及脊髓横截面 50% 以下者，预后通常较好。

## 388

## 脊髓水肿的 MRI 特点及预后是什么？

水肿多于脊髓损伤后 6 小时左右出现，1 周左右达到高峰。其 MRI 表现为 T2WI 高信号，发生率为 63.2%~98.0%。脊髓损伤的严重程度不同，伤后至行 MRI 检查的时间不同，水肿的检出率亦不同。

一般认为，MRI 上表现为单纯水肿者，神经功能损伤较轻，预后较好。水肿范围的大小与患者神经损伤的严重程度及预后密切相关。水肿的长度与患者的预后成反比。 另外，水肿信号的演变与临床症状变化之间有密切。一般认为，急性期表现为 MRI T2WI 高信号区的患者，慢性期高信号消失，神经功能恢复良好，信号无变化者神经功能恢复差。

## 389

## MRI 对脊髓压迫有何诊断意义？如何处理？

创伤性脊髓压迫可来自脱位的椎体、椎体骨折、外伤性椎间盘突出、髓外血肿等。MRI

在显示骨折，特别是椎体后部结构的复杂骨折不如 CT 效果好，但在显示椎间盘韧带等软组织的损伤、髓外血肿等方面有其明显的优越性。髓外血肿的 MRI 表现不同于髓内血肿，它常于数小时之内表现为 T2WI 高信号。这是因为髓外血肿中 MHb 的形成只需数小时，而髓内血肿中 MHb 的形成需 1 周以上。

一般情况下，伴有脊髓压迫患者的神经损伤较无压迫者重，且预后较差。尽管存在争议，但多数人仍主张早期解除压迫，脊髓减压。因为急性期脊髓减压后，可使肿胀的脊髓有缓冲的空间，以减少脊髓实质的血液循环障碍，从而促进神经功能的恢复。

## 390

## CT、MRI、DSA 对脊椎损伤有何诊断意义?

近年来 CT、MRI、DSA 先进技术在临床上的广泛应用，为脊柱疾病或外伤的诊断提供了前所未有的成像方法，更加提高了诊断水平。

（1）CT：常规 X 线检查脊椎骨折损伤常常遗漏微小骨折，而且不能清楚地显示椎管和椎管内的改变，使用连续薄层 CT 扫描，可以显示出 X 线片显示不清楚的部分，了解椎体骨折移位，特别是椎体后缘骨折块及向椎管内移位程度，关节突骨折移位、椎板骨折下陷突入椎管的情况。并可在 CT 片上测量椎管狭窄程度，椎间盘突出压迫脊髓的程度。所以 CT 用于检查脊椎损伤合并脊髓神经损伤非常重要，并为手术入路及内固定物选择提供重要的依据。

（2）MRI：MRI 在脊髓损伤临床诊断中的应用日趋广泛，其作用也为人们逐渐认识，与其他影像学技术相比，MRI 能够将神经组织直接成像、为其独到之处，从而使临床医生对脊髓本身病理改变的判断更为精确。这一特性对于脊髓损伤程度的临床判断，以及治疗选择带来了极大的便利。MRI 能从纵及横的方向同时清楚显示脊椎及脊髓的改变，在纵向侧位断层片上，不但能清楚显示出椎体、椎板移位压迫脊髓的情况，并能清晰显示脊髓损伤情况。如脊髓中心出血受压迫情况、横断脊髓的部位、范围、长度等。并可区别脊髓慢性损伤改变的脊髓软化、创伤后脊髓囊肿、脊髓空洞形状及创伤后粘连、血管改变。所以 MRI 成像不仅可显示脊椎、脊髓的损伤情况，还可早期诊断脊髓病理改变。根据脊髓损伤病灶的性质和范围，判断其预后及指导临床治疗。

（3）DSA：DSA 是 20 世纪 80 年代应用于临床的血管造影新方法。它通过电子计算机进行一系列图像数据处理，能够将影响清晰度的骨和周围其他组织的阴影减掉，使图像对比度增强而更加清楚。对于脊椎骨折脊髓损伤的患者，采用脊髓血管造影 DSA 检查，可以显示脊髓血管的分布、血供影响程度及脊髓供血情况，为临床治疗及预后判断提供帮助。

## 391

## 脊髓损伤慢性期的病理改变、MRI 特点及其治疗和预后分别是什么？

脊髓损伤慢性期的主要病理变化有：胶质瘢痕增生、脊髓萎缩、脊髓软化、脊髓囊性变、创伤性脊髓空洞（post traumatic syringomyelia，PTS）形成等。其中，PTS 的形成和发展可使脊髓损伤患者已稳定的神经功能继续恶化，后果严重。PTS 的发生机制尚不十分清楚，一般认为，脊髓损伤后，髓内出血和水肿区可发生液化坏死，继而被吞噬细胞吞噬，许多微小空腔形成。这些病理过程不断进行，且向周围扩展，最后，这些小的空腔融合为一个大的空腔，即 PTS。MRI 被认为是诊断创伤性脊髓空洞的最好手段。MRI 应用于临床之前，人们报道脊髓空洞的发生率为 1.1%~4.5%；而 MRI 应用于临床之后，人们报道其发生率为 12%~28%。MRI 的特征性表现为 T1WI 边界清楚、长条状空洞样低信号区，可伴有脊髓肿胀。

MRI 在指导 PTS 的治疗上有重要意义。创伤性脊髓病患者的 MRI 表现可分为：脊髓软化、小的囊腔和大的脊髓空洞 3 种。手术治疗对大的脊髓空洞效果较好，而对于小的囊腔或脊髓软化的疗效欠佳。术前的 MRI 检查对判断 PTS 的预后有重要意义。有人报告，MRI T2WI 上流空现象（flow-void sign，FVS）阳性患者，术中切开脊髓后，囊腔内液体流出，肿胀的脊髓回缩，体积变小，术后神经功能恢复较好；而 FVS 阴性者，术中脊髓切开引流后，脊髓并未回缩，其神经功能恢复较差。另外，创伤性脊髓空洞的发生率与创伤引起的椎管狭窄有密切关系。因而多数人主张对脊髓损伤患者的最初治疗，应注意充分减压和恢复脊柱解剖结构；同样，治疗 PTS 时，除引流外，应注意恢复脊柱解剖结构。

## 392

## 急性脊髓损伤如何用药物治疗？

脊柱骨折引起的脊髓损害产生于两种机制：即刻的机械性损伤和随之发生的继发性损害，目前被认为有减轻或阻止继发损害，保留和促进脊髓功能恢复的主要药物有以下 3 种类型。

（1）大剂量甲泼尼龙：在伤后 8 小时内应用，30mg/kg 静脉滴注 15 分钟，间隔 45 分钟，以 5.4mg/（kg·h）维持 23 小时，可改善脊髓血流，减轻细胞水肿，抑制脂质过氧化，改善脊髓损伤后的神经功能。但损伤 8 小时后应用，不仅效果欠佳，且并发症增加。现在认为既往皮质激素治疗无效，是用药剂量不够所致。在治疗药物中甲泼尼龙的治疗是最为肯定的。

（2）神经节苷脂：它在正常神经元的发育和分化中起重要作用，外源性神经节苷脂能促进神经轴突生长，增加损伤部位轴突存活数目。最近有报道，在急性脊髓损伤后 48～72 小时给予神经节苷脂 GM-1 100mg/d，持续几周，能促进神经功能恢复。

（3）抗氧化剂和自由基清除剂：目前已有多种抗氧化剂和自由基清除剂已被应用于脊髓损伤，如维生素 E、维生素 C、硒、超氧化物歧化酶（SOD）等，最近报道 21-胺类固醇如 U-7400F 能促进神经功能恢复，而其作用是甲泼尼龙 100 倍，被认为是一种极有希望的治疗药物。

## 393

## 脊柱骨折后首先要确定的问题是什么？

（1）损伤的时间：8 小时、2 周、3 个月、1 年。其中 8 小时内手术效果最好，积极争取 2 周内进行手术，3 个月、1 年时进行手术效果不佳。

（2）是否合并脊髓或马尾神经损伤。

（3）是否存在不稳定。

然后根据所得信息采取相应措施。

## 394

## 如何确定脊柱的稳定与否？脊柱不稳定分度如何？

Denis 认为，含有椎体后壁的中柱对骨折的不稳定及脊髓损伤有较大的意义，三柱结构中两柱受累一般被视为不稳定。

脊柱骨折不稳定可分为三度：一度为机械性不稳定，如前柱与后柱受累或中柱与后柱受累，可逐渐发生后凸畸形；二度为神经性不稳定，由中柱受累，椎体进一步塌陷而椎管狭窄，使无神经症状者发生神经症状；三度为兼有机械性及神经不稳定，为三柱受累，如骨折脱位。

## 395

## 脊柱骨折 AO 分型是什么？

A 型损伤的特点是椎体骨折，后柱基本没有损伤。B 型损伤主要描述的是一种前方（B3）或后方（B1，B2）椎体结构间距增大的横贯性损伤。此外，B1 及 B2 亚型损伤主要依靠其前方损伤的类型进行划分，这可能是间盘损伤或 A 型骨折中的椎体骨折。此种 B 型损伤主要根据后方结构是否破坏进行诊断，但进一步的分型则要根据前方结构损伤的情况来定。C型损伤是轴向扭转外力造成的损伤，而且往往是在A型和B型损伤基础上外力继续作用的结果。因此A型和B型损伤是大多数C型损伤进一步分类的基础。此外，剪切力并伴有扭力的损伤也包括在C型损伤中。A型损伤仅累及前柱，B型和C型损伤则累及前后两柱。

A型：椎体压缩

A1：压缩骨折

A1.1 终板嵌压。

A1.2 楔形嵌压：①上缘楔形嵌压骨折；②侧方楔形嵌压骨折；③下缘楔形嵌压骨折。

A1.3 椎体塌陷。

A2：劈裂骨折

A2.1 矢状面劈裂骨折。

A2.2 冠状面劈裂骨折。

A2.3 钳夹样骨折。

B型：前方及后方结构牵张性损伤

B1：后方韧带结构损伤（屈曲牵张型损伤）

B1.1 伴有间盘的横贯型损伤：①屈曲半脱位；②前方脱位；③屈曲半脱位、前方脱位伴关节突骨折。

B1.2 后方韧带结构为主的损伤伴有A型椎体骨折：①屈曲半脱位伴有A型椎体骨折；②前方脱位伴有A型椎体骨折；③屈曲半脱位、前方脱位伴关节突骨折伴有A型椎体骨折。

B2：后方骨性结构损伤（屈曲牵张型损伤）

B2.1 两柱横贯性损伤。

B2.2 伴有间盘损伤：①损伤通过间盘及椎弓根；②损伤通过间盘及峡部。

B2.3 伴有A型椎体骨折：①经椎弓根伴有A型椎体骨折；②经峡部伴有A型椎体骨折。

B3：经间盘前方损伤（过伸剪切损伤）

B3.1 过伸半脱位：①不伴有后柱损伤；②伴有后柱损伤。

B3.2 过伸——峡部裂。

B3.3 后方脱位。

C型：前方及后方结构旋转性损伤

C1：A型（压缩）损伤伴有旋转

C1.1 楔形旋转骨折。

C1.2 劈裂旋转骨折：①矢状面劈裂旋转骨折；②冠状面劈裂旋转骨折；③钳夹样劈裂旋转骨折。

C1.3 椎体分离（旋转爆裂骨折）：①不完全旋转爆裂骨折；②旋转爆裂分离骨折；③完全旋转爆裂骨折。

C2：B型损伤伴有旋转。

C2.1 B1 损伤伴有旋转（屈曲牵张型损伤伴有旋转）：①屈曲旋转半脱位；②屈曲旋转半脱位伴有单侧关节突骨折；③单侧脱位；④向前旋转脱位伴有单侧关节突骨折；⑤屈曲旋转半脱位或不伴有单侧关节突骨折加 A 型骨折；⑥单侧脱位加 A 型骨折；⑦向前旋转脱位伴或不伴有关节突骨折加 A 型骨折。

C2.3 B3 损伤伴有旋转（过伸剪切损伤伴有旋转）①旋转过伸半脱位伴或不伴椎体后方结构骨折；②单侧过伸峡部裂；③向后旋转脱位。

C3：剪切旋转样骨折

C3.1 切皮样骨折。

C3.2 斜形骨折。

## 396

### 胸腰椎损伤分类及损伤程度评分系统?

2005 年美国脊柱损伤研究小组制定了腰椎损伤分类和严重程度评分系统（thoracolumbar injury classification and severity score，TLICS）。该评分系统从骨折形态、后方韧带复合体（posterior ligamentous complex，PLC）的完整性及神经功能状态三方面，根据不同情况给予不同分值，最后将 3 部分的分值相加，其总分可作为选择治疗的依据。该系统采用三大因素评价胸腰椎损伤骨折机制、神经系统功能状态及后方韧带复合体结构的完整性。①损伤形态：a. 压缩（单纯压缩 1 分，侧方压缩成角 >15°者 1 分，横向爆裂 1 分）；b. 侧方移位或旋转 3 分；c. 牵张损伤 4；②后方韧带复合体（PLC）结构的完整性：a. 完整 0 分；b. 怀疑/不确定 2 分；c. 撕裂 3 分；③神经损伤：a. 神经根受累 2 分；b. 脊髓圆锥损伤（不完全损伤 3 分，完全损伤 2 分）；c. 马尾神经损伤 3 分。

评分：将三个组成部分的分值相加。

（1）如果评分≤3，建议保守治疗。

（2）如果评分≥5，建议手术治疗。

（3）如果评分 =4，可结合患者具体情况采取保守或手术治疗。

（4）总分小于 4 分选择非手术治疗。

（5）大于 4 分选择手术治疗。

（6）4 分者两者均可。

## 397

### 胸腰椎骨折 TLICS 评分对指导临床治疗的意义是什么?

TLICS 最大的优点在于其将神经损伤和后方韧带复合体（PLC）的状态与骨折的形态学

相结合，总体评估胸腰椎损伤的程度，并根据总体的评分决定治疗方案来指导临床治疗。总分≤3 分选择非手术治疗；总分 =4 分，则根据患者是否有合并伤、合并伤的严重程度、患者全身情况等决定治疗方法；总分≥5 分选择手术治疗。TLICS 系统不仅可以提供治疗选择，还对手术入路的选择有一定帮助。当出现后纵韧带复合体损伤时，多选择后路手术，单一的前路无法达到脊柱的稳定。手术方法以恢复脊柱连续性、稳定性，达到神经组织彻底减压为主，不追究具体的手术入路。但对于前方爆裂骨块向后突入椎管达 2/3 时多选择前路，而对于后方结构损伤造成不稳定及合并前方骨块突入椎管 <2/3 时多选择后路行椎管侧前方减压。此方法对胸腰椎损伤的评估较全面和准确，可以作为选择临床治疗方案的依据。

## 398

## 新的脊柱载荷分享评分法?

2002 年，张振武等在 Mccomack 脊柱载荷分享评分法的基础上制订新的评分法（称改良评分法)：①后凸畸形（后凸角 <15°者 1 分，15°~25°者 2 分，>25°者 3 分)；②椎体压缩程度（椎体压缩 <30% 者 1 分，30%~60% 者 2 分，>60% 者 3 分)；③椎管内骨块占位(骨块占位 <30% 者 1 分，30%~60% 者 2 分，>60% 者 3 分)。

## 399

## Bodford 评分法（改良 Frankel 分级法)?

**表 5-1 Bodford 评分法**

| 肌力（0~5 级) | | 右 | 左 | 感觉 | |
|---|---|---|---|---|---|
| 踝 | 背屈 | （ ）/5 | （ ）/5 | 正常 | 10 |
| | 跖屈 | （ ）/5 | （ ）/5 | 损伤平面以下完全丧失 | 0 |
| 膝 | 屈 | （ ）/5 | （ ）/5 | 完全丧失（按皮感分布图) | 3 |
| | 伸 | （ ）/5 | （ ）/5 | 不完全丧失（损伤平面以下) | 5 |
| 髋 | 屈 | （ ）/5 | （ ）/5 | 不完全丧失（呈条纹状) | 7 |
| | 伸 | （ ）/5 | （ ）/5 | 感觉总分 | |
| | 外展 | （ ）/5 | （ ）/5 | | |
| | 内收 | （ ）/5 | （ ）/5 | 肛门自主收缩 | |

续表

| 肌力（0～5 级） | | 右 | 左 | 感　觉 | |
|---|---|---|---|---|---|
| 肩 | 屈 | （　）/5 | （　）/5 | 正常 | 10 |
| | 伸 | （　）/5 | （　）/5 | 减弱 | 5 |
| 肘 | 屈 | （　）/5 | （　）/5 | 丧失 | 0 |
| | 伸 | （　）/5 | （　）/5 | 总分 | |
| 腕 | 屈 | （　）/5 | （　）/5 | | |
| | 伸 | （　）/5 | （　）/5 | 膀胱功能 | |
| 手 | 抓 | （　）/5 | （　）/5 | 正常 | 5 |
| | 握 | （　）/5 | （　）/5 | 不正常 | 0 |
| 总肌力 | | | | 总分 | |
| 脊髓损伤总分 | | | | | |

## 400 何为截瘫指数?

截瘫指数（paraplegia index）是指脊髓损伤后出现瘫痪，但由于损伤程度不同，瘫痪的表现也有差异，截瘫指数是将瘫痪程度量化，瘫痪指数分别用 0、1、2 表示，0 代表没有或基本没有瘫痪；1 代表功能部分丧失；2 代表完全或者接近完全瘫痪；一般记录肢体的自主运动，感觉及两便的 3 项功能，最后数量相加即是该病人的截瘫指数。

## 401 脊柱骨折手术入路的选择原则是什么?

根据骨折的分类、影像学所示椎管占位情况、椎体后方韧带复合结构的完整性、患者的神经功能状态等方面选择手术方式。通常采取前路减压、后路手术及前后路联合手术。

Vaccaro 等认为，影响胸腰椎骨折手术入路选择最重要的两个因素是椎体后方韧带复合结构的完整性及神经系统功能状态。其基本原则是：对有不完全神经功能损伤且影像学检查证实压迫来自椎管前方者，通常需要前路减压；对有椎体后方韧带复合结构破坏者，通常需要后路手术；对两种损伤均存在者通常需要前后路联合。

## 402

### 脊柱骨折手术方式包括哪些内容?

（1）复位与矫形：用手术方法准确复位，矫正脊柱畸形，恢复压缩椎体的高度，恢复脊柱的正常力线及椎管管径，为神经恢复创造条件，准确复位本身即为有效减压。

（2）椎管扩容与减压。

（3）固定与融合：重建脊柱的稳定性，固定是暂时的，而融合将是持续的。

在固定区或损伤节段作植骨融合是减少迟发性腰背痛、神经症状出现，畸形加大，内固定折断、松脱等并发症的有效措施。

## 403

### 后路固定器械治疗胸腰椎骨折有哪些优缺点?

后路手术器械可用于各种类型的胸腰椎骨折脱位、不稳定骨折或伴有截瘫的切开复位后固定。可分为：①长节段器械：如 Harrington、Luque 器械，单纯 Harrington 器械整复固定依赖于前纵韧带的完整，否则易发生过牵，其整复着力点只在上、下钩两处，缺乏横向及前后向矫正力，单纯 Luque 器械主要不足是缺乏伸张力，不能对抗纵向压力将塌陷压缩椎体复位并维持其高度，而 Harri-Luque 手术，即在一侧用 Harrington 撑开棍，另侧用 Luque 棍行椎板下钢丝固定，可克服上述两种手术各自的不足而兼得其优点，下腰椎骨折不宜行长节段固定；②短节段器械：如经椎弓根螺钉固定系统 Roy-Camille 椎弓根螺钉钢板，Steffee 椎弓根螺钉钢板，Dick 钉，RF 器械，AF 器械等经椎弓根螺钉固定系统，其固定节段短，复位力强，属三维固定的后路器械。

目前，经椎弓根螺钉固定系统是首选。

## 404

### 胸腰椎骨折前路手术的适应证及进展如何?

胸腰椎骨折前路手术的主要适应证是有神经症状的爆裂性骨折。胸腰椎爆裂性骨折是胸腰椎损伤的常见类型，多为较大外力作用所致，使脊柱前、中柱严重破坏，往往伴有脊髓神经的受压，如不及时治疗，可遗留脊髓神经功能永久性损害，因此对这类患者的积极、有效的处理，可以最大限度恢复患者的劳动能力、提高患者的生活质量。脊柱骨折的治疗原则，首先是为了解除对脊髓的压迫，恢复椎管内径，挽救脊髓；其次是重建脊柱稳定性，为脊髓神经恢复和棘旁肌平衡创造有利的条件。手术治疗又可分为后路手术、前路手术及前后路联合手术。后路手术解剖较简单，创伤小，出血不多。操作相对简单，术后并发症少，愈合后取出内固定较容易等，曾被许多医生采用。但后路手术对脊髓前方致压物的解除往往不彻底，还容易出现术后内固定器械疲劳断裂，去除内固定后椎体塌陷，矫正度丢失，后凸畸形重现等缺点。

随着影像学的发展、手术器械的完善和手术技术的进步，考虑到导致脊髓压迫的致压因素大多数来源于椎管前方，手术应该致力于椎管前方的减压，由此前路手术被推出应用。

一般认为前路手术指征为：

（1）有骨片游离至椎管前方的严重胸腰椎爆裂性骨折或陈旧性胸腰椎暴裂性骨折伴不全瘫者。

（2）脊髓损伤后有前脊髓综合征者。

（3）经后路手术前方致压未能解除者。

（4）前方压迫所致的迟发性不全瘫者。

另外 Charles 等将椎体高度、椎管容积、后凸畸形等进行综合评价，认为对椎管占位超过 40%、椎体高度丢失 40% 以上或后凸超过 15°者应采用前路手术。

## 405

## 胸腰椎骨折前路减压固定术的并发症有哪些？

（1）与手术入路相关并发症：如气胸、肋间神经损伤、胸膜撕裂、腹膜穿孔、输尿管损伤、腰神经根损伤、后腹膜交感神经损伤、血管损伤等。

（2）与减压、矫形相关的并发症：如脊髓损伤加重、硬膜囊损伤、脑脊液漏、失血性休克、脊髓神经根及马尾损伤等。

（3）固定复位并发症：如定位错误、复位不良、螺钉置入不当等。

（4）术后并发症：如感染、血栓并发症、胃肠道并发症、灼性神经痛等。

（5）远期并发症：如钢板螺钉松动断裂、假关节形成、脊柱后凸畸形加重等。

## 406

## 恢复胸腰椎解剖结构及其稳定性的意义是什么？

胸腰椎骨折脱位后最常见、最严重的并发症为神经、脊髓功能的损害，尽早恢复胸腰椎解剖结构及其稳定性，可以解除疼痛，促进愈合，防止畸形及脊柱活动加重神经、脊髓的损害，并终止脊髓损伤进行性病理改变的过程。保存脊髓周围白质，特别是长传导束的功能，作为截瘫恢复的解剖基础。因为目前脊髓再生的治疗，仅仅是实验研究阶段，尚无有效治疗方法，所以对胸腰椎损伤应尽早解除致压因素，早期稳定脊柱，进而功能恢复。

## 407

## 椎弓根螺钉系统有几种改进型？其利弊如何？

通过椎弓根螺钉（pedicle screw）固定脊椎，是近年来脊椎固定方法的一个明显进展。这种方法简化了手术操作，增加脊柱的灵活性，并减低了手术的副损伤。Dick（1985）、Roy-Camille（1986）、Steffee（1986）各自报道了他们自己的设计及临床应用结果。近年来，国内外的许多学者又在 Dick 钉的基础上进行了改进，相继出现 R-F 钉、R-A 系统、CD 棒等器械，改善了 Dick 钉的撑开作用，安装更加方便，适用，牢固性能增加。

椎弓根螺钉系统适用于胸段、胸腰段及腰段脊椎损伤合并脊髓损伤者。具有以下优点：①术中不破坏脊椎后方韧带的连接；②可达到 3 个方向固定；③椎板切除后仍可用椎弓根螺钉固定；④固定范围小，对脊椎活动影响小；⑤无进入椎管的危险；⑥除去内固定时较安全。椎弓根螺钉系统操作时如无 X 线透视或当后柱结构损伤严重时，定位困难，也可出现螺钉位置不当造成神经、血管等副损伤。

## 408

## 何谓脊柱内固定万向椎弓根螺钉？有什么优点？

脊柱内固定万向椎弓根螺钉的特征在于一端设置为球形帽形状，另一端设置为带螺纹的锥形钉形状的椎弓根钉。使球形帽可向所有方向自由转动，故称为万向。该锁定结构设计巧妙，既安装方便，又能避免垫圈脱落或过紧现象，临床使用安全可靠。

## 409

## 胸腰段脊椎骨折术后发生椎弓根螺钉断钉的原因有哪些？

（1）生理解剖因素：胸腰段是活动的腰椎与固定的胸椎的交汇处，是脊柱的应力集中区，且胸腰椎轴心位于椎体前 1/4～1/5 与后 3/4～4/5 的交界处，椎体前方承受的应力是后方的 3～4 倍，椎弓根螺钉前段承受的应力较后段大，受力的不平衡增加了断钉的机会。

（2）脊柱骨折的严重程度：严重的脊柱爆裂型骨折多为脊柱三柱损伤，脊柱的稳定性遭到严重破坏，而此时若行后路减压手术，则脊柱稳定性被进一步破坏，使脊柱主要应力集中在小关节及椎弓根上，椎弓根螺钉的应力增加，断钉率增高。

（3）脊柱骨折节段未做植骨融合或融合失败：脊柱骨折椎弓根螺钉系统复位固定，只能达到暂时的稳定，恢复骨的强度根本上还依赖骨自身的愈合，而固定节段良好的植骨融合，可使脊柱长期稳定，承载脊柱负荷，从而起到对椎弓根螺钉的保护作用，防止断钉。

（4）椎弓根螺钉两侧进钉角度不对称、进钉深度不一致、两侧撑开力度不均、固定螺帽未旋紧等均可导致两侧椎弓根螺钉所受应力不一致，造成机械力学上的断钉。而术中过度撑开也是导致椎弓根螺钉断裂的主要原因之一。

（5）内置物留置体内时间过长：由螺钉局部长期承受的应力作用，在相对薄弱的位置发生疲劳折断。

（6）术后康复活动的指导不到位：术后早期任何不适当的活动方式及强度均有导致金属内植物失败的可能。

（7）椎弓根螺钉的设计缺陷：椎弓根螺钉内固定系统的受力结构决定了应力主要集中于螺钉的基底部，而螺纹与非螺纹交界处是螺钉应力的薄弱点，也是断钉的常见部位。

## 410

## 脊柱椎弓根螺钉断钉的医源性因素有哪些？怎样预防？

（1）置钉节段未做植骨融合或融合失败：这是造成椎弓根螺钉断裂的主要原因。由于椎弓根螺钉系统复位固定，只能达到暂时的稳定，恢复骨的强度根本上还依赖骨自身的愈合，而固定节段良好的植骨融合，可使脊柱长期稳定，承载脊柱负荷，从而起到对椎弓根螺钉的保护作用，防止断钉。

（2）手术操作失误：准确置入椎弓根螺钉是减少断钉的关键。椎弓根螺钉两侧进钉角度不对称、进钉深度不一致、两侧撑开力度不均、固定螺帽未旋紧等均可导致两侧椎弓根螺钉所受应力不一致，完全改变了器械设计时的应力分布与强度，造成临床上的复位不良或复位丢失，机械力学上的断钉。另外，术中过度撑开也是导致椎弓根螺钉断裂的主要原因之一。脊柱过度撑开时，脊柱上的应力都由内固定物遮挡，载荷主要经椎弓根内固定系统向下传导，而椎弓根螺钉受力最大，过度撑开可使椎间隙增大，椎弓根螺钉负荷过大，断钉的概率增加。因此，熟练技巧，术中按要求规范操作，是预防术后断钉必不可少的措施。

（3）内置物留置体内时间过长：由螺钉局部长期承受的应力作用，在相对薄弱的位置发生疲劳折断。因此手术医师应重视内植物取出的时间。从生物力学角度分析脊柱固定节段完全融合后，内固定器仍要承受负荷，仍有疲劳断裂的趋势，故脊柱固定节段完全融合后椎弓根螺钉系统应尽早取出。一般认为术后 9 ~ 12 个月取出内置物最佳。

(4) 术后康复活动的指导、保护不足：术后早期任何不适当的活动方式及强度均有导致金属内植物失败的可能，因此，术后患者开始活动的时间、方式及强度均应在医生的严格指导下进行，并应循序渐进。术后佩戴支具十分重要，因为任何金属内植物都很难单独承担正常的身体负荷，而支具可以限制固定节段脊柱前屈活动，保持力通过脊柱的中柱向下传导，避免椎弓根螺钉过度承重。一般应佩戴支具3个月，3个月后复查视情况而决定是否撤除支具。

## 411 椎弓根螺钉置入可一劳永逸吗?

内置物的作用是保持局部的稳定，以促进植骨融合。一旦植骨融合，内置物的作用也随之消失，且可能发生内置物断裂。脊柱行内固定后，人体负重载荷大部分通过内固定器传导，固定节段的椎体及植骨块受力较小，过长时间的内固定将导致固定节段的椎体骨质疏松、影响植骨融合，甚至发生螺钉松动、断裂。因此，内置物固定并非一劳永逸。手术医师应重视内固定取出的时间。从生物力学角度分析脊柱固定节段完全融合后，内固定器仍要承受负荷，仍有疲劳断裂的趋势，故脊柱固定节段完全融合后，椎弓根螺钉系统应尽早取出。有人报告，椎弓根内固定系统断裂平均时间为术后14.6个月。脊柱内固定术后，应定期复查，根据患者的年龄、植骨融合的质量，决定内植物取出的时间。一般认为术后1年左右取出为宜。

## 412 如何选择胸腰椎骨折的手术适应证?

近20年来，随着脊柱外科技术的进展，急性脊柱脊髓损伤的外科手术治疗越来越受到重视，早期正确的外科手术治疗可以达到解剖复位，重建脊柱稳定性，从而有助于残存脊髓功能的恢复和促进早期康复。及时的外科手术可达到下述目标：①解剖复位，是最好的椎管减压，纠正畸形可防止迟发性神经功能损害；②有效椎管减压，可促进残存脊髓神经功能的恢复；③重建脊柱稳定性，防止继发性脊髓损伤；④早期活动和早期康复。

手术适应证的掌握各家不尽相同，较公认的手术适应证为：①椎管内有骨折块压迫脊髓者；②完全截瘫，估计脊髓并未横断，而为完全性脊髓损伤者，或者严重不全截瘫，拟对脊髓进行探查治疗者；③腰椎严重骨折脱位，完全截瘫，估计马尾横断，拟手术缝合修复者；④不全瘫，伴有严重神经根疼痛或神经症状进行性加重，不全瘫已复位，但截瘫无恢复者。

## 413

### 如何选择胸腰骨折手术入路?

主要依据脊柱骨折类型和脊髓损伤程度确定手术方式，根据 X 线、CT、MRI 及症状、体征判断脊髓致压物部位，脊柱稳定情况及内固定物的选择。一般有 3 个手术入路：①后方入路；②侧前方入路；③前侧入路。

胸椎骨折脱位：除椎板骨折下陷压迫脊髓做椎板减压外，胸椎压缩性骨折对脊髓的压迫，主要来自脊髓前方，对此可行侧前方减压术，入路有 3 种：①伤椎处横突切除，前外侧减压；②肋骨切除，经胸或胸膜外，侧前方减压术；③一侧椎板关节突切除，经后外侧行侧前方减压术。

胸腰段骨折脱位：椎板下陷压迫脊髓，除单纯椎板切除可解除压迫外，可行椎管侧前方减压。入路有两种：①经一侧椎板关节突切除行侧前方减压；②经横突腹膜外行椎管侧前方减压术。

腰椎骨折脱位：多采用后路整复、减压，较为方便。亦可采用前路减压，各有利弊。

## 414

### 椎体成形术的适应证和禁忌证有哪些?

椎体成形术（vertebral plasty）也称经皮椎体成形术（percutaneous vertebroplasty，PVP）。

（1）适应证

1）骨质疏松性压缩骨折。

2）溶骨性骨肿瘤及转移性骨肿瘤：稳定和镇痛。

3）椎体血管瘤。

（2）禁忌证

1）严重心肺疾患。

2）出血性疾病。

3）椎体终板不完整，中柱破坏，脊髓受压等。

4）脊柱后柱受累的不稳定性骨折。

5）有向椎管方向后突骨块的爆裂骨折。

6）存在神经根性痛。

## 415

### 椎体成形术手术相关并发症有哪些？

（1）与经皮穿刺操作有关的并发症：损伤血管、脊髓、胸膜、腹腔脏器。

（2）骨水泥渗漏：椎管内及神经根孔渗漏，脊髓受压，应当立即手术减压，术后神经功能恢复良好，椎间隙及椎旁骨水泥渗漏，一般没有什么明显影响。少数患者 PMMA 骨水泥渗漏到椎间隙后致腰痛不缓解，需切除间盘手术定。

（3）心肺并发症：肺栓塞：PMMA 骨水泥通过椎旁静脉渗漏。

（4）邻近节段椎体再骨折。

## 416

### 椎体成形术有什么优点？

（1）手术时间短，镇痛效果明确，可进行椎体重建。

（2）对高龄患者的全身干扰轻，安全性高。

（3）术后恢复快，并发症少，住院治疗时间短（一般 3 ~ 5 天）。

（4）可及时缓解疼痛，避免服用药物的毒副作用及依赖性。

（5）可防止椎体继续受压变形和骨折移位。

## 417

### 椎体成形术的镇痛机制是什么？

（1）骨水泥注入后，其机械作用使局部血管阻断，化学毒性作用和聚合时产生的热效应可使周围组织神经末梢坏死。

（2）骨水泥的注入加强了椎体强度，减少了骨折区对椎体神经的刺激。

（3）骨水泥固定了局部的骨折，骨折椎体局部的制动是镇痛的主要机制。

（田万里　周　磊　姬　烨　祖佳宁　吉光荣　王志成）

# 六、

# 骨盆骨折

# Pelvic Fractures

418. 骨盆骨折的分型方法有哪些？ 204

419. 什么是骨盆骨折的 Tile 分类法？ 204

420. 什么是骨盆骨折的 Young-Burgess 分型？ 204

421. 骨盆骨折 Young-Burgess 分型如何划分？ 205

422. 不稳定骨盆骨折的分类及其意义？ 206

423. 骶骨骨折的 Denis 分类及临床意义是什么？ 207

424. 损伤机制与骨盆骨折移位的关系？ 207

425. 骨盆骨折的影像学诊断方法有哪些？ 207

426. 骨盆骨折的并发症有哪些？ 208

427. 如何有效地抢救重症骨盆骨折？ 209

428. 骨盆骨折的治疗原则是什么？ 209

429. 骨盆骨折的手术指征是什么？ 211

430. 髂骨翼骨折开放复位的指征有哪些？ 211

431. 骨盆骨折内固定物的特点是什么？ 211

432. 骨盆骨折手术入路如何选择？ 212

433. 骨盆骨折的微创治疗方法？ 212

434. 合并骶骨骨折的骨盆环损伤的治疗方法？ 213

435. 骨盆骨折的主要并发症有哪些？ 213

436. 骨盆骨折治疗不当能产生哪些后果？ 214

437. 不同类型骨盆骨折的治疗方法如何选择？ 214

438. 髋臼前、后柱及臼顶怎样构成？ 214

439. 髋臼骨折的分类法有哪些？ 215

440. Judet 对髋臼骨折的分类法是怎样划分的？ 215

441. 髋关节正位片的主要标志有哪些？ 215

442. 不同类型髋臼骨折的 X 线表现如何？ 216

443. 哪些髋臼骨折不宜手术治疗？ 216

444. 髋臼骨折手术适应证有哪些？ 217

445. 什么类型的髋臼骨折应该手术？ 217

446. 髋臼骨折手术入路如何选择？ 217

447. 髋关节骨折脱位如何分类？ 218

448. 不同类型髋臼骨折如何选择治疗方法？ 218

449. 如何手术治疗股骨头骨折脱位合并髋臼骨折？ 219

## （一）骨盆环骨折

### 418

### 骨盆骨折的分型方法有哪些？

骨盆骨折的分型常用的有两种方法，一种是 Tile 分型，另一种是 Young-Burgess 分型，Tile 分型偏重于从骨折的稳定性角度来分类，Young-Burgess 分型则偏重于从受伤机制的角度来分类。

### 419

### 什么是骨盆骨折的 Tile 分类法？

骨盆骨折的 Tile 分类法（1988）是目前最常用的分类法。此分类法可供临床医生判断预后和选择诊疗方案，具有合理性和科学性。

（1）A 型：稳定骨折，可有轻度移位。A1 型，无损于骨盆环完整的骨折，如坐骨结节、髂前上棘和髂骨翼骨折等；A2 型，稳定，移位较小的骨折，如耻骨支或坐骨支单侧或双侧骨折等；A3 型，骶尾骨的横断骨折，不波及骨盆环。

（2）B 型：旋转不稳定，垂直稳定性骨折。B1 型，开书型骨折，前后方向挤压暴力或外旋暴力作用在骨盆上，造成耻骨联合分离，使得骨盆像开着的书本；B2 型，骨盆侧方挤压损伤或髋骨旋转损伤；B3 型，双侧 B 型损伤。

（3）C 型：不稳定性骨折，旋转及垂直方向均不稳定。C1 型，单侧损伤，后部损伤可能为髂骨骨折，骶髂关节无损伤；也可能是骶髂关节单纯脱位或合并骨折；或骶骨骨折，半侧骨盆移向上方。C2 型，对侧损伤，受力侧髂骨后部和耻骨支骨折。对侧骶髂后韧带、骶棘和骶结节韧带损伤，髋骨外旋，骶髂关节脱位；C3 型，合并髋臼骨折。

### 420

### 什么是骨盆骨折的 Young-Burgess 分型？

Young 和 Burgess 根据损伤机制将骨盆骨折分为 4 种类型。包括侧方挤压型（LC 型）、前后挤压型（APC 型）、纵向剪切型（VS 型）及复合应力型（CM 型）。

每种损伤方式的致伤原因有明显区别，APC 型常发生于步行者和摩托车相撞的事故中。

LC 型常发生于摩托车、汽车相撞。高处坠落则常导致 VS 型。据统计，50% 的 LC Ⅰ型和Ⅱ型患者合并颅脑损伤，往往导致死亡，且胸、肝、脾、膀胱的损伤也很常见。20% 的 LC Ⅲ型患者合并肠损伤、40% 合并下肢骨折、20% 合并动脉损伤，一般无脑、胸、腹部损伤。APC 型患者胸腹腔脏器损伤、动脉损伤常见，休克、脓毒血症、急性呼吸窘迫综合征发生率高。58% 的 VS 型患者合并颅脑损伤，23% 合并胸部损伤，25% 合并脾损伤，20% 合并动脉损伤。

Young-Burgess 分型注意到合并伤及复苏问题，有助于创伤骨科医生制订合理的复苏方法及外科治疗方法。

## 421

## 骨盆骨折 Young-Burgess 分型如何划分?

（1）LC 型

1）LC Ⅰ型：作用力偏后，表现为骶骨骨折、一侧坐骨和耻骨支水平骨折和伤侧骶骨压缩骨折。

2）LC Ⅱ型：作用力偏前，表现为一侧耻骨支水平骨折、骶骨前缘压缩骨折、髂骨翼骨折及一侧骶髂关节脱位和髂骨翼新月样骨折。

3）LC Ⅲ型：一侧Ⅰ或Ⅱ型损伤加对侧外旋损伤（对侧开书形损伤）。

（2）APC 型

1）APC Ⅰ型：一侧或两侧耻骨支骨折或耻骨联合分离，移位不超过 2.5cm，和（或）骶髂关节轻度分离，前后韧带拉长但结构完整。

2）APC Ⅱ型：一侧或两侧耻骨支骨折或耻骨联合分离，移位超过 2.5cm，和（或）骶髂关节分离，其前部韧带断裂、后部韧带完整。

3）APC Ⅲ型：半侧骨盆完全性分离，但无纵向移位，前后方韧带同时断裂骶髂关节完全性分离，并有纵向不稳。

（3）VS 型：轴向暴力作用于骨盆产生骨盆环前后韧带和骨复合物破裂。骶髂关节分离并纵向移位，偶有骨折线通过髂骨翼和（或）骶骨。

（4）CM 型：前和（或）后部纵和（或）横形骨折，可见各类骨折的组合形式（LC-VS 型和 LC-APC 型等）。

**表 6-1　骨盆骨折的 Young-Burgess 分型**

| 分型 | | 骨折部位 |
|---|---|---|
| LC | Ⅰ型 | 前方耻骨支横行骨折伴撞击侧骶骨压缩性骨折 |

续表

| 分　型 | | 骨折部位 |
|---|---|---|
| LC | Ⅱ型 | 耻骨支横性骨折伴髂嵴或髂骨翼骨折 |
| | Ⅲ型 | 耻骨支横行骨折伴撞击之对侧翻书型（open book iniury）骨折或骶髂关节分离 |
| APC | Ⅰ型 | 轻度耻骨联合增宽，无或仅有轻度的骶髂关节分离 |
| | Ⅱ型 | 耻骨联合分离或耻骨支垂直骨折伴骶髂关节分离 |
| | Ⅲ型 | 通过骶髂关节之半骨盆分离无垂直方向移位 |
| VS | | 耻骨联合分离或耻骨支垂直方向骨折合并通过骶髂关节或髂骨翼、骶骨的半骨盆垂直移位 |
| CMI | | 为上述何种混合型损伤 |

## 422

## 不稳定骨盆骨折的分类及其意义?

不稳定性骨盆骨折指骨盆的前环与后环联合损伤并发生移位，使骨盆的稳定性遭受破坏，常伴有盆腔组织损伤。目前主要有两种分类方法：

（1）根据后环损伤部位分为：①骶髂关节脱位，骶髂关节脱位又可分为三种情况：A经耳状关节与韧带关节脱位；B 经耳状关节与骶骨 1、2 侧块骨折发生脱位；C 经耳状关节与髂翼后部斜骨折发生脱位。②骶髂关节韧带损伤，施加于骨盆的暴力，使骨盆前环发生骨折，使骶髂关节的前侧韧带或后侧韧带损伤，该关节间隙张开，但由于一侧韧带尚存而未发生脱位，骨盆的稳定性部分破坏，发生变形。③髂翼后部直线骨折，在骶髂关节外侧髂翼后部发生与之平行的直线骨折。④骶孔直线骨折，在 4 个骶骨前后孔发生纵形骨折，各骨折线连起来致骶骨侧翼与骶骨管分离，由于骶骨侧翼上方为第 5 腰椎横突，该侧骶骨翼上移的应力可撞击第 5 腰椎横突发生骨折。

（2）按损伤机制可分为三型：①压缩型，骨盆侧方受到撞击致伤，伤侧骨盆内压、内翻，使骨盆环发生向对侧扭转变形。②分离型，骨盆受到前后方向的砸击或两髋分开的暴力，伤侧髂翼向外翻或扭转，使之与对侧半骨盆分开，由于髂骨外翻，使髋关节处于外旋位。③中间型骨盆前后环发生骨折或脱位，但骨盆无扭转变形。

对于不稳定骨折，必须正确认识其分类分型特点，方能选择恰当的治疗方法。压缩型需避免骨盆悬吊，以免挤压伤侧髂翼内翻、加重变形；对分离型骨折避免单纯牵引，应加骨盆悬吊才能克服髂翼外翻；对骶孔直线骨折，因其特点是向上错位并海绵骨骨折，愈合快，故早期闭合复位并骨牵引为恰当的治疗方法。

## 423

## 骶骨骨折的 Denis 分类及临床意义是什么?

1983 年 Denis 根据 CT 分析将骶骨骨折分为 3 个区：Ⅰ区为骶骨翼骨折；Ⅱ区为骶骨孔区骨折；3 区为骶管区骨折。

Ⅰ区骨折时，腰 5 神经根从其前方经过，骨折可损伤神经根，引起相应症状；Ⅱ区骨折时，骶 1、2、3 孔区连续性中断，可损伤坐骨神经，但一般无膀胱功能障碍；Ⅲ区骨折时，因骶管骨折移位可损伤马尾，表现为骶区肛门会阴区麻木及括约肌功能障碍。

## 424

## 损伤机制与骨盆骨折移位的关系?

由于受力方向的不同及骨盆特有的生物力学特性，当骨盆骨折时，其移位情况是多样的。总体来说，半骨盆相对于躯干和对侧骨盆的移位方向有 6 种，分别是分离，压缩，上移，下移，前旋和后旋。认识这六种移位方式对骨盆骨折的复位有很大的帮助。

（1）压缩型骨盆骨折：是指骨盆侧方受到撞击所伤，或人体摔倒侧位着地，侧卧位被砸伤等。骨盆受到侧方冲击力，先使其环薄弱处耻骨上支发生骨折，应力继续作用，使髂翼向内压，造成内翻，在后环骶髂关节或其邻近发生骨折或脱位，侧方的应力使骨盆向对侧挤压并变形，耻骨联合常向对侧移位。

（2）分离型骨盆骨折：是指骨盆受到前后方的砸击或两髋分开的暴力，两髂前部着地，两侧髂骨组成的骨盆环前宽后窄，反冲力使着地重的一侧髂翼向外翻，先使前环耻、坐骨支骨折或耻骨联合分离，应力的继续，髂骨更向外翻，使骶髂关节或其邻近发生损伤。

（3）中间型骨盆骨折：扭转变形不明显，为稳定性骨折，骨折移位不重。

## 425

## 骨盆骨折的影像学诊断方法有哪些?

骨盆骨折常危及生命，待生命体征平稳后需再次检查有无其他部位损伤，如四肢骨折、肋骨骨折、血气胸、颅脑和腹部脏器损伤。在骨盆骨折诊断中，影像学诊断占有重要地位。

（1）X 线检查：应包括 3 个标准的骨盆像，即前后位、入口位、出口位。显示骶骨、髂骨翼、髋臼和髂耻稳定部位的骨折。对怀疑合并髋臼骨折和软骨损伤的患者加摄闭孔斜位、髂骨斜位。X 线检查骨盆像入口位显示骨盆环的完整性，半骨盆环的前后移位。其中不稳定征象有：骶骨线不连续，坐骨结节撕脱，骶髂关节骨折并错位，半骨盆向后方或后上方移位≥1cm，说明半盆骶髂后韧带及骨间韧带全部损伤。

（2）CT 扫描：显示骨盆骨折整体不如 X 线片的效果好，但能较好地显示局部微小损伤，如骶骨裂缝骨折和椎板骨折、骶髂关节的粉碎骨折、髋臼顶弓部骨折、坐骨棘和坐骨结节撕脱骨折等。

（3）螺旋 CT 三维重建是利用表面轮廓重建技术或容积性重建技术，将保留的 CT 扫描物体的表面数据或扫描物体的内、外部所有数据，经过软件处理，以不同的灰度、颜色、透明度来衡量密度，从而形成了清晰逼真的三维立体图像，使骨盆完整、直观、立体地展现出来，并且可使图像任意轴向各角度旋转，选择暴露病变的最佳视角观察，对于判断骨折的类型和决定治疗方案有指导意义。多层螺旋 CT 可以提供更高的分辨率和精确的骨折相对位置，有着广阔的应用前景。

（4）旋转数字成像（DRI）DRI 可显示骨盆和髋臼的多斜位影像，提供最佳的髂骨闭孔斜位投射像。动态 DRI 快速系列可提供一个三维构象，尤其适合髋臼骨折的诊断和分型。

## 426

## 骨盆骨折的并发症有哪些？

（1）腹膜后血肿：骨盆各骨主要为松质骨，盆壁肌肉多，邻近又有许多动脉丛和静脉丛，血液供应丰富，盆腔与后腹膜的间隙又系疏松结缔组织构成，有巨大空隙可容纳出血，因此骨折后可引起广泛出血。巨大腹膜后血肿可蔓延到肾区、膈下或肠系膜。患者常有休克，并可有腹痛、腹胀、肠鸣音减弱及腹肌紧张等腹膜刺激的症状。为了与腹腔内出血鉴别，可进行腹腔诊断性穿刺，但穿刺不宜过深，以免进入腹膜后血肿内，误认为是腹腔内出血。故必需严密细致观察，反复检查。

（2）尿道或膀胱损伤：对骨盆骨折的患者应经常考虑下尿路损伤的可能性，尿道损伤远较膀胱损伤为多见。患者可出现排尿困难、尿道口溢血现象。双侧耻骨支骨折及耻骨联合分离时，尿道膜部损伤的发生率较高。

（3）直肠损伤：除非骨盆骨折伴有阴部开放性损伤时，直肠损伤并不是常见的并发症，直肠破裂如发生在腹膜反折以上，可引起弥漫性腹膜炎；如发生在反折以下，则可发生直肠周围感染，常为厌氧菌感染。

（4）神经损伤：多在骶骨骨折时发生，组成腰骶神经干的骶 1 及骶 2 最易受损伤，可出现臀肌、腘绳肌和小腿腓肠肌群的肌力减弱，小腿后方及足外侧部分感觉丧失。骶神经损伤严重时可出现跟腱反射消失，但很少出现括约肌功能障碍，预后与神经损伤程度有关，轻度损伤预后好，一般一年内可望恢复。

## 427 如何有效地抢救重症骨盆骨折？

骨盆骨折合并大出血是最常见、最紧急、最严重的并发症，也是造成骨盆骨折死亡的主要原因，据统计骨盆骨折死亡的60%为此类情况。除合并内脏破裂损伤以外，主要是由于骨盆为海绵骨，盆壁静脉丛及盆腔内中小血管损伤。所以对骨盆骨折疼痛较重及已有轻度休克表现的伤员，应尽量少搬动。急救时，最好抬放在木板上，连同木板搬运、输送、照像检查，以免在搬运中扰动不稳定的骨盆，增加创伤出血，加重休克，在下腹部应用腹带可以有效地缩小骨盆容积，减少出血，有利于血流动力学的稳定。治疗时，应尽量快速整复后环骨折脱位，减少搬动。可以应用外固定架或者临时的骨盆外固定装置来早期稳定骨盆，提高骨盆内压，减少盆腔的出血。大量输血，一般常需2000～3000ml。对腹膜后血肿不主张手术探查血肿。快速输血达一定数量后，血压仍不能维持者，可以进行腹膜后的纱布填塞，同时继续输血，仍不能稳住血压时，再寻找出血处止血。另外还需注意可能有大血管损伤。此时应尽早手术修补损伤血管，控制出血。

骨盆骨折合并直肠损伤，虽不多见，但可导致严重感染，病死率高，后果严重。应早发现、早治疗。肛门有渗血是重要体征，应将肛诊作为常规检查。无论腹膜内、外损伤，皆需尽早手术探查。

至于膀胱、尿道、阴道损伤及神经损伤亦应采取手术方法处理。

## 428 骨盆骨折的治疗原则是什么？

（1）急诊处理的治疗原则：首先救治危及生命的内脏损伤及出血性休克等并发症，然后处理骨盆骨折。对腹腔脏器损伤，无论是实质性脏器损伤或空腔脏器破裂，均应在抗休克的基础上早期探查治疗。

（2）稳定性骨折的处理：根据Tile分类，A型骨折稳定、移位小，卧床休息4～6周，骨折即可愈合或接近愈合。

（3）不稳定性骨折处理

1）外固定治疗：利用外固定架治疗骨盆骨折始于 20 世纪 50 年代的 Denel 和 Sutherland。多数学者认为骨盆外固定架对于旋转不稳定的骨盆环骨折可提供牢固的固定直至骨折愈合，而对垂直不稳定的骨盆骨折则无牢固的固定作用。Bircher 提出应用外固定架的指征为：①需要复苏的患者；②临床固定以方便患者做其他检查；③为后期开放复位内固定创造条件；④治疗垂直稳定但旋转不稳定骨折。

2）内固定治疗：开放复位内固定的指征为：①单纯的后部韧带损伤导致骨盆不稳定；②闭合复位失败；③外固定有残留移位；④多发伤；⑤同时有髋臼骨折；⑥没有污染的开放骨盆后环损伤；⑦Tile 的 C 形及耻骨联合分离 >2. 5cm 的 Tile B1 型伤。

内固定的具体方法为：①耻骨联合分离：采用 Pfannsnstiel 切口暴露耻骨联合部，挤压两侧髂骨或巾钳复位，用 6 孔可弯曲的 3. 5mm 骨盆重建钢板或 2 孔 4. 5mm 窄式动力加压钢板固定。如果骨盆环后部不稳定，可用自径 7. 0mm 骶髂关节拉力螺钉将髂骨固定在骶骨上（骶髂螺钉）；②耻骨支骨折：合并耻骨联合分离者，可用 3. 5mm 骨盆重建钢板跨过耻骨联合将骨折与脱位一并固定，耻骨根部骨折采用髂腹股沟入路或者改良 Stoppa 入路，用钢板或髓内螺钉固定；③骶髂关节损伤：前方入路优于后方入路，前路固定可直视下处理骶髂关节，容易清创和关节复位，同时可避免皮肤坏死，但应注意骶髂关节前方的血管、神经解剖，防止损伤。可采用 2 孔和 3 孔 3. 5mm 动力加压钢板内固定，也可用 7. 3mm 空心钉经皮内固定；④骶骨骨折：采用后旁正中切口，暴露骶骨骨折处，复位后使用后侧张力钢板、骶骨棒等固定。或闭合复位后用螺钉经皮将髂骨、骶髂关节 S1 椎体固定在一起，螺钉固定的方向应与骨折线垂直，注意避免神经孔压缩，防止医源性神经损伤。也可以通过旁正中入路在腰 5 椎弓根置入椎弓根螺钉，自髂后上棘向髋臼顶方向置入髂骨钉，通过连接棒将二者连接在一起，桥接稳定骶骨骨折，可以单侧置钉（图 6-1），也可以双侧置钉（图 6-2），这种固定方式可以显著提高后环骨折的稳定性。

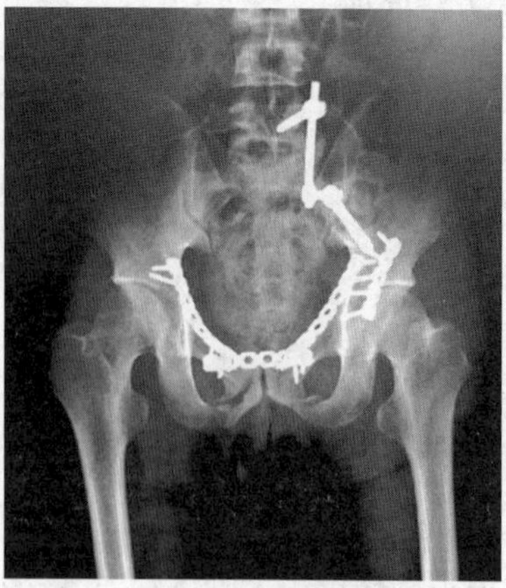

图 6-1　单侧髂腰固定 X 线图

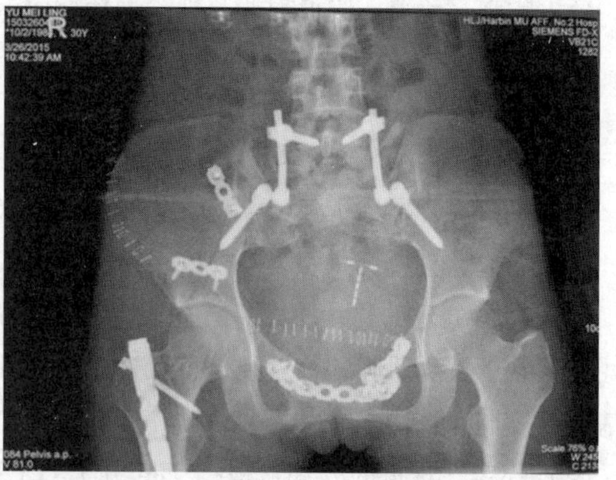


图 6-2　双侧髂腰固定 X 线图

## 429 骨盆骨折的手术指征是什么?

骨盆骨折是否应该手术主要根据骨盆骨折的稳定性和移位程度来决定，需要强调的是后方结构的破坏程度决定骨盆环的稳定，骨盆环的畸形程度影响患者的术后行走功能，另外外科医生的技术水平也影响治疗方式的选择，因而手术的选择要综合各方面的因素。

## 430 髂骨翼骨折开放复位的指征有哪些?

（1）移位或不稳定髂骨骨折合并有严重的皮肤撕脱或开放伤口。

（2）严重移位的或粉碎性的髂骨骨折。

（3）内脏从髂骨骨折部疝出。

（4）移位的骨折块压迫皮肤。

（5）不稳定的髂骨骨折产生的疼痛影响肺功能。

手术多采用与髂嵴平行切口，复位后螺钉或钢板螺钉固定。

## 431 骨盆骨折内固定物的特点是什么?

由于骨盆结构不规则的特点，决定其内固定物的选择是多样性的。对于耻骨联合分离的患者，可用2孔或4孔、直径为4.5mm或3.5mm的动力加压钢板或重建钢板，并以全螺纹松质骨螺钉固定即可；而对于整个骨盆底破裂，包括后方骶髂复合体以及骶棘韧带和骶结节韧带部分断裂的患者，最安全的固定骶骨骨折的方法是使用骶骨棒，另一种固定方法是使用拉力螺钉固定，对新鲜骶髂关节脱位采用前方入路的患者，通过骶髂关节的前面使用两个2孔或2孔3.5mm动力加压钢板即可达到牢固固定。也可经后方入路采用6.5mm拉力螺钉穿入骶骨翼或采用中空松质骨螺钉骨块间加压牢固内固定技术。如有条件，可用3.5mm或4.5mm骨盆重建钢板及适当的全螺纹松质骨螺钉固定骨折。对于后环损伤的固定也可以采用椎弓根螺钉系统和空心钉系统，分别命名为骶髂螺钉，髂腰固定和三角固定（图6-2，图6-3，图6-4）。

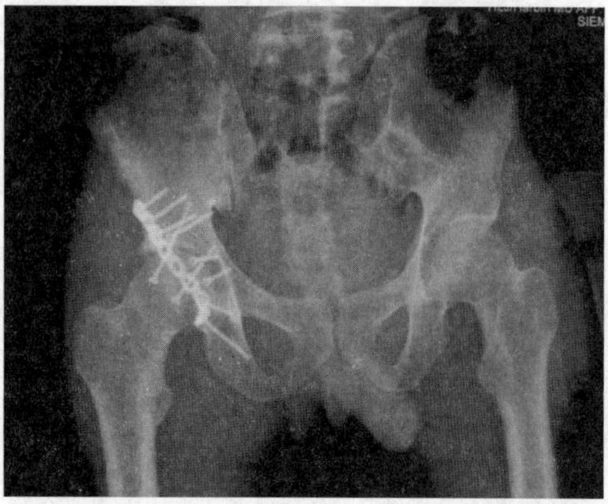

图 6-3　髋臼后壁骨折术后 X 线图

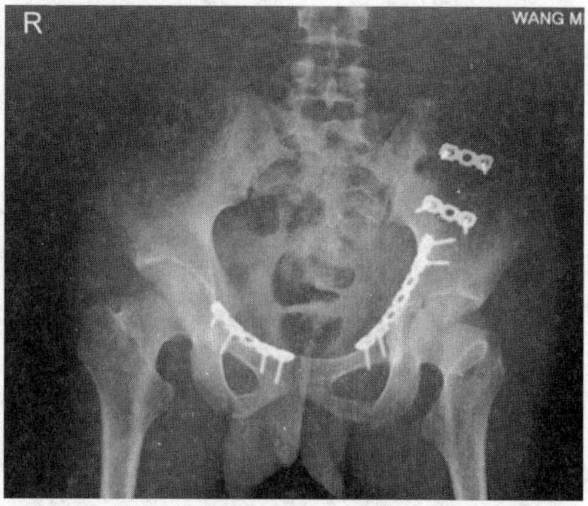

图 6-4　髋臼前柱骨折的术后 X 线图
髂嵴入路加改良的 Stoppa 入路

## 432
## 骨盆骨折手术入路如何选择?

骨盆骨折的手术入路有前侧骨盆入路及后侧骨盆入路，而后侧骨盆又有前方入路与后方入路。

前侧骨盆入路：耻骨联合损伤一般可通过横行 Pfannenstiel 切口进入。偶尔在开腹手术时行耻骨联合固定，则可通过腹旁正中线或腹正中切口进入。如果骨折偏于侧方时，则必须通过髂腹股沟切口进入。

改良 Stoppa 入路可以很好地显露耻骨联合，耻骨上支和髋臼前柱，对于骨盆环前方可以进行牢固的固定。

后侧骨盆前方入路；骶髂关节或髂骨前方可以经后半部髂腹股沟切口进入，从髂骨的内板剥离髂肌后即可发现骶髂关节，后侧骨盆后方入路：骶骨骨折、骶髂关节脱位和髂骨骨折也可经后方入路抵达，对骨盆严重挤压伤的患者应提起注意，因为后方的伤口易于发生坏死。对髂骨骨折的病例，切口应在髂后上棘外侧 1cm 垂直方向，以避开皮下的骨缘。

## 433
## 骨盆骨折的微创治疗方法?

对于移位不严重的新鲜骨盆骨折，可以采用微创经皮的技术置入空心螺钉来治疗。该技术首先通过手法复位骨折，或者通过术中牵引，或在髂嵴上置入 Schanz 钉来闭合复位骨折，然后在透视或导航下置入空心钉来固定骨折端。

## 434 合并骶骨骨折的骨盆环损伤的治疗方法?

合并骶骨骨折的骨盆环损伤中骶骨骨折的复位和固定是难点，大多数的骶骨骨折可以通过闭合牵引复位，如果复位困难的话可以切开复位，但是一定要注意切口处的软组织条件，该切口感染坏死的并发症发生率很高。在经过骶骨骶孔的骨折复位时一定不要过度压缩骶孔导致骶神经卡压。对于骶神经的减压手术，文献对结果的报道不一。大多数作者主张不减压。骶骨骨折的固定方式包括后方短节段钢板，双侧髂后上棘的桥接钢板，骶髂螺钉，髂腰固定和三角固定等多种方法，可以根据骨折类型和术者的技术来进行选择。合并骶骨骨折的骨盆骨折，前环也有损伤，治疗时可以同时进行前环的固定以提高复位质量和固定的牢固程度。

## 435 骨盆骨折的主要并发症有哪些?

骨盆骨折常伴有严重的并发症，而且常较骨折本身更为严重，应引起重视。

（1）骨盆骨折并发休克：多见于平时交通事故等外伤，发生率在30%以上。休克原因除内脏损伤外，主要是骨盆及周围肌肉、血管出血。严重休克为骨盆骨折死亡的主要原因。治疗此种休克，应尽量快速整复后环骨折、脱位，大量输血。对腹膜后血肿一般不主张手术探查止血。

（2）膀胱及尿道损伤：是骨盆前环骨折常见的并发症，其发生率为3.5%~28.8%，多由于耻骨骨折所致。双侧耻骨支骨折较单侧耻骨支骨折多三倍。尿道损伤绝大多数发生于男性，女性少见，尿道损伤后不能排尿，尿道流血或尿外渗是其征象，膀胱损伤可通过导尿检查及膀胱造影诊断。膀胱破裂一旦确诊，应紧急手术探查修补，对骨盆骨折合并后尿道损伤的处理方法尚有争议。目前国内一般主张采用早期尿道端端会师术，对病情危重或严重复合伤，仍以简单耻骨上造瘘、延期尿道修复为宜。

（3）神经损伤：骨盆骨折合并神经损伤并不少见，发生率约为1%。主要见于骶骨骨折，多为骶1、2神经在髂腰韧带处或骶髂关节上部因脱位而损伤，损伤可为神经根部、腰丛、骶丛及神经干部等。一般多可自行恢复，无效者可手术探查。

（4）直肠、肛管损伤：骨盆骨折合并直肠、肛管损伤虽不多见，但是发生盆腔感染则是极为严重的并发症，病死率高。

（5）女性患者合并生殖道损伤：女性骨盆宽而短，内有子宫及阴道，拥挤固定，易受损伤。以阴道伤为最多，早期控制不住的出血及晚期感染，病死率高达30.4%，因此阴道损伤诊断一经确立，应尽早施行修补手术。

## 436

### 骨盆骨折治疗不当能产生哪些后果?

以往对大多数骨盆骨折采用非手术治疗，在印象中很少有长期的功能障碍。Malagigne 的系列分析显示：特殊类型的垂直剪切骨折常由于不正确的治疗形成迟发性后遗症，其中有同侧下肢的感觉障碍，步态失常与明显跛行，严重腰背痛，腹股沟痛，神经方面的不正常，下肢不等长和骨盆倾斜等。另外，女性骨盆骨折内翻会造成分娩困难。需强调的是骨盆骨折本身的治疗要求良好而及时的复位，以使功能完全恢复。而良好的复位则在于对骨折脱位类型的正确认识。正确的分类分型是指导骨盆损伤治疗的关键。

## 437

### 不同类型骨盆骨折的治疗方法如何选择?

对稳定性骨折，一般均不需整复骨折，在镇痛措施下，休息一段时间，不待骨折完全愈合，即可起床活动。对撕脱骨折，需松弛牵拉骨折块的肌肉至临床愈合。

对不稳定骨折，必须正确认识其分类、分型的特点，方能选择恰当的治疗方法。

（1）骶髂关节脱位以牵引复位并保护为主，重量轻、减重早是再脱位的主要原因。

（2）骶髂关节韧带损伤：对压缩型应以手法矫正、腹带固定；对分离型以手法侧方挤压矫正，骨盆悬吊。

（3）骶孔骨折：以早期闭合复位并骨牵引为恰当的治疗方法。

（4）髂翼后部直线骨折容易复位，用牵引复位并保持。

（5）耻骨联合分离以手法侧方挤压复位并用骨盆悬吊保持或用环形胶布加腹带多可成功。如不能保持复位，则切开复位并内固定亦是可行的方法。

# （二）髋臼骨折

## 438

### 髋臼前、后柱及臼顶怎样构成?

（1）前柱：由耻骨上支的臼部构成，上至髂前下棘，下为闭孔的上界。

（2）后柱：由坐骨支的臼部构成，向上延伸至髂骨后下部及坐骨切迹，下部为闭孔的后上界，高起的臼缘称为后唇，其下为后壁。

（3）臼顶：由髂骨下部构成，横跨于前后柱之间，是髋臼的主要负重区，臼顶大部分偏前，臼口朝向外侧并向下倾斜，与股骨头构成髋关节。因此，臼后缘比臼前缘高，上缘比下缘高，臼下方有一切迹。在中立位髋臼能完全覆盖股骨头。

## 439

## 髋臼骨折的分类法有哪些?

髋臼骨折是累及关节面的严重创伤，多因邻近部位解剖复杂，治疗难度大，常致处理不当而并发创伤性关节炎。对其进行科学分类将有助于解释病理损伤机制、诊断、治疗和疗效总结。髋臼骨折首先由 Knight 等用时钟定位法，Rowt 用髋臼 Y 形软骨的解剖基础进行分类。缺点是没有将可能存在的髂骨翼、方形区和闭孔环骨折包括在内。Judet 等克服这一缺点，将髋臼骨折概括为 14 类，优点是能概括各类骨折，缺点是过于复杂。以后 Epstern 提出了 5 型分类法，但仅能反映骨折的严重程度，不能反映骨折的部位和形态。1980 年法国学者 Letournel 首次将髂前上棘和髂嵴划入前柱范围，并将 Judet 分类简化为 10 类，被认为是较合理的分类。

## 440

## Judet 对髋臼骨折的分类法是怎样划分的?

（1）简单骨折：指骨折仅累及一个骨柱的部分或全部，可分为：①后壁骨折，指局限于臼后缘的骨折。常合并股骨头后脱位；②后柱骨折，骨折线始于坐骨大切迹经臼内壁达坐骨结节。骨折时均伴有后唇线断离；③前壁骨折，局限于髋臼前缘的骨折；④前柱骨折，指骨折线起于髂嵴或髂前上棘，经方形区前方达耻骨支的骨折；⑤横形骨折，髋骨在髋臼部被横断而分离为上方髂骨和下方坐、耻骨。

（2）复杂骨折：指合并存在两个以上简单骨折者。可分为：①T 形骨折，指横形骨折合并远折段的纵形骨折；②后柱伴后壁骨折；③横形伴后壁骨折；④双柱骨折，指前、后柱均存在骨折；⑤前柱伴后半横形骨折。

## 441

## 髋关节正位片的主要标志有哪些?

髋关节正位片的主要标志为：髂耻线；髂坐线；髋臼顶；泪滴；髋臼前缘；髋臼后缘。

## 442

## 不同类型髋臼骨折的 X 线表现如何?

Letournel 分类根据髋臼骨折在 Judet 3 个角度 X 线片上的表现，包括摄患髋正位、髂骨斜位和闭孔斜位片，分析髋臼骨折的 X 线表现。

（1）简单骨折：①后壁骨折：正位片示臼后唇线中断移位，部分病例因股骨头遮挡未能显示后壁骨折块的形态，而闭斜片能显示全部股骨头后脱位，后壁骨折块的形态和位置，且可显示正常的前柱，髂斜片则显示后柱、前壁和髂骨翼无骨折；②后柱骨折：正位片示股骨头内移呈中心性脱位，髂坐线在坐骨大切迹和坐骨结节处断离，并脱离了泪点线内移，闭斜片示闭孔环和后唇线断离，前柱正常，髂斜片示后柱在坐骨大切迹处骨折；③前壁骨折：正位片见臼前唇线和髂耻线在髋臼部位均断离，髂前上棘和闭孔环无骨折，部分病例可见股骨头脱位，闭斜和髂斜片见髋臼前柱线和前唇线均断离；④前柱骨折：正位片见髂耻线断离合并髂前上棘或髂嵴及耻骨支骨折，髂耻线合并股骨头和泪点线内移，部分病例可见臼顶线断离，闭斜片见前柱线在髂嵴或髂前上棘和耻骨支处断离前移，髂斜片后柱正常；⑤横形骨折：正位、闭斜和髂斜片均示髂耻线、髂坐线、臼前唇、后唇线均在髋臼平面被横断，远侧坐耻骨折段常伴股骨头内移，髂骨翼和闭孔环均无骨折。

（2）复杂骨折：①T 形骨折，X 线片除存在横形骨折的特征外，尚表现闭孔环骨折，方形区骨折因股骨头遮挡不能直接显示；②后柱伴后壁骨折，正位片见髂坐线和后唇线在坐骨大切迹断离、内移，并有坐骨结节骨折，闭斜片后壁骨折块移位，部分有股骨头后脱位，髂斜片后柱骨折伴移位；③横形伴后壁骨折，各片除具有横形骨折的特征外，尚表现后壁骨折；④双柱骨折，正位片除表现髂耻线、髂前上棘和闭孔环断离的前柱骨折特征外，尚表现坐骨大切迹处的髂坐线和闭孔环断离的后柱骨折特征，常伴有股骨头内移及臼顶线断离，闭斜和髂斜片可进一步证实；⑤前柱伴后半横形骨折，各片可显示前柱骨折的特征及后柱骨折线位于臼中段。

## 443

## 哪些髋臼骨折不宜手术治疗?

不宜手术的髋臼骨折主要有：①髋臼上方完整；②不牵引情况下，骨盆正位、髂骨斜位、闭孔斜位片，股骨头同髋臼保持良好匹配；③没有后方不稳定的证据。

实际这些类型的骨折是不需要手术的。

## 444

### 髋臼骨折手术适应证有哪些？

Ⅱ度及Ⅲ度脱位的前柱、后柱及横形骨折，应尽早牵引，根据 X 线片骨折类型不同，选择适当手术治疗，手术应在伤后 1 周之内进行，否则复位困难，术中应再照片观察复位情况。具体指征为：①前柱骨折；②后柱骨折；③双柱骨折；④横形骨折；⑤臼顶粉碎骨折。

## 445

### 什么类型的髋臼骨折应该手术？

（1）髋臼骨折的手术指征为：①骨折移位 >3mm；②合并股骨头脱位或半脱位；③髋关节内有游离骨折片；④CT 片示后壁骨质缺损 >40%；⑤移位骨折累及臼顶。

但伴有骨质疏松症的老年患者手术应慎重。

（2）手术进路以 K-L 和髂腹股沟入路为优。入路方向与 Langer 皮纹平行，手术瘢痕小且美观；臀肌未剥离，术后功能恢复快；几乎无异位骨化，关节活动满意；不切开关节囊，手术创伤小；易于暴露和固定处于髋臼延伸的髂骨骨折，有利于髋臼的解剖复位。复位后可选用螺钉、髋臼钢板或可吸收螺钉内固定。

## 446

### 髋臼骨折手术入路如何选择？

任何一个入路也不能处理所有髋臼骨折，但在大多数病例，一个切口即可完成骨折的复位与固定。一般有 4 个手术入路可供不同骨折类型切开复位、固定的选择。即：

（1）髋关节后侧入路：是后柱骨折的主要入路；该入路的关键是如何在充分显露髋臼后柱的前提下保护供应股骨头血供的旋股内侧动脉，显露的时候要保护股方肌，同时距离梨状肌止点 1 厘米以上切断短外旋肌，这样能够避免对血管的损伤。髋臼骨折的手术通常来说是个关节囊外的手术，尽量保护未损伤的关节囊，这样能最大限度的保护股骨头的血供，改善预后。

（2）髋关节前外侧入路：又叫延长髂股入路，显露前后柱，对陈旧性骨折，必要时切除骨痂或截骨时更为有用；该入路由于较高的异位骨化的发生率，同时由于髂骨血供破坏较多，容易发生髂骨坏死，今年来基本不用去于髋臼骨折的治疗。

（3）髋关节外侧入路：可显露后柱、髋臼顶和半个髂骨翼，并且对前柱也能部分显露；由于显露范围有限，基本不用于髋臼骨折的治疗。

（4）髂腹股沟入路：该入路通过显露精索，股动静脉和髂腰肌股神经之间的 3 个窗口来显露骨折，主要暴露前柱和无名骨的内面。沿其内面，越过骨盆边缘，也能部分显露后柱，是主要的髋臼前柱骨折的入路。

（5）改良的 Stoppa 入路。在有些情况下可以和髂嵴入路联合，可以替代髂腹股沟入路。

（6）Ganz 入路，在股骨头骨折和并髋臼骨折的患者中应用。

（7）联合入路，包括髂腹股沟入路联合后侧入路和 Stoppa 入路联合后侧入路。

## 447

## 髋关节骨折脱位如何分类？

（1）髋关节后脱位：临床上多采用 Epstern 的五型分法。①Ⅰ型：单纯脱位或只有小骨折片；②Ⅱ型：股骨头脱位，合并髋臼后唇大块骨折；③Ⅲ型：股骨头脱位，合并髋臼后唇粉碎性骨折；④Ⅳ型：股骨头脱位：合并髋臼唇和顶部骨折；⑤Ⅴ型：股骨头脱位，合并股骨头骨折。

（2）髋关节前脱位：Epstern 分类为两种类型，闭孔型或低位型：脱位的股骨头停留于闭孔处。耻骨型或高位型：股骨头上移于耻骨横支水平。

（3）髋关节中心脱位：分为：①Ⅰ度脱位：股骨头向中心轻微脱位，头顶部仍在臼顶负重区之下，不论复位完全与否，髋关节活动功能可基本保持；②Ⅱ度脱位：股骨头突入骨盆内壁。头顶部离开臼顶负重区，正在内壁与臼顶之间的骨折线内，如不复位，髋关节功能受到严重破坏；③Ⅲ度脱位：股骨头大部分或全部突入骨盆壁之内，如不复位，则髋关节功能完全丧失。

## 448

## 不同类型髋臼骨折如何选择治疗方法？

髋关节是全身最大的球窝关节，当髋臼骨折后，致月状关节面参差不齐，如不准确恢复髋臼关节面，头与臼必然不相适应，进而发生创伤性髋关节炎。因此，治疗的目的是使股骨头回位到臼顶负重区之下，并恢复臼顶关节面的平整。

髋臼骨折的手术方法与分型密切相关，不同类型的髋臼骨折有相对固定的手术入路与固定方式。

（1）髋臼后壁骨折：髋臼后壁骨折是最多见的髋臼骨折类型，常伴有髋关节脱位，手术治疗时选择髋臼后方入路（Kocher-Langenbeck 入路），复位骨折块后钢板螺钉固定（图 6-3）。

（2）髋臼前壁骨折和前柱骨折：髋臼前柱前壁骨折多选用髋臼前方入路，包括髂腹股沟入路，髂股入路，近年来也有选用改良的 Stoppa 入路加髂嵴入路来进行治疗。复位骨折后，用钢板进行固定。髋臼前柱骨折移位较小时，也可采用经皮的微创固定，单由于髋臼前柱很薄，容纳螺钉走行的安全空间很小，所以在应用经皮的螺钉固定骨折时要反复透视，确认螺钉没有进入关节（图 6-4）。

（3）髋臼横行骨折：髋臼横行骨折可以从后方也可以从前方进行固定，选择入路时要根据骨折线走行的方向，选择能进行最稳定固定的入路。由于后方入路相对简单，多采用后方双钢板进行固定。

（4）髋臼后柱加后壁骨折和横行加后壁骨折：由于存在后壁的骨折，所以选用后方入路进行固定，固定时首先复位柱的骨折，然后复位壁的骨折。固定时也是先固定后柱，再固定后壁（图 6-5）。

髋臼 T 型骨折髋臼前部加后半横行骨折和髋臼双柱骨折，这三种类型的骨折都是累及双柱的骨折，过去多采用前后联合入路来进行复位和固定，近年来由于手术技巧的提高，有些情况下，可以采用单一入路来进行复位和固定（图 6-6）。

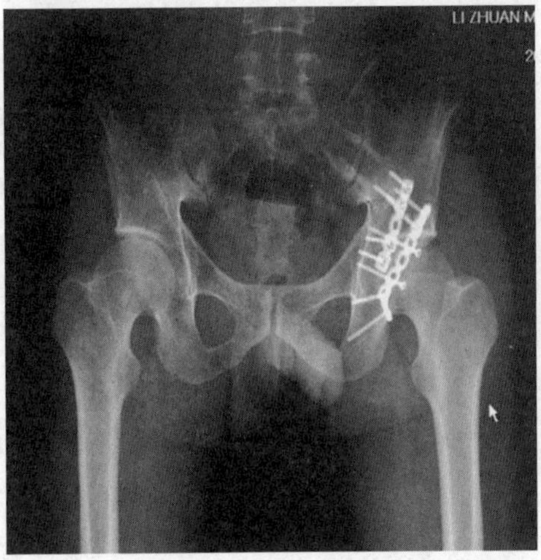


图 6-5 髋臼后柱加后壁骨折术后 X 线图

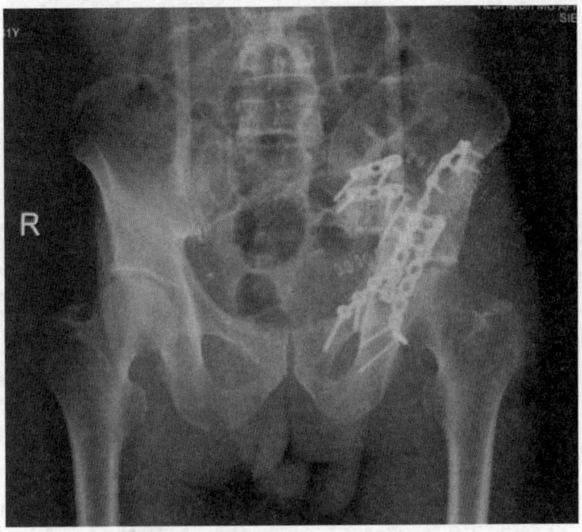


图 6-6 髋臼双柱骨折的术后 X 线片

## 449 如何手术治疗股骨头骨折脱位合并髋臼骨折？

股骨头骨折后，髋关节后上方脱位，往往导致髋臼后上缘骨折，同时盂唇和关节囊损

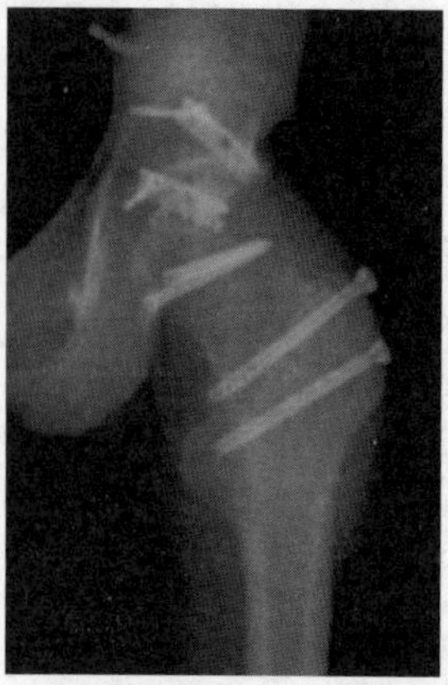

图 6-7　股骨头骨折脱位合并髋臼骨折术后 X 线图

伤，严重时也可以导致大块的后壁骨折，甚至横行加后壁骨折。由于股骨头骨折的骨折块位于股骨头的前下方，选用后方入路时，如果不切断股方肌和关节囊很难获得良好的显露，这时供应股骨头的旋股内侧动脉的血管很难保护不被损伤，容易导致术后的股骨头坏死和不愈合。因此选择一种可以兼顾股骨头和髋臼骨折二者的复位固定，就非常有意义了。笔者选择 Ganz 入路来进行这种类型骨折的固定，该入路通过大转子截骨可以暴露髋关节前方的关节囊，切开关节囊，可以前脱位股骨头，很好的显露股骨头骨块，对股骨头骨折进行复位固定后，再复位髋关节，通过标准的后方入路可以进行髋臼骨折的固定和盂唇的修复，最大限度的减少股骨头血供的破坏。最后再固定大转子的截块（图 6-7）。

（林　欣　郝晨光　周　磊　张　滨　王志成）

# 七、

# 手部损伤与疾患
# Hand Injuries and Disorders

450. 手掌及手背部皮肤有何特点？与功能的关系如何？ 229

451. 手掌皮纹与手活动有何关系？临床意义是什么？ 229

452. 手指腹侧或指腹感觉有何特点？ 229

453. 指甲有何临床意义？ 230

454. 手的姿势有几种，其临床意义是什么？ 230

455. 手部横弓与纵弓由什么组成？有何作用？ 231

456. 与手握力有关的因素是什么？ 231

457. 手指屈伸的相互关系怎样？ 232

458. 手部掌指关节有何重要性？ 232

459. 拇指掌腕关节有何特点及意义？ 232

460. 手部各手指及关节如何运动？ 233

461. 手指的运动规律如何？ 233

462. 发挥手部功能的基本结构及基本条件是什么？ 234

463. 手的动作及重要功能是什么？ 234

464. 各手指有何重要性？所占功能的百分比是多少？ 235

465. 手与上肢有何关系？ 235

466. 人手体表各部位的名称是什么？手的内在肌、外在肌和手部关节英文缩写是什么？ 235

467. 正常人手如何分类？其意义是什么？ 236

468. 手外科有哪些特殊性？ 236

469. 肩胛带的组成及特点是什么？ 237

470. 肩周肌肉及其功能是什么？ 237

471. 上肢肌肉及其功能是什么？ 237

472. 手部内在肌的功能特点是什么？ 238

473. 上肢血管的组成及分支是什么？ 239

474. 手部动脉、静脉的构成及分支是什么？ 239

475. 臂丛神经由何组成？ 240

476. 上肢的主要神经有几条？其走行特点如何？ 240

477. 上肢各神经分支与支配是什么？ 241

478. 手的神经走行、分支及支配如何？ 241

479. 肘关节的构成及其功能特点是什么？ 241

480. 腕关节如何组成？ 242

481. 前臂伸、屈肌起止点及生理功能是什么？ 242

482. 前臂旋转肌及神经支配怎样？ 243

483. 屈肌腱分区及临床意义是什么？ 243

484. 尺管的组成及内容物是什么？ 243

485. 腕管的构成及内容物是什么？ 244

486. 鼻咽窝的构成及内容物是什么？ 244

487. 上肢桡神经于上臂中段及肘部解剖特点是什么？ 244

488. 正中神经于腕部横截面有何特点？ 244

489. 尺神经于肘、前臂、腕部横截面有何特点？ 245

490. 何谓 Froment 征？ 245

491. 正中、尺、桡神经在肘部的第一个分支分别是什么？ 245

492. 前臂及手部有哪三块肌肉是由两个神经支配的？ 245

493. 前臂及手部肌肉神经支配怎样简易记忆？ 246

494. 蚓状肌及骨间肌的解剖怎样？功能如何？ 246

495. 上肢及手部感觉神经体表如何支配？ 246

496. 哪些是手部感觉神经的绝对（单一）支配区？ 247

497. 手指掌骨头以远伸肌腱有何解剖特点？ 247

498. 手指掌侧屈肌腱有何解剖特点？ 247

499. 手指骨纤维鞘管的构成及意义是什么？ 247

500. 肌腱的滑动结构有哪些？ 248

501. 在检查手外伤伤口时应注意哪些问题？ 248

502. 正中、尺、桡神经损伤后会产生哪些手部典型畸形？ 248

503. 在手上如何检查屈指深、浅肌？ 249

504. 如何检查拇指各肌肉的功能？ 249

505. 正中神经损伤后大鱼际肌是否全部萎缩？为什么？ 249

506. 如何检查骨间肌是否存在？ 250

507. 如何检查蚓状肌的功能？ 250

508. 桡神经损伤后指间关节可否伸直？为什么？ 250

509. Allen 试验如何进行？说明什么问题？ 250

510. 什么是主动运动及被动运动？ 251

511. 肘三角由何组成？说明什么问题？ 251

512. 什么是携带角？有什么意义？ 251

513. 如何正确检查前臂的旋转功能？ 251

514. 什么是清创术？清创的重点在哪里？ 252

515. 上肢及手部手术上止血带时应注意什么问题？ 252

516. 无创技术的难点在何处? 252

517. 手部手术切口原则是什么? 253

518. 如何辨别血管、神经和肌腱? 253

519. 手外科手术后经常固定的位置是什么? 253

520. 手部肌腱手术后功能练习的方法是什么? 254

521. 什么是显微外科技术? 经常用于手部哪些组织的修复? 254

522. 手外伤的类型有哪些? 254

523. 手部开放性损伤的治疗原则是什么? 255

524. 清创术的详细过程是什么? 255

525. 手部皮肤缺损修复的意义有哪些? 256

526. 指端损伤 (骨外露) 的修复方法及评价如何? 256

527. 手部皮肤撕脱伤有何严重性? 257

528. 手部骨折的处理原则是什么? 257

529. 手及腕上五个区的屈肌腱吻合原则是什么? 258

530. 如何寻找断腱? 258

531. 伸肌腱五个区的肌腱缝接原则是什么? 258

532. 何谓主动运动总和法体系? 259

533. 治疗肌腱损伤时应注意的问题有哪些？ 259

534. 肌腱修复的原则有哪些？ 260

535. 神经吻合时应注意的问题有哪些？ 260

536. 拇指的运动功能有哪些？ 260

537. 拇指缺损如何分类？ 260

538. 再造拇指有何要求？ 261

539. 拇指再造方法有哪些？ 261

540. 切除手部瘢痕后植皮应注意哪些问题？ 261

541. 肌腱血供的来源有哪些？ 262

542. 二期修复肌腱存在哪些问题？ 262

543. 手指远侧陈旧性屈肌腱损伤如何修复？ 262

544. 无人区陈旧性屈肌腱损伤治疗的难点是什么？ 263

545. 陈旧性拇长屈肌腱断裂如何治疗？ 263

546. 常采用哪几处肌腱作为移植肌腱的供区？ 263

547. 肌腱移植时应注意哪些问题？ 264

548. 常用的肌腱移位有几种类型？ 264

549. 肌腱松解术应注意哪些问题？ 264

550. 减少肌腱术后粘连的具体方法是什么？ 265

551. 手部易发生感染的部位在哪里？其特点如何？ 265

552. 狭窄性腱鞘炎的发生部位、病理变化及治疗效果分别是什么？ 266

553. 手部骨关节及腱鞘结核如何诊断？ 266

554. 掌腱膜解剖，其挛缩症的症状及治疗要点是什么？ 266

555. 手部有哪几种常见先天性畸形？治疗要点是什么？ 267

556. 腱鞘囊肿的发病、症状及治疗方法是什么？ 268

557. 血管球瘤的解剖基础、诊断要点及治疗方法分别是什么？ 268

558. 内生性软骨瘤的好发部位及治疗方法分别是什么？ 269

559. 常见的手部肿瘤有哪些？ 269

## （一）上肢和手部的解剖、组织结构和生理功能

### 450

### 手掌及手背部皮肤有何特点？与功能的关系如何？

手部皮肤以手掌部皮肤最为重要，其特点：①角化层较厚；②皮下有较厚的脂肪垫；③有许多垂直的纤维间隔将皮肤与掌腱膜、腱鞘和滑膜等组织紧密相连；④富有汗腺，但无毛发和皮脂腺；⑤皮肤乳头层有丰富的感觉小体，尤其是实体感觉小体；⑥手掌侧皮肤皱纹与关节活动相适应称为皮肤关节。因此手掌部皮肤坚韧，弹性差，皮肤不易滑动，有利于握、提等功能，疼痛觉特别是实体感觉很强，手外伤后疼痛较剧，有“十指连心”之说，特别是实体感甚为重要。手掌侧皮肤是人体高度特殊化的一块皮肤，无法用身体其他处皮肤代替，所以十分珍贵。

手背皮肤与手掌皮肤相反：其特点是：①手背及指背皮肤薄，软而富有弹性；②皮下组织松软，可滑动，伸缩性较大，有利于手握拳，但易造成撕脱；③手背皮肤只在近节指骨背侧有毛发生长。所以手背皮肤柔软、松弛、具有弹性，有利握拳，易撕脱。

### 451

### 手掌皮纹与手活动有何关系？临床意义是什么？

手掌皮纹的产生和关节活动相适应。分成：①大鱼际纹：拇指活动度大，有单独的内在肌和外在肌，有特殊关节结构，因此成为一独立部分。②远端掌横纹：从示、中指的指蹼间到手掌尺侧，此纹适应尺侧三个手指掌指关节屈曲，主要功能是握物。③掌中横纹：从大鱼际纹的桡侧开始朝着远侧掌横纹相平行的方向，屈示指和中指掌指关节时此纹明显。④手指横纹：手指掌面有三处横纹，最近的位于近节指骨的中部，有时误认为掌指关节所在部位，此处恰为指蹼水平。近端指间关节横纹较远端指间关节横纹为多，这与近端指间关节屈曲范围大有关。利用指横纹在手指侧方的顶端为掌背侧交界的标志，也是手指手术切口部位。手指横纹与屈肌腱鞘相连，横纹处刺伤易进腱鞘。⑤手指背横纹由于近端指间关节屈曲度较远端指间关节为大，前者横纹比后者为多，而且同一关节背侧横纹较掌侧为多。

### 452

### 手指腹侧或指腹感觉有何特点？

手是一个感觉器官，具有丰富的感觉神经，尤其是手指腹侧以及正中神经分布区域，通

过手的触觉可以知道物体的大小、重量、质地和温度。由于手指指腹完善的感觉，人们可以不借助视觉完成各样动作，如系鞋带，扣纽扣等，而盲人还可用手指来读盲文。另外手部还具有触觉、痛觉、温度觉、位置觉等基本感觉。

手部皮肤的神经大部分形成真皮下神经网，而且是无髓鞘神经，所以对外界刺激敏感，两点辨别能力强。神经网在手掌侧较稠密，因此感觉较手背侧灵敏。手部绝大多数部位都接受两条或两条以上神经支配，所以神经损伤后皮肤感觉丧失区域远比实际分布的区域要小。

## 453

## 指甲有何临床意义?

指甲位于指端，呈弧形，其两侧弧度较锐，分成甲根，甲半月、甲体、游离缘。指甲与甲床紧密相贴，指甲具有保护指尖、掌侧皮肤和支持脂肪组织的作用，辅助完成握持和拿捏物体的作用，并且加强指腹在抓、捏、压等动作的力量，所以在临床不应轻易拔除指甲。

## 454

## 手的姿势有几种，其临床意义是什么?

手的重要姿势有四种，其临床意义如下：

(1) 手的休息位：是指手位于自然静止状态（如全麻或睡眠），此时手部各种肌肉呈现相对平衡状态，手呈现一种半握拳姿势。

具体位置：①腕关节微背伸 10°～15°；②腕轻度尺侧倾斜；③手指半屈曲，由示指至小指依次屈曲角度增大；④拇指轻度外展，指端指向示指桡侧；⑤示、中指轻度向尺侧倾斜，环、小指轻度向桡侧倾斜，各指尖皆指向腕舟骨结节。

临床意义：①是分析手部创伤的基础；②是包扎的原则；③是最稳定姿势，不易疲劳，肌张力处于平衡状态；④骨折复位后稳定，易愈合，关节韧带处于松弛平衡状态，不易发生强直；⑤是修复肌腱确定张力的位置。

(2) 手的功能位：即是手部能发挥最大功能的位置，通常是指手握茶杯的姿势。

具体位置：①腕关节背伸 15°～30°，即用力握拳时腕关节所处的位置；②拇指充分外展，掌指及指间关节微屈（拇指处于对掌位）；③其他手指略为分开，诸指间关节的屈曲位置较为一致，即掌指关节及近侧指间关节半屈曲，而远侧指间关节微屈曲。

临床意义：①是手根据不同需要，能很快产生不同动作，如张手，握拳或捏物等的基础位置；②是手部各种组织创伤外固定包扎的原则。

（3）手部捏物的姿势：此种动作主要是指拇指与示指产生捏物的姿势。

具体位置：①第一掌骨的旋转及外展；②拇指指腹与示指指腹相对应；③拇指与示指的掌指关节及指间关节轻度屈曲；④腕关节明显背伸位。

临床意义：①拇指的对掌位是拇指最大功能位；②是第一掌骨与其他掌骨固定的位置。

（4）手的紧握姿势：即紧握拳的姿势，也是手集中姿势，有力量的姿势，用拳击人或物的姿势。

具体位置：①手指的掌指关节、指间关节皆屈曲90°；②手指内收位；③拇指对掌内收位：腕掌、掌指、指间关节皆屈曲，拇指压在示、中指背侧；④腕关节背伸位。

临床意义：①表示手指最大屈曲度；②手部用力时最稳定的姿势。

## 455

## 手部横弓与纵弓由什么组成？有何作用？

手部的横弓有两个，一个是由远排腕骨排列凹向掌侧的横弓，另一个是连接于腕骨的诸掌骨排成放射状，在掌骨头形成又一横弓，前者的横弓是固定不能活动的，而后者则随手指的屈伸可以增加或减少横弓的高度，屈指时横弓变大，伸指时横弓变小。当大、小鱼际分别牵拉第一、五掌骨接近时横弓变高，这便于握较大或不规则的物体，而环、小指的腕掌关节活动范围较大，尤其是小指，这增加了握物的力量，也便于和拇指相捏。屈指时掌弓增高，利于诸指相互聚合一起，紧密相贴，手指伸直时掌弓弯平，诸指分开。

手部的纵弓是由腕骨、掌骨、指骨组成，是由手指尖到腕部，背部突出，掌面凹陷，当手指屈曲或握拳时此弓加深，当伸直时此纵弓即变浅。

## 456

## 与手握力有关的因素是什么？

（1）腕关节的位置：当腕关节掌屈时其握力很差，逐渐背伸时握力渐渐增加，至完全背伸时握力最大。

（2）左右手的握力的大小因人而异，还与左利或右利有关。

（3）屈肌腱的损伤与缺失，能影响手握力。

（4）正中神经、尺神经损伤，尤其是正中神经损伤时握力明显减小。

（5）屈腕状态下握力减弱，缺乏锻炼者握力差。

## 457

### 手指屈伸的相互关系怎样？

当一个手指在伸直或过伸位时，则其他各指皆不能完全屈曲，尤其以中指、环指最为明显。相反当一个手指完全屈曲时，其他各指则不能完全伸直。除拇指可以单独屈伸外，示指或小指有时也可以单独伸屈，而不受其他手指屈伸影响，示指比小指灵活。

## 458

### 手部掌指关节有何重要性？

掌指关节是由掌骨头和近节指骨基底组成，它不同于合页式的指间关节，而是双轴向的关节。掌指关节具有可以屈伸、外展、内收和互相联合的圆周形运动，屈伸活动范围最大。

手部的掌指关节囊松弛，背侧薄，掌侧厚，两侧有桡侧及尺侧侧副韧带加强。侧副韧带在掌指关节伸直时是松弛的，尺偏的范围较桡偏为大，在屈曲时紧张，因此屈曲位掌指关节几乎无侧方活动。

掌指关节是手部重要关节，亦称手部的钥匙关节，当手内各关节固定时，常不应将此关节固定。掌指关节的侧方活动，有利于当手指伸展时扩大手的面积。

## 459

### 拇指掌腕关节有何特点及意义？

拇指的掌腕关节由大多角骨和第一掌骨的基底组成，呈马鞍形关节，周围的关节囊及韧带松弛，活动度较大。它在拇指外展 - 对掌运动中起主要作用。另外其两关节面不是紧紧相贴的。在拇指伸直、外展时，掌腕关节的尺、掌侧可有分离。反之关节桡、背侧有些分离。在掌腕关节的背侧有伸肌腱，掌侧有大鱼际肌，均有加强关节囊的作用，但又不限制关节活动。

拇指的掌腕关节除具有屈曲、伸展、内收、外展动作外，还有旋转运动，所以可使拇指对掌，是拇指的关键性关节，非常重要。

## 460

### 手部各手指及关节如何运动?

对于手部关节运动的定义应有一明确概念，特别要区分容易混淆的一些运动。

(1) 指间关节：各指的指间关节，仅有屈曲及伸展运动，比较简单，无侧方活动，只有在侧副韧带断裂时出现被动的侧方活动。

(2) 拇指：①拇指伸展：是指拇指在手掌同一平面上与手掌分开的活动（包括腕掌关节、掌指关节及指间关节)。②拇指屈曲：是指与拇指伸展运动相反方向运动。③拇指外展：是指拇指离开手掌桡侧缘向与手掌相垂直方向运动，即拇指指间关节伸直位，掌指关节略屈曲位，腕掌关节对掌位。④拇指内收：是指与拇指外展相反方向的运动。⑤拇指旋转：是指拇指从休息位或内收位开始，向伸直、外展、对掌位作弧形运动，而腕关节略产生旋前。

(3) 其他四指：①手指屈曲：以掌指关节为轴，手指向掌侧屈曲称之。②手指伸展：与屈曲位相反运动。③手指外展：即示指、环指、小指在伸直位时离开中指称外展。④手指内收：即示指、环指、小指在伸直位时与手指外展运动相反。

临床上以中指的纵轴为轴线，在手指伸直位时手指离开此轴线方向的运动称外展，向此轴线方向靠拢的运动称内收。示指、环指、小指如上述，而中指不管是向尺侧或向桡侧倾斜都叫外展。为使说明更确切，故将中指向桡侧离开中指中线称桡倾，向尺侧离开中指中线称尺倾。

## 461

### 手指的运动规律如何?

示指、中指、环指、小指伸直时，各手指可相互平行，各手指可过伸 20°～30°左右，掌指关节出现内收，外展动作。当各手指逐渐屈曲时，其内收与外展动作从最大逐渐变小，至掌指关节达 90°时，其各指内收及外展动作消失，并且各手指仅向中指靠拢，而不能外展与内收。当各手指处于半握拳状态时，各手指尖向中指尖靠拢最紧。而这时由原来伸直位时各手指尖不等齐的状态转至处于同一水平，为紧握拳各手指尖能靠紧手心做好准备，使握拳实在而有力。再加上拇指外展后可压在示、中指中远节指骨背侧，更增加握拳的力量。另外当手指处在半握拳位时，各手指轴线的延长线趋向于一点，此点即在舟骨结节。因此，在手指骨折需作牵引时，方向应对向舟骨结节。

各手指以上这些运动，是由于掌指关节的侧副韧带及掌骨头的形态，组成各关节的关节面而造成的。

## 462

## 发挥手部功能的基本结构及基本条件是什么?

如何充分发挥手部的功能是手部各种结构及其特点所决定的，各结构的特点是相互补充，协调一致的。

（1）动力：肌肉是动力的来源。肌肉的收缩是通过传导结构至远端关节发挥作用，使关节屈伸或做其他动作。因此，动力是手部运动的力的来源，任何使肌肉收缩消失的疾病如神经断裂、肌肉损伤与疾病都会使动力消失。

（2）传导与滑动装置：肌腱是力的传导装置。肌肉收缩通过肌腱传导至远端关节，传导装置周围还须有滑动结构如腱鞘、腱膜、腱周疏松组织、滑液囊、腱纽、脂肪等组织。虽然动力存在，如肌腱断裂或粘连，肌肉收缩所产生的动力也不能传至远端关节。

（3）起支架作用的骨骼及可活动的关节：骨骼是支撑软组织使其保持一定形态及使肌肉与肌腱能充分发挥作用的基础。而各骨骼与关节结构的正常则是手部完成各种动作的基本条件。那些动力与传导滑动结构完好，而支架作用消失及关节僵硬的手指，照样不能发挥作用。

上述三项基本条件是发挥手部功能缺一不可的，它们是互相制约又互相协调一致的。因此，临床上手指如发生功能障碍，就应从上述三个基本条件分析其原因。

## 463

## 手的动作及重要功能是什么?

手的动作是千变万化的，各种工作都有其手部运动的特点。手的动作有人分成推，提、挟、捏、旋转、握持。也有人分成提物、平持、握圆柱、夹物、钳捏、拧圆盘等动作。还有人分成屈、伸、外展、内收、旋转等动作。总结手的重要功能有：

（1）按压功能：是比较原始的功能，低等动物的肢体即有此功能，它只需有前臂及手的残端即可完成。

（2）捏夹功能：是比较高级的动作，它要求有两个可活动而能够相捏的手指或残端或一个手指残端和一个手掌或其他对抗物，所需力量不大。

（3）握持功能：要求有一个宽的手掌及几个能灵活屈伸的手指或活动的拇指，需要力量较大。

手的重要功能在轻微损伤的治疗中，其重要性并不突出。但对严重手部残缺损伤的病例，则要根据手的基本重要功能来考虑治疗方案。手部解剖精细，结构复杂，各结构之间均有相互关系，各种功能的完成都不是单一肌肉的活动，而是相互协调的。所以手部功能具有灵巧、精细、复杂、协调的特点。

## 464

## 各手指有何重要性？所占功能的百分比是多少？

手部拇指由于可以外展对掌，是最重要手指，占手功能的一半。由于只有一个拇指，缺损后必须修复。其次是示指，依次为中指，环指、小指。拇指对掌后，示指、中指、环指、小指与其形成对应面，所以示指、中指、环指、小指占手功能的另一半，其中示指、中指占手功能的 15% 或 20% ，环指、小指占 10% 或 5% 。临床上根据手指的重要性确定治疗方案。

## 465

## 手与上肢有何关系？

手部的各种功能与前臂有密切关系，如手部肌肉除内在肌外，所有的动力皆来源于前臂。另外，手部神经，血管也是从上肢而来，可以说无前臂及上臂也无从谈手的功能。因此，所谓手外科应包括臂丛以下的整个上肢的损伤、疾病、肿瘤等。对于手部的症状与体征，除手部所引起者外，还应考虑上肢某部位的损伤与疾病。

## 466

## 人手体表各部位的名称是什么？手的内在肌、外在肌和手部关节英文缩写是什么？

（1）人手体表各部位的名称：手掌侧腕横纹桡侧可触及骨性突起为舟状骨，尺侧的骨性突起为豌豆骨。手掌两侧的隆凸桡侧为大鱼际、尺侧为小鱼际。大小鱼际中间为掌心。手掌远侧皮肤缘为指蹼，拇、示指间称虎口。各手指分别称拇指、示指、中指、环指、小指，拇指两节指骨，其他手指三节指骨，分别称近节、中节、远节指骨，拇指称近、远节指骨。拇指有掌指关节和指间关节，其他指有掌指关节及近侧指间关节和远侧指间关节。手背各掌骨间可视隆起为骨间肌所在。

（2）手各部位的英文缩写：掌指关节（MCP）、近侧指间关节（PIP）、远侧指间关节（DIP）、拇指掌指关节（MCP）、拇指指间关节（PIP）、拇长屈肌腱（FPL）、指深屈肌（FOP）、尺侧屈腕肌（FCU）、指浅屈肌（FDS）、桡侧屈腕肌（FCR）、掌长肌（PL）、拇长展肌腱（APL）、拇收肌（AP）、拇短伸肌腱（EPB）、桡侧伸腕长肌腱（ECRL）、桡侧伸腕短肌腱（ECRB）、拇长伸肌腱（EPL）、指总伸肌腱（EDC）、示指固有伸肌腱（EIP）、小指固有伸肌腱（EDM）、尺侧伸腕肌腱（ECU）、拇短展肌（APB）、拇对掌肌（OP）、拇短屈肌（FPB）、小指展肌（ADM）、小指屈肌（FOM）、小指对掌肌（FDM）。

## 467

## 正常人手如何分类？其意义是什么？

由于习惯与经常使用的结果，使手在外形和功能方面各有不同。

第一类：经常做简单费力粗重工作的手。掌侧皮肤坚硬，角化层厚，能耐受粗糙的摩擦，工作有力又很稳定。这类手指尖感觉迟钝，指间关节活动度不大和分指动作不佳，所以最易受伤。如搬运工人，铁匠、农民等。

第二类：经常作复杂但不用力的精细工作的手。手的皮肤细薄，没有坚厚的角化层，不能耐受粗糙的摩擦，手具有高度的灵活性和稳定性。手指尖感觉十分敏锐，指间关节活动度很大，单指动作和各指联合动作极完善。这类手一般不易受伤，不过一旦受伤恢复也较困难。如钟表工人、钢琴家以及外科医师。

第三类：经常作复杂、用力、既有粗活又有细活的工作的手。具有第一二类手的两种特点，只是不甚完备。此类手很易受伤，伤后治疗亦很复杂。如机械修理和机器制造工人。

第四类：是既不常作粗重工作也不常作精细工作的手。他们对手的使用大多限于穿衣，吃饭、拿书、写字等工作。这类手平时很少受伤，只是意外或偶然受伤。伤后的治疗常不如上三类严重。

对于手的分类，不仅可以帮助医师分析手部创伤的发生原因和发生机制，还可以帮助选择治疗方法，评定治疗效果。

## 468

## 手外科有哪些特殊性？

手是人类区别于其他动物的最主要特点之一。手给人类创造了一个美好的世界。手是非常精细的运动器官和感觉器官。手外科医师在处理手外伤时，需要有与其他部位手术完全不同的构想和操作技术。具有思考周详，操作精细和规范的特点。手外科医师要掌握严格无创技术及显微外科技术。另外，在处理复杂手功能障碍时，除应具有高超技术和丰富经验外，还应有整体观念，需要有创造性、计划性和艺术性。

## 469 肩胛带的组成及特点是什么?

肩胛带由胸骨、锁骨、肩胛骨和肱骨组成的胸锁关节、肩锁关节、肩肱关节以及肩胛骨沿胸后壁的滑动结构组成。其特点是：①整个上肢的骨性连接只有锁骨与躯干相连，组成胸锁关节；②肩胛骨虽然不构成关节，但在胸后壁有范围较大的滑动；③上肢主要靠肌肉维持体位，如三角肌麻痹可引起肩关节半脱位；④肩肱关节的关节盂浅而肱骨头大，关节囊松弛。这些结构特点使上肢活动范围远远超过下肢。

## 470 肩周肌肉及其功能是什么?

前锯肌：使肩胛骨外展及外旋（胸长神经）。
斜方肌：使肩胛骨内收及外旋（副神经）。
菱形肌：使肩胛骨内收及内旋（肩胛背神经）。
胸小肌：使肩胛骨外角下降及内旋（胸前内侧神经）。
提肩胛肌：使肩胛骨内旋（肩胛背神经）。
锁骨下肌：是帮助稳定胸锁关节（上干支）。
三角肌：使肩外展，前屈内旋及后伸外旋肩关节（腋神经）。
冈上肌：协助三角肌外展肩关节（肩胛上神经）。
冈下肌：使肩关节外旋（肩胛上神经）。
小圆肌：使肩关节外旋及内收（腋神经）。
肩胛下肌：使肩关节内旋（肩胛下神经）。
大圆肌：使肩关节内旋、后伸及内收（肩胛下神经）。
喙肱肌：使肩关节屈曲和内收（肌皮神经）。
背阔肌：使肩关节内收、内旋和后伸，使肩胛骨下降及内旋（胸背神经）。
胸大肌：使肩关节内收和内旋（胸前外侧神经及内侧胸前神经）。

## 471 上肢肌肉及其功能是什么?

肱二头肌：使肘关节屈曲及前臂旋后，另有屈曲肩关节作用（肌皮神经）。

肱肌：使肘关节屈曲（肌皮神经）。

肱三头肌：伸肘关节，另有辅助肩关节后伸及内收作用（桡神经）。

旋前圆肌：使前臂旋前，也有屈肘作用（正中神经）。

桡侧腕屈肌：屈腕及腕桡偏（正中神经）。

掌长肌：屈腕（正中神经）。

尺侧腕屈肌：屈腕及腕尺侧偏（尺神经）。

指浅屈肌：屈曲近侧指间关节（正中神经）。

指深屈肌：屈曲远侧指间关节，另有屈曲近侧指间关节作用（正中神经、尺神经）。

拇长屈肌：屈曲拇指末节。继续作用可屈曲掌指关节（正中神经）。

旋前方肌：使前臂旋前（骨间前神经）。

肱桡肌：屈曲肘关节（桡神经）。

桡侧伸腕长肌：伸腕及腕桡偏（桡神经）。

桡侧伸腕短肌：伸腕及腕桡偏（桡神经）。

伸指总肌：伸掌指关节（桡神经）。

小指固有伸肌：单独伸小指（桡神经）。

尺侧伸腕肌：伸腕及腕尺偏（桡神经）。

旋后肌：使前臂旋后（桡神经）。

拇长展肌：使第一掌骨斜向桡背侧，同时旋后以及腕关节桡偏（桡神经）。

拇短伸肌：伸拇指掌指关节（桡神经）。

拇长伸肌：伸拇指指间关节及掌指关节，另有拇内收作用（桡神经）。

示指固有伸肌：单独伸示指（桡神经）。

## 472

## 手部内在肌的功能特点是什么？

拇短展肌：使拇指掌指关节外展，另使腕掌关节屈曲，外展及旋前（正中神经）。

此肌肉超越两个关节，是拇指外展功能中最重要肌肉，能加强伸拇指指间关节力量。

拇短屈肌：屈拇指掌指关节（正中神经、尺神经）。

此肌起点分浅头及深头，浅头由正中神经支配，深头由尺神经支配。

拇对掌肌：使拇指第一掌骨外展内旋（正中神经）。

拇收肌：拇指内收，另有屈拇指掌指关节作用（尺神经）。

此肌肉是大鱼际最深的肌肉，分横头及斜头。

小指展肌：使小指掌指关节外展（尺神经）。

小指短屈肌：屈曲小指掌指关节（尺神经）。

小指对掌肌：使小指对掌（尺神经）。

骨间肌：分成掌侧骨间肌和背侧骨间肌。掌侧骨间肌有三块，使示指、环指、小指内收，背侧骨间肌有四块，使示指、中指、环指外展。骨间肌均由尺神经支配。

蚓状肌：共有四条：屈曲掌指关节及伸指间关节（正中神经、尺神经）。

骨间肌和蚓状肌的共同功能是屈曲掌指关节和伸指间关节。指间关节的伸展，是手在握物前的准备姿势，丧失此功能，握物有很大困难，正常握拳时，两指间关节和掌指关节同时而且协调一致屈曲。内在肌麻痹后，屈掌指关节是依靠屈指肌的作用，即两指间关节充分屈曲后，方能屈掌指关节，因此影响握物。内在肌功能丧失后，影响最大的是手的精细动作。

## 473

## 上肢血管的组成及分支是什么?

上肢动脉：左侧直接由主动脉弓分出锁骨下动脉，右侧锁骨下动脉由无名动脉发出。锁骨下动脉在颈部通过甲状颈干发出颈横动脉及肩胛上动脉两个分支，然后延续至腋部及上臂成为腋动脉及肱动脉。锁骨下动脉行至第一肋骨上缘改称腋动脉，腋动脉位于大圆肌腱腱下缘即为肱动脉。肱动脉向下在肘窝处分为尺动脉及桡动脉，在手部形成掌浅弓和掌深弓。

上肢静脉：上肢的深静脉与同名动脉伴行，一条动脉常伴随两条静脉。而浅静脉无伴行之动脉。上肢主要浅静脉有两条，即头静脉和贵要静脉。手部静脉由背侧至前臂屈侧，在尺侧形成贵要静脉，在桡侧形成头静脉，两者在肘前方有交通支，并与深部静脉相通。贵要静脉行至上臂中下1/3处进入深筋膜，而头静脉在行至近锁骨处，在三角肌与胸大肌之间进入深层。

## 474

## 手部动脉、静脉的构成及分支是什么?

供应手部动脉有桡动脉，尺动脉，掌侧骨间动脉，掌侧骨间动脉背侧支及正中神经的动脉。这些血管在手部形成动脉网及动脉弓：即腕掌侧血管网和腕背侧血管网，手部的掌浅弓和掌深弓，两个系统间互相有交通支。

掌侧血管网由桡动脉、尺动脉，掌侧骨间动脉和掌深弓的许多小分支构成。

背侧血管网由桡、尺动脉分支，掌侧骨间动脉背侧支，掌深弓的许多小动脉构成。

掌浅弓由尺动脉的浅支和桡动脉的浅支组成，从掌浅弓上共发出三条指总动脉，再由指总动脉分出两条指动脉，供应示指尺侧，中指、环指尺桡侧，小指桡侧，小指尺侧动脉来自掌浅弓或直接由尺动脉深支供应。

掌深弓由桡动脉深支与尺动脉深支构成。以前者为主。桡动脉深支在拇内收肌及第一背侧骨间肌之间，首先发出拇指主要动脉，示指桡侧动脉常由拇指主要动脉发出，少数直接来自桡动脉深支。拇主要动脉又分成两支至拇指两侧。桡动脉深支于屈肌腱深层横过手掌与尺动脉深支形成掌深弓，在第 2、3、4 掌骨间发出指总动脉。

手部静脉系统，分浅层与深层两部分：浅静脉在手背，较深静脉重要，外观明显，从手指末节开始，至中节指骨背明显，到手背形成网，最后回流至头静脉和贵要静脉。深静脉常伴随动脉有两条，在手掌和背面的静脉之间有许多贯穿交通支，回流到尺静脉和桡静脉。

## 475

## 臂丛神经由何组成？

臂丛（brachial plexus）由第 5 ~ 8 颈神经前支及第 1 胸神经前支组成。由颈 5 颈 6 组成上干，颈 7 独立形成中干，颈 8 胸 1 组成下干，位于第一肋骨表面。每干平均长度为 1cm，分前后股，各股均位于锁骨平面，每股平均长度 1cm。由上干与中干前股组成外侧束，下干前股组成内侧束，3 个干的后股组成后侧束，束的长度平均为 3cm。各束在喙突平面分成上肢的主要神经支。外侧束分为肌皮神经与正中神经外侧根，后束分为桡神经与腋神经，内侧束分为尺神经与正中神经内侧根。正中神经内外侧两个根分别走行在腋动脉内、外侧 2 ~ 3cm 后，形成正中神经主干。

## 476

## 上肢的主要神经有几条？其走行特点如何？

肌皮神经（musculocutaneous nerve）：发自外侧束，斜穿喙肱肌，行走于肱二头肌与肱肌之间而支配此三肌，其皮支在肘关节上方穿出筋膜至前臂，分布于前臂外侧皮肤。

正中神经（median nerve）：来自内、外侧束两个根，与肱动脉伴行，沿肱二头肌内侧缘下降至肘窝，贯穿旋前圆肌后，行于指浅、深肌之间，在桡侧腕屈肌腱的尺侧通过腕管至手掌。

尺神经（ulnar nerve）：发自内侧束，沿肱二头肌内侧缘走行，伴肱动脉并在其内侧下降，至臂中部转向后面，经尺神经沟下行，再贯穿尺侧腕屈肌达前臂掌侧，之后在尺侧腕屈肌深面与尺动脉伴行至腕部及手。

桡神经（radial nerve）：起自后束，在肱三头肌深面，向外经肱骨的桡神经沟，至肱肌与肱桡肌之间，在肱骨外上髁前方分为浅支和深支至前臂。

腋神经（axillary nerve）：起自后束，与旋肱后动脉伴行，绕过肱骨外科颈，分支支配三角肌和小圆肌，并分布于肩部及臂外侧皮肤。

## 477

### 上肢各神经分支与支配是什么?

腋神经：支配小圆肌、三角肌、三角肌表面皮肤。

肌皮神经：支配喙肱肌、肱二头肌、肱肌。

正中神经：支配旋前圆肌、桡侧屈腕肌、掌长肌、指浅屈肌、指深屈肌（示指、中指)、拇长屈肌、旋前方肌。正中神经在上臂无分支。

尺神经：支配尺侧屈腕肌、指深屈肌（环指、小指)。尺神经在上臂无分支。

桡神经：支配肱三头肌、肘后肌、肱桡肌、桡侧伸腕长肌、桡侧伸腕短肌、旋后肌、指总伸肌，小指固有伸肌、尺侧伸腕肌、拇长展肌、拇短伸肌、拇长伸肌、示指固有伸肌。

## 478

### 手的神经走行、分支及支配如何?

正中神经从腕管进入手掌，在掌部分成桡侧及尺侧两部分，桡侧较粗，均为混合神经。桡侧有大鱼际肌支以及至拇指和示指桡侧的指神经，支配拇短展肌，拇对掌肌、拇短屈肌浅头及拇指与示指桡侧皮肤，以及第一蚓状肌。尺侧为第二及第三掌骨间隙的指总神经支，支配蚓状肌、示指尺侧、中指桡侧、中指尺侧、无名指桡侧。

尺神经穿过豌豆骨及钩骨之间进入手掌即尺神经管后分成浅支及深支，浅支除支配掌短肌外，全为感觉纤维，支配小指尺侧，手掌尺侧以及第四掌骨间隙的指总神经，后者分两支供应小指桡侧及环指尺侧的皮肤。尺神经深支是运动支，和尺动脉深支伴行。穿过小指展肌与小指短屈肌之间，位于小指短屈肌和小指对掌肌的深面。深支穿过小鱼际肌后，位于屈指肌腱的深面，掌侧骨间肌浅面，仍和动脉伴行，在拇内收肌两头之间，支配内收肌及拇短屈肌的深头。另外还支配第三、四蚓状肌及所有骨间肌。

桡神经浅支在前臂穿出深筋膜后经伸肌支持带浅面行至手背区，分成4~5支指背神经，支配拇、示、中指背侧面。

## 479

### 肘关节的构成及其功能特点是什么?

肘关节（elbow joint）由肱骨下端与桡、尺骨上端构成，包括肱骨滑车与尺骨半月切迹组成的肱尺关节，肱骨小头与桡骨小头组成的肱桡关节以及桡骨小头的环状关节面与尺骨上端组成的桡尺近侧关节。此三关节有一共同的关节囊和关节腔。关节囊前、后部松弛薄弱，两侧有副韧带加强。肘关节有屈伸运动，一般在 30°~180°，亦有人可过伸 10°或 20°。其旋前旋后运动由桡尺近侧关节及肱桡关节同时作用，而以前者为重要，同时又必须由桡尺远侧关节协同。旋转时尺骨完全不动，仅由桡骨转动。其旋转轴线由桡骨小头向下至尺骨小头。

## 480

### 腕关节如何组成？

腕关节（carpal joints）包括桡腕关节、腕骨间关节、掌腕关节。其功能还有桡尺侧关节和近侧关节协助。

桡腕关节或称腕关节，由桡骨下端关节面和尺骨下端的三角软骨盘与舟骨、月骨、三角骨所构成。关节囊宽阔而薄，各面均有副韧带加强，可作屈、伸、内收、外展及旋转运动。

腕骨间关节包括近排腕骨间的关节和远排腕骨间的关节，以及近排与远排腕骨之间的关节。上述各关节活动性很小。两排腕骨（舟、月、三角、豆、大、小、头状、钩）在掌侧面形成一深沟，沟上架有坚硬的纤维膜，形成腕管，内有屈指肌腱及正中神经通过。

腕掌关节由远排腕骨与全部掌骨底构成，大多角骨与第一掌骨底的关节面呈鞍状，关节囊松弛，活动度大。第二至第五腕掌关节的活动极小。

## 481

### 前臂伸、屈肌起止点及生理功能是什么？

前臂肌分前、后两群，每群又分浅、深两层，多数肌肉跨过两个以上关节。

前群：浅层有六块即肱桡肌，旋前圆肌，桡侧腕屈肌、掌长肌、尺侧腕屈肌、指浅屈肌。除肱桡肌起于肱骨外上髁外，其余全部以总腱起于肱骨内上髁，止点依次为桡骨茎突（屈前臂并使其旋前），桡骨体中部外面（同前），第二掌骨底掌侧面（屈前臂、屈腕或使手外展），掌腱膜（紧张掌腱膜、屈腕），豌豆骨（屈前臂、屈腕或使手内收），2~5 指第二节指骨底（屈近侧指间关节、掌指关节和腕关节）。深层有三块，即拇长屈肌、指深屈肌、旋前方肌，都起于前臂骨及骨间膜前面，止点依次为拇指末节指骨底（屈拇指指间关节），2~5 指第三节指骨底（屈远、近侧指间关节、掌指关节和腕关节），桡骨下部前面（使前臂旋前）。

后群：浅层有五块，即桡侧腕长伸肌，桡侧腕短伸肌，指总伸肌，小指固有伸肌，尺侧腕伸肌，都起于肱骨外上髁，止点依次为第二掌骨底背面（伸腕、使手外展），第三掌骨底背侧（伸腕），2~5 指近节指骨背侧，腱膜延至第二、三指骨底背侧（伸掌指关节），小指指背腱膜（伸小指），第五掌骨底背侧（伸腕、使手内收）。深层有五块，即旋后肌、拇长展肌、拇短伸肌、拇长伸肌、示指固有伸肌。除旋后肌起于肱骨外上髁外，其余都起于桡、尺骨背面及骨间膜的后面。止点依次为桡骨上部外面（前臂旋后），第一掌骨底（外展拇指），拇指第一节指骨底（伸拇指掌指关节），拇指末节指骨底（伸拇指指间关节），示指第二节指骨（伸示指）。

## 482 前臂旋转肌及神经支配怎样?

前臂旋转肌有：旋前圆肌，由正中神经（颈6、颈7）支配；旋前方肌，由正中神经的骨间掌侧神经支配（颈8、胸1）；旋后肌，由桡神经深支支配（颈5、颈6）。

## 483 屈肌腱分区及临床意义是什么?

屈肌腱按 Eaton-Weilby 法可分为五区：

Ⅰ区：从手指中节（拇指的近节）的中部到肌腱止点。此段只有一条肌腱，肌腱断裂后如距止点 1cm 以内，近端前移止点固定或只行肌腱吻合。

Ⅱ区：从远侧掌横纹即纤维鞘管处开始至中节手指浅肌腱止点处。此段指深、浅屈肌腱位于硬韧而狭长的纤维鞘管内，肌腱损伤最难处理，效果也最差。常需用移植肌腱的方法处理。

Ⅲ区：从腕横韧带远侧缘至远侧掌横纹即手指纤维鞘管开始处止，此段肌腱被有滑液鞘，蚓状肌起自此段屈指深肌腱上，在此区肌腱断裂应一期吻合。

Ⅳ区：即为腕管区，在此较狭窄的管道内有 16 条肌腱及正中神经通过，肌腱外被有滑膜鞘，在此区肌腱断裂应缝接拇长屈肌腱、指深屈肌腱、正中神经，打开腕管，切除浅肌腱。

Ⅴ区：从肌腱起始处至进入腕管以前的一段，即腕横韧带近侧缘以上的肌腱，此段肌腱被有腱周组织，如断裂均应作一期缝合。

## 484 尺管的组成及内容物是什么?

尺管（ulnar tunnel）是在腕部的一长约 1.5cm 的紧张的骨纤维管道，前壁为浅腕横韧带，后壁为深腕横韧带，内侧壁为豌豆骨和豌豆骨钩骨韧带。内容物为尺神经。

## 485

### 腕管的构成及内容物是什么?

腕管（carpal canal）背桡尺侧由腕骨向掌侧凹陷组成，掌侧由腕横韧带构成。内容物有拇长屈肌腱，示、中、环、小指指深、浅屈肌腱，正中神经。

## 486

### 鼻咽窝的构成及内容物是什么?

鼻咽窝（nasopharyngeal fossa）由其基底桡腕关节囊及侧副韧带，桡侧的拇长展肌腱及拇短伸肌腱，以及尺侧的拇长伸肌腱组成，触之有一凹陷，其基底走行桡动脉。

## 487

### 上肢桡神经于上臂中段及肘部解剖特点是什么?

桡神经（C5 ~ T1）：为臂丛神经后束中最大分支，于上臂肱三头肌深面，向下外经肱骨的桡神经沟至肱肌与肱桡肌之间。桡神经经过上臂中段肱骨桡神经沟时与肱骨紧密接触，肱骨中段一旦骨折，极易损伤此神经。桡神经在肱骨外上髁前方分为深、浅两支至前臂。桡神经深支穿过旋后肌即分数支，支配前臂所有伸肌。其浅支在肱桡肌深面与桡动脉伴行，至前臂下 1/3 处转向手背，分布于手背桡侧半和桡侧两个半手指背侧皮肤。

## 488

### 正中神经于腕部横截面有何特点?

正中神经干内，运动纤维占 33%，感觉纤维占 67%。一般外科修复后，往往感觉功能恢复较好，运动功能恢复较差。正中神经于腕管上方横断面呈扁的圆形，神经干的外侧有鱼际肌支的运动束或束组，其余为感觉束。由于正中神经近腕管处结缔组织所占比例约为 70%，所以在修复时可采用束膜吻合，外膜吻合或束组吻合。

## 489

### 尺神经于肘、前臂、腕部横截面有何特点?

尺神经干内运动纤维占40%，感觉纤维占60%，两者相差较小。尺神经上臂段均为混合束，无自然分束，应选用外膜缝合法。前臂上部横断面后侧有一支配前臂尺侧腕屈肌的小运动束，其余均为混合束，而中段神经干内侧有分界明显的尺神经手背支感觉束组，中间及外侧为运动束和混合束，可选用束组缝合法。近腕部横截面，尺神经浅支所代表的感觉束组位于前部，深支代表的运动束组位于后部，可选用束组缝合法。

## 490

### 何谓 Froment 征?

也叫 Spinner 征。是尺神经损伤的表现。尺神经损伤时出现爪形手，以及手部尺侧一个半或两个手指的感觉障碍，为其手部特征。

尺神经损伤时，因拇指内收肌瘫痪，拇指、示指远侧指间关节不能屈曲，使两者不能捏成一个圆形的 O 形，拇指示指夹纸试验阳性（froment paper sign 阳性)，亦即 Froment 征阳性。

## 491

### 正中、尺、桡神经在肘部的第一个分支分别是什么?

正中神经在肘部的第一个分支为旋前圆肌支以及桡侧腕伸肌支。

尺神经在肘部第一个分支为尺侧腕屈肌支。

桡神经在肘部第一个分支为肱桡肌支及桡侧腕长伸肌支。

## 492

### 前臂及手部有哪三块肌肉是由两个神经支配的?

指深屈肌：尺侧半由尺神经支配，桡侧半由正中神经支配。

拇短屈肌：深头由尺神经支配，浅头由正中神经支配。

蚓状肌：尺侧半由尺神经支配，桡侧半由正中神经支配。

## 493

## 前臂及手部肌肉神经支配怎样简易记忆？

（1）前臂及手部有三块肌肉由正中和尺神经支配：即指深屈肌、拇短屈肌、蚓状肌。

（2）指浅屈肌、旋前圆肌、旋前方肌由正中神经支配。拇内收肌、所有的骨间肌由尺神经支配。

（3）所有的伸肌均为桡神经支配。

（4）剩下的肌肉，尺侧的属尺神经支配，桡侧属正中神经支配。

## 494

## 蚓状肌及骨间肌的解剖怎样？功能如何？

蚓状肌有四块，分别起于掌心部的指深屈肌腱，止于 2～5 指的指背腱膜。骨间肌共有七块，位于掌骨间隙内，其中掌侧有三块，第一骨间肌起自第二掌骨尺侧，第二及第三两肌肉起自第四、第五掌骨桡侧，抵止于各该指的第一节指骨底，移行于背侧腱膜，使示、环、小指向中指靠拢。骨间背侧肌有四块，每个都起自相邻两掌骨的相对侧，抵止于示、中、环指的第一节指骨底桡侧、中指两侧、示指尺侧、使示指、环指离开中指，而中指可向桡、尺侧倾斜。

骨间肌和蚓状肌还有共同功能，即屈曲掌指关节并伸展近、远侧指间关节。

## 495

## 上肢及手部感觉神经体表如何支配？

上臂有臂内侧皮神经、臂外侧皮神经，臂背侧皮神经。前臂有前臂内侧皮神经、前臂外侧皮神经、前臂背侧皮神经。上肢皮神经有大体界限，但有时明显交叉。手部正中神经支配手掌桡侧及拇指，以及示指、中指及环指桡侧半，另外示、中指末节背侧。尺神经支配手掌尺侧、环指尺侧半及小指。桡神经支配腕、手的桡侧背部及桡侧一个半或两个半手指背侧皮肤，剩余的由尺神经支配。

## 496

### 哪些是手部感觉神经的绝对（单一）支配区?

示指及中指末节为其单独正中神经支配区。

小指远端两节半为其单独尺神经支配区。

虎口背侧为其单独桡神经支配区。

## 497

### 手指掌骨头以远伸肌腱有何解剖特点?

手指伸肌腱结构较为复杂，指总伸肌腱到达近节指背侧扩张成腱膜，与骨间肌、蚓状肌腱膜密切联系，在近节指骨背侧肌腱分成三条腱束，即中央腱束及两条侧腱束。最后在中节指骨基底背侧各腱束融合在一起，抵止于远节指骨基底部背侧。手指背侧伸肌腱结构包括伸指肌腱（在示、小指还有固有伸肌腱），骨间肌、蚓状肌以及相互交叉的横行纤维，其范围自掌指关节至末节指骨。

## 498

### 手指掌侧屈肌腱有何解剖特点?

指深、浅屈肌腱在掌骨头水平，进入共同的屈指肌腱鞘，浅腱在深腱的浅层。指浅屈肌腱约相当于掌指关节附近开始分成两束。在近节指骨中部，浅腱的两束分开，并转向深腱的背侧，以包绕深肌腱。浅腱的两束靠近中部的一半纤维，在指深屈肌腱的深面相互交叉，另一半纤维抵止于中节指骨干，并延续到指骨颈部。指深屈肌腱，在越过掌指关节以后，穿过浅腱的两腱束之间，而逐渐位于浅腱的浅层。穿过浅腱后，深腱变宽，在末节指骨的基底形成广泛的止点。止点继续向远端延伸，占末节指骨近侧1/3，并有纤维和关节囊相连。

## 499

### 手指骨纤维鞘管的构成及意义是什么?

手指浅、深肌腱从掌指关节到指端腱附着处由韧带性腱鞘覆盖。此腱鞘也称滑车，有防止屈指时肌腱向掌侧滑脱，而且保证肌腱与手指一起圆滑运作的作用。腱鞘在近节和中节的中 1/3 部位形成硬韧的纤维鞘管，其背侧附着在指骨上，故又称骨纤维鞘管。近关节部位薄弱。在韧带性腱鞘和肌腱之间有薄软的滑膜组织覆盖，也称滑膜性腱鞘。指深、浅屈肌腱正常时已充满腱鞘，一旦损伤缝接后肌腱变粗，增加鞘管内容积、易引起粘连，肌腱损伤后早期缝合还是二期处理，意见仍不一致。近年来由于技术的提高，趋向早期修复的越来越多。

### 500

### 肌腱的滑动结构有哪些?

肌腱的腱周组织、滑膜鞘、纤维鞘管或肌腱支持带等组织，是保证肌腱滑动，发挥肌腱功能的重要结构，肌腱所在的部位不同，滑动结构也不一样。

腱周组织是一种疏松网状组织，其纤维细长而有弹性。如伸指肌腱及伸腕肌腱，除在腕背部的一段被有滑膜鞘以外，其余部位均围绕以腱周组织。前臂屈侧在桡、尺侧滑囊近端的肌腱，在手掌内示指、中指有时无名指的一段屈肌腱，均被有腱周组织。

肌腱滑膜鞘分脏层和壁层，脏层被盖肌腱，壁层形成纤维鞘管的衬里，鞘内有滑液。使肌腱在其间滑动。在手指内滑膜形成腱系膜或腱纽。

纤维性鞘管如前所述，而肌腱支持带多在关节部位纤维呈斜行交叉，称十字支持带。纤维呈横行称环状支持带。均起滑车作用，以增强屈指力量，腕横韧带起同样作用。

## （二）检 查 法

### 501

### 在检查手外伤伤口时应注意哪些问题?

在检查手外伤伤口时应注意伤口的部位、大小、深度及范围，伤口的污染程度及时间以及损伤的性质。了解伤口的部位可估计易损伤的组织；了解伤口的大小及性质，可确定损伤的程度和范围；了解伤口污染的程度和时间，可估计术后感染的可能性及预后。

### 502

### 正中、尺、桡神经损伤后会产生哪些手部典型畸形?

正中神经损伤后呈现拇指内收位畸形：拇指内收旋后位，大鱼际萎缩，手指桡侧及拇、示、中、环指桡侧痛觉消失。

尺神经损伤后呈现爪形手畸形：掌指关节过伸，指间关节屈曲，以环、小指明显，各手指外展位，手掌尺侧、小指及环指尺侧痛觉消失。

桡神经损伤后呈现垂腕畸形：掌指关节不能伸展，手背桡侧及虎口处痛觉消失。

## 503

## 在手上如何检查屈指深、浅肌?

检查示指、中指、环指、小指的指浅屈肌时，嘱患者手指伸直位，手心朝上，平放在桌面上，检查者压住中指、环指、小指，使其不能屈曲，让患者示指屈曲，可见近节指间关节屈曲，依次检查其他各指，如不能屈曲可视为指浅屈肌腱损伤。检查深肌时，检查者固定手指的近侧指间关节后，让患者手指主动屈曲，如果手指末节指间关节可屈曲为正常，反之为损伤，依次检查其他各指。

## 504

## 如何检查拇指各肌肉的功能?

拇长屈肌：固定拇指掌指关节，主动屈曲指间关节，可检查拇长屈肌功能。

拇长伸肌：固定拇指腕掌关节、掌指关节，主动伸拇指末节，即为拇长伸肌功能。

拇短屈肌：当拇指掌指关节屈曲时，在大鱼际可触及肌肉收缩。

拇短伸肌：与上述动作相反。

拇长展肌：使拇指之掌腕关节伸展及略桡偏，检查者手指放在腕桡侧可触及肌腱。

拇短展肌：当外展拇指时，于大鱼际桡侧可看到或触到收缩。

拇内收肌：先检查拇指外展肌，检查者以拇指及示指触拇指蹼中内收肌，嘱其抗阻力内收，可触及肌肉收缩。

拇对掌肌：使拇指与小指的指尖互相接触，致使其指甲处相平行。

拇指的旋转是由多块肌肉联合作用的结果。

支配拇指运动有 8 块肌肉，记忆口诀：伸拇长、屈拇长、伸拇短、屈拇短、拇长展，拇短展，拇内收、拇对掌。尤其照着拇指运动记忆更容易。

## 505

## 正中神经损伤后大鱼际肌是否全部萎缩？为什么?

正中神经损伤后，大鱼际肌不会全部萎缩，因为大鱼际内的拇短屈肌深头及拇内收肌由尺神经支配。

## 506

### 如何检查骨间肌是否存在？

夹纸试验：取一薄纸，嘱检查手指伸直，将纸放在环、小指间，左右相同，然后令其环、小指用力夹纸，检查者向外牵拉纸，测量左右手各指间力量是否相等。

示指、中指、环指、小指伸直位，离开中指或向中指靠拢和中指向尺桡侧倾斜检查。

查看手背侧骨间肌是否萎缩，尤其是第二掌骨背桡侧的骨间肌。

## 507

### 如何检查蚓状肌的功能？

示指、中指、环指、小指伸直位，依次嘱其各手指掌指关节屈曲，指间关节伸直位，确定各手指的蚓状肌存在。

## 508

### 桡神经损伤后指间关节可否伸直？为什么？

桡神经损伤后呈垂腕畸形，不能伸掌指关节，而指间关节可以伸直，因为指间关节的伸直是由尺神经、正中神经支配的骨间肌和蚓状肌收缩的结果。

## 509

### Allen 试验如何进行？说明什么问题？

检查时，嘱患者紧握拳或检查者紧压手指及手掌，将手中的血驱至前臂，然后检查者在前臂远端分别以拇指、示指按压尺动脉及桡动脉，再使病人伸展手指或解除手部压迫。此时，手部苍白缺血，随后，放开尺动脉，则手部从尺侧向桡侧迅速变红。重复上述试验，先放开桡动脉，全手从桡侧向尺侧迅速变红，如某一动脉栓塞或损伤，患者握拳后，按压尺、桡动脉，待患者伸开手指后，放松压在尺动脉处手指，手仍苍白，说明尺动脉损伤，反之则为桡动脉损伤。

## 510
### 什么是主动运动及被动运动？

功能锻炼是恢复伤手功能的简易可行和非常有效的方法。并且可以改善伤手的血供和营养，恢复关节活动度，增加肌力，使运动协调。

功能锻炼分成主动运动和被动运动。主动运动是依靠患者自己有意识的活动，被动运动是通过外力（手与机械）进行活动。主动运动与被动运动是互补的，开始时常常是被动的，逐渐以主动为主，要使患者了解其意义，掌握正确的锻炼方法，另外锻炼前后辅助物理疗法，可以提高功能锻炼的效果。

## 511
### 肘三角由何组成？说明什么问题？

正常人当肘关节在任何屈曲角度时，肱骨外上髁，内上髁和鹰嘴定为三点，此三点呈一底边向上的等腰三角形，称为肘三角（triangle of elbow），肘关节脱位时，三点关系发生变化，而肱骨髁上骨折时三点关系不变。

## 512
### 什么是携带角？有什么意义？

当肘关节伸直位时，其肱骨轴线与尺骨轴线形成一向外偏斜的角度，称携带角（carrying angle），正常人为10°～20°，当此角度增大时，称肘外翻畸形，角度减少时称肘内翻畸形。其作用是当手携物时不易碰撞腿。

## 513
### 如何正确检查前臂的旋转功能？

前臂旋转是保证手功能发挥的重要功能。检查时将两上臂紧靠胸侧壁，同时肘关节屈曲90°，双手心各紧握一支铅笔，嘱其前臂内旋及外旋，观测两侧前臂旋转角度。

# （三）手部手术的几个问题

514

## 什么是清创术？清创的重点在哪里？

清创术（debridement）是一种用手术处理新鲜伤口的方法。清除伤口内的污染和异物，切除因损伤而失去活力的组织，彻底止血，并作一期缝合。这样，即清除了感染源，又使经过清创的健康组织能够直接对合，为伤口一期愈合创造条件，清创术最好在伤后 6 ~ 8 小时施行。随着抗生素的发展及应用，清创缝合时限，可据伤口污染情况，适当延长至伤后 12 ~ 24 小时。

清创的重点是清除创口内存在的异物和已遭破坏而无法生长和修复的组织，尽量使污染的创口获得一期愈合。

515

## 上肢及手部手术上止血带时应注意什么问题？

上肢及手部手术必须精细、准确，原则上应使用止血带使创口在无血术野中进行手术。

注意问题：①选用气囊可控压力止血带；②上止血带前应先从远端向近端驱血；③一次使用时间不宜超过 1.5 小时；④在缺血情况下，术野温度不宜过高，避免热光源；⑤如使用时间过长，术后患肢可发生明显肿胀；⑥患有感染或恶性肿瘤者，不宜使用驱血带；⑦注意防止止血带引起麻痹的发生；⑧对缺血性疼痛耐受阈值低者，使用时间应短或不使用；⑨肢体及手血供不良者，应避免使用止血带。

516

## 无创技术的难点在何处？

外科领域里，手术是必不可少的手段，而且也是创伤，只不过是有意识的按着一定程序进行的创伤，所以要求高标准操作。目前手术的发展已从宏观世界走向微观世界，对手术要求已从细胞损伤的多少来衡量。所谓无创伤操作技术（atraumatic technique，noninvasive technique）是指在每个具体操作上，要求尽量做到轻柔、准确、有目的、一挥而就。其技术难点：①组织识别清楚，组织间隙操作；②操作轻柔、准确；③器械的精细与正确使用；

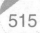

④保护组织，爱护组织；⑤要从组织细胞学的观念出发，尽量避免组织细胞的挫灭、破坏。

## 517

## 手部手术切口原则是什么？

手部手术切口线位置的选择，是一个极其重要的问题，如选择错误，会影响手的功能。

手指部原则上选用手指侧方正中切口，屈侧选用横切口或 Z 形切口。

手掌部尽量利用掌横纹处切口，切口线绝对不能与掌横纹垂直交叉。

手背部同样选用横切口、L 形、Z 形或弧形切口。

手部切口必要时可用几个切口同时进行。

## 518

## 如何辨别血管、神经和肌腱？

在手部手术中，经常在创口内遇到血管、神经、肌腱，必须识别清楚。

（1）熟悉解剖部位，尤其是显微外科解剖。

（2）由于血管、神经、肌腱外周有疏松组织、滑膜及腱周组织，具有相当的松动性，故都可以从组织中提起或将之牵拉出组织外。

（3）血管在驱血下较难识别，外周呈条状，断端有管腔，必要时可用显微镜识别；神经呈暗灰色，发暗无光泽，神经外膜上有血管，断端呈轴突状，可有出血；肌腱呈银灰色，发亮，可在腱鞘内，有肌肉侧可回缩严重，断端大部分呈圆形或椭圆形，呈束状，少数肌腱呈膜状。

（4）触之肌腱较硬、神经较柔软，血管在缺血下无特殊感觉。

（5）刺激神经可见有肌肉收缩，血管断端松止血带后可出血。

## 519

## 手外科手术后经常固定的位置是什么？

手部手术后经常固定的位置是根据手术修复组织的情况、特点、要求，解剖特点以及术后功能要求决定的。

手部植皮术：常要求过伸、过屈、过度外展位固定。

肌腱缝接或移植手术：常要求固定在休息位三周。个别情况下略过屈位或强迫位置，如锤状指固定在近侧指间关节屈曲远侧过伸位。

神经吻接术：经常固定在休息位或某关节过屈位三周。

带蒂皮瓣术：常要求手在强迫位置固定。

骨折内外固定：常在休息位或手功能位固定。在行骨牵引时，根据骨折复位后位置而定。

游离组织移植：常固定在功能位。

### 520

### 手部肌腱手术后功能练习的方法是什么?

手部肌腱手术主要是建立动力的传导结构，所以被修复的肌腱必须存在滑动功能，而粘连又是愈合的必然趋势，因此，在适当时间进行功能练习是必不可少的。肌腱手术强调术后早期功能练习。如屈肌腱手术，应为适度的循序渐进的被动屈曲，主动伸展，而伸肌腱则应被动伸展，主动屈曲。

### 521

### 什么是显微外科技术? 经常用于手部哪些组织的修复?

显微外科技术（Microsurgical technique），是指在手术放大镜或手术显微镜下，借助精细的器械进行手术操作的一种技术。这种技术可以超越人类视力的自然限制，从而提高对各种正常组织和病理组织的鉴别能力，使外科手术更加精确，可以进行微血管、神经束以至淋巴管的吻接，完成过去无法完成的手术。

手外科强调无创技术，显微外科的出现，将无创技术推到了微观世界，所以在手外科中应用很广，已列为常规。多用在识别组织；断指再植、游离组织移植、神经的束膜缝接、吻合血管、骨关节游离移植、拇指再造等。

## （四）手部急性损伤

### 522

### 手外伤的类型有哪些?

手外伤的原因很多，造成的损伤类型也各种各样。

（1）手部的压、砸、挤伤：约占手外伤的一半，此种损伤对骨支架的破坏和软组织捻挫均较重，处理也较困难，伤手也多留有比较严重的功能障碍，常需数次手术。

（2）手部的切、割、锯伤：占手外伤的1/3左右。此种损伤多伤及肌腱、神经、血管等组织。如果早期处理得当，愈合后残疾程度轻。

（3）手部的撕脱伤：可造成套状撕脱及大面积皮肤缺损，常合并有深部组织损伤。早期多行植皮或皮瓣移植，伴有广泛深部组织损伤者，愈后多遗留严重功能障碍。

（4）绞伤：多为高速旋转的机器所致，造成皮肤撕脱，神经、肌腱扭转牵拉，肌肉及血管临床广泛破坏，严重骨折，肢体离断。这类损伤很难处理，伤手及肢体也多致严重残疾。

（5）炸伤：伤情比较严重，常造成多个手指或肢体缺损，创面组织挫灭严重，并常存留多量异物，还常合并面部或其他部位损伤。

（6）手部摩擦伤：由于致伤物高速旋转摩擦、创面常伴有烧伤。早期应清创植皮。

（7）动物或人咬伤：少见，但伤口极易感染。

（8）贯穿伤：伤口小而深，必须详细检查，判断深部组织损伤情况。

## 523

## 手部开放性损伤的治疗原则是什么？

手部开放性创伤治疗中，最重要的是争取创口一期愈合。创面感染与否，取决于受伤后的最初处置。所以彻底的清创术非常重要。即便深部组织限于条件未加处理，但保证了一期愈合，也为二期深部组织的修复创造了条件。不然，一旦发生感染，即使深部组织修复很好，最后也会因感染而失败。

治疗原则：①耐心、细致的彻底清创；②保证创面的覆盖；③骨折的复位及固定；④神经、血管、肌腱、软组织的修复；⑤尽早的功能练习。

## 524

## 清创术的详细过程是什么？

手部开放性损伤，清创术是一项关键处置，有人认为“创伤的命运取决于最初处置医生的双手”，说明了清创术的重要性。

（1）麻醉：根据情况采用不同麻醉。

（2）刷洗可在止血带控制下进行，只限于皮肤，创口内可用软毛刷刷洗，一般从创口周围开始刷至肘关节以上。术者要严格无菌操作，应换两次手套、三把刷子。

（3）消毒。

（4）铺置消毒巾。

（5）止血：彻底止血，可避免创腔积血及术后感染，或植皮坏死。

（6）清创：用刀子或剪子去除受污染和失去生机的组织，创口边缘可切除 0.1cm。

清创应有顺序，按层次进行，要熟悉解剖，掌握判断组织的能力。要无创操作，须扩大切口时要考虑切口原则。

（7）冲洗：清创后使用无菌盐水冲洗创面两次，然后用 3% 过氧化氢溶液冲洗或浸泡，最后再用盐水冲两次，冲洗完毕后要更换手术台最上层敷料，换新器械及更换手术人员手套。清创至此结束。目的是使开放污染的二类伤口，变成接近无菌的一类伤口，从而为修复深部组织，使创口达到一期愈合创造条件。

## 525

## 手部皮肤缺损修复的意义有哪些？

手部的皮肤是珍贵的，尤其是手掌侧皮肤，但在外伤或手部疾病中，皮肤缺损又是经常存在的，手部皮肤处理的好坏，是保留残手最大功能及重建手功能的关键。因此，手部皮肤缺损的覆盖是一个十分重要的问题。如果没有良好的皮肤覆盖，可造成手部各种不同的损害。如①失去良好的手部外形；②失去正常的感觉功能；③失去正常的关节活动幅度，严重时关节僵硬；④出现各种手部畸形；⑤最严重者截肢或截指。所以，研究手部皮肤修复问题，是手外科医师的重要课题。皮肤的覆盖，尤其在急诊情况下，选择最优皮肤修复的方案，往往是手外科医师技术能力高低的考验。

## 526

## 指端损伤（骨外露）的修复方法及评价如何？

（1）邻指皮瓣（cross finger flap）：利用邻指背侧皮肤修复伤指，皮瓣质地、颜色均一样，只是需二次断蒂，皮瓣感觉恢复不满意。因此在拇指与示指的应用就失去价值。有人提出保留指背神经及吻合神经的邻指皮瓣，缺点是二期手术。

（2）带指背神经的岛状皮瓣（island flap）：带指背神经及指动脉的岛状皮瓣，一次转位修复邻指指端，皮瓣带有感觉。

（3）推进皮瓣（advacement flap）：将手指掌侧皮瓣带血管神经前移，对拇指或示指最为适合。可保证指腹感觉和丰满的形态。

（4）带血管、神经蒂的岛状皮瓣：用环指桡侧或中指尺侧的带指背神经血管蒂皮瓣，转位修复拇指或示指指端，一次完成覆盖创面，并保证感觉和丰满的外形。

(5) 示指近节背侧带神经血管蒂岛状皮瓣：该皮瓣的优点为比环指桡侧或中指尺侧带神经血管蒂岛状皮瓣更简单，供应面积可适当扩大。

(6) 带指背神经及指动脉的指背侧岛状皮瓣：该皮瓣利用伤指背侧皮肤带指背感觉神经支及指动脉皮瓣，一次转位，对供指损伤小。

## 527

## 手部皮肤撕脱伤有何严重性?

手部皮肤撕脱伤是一种严重损伤，即使治疗及时，经过顺利，但最终仍不免有较严重的畸形和功能障碍。

组织损伤特点：皮肤撕脱或脱套伤，依外力作用的不同，其部位和程度也不同，皮肤可以是完全性撕脱，也可以从腕部开始撕脱或到手指部，也有的为手指部的皮肤撕脱或包括末节指骨的皮肤撕脱。手的深部组织如骨、肌腱等一般都捻挫不严重。

皮肤撕脱的层次：在前臂、腕部和手背多在深筋膜以上，手掌部多从掌腱膜的浅层被撕脱。手掌部由于有坚韧的掌腱膜保护，处在深层的神经血管束未被损伤，但在手指神经血管束则随同皮肤一并撕脱。因此，在手掌部和手背部的软组织仍有血供存在，可以接受游离植皮，而在手指虽有少量的皮下组织，腱鞘和腱周组织等能接受游离植皮的组织存在，但由于这些组织已无血供，游离植皮必然坏死。

随着显微外科技术的进步和发展，很多小的、薄厚程度适宜的皮瓣被大量应用到手外伤的修复当中。带蒂皮瓣、单个游离皮瓣，甚至多个游离皮瓣的复合应用使手外伤的修复在功能上和外观上均得到了极大的改善，使患者的满意度极大提高。

## 528

## 手部骨折的处理原则是什么?

手部骨折与其他部位骨折的治疗原则相同，只不过手是非常精细的运动器官，处理要更慎重。强调早期复位，完全固定和早期运动。

(1) 早期复位：尽可能在肿胀还不显著时进行完全复位，必要时开放创口直视下复位。

(2) 固定：整复后的原则是把患肢固定并保持在良好位置，即功能位。损伤的手指固定必须是完全而且确实的，其他手指只要不影响伤指，就可不固定。完全固定，疼痛也会早期消退。

(3) 早期活动：手的血供好，手部骨骼又小，所以骨折也比较容易愈合，完全固定的时间一般以 4 ~5 周为宜。早期活动可防止关节僵硬。

（4）药物及物理疗法。

## 529

## 手及腕上五个区的屈肌腱吻合原则是什么？

Ⅰ区：此段屈肌腱虽然也包在鞘管内，只有一条指深屈肌腱或拇长屈肌腱，断裂后原则上应争取早期修复。

Ⅱ区：此段指深、浅屈肌腱位于硬韧而狭长的纤维鞘管内，最难处理，效果也最差。处理原则是将浅腱切除，缝接深腱。有条件者也可将深、浅腱均缝接。拇长屈肌腱原则上缝接。

Ⅲ区：此区内肌腱很多。原则上应一期缝接，但要注意同一平面缝接后容易发生粘连。

Ⅳ区：正在腕管区，肌腱多。原则上应一期全部缝接，也可切除浅腱。

Ⅴ区：此区域内的肌腱断裂，原则上应全部一期缝接。

## 530

## 如何寻找断腱？

肌腱断裂后近端多有回缩，其程度与肌腱解剖、外伤前手指关节位置、肌肉收缩情况等因素有关。

（1）熟悉解剖，尤其是层次解剖。

（2）被动屈曲伤指或极度屈腕。

（3）用手自前臂掌背侧面近侧向远侧推挤。

（4）用弹性橡皮带从前臂近侧向远侧做螺旋状缠绕。

（5）或（2）及（3）合用，或（2）及（4）合用。

（6）据解剖位置另做切口。

## 531

## 伸肌腱五个区的肌腱缝接原则是什么？

Ⅰ区：伸肌腱于此区呈膜状，半透明。原则上应早期缝接或行近位指间关节屈曲远位指间关节过伸位固定。

Ⅱ区：伸肌腱在此处分成中央腱束及两条侧腱束，并有手的内在肌的纤维加入侧腱束，形成一个薄而结构复杂的腱帽，其中央部分与背侧关节囊融合一起。原则上早期缝接或利用侧腱束或其他筋膜修复。

Ⅲ区：此区位于手掌背侧，原则上早期缝接效果好。

Ⅳ区：此区肌腱包在滑膜鞘内，上盖有硬韧的腕背横韧带，原则上断裂后早期缝接。

Ⅴ区：原则上早期缝接。

## 532

## 何谓主动运动总和法体系?

这是由美国手外科学会最终结果委员会提倡的。

主动运动总和法（Total Active Motion，TAM）是掌指关节、近侧和远侧指间关节在握拳位时最大屈曲所形成的角度总和减去这些关节伸直受限的总和（对这些关节的过伸忽略不计）。

被动运动总和 TPM（Total Passive Motion）即：将掌指关节（MCP）、近侧指间关节（PIP）、远侧指间关节（DIP）的最大被动屈曲度的总和减去各关节伸直不足角度的值，与如下 TAM 值比较。

TAM：即 MCP、PIP、DIP 等各关节最大主动屈曲度的总和减去各关节的伸展不足角度的总和值。术后值，术前值与健侧值比较，作为评价的标准。

优：正常。

良：TAM 为健侧的 75% 以上

尚可：TAM 为健侧的 50% 以上。

差：TAM 为健侧的 50% 以下。

极差：TAM 比术前恶化。

术前、术后检查时，应详细记录各关节的活动角度。

## 533

## 治疗肌腱损伤时应注意的问题有哪些?

（1）在手外科，肌腱手术应在闭合伤口之前进行，也就是在处理其他组织后进行。

（2）了解肌腱解剖，如腕部有很多肌腱，应准确地判定每个肌腱。

（3）手术必须使用止血带。

（4）切口应按手部切口原则进行。

（5）应用无创技术。

（6）严格按无菌术进行。

事实上，肌腱手术很难，即使已充分考虑到了上述问题和将要叙述的各种问题，也不一定得到良好结果，还需要丰富的经验和高度熟练的技术。

## 534

## 肌腱修复的原则有哪些？

①注意防止感染；②掌握修复肌腱的时机；③操作时尽量减少创伤；④选用刺激小而坚韧的缝合材料及适当的缝合方法；⑤肌腱周围需有良好的滑动组织；⑥肌腱应有良好的皮肤覆盖，不可行游离植皮；⑦术后功能锻炼。

## 535

## 神经吻合时应注意的问题有哪些？

神经断裂后，吻合是必须的。但是周围神经是由运动与感觉神经束组成的，为了能恢复神经远端的效应器，神经吻合必须：

（1）运动束与运动束对接，感觉束与感觉束对接。

（2）缝合时只需缝合神经外膜或束膜或鞘膜。

（3）缝合神经后不应有张力。

（4）缝合神经时，神经不应剥离太长，以免造成神经缺血。

（5）缝合神经时，不应夹捏神经轴突，必须用较细的无创伤线缝合。

## 536

## 拇指的运动功能有哪些？

拇指的运动功能有：屈曲、伸展、内收、外展、对掌及旋转运动。

## 537

## 拇指缺损如何分类？

一度：自近节指骨远端或指间关节缺损；二度：自掌指关节或以远的缺损；三度：经掌

骨缺损；四度：整个拇指连同大多角骨缺损。

538

### 再造拇指有何要求?

（1）要有良好的血供。

（2）要求有一般感觉和实物感，尤其是指腹与其他手指相对所接触的部位。

（3）有足够的长度和稳定性，拇指需长5～6cm，即略短于正常拇指。

（4）有较好的活动功能，能对掌、外展及屈伸，自由的与其他各指对捏对握。

（5）位置适当，能够控制其活动，能与其他手指相对，即外展对掌位。

（6）有良好的外形，要有近似拇指的外观。

（7）对供区组织部位的功能影响尽可能要小。

539

### 拇指再造方法有哪些?

（1）游离甲瓣及第二足趾骨关节移植再造拇指，是目前从外形及功能上均为最佳的方法。

（2）第二足趾游离移植再造拇指。

（3）残留示指转位再造拇指。

（4）手部皮瓣加植骨再造拇指。

## （五）手部创伤的晚期修复

540

### 切除手部瘢痕后植皮应注意哪些问题?

手部烧伤、烫伤等晚期可形成瘢痕以至挛缩形成畸形，手部瘢痕除影响手部功能外，还影响外观，切除瘢痕植皮是治疗的好办法。植皮时应注意：

（1）创面瘢痕一定要切除彻底，显露正常组织，纠正畸形。

（2）彻底止血：最好创面自然止血，防止过大结扎结节及电烧残留创面。

（3）皮片缝合不宜太紧或太松。

（4）皮片缝合后一定要打包压迫，并且还要包扎压迫，要求力量均匀一致。

## 541

### 肌腱血供的来源有哪些？

肌腱血供的来源主要有：①肌腱－肌腹移行部有较多血管进入肌腱；②肌腱附着处邻近骨或骨膜的血管有少数分支进入肌腱；③在无鞘包裹部位，血供来自腱周组织，有滑液鞘包裹的部位，腱的血管通过腱系膜和腱纽分布于肌腱。

## 542

### 二期修复肌腱存在哪些问题？

由于手部损伤程度，局部条件、手术条件等因素，常有需二期修复肌腱的病例。二期修复肌腱存在如下一些问题。

（1）二期肌腱修复后的功能，与肌腱损伤的部位有一定关系。

（2）肌腱断裂后未进行修复，断端两处出现粘连，由于回缩，经常需作肌腱移植。

（3）早期肌腱缺损未修复，二期修复会出现肌腱通道空间消失，即鞘管塌陷及粘连。

（4）二期肌腱修复要求周围有良好的疏松组织，腱鞘或腱周组织。

（5）早期肌腱损伤后未修复，会影响关节活动，时间长后，可致关节纤维性强直，给晚期肌腱修复带来困难。

## 543

### 手指远侧陈旧性屈肌腱损伤如何修复？

近侧指间关节以远部位屈肌腱损伤，发生深肌腱单独离断，远侧指间关节不能屈曲。但是，一般近侧指间关节的屈曲也不正常。因为退缩的指深屈肌腱与指浅屈肌腱或周围组织粘连，限制指浅屈肌腱的活动。此外，还可发生指浅屈肌腱在中节指骨附着处部分损伤或掌板部分损伤，此时可引起近侧指间关节过伸畸形。治疗方法有三种：

（1）屈肌腱在较远侧断离时，应松解浅腱分裂处近节鞘管内的深腱断端的粘连，必要时切除部分腱鞘，从鞘中牵出深肌腱，固定在末节指骨底。

（2）远侧指间关节功能位腱固定术或关节固定术。

（3）腱移植术：是以移植腱来替代指深屈肌腱，除有经验手外科医生采用外，多将指浅屈肌腱切除。

## 544

### 无人区陈旧性屈肌腱损伤治疗的难点是什么?

过去无人区（depopulated zone）肌腱损伤以二期肌腱移植修复为原则，但二期修复同样有一些困难。

（1）无人区为硬性纤维鞘管，损伤当时即有鞘管、指深屈肌腱、指浅屈肌腱损伤，由于此处结构复杂，粘连严重。

（2）向掌侧退缩的肌腱断端，切除周围增生的滑膜或剥离粘连，也不能获得足够的肌腱活动性和长度。

（3）鞘内肌腱如回缩至掌心，鞘管均被增厚的滑膜或瘢痕充填。

（4）此段屈肌腱不全是圆柱形，浅腱呈带状绕行包绕深腱，并有数个腱纽，损伤后结构大变。

所以，有人将此区又分成三段；远 1/3 处（D 区），中 1/3 处（M 区），近 1/3 处（P 区），进行研究修复。

## 545

### 陈旧性拇长屈肌腱断裂如何治疗?

陈旧性拇长屈肌腱损伤，近位断端肌腱有时可回缩至腕，由于是单一肌腱，又没有纤维鞘管，只是在掌指关节掌侧滑车明显，所以治疗比较容易，效果也肯定。远节的肌腱断裂，可将近位断端牵拉至远节固定，在掌指关节附近断裂，可做肌腱移植，另外还可做屈拇长肌腱移行部 Z 字改形，延长肌腱前移。

## 546

### 常采用哪几处肌腱作为移植肌腱的供区?

（1）掌长肌腱：其腱周径较小，横断面呈扁圆形，富有腱周组织，切取方便，不影响腕屈功能，是肌腱移植的常用肌腱。

（2）趾长伸肌腱：因掌长肌腱缺如或肌腱过短过细时采用。但腱周组织少，切取后影响伸趾功能。非必要时一般不用此肌腱。

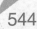

（3）跖肌腱：该肌腱较细长，可做游离移植用。但其解剖位置较深，术前无法检查其存在与否及质量如何，也较少采用。

## 547 肌腱移植时应注意哪些问题？

肌腱移植时，为了避免肌腱吻合点的粘连，移植腱的远端应直接固定在末节指骨基底掌侧，注意不要破坏关节囊。一般手外科医师常习惯先固定远端，然后再吻合近端，另外，移植肌腱的适度张力是影响术后功能恢复的重要因素，一般以术后手指位置处于正常休息位较为合适。再者，肌腱远端与近端的缝合方法也很重要。远端常将移植肌腱远端压在原肌腱抵止点的背侧，以抽出缝合法固定在指甲上。近端常以编入缝合法为主。

## 548 常用的肌腱移位有几种类型？

肌腱损失过多或腱的肌腹已丧失功能，多采用肌腱移位，在某些情况下，做肌腱移位较游离肌腱移植简单，效果肯定。

（1）拇长伸肌腱于背部断裂，用示指固有伸肌腱或示指总伸肌腱移位。

（2）指深屈肌腱在手掌内断裂，近端回缩不能再缝接时，可用邻指指浅屈肌腱移位。

（3）如（2）也可将近侧指浅屈肌腱作为动力来源，缝合于远侧指深屈肌腱上。

（4）拇长屈肌腱损伤，可利用其他指损伤的指浅屈肌腱或用环指的指浅屈肌腱。

（5）前臂的屈肌损伤，可利用屈腕肌、肱桡肌或伸腕肌腱移位。

在做肌腱移位时应注意：移位腱的肌腹有足够的肌力；移位肌腱走行必须成直线；避免穿过肌间隔；肌腱缝合后要有足够的张力，一个肌肉不能同时移位到两个作用不同肌肉上。

## 549 肌腱松解术应注意哪些问题？

肌腱松解术（tenolysis）是常用手术之一。肌腱术后发生粘连，有明显功能障碍者，经松解后多数能获得较好的效果。松解手术并不比肌腱缝合或肌腱移植等手术容易，反之，有时操作更为困难。

（1）注意适应证的选择：一般有功能障碍在 5 个月以上，局部血供及皮肤条件较好，关节活动障碍不大者。

（2）特别强调无创操作技术，应用锐性剥离。

（3）松解必须彻底，瘢痕要彻底清除。

（4）创面止血彻底，必须松止血带，直视下止血。

（5）术后早期有效的功能练习，由于早期正是疼痛、肿胀期，应刻苦练习，方能收到良好效果。

### 550

### 减少肌腱术后粘连的具体方法是什么?

（1）肌腱手术的皮肤切口，只能与其垂直或斜行跨越肌腱，避免与肌腱的纵轴平行切口。

（2）肌腱吻合点应选在松弛、血供好的软组织处，必要时可适当切除部分腱鞘或韧带。腱吻合点要光滑。

（3）彻底切除瘢痕。

（4）肌腱手术的全过程，要注意无创操作，注意保护腱周组织。

（5）术后局部感染和血肿，是造成肌腱粘连的重要原因，应力求避免。

（6）早期功能锻炼，根据术中肌腱缝合的强度确定开始锻炼的时间。

## （六）手部疾病

### 551

### 手部易发生感染的部位在哪里？其特点如何?

手部化脓性感染是常见的疾病，手部解剖与感染有关的一些特点如下。

（1）手掌侧皮肤较厚而硬韧，皮下与深层有纤维组织垂直相连，活动性很小。手背皮肤则薄而松、软、滑动。手部感染多发生在掌侧，而表现则手背侧重。

（2）为使肌腱很好滑动，手部存在腱鞘、滑液囊、间隙。一旦发生炎症，这些结构就成为明显的薄弱点。在腕部有桡侧滑液囊和尺侧滑液囊。示指、中指、环指有各自的屈肌腱鞘。在手掌部屈肌腱的深面，与掌骨、骨间肌和拇内收肌的掌侧面之间形成掌中间隙和鱼际间隙。

（3）手部结构精细、复杂、组织密集相互交错。手部共有 19 块内在肌，17 条肌腱，再加上神经、血管、腱鞘、滑囊、间隙，一旦感染，受罹组织多，后果严重。

（4）指端感染较多，必要时切开排脓。

## 552

### 狭窄性腱鞘炎的发生部位、病理变化及治疗效果分别是什么?

狭窄性腱鞘炎（stenosis tenosynovitis）多发生在桡骨茎突部和示指的屈肌腱鞘处，桡骨茎突部有一浅的骨沟，上有韧带覆盖，形成纤维骨性鞘管，拇长展肌和拇短伸肌腱通过此鞘管，腱鞘一旦发生炎症、肿胀，即造成通道狭窄，引起疼痛和功能障碍。各手指屈侧与掌骨头相对应的屈指肌腱纤维鞘管的起始处，也是好发部位。拇指则发生在掌指关节部位籽骨与韧带所形成的环状鞘管内。

病理变化：轻症腱鞘发红、肿胀，而陈旧性病例常见腱鞘增厚，腱鞘与肌腱间粘连，失去正常光泽肌腱表面受侵蚀而不光滑，有时肌腱被腱鞘绞扼变细，而腱鞘处的上下肌腱反而肿胀、增粗。

治疗：早期或症状轻的病例，可采用非手术治疗，局部减少活动、热敷，激素局部封闭。陈旧性病例，应采用手术治疗，效果肯定。

## 553

### 手部骨关节及腱鞘结核如何诊断?

手部骨、关节及腱鞘结核，多继发于身体其他部位的病灶，以幼儿及青年较多，腱鞘结核以中年较多，小儿手部骨结核多见于指骨和掌骨。指骨呈纺锤形增粗，内含结核性肉芽组织或死骨。关节结核多发生于腕关节，局部呈梭形肿胀，并呈轻度屈曲位，前臂肌肉萎缩明显，还有压痛、活动痛。X 线片中可见骨破坏、死骨、骨萎缩，关节破坏等。破溃后即形成窦道。结核性腱鞘炎，局部肿胀、疼痛，肿胀多与鞘的解剖一致，全身症状不明显，严重者亦可有全身中毒症状，如低热、消瘦、贫血、血沉增快等。

随着社会的发展，人民体质的增强，化学疗法的进展，结核感染正逐渐减少，但很易误诊。

## 554

### 掌腱膜解剖，其挛缩症的症状及治疗要点是什么?

掌腱膜是由于手部深肌膜的浅层增厚转化形成，呈三角形筋膜样组织，位于手掌中部，近端与腕横韧带的远端缘相连，并有部分纤维与掌长肌腱连接，其两侧的浅层与大、小鱼际肌的深筋膜相连，深层有两个纤维间隔，从大鱼际肌的尺侧及小鱼际肌的桡侧向背侧延伸，分别止于第一与第五掌骨上。掌腱膜大部分纤维为纵形，在接近掌骨头时，深层有部分横行纤维连接掌腱膜的纵束。另有部分纵形纤维向远侧延伸到指蹼处，并由较薄软的横形纤维相连，形成掌浅横韧带。掌腱膜进入手指后分成三束，一束位于指掌侧中央，达手指全长，与皮肤相连，另两束位于手指两侧，与屈肌腱纤维鞘管、滑膜、关节囊相连。

早期症状：一般首先在环指根部相当于远侧掌横纹处的掌腱膜增厚，形成小结节，开始与皮肤无粘连，但逐渐发生粘连并扩大范围。接着，小结节本身趋于消退，在与它相连的腱膜处出现索条状挛缩，引起手指掌指关节处挛缩，同时指掌侧腱膜也发生挛缩，引起近侧指间关节伸直障碍，形成索条状物，导致皮肤及手指的屈曲挛缩。

治疗以手术为主，效果肯定，行掌腱膜切除术，根据情况可做部分切除术或全部切除术。

## 555

## 手部有哪几种常见先天性畸形？治疗要点是什么？

手部先天性畸形所表现的形态极其复杂，分类方法不一，目前仍无统一方法。常见的先天性畸形有如下几种。

（1）多指畸形（polydactyly）：多指症在手部先天性异常中最多见，多发于拇指，其次为小指。多生的手指多与正常手指的指骨相连，或从掌指关节、指间关节长出，常影响正常手指的发育。

（2）并指畸形（syndactylism）：并指症是由于指间部间叶细胞的生理性坏死减少而引起。其发病率仅次于多指症。畸形的类型多种多样，常为两指并连在一起，也有三指或四指连在一起。

（3）短指畸形（brachydactylia）：为遗传病，短指症的掌骨及指骨数目不少，只是短小，畸形的范围可以是纵排一列或数列的指骨或掌骨短小，也可以是横排一列或数列的指骨或掌骨短小。常合并有并指及胸大肌缺如等畸形。

（4）缺指畸形（ectodactylism）：为遗传性。可以是手指部分缺如，也可以是一个手指或几个手指缺如，缺指畸形常合并有先天性环形沟畸形。

（5）巨指畸形（macrodactylia，macrodactyly deformities）：原因不清，较少见。巨指症是患指过度生长粗大，可以是一个手指或几个手指，以示指、中指多见，拇指次之。有的巨指为骨骼过度发育，有的软组织肥厚，淋巴、纤维组织增生，常伴有局限神经组织脂肪浸润。

（6）绞扼轮（congenital constriction band）（环形狭窄 annular stricture）：是由于皮下中胚层的发育障碍所引起。多见于手指或前臂，呈现皮肤环形狭窄，有轻有重，重者常合并远侧淋巴水肿。

手部先天性畸形的治疗，有的较简单，有的比较复杂。多指症可切除多余手指，但在关节处要保留关节囊及韧带。并指畸形以分指、指蹼成形手术为主，必要时需植皮。短指畸形、缺指畸形一般无法治疗。巨指症可做部分切除纠形手术。手部的环形狭窄畸形，应解除皮肤及其他软组织狭窄，多行数个 Z 形切开改形术。

## 556

## 腱鞘囊肿的发病、症状及治疗方法是什么?

腱鞘囊肿（ganglion）不是肿瘤，占手部肿物半数以上。发病原因不明，有人认为是关节囊、韧带、腱鞘中的结缔组织，因局部营养不良，发生退行性变造成的，有人认为与外伤有关。腱鞘囊肿与关节囊或腱鞘有密切关系，但不与滑膜腔相通。有人认为滑膜腔与腱鞘囊肿存在着单方向的瓣膜器结构，如果手术不彻底，残留此通道时，便成为复发的原因。

腱鞘囊肿多见于腕背，起自腕舟骨及月骨关节的背侧，位于拇长伸肌腱及示指伸肌腱之间；其次见于腕掌侧偏桡侧，在桡侧腕屈肌与拇长展肌腱之间；再次之为发生于手掌远侧及手指近节掌侧屈肌腱腱鞘上。其囊肿硬如骨质，部分病例除肿物外无任何症状，也有主诉局部疼痛，腕力减弱者，手掌侧肿物，握物时有挤压痛。

治疗方法较简单，有的可自行破裂，也有的用外力冲击囊肿，造成破裂，然后局部加压包扎。必要时采用手术切除，将囊肿蒂连同其基底处的病变组织，以及周围部分正常的腱鞘及韧带彻底切除。

## 557

## 血管球瘤的解剖基础、诊断要点及治疗方法分别是什么?

血管球是位于皮肤中的一种正常组织。在手掌，足跖侧以及手指，足趾上分布较多。小动脉在形成毛细血管以前，分出小分支进入血管球，在其中与静脉直接相连，此种动、静脉结合处，外部有纵横的平滑肌细胞，其中间有血管球细胞。该细胞为一种上皮样细胞，整个血管球被一种精细的成胶原网所包绕，其中有多量无髓鞘的感觉神经纤维及交感神经纤维，最外包有纤维组织包膜，血管球的直径一般在 1mm 以下。

血管球瘤（glomus tumor，glomangioma）是源于皮肤末梢动静脉吻合处的特殊器官血管球上皮的肿瘤。其特征是有非常剧烈的阵发性疼痛，呈刺痛或烧灼样，有时为持续性，有时为间歇性，多局限于患处。生在甲床上的血管球瘤，可通过指甲看到肿瘤处呈蓝或紫色，局部指甲略高起或整个指甲的弧度有改变，局限性压痛非常明显，X 线片有时可见到末节指骨上有肿瘤的压痕。

此病一经确诊，应手术彻底切除肿瘤，很少有复发。

## 558

## 内生性软骨瘤的好发部位及治疗方法分别是什么?

内生性软骨瘤（enchondroma）在手部肿瘤中较为常见，可分为单发性和多发性内生性软骨瘤。本病多发生于掌骨、近节指骨、中节指骨、末节较罕见，可发生于任何年龄，但多发生于10~30岁的青少年，10岁以下50岁以上者很少见。主要症状是肿块、肿胀、轻痛，也可无任何症状，而是因其他原因摄X线片时偶然发现。不少是发生病理性骨折后才被发现。X线片上可见局限性境界清楚的骨透亮区，其部位相当于干骺端，但不波及骨骺，骨皮质变薄，多向侧方膨隆。病灶区可为完全透明，但常见到斑点状钙化影。

治疗以手术为主，彻底刮除病变组织，移植松质骨颗粒。可将菲薄的骨皮质以开窗式翻转，刮除瘤组织后移植松质骨颗粒，然后还回骨皮质，闭合创面。

## 559

## 常见的手部肿瘤有哪些?

常见的手部肿瘤有表皮样囊肿、腱鞘囊肿、血管球瘤、血管瘤、神经鞘瘤、腱鞘巨细胞瘤及内生软骨瘤等。

（夏双印　陈天新　周　磊　关国发　王志成）

# 八、

# 周围神经损伤

# Peripheral Nerve Injuries

560. 周围神经的结构特点是什么？ 275

561. 什么是神经的变性与再生机制？ 275

562. 多见的周围神经损伤类型及临床特点有哪些？ 276

563. 神经损伤的原因与预后的关系及与神经恢复有关的各种因素是什么？ 276

564. 何谓神经损伤的 Sunderland 五度分类法？ 277

565. 神经损伤后营养性变化及感觉的检查方法是什么？ 278

566. 尺、正中、桡神经损伤的运动检查重点是什么？ 279

567. 肌电图检查的临床应用及价值如何？ 279

568. 神经传导速度测定的临床应用及价值如何？ 279

569. 周围神经损伤后非手术疗法包括哪些内容？ 280

570. 神经手术方法有几种？分别适应哪些损伤？ 280

571. 显微外科技术对周围神经修复有何意义？ 280

572. 神经损伤二期修复的优点及效果有哪些？ 281

573. 骨折合并神经损伤的部位与特点是什么？ 281

574. 神经断裂后的症状有哪些？ 281

575. 臂丛神经及上肢神经如何组成？ 282

576. 臂丛神经损伤类型及临床表现有哪些？ 282

577. 臂丛神经手术探查指征是什么？ 283

578. 臂丛神经探查术应注意的问题有哪些？ 283

579. 臂丛神经根性撕脱伤神经移位手术方式如何选择？ 284

580. 臂丛神经损伤后的功能重建方法有哪些？ 284

581. 腋神经的形成、损伤原因、损伤后有哪些临床表现？ 285

582. 腋神经损伤如何治疗？ 285

583. 肌皮神经的解剖和损伤原因有哪些？ 286

584. 肌皮神经损伤有哪些临床表现？ 286

585. 肌皮神经损伤后如何治疗？ 286

586. 正中、尺、桡神经在不同部位断裂时缝合方法如何选择？ 287

587. 晚期神经吻接存在哪些问题？ 287

588. 晚期神经吻接时如何定位？ 288

589. 神经移植时经常采用哪些神经？ 288

590. 腕管综合征有哪些特点？治疗的关键是什么？ 288

591. 影响神经功能恢复的因素有哪些？ 289

592. 神经吻接后应观察哪些内容？ 289

593. 腕尺管、肘管综合征如何诊断？怎样把握手术时机？ 289

594. 桡神经损伤后的功能如何重建？ 290

595. 正中神经损伤后的症状与体征及治疗方法是什么？ 290

596. 正中神经损伤后的功能如何重建？ 290

597. 尺神经损伤后的手部典型畸形是什么？其成因为何？ 291

598. 尺神经损伤后的功能如何重建？ 291

599. 坐骨神经损伤的临床症状及治疗是什么？ 291

600. 股神经损伤的临床表现有哪些？如何治疗？ 292

601. 胫神经损伤的临床特点是什么？ 292

602. 腓总神经的解剖与临床特点是什么？ 292

## （一）周围神经损伤的解剖、生理及分类

560

### 周围神经的结构特点是什么?

周围神经有神经外膜、神经束膜、神经内膜三个管系。神经外套是由结缔组织性被膜形成的神经外膜，其中含有几个或多个神经束，这些神经束由神经束膜细胞重叠数层的板层状结构，即神经束膜所包绕。这是组织结构严密的三个管系中最重要的一种，将其中的神经纤维与束外分隔开来予以保护。神经内膜由束膜而来的结缔组织所包绕，是纵行的胶原纤维。神经纤维由神经的突起即轴索及其被鞘结构髓鞘（又称施万鞘）所组成。髓鞘是由施万（Schwann）细胞膜延伸而卷成数层后而成的，也称为髓磷脂鞘。髓磷脂鞘在一定的距离被中断而形成髓鞘节的连系部，这个髓鞘节之间的间隙为郎飞结。无鞘神经纤维缺乏髓鞘，仅由施万细胞所覆盖。无髓的施万细胞在若干处有凹陷，并包绕着轴索，神经纤维和神经内膜之间有施万细胞的基底膜。以上结构随神经的大小而有数量上的差异，到末梢部后以肌肉或皮肤的运动或感觉终末而终止。

561

### 什么是神经的变性与再生机制?

神经被切断以后，远侧神经 72 小时后轴索崩溃，髓鞘也断裂成髓鞘小段。经 2 周 ~ 2 个月断裂的髓鞘被施万细胞自行消化，被吞噬细胞所吞噬，施万细胞膨胀，通过各自突起按纵行方向链锁状排列，并被共同的基底膜所包绕，形成 Bungner 带，也叫做 Schwann（施万）管，这个 Bungner 带和神经纤维索逐渐退化。这种退化时间越长，神经修复越慢，最后轴索也很难长过去。如果这时已变性的神经周围有瘢痕或压迫，则神经再生越来越困难。上述是损伤远侧神经变性，也称为 Waller 变性（Wallerian degeneration）。在近侧也有一定的变性，变性范围仅限于离断处近端的一个郎飞结。

神经断裂后 5 天左右再生现象活跃，由近侧端发出大量的神经芽，伸向远侧。如果断裂的神经缝合适当，即使有一定的间隙，再生的神经纤维也会跨越生长。其机制为，首先两断端的施万细胞增生并架桥于间隙，由中枢再生的轴索通过这个间隙长入远侧神经内，近侧神经发芽的轴索长入 Bungner 带内，在其基底膜内沿施万细胞前进。其速度为每日 2 ~ 3mm。但考虑到越过缝合处时的起点耽搁和最后接合部的耽搁，即“终点耽搁”等，在临床可认为每日速度为 1mm。

神经的再生逐渐向远侧发展，最终到达运动终板，但再生需较长时间，神经与肌肉同时与新刺激领域的再生有关。肌肉本身变性程度对肌肉功能的恢复关系重大。即使神经终板已再生，但肌肉的收缩功能仍需较长时间才能恢复。有时神经再生已完成，但肌肉仍不能收缩，感觉的恢复较运动纤维容易，在皮肤部位的轴突再生以后可以恢复粗大感觉，实体感觉的恢复需要很长时间，有时不恢复。

另外，有关运动和感觉纤维混合的周围神经的神经再生，尚存在许多问题。

## 562 多见的周围神经损伤类型及临床特点有哪些？

按神经损伤的程度，可分为完全断裂、部分损伤、一时性压迫，这些损伤的治疗和预后均有很大差异。Seddon 将神经损伤按病理变化分成三类。

（1）神经失用症（神经传导功能障碍）：这是神经损伤最轻的一种，神经传导功能障碍是暂时的，无明显病理变化。这类损伤的特点是，运动障碍明显而无肌肉萎缩，痛觉迟钝而不是痛觉丧失，多数病例可在数日或数周完全恢复，不留后遗症。因此，不需手术治疗。

（2）神经轴索中断：损伤主要在神经轴索，损伤远端有退行性变，而神经组织未断裂，仍保持其连续性。临床表现运动和感觉功能丧失完全，肌肉失用性萎缩，并有营养性改变。这类病例有自行恢复的可能，但有时需要手术松解，神经松解后恢复较快。严重患者，无法自行恢复，手术中需切除一段已呈瘢痕化的原神经组织，然后进行神经缝接。

（3）神经断裂：神经完全断裂，是最严重损伤，运动和感觉完全性障碍，需手术修复。

以上分类，在临床上判断有时相当困难。如神经功能传导障碍及神经轴索中断，神经仍保持其连续性，常难以估计其预后。必须参照支配区感觉丧失的完全与否，肌肉萎缩的程度，肌肉及肌腱的张力等情况进行判断。神经损伤时，可合并上述各种类型的损伤。其合并程度对决定是否手术治疗是非常重要的。

## 563 神经损伤的原因与预后的关系及与神经恢复有关的各种因素是什么？

神经损伤的原因与预后有很大关系：

（1）牵拉损伤：视暴力的大小，轻者神经轴索中断，重者神经断裂，也可两者兼有，常见于臂丛神经。轻者可自然恢复，重者须手术缝接或重建，严重者神经长段损伤，致使无法缝接。

（2）切割伤：常由锐器致伤，不论神经全部或部分损伤，均应进行缝接，其预后与神经缝接的准确性以及缝接的时间有关。

(3) 缺血性损伤：单纯神经缺血性病变，并不多见，多半继发于神经周围的肌肉发生缺血坏死形成的瘢痕绞窄，造成神经继发缺血。神经缺血后，引起退行性变，形成瘢痕。此种损伤范围较广，而且自行恢复困难。

(4) 压迫性损伤：神经长时间受压可引起麻痹。

(5) 电烧伤：电流累及神经，可造成神经广泛烧伤，甚至可影响到脊髓前角细胞及脊神经节细胞。这种严重病例，修复神经常不可能。

了解分析损伤原因，在决定治疗上有重要意义。如因牵拉、缺血或压迫所致，在大多数病例中，损伤的神经仍保持其连续性，神经功能有恢复的可能。

影响神经恢复的因素：

(1) 年龄：年龄愈小神经恢复的预后愈好，尤其是 10 岁以下儿童。

(2) 伤后神经修复的时间：神经缝接原则上愈早愈好，一般在 3 个月之内，一年以上者预后很差，尤其是运动功能几乎没有恢复希望。但对感觉功能来说，即使数年后修复，对恢复保护性感觉，也有意义。伤后时间愈长预后愈差。

(3) 神经损伤水平：一般损伤部位愈高，恢复时间也愈长，而且不易完全恢复。

(4) 局部瘢痕及循环障碍：神经束膜对神经的营养循环来说意义重大，伴有主要血管损伤时，神经恢复差。

(5) 神经缺损和张力：神经断端距离远，如勉强缝接，由于张力大，可导致断端裂开或因血供障碍引起断端坏死。所以恢复不良。这种情况适合作神经移植。

(6) 缝合操作技术：神经断端的瘢痕应切除彻底，以显露明显的神经轴突，操作必须应用无创技术，正确的定位对运动和感觉混合存在的神经缝合来说，是非常重要的。另外，缝合材料要尽量使用细尼龙线。

(7) 术前后处理对神经功能恢复同样重要。

## 564

## 何谓神经损伤的 Sunderland 五度分类法?

Ⅰ度：仅神经传导功能丧失，神经轴索仍然保持完整或有部分脱髓鞘改变。

Ⅱ度：神经轴索中断，损伤的远端发生 Wallerian 变性。但神经内膜管仍然完整，从近端长出的再生轴索可沿原来的神经通道长到终末器官，神经功能恢复比较完全。

Ⅲ度：神经束内神经纤维中断，但束膜仍然保持连续性。一般出血不多，瘢痕形成较少。损伤远端的神经纤维发生 Wallerian 变性。从近端长出的再生轴索可沿束膜长到远侧端，找寻退变后的施万细胞带，长入其中并到达终末器官，神经功能恢复较好。

Ⅳ度：部分神经束中断，神经外膜仍完整，外膜内出血可形成小血肿，日后可形成束间瘢痕。中断的远端神经纤维发生 Wallerian 变性，从近端长出的轴索因束间瘢痕阻挡无法长入远端 Schwann 细胞带，难以恢复其功能。只有未损伤的神经束可以恢复部分功能。

Ⅴ度：神经完全离断，断端出血、水肿，日后形成瘢痕。神经远侧发生 Wallerian 变性，从近端长出的轴索难以穿过断端间的瘢痕，神经功能无法恢复。

## （二）周围神经损伤的检查

### 565 神经损伤后营养性变化及感觉的检查方法是什么？

周围神经内包含有交感神经，当它损伤后，除去外观可见到指甲、指腹、皮肤等有营养性改变外，其分布区的皮肤汗腺分泌中止，皮肤干燥。

（1）检查汗腺功能方法

1）用手指轻轻触摸皮肤：出汗区域可感到局部湿润、黏涩，而不出汗区则干燥有光滑感。

2）将患者手皮肤擦干后，在强光（100W）照射数分钟后，观察是否出现细小明亮的汗点，借助放大镜可以观察得更清楚。

3）茚三酮试验：将手指按压在有茚三酮的滤纸上，有汗液即出现指纹印。

神经损伤后，该神经支配区的血管早期扩张，表现皮温增高，两周左右，血管逐渐收缩，出现该处皮肤温度低，触之发凉，并呈苍白。

（2）感觉检查方法：感觉是手的最重要功能之一，无感觉的手，即使肌腱和关节正常，仍然无用，其他部位不如手表现的明显。感觉的检查需要患者配合，仔细耐心检查，两侧对比进行，有时需反复检查。

1）触觉：用毛发作轻触觉试验，或用棉花絮轻划皮肤试验。

2）痛觉：用针作针刺试验，确定痛觉丧失区、减退区及正常区域。

3）温度觉：用盛温水或冷水的试管来检查。

立体感觉是极其精细的感觉，称为实体感，是手部感觉中最重要的功能，在手部可起到眼睛的作用。为了检查实体感觉，可作拾物试验。嘱病人拾起桌上的硬币、钥匙、螺丝钉、圆钉等大小和形态不同的物体。患者可目视或闭眼操作。拾物试验主要检查正中神经分布区的感觉功能，当然手内在肌的运动功能，也起到很重要作用。

在痛觉区域，可做两点鉴别检查：沿手的纵行方向，用变换距离的两点针刺之，嘱患者迅速回答能否鉴别出是一点还是两点。正常人在手的掌侧，手指末节为 3～5mm，中节为 3～6mm，近节为 4～7mm，指蹼到远侧掌横纹区为 5～8mm，手掌其他部分为 6～10mm。神经再生时，首先恢复痛觉，其次为触觉，温度觉，最后恢复立体觉，完全恢复立体觉很困难，多数情况下只能部分恢复。

## 566

## 尺、正中、桡神经损伤的运动检查重点是什么？

尺神经损伤：爪形手畸形。重点检查小指展肌及第一背侧骨间肌。在检查手指内收或外展运动时，掌指关节必须处于伸直位。拇指内收功能，一般不单独检查拇指内收功能，只代表尺神经有无麻痹的标志。蚓状肌及骨间肌有屈曲掌指关节及伸直指间关节的功能，可明确检查出。

正中神经损伤：拇指内收，旋后呈猿掌状畸形。重点检查拇短展肌。拇指与小指的指腹相对，系由多块肌肉参与的一种功能，是一种要求较高的运动功能检查方法。

桡神经损伤：呈现垂腕畸形。重点检查掌指关节可否伸展。而观察肱桡肌有无恢复，对神经损伤的预后十分有价值。

## 567

## 肌电图检查的临床应用及价值如何？

肌电图（electromyography）检查可以协助鉴别是否存在下运动神经元损害或肌原性疾病。动态观察肌电图，又可为预后及恢复情况提供有价值的指征。此外，肌电图尚可间接排除脑性麻痹，判断功能性麻痹等。

肌电图在神经损伤中的应用价值。

（1）有助于周围神经受损与其他疾患的鉴别诊断。

（2）在神经根压迫综合征中，协助判定是否累及受累的节段。

（3）确定周围神经损伤的程度、范围和指示预后。

（4）断肢再植、神经吻合、神经移植术后，观察神经再生和恢复情况。

（5）作为评定肌肉功能的参考。

（6）提示双重神经支配及异常神经支配之可能。

## 568

## 神经传导速度测定的临床应用及价值如何？

神经纤维具有兴奋性，兴奋沿着神经纤维扩散，即为神经的传导性，感觉神经冲动来自末端，向心传导，而运动神经冲动来自中枢，远心传导，测定其单位时间内传导的距离，即为神经传导速度（nerve transmission speed）。包括运动神经传导速度与感觉神经传导速度两部分。

神经传导速度的临床应用价值。

（1）有助于鉴别诊断：只有当神经轴索受损时，传导速度减慢或不能传导。前角细胞病变、肌病、癔病，传导速度正常。

（2）根以下周围神经受损，神经传导速度的测定，价值很大。当肌电图检查未发现纤颤正相电位，而传导速度减慢，可提供神经损伤证据。尚可协助判定病损的程度和部位。观察传导速度的变化，还可作为神经再生及恢复的指征。

## （三）周围神经损伤的治疗

### 569

### 周围神经损伤后非手术疗法包括哪些内容？

非手术疗法用于没有手术适应证的病例或作为适应手术者的术前、术后治疗。其方法包括使用夹板固定，自动及被动性运动练习，理疗、药物治疗等。

### 570

### 神经手术方法有几种？分别适应哪些损伤？

（1）神经缝接术（neurorrhaphy）：适用于能直接缝合的神经损伤，或通过关节屈曲可直接缝合的神经断裂。其缝合方法有外膜缝合及束膜缝合法。

（2）神经移植术（reinnervation，nerve grafting）：适用于神经缺损大而断端不能靠近或者吻合后可能引起血供障碍者。

（3）神经移位术（nerve trnsposition）：在不得已的情况下，有必要采用神经移位。如将尺神经从尺神经沟分离出来向前移位等。

（4）神经转移袢手术（nerve metastasis loop surgery）：是牺牲尺神经，恢复正中神经手术，适用于正中、尺神经广泛损伤及坏死病例。

### 571

### 显微外科技术对周围神经修复有何意义？

在手术显微镜下进行神经束膜或神经外膜缝接，可使神经束得到理想的对合，手术效果明显提高，在手术显微镜下进行神经解剖，束间瘢痕松解，可以减少因在肉眼下粗糙操作而造成的手术创伤，也可减轻术后水肿和瘢痕增生，因而提高手术效果。还可以应用显微外科技术进行束膜神经移植、带血管的神经移植。

## 572

## 神经损伤二期修复的优点及效果有哪些？

由牵拉所致的神经断裂，原则上应二期修复。二期神经缝合时，神经断端的神经外膜肥厚，神经变性的范围也较清楚，断端缝合的操作也容易且可靠。但是，一期神经缝合的效果优于二期缝合。二期缝合手术应及早进行，至少在2~3个月进行，否则预后不好。

## 573

## 骨折合并神经损伤的部位与特点是什么？

（1）锁骨骨折合并臂丛神经损伤：由强大外力从上方作用于肩部所致，臂丛神经多由外力过度牵拉，表现为上位型麻痹，多见臂丛神经干和神经根的损伤。

（2）肩关节脱位合并臂丛神经后束的损伤：可发生三角肌麻痹和肱三头肌麻痹，一般肩关节复位后神经可自然恢复。

（3）肱骨干骨折合并桡神经损伤：此种神经损伤完全断裂者极少，大多是部分损伤，而且是轴索断裂伤。大多数可以自然恢复，个别的必须手术。

（4）肘部骨折合并正中神经、尺神经、桡神经损伤：肱骨髁上骨折可合并桡神经、正中神经损伤，还可发生骨间掌侧神经麻痹。肱骨内髁骨折可合并尺神经麻痹。肘关节脱位可合并正中或尺神经损伤。Monteggia 骨折可引起桡神经运动支损伤。但是，这些神经损伤多半是轴索断裂，骨折或脱位整复后一般可自然恢复。

（5）前臂及手部损伤合并神经损伤：单纯手及前臂骨折合并神经损伤者很少。多由辗挫伤所致的软组织挫灭伤合并神经损伤。锯伤所致骨折常合并神经损伤。治疗方法是清创后如有骨折首先固定骨折，根据创面情况，神经一期缝合或二期缝合。

## 574

## 神经断裂后的症状有哪些？

（1）感觉障碍：感觉神经的分布与邻近神经支配区互相重叠，所以完全障碍范围较小，一旦同时损伤，范围也扩大。感觉障碍时，痛觉、触觉、温度觉以及立体感觉同时受损。

（2）运动障碍：神经损伤后其支配肌肉完全麻痹，肌肉发生萎缩变性，而且是进行性改变。

（3）无汗：由于走行于周围神经内的交感神经一并被切断，汗腺功能立即丧失，局部逐渐变成干燥。它与感觉麻痹的范围大致相同。

（4）血管运动系统的障碍：走行于周围神经中的交感神经对血管起着收缩作用，故它被切断后丧失血管收缩作用，使末梢血管扩张、充血，皮温升高，还有皮肤性状发生变化，导致毛发异常，指甲变形等。

（5）神经损伤可引起骨质疏松，关节囊和关节纤维化。

## （四）上肢神经损伤的处理及功能重建

### 575

### 臂丛神经及上肢神经如何组成?

上肢感觉及运动神经来自颈 5 ~ 颈 8 和胸 1 神经根的前支。颈 5、颈 6 组成臂丛上干，颈 7 为中干，颈 8 和胸 1 组成臂丛下干。每干又分成前后两股。上干和中干的前股形成臂丛的外侧束，下干的前股为内侧束，上中下三干的后股组成臂丛的后侧束。大约在喙突平面分出上肢的重要神经，外侧束形成肌皮神经和正中神经的外侧头，内侧束形成尺神经和正中神经内侧头，后侧束形成腋神经和桡神经。

### 576

### 臂丛神经损伤类型及临床表现有哪些?

（1）臂丛神经根损伤：从理论上讲单一神经根损伤，乃至断裂可没有症状和体征，只有相邻两神经根同时损伤，才可见临床症状和体征，所以又将臂丛神经根分为上臂丛及下臂丛，上臂丛包括颈 5、颈 6、颈 7 神经根，下臂丛包括颈 8 神经根与胸 1 神经根。

1）上臂丛神经损伤：肩关节不能外展及上举，肘关节不能屈曲而能伸展，腕关节虽能屈伸，但肌力弱，上肢伸面感觉大部缺失，拇指感觉减退，前臂旋转亦有障碍，以三角肌、肱二头肌萎缩为著。

2）下臂丛神经损伤：手的功能发生严重障碍，患侧常出现 Horner 征，手内在肌全部萎缩，有爪形手及扁平手畸形，手指不能伸屈或有严重障碍，但掌指关节可伸直，拇指不能掌侧外展，前臂及手尺侧感觉缺失。

（2）臂丛神经干损伤

1）臂丛神经上干损伤：桡神经、肌皮神经、肩胛上神经麻痹，桡、正中神经部分麻痹。

2）臂丛神经中干损伤：其独立损伤临床上极少见，一旦损伤除短期内对伸肌群肌力有影响外，无明显临床症状及体征。

3）臂丛神经下干损伤：尺神经、正中神经内侧根，臂内侧及前臂内侧皮神经麻痹，正中神经外侧根与桡神经发生部分麻痹。

（3）臂丛神经束损伤

1）臂丛神经外侧束损伤：肘关节不能屈，或能屈（肱桡肌代偿），但肱二头肌麻痹；前臂能旋转，但旋前圆肌麻痹；腕关节能屈，但桡侧腕屈肌麻痹；前臂桡侧缘感觉缺失。

2）臂丛神经内侧束损伤：手内在肌与指屈肌全部麻痹，致使手指不能屈曲，拇指不能外展，不能对掌、对指，故手无功能。上肢内侧和手尺侧感觉缺失。

3）臂丛神经后侧束损伤：肩关节不能外展，上臂不能内旋；肘与腕关节不能背伸；掌指关节不能伸直；拇指不能伸直或桡侧外展；肩外侧、前臂背面和手桡侧半的感觉障碍或丧失。

（4）全臂丛损伤：上肢呈弛缓性麻痹，各关节不能主动运动，耸肩依然存在。上肢只有臂内侧尚有部分感觉存在。上肢腱反射全部消失，温度略低，肢体远端肿胀，并出现Horner征。

## 577

## 臂丛神经手术探查指征是什么？

（1）臂丛神经开放性损伤、切割伤、枪弹伤、手术伤及药物性损伤，应早期手术探查。

（2）撞伤、牵拉伤、压砸伤引起的臂丛神经损伤，如已明确为节前损伤者应及早手术，对闭合性节后损伤者，可先经非手术治疗3个月。在下述情况下可考虑手术探查：非手术治疗后功能无明显恢复者；呈跳跃式功能恢复者，如肩关节功能未恢复，而肘关节功能先恢复者；功能恢复过程中，中断3个月无任何进展者。

（3）产伤：出生后半年无明显功能恢复者或功能仅部分恢复，可手术探查。

## 578

## 臂丛神经探查术应注意的问题有哪些？

（1）臂丛神经连续性存在，而被周围组织粘连压迫者，应去除粘连压迫因素。由于长时间压迫致使神经组织内水肿及组织液渗出，形成神经内瘢痕，应在手术放大镜下或手术显微镜下行神经鞘切开神经内松解。

(2) 臂丛神经断裂或神经瘤巨大，应将近远两个断端充分显露，彻底切除断端瘢痕及神经瘤，看清神经束乳头，两断端在无张力下行鞘膜缝合。对不能直接缝合的神经缺损，应采用多股神经移植，移植材料可选用颈丛感觉支、臂至前臂内侧皮神经，腓肠神经。

(3) 椎孔部神经根断裂，由于神经根近端变性严重，神经断面无明显束乳突，加之神经损伤部位接近神经元，常造成神经元不可逆损害。因此，对此类病变需进行神经移位术，其疗效较原位缝接或移植为佳，常用于神经移位的神经有膈神经、副神经、颈丛运动支、肋间神经。

## 579

## 臂丛神经根性撕脱伤神经移位手术方式如何选择?

(1) 臂丛神经颈 5、颈 6 根性撕脱伤神经移位方式：膈神经移位于肌皮神经或上干前股；副神经移位于肩胛上神经；颈丛运动支移位于上干后股或腋神经。

(2) 臂丛神经颈 5、颈 6、颈 7 根性撕脱伤神经移位方式：膈神经移位于上干前股或肌皮神经；副神经移位于肩胛上神经；颈丛运动支移位于上干后股或腋神经；肋间神经移位于胸背神经或桡神经。

(3) 臂丛神经颈 8 胸 1 根性撕脱伤神经移位方式：膈神经移位于正中神经内侧根；第 3、4、5、6 肋间神经感觉支移位于正中神经外侧根，运动支移位于尺神经；颈丛运动支、副神经移位于前臂内侧皮神经。

(4) 臂丛神经颈 7、颈 8 胸 1 根性撕脱伤神经移位方式：膈神经移位于正中神经内侧根；颈丛运动支、副神经移位于前臂内侧皮神经，第 3、4、5、6 肋间神经感觉支移位于正中神经外侧根，运动支移位于尺神经；第 7、8 肋间神经移位于胸背神经。

(5) 全臂丛神经根性撕脱伤神经移位方式：膈神经移位于肌皮神经；副神经移位于肩胛上神经；颈丛运动支移位于腋神经；第 3、4、5、6 肋间神经移位于正中神经（感觉支→外侧根，运动支→内侧根）；第 7、8 肋间神经移位于胸背神经或桡神经；健侧颈 7 神经根移位于患侧尺神经（远端），Ⅰ期或Ⅱ期将尺神经（近端）移位于需要重建的神经。如膈、副、颈丛运动支皆有损伤，均可用肋间神经或健侧颈 7 神经根替代。

## 580

## 臂丛神经损伤后的功能重建方法有哪些?

(1) 肩关节功能重建术：①肩关节固定术；②肌肉移位术：斜方肌移位术，背阔肌移位术，胸大肌移位术。

（2）屈肘功能重建术：①胸大肌代肱二头肌术；②背阔肌皮瓣代肱二头肌术；③屈肌群止点上移屈肘功能重建术；④肱三头肌移位屈肘功能重建术。

（3）伸腕、伸拇、伸指功能重建术：①旋前圆肌移位至桡侧腕短伸肌；②桡侧腕屈肌经间膜窗引至背侧，移至指总伸肌腱；③掌长肌与移位至前臂掌侧的拇长伸肌腱缝合。

（4）臂丛上中干麻痹重建术：①尺侧腕屈肌移至指总伸肌腱；②掌长肌与移位至前臂掌侧的拇长伸肌腱缝合。

（5）臂丛下中干麻痹重建术：①旋前圆肌移位于桡侧腕短伸肌；②肱桡肌移位于指总伸肌腱；③桡侧腕屈肌与绕过尺侧腕屈肌腱的拇长伸肌腱缝合，使其发挥拇指对掌及伸拇动作。

（6）拇指对掌功能重建术：①拇指对掌位固定术；②肌腱移位术。

## 581

## 腋神经的形成、损伤原因、损伤后有哪些临床表现？

（1）腋神经的神经纤维来自颈5、颈6神经根，由臂丛的后侧束在喙突平面分出后，在腋动脉后方，肩胛下的前面穿四边孔，紧靠肱骨外科颈向后方行走，由三角后缘的中点进入三角肌，支配三角肌。

（2）常见的损伤原因：有刺伤，肩关节脱位伤，肱骨外科颈骨折和拐杖磨损等。

（3）临床表现与诊断：三角肌萎缩，患肩肩关节间隙增大，可呈“方肩”状畸形，肩关节不能主动外展。肩部皮肤感觉减退。肌电图检查，腋神经失神经电位。

## 582

## 腋神经损伤如何治疗？

腋神经损伤的治疗：闭合性腋神经损伤，在解除致伤原因以后（例如避免拐杖磨损），经药物、理疗等方法治疗1～3个月无效时，应考虑手术治疗。开放性损伤一经发现，应立即手术治疗。

方法包括：手术由锁骨中点下方起，沿三角肌、胸大肌间隙进入。显露胸小肌，于止点处将其切断，分离脂肪层后，可见锁骨下动脉和臂丛神经，在锁骨下动脉的后方找到臂丛后侧束，向远端分离可见腋神经；也可沿后路经四边孔进入。如腋神经的连续性存在，周围瘢痕组织粘连压迫，可以手术松解，解除对神经的压迫。发现有神经断裂或较大的神经瘤必须切除时，切除后在无张力的情况下缝合神经，直接缝合张力较大时，应作神经游离移植。腋神经损伤后，其近侧段严重变性，即神经断端无乳头状神经束，远侧段较好时，可以考虑行神经移位术，常用于移位的神经有肋间神经。当神经距离远，无法修复或修复效果不佳时，应考虑肌肉转位，肩外展功能重建，常用的肌肉有斜方肌、背阔肌、胸大肌等。转位术后，肩关节固定于外展 90°、上臂外旋位。6 周后，可在专业医生指导下开始功能锻炼。以上方法不能施行时，必要时可作肩关节融合术，肩关节固定于外展 60 ~ 70°、前屈 30 ~ 40°位，至骨性愈合。

## 583 肌皮神经的解剖和损伤原因有哪些?

肌皮神经的神经纤维来自颈 5、颈 6 神经根，在喙突平面由臂丛的外侧束分出，斜穿喙肱肌后，沿肱二头肌与肱肌间隙向远端走行，并发出分支支配喙肱肌、肱二头肌和肱肌。在肘上，其终末支穿肱二头肌至肘外侧，到前臂外侧，支配前臂外侧皮肤感觉，称为前臂外侧皮神经。损伤原因：常见原因为刺伤。也可由肩关节脱位、肱骨外科颈骨折造成。由交通事故或上肢卷入转动的皮带内牵拉损伤所致的肌皮神经损伤常常伴有臂丛和其他分支的损伤。

## 584 肌皮神经损伤有哪些临床表现?

肌皮神经损伤后，肱二头肌萎缩，由于肱桡肌的作用，肘关节在前臂旋前位仍能屈曲，但屈肘的力量明显减弱。肱二头肌无收缩功能。前臂桡侧感觉减退。肌电图检查呈失神经电位，动作电位不能引出。

## 585 肌皮神经损伤后如何治疗?

开放性肌皮神经损伤或者闭合性肌皮神经损伤经非手术治疗无效时，均应手术探查，修复损伤的神经。无神经缺损，或缝合无张力时可以直接缝合。当神经缺损或变性时，可分别采用神经移植、神经移位或肌肉转位进行屈肘功能重建。常用的肌肉有胸大肌、背阔肌。近年来，有作者应用尺侧腕屈肌翻转移位重建屈肘功能，也获得了较好的疗效。

## 586

## 正中、尺、桡神经在不同部位断裂时缝合方法如何选择?

依神经干内神经束的排列和性质，以及形态学特点选择缝合方法。

正中神经：在上臂段为混合神经，无自然分束，此部位损伤，宜用外膜缝合法。正中神经在肘部附近，神经干横断面的前端和后端，均有运动束组，但其自然分束行程短，在此损伤，可选用束组缝合法，否则仍用外膜缝合法。骨间前神经，应单独缝合。在腕管上方，神经干外侧有鱼际肌支的运动束或束组，应选用束膜缝合法，其余感觉束可选用外膜缝合法。

尺神经：尺神经在上臂段无自然分束，应选用外膜缝合法。在前臂下部，尺神经浅支所代表的感觉束组位居前部，深支代表的运动束组位居后部，此段损伤，应选用束组缝合法。前臂中部，神经干内侧有分界明显的尺神经手背支感觉束组，其自然分束特别长，有时可达肘窝下部，可选用束组缝合法，前臂上部神经干后侧有一个支配前臂尺侧腕屈肌的小运动束，可选用束膜缝合法。近腕部神经分成深支和浅支束组，应选用束组缝合法。

桡神经：在上臂下部及肘部，运动束居后部，成为桡深神经，感觉束组居前部，成为桡浅神经。在上臂上部，神经干的内侧半有分界清晰的肱三头肌运动束组和前臂内侧支神经束组，外侧半为混合束组。因此，上述部位应选用束组缝合法。在上臂中部，运动与感觉纤维已贴附混合，运动为主的束组居内侧，感觉为主的束组居外侧，适合选用外膜缝合法。

## 587

## 晚期神经吻接存在哪些问题?

（1）晚期修复断裂的神经，除自然回缩外，两断端分别形成神经瘤，当切除神经瘤后，两神经断端距离更远，给对合增加困难。

（2）切除神经瘤后，欲想识别两断端各相对应神经束，较新鲜神经断端识别更为困难。

（3）神经断离时间较长时，其神经支配的肌肉组织发生神经营养障碍及萎缩，如肌肉已纤维化，神经长入也不能发挥作用。

（4）神经损伤以后，长时间拮抗肌作用，使肢体发生畸形乃至关节僵硬，一旦关节僵硬要延误神经吻合时间，以至失去神经吻合的机会。

（5）晚期吻合神经，其周围瘢痕组织增多，血供较差，给神经恢复带来了一定困难。

## 588

### 晚期神经吻接时如何定位?

晚期神经吻接时可根据以下几条进行定位。

(1) 根据神经干横断面的形态解剖特点。

(2) 根据神经外膜上的血管走行部位。

(3) 根据神经可以分束的解剖特点。

(4) 根据运动束可使远侧肌肉收缩的特点，另可确定感觉束。

总之，神经断端定位要综合判断，但也难非常准确。

## 589

### 神经移植时经常采用哪些神经?

因神经缺损大而断端不能靠拢或吻接后可能引起血供障碍时，适合作神经移植。神经移植目前主要采用自体神经移植，经常采用的神经有：腓肠神经、前臂外侧皮神经、前臂内侧皮神经、桡神经皮支等。

在神经移植时如过细可做电缆式移植，有时还可做带血供的神经移植，异体神经移植的应用，尚待解决许多问题。

## 590

### 腕管综合征有哪些特点? 治疗的关键是什么?

腕管综合征（carpal tunnel syndrome，CTS）是在腕管处正中神经受压迫所致。此病多发生于壮年妇女，起病缓慢，早期出现手指尖麻木、疼痛、夜间疼痛明显，局限在正中神经分布区，逐渐大鱼际萎缩等。多数学者认为是由于手部过劳性运动和不习惯性工作所诱发。治疗的关键是解除压迫，手术是彻底的治疗方法，切开腕横韧带，必要时还要作神经膜内松解，如发现有其他压迫应一并处理。

## 591

### 影响神经功能恢复的因素有哪些?

(1) 神经修复时，操作技术正确与否，尤其行神经缝接时，神经轴突对合准确，无创技术操作，缝合精细是最重要的。

(2) 损伤部位：神经的生长是神经纤维从近端向远端再生的过程。损伤部位距支配的组织越远，再生所需时间越长，效果越差。

(3) 不同神经损伤的恢复程度不一样：上肢神经修复后以桡神经（运动纤维 70%，感觉纤维 29%）功能恢复最好。

(4) 年龄：儿童及青年人神经恢复的效果较老年人好。

(5) 神经吻合后张力：神经吻接时不应有张力，否则影响治疗效果。

(6) 时间：损伤后时间越长，效果越差。

## 592

### 神经吻接后应观察哪些内容?

(1) 感觉：感觉的恢复一般较运动出现为早，但全部感觉功能的恢复则比运动恢复更晚，其恢复顺序为痛觉（深痛觉）→触觉→温度觉→立体觉。

(2) 自主神经障碍的恢复：当触觉恢复以后，神经营养和血管运动障碍即行消失，汗腺分泌常是最早的征象。

(3) 运动功能恢复：运动的恢复即是肌肉收缩的恢复，首先是肌束收缩，逐渐带动关节运动。上肢神经恢复最好为桡神经，其次是正中神经，而尺神经最差。

## 593

### 腕尺管、肘管综合征如何诊断? 怎样把握手术时机?

腕部尺管内尺神经受压较腕管综合征为少。此病起病缓慢，出现小指及环指尺侧麻木、疼痛、背侧皮肤感觉存在，小鱼际肌及骨间肌萎缩或麻痹，诊断比较容易。

经封闭等非手术治疗不见好转时，应即时手术打开腕尺管，切除异常纤维及腱膜，并检查有否其他压迫。

肘管是尺神经通过肱骨内髁的管道，而腕尺管是尺神经通过以豌豆骨等组织构成的管道。都是尺神经受压症状，但肘管综合征可出现尺侧半的指深屈肌麻痹，以及小指、环指背侧痛觉消失，可出现爪形手畸形。治疗方法都应打开各自管道，松解神经，切除压迫物。

## 594

## 桡神经损伤后的功能如何重建?

只有在神经无法修复或修复后证实无恢复或恢复不完全的情况下，再作功能重建术，肌腱移位方法较多，效果也肯定。

常用的肌腱移位手术如下。

（1）旋前圆肌移至桡侧腕长、短伸肌、尺侧腕屈肌移至指总伸肌，掌长肌移至拇长伸肌，保留桡侧腕屈肌。

（2）旋前圆肌移至桡侧腕短伸肌腱，掌长肌腱移至拇长伸肌，桡侧腕屈肌移至指总伸肌。

（3）中、环指浅屈肌腱移位：一根与指伸肌腱，一根与拇长伸肌腱和示指固有伸肌腱，旋前圆肌移至桡侧腕伸肌腱，桡侧腕屈肌腱移至拇长展肌腱。

## 595

## 正中神经损伤后的症状与体征及治疗方法是什么?

正中神经损伤后出现旋前方肌、桡侧腕屈肌、掌长肌、拇长屈肌、拇短屈肌浅头麻痹，拇指外展肌功能丧失，大鱼际肌萎缩，手掌大鱼际侧及拇、示、中、环指桡侧半痛觉丧失、皮肤干燥。

治疗方法：手术探查，神经吻合术。

## 596

## 正中神经损伤后的功能如何重建?

正中神经损伤后主要是拇指对掌功能重建。

（1）将环指指浅屈肌腱由掌心部引出，以掌腱膜为滑车，经鱼际部皮下，将腱前端固定于掌骨头部或拇指近节底部。

（2）将环指指浅屈肌腱在腕关节屈侧拉出，以尺侧腕屈肌腱为滑车，通过大鱼际皮下至拇指掌指关节处，固定于拇指近节指骨底尺侧。

(3) 将环指指浅屈肌腱沿着拇短展肌走行方向转移至拇指掌指关节处，将末端分成两束，其中一束穿过腱膜部至拇长伸肌腱处，再穿过该肌腱后翻转，然后与另一束做缝合固定。

(4) 其他方法：如利用小指或示指固有伸肌、桡侧腕长伸肌腱、拇短伸肌腱、拇长展肌腱、拇长屈肌腱移位术。

## 597

### 尺神经损伤后的手部典型畸形是什么？其成因为何？

尺神经损伤后手部呈现爪形手畸形：即示、环、小指外展位，这是由于手部所有骨间肌麻痹所致。环、小指指间关节屈曲，而掌指关节过伸位，指间关节屈曲角度从尺侧向桡侧逐渐变小，是手内蚓状肌（尺侧半）及骨间肌麻痹的结果。另外，拇内收肌麻痹致拇内收受限。临床出现小鱼际萎缩，夹纸试验阳性，手掌尺侧、小指及环指尺侧痛觉丧失，皮肤干燥等。

## 598

### 尺神经损伤后的功能如何重建？

尺神经损伤后主要表现是环、小指的爪形指。手指分开，并指功能障碍，拇内收力减弱。其功能重建方法有四种：

(1) 小指固有伸肌腱移位术。

(2) 利用移植腱的腱固定术。

(3) 掌指关节掌侧关节囊成形术。

(4) 指浅屈肌腱移位术。

# （五）下肢神经损伤

## 599

### 坐骨神经损伤的临床症状及治疗是什么？

坐骨神经是由腰 4、腰 5 和骶 1、骶 2、骶 3 脊神经所组成，它是骶丛神经互相汇合而成，由骨盆内穿出，经坐骨大孔在梨状肌下缘进入臀部，经股骨大转子及坐骨结节中部继续下行到大腿后侧。臀部或大腿部的枪伤或刀伤多见。当坐骨神经损伤后可以出现腘绳肌、腓肠肌、胫后肌、趾长屈肌、趾长伸肌、腓骨长、短肌的麻痹，表现为足马蹄畸形，爪形趾、膝关节屈曲无力，足不能背屈，不能伸直足趾，不能跖屈和外翻及不能屈趾。小腿外侧、足背、足跖面感觉减退。

坐骨神经损伤诊断较易，治疗必须手术行神经缝接。

## 600

### 股神经损伤的临床表现有哪些？如何治疗？

股神经起自腰丛，有腰 2、腰 3、腰 4 神经纤维组成，支配股四头肌。易漏诊，股神经损伤时，应详细检查股四头肌的功能情况，应根据受伤性质、伤口部位、膝关节伸直功能及膝反射情况作出判断。损伤应一期修复，运动功能恢复不佳时可采取股二头肌（或与半腱肌一起）转位替代股四头肌进行重建。

## 601

### 胫神经损伤的临床特点是什么？

胫神经是坐骨神经较大和重要分支，于大腿下 1/3 处由坐骨神经分出后即直线下行，与腘动脉相伴，通过腘窝中央，隐藏于腓肠肌两头之间支配跖肌，比目鱼肌、腘肌、腓肠肌，并分出腓肠神经支配踝外侧皮肤。在小腿中段，胫后神经依次分肌支到胫后肌、趾长屈肌、踇长屈肌。在内踝后方分成跖内侧和跖外侧神经，支配足内在肌和足跖面的皮肤，故胫神经损伤后可造成严重病废，对足部功能影响的重要性可与正中、尺神经联合病损对手部功能的影响相比。

## 602

### 腓总神经的解剖与临床特点是什么？

腓总神经在大腿后侧下 1/3 处由坐骨神经分出，分出后即斜向外下方，居于股二头肌深面的内侧，到达腘窝部时，经过腓肠肌外侧头的浅面及股二头肌内侧。此后腓总神经向外下方斜行，分出腓肠神经的吻合支，与胫神经分支的腓肠内侧皮神经形成腓肠神经，分布于小腿后侧。主干绕到腓骨小头的外侧，在腓骨长肌内，绕过腓骨头，并在此处分为腓浅神经和腓深神经。腓深神经在腓骨长肌和趾长伸肌的深面，沿骨间膜前方与腓动脉伴行向下，主干发出分支，供胫前肌、长伸肌、趾长伸肌和第三腓骨肌。腓浅神经向下经腓骨长、短肌与趾长伸肌之间，支配此二肌，并分布于足外侧皮肤。

腓总神经损伤比胫神经损伤发生率高，其主要特点为垂足畸形，在临床上是周围神经修复后效果最差者。

（夏双印　陈天新　徐公平　吕松岑　王志成）

# 九、

# 显微外科在骨科的应用
# Application of Microsurgery in Orthopaedics

603. 什么是显微外科？其进展怎样？ 298

604. 显微外科应用的一般原则是什么？ 298

605. 显微外科如何分类？ 299

606. 小血管吻合的原则是什么？ 299

607. 组织瓣类型有哪些？ 299

608. 带蒂皮瓣与吻合血管蒂皮瓣有何不同？ 300

609. 吻合血管的小腿内侧皮瓣什么情况下不能应用？ 300

610. 选择吻合血管皮瓣的标准是什么？ 300

611. 胸外侧皮瓣由什么动脉供血？ 301

612. 胸外侧皮瓣为什么不适合修复手部创伤？ 301

613. 肩胛皮瓣的血供及神经来源是什么？ 301

614. 肩胛皮瓣的优点是什么？ 301

615. 吻合血管的前臂皮瓣什么情况下不能应用？ 302

616. 在前臂以桡动脉为蒂的皮瓣为什么比尺动脉为蒂的皮瓣多用？ 302

617. 前臂背侧皮瓣的血供来源怎样？有何优点？ 302

*618.* 包含指掌侧固有神经背侧支的手指侧方皮瓣的优点是什么？ 302

*619.* 大腿前外侧皮瓣、内侧皮瓣及后外侧皮瓣血管解剖特点是什么？ 303

*620.* 小腿外侧皮瓣的血供来源怎样？有何优越性？ 303

*621.* 足背皮瓣的血管解剖特点是什么？ 303

*622.* 筋膜瓣的血液供应如何？ 303

*623.* 皮瓣和筋膜瓣有何不同？ 304

*624.* 皮瓣移植时为什么要先处理其他组织而后吻合血管？ 304

*625.* 肘后部皮肤损伤用哪种方法修复为佳？ 304

*626.* 拇指缺损用哪种方法修复最佳？ 304

*627.* 胫骨中下1/3骨缺损的最佳修复方法是什么？ 304

*628.* 有大面积皮肤缺损的小腿中下段慢性骨髓炎的最佳修复方法是什么？ 305

*629.* 足跟部外伤后皮肤缺损的修复方法哪种为佳？ 305

## 603 什么是显微外科？其进展怎样？

显微外科（microsurgery）是利用光学放大设备和显微外科器材，进行精细手术的学科。其中最重要的条件是利用光学显微放大设备进行手术。从广义来说，显微外科不是某个专科所独有，而是手术学科各专业都可采用的一门外科技术。20 世纪 70 年代以来，显微外科技术发展迅速。世界各国纷纷成立学术团体，建立显微外科研究中心、研究所及研究室，举办显微外科技术训练班，召开国际性和地方性学术会议，出版显微外科杂志。不少手术学科的各专业都先后采用显微外科技术进行该专业范围的精细手术，不断提高手术效果。我国是进行断肢再植手术最早的国家之一。1963 年我国首次报告断肢再植成功，随着显微外科的发展，1966 年又成功进行了断指再植，吻合血管的第二趾移植和前臂皮瓣等都是我国首创，无论在质量和数量上，我国一直居世界首位。1986 年我国成立全国性显微外科学组，1989 年正式成立中华显微外科学会。

## 604 显微外科应用的一般原则是什么？

（1）决定手术方案应从患者的利益和病情出发，在减少患者痛苦，缩短疗程，有利于患者的情况下，凡能用简单方法达到同样效果时，就不用复杂手术方法；能用简单的非吻合血管神经的肌肉和肌腱转移恢复肢体功能时，就不用复杂的吻合血管神经的肌肉或肌皮瓣移植。

（2）能用皮瓣修复的软组织缺损，就不用肌皮瓣来修复，不用重要的组织和部位修复非重要的组织和部位，应严格掌握用次要部位修复重要部位的原则。

（3）凡畸形或缺损可以用常规的带蒂或带血管蒂的皮瓣转移修复取得同样效果时，就不用吻合血管的皮瓣移植；能选用简单的、易于切取、又在隐蔽处，对供区功能和外形无影响的皮瓣移植，就不用复杂的、不易切取的而又在身体显露部位，对供区外形或功能有影响的皮瓣。

（4）组织缺损能用吻合血管的皮瓣修复者，就不用开腹切取吻合血管的大网膜移植。

（5）对骨移植来说，凡能用常规游离移植获得满意效果者，就不需用吻合血管的骨或骨膜移植。

## 605

## 显微外科如何分类?

(1) 吻合小血管的显微外科手术：这是以吻合直径小于3mm的小血管为主，以达到治疗目的的外科手术。

(2) 神经系统的显微外科手术。

(3) 吻合淋巴管的显微外科手术。

(4) 吻合小管道的显微外科手术。

(5) 吻合血管的小器官移植手术。

## 606

## 小血管吻合的原则是什么?

(1) 无创伤技术：吻合小血管为达到较高的通畅率，必须重视无创伤技术，不许用镊子钳夹待吻合的血管内膜和肌层。小血管的外膜是唯一可以钳夹的组织，一切操作均应在放大镜或手术显微镜下进行。

(2) 小血管两个断端相对应吻合口要准确地对合，不能有扭转、狭窄、外翻或内翻，也就是说要求两断端对合时，内膜对内膜，肌层对肌层。

## 607

## 组织瓣类型有哪些?

(1) 皮瓣的基本类型：①随意型皮瓣：随意型皮瓣是以呈随意分布形式的肌皮动脉穿支为血供而形成的皮瓣。掀起皮瓣时，穿支血管被切断，形成依赖皮瓣蒂部无特定血管的皮瓣。其优点是皮瓣在身体任何部位任何方向均可形成，但切取长度有限。②轴型皮瓣：轴型皮瓣是以直接皮动脉或深部动脉干为轴心血管形成的皮瓣。切断皮瓣基部皮肤可形成仅包含供养血管的岛状皮瓣。③肌皮瓣：肌皮瓣是将肌肉连同其浅层皮肤一起切取，形成肌肉和皮肤的复合组织瓣。肌皮瓣的血供是深部血管先供养肌肉，再经肌皮穿支供养皮肤。

(2) 肌皮瓣的类型：肌皮瓣由肌肉及浅层皮下组织和皮肤构成，临床上根据蒂的不同构成可形成不同类型的肌皮瓣。①肌肉皮肤蒂肌皮瓣，形成肌皮瓣时，不切断基部皮肤和肌肉。②肌肉皮下组织蒂肌皮瓣，形成肌皮瓣时仅切断基部皮肤，而保留皮下组织和肌肉。

③肌肉蒂肌皮瓣，切断基部皮肤及皮下组织，形成肌肉为蒂的肌皮瓣。④血管神经蒂岛状肌皮瓣，全部切断肌皮瓣基部皮肤、皮下组织及肌肉，形成仅保留血管神经蒂的岛状肌皮瓣。

（3）筋膜皮瓣：筋膜皮瓣由皮肤、皮下组织和深筋膜形成。①随意型筋膜皮瓣：无知名血管供血的筋膜皮瓣称随意型筋膜皮瓣。可切断基部表层皮肤，形成带筋膜蒂的皮瓣。②轴型筋膜皮瓣：具有占主导地位血管供血的筋膜皮瓣称轴型筋膜皮瓣。

（4）骨瓣：①骨瓣：以骨的营养血管为蒂形成的骨瓣。②骨膜瓣：以骨的营养血管或骨膜血管为蒂，切取骨膜作为移植材料。③肌骨瓣：肌肉连同其附着的骨骼一起切取，形成肌骨瓣。④筋膜骨瓣。

## 608

### 带蒂皮瓣与吻合血管蒂皮瓣有何不同？

带蒂皮瓣的血供是通过蒂部的血管供应的。一是皮肤蒂的，一是血管蒂的，其优点是操作相对简单，尤其是随意型皮瓣在身体任何部位，任何方向均可形成；缺点是皮瓣切取范围受其长宽比例限制，用皮瓣交叉修复其他部位缺损时，需要较长的时间断蒂。吻合血管的皮瓣移植可一次性完成手术操作，缩短治疗过程，皮瓣血供好，可修复任何身体部位的创口，但需要熟练的显微外科技术，操作较复杂，有一定的失败率，且术后需要显微外科处理。

## 609

### 吻合血管的小腿内侧皮瓣什么情况下不能应用？

小腿内侧皮瓣最先由张善才（1983）报告，是由胫后动脉发出的肌间隙皮动脉供血的皮瓣。因该皮瓣损伤胫后动脉，故胫前或腓动脉供血不足而以胫后动脉供血为主时，不能应用。

## 610

### 选择吻合血管皮瓣的标准是什么？

（1）皮瓣血管解剖位置恒定，变异小，切取方便，血管蒂长，口径粗，适宜吻合。

（2）皮瓣质地、色泽、厚薄及毛发情况符合受区要求。

（3）根据受区需要，皮瓣应尽可能有神经支配。

（4）供区部位隐蔽，皮瓣切取后，供区创面尽可能直接缝合。

（5）皮瓣切取后，对供区功能和外形影响小。

## 611

### 胸外侧皮瓣由什么动脉供血？

胸外侧部皮肤及腋部皮肤和皮下组织主要由发自腋动脉的三条长轴走行的动脉所营养。

(1) 胸背动脉：该动脉外径1.6～2mm，蒂长8～10mm，是肩胛下动脉的终末枝。

(2) 胸外侧动脉：直接发自腋动脉。

(3) 直接皮肤动脉：直接发自腋动脉的前侧。上述三条动脉，前二条是胸外侧部皮肤的主要营养支，三条动脉又可分别供应不同的游离胸外侧皮瓣。

## 612

### 胸外侧皮瓣为什么不适合修复手部创伤？

由于胸外侧皮瓣无明确的皮神经可切取，不适合修复手部皮肤缺损，而适合于修复四肢其他各部的皮肤缺损。

## 613

### 肩胛皮瓣的血供及神经来源是什么？

肩胛皮瓣由肩胛动脉皮支供给血供。

分布于肩胛区的皮神经主要为2～5胸神经后支的内侧支和3、4肋间神经外侧皮支的后支，均不与皮支血管伴行。

## 614

### 肩胛皮瓣的优点是什么？

(1) 血管解剖恒定。

(2) 皮瓣范围较大，根据受区需要，利用肩胛和肩胛旁两个皮瓣，可设计成双叶皮瓣。

(3) 血管口径粗，适宜吻合，蒂较长。

（4）以肩胛下动脉为蒂时，可利用胸背动、静脉再吻接一个皮瓣，形成较大的组合皮瓣。

（5）供区一般可直接缝合。

## 615

## 吻合血管的前臂皮瓣什么情况下不能应用？

前臂皮瓣最先由杨果凡等（1979）研究并用于临床，具有血管变异小，蒂长，口径粗，皮瓣较薄，质地较好，切取容易，且供区较大等优点。但供区不隐蔽，切取后常需植皮修复供区创面，影响外观，且要损伤一条前臂重要终末动脉。所以在前臂只有一条完好动脉供应手的情况下，不能用吻合血管的前臂皮瓣。

## 616

## 在前臂以桡动脉为蒂的皮瓣为什么比尺动脉为蒂的皮瓣多用？

前臂皮瓣的血管蒂主要是桡或尺动脉，但临床常切取以桡动脉为血管蒂的前臂皮瓣，因其位置较浅，与头静脉较近，易于解剖游离及与受区血管搭配吻合。

## 617

## 前臂背侧皮瓣的血供来源怎样？有何优点？

前臂背侧皮瓣血供来自骨间背侧动脉，逆行转移可修复手部创面，其优点是不损伤前臂主要血管，对手的血供无影响。

## 618

## 包含指掌侧固有神经背侧支的手指侧方皮瓣的优点是什么？

该皮瓣特点是皮瓣内包含指掌侧固有神经背侧支，而将神经主干留于原位，使皮瓣切取后即不损害供指指端感觉，又使转移皮瓣具有良好的感觉功能，用于修复指端创面，手指加长和拇指再造。

## 619

### 大腿前外侧皮瓣、内侧皮瓣及后外侧皮瓣血管解剖特点是什么?

大腿前外侧部皮瓣是以旋股外侧动脉横支和降支为其血供；大腿内侧皮瓣是以股动脉发出的皮动脉供给其血液；大腿后外侧部皮瓣以第一穿动脉发出的肌间隔血管皮动脉为其血供。

## 620

### 小腿外侧皮瓣的血供来源怎样?有何优越性?

小腿外侧皮瓣是以腓动脉为其血供。该皮瓣供区较隐蔽，不损伤小腿重要血管，皮瓣质地、色泽及厚度均较理想。

## 621

### 足背皮瓣的血管解剖特点是什么?

足背部皮肤的血液供应主要靠足背动脉，其次是足底内侧动脉的交通支。足背动脉是胫前动脉的终末支，也有5.5%的足背动脉解剖所见为腓动脉的终末支，而胫前动脉在踝上即变细小或消失。足背皮瓣的血供主要来自踝前横韧带及十字韧带平面至足底深支之间一段的足背动脉所发生的4~7条皮支。

## 622

### 筋膜瓣的血液供应如何?

筋膜瓣血液主要来自深筋膜浅层和深层存在丰富的血管网。血供主要来源是主干动脉经肌间隔或肌间隙发出的穿支和来自肌肉的肌支穿支血管，深筋膜浅层血管网不仅紧贴深筋膜，而且行向表层，形成筋膜血管网循环系统。

## 623

### 皮瓣和筋膜瓣有何不同?

皮瓣是皮肤和皮下组织为主的组织瓣。筋膜瓣是以皮下组织及深筋膜为主的组织瓣。

## 624

### 皮瓣移植时为什么要先处理其他组织而后吻合血管?

因为皮瓣一旦血供通畅，会立即通血充盈，组织肿胀，体积增大，造成缝合困难，所以要先处理好其他组织后吻合血管。

## 625

### 肘后部皮肤损伤用哪种方法修复为佳?

肘后部皮肤损伤修复方法很多，如游离植皮，随意型皮瓣等，但如组织损伤较深，需组织瓣覆盖时，还是以尺侧上副动脉和尺侧返动脉为血管蒂的臂内侧皮瓣修复为佳。

## 626

### 拇指缺损用哪种方法修复最佳?

拇指缺损的修复方法很多，以陈中伟教授的改良踇甲皮瓣重建拇指效果最佳。

## 627

### 胫骨中下 1/3 骨缺损的最佳修复方法是什么?

胫骨中下 1/3 由于其解剖特点，决定了其骨折后愈合慢，而骨缺损就更难愈合了。骨缺损的修复方法很多，而以带血管蒂的骨瓣移植为最佳的修复方法。

## 628

### 有大面积皮肤缺损的小腿中下段慢性骨髓炎的最佳修复方法是什么?

带血管蒂的肌皮瓣移植是其最佳的修复方法。

## 629

### 足跟部外伤后皮肤缺损的修复方法哪种为佳?

如果只是全层皮肤坏死缺损，可做全层皮片游离植皮；如果缺损较大较深，就需要做皮瓣修复，而皮瓣中以带神经、血管蒂的皮瓣修复跟部创面效果最佳。

（关德宏　陈天新　徐公平　吕松岑　王志成）

# 十、

# 断肢及断指再植

# Replantation of Limb and Finger

630. 断肢是否都应再植? 311
631. 断肢再植的目的是什么? 311
632. 断肢再植时怎样处理离断的肢体? 311
633. 如何掌握断肢（指）再植的时限? 312
634. 断肢（指）再植术中应注意哪些问题? 312
635. 什么是热缺血时间和冷缺血时间? 313
636. 断肢再植时修复的神经为什么要用健康的肌肉覆盖? 313
637. 断肢根据损伤程度分几类? 314
638. 离断位置对再植成功率有何影响? 314
639. 断肢（指）再植的顺序是什么? 314
640. 如何预防血管痉挛，血栓形成? 314
641. 再植后的肢体如何放置? 315
642. 如何处理再植后的肢体肿胀? 315
643. 断肢再植后是否必须应用抗凝药物? 315
644. 断肢再植成功的关键是什么? 315

645. 断肢再植后最严重的并发症是什么？如何预防？ 316

646. 断肢再植术后如何处理？ 316

647. 第一掌背动脉起源于何处？有哪些分支及终末支？ 316

648. 手部主要血液回流途径是什么？ 316

649. 什么是大肢体再植和小肢体再植？ 317

650. 断掌分几型？ 317

651. 什么是毁损性断掌？ 317

652. 各指指背静脉的分布有什么不同？ 317

653. 正中神经出腕管后发出一返支支配哪些肌肉？ 318

654. 单独小指离断是否要再植？ 318

655. 手指间关节水平离断的断指如何处理关节？ 318

656. 断指时指骨固定的最佳方法是什么？ 318

657. 断指再植时指伸肌腱如何修复？ 319

658. 于掌指关节处离断的断指如何处理关节？ 319

659. 断指再植时应吻合几条指背静脉及指动脉？ 319

660. 断指再植时指神经修复的原则是什么？ 319

661. 末节断指是否需要再植？ 320

662. 小儿断指再植时应注意什么问题？ 320

663. 为什么断指再植后色泽比正常红润？ 320

664. 如何鉴别再植后动脉痉挛与动脉栓塞？ 320

665. 吻合后动脉栓塞手术探查的指征是什么？ 321

666. 断肢（指）再植后动脉栓塞好发于什么时间？ 321

667. 如何判断吻合后静脉栓塞？ 321

668. 断肢（指）再植后静脉栓塞的主要原因是什么？ 321

630

## 断肢是否都应再植?

断肢应该积极治疗，但不是所有的断肢都应该再植。

（1）伤员因多发伤或重要脏器伤，全身情况差，不能耐受断肢再植手术者，不宜作再植。

（2）毁损性肢体损伤，不能再植，或肢体损伤过大，预计再植后肢体无功能者不应再植。

（3）伤后时间长，感染中毒危险很大者，不宜再植。

（4）高位的肢体断肢，肌肉丰富，伤后缺血时间长，或软组织挫伤重，尤其是年老体弱者，因感染和中毒危险性大，不宜再植。

（5）主要神经撕脱伤不能修复者，不应再植。

631

## 断肢再植的目的是什么?

断肢再植的目的是在抢救伤员生命的前提下，挽救离断的肢体，恢复肢体功能。所谓“救命第一，救肢第二”。至于离断肢体，再植成活后必须要有感觉、运动功能，特别是上肢，既无运动功能也无感觉的肢体，对患者反而是一个负担，会被患者要求截掉。

632

## 断肢再植时怎样处理离断的肢体?

（1）最好是低温保存。

（2）应彻底清创，尽量去除污染或挫灭的组织。

（3）离体断肢灌注：清创后，对离体的肢体用肝素生理盐水进行灌注，将钝头针插入主要动脉内向远侧稍用力注入，液体由静脉回流，冲出血凝块。灌注的目的在于使血管床通畅，并冲去有害物质和血凝块。

## 633 如何掌握断肢（指）再植的时限?

断指或断肢再植越早越好，并不是绝对的。一般以伤后 6 小时为宜，但在寒冷环境或经冷藏（2～4℃）处理者，离体缺血时间可适当延长。我们再植成功断掌的最长缺血时间为 36 小时。

## 634 断肢（指）再植术中应注意哪些问题?

（1）彻底清创：这是手术成功的关键之一。如清创不彻底，坏死组织残留，可能会导致术后的感染和血管栓塞，容易造成再植手术失败。

（2）骨支架固定：应坚固，易于操作，不宜过多损伤残留的正常组织，以期对再植成活以后的功能锻炼无影响。在清创时，可根据软组织损伤情况和不同的部位，骨可稍作缩短，使软组织的缝合无张力，但缩短不宜过多，尤其是下肢，否则将影响手术后的功能和外观。固定材料或方法应根据伤情选择，如克氏针、钢板、螺丝钉、髓内针、可吸收的高分子材料或者用外固定支架均可。

（3）损伤的关节囊：应予以修复。避免骨面直接与神经、肌腱和血管相接触。

（4）修复肌肉和肌腱：其断面的主要运动肌肉和肌腱应予以修复。可在清创时将其逐一予以标记，以利于修复。术中发现无法恢复功能的肌肉，可予以切除，以减轻手术后肢体的肿胀。肌肉或肌腱缝接最好由深面到浅面，由一侧到另一侧，防止遗漏，避免错接，尤其是不能将伸肌群和屈肌群混淆错接。在动力肌数量不够或部分离断肌不能自相缝接时，可以采用一个动力肌缝接远端几条同一功能肌腱，以便最大限度恢复其功能。缝接肌肉、肌腱时，注意调整张力，以伤肢（指）处于休息位为宜，过紧或过松都会影响术后功能恢复。

（5）血管吻合：血管吻合成功与否是断肢（指）再植成功的关键。为保证断肢（指）有足够的血供。

1）血管吻合要求是高质量的。

2）吻合血管数量多。因此，手术者必须是经过了严格的显微外科操作技术训练才可顺利完成。①血管的清创处理：在清创时找到应修复的血管，显露足够长度，仔细观察血管有无挫伤、破裂。血管内有无漂浮物、凝血块，血管内膜是否粗糙、剥离。动脉近端有无血流喷出等。已经损伤的血管段应予以切除，不得姑息，切除后血管长度不够时，可以考虑进行血管移植。必要时，离断肢体（指）的血管床可用1‰肝素生理盐水灌洗，用平针头经离断部分的肢体动脉插入，缓缓注入肝素生理盐水，直到断面的静脉流出清亮液体为止。离断肢的两侧断面血管常常出现痉挛，必须在解除血管痉挛以后才能吻合血管。可以采用液压扩张或者显微血管钳机械扩张方法解决痉挛，但必须注意，压力不能太大，操作动作要轻柔，否则将造成血管的损伤。②吻合的血管口径最好大致相当：血管吻合面平整对接，外翻缝合。缝线应与血管纵轴平行。动脉缝合的边距约为管壁的厚度，针距约为边距的两倍。静脉管壁较薄，边距可稍大，为管壁厚度2～3倍。吻合的血管不能扭转、折叠或受压，缝合应无张力。如果吻合的血管口径相差较大不宜端端吻合时，可以采用端侧吻合术。

（6）神经修复：只要条件允许，所有离断的神经均应一期修复，这样有利于肢体功能的恢复。

神经缝合应无张力。神经缺损较多不能直接缝合时，可以利用关节屈曲或改变神经走向达到无张力缝合。如果仍不能直接缝合时，可以进行神经移植修复。挫伤的神经，一时无法判断损伤的范围时，不宜切除，可留待二期修复。术中应做好标记，以利于再次手术时寻找。神经缝合后不能有神经轴突外露。

（7）创面闭合：早期良好的皮肤覆盖能够预防感染，保证再植成功。也可避免大片的瘢痕形成。有条件时，应争取一期缝合，缝合张力不能太大，否则会压迫吻合的血管，导致再植失败。皮肤缺损，无神经、血管、肌腱、骨、关节外露时，可以利用中厚皮片移植覆盖创面，如果不宜行皮片移植时，可采用局部或者带蒂岛状皮瓣转移。离断肢体因缺血时间较长或者远侧段有损伤等，一旦恢复血供，远侧段肢体势必出现肿胀，为防止因肿胀压迫血管，影响肢体的成活，预防出现骨筋膜室综合征，可以切开皮肤和深筋膜减压，伤口不必缝合，留待肿胀消退后再缝合。

## 635

## 什么是热缺血时间和冷缺血时间？

热缺血时间是指在常温下的缺血时间；冷缺血时间是断肢（指）经冷藏后的缺血时间。

## 636

## 断肢再植时修复的神经为什么要用健康的肌肉覆盖？

修复的神经应用健康的肌肉覆盖，以利神经从其周围获得血供，防止瘢痕压迫，为神经再生和功能恢复创造有利条件。

## 637

### 断肢根据损伤程度分几类?

肢体的离断伤可分为两种情况，即完全性离断和不完全离断。

完全性离断：离断肢体远侧部分离断、无任何组织相连；或断肢（指）见只有少量挫伤的组织相连，但在清创是必须将这部分组织切断后方可进行再植者。

不完全性离断：凡伤肢（指）的断面有骨折或脱位、断面相连的软组织少于断面总量的1/4，主要血管断裂或伤指断面只有肌腱相连，残留的皮肤不超过周径的1/8，其余组织包括神经、血管断裂，而伤肢（指）的远端部分无血循环或严重缺血，不缝接血管将引起肢体（手指）坏死者。

## 638

### 离断位置对再植成功率有何影响?

末节断指再植的成功，使目前断指再植已经无明显的平面限制，多段离断的断指也可再植，而且越是远端的断指，再植术后功能恢复的越好。

## 639

### 断肢（指）再植的顺序是什么?

固定骨骼、修复伸屈肌腱、吻合静脉、吻合动脉、吻合神经、闭合创口。

## 640

### 如何预防血管痉挛，血栓形成?

保温、镇痛、禁止吸烟，留置臂丛或硬膜外导管，定期注入麻醉药物，既可镇痛，又可保持血管扩张，防止痉挛。并适当应用抗凝解痉药物，如右旋糖酐-40（低分子右旋糖酐）、肝素钠或低分子肝素、罂粟碱等。

## 641

## 再植后的肢体如何放置？

一般宜保持在心脏水平，如有肿胀，可稍高于心脏水平，以利静脉回流；但若肢体抬高过多，动脉供血不足，可导致手指坏死。

## 642

## 如何处理再植后的肢体肿胀？

再植后的肢体肿胀，发绀，表明静脉回流不足。可将包扎敷料松解，去除压迫因素，抬高患肢，以利静脉回流；如经上述处理后无效，发绀明显，多为静脉血栓，应立即手术探查处理。再植后肿胀的原因主要为静脉回流不足，所以应尽可能多吻合静脉，使静脉血有足够回流。如因静脉吻合数量不足，而术后肢体肿胀，影响回流，可在肢体远处侧方作多处切开减压。

## 643

## 断肢再植后是否必须应用抗凝药物？

修复血管成功的关键，在于正确的方法和精细的操作技术，而不是靠抗凝剂。如能做到彻底清创，包括血管本身的彻底清创，在无张力下确切的吻合血管，术后有健康的肌肉和皮肤覆盖，伤口无感染，成功的机会就大。术中只用肝素生理盐水冲洗血管腔，术中和术后均不使用全身抗凝剂，以免带来出血危象。

## 644

## 断肢再植成功的关键是什么？

修复好动、静脉，恢复肢体循环，是再植成功的关键。吻合前要对血管本身进行彻底清创，切除有损伤的血管，尽可能保留其长度，以便能在无张力下缝合。血管彻底清创后，再将其末端约0.5cm的外膜剪除干净，以免在缝合血管时将外膜带入血管内，引起栓塞。在血管清创时，用肝素生理盐水冲洗管腔，清除血凝块。在吻合过程中，用肝素生理盐水不时冲洗吻合处，保持血管湿润，勿使干燥。

## 645 断肢再植后最严重的并发症是什么？如何预防？

断肢再植后发生急性肾功能衰竭，是极其严重的并发症，是断肢再植后导致患者死亡的主要原因。主要发生在缺血时间长的高位肢体离断再植术后。为了预防此并发症的发生应注意：

（1）对创伤大、出血多的伤员，术前首先抢救休克，迅速输血，在补足血容量，完全纠正休克后才能开始手术。术中及术后必须根据患者的失血量及时补充。

（2）对高位肢体离断，如肌肉广泛挫伤，或伤后时间长，应列为再植禁忌证。

## 646 断肢再植术后如何处理？

（1）一般护理：病房安静、温暖、干净、空气新鲜。

（2）密切观察全身反应。

（3）定期观察再植肢体血循环，及时发现和处理血管危象。

（4）防止血管痉挛，预防血栓形成。

（5）应用适当抗生素预防感染。

（6）肢体成活后，应积极进行允许范围内的主动和被动功能练习。

## 647 第一掌背动脉起源于何处？有哪些分支及终末支？

第一掌背动脉起源于桡动脉，发出拇主要动脉。该动脉沿第一掌骨尺侧向远侧走行，到掌指关节处在拇长屈肌腱下分为两支拇指动脉。第一掌背动脉延续成为示指桡侧指动脉。

## 648 手部主要血液回流途径是什么？

手部静脉系统可分为深层和浅层两部分，手背浅静脉系统是血液回流的主要途径。

## 649
### 什么是大肢体再植和小肢体再植?

文献上把肢体离断再植以腕关节及踝关节作为分界线，在该平面以上的离断再植称为大肢体再植，在该平面以下的离断再植称为小肢体再植。

## 650
### 断掌分几型?

(1) Ⅰ型：掌前部断掌。

(2) Ⅱ型：掌中部断掌。

(3) Ⅲ型：掌根部断掌。

(4) Ⅳ型：混合型断掌。

(5) Ⅴ型：毁损性断掌。

## 651
### 什么是毁损性断掌?

力量强，面积大，钝性压砸性损伤；腕、掌骨呈粉碎性开放性骨折脱位；部分骨骼或骨片缺失，其周围软组织严重挫灭伤，血循环中断。多数病例仅有丧失生机的部分软组织相连，经清创即呈完全性离断。

## 652
### 各指指背静脉的分布有什么不同?

指背静脉的分布，各指略有不同。中指指背静脉位于正中，其他各指则有偏离中指之倾向，即示指、拇指指背静脉有向桡侧偏移倾向，而环、小指指背静脉则有向尺侧偏移倾向。指背静脉在指节与关节背侧有“集中－分散－集中”的特征。

## 653

### 正中神经出腕管后发出一返支支配哪些肌肉?

正中神经出腕管后发出一返支即大鱼际肌支，支配拇短展肌、拇指对掌肌及拇短屈肌浅头。但正中神经出腕管后发出的第一返支并非都是大鱼际肌支。

## 654

### 单独小指离断是否要再植?

单独小指离断对手的功能影响不大，国外一般不主张再植；而我们认为：①应视患者的需要而决定，如患者从事的工作要求运用小指的机会比较多，就应该再植；②是应根据医疗技术条件，能够再植的就应再植，即使对小指不是多用的患者，再植后也可以改善患者的心理状况。

## 655

### 手指间关节水平离断的断指如何处理关节?

凡指间关节水平离断者，均可作关节融合术，应注意融合于功能位。小儿断指不论发生于哪一个关节，均不主张关节融合。

## 656

### 断指时指骨固定的最佳方法是什么?

断指再植多用克氏针内固定，操作简单是其优点。但是，单根克氏针纵行固定不能克服旋转，且贯穿关节，影响骨连接及术后功能恢复。因此，多主张采用微型钢板螺钉，交叉克氏针，钢丝双十字缠绑等固定方法。以不影响关节功能，操作方便，固定可靠，有利于骨连接为目的。

## 657

### 断指再植时指伸肌腱如何修复?

凡离断于近侧指间关节以近的断指，除修复中央腱外，同时应修复侧腱束；凡离断于近侧指间关节至中节远端者，应修复侧腱束或指伸肌腱；凡离断于远侧指间关节及其附近，仅作关节融合。遇小儿远侧指间关节离断者，内固定后应修复指伸肌腱。

## 658

### 于掌指关节处离断的断指如何处理关节?

于第一掌指关节离断者，可行掌指关节融合术；于第2~5掌指关节水平离断者，不行关节融合，可作关节成形术。

## 659

### 断指再植时应吻合几条指背静脉及指动脉?

断指再植时应尽可能多的吻合静脉（一般为2~3条），以减轻因血液回流障碍所致的肿胀现象。动脉的修复是决定成败的重要步骤，再植时两侧指动脉应力争修复。程国良教授统计6年来再植的402个断指中，仅吻合一侧指动脉的341个指中，发生动脉危象的有58指（17%），成活后部分患者的再植指有萎缩，怕凉以及影响骨连接的现象；吻合两侧指动脉的79指中，发生动脉危象的仅9指（11%），断指成活后指温接近正常。

## 660

### 断指再植时指神经修复的原则是什么?

拇、小指以修复尺侧为主；示、中、环指以修复桡侧为主。

## 661

### 末节断指是否需要再植?

1980 年以前很多人不主张再植，其理由是：①血管接近末梢，技术操作困难；②末节缺损对功能影响不大；③末节断指原位缝合有一定的成活率。近年来经过临床实践和解剖学证实，末节离断完全可以再植，并可获得较高的成活率，功能和外形的恢复也较满意。所以目前国内外学者一致认为，手指离断部位越远，再植后其功能恢复越好。末节断指再植后不仅成活率高，而且神经生长快，感觉恢复及功能较其他高位断指为优，很有再植的价值。

## 662

### 小儿断指再植时应注意什么问题?

（1）小儿血管神经辨认较成人困难，因此在清创前必须找到能行吻合的血管及神经，并予以标记，以免清创时误伤。

（2）小儿指骨清创时不宜缩短过多，一般以 5mm 为限，清创时尽量保留各端骨骺及关节，使再植后手指仍能正常发育，并保存良好的关节活动。凡指间关节处离断者禁作关节融合，并保留一端骨骺，使之形成假关节。

（3）血管吻合：①小儿血管不仅细，而且薄，操作必须轻柔；②血管夹一定要夹持力小，使用时间不宜超过 30 分钟，如无合适阻血夹，静脉可作开放式吻合；吻合动脉时可在指根部扎一橡皮筋以阻断血流。

## 663

### 为什么断指再植后色泽比正常红润?

完全性离断的指体；再植后由于远端指体血管已失去神经控制，全部处于扩张状态，所以再植断指的色泽比正常红润。

## 664

### 如何鉴别再植后动脉痉挛与动脉栓塞?

指体由红润变成苍白，说明指体处于缺血状态，首先应怀疑动脉痉挛，并立即肌内注射罂粟碱 30 ~ 60mg，严密观察。一般 10 ~ 30 分钟后动脉痉挛解除，指体由苍白变为红润；如果经采取上述措施，并延长观察时间，仍未改善，需怀疑有动脉栓塞的可能，应即手术探查。

## 665

### 吻合后动脉栓塞手术探查的指征是什么？

（1）术后发生动脉危象，经保温解痉镇痛治疗，并观察 20 ~ 30 分钟，循环仍无改善者。

（2）再植时仅吻合一侧指动脉或行血管移植者。

（3）术后局部出血，并有血肿压迫者。

（4）绞轧性断指再植术后。

（5）手术者操作技能较差，吻合质量无把握者。

## 666

### 断肢（指）再植后动脉栓塞好发于什么时间？

动脉栓塞大部分发生于术后 1 ~ 3 天，又以术后 24 小时内多见。根据一般规律，术后 3 天内发生血管栓塞大部分系血管清创不彻底或血管缝合质量差引起。而术后 3 天后发生栓塞多因局部血肿压迫局部感染刺激所致。

## 667

### 如何判断吻合后静脉栓塞？

指体由红润变为紫红或暗红，指温下降，毛细血管充盈现象消失，指腹张力明显升高，作指端侧方切开放血后，流出暗红色血液，以后流出鲜红色血液，不久指体由紫转为红润，出现毛细血管充盈现象。这说明指端尚有供血，而静脉血流却有障碍。

## 668

### 断肢（指）再植后静脉栓塞的主要原因是什么？

静脉栓塞的主要原因系清创不彻底及血管吻合质量差。

（关德宏　陈天新　索永珍　徐公平　吕松岑　王志成）

# 十一、

# 运动系统慢性损伤与疾病

# Motor System Chronic Injuries and Diseases

669. 运动系统慢性损伤的分类、临床特点及治疗原则是什么？ 333

670. 狭窄性腱鞘炎的发病原因有哪些？ 333

671. 狭窄性腱鞘炎出现弹响的机制是什么？ 334

672. 狭窄性腱鞘炎手术指征有哪些？手术应如何进行？ 334

673. 腱鞘囊肿易发年龄、部位及病因有哪些？ 334

674. 腘窝囊肿的分类及发病原因有哪些？ 335

675. 腘窝囊肿手术适应证有哪些？如何防止手术后复发？ 335

676. 滑囊分几种？常见的滑囊有哪些？ 335

677. 肩峰下滑囊炎的病因及临床表现有哪些？ 336

678. 髌前滑囊炎的发病原因与治疗方法有哪些？ 336

679. 跟部滑囊炎的病因与治疗有哪些？ 336

680. 髋部滑囊炎有哪几种？临床表现是什么？ 337

681. 肱骨外上髁炎的病因与发病机制是什么？ 337

682. 肱骨外上髁炎的手术适应证及手术方法有哪些？ 338

683. 什么是肩周炎？ 338

684. 引起肩周炎病变的病理生理是什么？ 338

685. 肩周炎分几类？ 339

686. 按疼痛程度肩周炎可分为几型？ 339

687. 肩周炎的主要症状和体征是什么？ 339

688. 肩周炎如何治疗？ 340

689. 肩峰下撞击征的病因与病理机制是什么？ 341

690. 肩峰下撞击征如何分类？可利用的影像学检查有哪些？ 341

691. 肩峰下撞击征如何诊断？ 341

692. 肩峰下撞击征的治疗方法如何选择？ 342

693. 如何评价肩峰下撞击征的手术疗效？ 343

694. 何谓跟痛症？ 343

695. 跟痛症产生原因与发病机制是什么？ 344

696. 与足部疼痛有关的解剖学特点及其临床意义是什么？ 344

697. 跟痛症有哪些表现？如何治疗？ 344

698. 跖痛症的病因与发病机制是什么？ 345

699. 松弛性跖痛症如何诊断？ 345

700. 压迫性跖痛症如何诊断？ 345

701. 跖痛症应如何治疗？ 346

702. 尾痛症是怎么引起的？如何治疗？ 346

703. 指、趾等处的局限性疼痛的可能原因是什么？ 347

704. 髌骨软骨软化症的病因有哪些？ 347

705. 髌骨软化症的非手术疗法及应注意的问题有哪些？ 348

706. 髌骨软化症手术指证及手术方法有哪些？ 348

707. 全身都有哪些部位可得骨软骨病？原始观察者及报告年份？ 348

708. 股骨头骨软骨病都有哪些名称？与成年人股骨头缺血性坏死有什么不同？ 349

709. 股骨头骨软骨病的病因与病理学说有哪些？ 349

710. 股骨头骨软骨病如何分度？ 350

711. 如何早期诊断股骨头骨软骨病？ 350

712. 股骨头骨软骨病为什么需与髋关节暂时性滑膜炎相鉴别？ 351

713. 股骨头骨软骨病的治疗目的是什么？治疗方案应如何设计？ 351

714. 股骨头骨软骨病有哪些手术治疗方法？ 351

715. 如何评价股骨头骨软骨病的不同手术方法？ 352

716. 股骨头骨软骨病的预后与哪些因素有关？ 352

717. Catterall 分期对判定股骨头骨软骨病的预后有何意义？ 353

718. 如何评定股骨头骨软骨病的疗效？ 353

719. 胫骨结节骨软骨病的病因与病理机制是什么？ 354

720. 胫骨结节骨软骨病如何诊断和治疗？ 354

721. 跖骨头骨软骨病的病因有哪些？为什么女性多发？ 354

722. 跖骨头骨软骨病依靠哪些确定诊断？如何治疗？ 355

723. 跗舟状骨骨软骨病的病因与发病机制是什么？ 355

724. 跗舟骨骨软骨病为什么需与跗舟骨结核鉴别？如何治疗？ 355

725. 跟骨结节骨软骨病的病因与发病机制是什么？ 356

726. 跟骨结节骨软骨病有哪些表现？如何治疗？ 356

727. 胫骨内髁骨软骨病临床如何分型？X 线所见有哪些？ 356

728. 扁平椎为什么需与椎体肿瘤或椎体结核相鉴别？如何治疗？ 356

729. 青年性驼背的病因与发病机制是什么？ 357

730. 青年性驼背如何治疗？ 357

731. 膝关节特发性骨坏死的病因与临床表现有哪些？ 357

732. 膝关节特发性骨坏死如何治疗？ 358

733. 月骨缺血性坏死的病因有哪些？ 358

734. 如何防止月骨缺血性坏死的延诊与漏诊？应如何治疗？ 358

735. 疲劳骨折的病因与发病机制是什么？ 359

736. 疲劳骨折的临床与 X 线片有哪些表现？ 359

737. 股骨头缺血性坏死的病因与病理学说是什么？ 359

738. 为什么股骨颈骨折容易发生股骨头缺血性坏死？ 360

739. 为什么应用糖皮质激素容易引起股骨头缺血性坏死？ 360

740. 为什么过量饮酒可引起股骨头缺血性坏死？ 361

741. 为什么潜水员与飞行员易发生股骨头缺血性坏死？ 362

742. 能致残的减压病是哪种？如何预防？ 362

743. 镰状细胞病致股骨头缺血性坏死的机制和 X 线所见是什么？ 362

744. 股骨头缺血性坏死常采用的分期方法有哪些？ 363

745. 为什么股骨头缺血性坏死早期不易诊断？ 363

746. 如何行骨的动力学检查？动力学检查对股骨头缺血性坏死诊断有何价值？ 364

747. 股骨上端动脉造影如何操作？动脉造影有何临床意义？ 364

748. 骨的放射性核素扫描及 γ 闪烁摄像对股骨头缺血性坏死早期诊断有何价值？ 365

749. 如何判定股骨颈骨折后股骨头缺血性坏死后的塌陷？ 365

750. 依靠哪些手段可诊断股骨头缺血性坏死？ 366

751. 股骨头缺血性坏死的诊断标准有哪些？ 366

752. 股骨头缺血性坏死的治疗方法有哪些？ 367
753. 如何评价减压术治疗股骨头缺血性坏死？ 367
754. 转子间旋转截骨术手术方法及适应证是什么？如何评价这一手术？ 368
755. 如何评价髋关节融合术治疗股骨头缺血性坏死？ 368
756. 股骨头缺血性坏死的研究趋势是什么？ 368
757. 股骨头坏死早期诊断的概念是什么？ 369
758. 股骨头坏死的高危患者有哪些？ 369
759. 放射性核素扫描对股骨头坏死的早期诊断价值如何？ 369
760. 组织病理学检查对骨坏死的早期诊断有何价值？ 370
761. MRI 检查对股骨头坏死早期诊断的价值如何？ 370
762. Kokubo 将股骨头坏死的 MRI 表现分为哪几类？ 370
763. 根据 MRI 表现如何判断股骨头坏死的预后？ 371
764. 高选择性动脉造影对股骨头坏死早期诊断有何价值？ 371
765. Jones 推荐的股骨头坏死Ⅰ期病变的早期诊断方法包括哪些项目？ 371
766. Mont 等提出的股骨头坏死的特殊诊断标准包括哪些内容？ 372
767. 股骨头坏死非手术治疗的适应证有哪些？ 372
768. 股骨头坏死的非手术治疗方法包括哪些？ 372

769. 保留股骨头的手术治疗措施有哪些？ 373

770. 股骨头坏死的 Ficat 分期中哪些期别采用保存股骨头治疗有较好的预后？ 373

771. 最常用的保存股骨头的手术治疗方法包括哪些？ 373

772. 股骨头坏死人工关节置换术的适应证有哪些？ 373

773. 周围神经卡压综合征由哪些原因引起？较常见的周围神经卡压综合征有哪些？ 374

774. 胸出口综合征包括哪些？ 374

775. 有颈肋者是否均发生颈肋综合征？ 374

776. 颈肋综合征如何明确诊断？ 375

777. 为什么青年、成年妇女易患颈肋综合征？ 375

778. 前斜角肌综合征发生的原因有哪些？ 375

779. 肋锁综合征由哪些原因引起？ 376

780. 如何诊断肋锁综合征？ 376

781. 超外展综合征可通过哪些试验进行诊断？ 376

782. 颈肋、前斜角肌综合征手术指征及手术应注意的问题有哪些？ 377

783. 胸出口综合征手术如何操作？ 377

784. 腕管是如何构成的？腕管综合征发生的原因有哪些？ 377

785. 腕管综合征有哪些临床表现？ 378

786. 腕管综合征手术治疗指征有哪些？手术如何操作？ 378

787. 腕管综合征非手术治疗如何进行？ 378

788. 腕尺管如何构成？腕尺管综合征受压的是哪一神经？ 379

789. 腕尺管综合征的病因有哪些？如何治疗？ 379

790. 腕尺管综合征为什么不出现感觉障碍？ 379

791. 腕尺管综合征的临床类型有哪些？ 380

792. 腕尺管综合征手术指征与方法有哪些？ 380

793. 旋前圆肌综合征产生的原因？临床上卡压最多的是哪一神经？ 380

794. 骨间掌侧神经综合征发生原因有哪些？ 381

795. 骨间掌侧神经受压为什么不出现感觉障碍？ 381

796. 骨间掌侧神经受压时出现何种特定姿势？ 381

797. 骨间掌侧神经综合征的手术指征及手术操作有哪些？ 381

798. 肘管是如何构成的？为什么尺神经易于肘管处发生损伤？ 382

799. 肘管综合征产生原因有哪些？ 382

800. 肘管综合征如何诊断？ 382

801. 肘管综合征应选择哪种治疗方法？ 383

802. 腓总神经为什么易受卡压？常致卡压的原因有哪些？ 383

803. 依靠哪些诊断腓总神经卡压综合征？ 383

804. 腓总神经卡压综合征如何治疗？ 384

805. 为什么胫后神经易在跖管内受压？受压损伤有哪些表现？ 384

806. 跖管综合征应如何治疗？ 384

807. 如何判定跖管综合征的预后？ 385

808. 腕背隆突综合征的病因有哪些？临床表现及治疗有哪些？ 385

809. 桡管是如何构成的？桡管综合征的病因有哪些？ 385

810. 桡管综合征的主要症状与特点是什么？ 386

811. 桡管综合征如何诊断与治疗？ 386

812. 骨间背侧神经麻痹都由哪些原因引起？ 386

813. 骨间背侧神经麻痹与高位桡神经损伤或受压有何不同？ 387

814. 依据哪些体征和检查来确认骨间背侧神经麻痹？ 387

815. 骨间背侧神经麻痹治疗方法应如何选择？ 387

816. 骨间背侧神经麻痹手术操作应注意哪些问题？ 387

817. 肩胛肋骨综合征的病因及临床表现有哪些？如何诊治？ 388

# （一）概　　论

669

## 运动系统慢性损伤的分类、临床特点及治疗原则是什么？

（1）分类：①软组织慢性损伤：包括肌、肌腱、腱鞘、韧带和滑囊的慢性损伤；②骨的慢性损伤：主要指骨结构纤细及易产生应力集中部位的疲劳骨折；③软骨的慢性损伤：包括关节软骨及骨骺软骨的慢性损伤；④神经卡压伤。

（2）临床特点：①躯干或肢体某部位长期疼痛，但无明显外伤史；②特定部位有一压痛点或包块，常伴有某种特殊的体征；③局部炎症不明显；④近期有与疼痛部位相关的过度活动史；⑤部分患者具有可引起慢性损伤的职业、工种史。

（3）治疗原则：①限制致伤动作，纠正不良姿势，增强肌力，维持关节不负重活动和定时改变姿势，使应力分散是治疗的关键；②进行理疗、按摩，可改善局部血循环，减少粘连，有助于改善症状。此外局部涂擦“理通”“正红花油”等中草药制剂后，再以电吹风加热也有较好的治疗效果；③局部注射肾上腺皮质类固醇，有助于抑制损伤性炎症，减少粘连，是临床上常用的行之有效的方法；④应用非甾体抗炎药物，为减少副作用，这类药物宜短期应用，且交替使用不同种类药物，同时辅以肌肉解痉药和镇静剂，以增加疗效和减少抗炎药物应用剂量；⑤手术治疗：对某些非手术治疗无效的慢性损伤，如狭窄性腱鞘炎、神经卡压综合征及腱鞘囊肿等可行手术治疗。

# （二）软组织慢性损伤

670

## 狭窄性腱鞘炎的发病原因有哪些？

狭窄性腱鞘炎（stenosed tenosynovitis）以桡骨茎突部最多，其次为弹响指、弹响拇。女性多于男性，中老年发病较多，本病患者多为家庭妇女、纺纱工、木工及抄写员。因手指的长期、快速活动及手指长期用力活动（如织毛衣、细纱工打结接头、洗衣、抄写钢板蜡纸等）引起。指鞘韧带的直接损伤（如初次参加田间锄地，用力过紧或不会握锄），也可引起此症。此外产后、病后、风湿或类风湿性病，技术操作不熟练或违反操作规程，先天性肌腱异常也可发生本症。

## 671

### 狭窄性腱鞘炎出现弹响的机制是什么?

狭窄性腱鞘炎并非是单纯腱鞘的慢性损伤性炎症，而是肌腱和腱鞘均有水肿、增生、粘连和变性。腱鞘的水肿和增生使“骨－纤维隧道”狭窄，进而压迫已发生水肿的肌腱。因环状韧带区腱鞘腔特别狭窄坚韧，故使水肿的肌腱被压成葫芦状，阻碍肌腱的滑动。当用力伸屈手指，葫芦状膨大部在环状韧带处强行挤过，因此产生弹拨动作和响声，且伴疼痛。

## 672

### 狭窄性腱鞘炎手术指征有哪些？手术应如何进行?

(1) 手术指征：①狭窄性腱鞘炎经非手术治疗效果不佳；②屡次复发的患者；③发生闭锁的患者。

(2) 手术方法：手术行指鞘韧带（环状韧带）切断术，即在掌骨处摸清发炎的腱鞘，在局部麻醉下，于结节一侧作一长约 1cm 的纵切口，至掌横纹附近转为横或斜切口，继续延伸 0.5cm，成 L 形。手术时应避免切入指根部皮肤上的胼胝。如弹响拇则在掌指关节的横纹上作切口。牵开皮肤，显露指鞘韧带，其纤维方向为横行，宽 4～6mm。嘱患者伸屈该指，看到屈指肌腱在其下方滑动后，纵行切断指鞘韧带的一侧，显露肌腱，可见到狭窄已得到松解，弹响消失，缝合皮肤切口。术中应注意保护肌腱两侧的指神经和指动脉。

## 673

### 腱鞘囊肿易发年龄、部位及病因有哪些?

腱鞘囊肿以女性和青少年多见，多见手腕背侧伸指肌腱、腕掌侧桡侧屈腕肌腱及足背部，手指掌指关节及近侧指间关节处也常见到。

关于腱鞘囊肿的病因至今认识尚不统一，其说法也较多。①有学者认为本病症是因腱鞘或关节囊的疝出所致；②尚有学者认为是来自胚胎的关节周围组织肿瘤或者是腱鞘和关节囊的退行性变的结果；③另有学者认为手与肌腱或腕间、跗间关节长期使用损伤所致；④还有学者认为是肌腱或关节周围结缔组织发生黏液性变而引起的。

## 674

### 腘窝囊肿的分类及发病原因有哪些?

腘窝囊肿（popliteal cyst）分先天性和后天性两类：先天性多见于儿童，后天性多由于滑囊本身的疾病引起。

腘窝囊肿发生原因有：①因关节滑液增多，膝内压增高，滑液通过活塞般的通道，被挤入到腘窝内的滑囊而出现的；②可因膝的后侧关节囊在腘窝斜韧带的上下方疝出所致；③可因膝关节疾患发生腘窝囊肿，这些疾患有骨性关节炎、类风湿关节炎、半月软骨损伤等。

## 675

### 腘窝囊肿手术适应证有哪些？如何防止手术后复发?

腘窝囊肿手术治疗仅限于少数非手术治疗效果不佳的患者；继发于膝关节疾患的；4个月以后腘窝囊肿仍不能自消的，则应行手术治疗。

为了防止术后复发，应在术前明确是否是继发于膝关节疾患，必要时作穿刺吸引或膝关节造影，以明确其是否与关节相通及开口的部位和大小，以利于切除囊肿后缝合关节腔口。如继发于关节疾患（例如内侧半月软骨损伤），则应在彻底切除囊肿的同时切除半月软骨，如单纯切除囊肿仍将复发。另外手术时切口不要太靠近端，在切开深筋膜显露膨出的滑囊后，应沿着滑囊作钝性剥离，向深部和根部解剖，尽量保持滑囊不破。有时需将膝关节屈曲，放松肌肉和肌腱，才能显露深部。另外有时囊深部与周围组织粘着，解剖时较为困难，此时可切下部分半膜肌或腓肠肌的纤维组织，以避免切破滑囊，便于找出其根部和与关节腔相通的通道。应在高位钳住和切断囊根后贯穿缝合。有时囊肿底和关节囊及关节滑膜粘连很紧，不能分出囊根而已将其切断，此时可在膝关节内注入空气或含少许美蓝的生理盐水，以期找到与关节腔的通道。对于较大开口的，可加用半膜肌或腓肠肌内侧头上的纤维组织修补缝合。

## 676

### 滑囊分几种？常见的滑囊有哪些?

滑囊是一种潜在的囊，它存在于人体坚韧的结构之间，借以减轻这些结构相互间的压力和摩擦。人体上滑囊的数目和分布，可因生活和劳动而不同。人体滑囊有两类，一类是先天性，称为恒定滑囊，人皆有之；另一类是继发性滑囊，是适应生理和病理的需要而继发的，如跟腱后滑囊、脊柱结核后凸处的滑囊等。恒定滑囊可存于皮肤与骨突之间，称皮下滑囊，如鹰嘴滑囊。腱与骨之间、腱与韧带之间、腱与腱之间，称肌腱下滑囊，如腘窝部滑囊。肌肉与骨、韧带与肌腱之间，称肌肉下滑囊，如三角肌下滑囊。腱膜与骨之间，称筋膜下滑囊，如股骨大转子滑囊。韧带与韧带之间者为韧带间滑囊。恒定滑囊大多存于关节附近，而且常与关节相通。

## 677 肩峰下滑囊炎的病因及临床表现有哪些?

肩峰下滑囊位于肩峰和喙肩韧带的下方，肩袖和肱骨大结节的上方，介于三角肌、大圆肌与腱袖之间，滑囊的顶部附着于肩峰和喙肩韧带的下面，以及三角肌发向深面的纤维上，其底部附着于肱骨大结节的上面内外各 2cm 处和肩袖上。当肩关节外展内旋时，滑囊能保证肱骨大结节顺利通过肩峰下，因此肩峰下滑囊对肩部活动是很重要的。

现今认为肩峰下滑囊炎（subacromial bursitis）多不是原发性的，而是继发于邻近组织的病变，因过度劳损或风湿病所引起。因此在对原发疾病治疗的基础上，主要采取镇痛的方法，以此防止滑囊与周围组织的粘连和有利于肩关节功能的恢复。对于慢性发病的肩峰下滑囊炎可采用热疗、理疗和药物治疗，同时辅以肩部运动治疗。对于那些长期存有顽固性疼痛的肩峰下滑囊炎，非手术治疗是无效的，应行肩峰切除或切除肥厚的滑囊。

## 678 髌前滑囊炎的发病原因与治疗方法有哪些?

（1）髌前滑囊（prepatellar bursitis）在髌骨前侧下半部和髌韧带前侧上半部的皮下组织中。任何挤压、碰撞等机械外伤，均可使其发生创伤性炎症，影响膝的功能。本病症常见于采煤的矿工和常跪着工作或洗衣服的妇女。

（2）治疗：髌前滑囊炎（prepatellar bursitis）一般行囊内注射醋酸氢化可的松，多能取得较好的治疗效果，对于与职业有关的患者，需穿用柔软的膝垫或改变工作体位预防复发。对于患病较久，囊壁增厚，非手术疗法无明显疗效的，则行手术治疗。

## 679 跟部滑囊炎的病因与治疗有哪些?

跟部滑囊炎（retrocalcaneal bursitis）发生于跟骨后方的两个滑囊：一个是在皮肤和跟腱

之间的跟腱滑囊（亦称跟腱后滑囊），是一个常有的附加滑囊；一个是跟腱和跟骨后缘之间的跟骨后滑囊，它是一个恒定滑囊。上述两种滑囊都可因慢性创伤致滑囊炎。发病的内因常是跟骨结节过分向后突出，刺激跟骨后滑囊；其外因常是鞋子太紧，压迫跟腱后滑囊。亦有一部分患者是因类风湿所致。

跟部滑囊炎的治疗多以非手术治疗为主。如制动、热水浴及滑囊内注射醋酸氢化可的松等。治疗以保守为主，鞋子不能过紧，穿软帮且合脚的鞋子。仅少数非手术疗法无效的患者，才行滑囊切除或跟骨后上角切除术。

## 680 髋部滑囊炎有哪几种？临床表现是什么？

常见的髋部滑囊炎有三种：髂耻滑囊炎、大转子滑囊炎和坐骨结节滑囊炎

（1）髂耻滑囊炎（iliopectineal bursitis）：髂耻滑囊位于髂腰肌与骨盆之间，其上后为髂耻隆突，下方为髋关节囊，内侧为股血管、股神经。当滑囊发炎时，股三角外侧有疼痛和压痛，当髂腰肌收缩屈曲髋关节，或臀大肌收缩伸直髋关节时，可加剧疼痛。局部检查，滑囊如过度肿胀时，则腹股沟凹陷消失甚至隆起，有波动感，疼痛加重。股神经如受压时，疼痛可沿大腿前部放射到小腿上方内侧。

（2）大转子滑囊炎（greater rotor bursitis）：大转子滑囊为多房性滑囊，位于臀大肌肌腱附着点与大转子后外侧骨突之间。滑囊发炎时，大转子上方疼痛且不能向患侧卧，行走跛行，大转了后方存有压痛，髋关节内旋臀大肌紧张压迫滑囊时疼痛加重。滑囊明显肿大时，大转子后方的凹陷消失，局部可触到波动性扁平肿物，压痛阳性。病者常取屈髋体位，以缓解疼痛，有时疼痛可放射到大腿后外侧，应与腰椎间盘突出症相鉴别。

（3）坐骨结节滑囊炎（ischiogluteal bursitis）：坐骨结节滑囊位于臀大肌深层，附着于坐骨结节之上。坐骨结节滑囊炎多见于瘦弱老年人或经常坐硬板凳工作的人，亦称缝工臀。臀大肌收缩造成疼痛，甚至可放射到臀部，如坐骨神经受到刺激时可产生症状。

## 681 肱骨外上髁炎的病因与发病机制是什么？

肱骨外上髁炎（external humeral epicondylitis），多见于网球与羽毛球运动员和手工操作的劳动者，俗称网球肘（tennis elbow）。肱骨外上髁附有桡侧腕长、短伸肌、指总伸肌、小指固有伸肌和桡侧腕伸肌，这些肌肉的主动与被动牵拉，都将在伸肌总腱附着处产生应力，如超出此适应能力，则损伤伸肌总腱，而致损伤性肌腱炎及筋膜炎，这就使附近的细小血

管、神经受到卡压，而产生肘部外髁部至前臂的放射性疼痛。

## 682

## 肱骨外上髁炎的手术适应证及手术方法有哪些？

肱骨外上髁炎多可经非手术疗法治愈，如长期不愈且疼痛严重的，亦可考虑手术疗法。手术疗法有两种：一种是总伸肌腱肌皮微血管神经束切除术；一种是环状韧带部分切除术。两种方法中前者应用较多，现就总伸肌腱肌皮微血管神经束切除手术操作及注意事项简述如下：以压痛点为中心作 2.5 ~ 3.0cm 的直切口，游离皮瓣，切开深筋膜，向两侧牵开深筋膜，在相当于压痛点部位的总伸肌腱表面，找到直径约 0.5mm 的血管，从筋膜内穿出，神经因细小常不易发现。如钳夹血管致疼痛可得以证实，首先将血管末端切断，结扎远端，提起近端，分离周围组织至筋膜孔，顺筋膜方向扩大裂口，将血管、神经束的近端在筋膜下切断，并以细线结扎，切断后将其塞入筋膜深面，缝合皮肤及裂孔，术后不需特殊处理。

## 683

## 什么是肩周炎？

肩周炎即肩关节周围炎（frozen shoulder，scapulohumeral periarthritis）是肩关节周围肌肉、韧带、肌腱、滑囊、关节囊等软组织损伤、退变而引起的关节囊和关节周围软组织的一种慢性无菌性炎症。它的临床表现为起病缓慢，病程较长，病程一般在 1 年以内，较长者可达到 2 年。发病年龄大多 50 岁以上，女性发病率略高于男性，且多见于体力劳动者。由于 50 岁左右的人易患此病，所以本病又称为五十肩。肩周炎祖国医学称之为“漏肩风”“冻结肩”“五十肩”等。

## 684

## 引起肩周炎病变的病理生理是什么？

（1）肌和肌腱：可分两层。外层为三角肌，内层为冈上肌、冈下肌、肩胛下肌和小圆肌四个短肌及其联合肌腱。联合肌腱与关节囊紧密相连，附着于肱骨上端如袖套状，称为旋转肩袖或肩袖。肩袖是肩关节活动时受力最大结构之一，易于损伤。肱二头肌长腱起于关节盂上方，经肱骨结节间沟的骨纤维隧道，此段是炎症好发之处。肱二头肌短头起于喙突，经盂肱关节内前方到上臂，受炎症影响后肌肉痉挛，影响肩外展、后伸。

(2) 滑囊：有三角肌下滑囊、肩峰下滑囊及喙突下滑囊。其炎症可与相邻的三角肌、冈上肌腱、肱二头肌短腱相互影响。

(3) 关节囊：盂肱关节囊大而松弛，肩关节活动范围很大故易受损伤。上述结构的慢性损伤主要表现为增生、粗糙及关节内、外粘连，从而产生疼痛和功能受限。后期粘连变得非常紧密，甚至与骨膜粘连，此时疼痛消失，但功能障碍却难以恢复。

## 685

## 肩周炎分几类?

肩周炎按不同的发病部位及病理变化可分成四大类。

(1) 肌腱、腱鞘的退行性病变：肱二头肌长头肌腱及腱鞘炎、冈上肌腱炎（疼痛弧综合征）、冈上肌腱钙化（钙化性肌腱炎）、肩袖断裂及部分断裂、撞击综合征等。

(2) 肩周滑液囊病变：包括滑囊的渗出性炎症、粘连、闭塞及钙质沉积等病理变化。可累及肩峰下滑囊或三角肌下滑囊、喙突表面的滑囊等。

(3) 盂肱关节腔病变："冻结肩或继发性粘连性关节挛缩症"早期均可有腔内的纤维素样渗出，晚期出现关节腔粘连、容量缩小。

(4) 其他肩周围病变：如喙突炎、肩纤维组织炎、肩胛上神经卡压征、肩锁关节病变等。

## 686

## 按疼痛程度肩周炎可分为几型?

根据肩周炎患者临床表现，依病情的轻重分为以下 3 型。

(1) 轻型：肩部酸痛，夜间不影响睡眠，肩关节功能活动轻度受限，前屈后伸正常。

(2) 中型：肩部疼痛较重，可影响夜间睡眠，个别体位可引起剧烈疼痛，肩关节功能活动中度受限。

(3) 重型：肩部疼痛严重，夜间影响睡眠，多个体位均可引起剧烈疼痛，活动受限，影响日常生活和工作。

## 687

## 肩周炎的主要症状和体征是什么?

(1) 肩部疼痛：起初时肩部呈阵发性疼痛，多数为慢性发作，以后疼痛逐渐加剧或钝痛，或刀割样痛，且呈持续性，气候变化或劳累后，常使疼痛加重，疼痛可向颈项及上肢（特别是肘部）扩散，当肩部偶然受到碰撞或牵拉时，常可引起撕裂样剧痛，肩痛昼轻夜重为本病一大特点，多数患者常诉说后半夜痛醒，不能成寐，尤其不能向患侧侧卧，此种情况因血虚而致者更为明显；若因受寒而致痛者，则对气候变化特别敏感。

（2）怕冷：患肩怕冷，不少患者终年用棉垫包肩，即使在暑天，肩部也不敢吹风。

（3）肌肉痉挛与萎缩：三角肌、冈上肌等肩周围肌肉早期可出现痉挛，晚期可发生失用性肌萎缩，出现肩峰凸起，上举不便，后弯不利等典型症状，此时疼痛症状反而减轻。三角肌有轻度萎缩，斜方肌痉挛。冈上肌腱、肱二头肌长、短头肌腱及三角肌前、后缘均可有明显压痛。肩关节以外展、外旋、后伸受限最明显，少数人内收、内旋亦受限，但前屈受限较少。

（4）肩关节活动受限：肩关节向各方向活动均可受限，以外展、上举、内外旋更为明显，随着病情进展，由于长期失用引起关节囊及肩周软组织的粘连，肌力逐渐下降，加上喙肱韧带固定于缩短的内旋位等因素，使肩关节各方向的主动和被动活动均受限，当肩关节外展时出现典型的“扛肩”现象，特别是梳头、穿衣、洗脸、叉腰等动作均难以完成，严重时肘关节功能也可受影响，屈肘时手不能摸到同侧肩部，尤其在手臂后伸时不能完成屈肘动作。

（5）压痛：多数患者在肩关节周围可触到明显的压痛点，压痛点多在肱二头肌长头腱沟。肩峰下滑囊、喙突、冈上肌附着点等处。

（6）X 线及化验检查：常规摄片，大多正常，后期部分患者可见骨质疏松，但无骨质破坏，或可见冈上肌腱、肩峰下滑囊钙化。实验室检查多正常。

## 688

## 肩周炎如何治疗？

（1）局部保暖：肩周炎患者怕局部风吹，怕寒气侵袭，因此保暖很重要。

（2）物理疗法：物理疗法有改善局部循环，促进炎症消散、缓解疼痛的作用。

（3）功能锻炼：可改善肩部活动受限，减轻和消除肩部软组织粘连，并可缓解疼痛。

（4）药物治疗：以非甾体抗炎药、缓解肌肉痉挛药物和活血化瘀药物为主。

（5）局部封闭疗法：局部封闭疗法有助于局部炎症消退，消除疼痛，改善功能的作用。根据炎性病变的解剖部位，有针对性的封闭疗法，效果非常明显。

（6）针灸疗法：针灸疗法并辅以其他治疗，对肩周炎的治疗应有帮助。

（7）手术疗法：绝大多数肩周炎可经上述保守疗法治愈。但冈上肌腱钙化症多需经手术疗法才能彻底治愈。

## 689

## 肩峰下撞击征的病因与病理机制是什么?

肩峰下撞击征（collision injury of subacromion）是肩峰下关节的结构方面或动力学的原因，使肩关节在外展和上举运动中发生肩峰下组织的碰撞而产生的临床症状。肩峰下关节又称第二肩关节。肩峰、喙突、肩喙韧带构成了肩喙穹，肱骨大结节的杵状突起关节的髁突作用，肩喙穹和大转子之间有类似关节滑囊的肩峰下滑液囊，其下方有冈上肌肌腱和肱二头肌长头腱通过。当肩关节做前举、后伸及内收、外展运动时，肱骨大结节在肩喙穹下作矢状面与冠状面的运动。肩峰下滑囊有吸收震荡，分散应力和散热的作用。在外力作用下，肱骨大结节与肩喙穹易发生碰撞和冲击，使肩峰下滑囊、冈上肌腱、肱二头肌长头腱受到损伤，发生炎症和变性，甚至肌腱断裂，产生肩峰下撞击征。

## 690

## 肩峰下撞击征如何分类?可利用的影像学检查有哪些?

肩峰下撞击征的概念由 NeerⅡ于 1972 年首先提出的。他把肩峰下撞击征分成冈上肌腱出口部狭窄引起的“出口撞击综合征”及“非出口部位撞击综合征”两大类。NeerⅡ的分类方法是以解剖部位进行划分的，此种分类方法比较复杂，临床应用有 ·定困难。国内学者黄公怡依据肩峰下撞击征的解剖学及动力学两大原因进行分类，比较容易理解，对临床的诊断与治疗也有一定的实用意义。

临床可利用的影像诊断检查有：X 线摄片，常规摄肩关节前后位及患臂最大上举位的前后位相，必要时应加摄健侧的前后位相进行对比；肩关节造影，看是否有造影剂外溢；MRI 检查对于肩峰下滑液囊炎、岗上肌腱水肿及断裂均有较高的分辨率；超声诊断是一种简便易行的非侵入性检查方法，而且可以重复进行。

## 691

## 肩峰下撞击征如何诊断?

肩峰下撞击征的诊断一般依靠详细的询问病史，全面的物理学检查，X 线摄片以及造影、超声等辅助诊断方法，都能作出临床诊断。

（1）病史：应详细询问有无外伤史，如有手部或肘部撑地，传达暴力造成的肩峰冲撞损伤，则对诊断本征很有帮助。

（2）物理学检查：于肱骨大结节近侧或肩峰下间隙存有压痛；疼痛弧征即上举 60°～120°范围出现肩痛，上举 >120°出现肘肩锁关节部位疼痛，上举受限，不能超过 120°等；撞击试验即肘关节屈曲 90°、肩外展 30°、前屈 30°叩击尺骨鹰嘴，在肩峰下间隙发生冲撞而出现疼痛或疼痛加重；Yergason 试验即屈肘 90°，作抗阻性肱二头肌收缩，结节间沟或肱二头肌长头腱出现疼痛，如疼痛不明显，则同时作肩关节的被动外旋，疼痛出现或加重者为 Yergason 加强试验阳性。

（3）X 线检查：对一些动力性因素造成的撞击征，有时需采取多种位置的投照摄片，或在 X 线透视下进行动态观察及肌电图检查等，以取得客观的诊断依据。

（4）肩关节造影：如发现造影剂外溢，证实肩袖有破裂。

（5）超声检查：虽不能直接诊断撞击征的病因，但对撞击征引起的软组织病理变化的观察有较大帮助。

（6）MRI 检查：对软组织的炎症、水肿及损伤有较敏感的反应，因此对于肩峰下滑囊炎、岗上肌腱水肿及断裂具有较高的分辨能力，目前已被广泛采用。

## 692

## 肩峰下撞击征的治疗方法如何选择？

肩峰下撞击征的治疗原则是根据不同的病因和病理表现，采取不同的治疗方法。

（1）因解剖因素造成的撞击征：应当去除异常结构造成的撞击因素，如切除过长或过低的肩峰作肩峰成形术，切除大结节疣，对肩锁关节增生肥大造成的撞击征可作骨赘切除及锁骨外侧端切除术。对已存在肩袖破裂者，除应作肩袖修补外，同时应行肩峰成形术和肩喙韧带切除术，以避免术后再发生撞击。

（2）因动力因素造成的撞击征：应重建肩峰下区的动力平衡。如广泛肩袖撕裂的修复，肱二头肌长头腱的修复；以斜方肌移位替代和重建三角肌的功能，矫正肩胛骨与肱骨之间的失衡；用盂肱关节成形术治疗盂肱关节多方向性不稳定，以改善盂肱关节运动的支点作用。

（3）对于单纯的外伤性肩袖水肿或肩峰下滑囊炎造成的撞击征：采用非手术治疗，包括休息、制动、物理治疗及应用非甾体类消炎镇痛剂等；对肩峰下间隙钙化灶，早期可采用冲洗抽吸和局部皮质激素注射，一旦形成大型钙化斑块，且已浸润肩袖肌腱，可按肩袖修复及肩峰成形术处理。

## 693

## 如何评价肩峰下撞击征的手术疗效?

(1) 优：疼痛消失，无乏力感。肩关节活动范围：外展、上举在正常范围，外旋>30°。生活自理，并恢复伤前的生活及工作能力。

(2) 良：疼痛消失，活动后有轻度乏力感。上举>120°，外展>90°，外旋10°~30°。生活自理，能从事轻体力劳动。

(3) 进步：疼痛基本消失，肩部活动后尚有轻度疼痛及乏力感。患臂上举手能触及头部，进食、梳洗无困难，肩外旋活动尚受限。能满足基本生活活动，尚不能从事劳动。

(4) 差：疼痛无改善甚至加重，肩关节挛缩，功能明显受限。日常生活不能自理，失去劳动能力。

## 694

## 何谓跟痛症?

跟痛症（heel pain）是以足跟部疼痛而命名的疾病，是指跟骨结节周围由慢性劳损所引起的以疼痛及行走困难为主的病症，常伴有跟骨结节部骨刺形成。本病多见于40~60岁的中老年及肥胖者。在临床上，跟痛症常伴有骨刺形成，但足跟痛的程度与骨刺的大小不成正比。引起跟痛症的原因虽有多种，但主要的病因是跖腱膜或跟腱附着处的慢性炎症。

引起足跟部疼痛的原因主要如下。

(1) 跟腱止点滑囊炎（achilles tendon insertion bursitis）：主要因穿鞋摩擦所致，尤其是女性经常穿高跟鞋，鞋的后面与跟骨结节之间反复摩擦，导致跟骨结节处滑囊发生慢性无菌性炎症，使滑囊增大，囊壁增厚，发生本病。

(2) 跟骨下脂肪垫炎（subcalcaneal adipose pad inflammation）：常有外伤史，多因走路时不小心，路面高低不平，引起跟骨负重点下方脂肪组织损伤，局部充血、水肿、增生。

(3) 跟骨骨骺炎（calcaneal epiphysitis）：本症只发生于跟骨骨骺出现到闭合这段时间内，跟骨第二骨化中心从6~7岁出现，13~14岁逐渐闭合，所以本病多发生在少年发育生长期。

(4) 跖筋膜炎（plantar fasciitis）：本病多见。因职业关系需要长期站立，或因扁平足，使距腱膜长期处于紧张状态，其起点处因反复牵拉发生充血、渗出，引起疼痛。日久则骨质增生，形成骨刺。

## 695 跟痛症产生原因与发病机制是什么？

跖腱膜是维持足纵弓的腱膜，起自跟骨跖面结节，向前伸展，至跖骨头附近分成五段，先附着于每个足趾的近侧趾节的脂肪垫上，然后附着于骨膜上。跖腱膜深面有趾短屈肌附着其上。正常步态中，跨步向前，跖趾关节先背屈，然后跖屈。跖腱膜受到三重牵拉，即跖趾关节的背屈；趾短屈肌的收缩；体重的下压，牵拉力相当大，集中于跟骨跖面结节上。当跖腱膜突然受到长期、持续、过大的牵拉时，即可在跟骨结节的附着处发生慢性损伤，产生骨膜炎或纤维织炎。如有骨性关节炎或有风湿类风湿病及有足力虚弱，体重骤增；突然长途行走或长时间站立；穿的鞋子不合适等原因，则可引起跟痛的发生。

## 696 与足部疼痛有关的解剖学特点及其临床意义是什么？

跟骨近似长方形，是人体负重的主要部分，在人体站立时至少有50%的体重需要跟骨与距骨来负担。为了行走和吸收震荡，足部形成了内、外二个纵弓和一个横弓，内纵弓较高，由跟骨、距骨、舟骨、楔骨和一、二、三跖骨组成，外纵弓较低，由跟骨、骰骨和四、五跖骨组成。在足的前部，三个楔骨和五个跖骨基底部呈拱桥式排列，组成所谓横弓。足弓能起弹簧作用，以缓冲人在行走、跳跃及跑步时所产生的震荡。

## 697 跟痛症有哪些表现？如何治疗？

跟痛症起病缓慢，可有几个月或几年的病史。诉足跟跖面疼痛，步行或站立时加重。局部不红不肿，也有轻度肿胀者。于跟骨跖面内侧结节处有一局限性压痛点。有时足有畸形，如平底足等。

跟痛症以非手术治疗为主，痛点注射醋酸氢化可的松有一定疗效，但应注意以下几个问题：①注射前应洗净足；②在严格消毒下注射；③注射部位要准确，药物应注射在腱膜或骨组织表面。

## 698

## 跖痛症的病因与发病机制是什么?

跖痛症（metatarsalgia）是跖骨干或头处的疼痛，病因很多，常与慢性损伤有关。跖痛症分松弛性和压迫性两类：

（1）松弛性跖痛症（flaccid metatarsalgia）病因与病理机制：松弛性跖痛症是在第一跖骨先天性畸形的基础上发生的，如原发性跖骨内翻症时，第一跖骨头向足的内侧偏斜，不能有效的负载体重，而需由第二甚至第三跖骨取代，正常情况下骨间肌收缩尚能使跖骨头互相靠拢，代偿一部分由第一跖骨头内翻所引起的功能不全。如若因某种原因（如体重突然增加，长途行走，病后纵弓平塌）致使骨间肌虚弱者，则跖骨头横韧带因长期过度牵伸而成慢性损伤，发生疼痛。另外松弛性跖痛症也可因跖骨过度活动症（即第一跖跗关节有异常的跖屈、背屈活动）所引起。因第一跖骨头不能有效的支持体重，而由第二、三跖骨头代替，从而损伤跖骨头横韧带，发生跖痛。

（2）压迫性跖痛症（pressive metatargia）的病因与病理机制：跖骨头长期被外力挤压后，例如穿窄头鞋，则在距骨头之间经过的趾神经将因长期受压或刺激而发生间质性神经炎或神经纤维瘤，引起跖痛。

## 699

## 松弛性跖痛症如何诊断?

松弛性跖痛症（flaccid metatarsalgia）依靠症状、查体及 X 线摄片多能作出诊断，其疼痛居跖骨头跖面的横韧带上，多为持续性灼痛。如为原发性跖骨内翻症，则前足较一般宽阔，第一、二跖骨头之间可摸到间隙，侧方挤压跖骨头可减轻疼痛。骨间肌萎缩，足趾可呈爪形。跖骨头底面可有胼胝。X 线片可见第一、二跖骨头间隙增宽，第一跖骨内翻。如为先天性跖骨过度活动症引起的，则表现跖跗关节过度背屈和跖屈，并出现疼痛。

## 700

## 压迫性跖痛症如何诊断?

压迫性跖痛症（oppressive plantar pains）的诊断依靠病史和查体多能作出。疼痛多为阵发性放射性，从跖骨头开始向邻近两足趾放射，最常发病的是第三、四间隙的趾神经。疼痛严重的可迫使患者停步、脱鞋，待疼痛减轻后，再继续行走。检查时发现患足细长，前足有被挤压的现象。患病的趾间隙有压痛，侧方挤压跖骨头可加重或引起疼痛。背跖方向挤压，患病趾间隙也可出现压痛。相邻两趾可有感觉异常或感觉消失，如患者平素有穿窄头鞋子的病史，则对诊断更有帮助。

## 701 跖痛症应如何治疗？

（1）松弛性跖痛症的治疗原则：维持前足的正确姿势，避免跖骨头横韧带继续受伤。具体措施是：①穿用合适的硬底鞋子；②疼痛轻者可在鞋底上钉一橡皮横条，置于跖骨头稍后方，以避免跖骨负重；③疼痛严重的可用胶布将前足粘贴，施以较轻的侧方压力；④于跖骨头稍后方用一羊毛毡横条，作为鞋内足垫，支托跖骨远端；⑤锻炼前足内在肌，增强其肌力。对于长期非手术治疗无效的患者才考虑手术治疗，手术切除患趾的跖骨头、颈，或用肌腱或筋膜横穿五个跖骨头，将其拉紧靠拢。

（2）压迫性跖痛症的治疗：切除趾神经瘤，术后不再穿紧而小的鞋。

## 702 尾痛症是怎么引起的？如何治疗？

尾痛症（coccygodynia）也称尾闾痛（coccygeal pain），是多见于中年女性的一种病症。尾骨处于脊柱的最尾端，是进化退变的结构，骨折后一般没有明显的后遗症。但有些人移位明显也可能刺激直肠，另外有很少一部分人尾骨骨折后会出现局部顽固性的疼痛。

尾骨，位于脊椎的最下端，通常是由 3 至 4 块小尾骨融合成一整块，但有些人可能有 2 至 3 块分开的尾骨，并在彼此之间有关节及椎间盘存在。一般长度为 3～10cm，尾骨太长的人，较容易有尾骨痛问题。

本病最令患者困扰的是坐位时会感到尾骨处疼痛不适，坐得越久疼痛越重。这常是因为骶骨与尾骨之间的关节不稳。通常在坐姿时，身体重量主要由坐骨负荷，当坐在软的椅垫时，坐骨会陷入椅垫中，反而使尾骨承受压力而导致疼痛。

尾痛症的原因包括尾骨或其附丽韧带的直接创伤，或由骶、尾骨间的关节扭伤或尾骨骨折。另一原因可能是因为尾骨的先天性缺陷，尾骨没有完全融合而形成两三个小的关节，这些关节在坐位时会产生微小的移动，可能会因累积性劳损而产生尾骨关节疼痛，此类疼痛常无明显的创伤病史。

在性别差异方面，女性比男性更易患尾痛症，因为女性的骨盆腔较宽，坐下时尾骨较有机会承受身体重量，当然滑倒后撞伤尾骨的概率也会增加。而妇女产后尾骨痛的原因，则是因为胎儿头部直接压迫到尾骨所造成。

在治疗方面，使用非甾体抗炎药可以缓解疼痛，热敷或超音波治疗有一定效果。对顽固疼痛者也可施行局部痛点封闭，以降低炎性反应。通常封闭后症状可明显改善，必要时可间隔一段时间重复进行。

## 703

### 指、趾等处的局限性疼痛的可能原因是什么？

有些病人主诉指、趾端局限性剧烈疼痛，外观却看不到异常，令有些年轻医生费解。实际它可能是血管球瘤。

血管球瘤（glomus tumor）可分单发性血管球瘤和多发性血管球瘤两种。多发于指趾部，局部常有显著触痛和自发性疼痛，多见于女性。发生于其他部位者男性多见，通常广泛分布于躯干可多达数十个。有人称之为血管神经瘤、血管平滑肌神经瘤。

血管球瘤或者称球瘤，是一种少见的良性小型血管瘤，很少发生恶变。该瘤起源于正常小动脉和静脉分流处，由血管球细胞构成，属正常组织结构。直径约 1mm，位于真皮网状层下，以肢端、甲床下最多见。由 1 条小动脉与 1 条小静脉吻合，形成 Sucquct-Hoyer 管，其内含有血管球细胞。Sucquct-Hoyer 管周围被无髓鞘神经纤维覆盖。可能参与体温调节，控制局部血压，维持间质环境的稳定功能。正常血管球有维持指（趾）和肢端的动、静脉循环的作用。血管球瘤就是由构成血管球组织增生而成的新生物。根据占优势的组成部分，可分为三种：①血管瘤性；②细胞性；③神经属性。血管球瘤形成的原因尚不十分清楚，外伤可能是诱发本病的原因之一。

在临床上，用大头针圆头点压法可寻找出肿瘤所在的部位，该部位可试出剧烈疼痛。如生长在皮下，也可能触到疼痛的皮下结节或见到局部皮肤发暗。

根据临床表现、极端疼痛、固定压痛点等，诊断多无困难。手术切除是本病唯一的治疗方法。如在甲下，切除指甲后，切开甲床黏膜，显露瘤体，循包膜剥离，彻底切除，可获得永久疗效。这种手术虽小，但需特别精细，如有残留，术后仍可疼痛，也可以复发和恶变。

# （三）软骨的慢性损伤

## 704

### 髌骨软骨软化症的病因有哪些？

软骨本身无营养血管，其营养全靠关节腔的滑液所供给。关于髌骨软骨软化症的发病，有学者认为是滑膜摄取营养发生障碍，致使髌骨软骨面发生变性；有学者认为是外伤后滑膜液分泌不正常，影响了软骨的营养，使软骨发生退变；也有学者认为本病症与先天性髌骨发育异常、髌骨位置的异常（如高位或低位髌骨）、股骨髁大小异常、膝内、外翻畸形、髌下脂肪垫发育异常等而导致髌骨软化症（chondromalacia patellae）的发生；多数学者则认为髌骨软骨软化症的发病是与膝关节长期劳损及局部外伤有关。

## 705

### 髌骨软化症的非手术疗法及应注意的问题有哪些？

髌骨软化症（chondromalacia patellae）是关节软骨的损伤性病变，基于软骨无血液和淋巴液供应，一旦损伤则修复较为困难，即使修复往往也不完全，因此通常多以非手术治疗为主。具体治疗方法是限制（制动）膝关节 1～2 周，同时进行股四头肌抗阻锻炼，以增加膝关节的稳定性。如疼痛时，可服用非甾体抗炎药物，以缓解疼痛。

治疗中应注意的问题是：尽量不用石膏固定，因其易致关节软骨失用性损伤；不用或少用醋酸氢化可的松，因其抑制糖蛋白、胶原的合成，对软骨的修复不利，有时用量多反而造成关节的刺激；肿痛突然加剧时，应行冷敷，48 小时后改用温热敷和理疗；口服氨糖美辛，每次 0.2～0.4g，每日服 2 次。既可镇痛，又有利于软骨的修复。

## 706

### 髌骨软化症手术指证及手术方法有哪些？

（1）手术指征：①经数月较为严格的非手术治疗，髌骨仍有疼痛的；②有先天性或后天性畸形的，可考虑手术治疗。

（2）手术方法：①关节囊外侧切开、关节松解术；②股骨外髁垫高术；③髌骨软骨面切削术，对于软骨面病变较小的，为促进软骨的修复行此手术；④对于那些髌骨软骨面破坏严重的，可行髌骨切除术。现今有学者认为髌骨切除后易致关节不稳，因此主张髌骨切除后，应行股四头肌成形术，认为这是治疗严重髌骨软骨软化症的最好的方法；⑤髌骨钻孔减压术，有学者认为此种手术方法可有效的缓解髌骨痛。

## 707

### 全身都有哪些部位可得骨软骨病？原始观察者及报告年份？

发生于一次骨化中心的骨软骨病为成人舟骨（Preiser，1911）、成人月骨（Kienbook，

1910）、双侧全腕骨（Coffey，1945）、椎体（Calve，1925）、髌骨（Köehler，1908）、距骨（Diaz，1928）、足舟骨（Köehler，1908）、内楔骨（Bus Chke，1934）、成人舟骨（Brailsford）、胫外小骨（Haglund，1908）。

（2）发生于二次骨化中心的骨软骨病为锁骨胸骨端（Friedrich，1924）、肱骨头（Hass，1921）、肱骨小头（Panner，1927）、桡骨头（Brailsford，1935）、尺骨远端（Burns，1921）、掌骨头（Mauclaire，1927）、指骨近端（Thiemann，1909）、骨骺板（Scheuermann，1921）、椎间盘（Schmor-Beadle，1931）、髂嵴（Buchman，1927）、耻骨联合（Pierson，1929）、耻坐骨联合（van Neek，1924）、坐骨骨突（Milch）、髋臼（Brailsford，1935）、股骨头（Legg-Colve-Perthes，1910）、股骨颈（Gutig-Hertzog，1932）、股骨大粗隆（Mandle，1922）、髌骨（Sinding-Larsen，1921）、胫骨结节（Osgood-Schlatter，1903）、胫骨髁间嵴（Caffey，1956）、胫骨内髁（Blount，1937）、胫骨远端内踝（Liffert-Aikin，1950）、跟骨（Sever，1912）、第一跖骨近端（Wagner，1930）、第二、三跖骨头（Freiberg，1914）、第五跖骨头（Oselin，1912）、第四跖骨头（国内青岛医学院，1961）。

## 708

## 股骨头骨软骨病都有哪些名称？与成年人股骨头缺血性坏死有什么不同？

股骨头骨软骨病是最常见的骨软骨病之一，有称之为 Legg-Calve-Perthes 病，股骨头骨骺炎、股骨头骨骺坏死、扁平髋、青年畸形性关节炎、青年畸形性骨软骨炎、青年性髋关节病、巨髋症及儿童股骨头缺血性坏死。

（1）儿童股骨头血液供应与成人不同。成年人有三组动脉：①支持带动脉；②股骨干髓腔内的滋养动脉；③股圆韧带动脉（头窝动脉）。但儿童的股骨头软骨及其骨化中心主要由内骺动脉和外骺动脉供给，若该动脉出现梗死现象，则发生股骨头的缺血性坏死。

（2）儿童的股骨头缺血性坏死是骨骺软骨因缺血而发生的坏死，而成年人则是股骨头骨质的缺血而发生的坏死。

（3）儿童股骨头缺血性坏死后骨骺可出现致密及囊性变，骨骺大部可形成死骨、碎裂，头变扁甚至可发生移位，股骨颈可表现增宽、变短。

（4）儿童股骨头缺血性坏死的预后比成人股骨头缺血性坏死要好得多，因儿童生骨能力强，重建股骨头的速度较快，重建也比较完全。

## 709

## 股骨头骨软骨病的病因与病理学说有哪些？

自 1910 年 Legg-Calve-Perthes 报道本病以来，很多学者相继对其病因、病理机制进行多方面研究，但至今日真正的病因仍未十分清楚，其说法颇多。有人认为股骨上端周围软组织病变，导致股骨头部分或完全血供中断，而致股骨头骨骺缺血而发生坏死；也有人提出髋关节内压增高的因素，如暂时性滑膜炎、感染性关节炎、创伤性关节积血，以及影响滑液循环的髋伸直、内旋非生理体位，致使血管受压，危及股骨头骨骺之血液供应；还有人认为环境因素对本病发病亦有影响；如出生时臀位，父母年龄偏高，生后环境差、生活水平偏低等；另外有人认为内分泌因素：如血清生长因素（SNA）的降低，影响软骨的生长发育，成为本病的促发因素；Thompsen 进行遗传方面的研究，但目前尚未得到遗传学的证实；1959 年 Trueta 提出本病与儿童股骨头的血供特点有直接关系，这一理论对解释股骨头骨软骨病的病因很有说服力。然而截至目前，创伤导致股骨头缺血坏死这一学说，越来越多地被多数人所承认。

## 710

## 股骨头骨软骨病如何分度？

国内学者邸建德于 1981 年依据 X 线片显示的骨坏死程度，将其分为四度。

（1）一度：股骨头骨骺致密及囊性改变，但股骨头高度无改变，干骺端仍正常。

（2）二度：受累区占骨骺的一半以上，死骨明显，股骨头塌陷、变扁，干骺端可见囊性吸收。

（3）三度：骨骺大部分形成死骨、碎裂、头变扁平，股骨颈增宽，干骺端的改变为弥漫性。

（4）四度：头骺全部破坏，股骨头变扁平、致密、碎裂，有时骨骺发生移位。晚期股骨头呈蘑菇状。髋臼变形，有时出现半脱位，干骺端呈广泛囊性变。

## 711

## 如何早期诊断股骨头骨软骨病？

股骨头骨软骨病的早期诊断，直接关系到患者的预后。在参照患者年龄、性别及腹股沟部、大腿内侧、膝关节处疼痛，保护性跛行步态，髋关节外展内旋受限的基础上，应进行必要的检查，以期早期作出诊断。

（1）X 线摄片：可较早的发现髋关节滑膜肿胀，骨化中心（骨骺核）较正常小，股骨头向外侧移位 2～5mm，内侧间隙增宽，即 Waldenstrom 现象。有时也可见到股骨颈上缘呈现圆形凸起，即 Gaqe 征，随之出现部分或整个骨骺密度增加的 X 线影像。另外摄取蛙式位片，如发现股骨头前外侧软骨下，有一界限清楚、条形密度减低区，即“新月征”出现，则诊断确定无疑。

（2）放射性核素扫描：静脉注射$^{99m}$锝后行闪烁照像，可以早期发现股骨头坏死区呈放射性稀疏或缺损，再生期则局部呈放射性浓聚。此项检查可较X线提前6～9个月确定坏死范围，可提早3～6个月显示坏死区的血管再生。

（3）MRI检查：可早期发现股骨头骨骺缺血、坏死改变，是一项好的无创诊断方法。

（4）关节造影检查：此种检查可发现股骨头增大，有助于观察关节软骨大体形态，明确早期股骨头覆盖不良的原因。造影虽可作为早期诊断手段，但通常不列为常规检查。

## 712

## 股骨头骨软骨病为什么需与髋关节暂时性滑膜炎相鉴别？

髋关节暂时性滑膜炎（transient synovitis）也称一过性滑膜炎，发病年龄多为6～8岁，发病时的疼痛、跛行、髋关节活动受限等表现，与股骨头骨软骨病很相似，两者不易鉴别。其鉴别主要依靠X线摄片检查，如X线片显示股骨头骨质稀疏，则股骨头骨软骨病可能性较大，而滑膜炎多无此种改变。另外暂时性滑膜炎多于两周左右即可痊愈，而股骨头骨软骨病病程迁延，并且由于头骺缺血而发生坏死，如骨骺密度增加，部分骨骺坏死形成死骨、碎裂、变扁等一系列病理改变。暂时性滑膜炎行放射性核素扫描多属正常，而股骨头骨软骨病则表现股骨头放射性稀疏。

## 713

## 股骨头骨软骨病的治疗目的是什么？治疗方案应如何设计？

（1）治疗目的：应保持一个解剖学和生物力学环境，消除影响骨骺发育和塑型的不利因素，防止和减轻股骨头继发畸形，使坏死的股骨头能顺利地完成修复、重建过程。

（2）治疗方案设计：为了达到上述目的，在设计治疗方案方面，应围绕如下几方面进行：①避免负重，以减少对股骨头的机械性压力，恢复髋关节的正常活动功能，防止股骨头塌陷；②将股骨头完全包容于髋臼内，依靠髋臼的塑形和抑制作用，防止和减轻股骨头的继发畸形；③增加股骨头的血供，缩短病程，促进血管再生、修复过程；④降低骨内压力。

## 714

## 股骨头骨软骨病有哪些手术治疗方法？

股骨头骨软骨病的原因至今尚不确切，其手术治疗方法也很繁多，目前应用的方法有：滑膜切除术；滑膜切除＋头颈钻孔；滑膜切除＋血管植入；钻孔＋植骨；钻孔、植骨＋血管植入；钻孔 + 植骨 + 骨膜移植；单纯血管植入；Chiari 骨盆内移截骨；股骨转子间旋转截骨；唇样增生切除 + 带血管蒂骨块移植；X 线下闭合钻孔 + 石膏固定。

## 715

## 如何评价股骨头骨软骨病的不同手术方法?

（1）滑膜切除术：可用于股骨头骨软骨病Ⅰ、Ⅱ期的病侧；年龄在 10 ~ 12 岁以下的儿童；早期的Ⅳ期病例；头有扁平畸形或半脱位的病例，除行滑膜切除外，应同时行骨盆截骨术，使头完全被髋臼所包容，以利于头与髋臼的相互塑型。

对滑膜切除术的评价：以往认为滑膜切除术可改善股骨头骺血供，同时还可降低关节腔的压力，促进坏死的股骨头自然愈合，缩短病程，是疗效较高的手术方法。现今有学者认为此种手术并未有效的促进股骨头坏死修复，还增加了关节的损伤，易引起关节活动度受限，甚至强直的可能，因而应引起注意。现认为此种手术方法在所有治疗中疗效是最差的。

（2）血管植入、带血管蒂或带肌蒂骨块移植术：此类手术是出自于增加股骨头血循环的理论而实施的手术方法，目前尚没有被多数人所公认，手术治疗的效果亦欠满意。

（3）头颈钻孔减压、钻孔加植骨等手术：目前认为这类手术方法优良率略高于非手术治疗。

（4）转子间旋转截骨术：现认为是治疗股骨头骨软骨病疗效最佳的手术方法。疗效好的原因是：①增加股骨头在髋臼内的包容。②旋转截骨后改变了股骨头的受力点，术后负重时，关节外的压力和盆 - 股肌的肌力将均匀地分布在股骨头上，有利于股骨头、臼的正常发育，并保持关节面的营养，防止退行性变。③转子间截骨术是在关节外进行，不影响原有关节功能。截骨后，截骨端修复期间，周围丰富血供和关节囊充血，滑液增多等可增加骺端软骨的营养，刺激骨骺和血管的再生，有利于头骺的自然修复。④截骨术能减低骨内压，达到消除患髋疼痛和有利于坏死股骨头的吸收及新骨的生长修复。⑤Ⅳ期患者转子可明显高耸，影响髋外展功能。旋转截骨能增大头与大转子距离，增加外展度及臀肌力量，故可减轻跛行。

（5）骨盆截骨术：近年对Ⅳ期股骨头骨软骨病多数学者认为骨盆截骨术明显优于其他手术。国内学者采用改良的 Chiari 骨盆内移截骨术，内移骨盆加大髋臼的覆盖度。截骨后所嵌入植骨呈方形，从而增加远端骨块的翻转角度和减少患肢缩短畸形。足够的髋臼包容有利于股骨头良好生物性塑型，同时也维持了头在髋臼内，髋关节活动基本正常。

## 716

## 股骨头骨软骨病的预后与哪些因素有关?

股骨头骨软骨病的预后与下列诸因素有关：①年龄：通常年龄小，其塑型潜力大，甚至可发育成接近正常关节，日后关节功能恢复好；②骨骺闭合早晚：一般说来骨骺闭合过早的预后不好；③临床处于Ⅰ、Ⅱ期的预后较好，此型即使采取卧床，避免负重或使用支具，多能达到治愈，而很少遗留甚至不遗留后遗症；④晚期畸形明显，如头塌陷、变扁、颈增宽及髋臼发生改变，弥漫性干骺端反应，头向外侧脱位，则预后不好；⑤女孩比男孩恢复差；⑥存有危象的，如年龄在7岁以上、肥胖、进行性髋关节活动障碍、内收肌痉挛、X线片骨骺外侧缺损的，则预后不好。

## 717

## Catterall 分期对判定股骨头骨软骨病的预后有何意义?

Catterall 根据病理改变并结合 X 线片股骨头受累的范围，将股骨头骨软骨病分为四型。

(1) Ⅰ型：股骨头前部受累，但不发生塌陷，骨骺板和干骺端无病变。此型愈合后不遗留明显畸形。

(2) Ⅱ型：部分头发生坏死，正位片上显示坏死部分密度增高，在坏死骨的内侧和外侧有正常骨组织柱状外观，它能防止坏死骨的塌陷。此型 X 线所见的骨组织柱对估计预后非常重要。

(3) Ⅲ型：约有3/4的股骨头发生坏死，股骨头外侧的骨组织柱消失，头有严重塌陷，骨骺板呈坏死改变，干骺端受累出现囊性变，塌陷的坏死骨块较大。此型如坏死塌陷过程越大，则预后越差。

(4) Ⅳ型：整个股骨头均呈坏死，头塌陷，骨骺板遭受破坏，严重失去正常生长能力，股骨头的塑造潜力受到严重抑制。此期无论采取何种治疗方法，最终结局都很差。尽管如此只要给予适当的治疗，仍然可以减轻股骨头的畸形程度。

## 718

## 如何评定股骨头骨软骨病的疗效?

股骨头骨软骨病的疗效评定，通常需四年以后作出，近年来诸家仍采用 Mose 法，结合临床表现与 X 所见，评定股骨头骨软骨病的疗效。

(1) 优：关节无症状，头圆向心位，髋臼无改变，关节间隙不增大，骨骺高度可稍减小。

(2) 良：髋关节无症状，活动轻度受限，内旋受限较常见，头圆，关节间隙轻度增宽，股骨头包容不全（未包容部分在1/5以下），髋臼有一些改变，骨骺高度稍减小。

(3) 差：髋关节疼痛或跛行，活动受限。股骨头变扁平、不规则，未包容部分在1/5

以上，髋臼有改变，内下方间隙增宽。

## 719

### 胫骨结节骨软骨病的病因与病理机制是什么？

胫骨结节骨软骨病亦称 Osgood-Schlatter 病。好发于 10～15 岁男孩或田径运动员，多因过分的跑跳、踢球或缺乏科学训练知识而引起。胫骨结节是牵拉骨骺，髌韧带附着其尖端，由于反复、长期、猛烈的股四头肌牵拉暴力，通过髌骨和髌韧带，集中于胫骨结节骨骺，使其损伤，致骨骺血供阻断而发生缺血坏死。

## 720

### 胫骨结节骨软骨病如何诊断和治疗？

胫骨结节骨软骨病依靠病史、年龄、职业、症状体征及 X 线检查，诊断多无困难。本病发病缓慢，多为青少年，如学生或田径运动员。有活动量或运动量多的病史，胫骨结节处肿痛，尤以上下楼梯甚至快步行走均可使疼痛加重。体检时发现胫骨结节肿大，有明显压痛，X 线侧位片上，可见胫骨结节有碎裂现象，髌韧带及其周围软组织有肿胀，结节和韧带之间的锐角消失。

胫骨结节骨软骨病可以自限，骨骺骨化后，症状可以自消，但需时间较长。本症多以非手术治疗为主。一般于疼痛明显时，嘱其减轻活动或停止运动，也可采用膝关节胶布固定或长腿石膏固定，并投以镇痛药物。对较重病例采用封闭疗法，效果较好。

## 721

### 跖骨头骨软骨病的病因有哪些？为什么女性多发？

跖骨头骨软骨病是跖骨二次骨化中心的缺血性坏死，又称 Freiberg 病。本病症好发于第二跖骨，偶见第三跖骨。发病年龄以 13～19 岁最多，女性多发。发病与外伤、解剖结构、职业及劳动体位等有较密切关系。从解剖生理上看，第二跖骨最长，同时跖趾关节又突出相邻的关节，因而负重较大，易遭外伤（第一跖骨头负重虽最大，但远端无骨骺而不产生坏死）。

女性易患跖骨头骨软骨病可能因为肌力弱，足弓低，跖横韧带较低，加上长时间站立或行走过多的诱因，致第二、三跖骨头负重过大，损伤其骨骺血供而发生坏死。

## 722

### 跖骨头骨软骨病依靠哪些确定诊断？如何治疗？

跖骨头骨软骨病依靠病史、临床表现及 X 线片所见诊断多无困难。本症女性多见，多为从事长时间站立或过多行走的工作，X 线片可现骨骺致密、碎裂、头变扁，关节间隙多增宽，晚期关节呈退行性改变。临床表现跖骨头处肿痛、压痛和活动受限，另外通过有无结核病史及接触史，应除外跖趾关节结核疾病。

跖骨头骨软骨病的治疗，目前多数学者仍主张以非手术治疗为主。采用穿头大而合适的平底鞋，用塑料或橡胶海绵垫垫高横弓，使其体重载于跖骨头的后方，避免跖骨头继续受压。也可行石膏靴制动，但需很好塑形。对晚期退化明显，长期疼痛且严重妨碍走路的患者，可行跖骨头切除术。但有人认为跖骨头切除有减弱足力的缺点，因此主张在行跖骨头切除的同时，行假体置换。

## 723

### 跗舟状骨骨软骨病的病因与发病机制是什么？

跗舟骨骨骺软骨病也称 Köehler 病，本症发病与慢性损伤有关。跗舟骨骨骺是压力骨骺，其承担身体的重压，如过多的行走或剧烈跑跳时，使跗舟骨骨骺受到较大压力损伤，致使骨质压缩，骨髓内压增高，血管梗死而发生缺血坏死。

## 724

### 跗舟骨骨软骨病为什么需与跗舟骨结核鉴别？如何治疗？

跗舟骨骨软骨病可引起局部肿胀、疼痛和压痛，皮温有时可偏高，行走时可有轻度跛行，这些与跗舟骨结核很相似，因此两者需加以鉴别。区分两者主要依靠 X 线检查，同时结合血沉、有无结核病史及接触史。通常跗舟骨骨软骨病 X 线片显示骨化中心偏小，边缘整齐，跗舟骨显示致密、变窄、外形不规则，但关节间隙一般不变窄，有时甚至增宽，而跗舟骨结核则出现骨质破坏，关节间隙变窄。如参考有无结核病史与接触史及血沉等实验室检查即可区别之。

跗舟骨骨软骨病发病期间应禁止剧烈运动与跑跳，少站立少行走，尽量避免负重。局部垫厚鞋垫，使其负重点前移。局部按摩，改善局部血液循环。为减轻疼痛可穿带海绵的松软鞋。

725

## 跟骨结节骨软骨病的病因与发病机制是什么？

跟骨结节骨软骨病亦称 Sever 病，本症多发于经常跑跳的 8～15 岁的男孩。发病原因与机制是因小腿后侧肌群的长期、反复、猛烈的收缩暴力，通过跟腱，集中于跟骨结节骨骺上，使其发生慢性损伤，引起缺血坏死。

726

## 跟骨结节骨软骨病有哪些表现？如何治疗？

跟骨结节骨软骨病发病后，可表现足后跟疼痛且向小腿放射，行走跛行，足跟着地缺乏弹性，后跟有轻度肿胀、压痛，不能穿鞋。X 线侧位片骨骺有碎裂现象。

本病能自限，需一年左右。此间，可垫高鞋跟 1cm，以减轻跟腱对骨骺的牵拉。穿松软鞋，后跟部用塑料海绵垫保护，以免压迫患部。疼痛严重的，可采用短腿行走石膏。

727

## 胫骨内髁骨软骨病临床如何分型？X 线所见有哪些？

胫骨内髁骨软骨病是 Blount 在 1937 年报告的，亦称 Blount 病。临床分幼儿型和儿童型两种。幼儿型多发于二岁肥胖的幼儿，半数为双侧性，病儿内翻明显，胫骨上端弯曲，走路晚且步态蹒跚，常合并胫骨内旋、膝反张和外翻足。儿童型多为单侧，胫骨上端明显弯曲、内翻，胫骨内髁突出。

胫骨内髁骨软骨病于 X 线片可见胫骨上端骨骺板不规则，其外侧较宽，内侧较窄。胫骨干骺部内侧舌状有骨质突出，突出的骨质密度不匀且极不规则。胫骨上端骨骺呈基底向外，尖端向内的楔形。

728

## 扁平椎为什么需与椎体肿瘤或椎体结核相鉴别？如何治疗？

扁平椎也称 Calve 病，它是椎体原发骨骺骨软骨病，多发于胸椎中段。本病表现背痛、倦怠、夜啼、棘突压痛、椎旁肌肉痉挛，晚期出现脊柱后凸畸形。X线片限于一个椎体发病，椎体压缩薄如饼，密度增高，椎间近正常，这些与椎体肿瘤及椎体中心型结核颇为相似，故应加以鉴别。

本病预后较好，一般采取非手术治疗，如卧床休息、支架保护等。

### 729

### 青年性驼背的病因与发病机制是什么？

青年性驼背也称为Scheuermann病，是椎体次发骨骺骨软骨病，多累及3～5个相邻椎体。关于其病因与发病机制，有的学者认为是在先天性异常基础上发生的慢性损伤，其根据是患儿虽已10岁以上，但X线片常能见到椎体前侧血管沟或其遗迹。在X线片上可见到椎体骺板前中部密度增高，有碎裂现象，椎体前半部上下边缘不规则，有向椎体内凹陷的切迹及椎间隙变窄。以上均说明椎间盘和骺板的前半部有损伤，因此使胸椎后凸明显增加，椎体前缘骨骺环骨质被压缩，骨髓内压增高，影响了骨骺的血供，而导致缺血坏死。另外青春期体重的增加、幼儿的跑跳、长久的站立等都可伤及骨骺而致坏死。

### 730

### 青年性驼背如何治疗？

青年性驼背患者处于急性期（活动期）时，应尽量卧床休息，最好睡木板床，仰卧不用枕头，卧床时间应直至症状消失为止，一般需数月。此间每日应行扩胸及背肌锻炼。如背痛消失后，可采用Milwaukee三点矫正支架或穿石膏背心保持过伸位。畸形纠正后可给少量性激素，以促进骨骺的闭合。对晚期畸形严重影响生活与工作的，可用手术治疗，采用何种手术方法，需根据具体情况而定。

## （四）骨的慢性损伤

### 731

### 膝关节特发性骨坏死的病因与临床表现有哪些？

既往将膝关节特发性骨坏死（spontaneous osteonecrosis）看作是剥脱性骨软骨炎的一种，多见于股骨内髁关节面的骨坏死，其多发于60岁以上肥胖的老年女性。目前认为本病可能是多方面原因造成的。可与绝经期骨质疏松、软骨退行性改变及轻度外伤有关系。许多患者因膝关节内侧突然剧痛而就诊。临床表现关节肿胀、活动受限，有些可呈现关节交锁。本病与股骨头坏死不同，X 线所见出现较早，通常在临床症状出现后 3～6 个月。侧位 X 线片可见股骨内髁靠近关节面处有一半月形骨质缺损，其中有比较致密的坏死骨块，缺损处周围骨质致密，有时可见游离体，晚期可见关节退行性改变。

## 732

## 膝关节特发性骨坏死如何治疗？

对于那些死骨较小且与主骨靠近的病例，可先行非手术治疗，嘱患者少走路，少站立，以期死骨能够顺利地进行重新血管化，以防脱落。如死骨较大且与主骨脱离较远或边缘已致密硬化者，则可将死骨取出。手术时切开变质的软骨，取出死骨块，骨床彻底搔爬至出血为止。对已变质的软骨面也应充分完整切除，以利纤维软骨的生长和修复。

## 733

## 月骨缺血性坏死的病因有哪些？

以往将月骨缺血性坏死（ischemic necrosis of lunar bone，Kienbock′s disease）为骨骺坏死（即骨软骨病之列）。现有学者认为本病症不属于骨骺的慢性损伤，而应归属骨的慢性损伤，其原因是根据月骨缺血性坏死多发于 20～30 岁的青年人，此时骨骺尚已闭合，故不认为是骨骺坏死。

目前对于月骨缺血性坏死的真正病因，尚不十分明了，其说法颇多。有学者认为是骨的纤维性骨炎。也有的学者认为月骨经常反复受到刺激，这种慢性损伤导致月骨缺血坏死，有时直接损伤腕背韧带内的滋养血管；还有学者提出月骨缺血性坏死原因是多重的；此外尚有学者提出一次外力所致的脱位，未能及时复位，掌侧桡腕韧带受牵拉、扭转，势必影响月骨的血液循环，使月骨发生坏死。总之对其发病原因与机制众说纷纭，尚需深入研究。

## 734

## 如何防止月骨缺血性坏死的延诊与漏诊？应如何治疗？

为了防止月骨缺血性坏死延诊和漏诊，对于腕部肿胀伴疼痛，尤其是伸掌指关节、指背伸时疼痛明显，休息稍可缓解，腕关节背伸明显受限，月骨区明显压痛，叩击第三掌骨头时，月骨区疼痛的患者，最好行放射核素骨显像，如发现浓聚，则对诊断本症非常有帮助。此时虽然腕肿痛，但 X 线检查多无改变，因 X 线改变常常落后于临床症状很远，一般达数月之久。因此单凭 X 线检查阴性，而排除这一疾病。倘若高度怀疑此病症时，应减少腕部活动或用腕支具固定腕关节背伸 20°～30°位，并嘱患者定期行 X 线检查，以防延误诊断与漏诊。

月骨缺血性坏死的治疗方法：主要是保守疗法，限制腕部活动，并投与非甾体抗炎药。有人摘除坏死的月骨，但易致其余腕骨排列紊乱，不能达到预期目的，目前很少采用。硅橡胶人工月骨置换术，效果也不确切。如腕关节骨性关节炎病变严重，长期保守无效者，可考虑行桡腕关节融合术。

## 735

## 疲劳骨折的病因与发病机制是什么？

慢性损伤是疲劳骨折（fatigue fracture，stress fracture）的基本原因，发生在不同部位时，各有其他因素参与。如先天性第一跖骨短小畸形，致使负重点转移到第二跖骨头而致骨折；老年人骨质疏松，如伴有支气管炎而长期咳嗽，肋间肌反复猛烈收缩而致肋骨骨折；田径运动员和芭蕾舞演员，因反复猛烈的小腿肌收缩，加之足掌跳跃着地的间接暴力致腓骨下 1/3 或胫骨上 1/3 的疲劳骨折骨折。

骨的某些相对纤细部位或骨的结构形态变化大，易产生应力集中或受到反复、集中的轻微伤力后，发生骨小梁骨折，并随即进行修复，在修复过程中如继续受到外力作用，使修复障碍，骨吸收增加。如此反复这一过程，终因骨吸收大于骨修复而导致完全性骨折。

## 736

## 疲劳骨折的临床与 X 线片有哪些表现？

疲劳骨折时于损伤部位出现逐渐增加的疼痛，局部压痛及轻度骨性隆起，但无反常活动，少数局部软组织肿胀。X 线摄片在出现症状 1～2 周常无明显异常，3～4 周可见一横行的骨折线，周围有骨痂形成。病程长的骨折周围骨痂有增多趋向，骨折线更为清晰。骨折端有增白、硬化征象。对于那些怀疑疲劳骨折而 X 线片阴性者可行放射性核素显像。

## 737

## 股骨头缺血性坏死的病因与病理学说是什么？

股骨头缺血性坏死（ischemic necrosis of femoral head，avascular necrosis of femoral head）

的病因到目前为止仍不十分清楚，归结起来可分为创伤性和非创伤性两大方面。

（1）创伤性：如股骨颈骨折或髋关节脱位所引起。

（2）非创伤性：如大量应用皮质激素，不论是间断还是持续应用超生理剂量所致；大量饮酒或酒精中毒所致；压力病或减压病所致；痛风、糖尿病、血液病、肾上腺皮质功能亢进症、放射线照射等均可引起股骨头缺血性坏死。

关于病理机制有两种学说：①急性梗死学说：此学说系 Chandler（1948 年）所提出，他认为股骨头缺血性坏死就像心肌“冠心病”。此理论观点一直延续至今；②进行性缺氧学说：Hungerford 根据骨髓内压力的改变，提出此种学说，依此解释造成骨髓内压增高的各种疾病，也包括因应力集中使骨质压缩，骨髓内压上升引起的股骨头缺血性坏死。

## 738

## 为什么股骨颈骨折容易发生股骨头缺血性坏死？

股骨头缺血性坏死多发于股骨颈骨折之后，分析原因如下：

（1）与股骨头、颈解剖及血供特点有关。股骨头、颈均位于关节囊内，其颈部为关节滑膜所覆盖，由于颈干角的存在，使之在负重和运动时易受扭曲暴力作用而发生股骨颈骨折。股骨头的血供最主要的是旋股内侧动脉发出的上支持带血管，它的主干上升成为骺外动脉，在股骨头的软骨与骨骺之间进入股骨头的中央，供应股骨头的至少 2/3 体积的血液。因外侧支持带血管位于关节滑膜返折下，其紧贴骨面，血管张力较高，移动度小，当股骨颈骨折时极易伤及该血管。又因到达及分布到股骨头的血液都是几经分支后的细小血管，血管之间虽有吻合，但仍保持各自相对独立的血供区域，所以股骨头的血供是比较贫乏的，这是股骨颈骨折后易发生股骨头缺血性坏死的主要原因。

（2）股骨颈骨折后因为缺血引起股骨头内组织、细胞的系列变化，有学者通过制成的股骨颈骨折、股骨头缺血性坏死的动物模型，动态观察到股骨头坏死后组织细胞坏死及修复过程。发现最先出现坏死、形态变化及溶解的是功能活跃的造血干细胞和骨祖细胞等，继而相继出现成骨细胞、破骨细胞和骨细胞的坏死。

## 739

## 为什么应用糖皮质激素容易引起股骨头缺血性坏死？

关于激素型股骨头缺血性坏死的研究较晚，对其病因机制一直是一个有争议的热点问题，有关这方面的学说也较多。

（1）脂肪栓塞学说：是 Phemister 等提出的，他认为血管内脂肪栓塞是作为骨的缺血的可能原因，这方面 Jones 在临床方面也予以证实。还有一些学者认为血管内脂滴易附着于动脉管壁上，因血流的压力，使脂滴变形，压缩而嵌入更细小的动脉内。由于骨内血管通道恒定，血管舒缩性受骨组织的限制而失去代偿功能，导致这些血管阻塞，从而引起血管供应区域内的骨组织发生缺血和坏死。

（2）骨细胞脂肪沉积学说：认为使用激素后，股骨头内骨细胞质出现脂质沉积，随应用时间的延长，脂质沉积物逐增并融合成脂滴，多个脂滴合成较大的脂滴，引起骨细胞内的“占位性病变”。这就使细胞核受压、边聚，使细胞功能受到干扰，进而引起核固缩、裂解至细胞发生死亡。

（3）骨内高压静脉淤滞学说：Hungerford 发现高脂血症时，出现骨髓内脂肪细胞肥大，脂肪组织增生，逐渐压迫和取代红骨髓。Waug 通过实验观察到，仅脂肪细胞肥大就能增加髓内脂肪体积的 25%~28%，因此在骨髓内有限的空间内，必然造成髓内压增高。髓内血窦、毛细血管、小静脉受挤压，造成静脉血流受阻。淤血引起的髓内肿胀、渗液、出血，加重了髓内高压并形成恶性循环。髓内静脉压的升高，使动、静脉压差缩小，直接影响骨组织内的动脉血供，导致股骨头缺血并发生坏死。

（4）微血管损伤学说：认为应用皮质激素引起的高脂血症，脂肪分解，血中游离脂肪酸增多，同时血内和骨内前列腺素 E2 增多，导致骨内小血管炎症与损害。另外许多自身免疫性疾病，引起抗原－抗体复合物在血管壁沉积，同样可导致血管炎症。血管本身的炎症加之皮质激素对血管壁的影响，可引起股骨头内小动脉炎，病变管壁脆性增加，导致头内多灶性、多阶段髓内和骨内出血，血供中断，同时坏死细胞释放的氧自由基对血管内皮细胞膜的损害等都可引起骨的缺血和坏死。

（5）骨质疏松学说：认为长期应用皮质激素可引起骨质疏松，当负重时可致股骨头内微小骨折而塌陷，并压迫骨内微细血管引起缺血。

## 740 为什么过量饮酒可引起股骨头缺血性坏死？

过量饮酒导致股骨头缺血性坏死的病理机制，目前尚不十分清楚，现有以下几种说法：

（1）有人认为这类患者中常合并胰腺炎、肝脏疾患和某种创伤，认为胰酶释放，造成脂肪坏死，继而发生坏死后钙化，有学者在 X 线片上看到的骨硬化病变，用以说明这个问题。

（2）另有学者解释大量饮酒者易发生肝硬化、脂肪肝、脂质代谢障碍等，诱发股骨头的脂肪栓塞而发生缺血性坏死。

（3）还有学者解释过量饮酒，可导致一过性高脂血症，同时使血液凝固性发生改变，继而使血管发生堵塞、出血或栓塞而导致股骨头缺血坏死。

## 741

### 为什么潜水员与飞行员易发生股骨头缺血性坏死?

从事潜水工作或高空飞行人员，当急速上升的时候，肺泡压急骤升高，致使肺泡破裂，使气体进入肺泡间质内，气泡可直接堵塞骨内营养血管，或因股骨骨质坚硬，骨髓腔压力增高，使气泡无法扩张，压力增加阻断血流而致减压病。近年来研究发现肺泡中液体与气体交界处有大量血小板凝集，由此造成微血管梗死。总之减压病乃是由于血中、组织中过饱和的氮气不能及时通过肺泡壁排出，致使气泡造成骨组织发生梗死。

## 742

### 能致残的减压病是哪种? 如何预防?

能致残的减压病（bends）是距离关节面较近的骨坏死。因其常合并关节软骨病变，死骨受压发生塌陷，致使关节面更加凸凹不平，甚至形成游离体进入关节腔，日后关节发生退行性改变，不可避免地发生骨性关节炎，因此致残将不可避免。

为避免减压病的发生，应当对从事水下工作及高空飞行人员，在参加工作之前均应摄片，如有肺大疱或囊肿者禁做此项工作；对于曾发生减压病者，不宜再从事此项工作，因为这些人有易感性；对于从事水下、高空工作的应定期摄片，观察髋、膝关节；工作中应严格执行减压规定制度。

## 743

### 镰状细胞病致股骨头缺血性坏死的机制和 X 线所见是什么?

镰状细胞病（sickle cell disease）是临床上最易导致股骨头缺血性坏死的血色蛋白病是因为血色蛋白异常的红细胞其寿命很短，为了加速补充，骨髓必须加速生产，其增加速度一般是正常的 6～10 倍，这样才能适应机体的需要。骨髓的大量增殖，使骨髓腔内压增加，致使血管出现梗死而发生骨的坏死。

镰状细胞病所致的股骨头缺血性坏死，在 X 线片上可有以下所见：

（1）如因骨髓增殖而引起的：则手、足骨质表现疏松，骨皮质变薄，髓腔增宽，骨膜下骨皮质吸收现象。

（2）如因骨梗死引起的：则手、足短管骨表现缩短，骨致密不规则，骨膜新骨形成。

（3）如因骨继发感染引起的：则可见不规则死骨形成，有的表现游离体及骨膜新骨形成。

## 744

## 股骨头缺血性坏死常采用的分期方法有哪些？

股骨头缺血性坏死的临床分期方法比较多，已往采用较多的有 Ficat 和 Mancos 分期法，也有采用日本骨坏死研究会的分期方法和 Steinberg 的定量分期。1992 年国际循环研究会综合上述分期，提出新的分期方法。分期是明确疾病进展的方法，正确的分期有助于正确治疗方法的选择和预后的判定。

（1）Ficat 将股骨头缺血性坏死分为四期：①Ⅰ期：骨小梁正常或轻度疏松，股骨头光滑，关节间隙无改变；②Ⅱ期：骨小梁疏松与致密相间，关节间隙及头的轮廓尚属正常；③Ⅲ期：股骨头塌陷，死骨可游离，关节间隙尚正常；④Ⅳ期：股骨头塌陷，关节间隙变窄，髋臼呈退行性改变。

（2）Mancos 将股骨头缺血性坏死分为六期：①Ⅰ期：髋部无症状，X 线片正常或有点状密度增加；②Ⅱ期：髋部无症状，X 线片有明显坏死征象，但头无塌陷；③Ⅲ期：症状轻微，X 线片有软骨下骨折或“半月征”；④Ⅳ期：有阵发性轻痛，股骨头呈扁平形或坏死骨塌陷；⑤Ⅴ期：疼痛严重，X 线片坏死骨有碎裂；⑥Ⅵ期：疼痛极其严重，关节变形，通常创伤性坏死多局限于受伤部位，而非创伤性坏死多为双侧性或多发性。

（3）ARCO 分期法是将股骨头缺血性坏死分为 O 期至终末期：①O 期：骨的活检结果与缺血性坏死一致，其他所有检查均正常。②Ⅰ期：骨扫描阳性或 MRI 检查阳性，或两者均呈阳性。依赖股骨头累及的位置，病变再分为内侧、中央及外侧。如股骨头受累 $<15\%$；股骨头受累 $15\%\sim30\%$；股骨头受累 $>30\%$。③Ⅱ期：X 线片呈现异常（股骨头斑点状表现，骨硬化、囊性变及骨质疏松），X 线片及 CT 片上无股骨头塌陷，骨扫描及 MRI 检查呈阳性，髋臼无改变。依赖股骨头受累的位置，病变细分为内侧、中央及外侧。如股骨头受累 $<15\%$；股骨头受累 $15\%\sim30\%$；股骨头受累 $>30\%$。④Ⅲ期：新月征，依股骨头受累位置，病变可细分为内侧、中央及外侧，新月征 5% 或股骨头塌陷 $<2$mm；新月征 $15\%\sim30\%$，股骨头塌陷 $2\sim4$mm；新月征 $>30\%$，股骨头塌陷 $>4$mm。⑤Ⅳ期：X 线片显示股骨头变扁，关节间隙变窄和髋臼出现硬化、囊变及边缘骨赘。⑥Ⅴ期：关节完全毁损。

## 745

## 为什么股骨头缺血性坏死早期不易诊断？

（1）股骨头缺血性坏死的早期，临床症状很少，即便有髋部疼痛也很轻微，有时疼痛不在髋部，而表现在大腿内侧或膝部，多经休息、减少负重或应用镇痛药物得以缓解，因此易被忽略而延误诊断。

（2）原发疾病距临床出现疼痛症状时间相差甚远，如减压病几分钟或几小时即可出现疼痛，而X线常在减压后数月甚至数年之后才出现改变，股骨颈骨折常于伤后1～2年或更长时间才发生股骨头缺血性坏死。

（3）早期X线片多无异常所见，或仅有骨质疏松改变，要想明确诊断，需反复定期检查，最好行血流动力学及活体组织检查。因此项检查不易实践，也不易被患者所接收。

（4）同位素扫描（ECT）是诊断股骨头缺血性坏死较常用的方法，但因覆盖面小，普及较为困难。

（5）动脉造影因受条件及技术的限制，实施也有其局限性。

（6）MRI检查对早期股骨头缺血性坏死亦可作出诊断，目前被认为是对股骨头缺血性坏死最敏感最特异的诊断手段。

## 746

## 如何行骨的动力学检查？动力学检查对股骨头缺血性坏死诊断有何价值？

（1）骨的血流动力学检查方法：患者于麻醉消毒下，于股骨大转子部钻孔，插套管密封，测压5分钟以观察骨内压力。正常骨内注射5ml生理盐水可不出现疼痛，骨内压不增加或暂时增加。正常骨内压力低于4.0 kPa（30mmHg），如升高1.4 kPa（10mmHg）或持续5分钟以上，则为压力试验阳性。从套管注射10ml造影剂行股静脉造影，正常情况下四条静脉很快显影，骨内5分钟即将排空，如静脉很少充盈，造影剂迅速返流到股骨干或小粗隆以下平面，注射后5分钟骨内仍有造影剂即可视为病理现象。此种方法不失为Ⅰ、Ⅱ期X线表现不明显的股骨头缺血性坏死早期诊断的可靠手段，其早期诊断率可达99%。

（2）通常出现下列情况对诊断非常有价值：①骨内压力4.0kPa（30mmHg）以上；②压力试验大于1.4kPa（10mmHg）；③有一条以上的骨外静脉充盈不良；④造影剂返流到股骨干；⑤造影剂滞留在干骺端。

## 747

## 股骨上端动脉造影如何操作？动脉造影有何临床意义？

（1）股骨上端动脉造影操作：预先局部备皮、清洗行碘过敏试验。局部麻醉后切开显露股动脉并行穿刺，插聚乙烯管，通向髂外或股深动脉，后快速注射50%泛影葡胺20ml，此后每2秒点片2～3张，如认为满意后注入1%普鲁卡因10～20ml，然后拔管，局部压迫

5 分钟左右。

（2）临床价值：鉴于股骨上端动脉走行位置及分布比较规则，同时根据多数学者认为股骨头缺血性坏死因其血供受到损害而致的，因此股动脉造影若发现动脉异常改变，则为股骨头缺血性坏死的诊断提供了可靠的根据。Musshicher 观察发现几乎所有的上支持带均不显影，而髋臼、圆韧带血管显影增加，下支持带影像增宽，因此上支持带动脉不显影具有早期诊断价值。

## 748

## 骨的放射性核素扫描及 γ 闪烁摄像对股骨头缺血性坏死早期诊断有何价值？

骨的放射性核素扫描及 γ 摄像（闪烁），具有简单、安全、易被接受、灵敏、无痛苦、无创伤等优点，此项检查特别是在 X 线尚无改变而又高度怀疑股骨头缺血性坏死时非常有意义，它是其早期诊断的较可靠根据，比临床 X 线检查能提早 3～6 个月，其准确率可高达 90%。

（1）具体操作方法：用$^{99}$Tc-MDP（$^{99}$Tc 亚甲基二磷酸盐或焦磷酸盐）15～20 毫居里，经静脉注入体内 2～3 小时后，用放射性核素扫描或 γ 闪烁摄像装置自动记录两侧股骨头端的检查结果。

（2）结果判定：如股骨上部出现放射性缺损区，表明该区没有血液供应，即吸收$^{99}$Tc 能力差；如在放射性缺损区周围有一条放射性浓聚带，则表明该区没有血供，但能表明有血管长入修复情况，这就为早期诊断提供了客观依据。

## 749

## 如何判定股骨颈骨折后股骨头缺血性坏死后的塌陷？

股骨颈骨折易致股骨头缺血性坏死，如何早期预测股骨头坏死后塌陷，这对预防髋关节功能障碍是至关重要的一项工作。国内学者蔡汝宾等提出早期预测股骨头塌陷的指征：

（1）预测可能发生坏死塌陷的时间：通常至少半年摄片一次，从动态连续观察至少五年左右。

（2）有否固定钉移动：如股骨颈骨折术后固定钉发生移动，即视为股骨头行将塌陷，如紧贴钉缘的松质骨形成硬化线，如钉发生移动时，硬化线离开钉缘时即视为头早塌，此种判定比临床可早期诊断一年以上。

（3）头的高度改变：摄旋转中立位片，由小粗隆上缘（O）至大粗隆下缘（B）划一线 OB，由 O 向上与 OB 垂直划一线，于股骨头表面相交于 A，AO 表示高度。如 AO 缩短或 AO

与 OB 的比值变化对早塌诊断很有价值。

（4）硬化透明带：股骨头塌前多呈现对比明显的硬化透明带，是新骨在边缘堆积而成的。

## 750

## 依靠哪些手段可诊断股骨头缺血性坏死？

股骨头缺血性坏死的诊断手段包括：病史与体征、X 线摄片、放射性核素扫描、功能性骨检查，选择性血管造影、MRI 及组织病理学检查。

（1）病史与体征：①疼痛：典型的股骨头缺血性坏死为腹股沟部深刺痛，其疼痛可放射至臀部及膝部，疼痛常为间歇性并逐渐加重，偶有急性发作型；②有激素或酒精过量摄入史：多见于高危患者。患镰状细胞贫血，一侧已明确诊断为骨坏死，应高度警惕原侧有否骨坏死；③体征：体检时早期体征为髋关节内旋活动受限或强力内旋时疼痛。

（2）X 线摄片检查：摄片宜采用前后位及蛙式位，蛙式位可补充前后位因髋臼重叠而显示不清的不足。问题是 X 线片出现改变时，病变已超出初期范围。

（3）放射性核素扫描：如发现热区中有冷区即可确诊，但此现象可重复性差，故其特异性低。Mont 认为核素技术还是可用的，因为价格较为低廉，建议 X 线摄片阴性者，可行骨扫描检查。

（4）功能性骨检查：Arlet 等提出的功能性骨检查在此分期中未采用，原因是它的侵入性操作，其所获得的资料为骨内压和骨内静脉造影，而不是骨坏死的特殊表现，许多其他骨病亦可出现。

（5）MRI 检查：MRI 能显示骨现存过程的影像，是目前最常用且较准确的检查方法。推荐的典型的 T1 加权相为冠状面和轴面各为 5mm 及 2.5mm 的层面扫描，其他方向可另加，但最少需做 T2 加权。最早的表现可为单密度线（低信号强度）的带状影，此表示正常和缺血的分界。T2 相呈双线征，此表示多血管的肉芽组织。MRI 还能显示缺血范围及再血管化的情况。但有时组织上显示坏死，而 MRI 却为阴性。

## 751

## 股骨头缺血性坏死的诊断标准有哪些？

Mant 股骨头坏死诊断标准。

（1）特殊性标准：①股骨头塌陷；②软骨下骨透 X 线；③前外侧死骨；④骨扫描显示被活性增加区包绕的冷区；⑤MRI T2 加权相有双环；⑥骨活检显示空骨陷窝，累及邻近多根骨小梁。

（2）非特殊标准：①股骨头塌陷伴关节间隙变窄；②股骨头内斑点状囊性变或骨硬化；③放射性核素扫描活性增加；④MRI 见骨髓水肿或纤维化；⑤髋关节活动时疼痛，但 X 线片正常；⑥有饮酒或服用皮质激素的历史；⑦非特发性组不正常，骨活检示骨髓水肿及纤维化。

## 752

## 股骨头缺血性坏死的治疗方法有哪些？

股骨头缺血性坏死目前手术治疗方法很多，每种手术方法均有一定的疗效，并各有其适应证。

（1）手术方法：①股骨头单纯减压术；②股骨头植骨术：以带血管蒂的髂骨或髂骨膜移植及带血管的腓骨移植疗效较好；③截骨术：包括内翻截骨及转子间旋转截骨术；④人工关节置换术；⑤关节成形术；⑥异体骨软骨移植术。

（2）适应证：①减压术：适于股骨头坏死Ⅰ、Ⅱ期的病例；股骨头尚完整无明显半脱位的病例；经放射性核素检查确认为早期股骨头坏死，但无 X 线改变的病例；②股骨头植骨术：适于股骨头坏死Ⅰ、Ⅱ期，但头无塌陷的病例；③截骨术：对于有部分关节面（负重区）坏死的有效，从资料看，对创伤性坏死好于激素性；④人工关节置换术：现多采用全髋置换，此种手术多用于Ⅲ、Ⅳ期髋部疼痛严重，活动明显受限，病变范围过大，双侧病变严重的病例，应强调对已达到Ⅳ期者宜尽早行关节置换；⑤关节成形术：适于年轻（<40 岁）且为双侧关节塌陷的病例，也可选用关节融合术；⑥异体骨软骨移植术：现正在实验中，问题是异体软骨的退行性变难以克服。

## 753

## 如何评价减压术治疗股骨头缺血性坏死？

钻孔术：具有简单、创伤小、出血少，临床疼痛能迅速缓解或消除的优点。钻孔手术能彻底清除反应性较硬韧的反应性新生骨，局部减压后有利于坏死区血循环的重建与修复，同时也保持了股骨头的完整外形，术后不需牵引及固定，可早期做髋关节活动练习，且可扶拐下地行走。Ficat 发现Ⅰ、Ⅱ期股骨头缺血性坏死施行减压术后，经平均 7.9 年的随访，有 91.7% 的患者头坏死停止或好转，从而认为骨内压在股骨头坏死发生发展中起重要作用。然而钻孔减压术并不能使所有的早期病变停止，其疗效并不持久，也不能防止股骨头塌陷。

## 754

### 转子间旋转截骨术手术方法及适应证是什么？如何评价这一手术？

转子间旋转截骨术是现今被多数人注目的一种保留股骨头的较好手术方法，是临床治疗股骨头缺血性坏死较为实用的方法。

（1）手术方法：在粗隆间嵴远侧垂直于股骨颈纵轴作截骨，然后使股骨头纵轴向前旋转，以使股骨头的坏死区离开负重区，股骨头后方软骨代之承受负重，截骨断端采用螺钉或钢板固定。

（2）手术适应证：适于各种原因所引起的股骨头缺血性坏死的治疗；此外适于股骨头骨软骨病、股骨头骨骺滑脱及骨性关节炎等病变。

（3）评价：此手术方法确实有减轻疼痛，增加关节间隙，防止股骨头进一步塌陷、脱位的作用。Sugioka 经过十年的临床观察指出：股骨头完整部分大于总面积的 1/3 者，此种手术成功率可高达 95%；而股骨头完整部分小于 1/3 者，成功率则明显下降，仅为 38%。从以上不难看出，转子间旋转截骨术具有保留股骨头完整，减轻疼痛，防止股骨头进一步塌陷、脱位等优点，但也有技术操作复杂，并发外旋畸形较高，术后关节活动度减小等缺点。

## 755

### 如何评价髋关节融合术治疗股骨头缺血性坏死？

成人的股骨头血供主要来自股骨颈，供应股骨头的血供一旦停止，即将发生股骨头缺血性坏死。髓腔减压、头内血管移植、带血管骨瓣移植或肌骨瓣移植的目的，均为企图重建股骨头的血供。

髋关节融合术既可收到股骨头的髓腔减压，又可使股骨头接受来自髋臼的血供。关节一旦融合即可使患者获得一个稳定的承重的关节，对于做重体力劳动的患者，不失为一好方法。但由于手术结果导致关节强直，也会给患者日后生活带来不便，因而需视患者年龄、职业、社会经济地位及个人意愿而定，不可视为普遍应用的方法。

## 756

### 股骨头缺血性坏死的研究趋势是什么？

股骨头缺血性坏死的诊断应从生物化学、细胞及分子生物学、组织化学及骨的超微结构等方面，对不同类型的股骨头坏死的病因、病理进行深入的研究，并在此基础上结合影像学变化，以揭示股骨头坏死的病理机制和特征，应该是今后研究的方向。

今后应探讨如何确定与监测股骨头在股骨颈骨折后的血供状况，为临床治疗方法的选择提供依据。虽然高选择性血管造影有一定帮助，但操作复杂，属侵入性方法，且造影结果也不十分可靠。这方面今后应进一步探索。激素性股骨头坏死的病理机制仍不清楚，今后可进一步结合脂代谢及骨细胞代谢的生化指标，利用不脱钙骨切片行骨的酶组化及免疫组化检查，同时利用 MRI 信号特点反应股骨头内各种组织细胞的化学物质变化及良好的解剖分辨能力，进一步确定股骨头坏死的动态病理生理过程。

## 757

## 股骨头坏死早期诊断的概念是什么？

（1）指常规 X 线检查（包括普通 X 线片及 CT 扫描）尚无阳性表现，依赖其他手段做出诊断，称为前放射线期（preradiologic stage）。

（2）指股骨头塌陷前，即在普通 X 线片上无半月征（crescent sign）表现，而临床症状不重，称为前塌陷期（precollapsetage）。在 MRI 未引入前，除组织学检查外，几乎所有非侵入的检查方法都不能对前放射线期的股骨头坏死做出明确诊断。

## 758

## 股骨头坏死的高危患者有哪些？

（1）原因不明的髋痛，有偶发性跛行。

（2）对侧髋关节已明确诊断为特发性骨坏死，患侧有轻度疼痛症状。

（3）有明确诱因，如长期或短期大剂量使用皮质激素、过量饮酒、镰状细胞贫血、戈谢病（Gaucher's disease，GD）及减压病史，或从事潜水作业及管道工人者。

（4）股骨颈骨折、髋关节脱位、髋臼骨折等治疗后。

## 759

## 放射性核素扫描对股骨头坏死的早期诊断价值如何？

当骨坏死未修复时，放射性核素扫描表现为冷区，修复时表现为核素浓集即所谓热区，因此骨坏死特异性诊断为热区中有冷（cold in hot），即所谓针孔（pin hole）改变。如均有核素浓集，此为非特异性，因为其他骨病也有类似改变。但董天华认为，如股骨头坏死核素浓度下降，则预示骨坏死已静止，因修复已完成。

## 760

### 组织病理学检查对骨坏死的早期诊断有何价值?

组织病理学检查仍为骨坏死的早期诊断的“金标准”。当骨小梁骨的陷窝空虚达 50% 时可确诊。当然，骨髓内水肿，生血细胞消失，纤维增生等也可帮助诊断。组织病理学检查为侵入性操作，患者有时难以接受。

## 761

### MRI 检查对股骨头坏死早期诊断的价值如何?

MRI 检查系目前非侵入性诊断手段中骨坏死诊断最敏感最特异的方法。Mitchell 将股骨头坏死的 MRI 改变分为四型：

A 型（脂样型）：即所谓双线征（Doubleline Sign）最常见，病变区在 T1 和 T2 加权像上形成带状或环状低信号区。T2 加权像上有低信号外缘和高信号的内缘，此显示反应性骨（黑线）和血管组织（亮线）在缺血和有活力骨的交界处。Mitchell 认为双线征作为代表股骨头坏死早期改变的特征已被多数学者接受。

病理学基础：

低信号区主要成分为修复增厚的骨小梁、间充质、纤维组织及碎片。新骨形成导致脂肪组织减少。

高信号区则由坏死骨髓组织构成，以脂肪性骨髓为主，修复尚未达此区。

B 型（血样型）：T1 和 T2 加权像均显示坏死似亚急性血肿的高信号，此表明修复已开始，坏死区内有大量毛细血管增生。此型因时间较短故在临床少见。

C 型（液样型）：股骨头内脂质成分由于被修复的增生肉芽组织及纤维组织替代而减少，修复反应造成坏死组织水肿，MRI 显示 T1 低信号，T2 高信号。

D 型（纤维型）：修复晚期，坏死区完全被纤维组织或硬化骨替代，T1 和 T2 均为低信号。

## 762

### Kokubo 将股骨头坏死的 MRI 表现分为哪几类?

（1）Ⅰ型：弥漫性信号强度减低。

（2）Ⅱ型：边缘低信号强度。

（3）Ⅲ型：带状低信号强度。

（4）Ⅳ型：多斑点状低信号强度。

（5）Ⅴ型：远端低信号强度。

Kokubo 认为Ⅲ型最常见且预后不佳，预计塌陷可达 69%。

## 763

## 根据 MRI 表现如何判断股骨头坏死的预后？

MRI 对估计骨坏死的预后很有帮助。Beltran 等依据负重区受累的范围估计作髓心减压成功率，股骨头受累 <25% 预后好，25%～50% 明显加重，75% 者注定预后差。Koo 作定量 MRI 分析，认为受累 <30% 者不会塌陷，30%～40% 受累者会有 1/2 患者塌陷，而 >40% 者均会发生塌陷。

## 764

## 高选择性动脉造影对股骨头坏死早期诊断有何价值？

高选择性动脉造影对股骨头坏死的早期诊断和判断的较大作用。能用数字减影设备（DSA）更好，它可清楚显示骨内血管的情况。根据 Atsumi 和 Kurori 的分类，股骨头坏死的血管造影可分为：

Ⅰ型（正常）：上支持带动脉呈平滑，逐渐变细并连成血管弓，其可延伸至股骨头中心。

Ⅱ型：股骨头内无造影剂，表明动脉在骨外处已栓塞。

Ⅲ型：穿入骨内动脉很细，表明上支持带动脉未贯穿入股骨头。

Ⅳ型：穿入骨内动脉呈现不规则状，此系不正常上支持带动脉。

Ⅴ型：广泛的动脉穿入，在股骨头、头中心区有广泛的再血管化。

Koo 对 MRI 阴性的高危患者行高选择性 DSA，并对这些病例作穿刺组织学检查，发现有许多病例呈极早期骨坏死，这些患者均有异常的血管造影像，故认为血管造影对早期骨坏死的诊断有较高的敏感性。

## 765

## Jones 推荐的股骨头坏死Ⅰ期病变的早期诊断方法包括哪些项目？

（1）常规 MRI 可能显示正常（假阴性）。

(2) 血管造影：动脉中断。

(3) 放射性核素扫描：摄入减少（冷区病灶）。

(4) 骨内压测定：增加（坏死周围区）。

(5) 髓心活检：骨坏死（特别是骨髓）。

## 766

## Mont 等提出的股骨头坏死的特殊诊断标准包括哪些内容?

(1) 股骨头塌陷。

(2) 软骨下骨透亮 X 线带。

(3) 前外侧死骨形成。

(4) 骨扫描显示被热区包绕的冷区。

(5) MRI T2 像双线征。

(6) 骨活检显示空虚骨陷窝，累及邻近多根骨小梁。

## 767

## 股骨头坏死非手术治疗的适应证有哪些?

部分骨坏死灶较小，且修复较完全，可采用非手术治疗。

(1) 广泛硬化为主且股骨头外形正常。

(2) 多处小的囊性改变，且远离关节面（>1cm）。

(3) 非负重区坏死。

## 768

## 股骨头坏死的非手术治疗方法包括哪些?

非手术的治疗方法有下列方法供参考：

(1) 免负重：如卧床，免负重支具，但由于治疗时间长，有时患者难以坚持。

(2) 药物治疗：对镇痛及阻止病变的发展有一定疗效：①采用动脉灌注大蒜素，同时配合静脉给药，证明有增加股骨头血流的作用；②美国学者王国照采用脂肪清除剂氯贝丁酯，取得一定疗效；③河南医大采用藻酸盐制剂。

## 769

### 保留股骨头的手术治疗措施有哪些?

（1）增加股骨头血流，促进骨修复。

（2）机械支撑，防止股骨头塌陷。

## 770

### 股骨头坏死的 Ficat 分期中哪些期别采用保存股骨头治疗有较好的预后?

多数学者认为，股骨头一旦出现新月征（crescent sign），即有软骨下骨折出现，则此股骨头不可避免会出现股骨头塌陷。因此，在新月征出现前，即 Ficat Ⅰ、Ⅱ期。采用保存股骨头的治疗有较好的预后。

## 771

### 最常用的保存股骨头的手术治疗方法包括哪些?

（1）单纯减压植骨术：目前此法已逐渐减少，因多数文献报道长期疗效不佳。

（2）带血管骨移植术：①带旋髂深动脉髂骨植骨术，据多数文献报告，此法优良率在80% 左右。目前主要问题是对软骨下骨减压及植骨难以达到病变的最深部位，故有些病例仍会出现塌陷；②美国学者 Urabaniak 采用吻合血管（腓动脉与旋股外动脉吻合）腓骨移植，103 例患者至少 5 年随诊满意疗效达 81%，腓骨有较好的机械支持作用。

（3）截骨术：对以负重区受累为主的Ⅱ、Ⅲ期股骨头坏死，采用截骨术有较好的疗效。但坏死区如大于 2/3 以上，则疗效仍不佳。①外展截骨术：粗隆间外展截骨加坏死骨刮除，自体骨移植；②经粗隆股骨头旋转截骨术：经股骨粗隆截骨，使股骨头向前或向后旋转，使坏死的负重区转为非负重区。

## 772

### 股骨头坏死人工关节置换术的适应证有哪些?

一般认为当股骨头已出现塌陷（Ⅲ、Ⅳ期），关节疼痛重且功能障碍，则有人工关节置换术的适应证。

（1）FicatⅣ期，股骨头已严重变形，疼痛较重，不论年龄大小，均为适应证。

（2）年龄在 50 岁以上，FicatⅢ期以上。

（3）已行保存股骨头手术后失败者。

## （五）周围神经卡压综合征

### 773

### 周围神经卡压综合征由哪些原因引起？较常见的周围神经卡压综合征有哪些？

周围神经卡压综合征 1959 年由 Copell-Thompson 提出：此综合征起病缓慢，常无明显诱因。有因局部轻微外伤，造成神经支配的皮肤与肌肉的损害；有时伴行的血管同时受压而致血循环障碍而引起。解剖上某些特定的部位：如经过肌肉的腱性起点处，穿过肌肉处，绕过骨性隆起处或行经纤维骨性鞘管处。因这些部位的组织较硬韧，而神经移动性又小，经长时间压迫和肢体活动时对局部的牵拉和摩擦，可使神经受到损害，致使感觉和运动发生障碍。

较为常见的神经卡压综合征有：腕管综合征；尺管综合征；旋前圆肌综合征；旋后肌综合征；跖管综合征；肩胛肋骨综合征；股外侧皮神经炎；尺骨隆突综合征；迟发性尺神经炎；坐骨神经盆腔出口综合征；胸出口综合征；梨状肌综合征等。

### 774

### 胸出口综合征包括哪些？

胸出口综合征（thoracic outlet syndrome）是臂丛神经与锁骨下动脉于胸腔上口受压而产生的一组症状与体征。它包括：

（1）颈肋综合征（cervial rib syndrome）。

（2）前斜角肌综合征（scalenus anticus syndrome，scatenus syndrome）。

（3）肋锁综合征（costoclavicular syndrome）。

（4）第一肋骨综合征（first rib syndrome）。

（5）超外展综合征（hyperabduction syndrome）。

### 775

### 有颈肋者是否均发生颈肋综合征？

颈肋是颈椎（多为颈 7）前结节过度发育而形成的。Gruber 将颈肋分为四型：

(1) 残留颈肋：即颈肋不超过横突。

(2) 明显性颈肋：颈肋超过横突端，末端游离或与第一肋骨接触。

(3) 次全颈肋：颈7通过纤维带或颈肋末端与第一肋软骨相接触。

(4) 全颈肋：有真性肋软骨与第一肋骨或胸骨相连。

基于上述分类方法，除I型外均有可能引起临床症状，症状可轻可重。颈肋的发病是因颈肋及其纤维带或软骨可使臂丛和锁骨下动脉所通过的前斜角肌后间隙变小，或将通过其上的臂丛抬高。正是由于颈肋或其纤维带穿过此间隙，使臂丛下干及锁骨下动脉受到压迫。

## 776

## 颈肋综合征如何明确诊断?

颈肋综合征（cervial rib syndrome）的诊断除了详尽了解病史外，尚需检查局部是否存在有饱满及肿块，摄上胸部正位及颈椎正侧位X线片，看有无颈肋及横突过长。如有颈肋，应了解是一侧还是两侧，是完全还是不完全。Adson试验：患者坐立挺胸，两手下垂，深吸气后屏气，触摸桡动脉搏动，如发现减弱或触不清谓之阳性。行肌电图检查有助于鉴别是肌源性还是神经源性病变，同时尚能测定神经的传导速度。

## 777

## 为什么青年、成年妇女易患颈肋综合征?

一般认为女性肌肉力量弱，25岁以后发育完全性颈肋，肩胛带下垂较男性为多。肩胛带的下垂可致臂丛紧张，肋骨及锁骨间隙变窄，臂丛受到刺激更使前斜角肌痉挛和肥厚，将第一肋骨上提，因而使胸出口更为狭窄，致使臂丛和锁骨下动脉受压而出现临床症状。

## 778

## 前斜角肌综合征发生的原因有哪些?

前斜角肌综合征（scalenus anticus syndrome）发生的原因有：

(1) 前斜角肌痉挛或肥大，上提第一肋骨而导致间隙变小，压迫臂丛神经和锁骨下动脉。

(2) 支配前斜角肌的神经受到刺激，致使前斜角肌收缩，上提第一肋骨，使间隙变小而压迫臂丛神经和锁骨下动脉。前斜角肌受刺激多见于颈椎病患者。

(3) 先天性发育异常：先天性前斜角肌附着部肥大或先天性前中斜角肌分离不全。如由于前斜角肌本身的病变，多使锁骨下静脉在前斜角肌与锁骨间受压。

## 779 肋锁综合征由哪些原因引起?

引起肋锁综合征（costoclavicular syndrome）的原因有如下几方面：

(1) 第一肋骨及锁骨先天性畸形。

(2) 因第一肋骨或锁骨骨折后的畸形愈合或其发育异常。

(3) 由于锁骨下肌肥大，使三角肌间隙缩小，出现臂丛神经和锁骨下动脉受到挤压而出现症状。

(4) 长期患慢性疾病使肩部肌肉萎缩、无力，肩胛带下垂，使肋锁间隙变小而引起。

## 780 如何诊断肋锁综合征?

诊断肋锁综合征除需了解病史外，还需要借助 X 线摄片看有无第一肋骨先天性畸形，有无第一肋骨或锁骨骨折畸形愈合或发育异常等。挺胸试验：嘱患者将肩部尽量移向后下方，取立正姿势，检查者触摸桡动脉搏动，如消失或减弱为阳性，说明锁骨下移，动静脉被挤压于锁骨和第一肋之间所致。

## 781 超外展综合征可通过哪些试验进行诊断?

超外展综合征（hyperabduction syndrome）可通过如下试验进行诊断：

(1) 上肢过度外展试验：触摸桡动脉，被动外展患侧上肢，如出现桡动脉搏动减弱或消失为阳性。它意味着锁骨下动脉被胸小肌肌腱于喙突下被挤压。

(2) 双上肢外展外旋试验：将患者双侧上肢外展 90°及外旋后，嘱其双手快速、连续伸展，做屈指活动，如患侧上肢迅速出现自远端向近端的疼痛，无力及自动下落，而健侧可继续 1 分钟以上且不出现症状，则为阳性。

## 782 颈肋、前斜角肌综合征手术指征及手术应注意的问题有哪些？

颈肋及前斜角肌综合征经非手术治疗无效，临床症状较严重；存在感觉减退、肌肉无力或有肌肉萎缩等神经损伤性体征的应及早行手术治疗。颈肋或前斜角肌综合征行手术治疗时，术中应注意避免损伤重要组织：如膈神经、锁骨下动脉、臂丛神经及胸膜。术后创口彻底冲洗，充分止血，深部放置引流，于24～48小时拔除。只缝合颈阔肌，皮下组织与皮肤即可。

## 783 胸出口综合征手术如何操作？

胸出口综合征手术操作步骤如下：如为前斜角肌综合征时，需在挛缩或畸形之前斜角肌附着处切除一部分，长1cm左右；如与中斜角肌有关时，则需切断部分中斜角肌纤维，必要时行神经外松解；如为颈肋引起的综合征，则应将颈肋的纤维束带切断，同时切断部分颈肋即可；如因胸小肌肌腱在喙突附着部分压迫挤压所引起，则应于腋部切断第一肋骨，同时切断该肌腱；如因先天性或后天性锁骨与第一肋骨畸形，锁肋骨间隙位置发生改变而致神经血管遭受压迫时，则应单纯切除第一肋骨或一段锁骨，以解除压迫。

## 784 腕管是如何构成的？腕管综合征发生的原因有哪些？

腕管（carpal canal）为一骨性纤维管，其桡侧为舟状骨及大多角骨；尺侧为豌豆骨及钩骨；背侧为头骨、舟骨及小多角骨；掌侧为腕横韧带。

腕管综合征可因各种原因致腕管容积增加或减小而引起。

（1）反复使用手使肌腱、神经在腕管内受到摩擦，发生水肿、增厚而产生症状。

（2）类风湿性腱滑膜炎所致。

（3）急性腕管感染，造成正中神经在腕管内受压缺血而出现症状。

（4）解剖异常：如指浅屈肌肌腹过低，或蚓状肌肌腹过高，以及伸入腕管的其他异位肌肉，均能引起腕管狭窄，压迫正中神经；另外正中神经本身的解剖变异等。由外伤或血液病引起的腕管内出血，形成腕管内血肿，也可诱发本病。

(5）其他原因：如肢端肥大症，黏液性水肿，钙盐沉着，软骨石灰沉着也可引起本症。另外使腕管容积变小的因素：如桡骨下端、腕骨、掌骨骨折、月骨脱位，腕关节腕关节掌屈尺偏均可引起。此外妊娠、闭经期也可引起。再者使腕管容积增加的因素：如血管瘤、脂肪瘤、正中神经瘤、腱鞘炎、腱鞘囊肿等占位病变，均可引起本病的发生。

## 785 腕管综合征有哪些临床表现?

腕管综合征（carpal tunnel syndrome，CTS）时出现正中神经损害症状与体征：

(1）出现感觉迟钝或感觉异常：表现拇指、示指、中指的感觉过敏或迟钝。

(2）大鱼际肌肉表现萎缩和拇指无力，尤以外展屈曲无力为明显。

(3）夜间痛，甚至痛醒，活动腕部方能减轻。

(4）屈腕试验：屈肘前臂上举屈腕一分钟，如出现正中神经疼痛，则为阳性。

(5）Tinel 征：指压正中神经出现放射性疼痛。

(6）止血带试验使手疼痛加重。

## 786 腕管综合征手术治疗指征有哪些？手术如何操作?

腕管综合征手术治疗的指征是：病程较长致大鱼际肌肉萎缩较严重者；非手术治疗效果不明显者。腕管综合征手术方法通常行腕横韧带切断术。手术步骤：于腕管掌侧作 S 形切口，纵行切开腕横韧带，如腕管内有肿物应给予切除。如有严重肌腱滑膜炎，存有增厚纤维化变化时，则应切除滑膜。腕横韧带切断术后只缝合皮肤，腕横韧带应敞开。

## 787 腕管综合征非手术治疗如何进行?

腕管综合征非手术治疗一般采用石膏夹板固定于腕关节轻度背伸位 1 ~ 2 周，使其充分得到休息（因腕关节轻度背伸时正中神经在腕横韧带和屈指肌腱之间呈松弛状态）；腕管内注射醋酸泼尼松，注射部位为正中神经与掌长肌内侧，一般用 25mg，每 7 ~ 10 天注射一次，3 ~ 4 次为一疗程。如不见好转，应停止治疗。

788

## 腕尺管如何构成？腕尺管综合征受压的是哪一神经？

(1) 腕尺管（ulnar carpal canal，Guyon′s canal）为一骨性纤维管。其尺侧为豌豆骨及尺侧腕屈肌腱；桡侧为腕横韧带和钩骨沟；其底为豌钩韧带；浅层为掌短肌的背侧筋膜；近侧为前臂远侧筋膜；远端为小指屈肌附着于豌豆骨和钩骨之间形成的桥状肌肉腱性弓。腕尺管呈一三角形的间隙。

(2) 腕尺管综合征时受压的是尺神经深支。尺神经和尺动脉通过此管，管的长度为1.5cm。管内有少许脂肪小球，它们起着缓冲机械力量的作用。尺神经深支为运动支，通过钩骨沟与尺动脉深支一起在小指展肌和小指短屈肌之间走行，并支配这些肌肉。它穿过小指对掌肌并支配其运动，在掌中边缘至屈肌腱的背侧，再分出分支支配Ⅲ、Ⅳ蚓状肌、全部骨间肌、拇收肌和拇短屈肌深头。

789

## 腕尺管综合征的病因有哪些？如何治疗？

腕尺管综合征（ulnar tunnel syndrome）的病因：

(1) 创伤性神经炎：此与外伤有关，绝大多数有职业性因素，往往有反复多次创伤史，如经常握持把柄的劳动者；亦可见于掌腕部骨折、脱位；钩骨骨折；第四、五掌骨基底骨折；腕掌关节掌侧脱位；豌豆骨骨折等。

(2) 腱鞘囊肿：一般起于三角钩骨关节，囊肿压迫尺神经深支。

(3) 肿瘤：如脂肪瘤、血管瘤。

(4) 解剖异常：如尺侧腕屈肌肥大、小指展肌肌腹及尺神经本身的变异。

(5) 此外如尺动脉的栓塞、屈肌腱的类风湿滑膜炎水肿压迫等。

790

## 腕尺管综合征为什么不出现感觉障碍？

腕尺管综合征时可因骨间肌和第三、四蚓状肌麻痹，临床出现环小指爪形指畸形，但环小指背侧皮肤感觉正常，这是因为该处是由尺神经背侧支支配。它在前臂远端分出，绕经尺骨尺侧及背侧而达指背，而不经过腕尺管，故临床上可不受影响。其疼痛可向环小指及前臂放射，夜间尤其严重，屈腕试验也可使环小指麻木、刺痛、灼热感加重。

## 791

### 腕尺管综合征的临床类型有哪些?

本症多见于中年男性患者，其临床表现随尺神经受压平面而异。Packer 将其分为七种类型：

（1）除小鱼际外，其他尺神经支配的手内在肌无力或瘫痪。

（2）尺神经支配的所有内在肌无力或瘫痪。

（3）单纯尺侧一个半手指感觉障碍。

（4）感觉和运动均受累。

（5）除小鱼际以外的运动和感觉均受累。

（6）除小指屈肌以外的所有尺神经支配的手内在肌瘫痪。

（7）拇收肌和第一骨间背侧肌瘫痪。

## 792

### 腕尺管综合征手术指征与方法有哪些?

（1）对于有职业性创伤历史的；对于腕骨骨折行 8 周左右治疗仍无明显改善的可手术治疗。

（2）手术采用小鱼际桡侧弧形切口，探查松解切除压迫神经的异常纤维带或小指屈肌的腱弓，探查局部有无肿物，如存有肿物，则应一并切除，以此达到充分减压的目的。一般术后恢复比较良好。

## 793

### 旋前圆肌综合征产生的原因?临床上卡压最多的是哪一神经?

旋前圆肌综合征（pronator syndrome）产生原因有如下几方面：

（1）解剖上看：指浅屈肌起点边缘处常有硬韧腱性组织或异常纤维带，这些均可压迫正中神经或骨间掌侧支。当前臂旋后时，肌肉或肌腱纤维带更显紧张，致使其压迫更趋明显。

（2）旋前圆肌、指浅屈肌起点处腱性组织发育异常及局部外伤瘢痕形成。

（3）局部软组织肿物（如脂肪瘤、腱鞘囊肿）均可压迫神经。临床上卡压最多的是正中神经的骨间掌侧神经，因其受压而引起它所支配的肌肉瘫痪。1952 年称为 Kiloh-Nevin 综合征，自发性示中指拇长屈肌麻痹，现称为骨间掌侧神经麻痹综合征。至于为什么仅仅出现骨间掌侧神经麻痹，目前尚不清楚。

## 794

### 骨间掌侧神经综合征发生原因有哪些?

从解剖上看，骨间掌侧神经综合征（volar between bone nerve syndrome）的发生是由于正中神经穿过旋前圆肌深浅头之间和指浅屈肌内外侧头之间，其自神经干背侧发出之，后位于前臂骨间膜掌侧，在拇长屈肌与指深屈肌之间，旋前圆肌深面下行，发出 1 ~ 6 个小支分布至拇长屈肌、食、中指深屈肌和旋前方肌，基于这种解剖关系，当旋前圆肌纤维带形成、指浅屈肌腱弓的增厚、尺桡骨骨折后的移位、血肿及骨痂等均可造成骨间掌侧神经压迫而产生症状。

## 795

### 骨间掌侧神经受压为什么不出现感觉障碍?

骨间掌侧神经受压出现它所支配的肌肉（拇长屈肌、示中指深屈肌及旋前方肌）的瘫痪，但不出现感觉障碍，这是因为骨间掌侧神经是纯运动支，而无感觉神经纤维之故。

## 796

### 骨间掌侧神经受压时出现何种特定姿势?

骨间掌侧神经受压致拇长屈肌和示中指指深屈肌瘫痪，由于末节不能屈曲，故不能做指甲与指甲捏物，而呈现骨间掌侧神经损伤的特殊姿势，即拇示指捏物时，拇指掌指关节稍屈曲，指间关节过伸，示指近侧指间关节高度屈曲，远侧指间关节过伸，指腹触及拇指指腹的近侧半。

## 797

### 骨间掌侧神经综合征的手术指征及手术操作有哪些?

骨间掌侧神经综合征（volar between bone nerve syndrome）在经三角肌悬吊，休息 6 ~ 8

周，临床观察或肌电图检查如无恢复迹象或复发者，应行手术探查。手术在前臂近端掌侧从肘窝的内侧沿旋前圆肌弧形向下，切开肱二头肌肌膜，从正中神经的桡侧进入，在旋前圆肌与桡侧腕屈肌之间进入，将旋前圆肌向桡侧牵开，显露指浅屈肌弓，分离此弓时应结扎切断越过此弓的小血管。将旋前圆肌远侧作Z形切开，并向上翻转，即可显露整个正中神经及其分支。松解后应将旋前圆肌置于正中神经的深面缝合。术后行三角巾悬吊二周左右。对于那些神经功能不能恢复或病程超过二年以上的，则应行肌腱转位术。

## 798

## 肘管是如何构成的？为什么尺神经易于肘管处发生损伤？

肱骨内上髁与尺骨鹰嘴之间借筋膜形成的骨纤维性鞘管，亦称肘管（cubital tunnel）。尺神经在肱骨后面至前臂屈肌通过此管，其管底为肘内侧韧带，顶为尺侧腕屈肌。因尺神经在尺神经沟内位置较固定，不易移动，因此肘关节存有病变时易压迫摩擦尺神经，继而发生尺神经炎而产生症状。

## 799

## 肘管综合征产生原因有哪些？

肘管综合征（cubital tunnel syndrom，elbow tube syndrome）产生原因归纳起来有如下几方面：

（1）肱骨髁部骨折复位不良或骨骺发育异常（如肘外翻）；尺神经经常反复受到慢性牵拉，即可产生尺神经症状。

（2）关节附近边缘骨质退变增生，创伤性关节炎，关节内的囊性突出，均可导致尺神经沟粗糙不平，直接压迫、摩擦损伤尺神经，致尺神经炎出现。

（3）肘关节屈曲时，尺神经反复滑过内上髁且向前脱位，此种反复脱位、摩擦，即可使尺神经受到损伤而产生临床症状。

（4）局部肿物：如腱鞘囊肿、脂肪瘤等，可直接压迫尺神经，而产生症状。

## 800

## 肘管综合征如何诊断？

肘管综合征的诊断依靠临床症状、体征、局部检查及X线等。

本症起始表现尺神经支配区麻木、不适、疼痛，有患者手精细动作（如写字）不灵便，症状重者，尺神经支配的手内在肌（小鱼际肌、骨间肌）萎缩，甚者可现爪形指畸形，尺侧腕屈肌及环小指指深屈肌可现肌力减弱或麻痹。尺神经支配区的皮肤感觉存有障碍，在尺神经沟附近的尺神经可变粗大稍硬，局部叩压痛阳性或过敏，拍两侧 X 线尺神经沟切位像，或行 CT 扫描，对比两侧神经沟有无变形或不平滑改变。

## 801

## 肘管综合征应选择哪种治疗方法？

肘管综合征一经诊断应及早行手术探查，松解以解除尺神经压迫。手术治疗方法有如下两种：

（1）尺神经移位术：即将尺神经两端充分游离，后将其移至皮下。术中要注意避免损伤尺神经系膜，以防影响尺神经血液供应。必要时应切断关节支，便于尺神经向前移位。另外自前臂屈肌起点处翻转一片深筋膜，将移位的尺神经固定在肘前部，以免伸肘时尺神经滑回原处。术后屈肘 90°，石膏托固定 2~3 周。

（2）肘管管顶剖开术：即在神经管顶剖开后，将纤维性鞘膜缝合在神经之深面，以解除其压迫。

## 802

## 腓总神经为什么易受卡压？常致卡压的原因有哪些？

腓总神经（common peroneal nerve）自坐骨神经分出绕经腓骨颈后位于皮下，因其表浅而易受到损伤，因深面临近腓骨颈，因此腓骨颈部肿瘤、损伤或邻近软组织肿瘤均可引起腓总神经的局部磨损或直接受压而遭到损害。通常引起腓总神经卡压的原因不外乎两方面：

（1）外在因素：如长时间盘腿坐立，极度屈膝，蹲立劳动过久，石膏管型或绷带过紧等均可造成腓总神经的受压损伤。

（2）内在因素：腓骨颈部肿瘤、损伤（腓骨颈骨折、腓骨小头脱位），局部软组织肿瘤或囊肿等直接或间接摩擦压迫腓总神经。

## 803

## 依靠哪些诊断腓总神经卡压综合征？

腓总神经卡压综合征（common peroneal nerve entrapment）的诊断主要依靠病史，特别是此征多在一次性局部压迫后出现“足下垂”，小腿外侧及足背感觉减退对诊断本征很有帮助。另外局部检查存有肿物（包括临床及放射线检查）。做肌电图检查可现小腿外侧肌纤维颤动及腓总神经传导功能障碍等。

## 804

## 腓总神经卡压综合征如何治疗？

腓总神经卡压综合征一经诊断多需手术治疗。倘若腓总神经压迫、损伤不重时，如去除压迫，功能多能恢复。如局部有肿物生长时应彻底切除，以解除神经之压迫；如神经压迫、损伤严重且局部损害呈现瘢痕化时，可行神经移植手术。

## 805

## 为什么胫后神经易在跖管内受压？受压损伤有哪些表现？

从解剖上看胫后神经在内踝下方通过一个纤维骨性管（即跖管），管的顶部为内踝下方，在屈肌支持带的下面形成几个间隔，上边的间隔通过趾长屈肌腱，踇长屈肌腱位于下边的间隔。而血管、神经束在它们之间通过，而且比较固定，因此局部的损伤，软组织瘢痕粘连，肿物的压迫及骨质的病变均可使胫后神经受压。

跖管综合征（metatarsal tunnel syndrome，tarsal tunnel syndrome）时胫后神经受压损伤最常见的是疼痛，多呈夜间灼痛，甚至可痛醒，往往通过将患腿置于床边或施以按摩解除之，有时出现间歇性足跖痛，多为刺痛或麻木，发病多在长时间站立或行走时发生，于休息或脱去鞋子而得以缓解。倘若胫后神经跟骨支受累，则出现足跟内侧疼痛，有时可放射到小腿肌腹部。检查时可发现内侧足底神经及外侧足底神经分布区的感觉存在障碍，足趾感觉减退或消失，针刺感，两点辨别觉减退。Tinel 征阳性，跖管部或足内侧压痛阳性，而运动多无变化，即便有也很轻微。如果表现运动力弱，肌肉明显萎缩，则说明神经损伤较重，恢复的可能性极小。

## 806

## 跖管综合征应如何治疗？

跖管综合征明确诊断后应选择手术减压，以彻底解除胫后神经的粘连和受压。

手术即在内踝后方 1cm 处作弧形切口，在支持带上部分离出神经血管来，分离支持带，游离神经（保留跟骨支），直达蹈展肌纤维开口处，有时可切除开口处之部分纤维，使神经得以松解。

## 807

## 如何判定跖管综合征的预后？

跖管综合征的预后取决于下列情况：

（1）临床表现肌力弱，肌肉明显萎缩者说明神经损害严重，恢复的可能性极小。

（2）神经受压程度重且时间较久者，神经损害重的预后不好。

（3）肌电图检查和胫后神经传导速度测试时间延长则预后不好。

## 808

## 腕背隆突综合征的病因有哪些？临床表现及治疗有哪些？

关于腕背隆突综合征（wrist back juga syndrom）的病因目前尚不清楚。

（1）有学者认为本征的发病与腕部慢性劳损有关。

（2）尚有学者认为是先天性第二、三掌骨基底骨折或副骨化中心畸形连接所引起。

临床检查于第二、三掌骨基底部背侧有局限性骨性隆起，局部压痛，腕关节活动一般不受限或背伸呈轻度受限。腕背切位片可见第二、三掌骨背侧与头骨之间关节间隙狭窄，边缘可有唇样骨质增生或局限性骨质硬化影像。

对于那些症状轻，疼痛不太重，骨隆起不大者，采用非手术治疗（封闭或理疗）；如果病程长骨隆起大，疼痛明显而影响工作，经非手术治疗无效者可采取手术治疗。手术时切除骨隆起或增生的骨质或行第二、三掌腕关节融合术。

## 809

## 桡管是如何构成的？桡管综合征的病因有哪些？

桡神经在上臂的远端肱骨外髁近端10cm处，由后向前穿过外侧肌间隙，在肱桡肌与肱二头肌、肱肌之间走行，并绕过桡骨头的掌侧，通过Frohse弓进入旋后肌深浅两层之间，此段即称桡管（radial tunnel）。

能引起桡管综合征（radial tunnel syndrome）的原因有如下几方面：

（1）Frohse弓近侧神经与周围粘连。

（2）桡骨头前面有横行纤维束越过神经表面，这种纤维束虽然纤细，但因很结实，可压迫神经。

（3）桡返动脉及其分支与骨间背侧神经交叉压迫。

（4）桡侧腕短伸肌内侧边缘压迫，尤其是前臂旋前屈腕时对骨间背侧神经压迫明显。

（5）Frohse 弓压迫，前臂旋前屈腕时，此弓对骨间背侧神经形成压迫。

骨间背侧神经不仅含有运动纤维，亦含有来自肘部外侧骨膜和关节囊，以及桡腕、腕间及腕掌关节的输入纤维和来自它所支配肌肉的感觉纤维，因此临床上可出现疼痛症状。

## 810

## 桡管综合征的主要症状与特点是什么？

桡管综合征（radial tunnel syndrom）的主要症状为肘外侧及前臂近端伸肌群疼痛，劳累后疼痛加重，即使休息夜间也痛，有时可向远端放射。因疼痛患者握力减低，有时桡浅神经支配区有麻木感。压痛部位为桡骨小头远侧通过旋后肌的骨间背侧神经处，此外也可在肘外侧，外上髁及肱桡关节等处。伸肘时可致中指痛（因桡侧腕短伸肌止于第三掌骨，伸肘抗中指伸指时，该肌可对骨间背侧神经形成压迫）；伸肘抗前臂旋前和旋后时疼痛；伸肘的最后几度受限；上臂气性止血带压力维持在收缩压与舒张压之间，造成静脉充血亦可引起疼痛。

## 811

## 桡管综合征如何诊断与治疗？

桡管综合征诊断主要依靠临床疼痛部位及疼痛的特点，结合神经电生理检查发现骨间背侧神经所支配的肌肉中，出现纤维颤动或经过肘部的桡神经传导速度迟延即能明确诊断。

桡管综合征的治疗：早期可采用局部制动、封闭、理疗等治疗，如效果不显或电生理检查有阳性发现者，伸肘时抗伸中指痛和桡骨头前方桡神经走行处有压痛者，则应行手术松解。

手术中应注意的问题：术中伸肘时被动旋转前臂，以观察哪一部分对骨间背侧神经有压迫，以彻底予以松解。若术中发现神经周围有粘连和瘢痕组织压迫，为了减少术后形成的瘢痕，有学者主张用游离脂肪转移覆盖神经，则可起预防粘连的作用。

## 812

## 骨间背侧神经麻痹都由哪些原因引起？

骨间背侧神经麻痹（interosseous dorsal nerve palsy）除造成桡管综合征的原因以外，尚可由下列原因所致：桡骨小头骨折或脱位、孟氏骨折等创伤原因所致；也可因滑膜炎和类风湿关节炎所致；还可因局部的腱鞘囊肿、脂肪瘤、血管瘤、纤维瘤所致。

## 813

## 骨间背侧神经麻痹与高位桡神经损伤或受压有何不同？

骨间背侧神经损伤受压时，它所支配的肌肉呈完全或部分瘫痪，但不出现感觉障碍。桡神经高位损伤或压迫时可因臂腋角处受到背阔肌及大圆肌的腱性压迫或上臂中部肱三头肌外侧头的压迫，其表现除腕下垂、不能伸拇、伸指外，尚存有感觉障碍。

## 814

## 依据哪些体征和检查来确认骨间背侧神经麻痹？

骨间背侧神经压迫或损伤时，可在肘关节前外侧的桡骨头处（相当于 Frohse 弓处或在前臂背侧桡侧腕长、短伸肌和指总伸肌之间的间隙）压痛；可表现伸腕力弱且腕桡偏；前臂伸肌群萎缩；伸拇、伸指或拇外展力弱甚至瘫痪；不能伸直掌指关节的最后 45°；不存在感觉障碍；抗旋后检查时疼痛加重。X 线检查以确定关节附近的损伤。肌电图检查时，可显示伸拇、伸指肌有不同程度的纤维颤动波，神经传导速度迟延。

## 815

## 骨间背侧神经麻痹治疗方法应如何选择？

骨间背侧神经麻痹（interosseous dorsal nerve palsy）一旦诊断明确，并经肌电图检查证实的应及早手术治疗。对于孟氏骨折所致的骨间背侧神经麻痹，经手法复位观察 6 ~ 8 周，如无恢复迹象的则应手术探查。

## 816

## 骨间背侧神经麻痹手术操作应注意哪些问题？

骨间背侧神经麻痹手术切口一般可采用两种：肘前外侧 Henry 切口及前臂上端背外侧纵行切口。手术松解之前，被动作前臂旋前或旋后动作，以观察神经受压情况。术中应松解一切压迫骨间背侧神经的纤维束条，同时根据局部神经的变化进行神经外或束间松解。手术时在旋后肌和指总伸肌之间不能使用暴力分离，以防损伤支配浅层肌肉的神经支。手术应从肌间隙进入，显露桡神经及其分支。

## 817

## 肩胛肋骨综合征的病因及临床表现有哪些？如何诊治？

肩胛肋骨综合征（shoulder ribs syndrom）是肩胛部纤维肌病所引起的肩胛部酸痛、放射痛综合征。因肩胛胸壁间滑囊和软组织对挤压和摩擦颇为敏感，故可因姿势性、习惯性或职业性劳损，而发生病理性改变，出现临床症状。初发者肩胛部酸痛，重症者可出现放射痛。放射痛可至颈部、枕部、头部；也可沿上臂后侧至前臂、腕部和手部；还可环绕胸壁沿 4、5 肋间神经放射。检查时可发现肩胛骨内侧角或其上下方压痛，谓之触发点。此点是诊断肩胛肋骨综合征的重要体征。

肩胛肋骨综合征的治疗以保守疗法为主，主要是休息、温热疗法及服用镇痛药物，配合肩部运动练习，也可做局部封闭或行针刺疗法，一般疗效满意。

（乔振海　陈天新　潘海乐　张志鹏　王志成）

# 十二、

# 骨与关节化脓性感染

# Bone and Joint Purulent Infections

818. 急性血源性骨髓炎的好发部位及其原因是什么？ 393
819. 为什么急性血源性骨髓炎好发于儿童及青少年？ 393
820. 骨髓炎脓肿沿哪几种途径蔓延？ 393
821. 急性血源性骨髓炎早期诊断的要点有哪些？ 394
822. 骨同位素扫描诊断骨髓炎有哪些进展？ 394
823. 急性血源性骨髓炎有哪些并发症？ 395
824. 脊柱化脓性骨髓炎的感染途径有哪些？ 395
825. 脊柱化脓性骨髓炎的X线征象？ 395
826. 椎间隙感染的发病机制是什么？ 396
827. 如何治疗椎间盘炎？ 396
828. 急性血源性骨髓炎的治疗原则是什么？ 396
829. 急性血源性骨髓炎死骨形成及转归的影响因素是什么？ 397
830. 急性血源性骨髓炎手术目的及术式如何选择？ 397
831. 骨髓炎局部是否应该使用抗生素及有哪些方法？ 398
832. 局限性骨脓肿是如何形成的？如何处理？ 398

833. 创伤后骨髓炎应如何治疗？ 399

834. 脊椎化脓性骨髓炎的特点是什么？如何治疗？ 399

835. 如何避免急性血源性骨髓炎形成慢性骨髓炎？ 400

836. 骨髓炎手术方式如何选择？ 400

837. 手术后骨髓炎如何发生及预防？ 401

838. 手术置入物致骨髓炎应如何处理？ 401

839. 什么是布氏杆菌病？布氏杆菌病可侵犯骨关节系统吗？ 402

840. 人类布氏杆菌病是由什么原因引起的？ 403

841. 布氏杆菌性关节炎是怎样引起的？ 403

842. 布氏杆菌病有哪些临床表现？ 403

843. 布氏杆菌病的临床症状有哪些？ 404

844. 布氏杆菌病在骨关节系统的病理改变是怎样的？临床表现如何？ 404

845. 布氏杆菌性关节炎有哪些表现及如何诊断？ 405

846. 布氏杆菌性关节炎应该做哪些检查？ 405

847. 布鲁斯菌在人体内主要侵犯哪些脏器？ 405

848. 布氏杆菌病的分期及临床表现如何？ 406

849. 布氏杆菌病应做哪些实验室检查？ 407

850. 布氏杆菌病的免疫试验有哪些？ 407

851. 布氏杆菌病的X线表现有哪些？ 408

852. 布氏杆菌病的CT表现有哪些？ 409

853. 易与布氏杆菌病混淆的疾病有哪些？ 409

854. 布氏杆菌病可以并发哪些疾病？ 410

855. 布氏杆菌病如何诊断？ 410

856. 布氏杆菌病应如何预防？ 410

857. 布氏杆菌病应如何治疗？ 411

858. 布氏杆菌病抗生素治疗的原则是什么？ 411

859. 化脓性关节炎如何分期？ 412

860. 化脓性关节炎是否应早期行关节穿刺吸液？有何意义？ 412

861. 怎样防止化脓性关节炎治愈后出现关节僵硬？ 413

862. 化脓性关节炎后期关节活动功能重建术式如何选择？ 413

863. 化脓性关节炎后遗症哪些情况选择关节融合术或截骨术？ 414

864. 软组织坏死，关节外露的化脓性关节炎应如何修复？ 414

865. 肘关节外露选择哪种术式修复最佳？ 414

# （一）血源性骨髓炎

## 818

### 急性血源性骨髓炎的好发部位及其原因是什么？

急性血源性骨髓炎（acute hematogenous osteomylitis）多发生于长管状骨的干骺端。其原因是此处的滋养动脉已转变为扩大的毛细血管网，并形成松质骨血窦，血流面积宽大，血流速度缓慢，细菌栓子容易在此处停留。当身体内其他部位有化脓性病灶时，如原发病灶处理不当或机体抵抗力下降，可诱发细菌栓子进入血循环，成为菌血症或败血症，菌栓再经骨滋养动脉进入骨质，细菌在骨质内沉积、繁殖，并释放毒素而形成急性血源性骨髓炎。临床上多见于胫骨和股骨，可达总例数的60%，其次是肱骨、尺桡骨。

## 819

### 为什么急性血源性骨髓炎好发于儿童及青少年？

血源性骨髓炎好发年龄为儿童及青少年，少年儿童骨骼生长期由于骨骺的存在，滋养动脉于此处变为终末动脉，并与扩大的毛细血管形成血管袢，使该处血流丰富而且流速缓慢，使细菌更易在此处沉积，导致感染。另外儿童在生长发育期，机体抵抗力不如成人，而且儿童多动，局部软组织外伤后，局部也易被细菌侵入，故其发病率也明显高于成人。

## 820

### 骨髓炎脓肿沿哪几种途径蔓延？

（1）脓肿向骨干蔓延，因骨骺板抗感染能力较强，脓汁不易穿破骺板进入关节腔，多向骨干及骨髓腔扩散，致使骨髓腔受累。

（2）脓肿还可突破骨端皮质，穿入骨膜下形成骨膜下脓肿，压力进一步提高时，突入软组织可形成软组织脓肿。

（3）穿入关节，引起化脓性关节炎。在小儿骨骺是天然屏障，脓肿不易进入关节，而成人无骨骺软骨存在，故脓肿很容易穿破关节软骨而进入关节腔，形成化脓性关节炎。另外，某些部分骨干骺端位于关节囊内者，如股骨颈、股骨内外侧髁等处，脓肿可以不经过关节软骨，直接穿破干骺端骨密质后进入关节而形成化脓性关节炎。

## 821

### 急性血源性骨髓炎早期诊断的要点有哪些?

骨关节为深部致密组织，当化脓性感染时，其症状及体征相对来说十分严重，早期诊断对防止骨组织的破坏具有十分重大的临床意义。目前依以下几方面情况来进行判断：

（1）儿童多见，出现肢体疼痛，发热等炎症表现，起病急骤，多有寒战，体温一般上升至 39℃以上，为稽留热型，并可出现烦躁不安、呕吐，甚至惊厥，严重者有昏迷及感染性休克。

（2）查体见患区有肿胀，可有凹陷性水肿或橘皮样水肿改变，患肢半屈曲状，周围肌肉明显痉挛，因疼痛而拒绝患肢的主、被动活动，压痛明显，患肢纵轴叩击痛阳性，邻近关节常可出现反应性关节积液，病变破坏严重者可出现病理性骨折。

（3）辅助检查可见：①血常规白细胞计数增加，可达 $10\times10^9/L$，可见明显核左移；②血细菌培养可查到致病菌；③局部分层穿刺可吸出骨膜下脓肿及软组织内脓肿的脓汁；④CT 及 X 线检查可发现骨膜下脓肿及骨质破坏，但单纯 X 线检查往往于发病 2 周后才有所变化；⑤同位素扫描可较早期发现病变部位，因病变区血管扩张，静脉注射 $^{99m}$锝（$^{99m}$Tc）后，早期就可浓聚于病变区，一般于发病 48 小时即可有阳性结果。但同位素扫描不能定性，应与其他临床表现相结合才能作出定性诊断。

## 822

### 骨同位素扫描诊断骨髓炎有哪些进展?

骨同位素扫描显像技术主要用于早期诊断骨肿瘤，特别是继发肿瘤的诊断，同时也可应用于其他骨骼疾病，如骨感染，骨缺血性病变等。常用药物为$^{99m}$锝 - 亚甲基二磷酸盐（$^{99m}$Tc-MDP），当将$^{99m}$Tc-MDP 静脉注射后，在很短时间内大部分同位素被骨组织摄取，在血供丰富、代谢旺盛的区域，因$^{99m}$Tc-MDP 摄取量多而呈放射性浓聚，相反则呈放射性稀疏。骨髓炎时，可表现为明显的放射性浓聚，但这种放射性的密与疏的改变无定性价值，鉴于此，应结合“血流时相”图像，即静脉注射$^{99m}$Tc-MDP 后 1 分钟和 3～4 小时分别扫描记录图像，骨髓炎很快就出现放射性浓聚，而且不断增加，而肿瘤则为渐渐出现放射性浓聚。

目前又研究出了一种对感染组织有特异性的同位素骨标记药物，即枸橼酸$^{67}$镓（$^{67}$Ga-citrate）类物质，这类药物易于积聚于炎症渗出物中，从而为炎症病变提供有价值的诊断依据。如果$^{99m}$Tc-MDP 与$^{67}$Ga-citrate 积聚于骨的同一部位，则表明此处有炎症病变之可能，另外，在骨髓炎治疗期间，若$^{67}$Ga-citrate在不断减少，即使$^{99m}$Tc-MDP仍高度浓聚，也表明炎症在不断吸收好转，由此可为治疗效果的判定提供依据。另有研究报告，应用Ⅲ铟-吡喃（ⅢIn-Oxine）标记白细胞技术观察炎症反应，也为骨髓的诊断提供了一项客观依据，而且ⅢIn-Oxine标记白细胞仅能分布于急性炎症组织区，如急性骨髓炎或慢性骨髓炎急性发作时表现为阳性，而慢性骨髓炎或骨肿瘤时，此检查为阴性，可见此方法还能为骨髓炎的鉴别诊断提供依据。但ⅢIn-Oxine的缺点是注射18小时后才能显像，对急症病人的应用有一定的局限性。另外，ⅢIn-Oxine在急性化脓性关节炎和软组织感染时也可阳性。

## 823

### 急性血源性骨髓炎有哪些并发症?

①化脓性关节炎；②病理骨折；③肢体生长障碍，如骨骺破坏，肢体生长长度受影响，患肢变短，或因骨骺附近炎症，血液供给丰富，使骨骺生长较快，患肢反而稍长，有时亦因骨骺部分受累，形成畸形生长，如膝内翻或外翻等；④关节挛缩及强直；⑤外伤性骨髓炎常因感染而有骨折延迟愈合和不愈合，以及关节活动受限等。

## 824

### 脊柱化脓性骨髓炎的感染途径有哪些?

化脓性骨髓炎主要由金黄色葡萄球菌引起，其次为链球菌、脑膜炎双球菌。感染途径有：①血源性感染：多见于败血症，如皮肤肿、咽喉部感染等；②泌尿系感染：泌尿系感染既可作为全身性败血症的一个组成部分，也可单独作为一个病因而引起脊柱的急性骨髓炎，主要是由于病原菌可经脊椎旁静脉丛进入脊椎，而泌尿系统在解剖上和该静脉丛相互沟通；③局部化脓性感染：如脊柱部位皮肤感染，脊柱手术后感染以及腰椎穿刺感染等。

## 825

### 脊柱化脓性骨髓炎的X线征象?

发病2周后与病变相邻近的椎体间或椎间盘的破坏致椎间隙狭窄、椎体边缘模糊不清，椎体本身骨小梁模糊，呈现明显脱钙现象，尤以椎体前缘明显，但一般不发生压缩变形。脊椎附件也常受到侵犯，骨质模糊，不规则脱钙或破坏。在有脓液聚集时出现软组织肿胀阴影，颈椎受累可见咽后壁软组织肿胀，胸椎者可见纵隔呈梭形肿胀，并可在呈现骨质明显破坏以前出现，对于早期诊断很有帮助。发病 2～3 个月则可出现骨质增生性改变。有些病例由于病变起始于椎体边缘，局部骨质疏松，边缘粗糙不平，可导致椎间隙狭窄。脊柱化脓性骨髓炎病程迁延 2 个月以后，骨质变化以增生、硬化为主，椎体可有轻度压缩变形，并有不规则的密度增高现象。椎间隙因椎间盘破坏而消失，形成椎体间骨桥或完全性骨性融合，脊椎附件也可发生骨关节融合。

## 826

## 椎间隙感染的发病机制是什么?

椎间隙感染的致病菌以金黄色葡萄球菌与白色葡萄球菌最为常见。细菌进入椎间隙的途径有两种：①经污染手术的器械直接带入椎间隙，最常见的是椎间盘手术后感染，发生手术后椎间盘炎（postoperative spondylodiscitis），发生率在 0.1%～0.5%；②经血液途径播散原发病灶大都来自皮肤、黏膜或泌尿道，以来自泌尿道的感染最为常见，可能系通过 Batson 脊椎静脉丛的反流而致。

## 827

## 如何治疗椎间盘炎?

（1）卧床休息：卧床休息在椎间盘炎的治疗中占有重要地位。卧床不仅可以减轻椎间盘内的压力而缓解疼痛，而且可以减少感染向周围组织扩散的机会，可使局部侵蚀破坏的椎体压力减小，防止椎体压缩塌陷，产生成角畸形。卧床直至疼痛消失，血沉正常，X 线平片显示骨的侵蚀现象停止为止，一般需要 2～3 个月。

（2）抗生素治疗：发热、白细胞增多或血液培养细菌生长阳性者，可应用广谱抗生素治疗，直至全身症状消失、白细胞正常为止。

（3）手术治疗：若椎间盘炎穿破而导致周围组织感染形成脓肿者，则须手术治疗，切开引流或灌洗引流，以控制感染，同时全身应用抗生素治疗。

## 828

## 急性血源性骨髓炎的治疗原则是什么?

急性血源性骨髓炎在抗生素问世以前，病死率很高，即使逃过死亡，也可能转变为慢性骨髓炎，甚至出现各种并发症，如化脓性关节炎、病理性骨折、关节活动障碍、肢体短缩、畸形等，影响肢体功能。近年来由于早期诊断及综合疗法的应用，其严重程度，并发症的发生率及病死率均得到了有效的控制。临床经验表明，对本症治疗成功的关键在于早期诊断、早期应用大量敏感抗生素及正确的局部处理。

（1）全身治疗：加强全身支持疗法，如降高温、补液、纠正酸中毒、必要时输少量新鲜血等，并给予高蛋白、高能量和高维生素的饮食。

（2）药物疗法：在细菌培养及药物敏感试验结果报告之前，先应用大量广谱抗生素静脉点滴，待结果报告后，选用敏感抗生素进行治疗，其抗生素选用标准应为：①抑杀菌效力大；②能达到病变组织；③对正常菌群影响小；④对人体毒副作用轻者。

（3）局部治疗：早期应用石膏、牵引等外固定，抬高患肢并保持于功能位，防止畸形和病理性骨折发生，并有利于炎症消退，若经 2～3 天大量应用抗生素体温不能控制，或穿刺吸出脓汁者，应行手术钻孔或开窗减压治疗，脓汁多者应同时进行闭式引流抗生素持续冲洗治疗。

关于抗生素的应用时间，一般于炎症症状控制后 2 周左右停药。闭式冲洗引流拔除的指征为体温恢复正常，引流液清澈透明，经连续 3 次细菌培养均阴性，试验闭管 3 天局部无炎症复发，此时即可拔除引流。

## 829

## 急性血源性骨髓炎死骨形成及转归的影响因素是什么？

骨组织的营养靠近髓腔部分由骨的滋养动脉供给，靠近骨膜部分由骨膜的血管供给，当以上两组血管因骨髓炎骨膜掀起或血管被细菌栓塞时，骨组织因供血障碍而坏死，形成死骨。因此，早期诊断及正确的全身治疗，适宜的局部处理，防止骨膜被脓汁掀起和滋养动脉栓塞，是防止大块死骨形成的重要环节。

急性血源性骨髓炎可有以下三种转归：①早期诊断、早期正确的综合治疗，使炎症消退，病变吸收而痊愈；②早期未得到正确诊断及治疗，机体抵抗力低，细菌毒力强，感染扩散，引起败血症或脓毒血症，甚至危及生命；③当机体抵抗力与细菌毒力相持时，转为慢性，可形成死骨、死腔及经久不愈的窦道。如不能通过外科手段彻底清除病灶，则感染常反复发作。

## 830

## 急性血源性骨髓炎手术目的及术式如何选择？

急性血源性骨髓炎若早期诊断后经 48～72 小时的抗生素治疗仍不能控制局部症状时，

表明抗生素不能消灭细菌，感染有扩散之危险，故应早期行手术治疗，手术目的为①引流脓汁，减轻毒血症症状；②防止大块死骨形成，阻止急性骨髓炎转为慢性。

手术方式有钻孔减压及开窗减压两种。对于病灶局限于干骺端内者可单纯钻孔，放出脓汁以达到减压目的即可，但此减压方式不彻底，引流欠通畅，故一般情况下均应行开窗减压，开窗范围一般为 2cm×(5~6)cm。开窗后不可用探针去探查髓腔，也不可用刮匙去刮髓腔，以防止破坏肉芽屏障使感染扩散。

## 831

## 骨髓炎局部是否应该使用抗生素及有哪些方法?

骨组织为致密结缔组织，其血循环相对较差，抗感染能力也相对较弱，一旦感染，全身应用的抗生素经血循环到达病灶处的药物浓度也不很高，故一般采用了手术治疗，就应考虑局部应用抗生素，以增加病灶内药物浓度，尽早杀死细菌，控制感染，防止细菌播散及转为慢性。

局部应用抗生素的方法有以下 3 种，①局部放置敏感抗生素，缝合切口，不进行闭式冲洗引流，此方法一次放入的抗生素被吸收代谢后，局部浓度降至用药前水平，故现已不采用；②持续闭式抗生素溶液冲洗引流，此方法最为常用。其优点是局部持续注入高浓度抗生素，使局部细菌无法生存，作用确实可靠，但其缺点为用药量大，长期保留两根引流管使治疗不方便，而且在冲洗过程中常出现冲洗管阻塞现象。尽管如此，此法仍是目前应用最为广泛的方法；③庆大霉素珠链的应用，其方法为将庆大霉素与聚甲基丙烯酸甲酯制成珠链，每珠直径 5~7mm，内含庆大霉素 1500~2000U，每链 12~20 个珠，视病灶大小决定手术时置入 1~10 链。术后 4~5 天后开始向外拉出珠链，2~3 周可将珠链完全拉出，也可于 2 周后，感染已得到控制时再一次将珠链取出。这个方法未被广泛应用。

目前有关缓释药物制剂的研究正在进行，若载体和定时释放两个问题能够解决，则可诞生多种抗生素珠链制剂，从而克服庆大霉素抗菌谱窄，作用力弱的局限性，为骨关节感染的治疗提供另一新方法。

## 832

## 局限性骨脓肿是如何形成的? 如何处理?

慢性局限性骨脓肿（chronic limitations bone abscess，Brodie's abscess）多发生于儿童和青少年，以胫骨、股骨多发，一般认为是由于慢性低毒性细菌感染所致。当细菌毒力低破坏力弱，但又不能被机体抵抗力消灭时，就可在骨质局部形成病灶，中央为骨破坏区，周边为反应性骨增生区。在脓腔内，脓液往往被肉芽组织所取代，肉芽组织周围形成囊壁。X线片见长管状骨干骺端有一圆形或椭圆形透光区，周围骨质密度增高，边缘清楚整齐，周围硬化带与正常骨质间无明显界限。患者往往无急性骨髓炎病史，可持续数年之久，劳累、外伤后可致局部红肿疼痛，但应用抗生素后可缓解，极少数病例脓肿穿破流出。

一旦确定诊断，应在全身应用抗生素保护下，进行手术治疗，彻底刮除病灶内炎性组织，冲洗干净后可将自体髂骨碎块与抗生素粉混合后填充空腔，也可行带蒂肌肉瓣充填，一般均可治愈。

## 833

## 创伤后骨髓炎应如何治疗？

创伤性骨髓炎的常见原因是开放性骨折后感染，也有少部分系由闭合性骨折切开复位内固定时引起，当骨折感染处附近有大量软组织坏死时，骨干将外露于空气中，出现外露骨干燥坏死，转入慢性后往往会伴有感染性骨不连或骨缺损，此时将给治疗带来很大困难。

创伤性骨髓炎的治疗应坚持以下原则：①急性期按急性血源性骨髓炎处理，切开引流，抗生素溶液持续冲洗；②全身使用抗生素，并以细菌培养及药物敏感试验作为选择抗生素的根据；③清除创口内异物，必要时要去除内固定物，改行外固定架固定或石膏外固定；④尽快修复创面，防止骨外露的发生，其方法可选择皮瓣移植手术，若伴有骨缺损，则可考虑应用游离复合组织瓣移植，一次手术同时修复骨缺损和皮肤缺损，但此手术要求术者具备较高的显微外科技术，否则手术不易成功。

## 834

## 脊椎化脓性骨髓炎的特点是什么？如何治疗？

脊椎化脓性骨髓炎发病率很低，多由经血循环感染，也可由外伤、椎间盘手术及腰椎穿刺引起，常见于成年人，腰椎发病率最高，其次为胸椎、颈椎和骶椎。病变主要侵袭椎体，可破坏椎间盘而向上下椎体扩散，也有侵犯附件的报告。

患者起病急骤，有寒战及持续高热等脓毒血症症状，背痛剧烈，强迫于卧床位，局部往往有明显肿胀及压痛，血白细胞超过 $10 \times 10^9/L$，血培养多为阳性，X线片及CT片均可见椎体破坏及增生并存，椎间隙变窄，椎旁阴影增宽，常可发现椎体间有骨桥形成，病变进展严重者，死骨与脓汁进入椎管压迫脊髓，可出现瘫痪。

对本症的治疗首先要加强支持疗法及全身应用大量敏感抗生素，其次应严格卧床休息，若椎旁发现脓肿应尽早切开引流，若脊髓受压出现截瘫时，则应立即施行椎板减压术及引流术，否则瘫痪很难恢复。当形成窦道时，如无死骨，待全身症状好转后窦道多能自行愈合，若窦道经久不愈，则应行窦道切除及死骨摘除术。

## 835

## 如何避免急性血源性骨髓炎形成慢性骨髓炎？

大多数慢性骨髓炎（chronic osteomyelitis）是由于急性骨髓炎治疗不当或治疗不及时，病情持续发展而引起。但也有一些病例，当细菌毒性较低，机体抵抗力较强时，开始就表现为慢性或亚急性经过，如硬化型骨髓炎，局限性骨脓肿等。从急性骨髓炎发展为慢性骨髓炎是一个缓慢的过程，因急性期未能得到很好的控制，感染扩散，血管栓塞，形成死骨及无效腔而转入慢性。由此可见，防止急性骨髓炎转为慢性的关键必须迅速阻止急性炎症。

目前可通过以下措施降低慢性骨髓炎的发生率：①提高诊断水平，早期明确诊断，使急性骨髓炎在早期得到有效的治疗；②早期应用大量敏感抗生素，抑制或杀死致病细菌，将感染局限在最小范围内，防止死骨形成；③选择正确的手术治疗，引流脓汁，使炎症局限，促使感染一次治愈。对于开始就是慢性经过或亚急性经过者，尤其要提高诊治医生的诊断水平，以期早期作出正确诊断。必要时做 CT 及骨扫描检查。凡抗生素不能彻底治愈者，早期手术，清除病灶，可望骨髓炎的早期治愈。对于那些骨内或骨周围有异物者，如弹片、砂石等，需将异物去除，改善局部血循环及抵抗力，以利炎症的控制。

## 836

## 骨髓炎手术方式如何选择？

（1）局限性骨脓肿（brodie abscess）：必须凿开脓腔，彻底清除脓液、纤维囊壁及肉芽组织，并用带蒂肌瓣、松质骨等消灭空腔。术后应用大量有效抗生素。

（2）慢性硬化性骨髓炎（chronic sclerosing osteomyelitis）：凿通皮质显露及贯通骨髓腔，解除髓腔内张力并引流，并可于骨窗内填塞肌肉瓣，以消灭空腔，临床症状可完全缓解。若髓内肉芽组织及脓汁较多，可应用持续冲洗。

（3）非负重骨（非重要骨），如腓骨、肋骨者，可行病骨切除术，但近关节处应注意稳定。

（4）病程长、累及骨质广泛、肢体畸形，或患肢严重残疾，或长期慢性窦道刺激局部有恶变者，肢体难以保留者可行截肢术。

# （二）手术后骨髓炎

## 837

### 手术后骨髓炎如何发生及预防?

手术后骨髓炎系指由于手术治疗、如内固定手术，置入假体手术及其他骨关节手术造成的骨及骨附属组织的化脓性感染。其中由于置入物手术所致的骨髓炎，因巨大异物的存在，异物区为血循环的缺失区，细菌可在此处大量繁殖并释放毒素而很难被消灭，而且往往会出现各种严重并发症，使患者后遗肢体功能残疾。为避免医源性骨髓炎的发生，应注意以下几方面：

（1）提高骨关节手术室无菌程度：我国多数医院的手术室还不能达到无尘状态，不充分的隔离，不完全彻底的医生更衣制度等，可能是医源性骨髓炎发生的基础。调查资料表明，基层医院因手术无菌条件及无菌术观念不高，使其手术后切口感染率明显为高。有条件的单位应逐步建立净化或超净手术室，以使由空气污染造成的感染降至最低程度，并强化医护人员的无菌观念。如更衣、洗手及有菌区与无菌区的隔离制度等。

（2）在提高无菌观念的同时，应进一步提高手术医师的无创操作技术：使创面清洁，无死腔，无挫灭组织，这就等于清除了细菌赖以生存的培养基，同时良好的组织，其抗细菌感染的抵抗力也强。研究表明，每立方厘米正常组织内含10万个细菌尚不能使其发生感染，而挫灭组织或无效腔组织内，只要有100个致病菌侵入，就可以发生感染。由此可见，无创操作，减少挫灭组织，严格止血，缝合前的二次清创，冲洗及放置通畅的引流，都对降低术后感染有着积极意义。

（3）严格控制开放性骨折内固定术的适应证：对那些局部组织挫灭严重、软组织缺损、骨外露，尤其是外露骨有污染的Ⅱ度、Ⅲ度开放性骨折，以及超过清创时间（6～8小时）的Ⅰ度开放性骨折，尽量进行清创及创面修复，术后应用外固定架或石膏进行固定，若有必要，应于创面修复、无感染灶存在时，再行骨移植及内固定手术。

（4）对于那些有感染危险的Ⅱ度、Ⅲ度开放性骨折，术后应用足量敏感抗生素，其细菌学检查及药物敏感试验的取材可以取创口的污染组织为标本，这对减少手术后骨髓炎也可起到很重要的作用。

## 838

### 手术置入物致骨髓炎应如何处理?

手术置入物主要是指各种内固定物及人工假体，如钢板、髓内钉、人工关节等。当行置入物手术后，因骨内及表面有大块异物的存在，使机体的抗病力在置入物处形成死角，大量全身应用抗生素后，局部也无法达到有效的杀菌浓度。一旦发生较重的感染，应早期进行局部的充分引流，使感染局限化。局部闭式连续抗生素溶液冲洗引流，可以使分泌物变稀薄，引流通畅，局部维持较高的抗生素浓度，对本症是一个十分有效的治疗方法。大部分患者经上述治疗后，骨髓炎可得到控制或使感染局限化，手术置入物可暂不取出。

经上述治疗后骨感染不能控制，骨破坏严重，全身症状不见改善者，应尽早取出内固定物或人工假体，尤其是髓腔内置入物，更应尽早取出，否则可招致全骨干骨髓腔感染，后果严重。取出内固定物同时置入冲洗引流管，进行抗生素溶液持续冲洗 2 ~ 3 周，全身应用抗生素，直到急性炎症被控制。若经上述处理后，感染转为慢性，则可行病灶清除，可望治愈骨感染，待感染控制无复发 3 个月后再考虑功能重建手术。

## （三）布氏杆菌病

### 839

### 什么是布氏杆菌病？布氏杆菌病可侵犯骨关节系统吗？

布氏杆菌病（Brucellosis）又称波浪热（undulant fever）是布氏杆菌引起的急性或慢性传染病。是一种家畜及人共患的地区性流行病。此病遍及全世界各地，在我国则多见于牧区，主要在内蒙古、新疆、青海、甘肃、宁夏、山东等地有流行区。南方则少见。根据不同的传染源和不同型的菌种，国际上将布氏杆菌分为 6 个型：主要为羊型，牛型和猪型，绵羊附睾型，森林属型和犬型。在我国流行的主要是羊型，次为牛型，少数为猪型。羊为主要的传染源，分布最广，与人接触最多，菌种毒力强，临床上症状重，易流行。细菌对光、热及化学药剂如 3% 的漂白粉及甲酚皂溶液（来苏儿水）都很敏感，数分钟至 20 分钟即可杀死。但在干燥土壤中可存活数月，在乳制品，皮毛或水中可生存数周至数月。

该菌自损伤的皮肤及黏膜或消化道，呼吸道进入人体后，首先被吞噬细胞吞噬，进入淋巴结，有时可在其中存活并生长繁殖形成感染灶，2 ~ 3 周后可进入血液循环产生菌血症。继之在单核 – 吞噬细胞系统（如肝，脾，骨髓）内生长形成新的感染病灶，并可多次反复冲破细胞进入血循中，则再一次引起菌血症和临床急性症状，表现为 2 ~ 3 周的发热期，每间隔 3 天至两周，发热又反复，产生波浪状的热型，故称为波浪热。

同时，布氏杆菌含有内毒素及菌体本身皆可引起人体的过敏，出现各种的变态反应性病变。骨关节病变，多发生在半年左右，少数病例更早些。布氏杆菌骨髓炎是血源性布氏杆菌感染在骨关节的局部表现。任何骨均可受累，但以脊椎炎最为多见。关节的病变常侵犯大关节，以髋关节炎最为常见。

## 840

### 人类布氏杆菌病是由什么原因引起的?

布氏杆菌首先感染家畜。家畜临床表现不明显。但怀孕的母畜则极易引起流产或死胎,所排出的羊水、胎盘分泌物中含大量布氏杆菌,传染性强。而其皮毛,尿粪,奶液中均有此菌。排菌可3个月以上。人通过与家畜的接触,服用了污染的奶及畜肉,吸入了含菌的尘土或菌进入眼结合膜等途径,皆可遭受感染。

## 841

### 布氏杆菌性关节炎是怎样引起的?

布氏杆菌病性关节炎是布氏杆菌感染所引起。布氏杆菌经消化道入体内后多数被消化,少数在淋巴、骨髓及脾内繁殖。布氏杆菌为微小的多形球状杆菌,革兰染色阴性。分为羊、牛、猪、鼠、绵羊、犬6个生物种,我国以羊为主。通过羊、牛、猪、犬传染源,传染给人。病原菌主要存在于病畜的组织、尿、乳汁、胎儿等处。多数通过口进入人体,亦可由损伤的皮肤、呼吸道黏膜等侵入机体。食用未经巴斯德消毒方法消毒的牛奶和奶酪,很容易感染布氏杆菌。接触畜、畜肉的工人、兽医等,为易感人群。

## 842

### 布氏杆菌病有哪些临床表现?

(1)急性期:①起病缓慢:突出表现为寒战、发热、多汗。发热为2~3周,数日至2周后再次发势,呈波浪起伏。热型多为弛张热,也可呈不规则热。常因大汗浸湿衣被,且与热退相伴,为本病另一突出特征。②关节痛:主要为大关节,呈游走性,少数伴关节红肿,或肌肉疼痛。③淋巴结及肝脾大:淋巴结肿大主要见于颈部及腋下。④其他:男性可有睾丸炎或附睾炎,女性可患卵巢炎,孕妇可流产。腰骶神经病变,造成坐骨神经痛也较多见。

(2)慢性期:可由急性期发展而来,也可无急性病史。常见症状有疲乏、出汗、头痛、低热、抑郁、烦躁、肌肉及关节酸痛。

流行病学发病以春夏为多,牧区发病率高。了解所到地区、职业、接触范围等情况有助诊断。

## 843

### 布氏杆菌病的临床症状有哪些?

患布氏杆菌病后，首先出现的症状是发热，体温可达摄氏 40℃，不同人发热的热型差别较大。有的人体温并不太高，波动于 37～38℃，持续时间长，处于长期低热状态；有的人体温呈波浪状，即高热几天，体温降下来几天，又开始高，反复多次，所以布氏杆菌病又称波状热。还有的体温忽高忽低，早晚变化大，病情凶险，呈弛张性发热等等。当前主要是长期低热者多。另一个特点是患者多汗，尤其发病初期更为明显，晚上汗更多，汗质黏稠，多出现在头胸部等。其他症状如乏力、食欲不振、精神倦怠等类似于感冒。患者还经常出现骨关节疼痛、肿胀等。男患者易出现睾丸肿大（单侧），女患者可有月经不调，流产，白带过多等。发病初期不明显，体温逐渐下降时骨关节症状相继出现。疼痛或骨关节活动障碍的部位多见于大关节。如，腰、骶、髋、肩、肘、膝等关节。常易误诊为风湿病。给布氏杆菌病患者查体时还可看到某些部位淋巴结肿大（颈部、腋下、腹股沟部等），肝、脾大等。

总之，布氏杆菌病无明显特征性表现，症状是多种多样的。

## 844

### 布氏杆菌病在骨关节系统的病理改变是怎样的? 临床表现如何?

布氏杆菌病急性期的病理变化为多脏器的炎性变化及弥漫性的增生现象。至慢性期则可侵犯骨关节系统。据统计本病 30%～40% 的患者有骨关节病变。主要表现为关节炎，骨膜炎，骨髓炎，脊柱炎。脊柱，肩关节，肩锁关节及骶髂关节最容易受侵犯，但大多数发生在腰椎，少数发生在胸椎，胸腰段，骶椎或骶髂关节。慢性期主要表现为局限性感染性肉芽肿组织的增生。该肉芽肿可位于椎体内或邻近椎间盘的软骨下椎体骨质内。病变可继续扩大，侵及周围骨质，软骨板及椎间盘。最常见受累的是腰椎。感染性肉芽肿显微镜下可见上皮样细胞和类似郎格罕巨细胞，周围有淋巴细胞及单核细胞，肉芽肿直径约 1mm。有少数发生干酪样病变，偶见死骨。广泛的新骨形成是本病的一特殊表现。因椎间盘破坏，最后椎体间常表现为骨性的融合。

大多数患者有急性感染表现。主要为波浪状发热为其特点，发热 2～3 周，继之 1～2 周无热期，以后再发热。常伴多汗，头痛，乏力，游走性关节痛（主要为大关节）。有时全身症状消退后，才出现局部症状。腰椎受累后，出现持续性腰背痛，伴肌肉痉挛，活动受限，影响行走。常可产生坐骨神经痛。局部有压痛及叩痛，少数患者于髂窝处可扪及脓肿包块；也可产生硬膜外脓肿压迫脊髓及神经根，出现感觉、运动障碍或截瘫。同时可伴有肝、脾大，区域性淋巴结肿大等表现。男性患者还可有睾丸肿大，睾丸炎症表现。

本病有“自愈”趋势，但历时较长。未接受治疗者复发率占 6%~10% 。

## 845

## 布氏杆菌性关节炎有哪些表现及如何诊断?

患者往往与病畜有接触史。布氏杆菌病可以是急性、自限性疾病，关节痛延续数天，关节炎持续数周后消退，无后遗症。也可是慢性、感染性疾病。需要用抗生素治疗。慢性或复发性的布氏杆菌病常由马尔他布鲁菌引起。

感染常见于单关节或不对称的少数周围关节。膝、髋、肩为好发部位，其次为骶髂、腕、踝、肘关节，还可侵犯脊柱。骶髂关节常见于单侧。某些患者既有周围关节炎又有脊柱关节病。患者感到背部及肢体疼痛，有热病症状。关节炎发病前数周患者有头痛、乏力、出汗等全身症状。累及的关节表现为肿胀、疼痛、发热及红斑，关节内有渗出。热型为波浪热，有时为弛张热或间歇热。

急性布氏杆菌病血培养阳性率很高。慢性感染的患者血培养的阳性率只有 10% 。骨髓培养阳性率高。关节液培养阳性率 50%~65% 。

实验室检查：关节液的白细胞总数常在 $10 \times 10^9/L \sim 50 \times 10^9/L$ 之间，分类以单核细胞多见。补体结合试验及 2-巯基乙醇试验常用于诊断慢性布氏杆菌病。血清学试验最常用的是凝集试验。

## 846

## 布氏杆菌性关节炎应该做哪些检查?

布氏杆菌需要复杂的生长条件，因此滑膜液培养的阳性率为 50%~65% 。滑膜液中白细胞总数为 $10 \times 10^9/L \sim 50 \times 10^9/L$，单核细胞更多见。血清学试验中最常用的是凝集试验。较新技术的酶联免疫吸附试验（Enzyme Linked Immunosorbent Assay，ELISA）可能更精确。补体结合试验及 2 巯基乙醇试验常用来诊断慢性布氏杆菌病。急性布氏杆菌病患者的血培养一般是阳性。慢性病例的血培养阳性率却小于 10% ，而骨髓培养的阳性率较高。

## 847

## 布鲁斯菌在人体内主要侵犯哪些脏器?

（1）运动系统：关节肌肉疼痛。出现膝关节、腰、肩、髋、肘等关节痛。

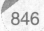

（2）神经系统：可引起神经干和神经根的损伤，导致神经痛。出现腰痛、臀部疼痛、腿痛等。

（3）呼吸系统：部分患者发生间质性肺炎而出现咳嗽。

（4）消化系统：急性期患者个别因肝脏损害较重，而出现尿黄、巩膜黄染、肝区不适、食欲减退等消化道症状。

（5）泌尿生殖系统：男性患者因睾丸炎或附睾炎而出现睾丸疼痛及小腹痛。慢性期可出现精索神经痛，以致出现阳痿、遗精、性功能减退等。还可发生肾炎、肾盂肾炎、膀胱炎。女性患者可出现乳房肿痛、腰痛、小腹痛、月经不调、闭经或流血过多，白带过多、性欲减退、早产、流产、死胎等表现。

## 848

## 布氏杆菌病的分期及临床表现如何?

布氏杆菌病是由布鲁斯杆菌引起的一种人兽共患传染病。人以长期发热、多汗、关节痛、睾丸炎、卵巢炎为特征。本病流行广泛，几乎遍布世界各地。我国的内蒙古、东北、西北等地区的牧区该病曾一度流行，其他北方地区也有散发。近几年由于养殖业发展迅猛，该病的发病率在我国有所上升。人感染布病后，潜伏期为 7 ~ 60 天，平均 2 周。少数患者可长达数月或 1 年以上。人患本病后，临床表现复杂多变，症状各异，轻重不一，呈多器官病变或局限某一局部。临床上一般分为急性期和慢性期二型。

（1）急性期：80% 起病缓慢，常出现前驱症状，其表现颇似重感冒。全身不适，疲乏无力，食纳减少，头痛肌痛、烦躁或抑郁等。持续 3 ~ 5 天。10% ~ 27% 患者急骤起病，以寒战高热、多汗、游走性关节痛为主要表现。典型病例呈波状热，初期体温逐日升高，达高峰后缓慢下降，热程 2 ~ 3 周，间歇数日至 2 周，发热再起，反复数次。除此热型外，其他尚有弛张热、稽留热型等。多汗为本病的突出症状之一，每于夜间或凌晨退热时大汗淋漓。也有患者发热不高或处于发热间歇期仍多汗，汗味酸臭。盛汗后多数感觉软弱无力，甚至可因大汗虚脱。76% 以上有关节痛，与发热并行。疼痛呈锥刺样或钝痛，痛剧者似风湿，辗转呻吟，但关节疼痛程度与病理改变并不平行。病变主要累及大关节，如髋、肩、膝等，单个或多个，非对称性，局部红肿。也可表现为滑膜炎、腱鞘炎、关节周围炎。少数表现为化脓性关节炎。急性期患者疼痛多呈游走性，慢性期病变已定局，疼痛固定某些关节。肌肉也痛，尤其下肢肌及臀肌，重者呈痉挛性痛。此外，还有睾丸炎及附睾炎是男性患者常见症状之一，多为单侧。个别病例可有鞘膜积液、肾盂肾炎。女性患者可有卵巢炎，子宫内膜炎及乳房肿痛。但人类引起流产者较少。

（2）慢性期：一般由急性期发展而来，也可缺乏急性病史由无症状感染者或轻症者逐渐变为慢性。慢性期症状多不明显，也不典型，呈多样表现。慢性期活动型具有急性期的表现，也可长期低热或无热，疲乏无力，头痛，反应迟钝，精神抑郁，神经痛，关节痛，一般局限某一部，但重者关节强直、变形。一部分患者自述症状很多，缺乏体征，类似神经症；另一部分患者表现多器官和系统损害，如骨骼肌肉持续不定的钝痛，反反复复，迁延不愈，晚期有的发展成为关节强直、肌肉挛缩、畸形、瘫痪。神经系统表现为神经炎、神经根炎、脑脊髓膜炎。泌尿生殖系统，可有睾丸炎、附睾炎、卵巢炎、子宫内膜炎等。慢性期相对稳定型者，症状、体征较固定，功能障碍仅因气候变化、劳累过度才加重。但久病后体力衰竭、营养不良、贫血。人患本病后病理变化广泛，受损组织不仅为肝、脾、骨髓、淋巴结，而且还累及骨、关节、血管、神经、内分泌及生殖系统；不仅间质细胞，而且还损伤器官的实质细胞。其中以单核－吞噬细胞系统的病变最为显著。病灶的主要病理变化：①渗出变性坏死改变：主要见于肝、脾、淋巴结、心、肾等处，以浆液性炎性渗出，夹杂少许细胞坏死；②增生性改变：淋巴、单核－吞噬细胞增生，疾病早期尤显著，常呈弥漫性，稍后常伴纤维细胞增殖；③肉芽肿形成：病灶里可见由上皮样细胞、巨噬细胞及淋巴细胞、浆细胞组成的肉芽肿，肉芽肿进一步发生纤维化，最后造成组织器官硬化。三种病理改变可循急性期向慢性期依次交替发生和发展。如肝脏，急性期内可见浆液性炎症，同时伴实质细胞变性、坏死；随后转变为增殖性炎症，在肝小叶内形成类上皮样肉芽肿，进而纤维组织增生，出现混合型或萎缩型肝硬化。鉴别诊断：临床上应与重感冒、风湿病、神经症等疾病进行鉴别诊断。

## 849

## 布氏杆菌病应做哪些实验室检查？

（1）血象：白细胞计数正常或减少，淋巴细胞相对增多。

（2）细菌学检查：血、骨髓、尿均可作培养，早期血、骨髓培养阳性可达70%。

（3）血清学检查：①血清凝集试验：病程2周以上可阳性，效价在1∶100以上，两次测定效价成倍上升，有助诊断；②补体结合试验：效价在1∶10以上为阳性；③抗人球蛋白试验，效价>1∶80为阳性；④皮内试验：将布氏杆菌素0.1ml注入前臂皮内，24～48小时局部肿块超过2.5cm×2.5cm以上为阳性；⑤荧光抗体测定也可应用。

## 850

## 布氏杆菌病的免疫试验有哪些？

（1）血清凝集试验：试管法乃直接检测脂多糖抗原的抗体，效价≥1∶160为阳性，应检查双份血清，若效价有4倍或以上增长，乃提示近期布氏杆菌感染。

（2）酶联免疫吸附试验（ELISA）：该法的阳性率高于凝集试验，且检测 IgM 及 IgG 的敏感性相似。因慢性患者的抗体属 IgG 型，故本法可同时用于急慢性病人的诊断。近来有采用亲和素酶联试验，较 ELISA 更敏感。

（3）2-巯基乙醇（2-mercaptoethanol，2-ME）：试验本法可检测 IgG，用于鉴别自然感染与细菌免疫。自然感染 1 个月后，体内凝集即以 IgG 型为主（初为 IgM 型），该 IgG 对 2-ME 有耐受性；而细菌免疫后 3 个月内的凝集素均以 IgM 为主，可为 2-ME 所破坏。

（4）补体结和试验：补结抗体亦属 IgG，病程第 3 周的效价可超过 1∶16。本试验的阳性率高于凝集试验，特异性亦高，但出现时间晚于凝集试验。

（5）抗人球蛋白试验：患者尚可产生一种不完全抗体，后者虽可与抗原结合，但肉眼不可见。当将抗人球蛋白免疫血清加入抗原－不完全抗体复合物中，即出现直接可见的反应。不完全抗体出现早而消失晚，故可用于急慢性期患者的诊断。鉴于本法操作复杂，只适用凝集试验阴性的可疑患者，效价 >1∶80 为阳性。

（6）皮内试验：布鲁斯菌素皮试乃为一种延迟超敏反应，24～48 小时观察结果。仅有局部红晕而无肿块者为阴性，局部红肿和硬块的直径达 2～6cm 者为阳性。皮试在病程 6 个月内的阳性率很低，慢性期患者几近 100% 呈阳性或强阳性反应。

（7）其他免疫试验：有反向被动血凝试验、放射免疫间接免疫荧光试验等，因操作复杂，不适于普遍采用。

## 851

## 布氏杆菌病的 X 线表现有哪些？

（1）椎体炎：边缘型骨质破坏最常见，病灶呈多灶性或跳跃性，多侵害 1～2 个椎体上缘，少数为多个椎体。早期表现小骨质稀疏灶，数周后出现骨质缺损病灶，较大的病灶呈“岛屿状”。病灶呈软组织密度未见死骨，病灶边缘清晰锐利，呈不规则虫蚀状破坏或刀锯样外观，后期硬化，增生形成骨刺，呈鸟嘴状向外或邻近椎体缘伸展，形成骨桥。椎体中心亦可被侵犯，通常椎体中心病灶迅速硬化，不形成深部骨质破坏缺损，以后逐渐被新生骨代替，无椎体压缩征象。

（2）椎间小关节炎：多发生于邻近病变椎体，关节面破坏不规则，关节间隙进行性变窄，以至于消失，也可表现为继发性增生性关节炎，产生骨性强直，数个关节同时受侵。

（3）韧带钙化：以下腰椎多见，表现为自下而上逐渐发展的前后纵韧带呈索条状钙化影。

（4）椎间盘炎：早期特征为椎间隙狭窄，密度增高，上下椎体面及椎体缘不规则，有骨质破坏倾向，后期椎体缘骨质硬化增生，附近韧带钙化。

## 852 布氏杆菌病的CT表现有哪些?

布氏杆菌多侵犯腰椎，以腰4发病率较高。

(1) 骨改变：早期骨小梁稀疏、粗大紊乱、结构不清，数周后出现骨质缺损。病灶小(多在2~5mm)，多发，呈虫蚀状、小囊样低密度骨质破坏。破坏较大病灶可呈“岛屿”样改变。部分破坏灶边缘硬化。椎体边缘明显增生、呈锯齿状，其中可见新破坏灶。病灶多位于椎体边缘或前、中部。椎小关节骨改变亦表现为破坏与增生同时存在。但该病变多无死骨存在及椎弓根破坏。

(2) 椎间盘改变：可轻度受累，受累的同时可有纤维组织增生，故椎间隙可不变窄或轻微变窄。CT表现为等密度影，骨关节面增生硬化。

(3) 骨膜改变：椎体骨膜肥厚，由中间向两侧膨出，使椎体呈斑驳样不同密度增高，梭状变形。椎体边缘骨膜增生肥厚、钙化，形成“唇”样骨赘，新生骨赘加上其间的破坏灶，构成“花边椎”之特征性表现。钙化的骨膜与椎体间仍清晰可辨，相邻椎体骨赘连接形成椎体侧方融合，有时横突的骨膜表现为横突顶部帽状增厚。

(4) 韧带改变：布氏杆菌性脊柱炎主要表现为前纵韧带和棘间韧带钙化。

(5) 椎旁脓肿：布氏杆菌性脊柱炎极少有寒性脓肿，无脓肿流注现象，仅表现为软组织轻微肿胀。

总之，布氏杆菌性脊柱炎骨改变多为破坏与增生同时存在，但很少见到死骨存在，破坏灶边缘硬化；椎间隙不变窄或可轻度变窄；椎旁软组织肿胀，但很少有寒性脓肿，即使有脓肿内也不会有斑点状死骨影(这些特点可与典型的脊柱结核加以鉴别)。虽然该病在CT影像中有其一定的特征，但应结合流行病学资料、临床表现、细菌学检查和血清学试验进行诊断，CT作为辅助检查，需慎与脊柱结核、强直性脊柱炎、伤寒性脊柱炎等鉴别。

## 853 易与布氏杆菌病混淆的疾病有哪些?

因布氏杆菌病相对较少，临床上遇有相应症状患者，常忽略本病的存在，而诊断为下列疾病。

(1) 化脓性脊柱炎(suppurative spondylitis)：起病急，高热不呈间歇性，全身中毒症状重。白细胞总数可达50×109/L以上及中性粒细胞数增加。血培养阳性。椎旁脓肿或髂窝脓肿出现较早，将抽出的脓液进行细菌学的检查即能明确诊断。早期 X 线上表现骨破坏多于修复。

（2）脊柱结核（spinal tuberculosis）：发病慢，低热盗汗，无其他关节痛，血沉快，结核菌素皮内的试验呈强阳性，X 线改变以骨质疏松及破坏为主，很少增生反应，后期常至脊柱后凸畸形。

## 854 布氏杆菌病可以并发哪些疾病？

并发症较罕见，但可感染心脏、脑和脑膜，以及引起神经、睾丸、胆囊、肝脏和骨的炎症。慢性病例通常导致长期健康不良，但本病罕有致死者。

## 855 布氏杆菌病如何诊断？

遇有可疑患者，可根据以下几点来确定诊断：

（1）有在流行区居住及来往史或接触牛、羊史。

（2）有过间歇性发热，多汗，头痛，肝脾大，乏力等全身症状或目前仍有这些症状。

（3）有骨关节疼痛，尤以腰痛剧烈，影像学所见与其他疾病不太相符。

（4）病变的组织学检查及脓液的细菌培养对诊断有帮助。

（5）布氏杆菌血清凝集试验结果在 1∶80 以上，并在治疗后下降，具有临床诊断意义。

## 856 布氏杆菌病应如何预防？

（1）管理传染源：加强病畜管理，发现患畜应隔离于专设牧场中。流产胎盘应加生石灰深埋。患者应及时隔离至症状消失，血、尿培养阳性。患者的排泄物、污染物应予消毒。

（2）切断传播途径：疫区的乳类、肉类及皮毛需严格消毒灭菌后才能外运，保护水源。

（3）保护易感人畜：凡有可能感染本病的人员均应进行预防接种，目前多采用 M-104 冻活菌苗，划痕接种，免疫期 1 年。另外凡从事牲畜业的人员均应做好个人防护。牧区牲畜也应预防接种。

## 857

## 布氏杆菌病应如何治疗?

(1) 一般治疗：急性期应卧床休息，多饮水，进易消化饮食，保证热量。必要时给予解热镇痛剂及镇静剂。

(2) 病原治疗：抗菌药物主要用于急性期及慢性复发的患者。

常用药物如下：①链霉素与四环素联合：链霉素 1g/d，分 2 次肌内注射；四环素 2g/d，分 4 次口服，疗程 3 周。②复方新诺明与链霉素联合：前者每次 2 片，3 次/日；后者剂量同上。疗程 3 周。

(3) 慢性期的治疗：宜病原治疗与特异性脱敏疗法相结合。病原治疗同上。特异性脱敏疗法有：①菌苗治疗：首次剂量为 25 万菌体/日，以后逐渐增加剂量，疗程结束时，菌苗可达 1.5 亿菌体/日，10～15 日为 1 疗程。②水解素及溶菌素治疗：首次剂量两者为 1% 1ml/d，逐步增至 2ml/d，疗程 10～15 天。也可用于急性期患者。菌苗、水解素及溶菌素注后可出现反应，主要为寒战、发热、出汗、头痛、全身不适，个别重者还影响呼吸、血压。③布病性脊柱炎病例应卧床休息，有利于肌肉痉挛的缓解，减轻疼痛。若因脓肿压迫脊髓或神经根出现感觉，运动障碍或截瘫者，应及时进行探查术，并根据病变行脓肿切开引流及病灶的清除术、脊髓减压术及脊椎融合术等。关节病变疼痛者可行适当外固定，以利减轻症状及维持功能位，加强未受累的关节功能的锻炼。骨病变有“自愈”趋势，但需时较长，经上述治疗一般预后良好。

(4) 其他：皮质激素对于重症者、睾丸肿痛、关节肌肉神经剧痛者及有心脑并发症者，均应采用。慢性期还可用物理疗法，如热疗、透热、水浴等。

## 858

## 布氏杆菌病抗生素治疗的原则是什么?

依药敏结果选择长期、足量、联合、多途径给药的抗生素。之前根据 WHO 第六次联合公报所制定的原则，用四环素 + 链霉素；或依据这一方案的同类药物替换治疗；但有一定的复发率。目前较理想的方案为：①一线用药：口服多西环素 45 天，肌内注射链霉素 14 天，或庆大霉素 7 天取代链霉素；②二线用药：口服多西环素 + 利福平 45 天。本组应用此方案，一般 2 个疗程，每次间隔 7 天，注意复查肝肾功能，每一疗程 8 周，同时加服 SMZ/TMP 并静脉滴注对椎间盘组织穿透力较强的青霉素类抗生素，直到布氏杆菌凝集试验阴性后再继续应用 2 周。

## （四）化脓性关节炎

859

### 化脓性关节炎如何分期?

化脓性关节炎系指由化脓菌所引起的关节内感染，其致病菌多为金黄色葡萄球菌，其次是溶血性链球菌及肺炎双球菌、大肠埃希菌等。关节内感染可依细菌对关节的侵袭及关节的反应渗出情况而分三个阶段（三期）：

第一期为浆液性渗出期，此期表现为关节滑膜充血，水肿，有白细胞浸润，关节内有浆液性渗出液，渗液呈淡黄色，内含白细胞，无关节软骨破坏。此期如得到有效治疗，关节内渗出液可完全吸收，滑膜肿胀消退，关节功能恢复正常。

第二期为浆液纤维蛋白渗出期，由于炎症未得到控制，滑膜水肿加剧，血管扩张，毛细血管通透性增加，而致大分子蛋白质可通过渗出进入关节腔内，从而使关节内出现纤维蛋白沉积，在渗出液增多的同时，细胞成分也增多，关节内渗液变混浊，有脓细胞出现。由于纤维蛋白常沉积于关节软骨表面，使关节软骨不能正常吸收营养成分，同时也不能正常排出代谢产物。故若不及时处理，关节软骨将失去正常光滑的表面。进而发生关节软骨破坏，关节的纤维粘连，失去关节活动功能。

第三期为脓性渗出期，渗出液转为脓性，内含大量的脓细胞及细菌，关节液呈黄白色，死亡的多核粒细胞破裂后释放出蛋白分解酶，使关节软骨破坏溶解，滑膜破坏后，关节囊及其周围软组织有蜂窝质炎性改变。严重者，虽经引流、抗生素冲洗等方法将感染控制，也将遗留严重的关节功能障碍，甚至关节强直于非功能位，造成畸形而使肢体遗留较重的功能障碍。

860

### 化脓性关节炎是否应早期行关节穿刺吸液？有何意义?

化脓性关节早期表现为关节滑膜肿胀和渗出，故早期就有关节内渗出，导致关节内压力升高，关节疼痛，活动受限，同时渗液又是细菌的培养基，细菌易于在此繁殖并释放毒素，加重感染，另外大量渗液可导致关节软骨营养代谢障碍及破坏。由此可见，早期关节穿刺吸出关节内渗液可以打断关节感染的恶性循环，有利于感染的控制。另外，在穿刺吸出渗出液同时，还可向关节腔内注射抗生素，也有利于关节炎的治愈，所以，急性化脓性关节炎早期就应该进行关节穿刺吸出渗出液，同时以生理盐水反复冲洗关节腔，并向关节内注射敏感抗生素。另外将吸出的渗出液进行细菌培养及药敏试验，为正确选择敏感抗生素提供依据。

总之，早期关节穿刺对本症的诊断，治疗及防止关节强直、功能丧失均有重要的意义。

## 861

## 怎样防止化脓性关节炎治愈后出现关节僵硬?

化脓性关节炎多由金黄色葡萄球菌感染所致，关节滑膜首先遭到侵袭，继而关节内出现渗出，当关节内由浆液渗出转为脓性渗出期时，大量脓细胞进入关节，死亡的多核粒细胞释放出大量蛋白分解酶，细菌释放毒素，从而导致关节软骨、关节囊破坏，此时，尽管关节内炎症已被控制，但已遭破坏的关节软骨不能再生修复，关节囊也将因细菌侵害而出现纤维化、瘢痕化，由此而影响关节活动功能。其病理改变为关节内纤维粘连，当关节面软骨破坏，骨面裸露，诱发骨愈合，可出现骨性融合而强直，使关节活动功能丧失。

由上述病理变化可见，防止化脓性关节感染愈后关节僵直的重要环节是保持关节的正常结构不被严重破坏、即保持正常的滑膜及关节囊、关节软骨、关节内滑液。其手段为早期明确诊断本症，并立即给予全身应用敏感抗生素，将细菌对机体的侵袭力控制在最低水平，同时早期进行关节穿刺，吸出关节内渗液，冲洗关节，防止纤维蛋白沉积于关节软骨表面，导致关节软骨营养障碍而坏死剥脱，必要时放置关节内冲洗引流，引流出关节渗液及脓汁，以利感染早期控制，使关节内组织形态及功能维持于完整正常状态，这样早期诊断，早期给予及时正确的治疗，才能防止化脓性关节炎出现关节僵硬。

另外，若就诊时化脓性关节炎已经进入脓性渗出阶段，关节内结构已经遭到破坏，关节活动功能必将受到影响，此时应立即行关节闭式冲洗引流术及全身应用敏感抗生素，把关节结构的破坏降低到最低状态，尽量多地保留关节功能。若因疼痛而出现关节屈曲挛缩与非功能位强直，则应给予牵引或外固定于功能位，为关节功能的修复奠定基础。

## 862

## 化脓性关节炎后期关节活动功能重建术式如何选择?

化脓性关节炎后期因治疗不当可后遗慢性窦道，关节纤维强直及骨性强直，当关节强直于非功能位时，将严重影响肢体功能，故很多情况需要行外科治疗。那么，关节活动功能重建术可以选择何种手术？各有怎样的适应证呢？

目前可以选择人工关节置换术。人工关节置换术的适应证：①无严重脏器器质性损害者；②感染控制、窦道愈合一年以上者；③伴有严重关节僵直或病理性脱位，而又要求恢复活动者。

## 863

### 化脓性关节炎后遗症哪些情况选择关节融合术或截骨术?

在严重化脓性关节炎治疗过程中，如未采取有效的预防畸形措施，治愈后可后遗关节畸形、病理性脱位及严重疼痛，在以下情况可选择截骨术、关节融合术和人工关节置换术。

截骨术：治疗后后遗关节非功能位骨性僵直，而年龄较轻、体力劳动要求关节稳定者。如髋内翻者可行转子下外展截骨等。

关节融合术：化脓性关节炎治疗后后遗关节纤维僵直，严重疼痛，或病理性脱位，年龄较轻又从事体力劳动，要求关节稳定者。如化脓性肩关节炎治疗后关节活动范围明显减小，又在非功能位，且活动时伴明显疼痛者，可行肩关节功能位融合术。髋关节并发病理性半脱位，疼痛明显者，可行髋关节融合术。膝关节屈曲挛缩强直，可行膝关节畸形矫正融合术。关节融合术因可使患者获得一个稳定的功能位肢体，故不失为一种好方法，特别是对于那些从事重体力劳动者更为适合。

人工关节置换术：病情稳定，全身及局部均无炎症表现，根据病人意愿，可考虑行人工关节置换术。

## 864

### 软组织坏死，关节外露的化脓性关节炎应如何修复?

关节周围软组织坏死、关节外露者为化脓性关节炎中最为严重者，多由外伤引起严重关节周围软组织挫灭坏死，关节外露，继发感染所致；少部分系因感染重而治疗不及时，关节周围软组织感染坏死所致。

当诊断为化脓性关节炎后，应立即给予有效治疗，防止上述情况发生。一旦出现以上情况，应采取以下方案治疗：①全身应用大量敏感抗生素；②局部尽早彻底清创，清除所有坏死物及异物，为组织修复创造条件；③应用带蒂皮瓣或肌皮瓣转移，或游离皮瓣或肌皮瓣移植修复创面，将开放性损害转变为闭合性；④应用组织移植控制感染后半年至一年，再行关节功能重建术。

## 865

### 肘关节外露选择哪种术式修复最佳?

肘关节外露并化脓性感染多发生于尺骨鹰嘴粉碎性开放性骨折伴软组织挫灭伤，此时往往伴有较大面积的皮肤缺损和肱三头肌肌腱外露，个别病例还伴有肱三头肌远段缺损。修复手术应在充分抗感染的同时，进行带血管蒂的皮瓣或肌皮瓣移位或移植来修复。

对单纯皮肤缺损，关节外露、感染者，在充分抗感染引流的同时，若其缺损面积较小（在 3cm×3cm 以内），可行局部皮瓣修复；若缺损较大，则可选用尺侧升副动脉皮瓣，尺侧降副动脉皮瓣，尺动脉皮瓣及骨间背侧动脉皮瓣来修复，此类皮瓣均带有血管蒂，抗感染性强，组织弹性好，手术也不十分复杂。若皮肤缺损过长，超过 15cm，同时伴有肱三头肌部分缺损者，则以上皮瓣无法达到满意效果，可应用带血管神经蒂的背阔肌皮瓣移位修复术，此皮瓣有较粗大知名动脉，肌肉血循环丰富，抗感染力强，同时转移的背阔肌可以修复肌肉缺损，并重建伸肘功能。

关于移植皮瓣，因此处多经局部转移皮瓣即可得到理想的修复，故一般不采用远隔游离皮瓣移植术。但若皮肤缺损过多，近于环状时，也可取股前外侧游离皮瓣进行移植来修复，但此时局部要有血管吻合的条件，而且术者要有良好的显微外科血管吻合技术。若关节严重破坏无法使用时，应用上述组织移植修复。感染控制半年以上者，可考虑行人工关节置换术或关节融合术。

（陶树清　吉光荣　夏景君　张　滨　王志成）

# 十三、

# 骨与关节结核

# Tuberculosis of Bone and Joint

866. 结核分枝杆菌有哪些特点？ 420

867. 结核性干酪样变性有何特征？ 420

868. 影响骨关节结核发病的因素有哪些？ 421

869. 骨关节结核临床可分为哪几个阶段？ 421

870. 骨关节结核的诊断要点？ 422

871. 骨关节结核应与哪些疾病鉴别？ 422

872. 新时期骨关节结核有哪些特点？ 423

873. 可否说结核病的发病率又出现了一个新高峰？ 423

874. 骨关节结核的治疗原则应如何掌握？ 424

875. 骨关节结核的手术适应证是什么？ 424

876. 肩关节结核有何特点？ 424

877. 全关节结核是否都需要行关节融合术？ 425

878. 肩关节融合术的要点是什么？ 425

879. 肘关节结核有哪些特殊性？ 426

880. 肘关节结核关节融合术及关节成形术的指征是什么？ 426

881. 膝关节结核有哪些病理改变？治疗特点如何？ 427

882. 骨关节结核可否行人工关节置换？ 427

883. 骨关节结核病菌学检查有哪些进展？ 427

884. 骶髂关节结核病理特点及手术选择的特殊性？ 428

885. 脊柱结核高发病率的解剖生理基础是什么？ 429

886. 脊柱结核如何分型？ 429

887. 脊柱结核的发病率如何？ 429

888. 脊柱结核为什么多发生在椎体？ 430

889. 脊柱结核的病理演变过程如何？ 430

890. 脊柱结核的临床表现有哪些？ 430

891. 脊柱结核截瘫的前兆有哪些？ 431

892. 脊柱结核截瘫应如何处理？ 432

893. 脊柱结核应做哪些影像学检查？显示如何？ 432

894. 脊柱结核致瘫的原因是什么？如何处理？ 433

895. 脊柱结核病灶清除同时植骨的适应证是什么？ 433

896. 多节段脊柱结核应如何处理？ 434

# （一）骨与关节结核

## 866

### 结核分枝杆菌有哪些特点?

结核分枝杆菌属裂殖菌纲、放线菌目、分支菌科、分枝杆菌属。在温血动物中引起疾病的结核分枝杆菌又分为人型、牛型、鸟型和鼠型 4 种。其中人型和牛型是人类结核病的主要致病菌，鸟型和鼠型结核菌一般不会使人体致病，即前两者对人类有易感性，而后两者易感性较低。

结核分枝杆菌是外形细长、微屈、两端钝圆的杆菌，长 1 ~ 4μm，宽 0. 2 ~ 0. 5μm，无芽胞、鞭毛及荚膜，通常聚集成团。但在不良生活条件下或抗结核药物的作用下，细菌可呈多形性，变短或变短球形或双球形、也可变为细长呈线状或细丝状。结核分枝杆菌在干燥环境中能长期生存，但对湿热较敏感，100℃煮沸 5 分钟即可致死，70℃煮 10 分钟，60℃煮 1 小时也可死亡。直接阳光照射 10 分钟可杀死稀薄痰里的结核分枝杆菌，2 小时可杀死痰块中的结核分枝杆菌，紫外线照射 2 ~ 3 分钟即可杀死结核分枝杆菌。

结核分枝杆菌生长缓慢，在对数生长期内繁殖一代需 13 ~ 24 小时，相当于葡萄球菌的 30 ~ 60 倍。常用的结核菌染色法是 Ziehl-Neelsen 抗酸染色法，此时结核分枝杆菌呈红色，其他细菌均为蓝色。在细菌学检查时，因脓汁中细菌含量较少，采用直接涂片往往不易检到细菌，必须通过集菌、培养等方法，一般培养时间需 3 ~ 6 周，如培养时间过短，则易出现阴性。

## 867

### 结核性干酪样变性有何特征?

结核病变的一个特点就是易发生干酪样变性坏死，其产生原因为局部炎症细胞堆积，压迫血管致局部缺血及坏死，此过程也与菌体蛋白引起的过敏反应有关。干酪样变性的组织有以下两个特点：①很少吸引白细胞，没有一般化脓菌感染的特点，其坏死组织也不如其他坏死组织那样很快地被吞噬细胞带走；②某种因素抑制着干酪样物质的自溶，以致长期不被吸收。

干酪样组织内部一般呈酸性反应，pH 可低到 4。干酪样组织软化时，其 pH 值升高，向碱性转化，此时易于钙化。干酪样组织可经软化、吸收和纤维组织增生而治愈，也可通过钙化而治愈。软化后的干酪样物质也可以随脓汁流到身体其他部位，引起新的病灶。可见骨关节结核不仅可经血循环播散，还可通过脓肿流注引起结核播散。

## 868

## 影响骨关节结核发病的因素有哪些?

（1）全身因素：①身体强壮，营养状态良好则抵抗力强，即使有少量细菌侵入，也不能致病；②年龄因素：儿童时期，因未接种过卡介苗或未感染过结核菌，故其易感性较成年高，但因儿童生长代谢旺盛，故病灶容易被吸收和治愈；老年人因身体虚弱，抗病力差，病变较难治愈；③遗传因素：由于遗传关系，每个人对结核病的易感性不同，有意义的统计调查显示：患者配偶的发病率明显低于其子女的发病率。另外是否接种过卡介苗、是否应用过糖皮质激素类药物，对结核的发病均有一定影响。

（2）局部因素：①慢性劳损因素：临床实践表明，结核多发生于慢性劳损严重的部位。如脊柱的胸腰段、腰骶段等；②肌纤维因素：有肌肉附着的长骨干、椎弓、髂骨翼及肩胛骨很少有结核发生，说明肌肉对其附着的骨骼也有很强的保护作用，而无肌肉附着的部位，如椎体、腕关节、肘关节、膝关节则为结核的高发部位；③终末血管因素：长管状骨骨干很少感染结核，这是因为此处骨滋养血管较粗大，侧支循环良好，血流速度较快，故很少有菌栓在此停留并造成感染，相反在骨端，血管口径细小，吻合支少，血流缓慢，故菌栓易于停留并形成病灶。

## 869

## 骨关节结核临床可分为哪几个阶段?

骨关节结核为血源性感染。关节的主要结构为骨、软骨及滑膜，而软骨本身无血供，故血源性软骨结核极为罕见。而骨与滑膜同时发生结核者也很少见。临床上骨关节结核可分为以下三个阶段。

（1）第一阶段：单纯骨结核或单纯滑膜结核。此阶段无关节软骨损害，关节功能近正常，若在此阶段内将结核治愈，关节功能可以完全保存或基本保存。

（2）第二阶段：为早期全关节结核。当单纯结核未得到控制，单纯滑膜结核破坏软骨，进而侵入软骨下骨组织，或单纯骨结核穿破关节软骨进入关节腔而累及滑膜，但关节软骨破坏尚较少，虽为全关节结核，但如在此阶段得到治愈，则关节软骨尚可部分保留，关节功能能大部分保存。此时破坏的关节面透明软骨将被纤维软骨代替，关节功能的保存在很大程度上依赖于关节功能的练习。另外，年龄越小，其修复及再生能力越强，关节功能保存的程度也越大。

（3）第三阶段：晚期全关节结核阶段。关节软骨大部分甚至全部破坏，骨质也遭到严重破坏，关节滑动结构消失，病变停止后，关节功能也将大部分甚至全部丧失，最后关节可能呈纤维强直或骨性强直，甚至穿破皮肤形成窦道，发生混合感染等。

由上述可见，骨关节结核的阶段并不是指病程时间的长短，而是根据关节软骨及关节滑动结构的破坏程度来划分的，这种分法对于指导临床工作有着极其重要的意义。对骨关节结核，应尽早诊断，给予系统的抗结核治疗及选择合适的手术，以尽可能多地保存关节功能。

## 870

## 骨关节结核的诊断要点？

（1）病史中有慢性起病、症状轻微、渐渐加重等特点，表现为全身乏力，食欲下降，午后低热，一般在38℃以内，盗汗及病灶处疼痛等。部分患者有较明确的结核接触史。

（2）临床检查可见有局部肿胀、疼痛，局部淋巴结肿大，肢体肌肉痉挛，活动受限及强迫体位，脊柱结核压迫脊髓者可出现瘫痪，严重者可见到较大的寒性脓肿及窦道等。

（3）辅助检查可有血沉加快。OT 试验（+），结核杆菌培养（+）等。X 线片可见骨质为坏死样或溶骨样破坏，常可累及关节软骨，出现关节间隙或椎间盘的破坏，病灶区可呈磨砂玻璃样改变，病变周围无反应骨形成，可见游离的高密度死骨影。CT 扫描可见骨质破坏，有大小不等的高密度死骨影，并可发现椎旁阴影（脓肿）。MRI 检查可明确结核侵犯的脊柱节段及椎体破坏程度，并能清晰的见到脊髓变化情况，可为其预后判断提供有价值的客观证据。

## 871

## 骨关节结核应与哪些疾病鉴别？

（1）类风湿关节炎：青壮年多见，女性多于男性，多发生于全身多处小关节。常对称性，无结核中毒症状，无骨质的溶骨性破坏，也见不到死骨，晚期者多后遗手足关节畸形。

（2）强直性脊柱炎：青少年多见，早期表现为疼痛，往往伴有明显的晨僵现象，除髋关节外，四肢其他关节可正常，X 线片早期可见骶髂关节模糊不清，后期可见到脊柱的“竹节样”改变。无骨质破坏，最终可导致脊柱强直。本病患者 HLA-B27 抗体多阳性。

（3）急性化脓性关节炎或骨髓炎：本病呈明显的急性起病经过，体温可高达40℃，多呈稽留热型，严重者可出现高热惊厥及感染性休克。穿刺液可见大量脓细胞，细菌培养阳性。X 线表现为广泛的骨质破坏及新骨形成。

（4）夏科（Charcot）关节病：常见于肩、肘、髋、膝等大关节，部分患者继发于脊髓空洞症或脑脊膜膨出，关节可明显肿胀，关节内可有血性液体。X 线片可见骨质的关节面破坏严重，有大量骨块进入关节内，关节可呈半脱位畸形，关节活动范围较正常明显加大，但关节不伴有疼痛。少部分患者可同时伴有皮肤感觉障碍。

（5）骨肿瘤：主要应与脊椎肿瘤相鉴别。脊椎肿瘤可为原发或继发，继发者不少病例找不到原发灶。一般肿瘤的病程较短，疼痛重，可出现明显消耗性改变。X线检查见椎体、椎弓根同时受累，CT见骨破坏多为溶骨性，无死骨，可出现椎旁影，但多为实质性肿块。原发性脊椎肿瘤多局限于椎体，很少多个椎体同时发病。病理检查可提供确实证据。

## 872

## 新时期骨关节结核有哪些特点？

结核病曾为严重危害人类健康的疾病。随着抗结核药物的应用及支持疗法、手术疗法等综合治疗的实施，至20世纪80年代中叶，骨关节结核的发病率已明显降低。然而经过十年的低谷，近年来结核病在全球范围均有增多趋势，且出现了一些新的特征，这些特征可能与人们生活质量、抗病能力的提高及长期应用抗结核药物致结核菌性质出现变化有关。

（1）症状的不典型化：很多患者均为营养状态良好，无明显食欲不振、乏力、低热盗汗等表现，仅表现为病变区疼痛，且早期疼痛为间歇发作，对症治疗可缓解，后期才出现定位明显的疼痛。因病变破坏，也可出现畸形及肌肉痉挛，但更多患者体征较少。

（2）细菌学上的变异性：有资料报道在非洲发现了结核分枝菌的非洲分枝杆菌型，它为2～2.5μm长、无荚膜，无芽胞，很难用一般染料染色，酚红染色后，能阻止强酸物质及酒精的褪色作用，在普通培养基上不能生存，能在富含鸡蛋和土豆的血浆培养基上生长，生长缓慢，为严格需氧菌。

## 873

## 可否说结核病的发病率又出现了一个新高峰？

结核病是一个古老的疾病，据考查，至少已有5千年的历史。到12世纪初，结核已成为西方国家主要的死亡原因之一。自1944年链霉素的发现给结核病的治疗带来了巨大变化，随着化学疗法的发展，结核病的发病率迅速下降。然而，20世纪80年代以后，结核病再次卷土重来，在美国，1985～1993年，结核的发病率上升14%。1986年美国的发病率为9.3/10万人，1991年纽约的调查表明其发病率已上升至17.3/10万人。在我国目前尚无类似发病率的报告，但临床医师已经感到，近年来结核病患者人数有所增加。可以认为，结核病的发病率与80年代相比有所增加，可能要再出现一个发病高峰。这提示我们广大医务工作者，要重新提高对结核病的认识，提高诊断、治疗及预防水平，在短时间内将结核病的发病率控制在最低限度内，为人类的健康事业做出贡献。

## 874

### 骨关节结核的治疗原则应如何掌握?

骨关节结核是全身结核病在骨关节系统的局部表现，结核菌对骨关节的破坏性很强，若延误治疗可出现骨关节不可逆的活动功能丧失，故应坚持早期诊断、早期治疗、联合用药，且要有足够长的疗程，要将药物治疗同手术治疗有机地结合起来，以取得治疗的最佳效果。

具体方法为：①早期诊断：提高对结核病的认识，出现骨关节原因不明的疼痛时，应想到结核，摄 X 线片，行 CT 和 MRI 检查，同时观察有否结核中毒症状，测定血红细胞沉降速度，实在难于确诊，而又疑及结核时可进行试验治疗；②早期治疗：明确诊断后，立即进行药物治疗，一般采用异烟肼、链霉素、利福平、吡嗪酰胺联合用药，视具体情况决定是否加用对氨基水杨酸钠或乙胺丁醇，如果上述一线药物有耐药者，可加用二线药物，如硫异烟胺、吡嗪酰胺、卡那霉素等，骨关节结核病灶血液循环很差，影响药物的渗透，因此，一般用药疗程应在一年以上，髋关节、骶髂关节及脊柱结核等病灶较大者，最好用药二年左右，在积极系统的非手术治疗同时，若患者有外科治疗适应证，则应积极采取手术治疗，以期消除病灶，加速愈合，保留关节功能。

## 875

### 骨关节结核的手术适应证是什么?

骨关节结核的手术适应证为。

(1) 有明显死骨及较大不易吸收的寒性脓肿。

(2) 经久不愈的窦道。

(3) 单纯滑膜结核经药物治疗未能控制，有发展成为全关节结核可能者。

(4) 单纯骨结核。

(5) 脊柱结核出现瘫痪者。

(6) 全关节结核。

## 876

### 肩关节结核有何特点?

肩关节结核发病率低，只占骨关节结核的 1%~2%，多为全关节结核，但因肩关节靠近大血管主干，血流速度快，细菌不易停留，同时肩关节血供丰富，病变易于吸收，且该关节不负重，劳损少，故肩关节结核很少形成寒性脓肿，常被称为“干性结核”。肩关节发病后，三角肌、冈上肌、冈下肌迅速出现失用性萎缩。

肱骨上端骨骺对肱骨纵向生长极为重要，占肱骨全部生长潜力的80%左右，因此，若儿童患本症，骨骺破坏，生长发育受到影响，日后肱骨将明显缩短。

## 877

## 全关节结核是否都需要行关节融合术？

单纯骨结核或滑膜结核，在抗结核药物的保护下，可以行单纯病灶清除或滑膜切除手术。全关节结核，因关节软骨遭到破坏，关节面多凹凸不平，关节不能很好地完成正常活动功能，加之结核菌对骨破坏呈进行性，若关节得不到很好的固定休息，则结核不易控制，所以，以往全关节结核均行关节融合术，并取得了很优良的治疗效果。但是，关节融合后结核虽得到了控制，却失去了关节功能，尤其是下肢髋、膝关节，将给患者今后的生活带来很多不便。能否既控制结核，又保留关节的活动功能？随着治疗手段的提高，可以达到这一目标。首先，要进行系统、充分的抗结核治疗，在药物治疗的保护下，进行彻底的病灶清除，将坏死骨、软骨及结核性肉芽、脓汁予以清除，并反复彻底冲洗病灶，再于关节内放入链霉素。术后继续全身应用抗结核药物。3周后开始轻度、循序渐进的关节功能练习。

按上述手术治疗后，结核得到了控制，但关节功能可出现两个结果：①经功能练习后，保留部分关节活动，手术效果满意；②是结核得到有效控制，但关节活动功能保留较少，此时为恢复关节活动，可待结核治愈半年后，再次行关节成形术或人工关节置换术。关于关节成形术，在20世纪50~60年代，很多学者试行病灶清除同时进行筋膜、真皮等关节成形，但因结核未得到控制而告失败。当结核控制后再行关节成形，大大增加了手术成功率。人工全关节置换等手术的开展为关节活动功能的恢复开辟了广阔前景，但这些手术成功的基础必须是结核感染得到有效控制。

## 878

## 肩关节融合术的要点是什么？

肩关节结核行关节融合术其目的是：①彻底清除病灶、固定关节，控制结核发展；②稳定肩关节，恢复上肢功能。

肩关节的解剖学特点为肱骨头大，关节盂小，加之结核的破坏，在关节融合术时，肱骨头与关节盂间接触面积很小，重力又增加了骨的分离率。有报告仅行肱盂融合者，21例患者仅9例达到了骨性融合，而且骨性融合发生较迟，多数患者长时间停留在纤维愈合阶段，从而不能恢复理想的功能。因此，必须同时植骨，选择较好的关节融合方法。同时，还必须有良好的融合角度。

综上所述，肩关节融合术应保持在外展 60°～70°，前屈 30°～40°，外旋 25°的位置上。为了加速融合，应将肱骨大结节与肩峰、喙突间相融合，并于肱骨头与关节盂间、大结节与肩峰及喙突间植入松质骨（髂骨）骨条。为了增加融合关节稳定性，必要时还可以加入内固定物。术后行胸肱石膏固定 10～12 周。

## 879

## 肘关节结核有哪些特殊性？

肘关节有以下解剖学特征：

（1）肘关节由肱桡、肱尺及上尺桡关节构成，肱尺关节、肱桡关节与上尺桡关节腔相通，因此这三个关节的完整性对于肘关节的屈曲、伸直和前臂旋转功能是不可缺少的。

（2）肘关节的滑膜量较肩关节少，但比腕关节多，而松质骨较多，尤其是尺骨鹰嘴处松质骨尤多，故骨结核及全关节结核较多。

（3）肘关节前方软组织较丰富，而后方仅有肱三头肌腱，故后方易出现肿胀及形成窦道。（4）肘关节位于上肢中段，杠杆力较大，劳损重，发病率高，为上肢三大关节的首位。

（5）肘关节为以运动为主的非负重关节，适宜行关节切除及关节成形术。

肘关节结核的病理特点：因解剖学特点致肘关节单纯骨结核及单纯滑膜结核均较少，而全关节结核最多。有人报道一组病例，102 例肘关节结核中，84 例为全关节结核，占 82.3%。因肘关节后方组织较薄弱，常在肘后形成窦道。有时可出现多个窦道，伴有严重混合感染。肘关节严重骨质破坏后可出现病理性脱位，并可于后期出现非功能位的骨性强直或纤维性强直，同时前臂旋转功能也会部分甚至全部丧失。

## 880

## 肘关节结核关节融合术及关节成形术的指征是什么？

肘关节为以活动为主的非负重关节，关节前方血供良好，经综合治疗后结核多能得到控制，故手术可以进行关节融合术，也可行关节切除成形术，其指征如下：

（1）关节融合术：对于某些必须参加较重体力劳动的骨骺发育结束的成年人，为了恢复肘关节的稳定和力量，可行肘关节融合术。另外因肘关节破坏严重，软组织形成多个窦道，严重瘢痕增生者亦可行关节融合术。

（2）关节成形术：①青壮年，希望关节活动并能够刻苦训练者；②工作上不需要强大臂力；③局部皮肤条件较好、瘢痕较少者；④肱二、三头肌肌力良好者。只有具备以上条件，关节成形术后才能发挥良好的功能。

## 881

## 膝关节结核有哪些病理改变？治疗特点如何？

膝关节结核的发病率较高，仅次于脊柱结核而居六大关节之首位。膝关节是全身最大的关节，滑膜量最多，在股四头肌下方形成一个巨大的滑膜囊－髌上囊。因此，膝关节滑膜结核较多见，而且关节内渗出量也较大。膝关节位置表浅，缺乏肌肉保护，故严重病变时可使脓肿穿破皮肤形成窦道，有时形成多个窦道，并迅速形成混合感染。

单纯滑膜结核经系统全身抗结核治疗后80%患者可治愈，从而保留膝关节功能。局部治疗可以穿刺抽出渗液，而后向关节腔内注入异烟肼200～300mg，必要时可加链霉素1.0g，以加速治愈。若以上治疗不能控制结核病变进展，可进行单纯滑膜切除术，术后继续抗结核治疗，早期功能练习，防止关节活动范围损失过多。对单纯骨结核者，当骨质破坏较重，有形成全关节结核可能性者，可尽早行病灶清除术，手术不进入关节，可防止结核向关节内播散，保留关节功能，若病灶清除后残留空腔过大，则可向其中植入松质骨，以加速病灶愈合。术后石膏固定10～12周，以后逐渐不负重练习关节活动。虽为全关节结核，但关节破坏不重者，也可仅行病灶清除。对于病变破坏严重者，在病灶清除后同时进行膝关节融合术。融合时膝关节应保持外翻5°～10°，屈曲5°～15°，切忌内翻，石膏固定8～10周。对骨骺尚未闭合的少年儿童，则仅行病灶清除，不做关节融合术。

## 882

## 骨关节结核可否行人工关节置换？

关节的骨性融合一向被认为是骨关节结核治愈的标准。但随着人们对有一个可动关节的要求越来越高和人工关节技术的进展，人工关节已逐步被应用到骨关节结核的治疗中来。对于那些病情稳定，手术比较彻底较少复发又具备人工关节置换术的其他条件者，可以做人工假体置换。如患者一般状态欠佳，局部病灶清除又不彻底者，切忌施行这种手术，以免造成严重后果。但结核已治愈1～2年，则可视具体情况行人工假体置换术。

## 883

## 骨关节结核病菌学检查有哪些进展？

骨关节结核的临床诊断主要依据临床表现和X线和CT等辅助检查。细菌学检验因为长期应用抗结核药物及取材、培养等因素，使细菌培养的阳性率很低，一般不超过 20%，而且培养的时间也较长，不易推广。

随着生物技术的发展，聚合酶链反应（PCR）的诞生，国外很多学者已将 PCR 技术应用于骨关节结核的病理诊断中，并收到了优良效果，现已有标准的模板结核 DNA 及相应的引物合成试剂，应用简单。其实验方法为取一 $2mm^3$ 大小的结核组织块，加入 MTris、NaOH、SDS 等制成乳剂，经煮沸、离心及苯芬/氯仿/异戊醇混合液提取，NaAC 和无水乙醇沉淀后，进行 PCR 扩增，再于 1.2g％琼脂糖凝胶电泳，然后于紫外灯下观察色带。

PCR 扩增法检测的是结核菌中细胞核内的 DNA，其阳性敏感率较细菌培养法大大提高，而且微量细菌或已被杀死细胞的 DNA 存在，就可以检测出来，也就是说只要检测物中含有结核菌的 DNA，即可扩增出其 DNA 的特异片段。因此，检测物中即使无活细菌或检测物是经过固定液固定后，均不影响检测结果。而且 PCR 扩增技术仅需 2 天就可以报告结果，大大缩短了检测时间，为临床诊断提供了重要依据。

由上述可见，PCR 技术的应用具有敏感、快速、高效、特异等优点，是一种在基因水平上诊断结核的技术，对各种骨关节结核的诊断和鉴别诊断具有特殊意义。

## 884

## 骶髂关节结核病理特点及手术选择的特殊性?

骶髂关节是活动范围很小的耳状面关节，关节面覆盖着透明软骨，关节面不平，两关节面相互以凸凹面相咬合，增加了其稳定性，同时另有坚强的关节囊及骶、髂骨间韧带附着，从而完成了脊柱所负的体重经两侧骶髂关节传达到双下肢的生理功能。骶髂关节的滑膜很少，且又有很多短而坚强的纤维参与关节囊及韧带的构成，使其关节在男性中只有少量旋转活动。然而在青春期后的女性，尤其是在妊娠后期，因雌孕激素的作用，韧带变松弛，其活动范围会明显增加。女性骶髂关节的这些变化都增加了该关节的劳损，因此该处患结核的概率也明显高于男性。

骶髂关节结核也可分为单纯滑膜结核、单纯骨结核和全关节结核三型。但因单纯滑膜结核和单纯骨结核往往因症状轻或 X 线片表现不明显而使诊断困难加大。近年来 CT 的广泛应用有助于单纯骨结核的早期诊断，故临床明确诊断者，多是全关节结核。骶髂关节结核常并发其他部位的结核。Seddon 报告一组病例 140 名患者中，50% 合并其他部位结核，如肺结核、淋巴结结核、胸膜结核等。一小部分因脓肿直接侵袭所致，但绝大多数是由于血行感染。

在治疗上，因骶髂关节结核也为全身结核的局部表现，故应重视全身抗结核治疗。因不存在挽救关节功能的问题，除非有手术禁忌证，否则一旦明确诊断，局部形成明显死骨、脓肿及囊道者，均应行病灶清除。手术从后路进入比较方便，而且可以同时将髂骨瓣植入关节间，使骶髂关节得到骨性融合，增加其稳定性，提高治愈率。

## （二）脊柱结核

### 885

### 脊柱结核高发病率的解剖生理基础是什么?

脊柱结核占全身骨关节结核的首位，天津医院报告的一组病例中，3587 例骨关节结核，脊柱结核占 1696 例，（47.2%）。另有很多国内文献报告，其发病率占骨关节结核的 37%~53%。脊柱结核中绝大多数是椎体结核，占脊椎结核的 99%，椎体附件结核仅 1% 左右。

以上发病情况与下列因素有关：①整个脊柱由 25 块可动椎体构成，椎体数目众多；②椎体构成脊柱稳定的前柱及中柱，负重大，活动多，劳损机会多；③椎体上附着的肌肉少，抗菌力低；④椎体内松质骨多，血窦宽，血流缓慢，菌栓易于附着；⑤椎体供血动脉多为终末动脉。一旦血液内含有结核菌栓，将直接注入椎体骨内。

椎体附件因其负重少，血供丰富，肌肉附着多，故结核感染的机会明显缩小。另外，不同部位的椎体，其发病率也不相同，以腰段最多，胸段次之，胸腰段第三，腰骶段占第四位，颈椎第五位，骶尾椎发病最少。这主要与椎体活动范围、易劳损区域相关联，活动范围大的部位发病则高，反之亦然。

### 886

### 脊柱结核如何分型?

脊椎结核病变多发生在椎体，少数在椎板、椎弓、棘突及横突。

（1）中心型或幼年型：小儿椎体周围软骨成分多，中心骨化部分病变发展后可有塌陷早期椎间隙尚在。

（2）边缘型：又称骨骺型或成人型，发生在较大儿童或成人，起于椎体上缘或下缘的骨骺，病变常迅速破坏椎间软组织，使椎间隙狭窄或消失，上下椎体相连。

（3）前侧型或骨膜下型：也在成人发生，位于椎前韧带下，常扩散累及上下邻近脊椎。

（4）附件结核：如横突、椎板、椎弓根或棘突结核，较少见。

### 887

### 脊柱结核的发病率如何?

脊柱结核在骨与关节结核中发病率居于首位，占 40%~50%。发病部位以腰椎最多，胸椎次之，胸腰段占第 3 位，颈椎、骶尾椎最少，也有统计为：胸椎（40.3%）、腰椎（35.97%）、后依次为胸腰椎（12.77%）和腰骶椎（7.36%）等。有两处椎体病灶者为 3%~7%，而其间为无病的椎体所隔开，称之跳跃型脊椎结核。脊柱结核以儿童及青少年多见，年龄越大，发病相对越少，这可能与机体的免疫力有关。

## 888

## 脊柱结核为什么多发生在椎体?

脊柱结核中绝大多数为椎体结核，单纯的椎弓结核很少。这与椎体以松质骨为主、负重大、劳损多、肌肉附着少、血供差以及椎体的滋养动脉多为终末动脉等原因有关。

## 889

## 脊柱结核的病理演变过程如何?

脊椎体因某种诱因遭结核菌感染，椎体病变因结核感染并循环障碍，遂发生骨质破坏及坏死，进一步有干酪样改变和脓肿形成，椎体因病变和承重而发生塌陷，使脊柱形成弯度，棘突隆起，背部有驼峰畸形，胸椎结核尤为明显。由于椎体塌陷，死骨、肉芽组织和脓肿形成，可使脊髓受压发生截瘫。截瘫多发生在颈椎及胸椎。寒性脓肿在脊椎前纵韧带下形成，可穿过韧带至脊椎前筋膜间隙，因重力关系可扩散至远离病变的部位。颈椎结核脓肿可出现在颈椎前，形成咽后壁脓肿。巨大的咽喉壁脓肿可引起吞咽或呼吸困难。颈椎结核的脓肿还可出现在颈部两侧胸锁乳突肌后缘的皮下、锁骨上窝，甚至流向腋窝。胸椎结核常形成椎前和椎旁脓肿，也可出现在后纵隔区或沿肋间向胸壁发展，但多不超过腋前线；向椎管发展则可引起截瘫。腰椎结核脓肿形成腰大肌脓肿，并沿腰大肌向下流注，形成髂凹脓肿，再沿髂腰肌向下蔓延到腹股沟或股内侧，从股骨后达大转子外侧，并沿阔筋膜张肌和髂胫束至股外侧下部；或向后蔓延到腰三角区。这些脓肿，因为没有急性炎症的表现，称为寒性脓肿。

脊椎结核在好转过程中，病变的破坏性产物，如脓肿、死骨等可逐渐被吸收，同时有纤维组织充填修复，最后形成纤维愈合和骨性愈合。脊柱结核病程很长。但通过积极治疗，可使病程大为缩短。

## 890

## 脊柱结核的临床表现有哪些?

（1）全身症状：脊柱结核起病隐匿，发病日期不明确。患者常有倦怠无力，食欲减退、午后低热、盗汗和消瘦等全身结核中毒症状。有些病例无上述低热等全身症状，仅感患部钝痛或放射痛，而被延误诊断或被误诊为其他疾病。血沉多加快。

（2）局部症状：①疼痛：患处钝痛与低热等全身症状多同时出现，卧床休息后减轻；夜间痛加重。疼痛可沿脊神经放射，上颈椎放射到后枕部、下颈椎放射到肩或臂，胸椎沿肋间神经放射至上、下腹部。下段胸 11 ~ 胸 12 可沿臀下神经放射到下腰或臀部。腰椎病变可放射到大腿的前方，偶牵涉腿后侧，被误诊为腰椎间盘脱出症。②姿势异常：脊柱活动受限是由于疼痛致使椎旁肌肉痉挛而引起。③脊柱畸形：颈椎和腰椎多有生理前凸消失，胸椎可有无生理后凸增加。棘突可有异常突出，特别是局限性成角后突，此多见于脊柱结核，与青年椎体骺软骨病、强直性脊柱炎、姿势不良等成弧形后突与圆背有别。④寒性脓肿：就诊时 70%~80% 脊椎结核并发有寒性脓肿。脊椎椎旁脓肿可藉 X 线摄片、CT 或 MRI 显示。脓肿可沿肌肉筋膜间隙或神经血管束流注至体表。寰枢椎病变可有咽后壁脓肿；中、下颈椎脓肿出现颈前或颈后三角，或流至腋窝；胸椎结核形成椎旁脓肿，并可沿肋间神经血管束流注至胸背部，偶可穿入肺脏；胸腰椎、腰椎的脓肿可沿一侧或两侧髂腰肌筋膜或其实质间向下流注于腹膜后，向下至髂窝、腹股沟、臀部或腿部；骶椎病变的脓液常汇集在骶骨前方或沿梨状肌经坐骨大孔到股骨大转子附近。掌握寒性脓肿流注的途径和其出现部位对诊断有所帮助。⑤窦道：寒性脓肿破溃后形成窦道。因结核病灶的存在，窦道多经久不愈。治疗困难，预后不佳。⑥脊髓受压：结核性脓肿、结核性肉芽组织、干酪样物、死骨及坏死椎间盘等突入椎管，将压迫脊髓，出现脊髓压迫症，引起四肢瘫或截瘫。脊髓受压可造成严重后果，因此，脊椎结核特别是颈、胸椎结核患者，应注意有无脊髓受压、四肢神经功能障碍，以便早期发现，及时治疗。

## 891 脊柱结核截瘫的前兆有哪些？

（1）感觉障碍：脊柱结核患者出现前胸或腹部的束带样紧缩感，或是有蚁走感、麻木、冷、热刺激异常等感觉障碍，应考虑为瘫痪前兆。

（2）运动障碍：患者自觉行走笨拙，出现双下肢发僵、发硬、颤抖或发软无力，并易于跌倒等现象时，证明已有不同程度的瘫痪。

（3）括约肌功能障碍：主要是膀胱和直肠括约肌的障碍，表现为无力、失禁等也是脊髓神经受压的表现。

（4）自主神经功能紊乱：表现为病变节段下的皮肤干燥、无汗、皮肤温度低等征象。

## 892 脊柱结核截瘫应如何处理?

脊椎结核合并截瘫（paraplegia）的约有 10%。对于脊柱结核所致截瘫，过去曾有人主张先行非手术治疗。主要措施为按截瘫护理，绝对卧床，进行抗结核药物治疗，改善全身情况，争取最好的恢复。但脊柱结核所致截瘫是结核病灶活动的结果，非手术治疗的漫长岁月，常使截瘫加重，不能达到预期效果。因此，在抗结核药物保护下尽早手术，解除病变对脊髓的压迫，应该是第一选择。

## 893 脊柱结核应做哪些影像学检查? 显示如何?

随着科学技术的进步，医学影像学得到了长足发展，对脊柱结核的诊断，特别是早期诊断有很大帮助。因为不同检查手段对诊断的意义不同，对确定治疗方案有益，所以诸如 X 线、CT、MRI 等都应该选择。

（1）X 线片：在病早期多为阴性，X 线片征象表现为椎旁阴影扩大、有椎间隙变窄、椎体骨质稀疏和死骨等。中心型椎体结核，椎间隙多无明显改变，需与椎体肿瘤鉴别；而某些生长缓慢的肿瘤如甲状腺转移癌、脊索瘤和恶性淋巴瘤等也可显示不同程度椎间狭窄，应与边缘性椎体结核鉴别。通常椎体结核的椎旁阴影多为双侧梭形阴影。但脊椎肿瘤如椎体骨巨细胞瘤、脊索瘤、恶性淋巴瘤和肾癌脊椎转移等，则为单侧或双侧扩大椎旁阴影，特别限于一侧者，应注意鉴别。

（2）CT 检查：能早期发现细微的骨骼改变以及脓肿的范围，对寰枢椎、颈胸椎和外形不规则的骶椎等常规 X 线片不易获得满意影像的部位更有价值。脊椎结核 CT 检查以碎片型最为常见。脊椎肿瘤也常有与之相似之处，故应结合临床资料综合分析，如椎旁扩大阴影中，有钙化灶或小骨碎片时，有助于脊椎结核的诊断。

（3）MRI 检查：具有软组织高分辨率的特点，用于颅脑和脊髓检查优于 CT，在脊椎矢面、轴面和冠面等均可扫描成像。对椎体、间盘、椎旁组织、附件及椎管有无受压等均能一目了然。是诊断脊椎结核的重要手段。

## 894

### 脊柱结核致瘫的原因是什么？如何处理？

（1）结核性物质的直接压迫：如脓汁、肉芽、干酪样物及死骨、坏死间盘组织直接压迫，可出现以下后果：①脊髓传导障碍；②脊髓静脉压升高，使受压以下脊髓发生水肿；③压迫脊髓动脉，导致脊髓组织缺血，严重者可出现动脉栓塞，神经组织变性坏死；④阻塞脑脊液循环，使平面以下脑脊液循环停滞和成分发生变化；⑤使受压面以下蛛网膜发生粘连，而影响脊髓传导功能。

（2）出现病理性骨折：椎体和间盘被破坏后，脊柱稳定性受到破坏。在轻微外伤或重力压迫，就可以发生病理性骨折，而在骨折过程中一部分死骨或坏死间盘及其他结核性物质可被挤入椎管内，使脊髓受压而导致截瘫。

（3）椎管结核性肉芽组织增生，硬膜增厚：这两种因素往往同时存在，结核性肉芽组织增生常呈环状，包绕并压迫脊髓出现脊髓功能障碍。

（4）脊柱畸形：多见于有较明显后凸畸形者。这种原因造成的瘫痪较少，但因脊柱的严重变形，所以预后较差。

（5）脊髓血管栓塞：结核性物质的刺激可使脊髓供血动脉，特别是前中央动脉痉挛，甚至栓塞，从而出现脊髓供血不良或无血液供应，脊髓变性、坏死、液化、囊性变。这类病例有时脑脊液流动并无梗阻，需要各项辅助检查甚至手术才能得到证实。

（6）脊髓结核：椎管内结核物质穿破硬脊膜后，在蛛网膜下腔形成局限性结核炎症，脊髓本身可被肉芽组织包裹。

脊柱结核患者，一旦出现脊髓功能损害，在抗结核治疗的同时，应立即选择手术治疗。手术入路应以能直接显露病灶者为首选，彻底清除病灶内所有的结核性物质，去除脊髓的致压物质，改善脊髓血供，以利功能恢复。

## 895

### 脊柱结核病灶清除同时植骨的适应证是什么？

脊柱结核因椎体遭到破坏，病灶清除后遗留空腔，椎体间不易融合，而且日后必将发生后凸成角畸形，因此，在病灶清除同时应行植骨，一方面可促进椎体间融合，又可减少日后的后凸成角畸形，应是一个最佳治疗方案。植骨同时应进行内固定，以稳定脊柱。

## 896
## 多节段脊柱结核应如何处理?

脊柱结核不论采取什么治疗手段，最终都要求达到有一个稳定的脊柱。对多节段破坏和缺损，因骨缺损过多，植骨块不稳，易发生移位，可考虑用钛笼加植骨维持脊柱正常曲度，再加足够长度的后路钉棒系统固定，以保持脊柱的稳定性。

（陶树青　吉光荣　夏景君　关国发　王志成）

# 十四、

## 非化脓性关节炎

## Nonseptic Arthritis

897. 类风湿关节炎的病因是什么？ 438

898. 类风湿关节炎的病理改变是什么？ 438

899. 类风湿关节炎是否应进行滑膜切除？ 439

900. 类风湿关节炎手术治疗有哪些方法？ 439

901. 类风湿关节炎非手术治疗有哪些方法及特点？ 440

902. 类风湿关节炎由哪些物质介导炎症？ 441

903. 如何选择非甾体类抗炎药物？ 441

904. 什么是强直性脊柱炎？ 442

905. HLA-B27 与强直性脊柱炎的关系？ 442

906. 类风湿关节炎与强直性脊柱炎如何鉴别？ 443

907. 什么是骨性关节炎？ 443

908. 骨性关节炎的病因有哪些？ 444

909. 骨性关节炎相关因子有哪些？ 444

910. 骨性关节炎的症状有哪些？ 445

911. 膝关节骨性关节炎性疼痛是如何引起的？ 446

912. 骨性关节炎如何诊断？ 447

913. 骨性关节炎在X线片上最基本的特征？ 447

914. 如何治疗骨性关节炎？ 447

915. 可用于治疗骨性关节炎的药物有哪些？ 448

916. 何谓非甾体抗炎药？ 449

917. NSAIDs药理作用为何？ 449

918. NSAIDs类药物的不良反应有哪些？ 450

919. 服用非甾体抗炎药应注意哪些问题？ 451

920. 骨性关节炎如何手术治疗？ 452

921. 血友病性关节病的病因及本质是什么？ 452

922. 血友病性关节病有哪些临床表现？ 453

923. 血友病性关节病手术治疗应注意什么？ 453

924. 痛风性关节炎形成的原因是什么？ 454

925. 痛风性关节炎有何临床表现？ 454

926. 痛风性关节炎的治疗原则是什么？ 454

927. 痛风性关节炎手术注意事项有哪些？ 455

## （一）类风湿关节炎

### 897

### 类风湿关节炎的病因是什么？

类风湿关节炎的病因目前仍不十分清楚，据研究与以下因素有密切关系。

（1）自身免疫因素：某些微生物在潮寒等诱因作用下进入机体侵入滑膜及淋巴细胞，产生抗变性 IgG 和 IgM（19S）两型抗体，成为类风湿因子（RF），沉积于关节滑膜等结缔组织内，继而 RF 又与滑液中的变性 IgG 与 IgM 发生抗原抗体反应，形成免疫复合物，再激发补体反应，释放大量分解产物，使中性粒细胞进入滑膜组织及滑液内，中性粒细胞吞噬上述免疫复合物后变成类风湿炎性细胞，从而造成滑膜、关节软骨组织的分解破坏，出现临床上的病理表现。

（2）感染因素：本病都发生于反复发作的咽炎、慢性扁桃体炎、中耳炎及其他链球菌感染之后，从而使人们想到了本症与感染的关系。还有人报告本症似乎与某些葡萄球菌、类白喉球菌、病毒、支原体感染有关，这些感染使患者发热，白细胞计数增多，血沉加快，局部淋巴结肿大，并使关节滑膜受到侵害。但临床观察表明，经常感染者未必均发病，而且类风湿关节炎患者经大量应用抗生素后并不能减少或控制其发病。由此可见，感染可能只是一种诱因。

（3）遗传因素：类风湿关节炎患者有明显的家族性特点，其发病率比正常健康人群发病率高 2～10 倍，近亲家系中 RF 阳性率较正常人群组高 4～5 倍。这些资料表明，类风湿关节炎与某些遗传因素有关。

此外，类风湿关节炎的发病明确地与体质因素，长期精神紧张，天气变化，如潮湿、寒冷、季节转换等因素有关。

### 898

### 类风湿关节炎的病理改变是什么？

类风湿关节炎是一种全身性疾病，可以同时侵害心、肺、淋巴及浆膜组织，但其病理损害以骨关节为主。

（1）对滑膜的损害：本症滑膜首先受到侵害，表现为炎症改变，滑膜充血、水肿，以靠近软骨边缘处最为明显，在滑膜表面有纤维蛋白渗出物覆盖，在滑膜下层有大量粒细胞浸润，并聚集于小血管周围。滑膜表面细胞增生，呈栅栏状，表面绒毛增生，关节内出现渗出液，当急性炎症消退后，细胞浸润处毛细血管周围成纤维细胞增多，滑膜增厚，滑膜内血管增多，形成肉芽肿，并与软骨粘连，侵入软骨，同时出现类风湿炎性细胞聚集现象。

（2）关节软骨及软骨下骨的损害：由于滑膜损害，肉芽组织增生及渗出的纤维蛋白积累于关节软骨表面，这些因素阻断了软骨的营养及氧气来源，从而导致关节软骨逐渐被破坏吸收。同时，由于炎症细胞内溶酶体蛋白降解酶的释放及胶原酶的释放，使软骨基质破坏溶解，导致关节软骨广泛性破坏，关节间隙变窄，关节面粗糙不平，关节内广泛粘连，关节活动受限，形成纤维强直。待关节软骨破坏殆尽，软骨下骨因刺激而增生时，在关节骨端间形成新骨，出现骨端间骨性愈合，关节形成骨性强直。

另外，在病变发展过程中，因肢体疼痛时处于强迫体位，肌肉的保护性痉挛及关节内外韧带的损害，最后将导致关节挛缩、脱位或非功能位骨性强直。在治疗过程中应注意此种现象的发生。

## 899

## 类风湿关节炎是否应进行滑膜切除?

类风湿关节炎是否可行手术治疗及手术效果如何，一直有不同意见。近十年来，随着病理生理学，免疫学研究的进展，人们逐渐接受了以下观点：当急性期药物控制症状后，手术切除滑膜，清除了类风湿关节炎病灶，免除了关节软骨破坏，终止滑膜局部的免疫反应，同时也避免了全身免疫反应的产生与发展。因此，对于类风湿关节炎患者，若有手术适应证，应尽早进行手术治疗。

类风湿关节炎的手术适应证为：①全身情况稳定，药物已将急性炎症控制；②亚急性反复发作者，病情持续 1 年以上，且非手术疗法无效，开始出现软骨、骨破坏，关节活动受限者。早期手术切除滑膜，可以减轻患者痛苦，延缓或减轻关节面的破坏，以尽可能多地保存关节活动功能。

另外，滑膜切除术应尽量彻底地切除病变滑膜，分离关节囊的纤维层与滑膜层之间的间隙，不可损伤关节内、外的韧带组织，以防止关节不稳或病理性脱位的发生。同时滑膜切除后应尽早进行关节活动训练，以期尽量多地保存关节活动功能。

## 900

## 类风湿关节炎手术治疗有哪些方法?

类风湿关节炎患者，为了早期控制病变进展，防止因炎症反应及免疫反应时机体全身及关节局部造成损害，可选用手术治疗，同时为改善后期的关节功能及肢体功能，也可选用手术治疗。可供选择的术式有以下几种：

(1) 滑膜切除术：主要适应于病变早期，滑膜炎较重，关节有明显渗出，但关节面破坏较轻者。切除病灶后，终止了类风湿关节炎病灶引发的病理生理及免疫过程，对缓解症状，保留肢体功能有着重要意义。

(2) 关节清理术：适应于慢性病例，不仅有关节滑膜改变，同时有关节软骨剥脱者，在切除滑膜的同时应将损坏的关节软骨，增生的骨赘一并清除，术后早期功能练习，尽量恢复关节功能。

(3) 截骨术：适合于病变已稳定，不再发展，但有明显成角畸形者。本手术主要目的是矫正畸形，改变关节力线，其术式可视关节畸形的具体情况而定。

(4) 关节融合术：适于关节破坏严重，从事体力劳动的青壮年。经关节融合后，可保持肢体稳定，恢复肢体功能。

(5) 人工关节置换术：适于骨关节明显破坏，关节功能严重受损者，本手术可以切除类风湿关节炎病灶，还能较理想地恢复关节功能。如人工全髋关节置换，全膝关节置换及手掌指关节，指间关节置换术等。

## 901

## 类风湿关节炎非手术治疗有哪些方法及特点?

类风湿关节炎早期诊断，早期治疗的目的在于将类风湿关节炎病变控制于发病初期，防止对关节滑膜及关节面的病理性损害，避免晚期畸形的发生，从而保留患病关节的功能。

非手术疗法主要有药物疗法、物理疗法及运动疗法。

药物疗法：在早期或急性发作期，应用药物可以减少滑膜渗出，减轻滑膜炎症反应，缓解临床症状，防止关节面的进一步损害。常用药物主要为非甾体类抗炎药和免疫抑制剂及中药制剂。

物理疗法：如红外线、超短波及频谱等，其治疗机制为通过能量射线及磁场效应，改变滑膜炎症组织处的理化环境，改善血液循环状态，以利炎症消退及渗出物的吸收，从而改善临床症状，延缓病变发展。

运动疗法也称为康复疗法。即通过适当正确的关节功能练习，防止关节内粘连，关节僵硬及晚期关节畸形的发生，防止关节于非功能位强直，从而保持关节功能。

在临床治疗中，一般均宜采用综合疗法，即将药物疗法、物理疗法及运动疗法相结合，控制病变的发展，保留关节功能，防止非功能位的关节强直，保留肢体功能。在必要时应同时选择手术疗法，切除病灶，矫正畸形，改善关节活动。

## 902

## 类风湿关节炎由哪些物质介导炎症？

类风湿关节炎一般认为是发生在关节滑膜内的自身免疫反应，在这一过程中已明确发现有抗原 - 抗体反应及补体反应，从而造成关节损害，那么这些反应由哪些物质介导组织充血、水肿的发生呢？目前研究认为其炎性物质激活磷酸酯酶，先促进底物生成花生四烯酸，而花生四烯酸在环氧化酶作用下生成前列腺素，进而导致疼痛。另有进一步研究表明：前列腺素可分为前列腺素 $E_1$ 及前列腺素 S，其中 $PGI_2$、$PGE_2$ 为生理性前列腺素，不引起组织炎症反应，而 PGS 为病理性前列腺素，引起组织炎症反应，炎症组织中 PGS 含量增多，故前列腺素 S 为滑膜炎症病变的主要炎症介质。

## 903

## 如何选择非甾体类抗炎药物？

类风湿关节炎的治疗中，药物治疗占有较重要的地位，而其中最重要的药物为非甾体类抗炎药，目前此类药物按其发展历史，基本上可以分为以下几类：阿司匹林、吡罗昔康、吲哚美辛、布洛芬及双氯芬酸和舒林酸等，这些药物的共同作用途径是抑制环氧化酶（COX）活性，从而抑制前列腺素的合成，以达到抑制炎症的作用。然而，环氧化酶分为两种，即环氧化酶 1（COX-1）和环氧化酶 2（COX-2），病理性 PGS，主要由 COX-2 合成，而 COX-1 合成生理性 PGI2 及 PGE2，如某种药物对 COX-2 的抑制作用强，而对 COX-1 抑制作用弱，则其药物治疗作用也就相应的强，而病理不良反应也就相应地弱。因此，人们又把 COX-2/COX-1 比值作为衡量某种药物优劣的一个指标。

选择理想的非甾体类抗炎药的原则应该是：既有明显的药物治疗作用，又没有过多的病理副作用，对 COX-2 的抑制性能要明显优于对 COX-1 的抑制，即 COX-2/COX-1 比值越高，则效果越好。阿司匹林、吲哚美辛、吡罗昔康类，因其对 COX 抑制的选择性过低，而均有明显的胃肠道不良反应及肾毒性，故目前已不再被选用，而双氯芬酸钠、舒林酸及布洛芬等因对 COX-1 抑制作用较小，应用较多。另外，COX-2 选择性抑制药，如塞来昔布（西乐葆），因对 COX-1 抑制作用更小，可以较长时间服用，为某些人首选。另外，有些患者对某种药物有敏感性，而对某种无敏感性，故在临床应用时要注意此种现象，若连续应用 1 ~ 2 周，毫无效果，则应及时更换其他类药物，以期取得较好的治疗效果。

## 904

## 什么是强直性脊柱炎?

强直性脊柱炎（ankylosing spondylitis，AS）是一种以脊柱为主要病变的慢性疾病，主要累及脊柱、骶髂关节和髋关节等，引起脊柱强直，活动困难。并可有不同程度的眼、肺、心血管、肾等多个器官损害。本病过去曾有不同名称，如 Marie-Strumpell 病、Von Bechterew 病、畸形性脊柱炎、类风湿中心型等。目前认为这是一个独立疾病，遗传因素在 AS 的发病中具有重要在用，但也并不是本病的唯一因素。

已证实 AS 的发病和 HLA-B27 密切相关，并有明显家族聚集倾向。正常人群的 HLA-B27 阳性率因种族和地区不同差别很大，我国为 6%~8%，可是我国 AS 患者的 HLA-B27 阳性者为 90% 左右。另有资料显示，AS 的患病率在患者家系中为 4%，而在 HLA-B27 阳性的患者一级亲属中高达 11%~25%。这也提示 HLA-B27 阳性者或有 AS 家族史者患病的危险性增加。但是，大约 80% 的 HLA-B27 阳性者并不发生 AS，以及大约 10% 的 AS 患者为 HLA-B27 阴性。这又提示还有其他因素在参与发病。

本病特征为病变主要发生在肌腱附着点，出现骶髂关节炎和竹节状脊柱 Bamboo Spine。主要表现为腰背痛，夜间、晨起较重，活动后可缓解。随着病变进展，可出现胸痛，胸廓活动受限。颈项活动困难。骶髂关节和椎旁肌肉压痛是早期阳性体征。本病疼痛特点：休息时疼痛，活动后缓解。夜间痛明显，夜里会痛醒，活动后减轻，才能再次入睡。

骶髂关节为本病最早发病部位，所以对怀疑有强直性脊柱炎者，需拍骨盆正位片、腰椎正侧位片、必要时 CT、磁共振检查。

据流行病学调查，AS 患者 HLA-B27 阳性率高达 90%，而普通人群 HLA-B27 阳性率为 4%~9%。因此对疑为本病患者应常规检查 HLA-B27。

## 905

## HLA-B27 与强直性脊柱炎的关系?

遗传因素在强直性脊椎炎的发病中具有重要作用。据流行病学调查，强直性脊柱炎患者 HLA-B27 阳性率高达 90%，而普通人群 HLA-B27 阳性率为 4%~9%；HLA-B27 阳性者强直性脊椎炎发病率为 10%~20%，而普通人群发病为 1‰~2‰，相差约 100 倍。有报道，强直性脊椎炎一组亲属患强直性脊椎炎的危险性比一般人高出 20~40 倍。国内调查强直性脊椎炎亲属患病率为 24.2%，比正常人群高出 120 倍。HLA-B27 阴性健康者，亲属发生强直性脊椎炎的概率远比 HLA-B27 阳性者低。所有这些说明 HLA-B27 在强直性脊椎炎发病中是一个重要因素。

但是应当看到，一方面 HLA-B27 阳性者并不全部都发生脊柱关节病，另一方面有 5%～20% 脊柱关节病患者检测 HLA-B27 呈阴性，提示除遗传因素外，还有其他因素影响强直性脊椎炎的发病，因此 HLA-B27 在强直性脊椎炎表达中是一个重要的遗传因素，但并不是影响本病的唯一因素。

## 906

### 类风湿关节炎与强直性脊柱炎如何鉴别？

类风湿关节炎与强直性脊柱炎均表现为慢性发病，进行性关节损害及关节活动受限，早期两者间常不易区别，可根据以下几点进行鉴别。

（1）类风湿关节炎多发于四肢关节，可继发累及骶髂关节和脊柱，X 线表现为指（趾）关节骨质疏松性改变，无韧带钙化及脊柱的竹节样改变，病理检查为滑膜炎及肉芽肿，类风湿因子（RF）阳性，而 HLA B27 为阴性。

（2）强直性脊柱炎早期病变多为骶髂关节及腰椎，并向上蔓延到整个脊柱，而髋膝改变为继发病变。X 线片可见骶髂关节间隙模糊，早期就出现关节边缘硬化，并逐渐出现韧带钙化及脊柱呈“竹节样”改变，病理检查可见滑膜组织呈中度增生，但无明显炎症改变及肉芽肿形成，类风湿因子（RF）阴性，HLA-B27 阳性。

另外，近年来研究还发现，强直性脊椎炎与遗传因素有关，其发病年龄也偏小，HLA-B27 抗体为其较特异指标。故若就诊时为青少年，家族中有强脊炎患者，HLA-B27 呈阳性，虽然尚未出现其他征象，也应首先考虑诊断为强直性脊椎炎，并给予治疗，防止各种不良结局的发生。

# （二）骨性关节炎

## 907

### 什么是骨性关节炎？

骨性关节炎（osteoarthritis，OA）是一种最常见的骨关节病变。系由于老年或其他原因如创伤、关节的先天性异常、关节畸形等引起关节软骨的非炎症性退行性变及关节边缘骨赘形成，临床可产生关节疼痛、活动受限和关节畸形等症状。骨关节炎的常用同义词很多，如骨关节病，退行性关节病，老年性关节炎，肥大性关节炎等，均指同一种病，国内统一使用骨性关节炎这一名称。骨性关节炎系由于老年或其他原因如创伤、关节的先天性异常、关节畸形等引起关节软骨的非炎症性退行性变及关节边缘骨赘形成。临床可产生关节疼痛、活动受限和关节畸形等症状。软骨的退行性变可能自 20 岁后期即已开始，骨关节炎的患病率随着年龄而增加，在 50 岁以上人群中，大多能在 X 线片上显示骨关节炎的表现。病变在女性往往较男性更为突出，多累及手指关节，膝、髋、脊柱等，是影响老年人活动的最常见原因。

## 908 骨性关节炎的病因有哪些?

骨性关节炎的病因尚待进行深入研究。目前一般认为有以下几点。

（1）年龄：年龄是最危险因素，发病率与年龄成正比。随着衰老，某些部位关节的重复使用可刺激软骨发生炎性改变，另外年老软骨中水的含量会增加，构成软骨的蛋白质分解从而致骨关节炎发生。胶原蛋白在骨与关节中均占有很大分量，胶原蛋白在骨骼中占 1/3，而在关节软骨中占到 59%。人到了 35 岁以后，胶原蛋白和钙逐渐流失，容易引起骨关节炎，尤其在 45 岁以上女性多见，50 岁以上女性约 60% 会受到此病的影响。

（2）肥胖：因为体重增加了关节的负荷，并由于姿势、步态等的改变，导致关节的生物力学都有所改变。大多数肥胖者膝骨关节病变的常见部位集中于内侧软骨。尤其缺少运动的肥胖者更易患此病。肥胖还与远端指间关节炎密切相关。

（3）遗传：由不同种族和不同人群骨关节炎的患病率不同而得出此推断。

（4）雌激素：女性发病率较高，且在绝经后明显增加，且与关节软骨中发现雌激素受体有关。故不少学者推论女性患者与雌激素有关。

（5）关节形态：和关节形态关系最密切的关节应数髋关节和膝关节。已经证明儿童髋关节病变常导致青年髋关节骨关节炎，轻度髋臼发育不良是青年髋关节骨关节炎的原因，大部分膝关节骨关节炎患者存在膝内翻变化。

（6）关节损伤及过度使用：交叉韧带和半月板损伤，可使关节软骨面局部的负荷和磨损增加；严重创伤特别是骨折，也可能改变其他部位的功能，导致骨关节炎。表现于职业工种（矿工、野外作业者、运动员及舞蹈演员的跖趾关节、纺织工的手指关节等）患病率高。研究表明，无电梯楼房居民膝关节痛、膝关节骨关节炎的发病率均高于平房居民。

## 909 骨性关节炎相关因子有哪些?

（1）肿瘤坏死因子 -α（TNF-α）：骨性关节炎中 TNF-α 增高，并与严重程度密切相关，TNF-α 可激活多型核细胞，刺激滑膜细胞的地诺前列酮产生，增加骨、软骨的破坏。

（2）白介素-1,6（IL-1 IL-6）：可促进滑膜细胞的软骨细胞合成并释放地诺前列酮和胶原酶，产生强大的促炎症作用，引起滑膜炎症和骨的吸收。IL-6 可刺激正常软骨及滑膜细胞前列腺素和胶原酶的产生，增加滑膜中成纤维细胞对 IL-1 刺激的基质金属蛋白酶反应。

（3）类胰岛素生长因子 1（IGF-1）及类胰岛素生长因子结合蛋白 3：异常增加的类胰岛素生长因子结合蛋白 3 阻碍了类胰岛素生长因子 1 和受体之间的结合，从而骨关节炎滑液中 IGF-1 升高，但骨性关节炎中软骨细胞对 IGF-1 不敏感，其利用羟脯氨酸合成前列腺素的能力下降，从而导致关节软骨病变。

（4）基质金属蛋白酶（MMPs）及其抑制物：MMP-1、MMP-3 在正常软骨无表达，在中度退变软骨中表达明显升高，在重度退变软骨中表达降低。其表达异常，引起细胞外基质异常降解，是导致关节软骨发生组织学退变的原因之一。

## 910

## 骨性关节炎的症状有哪些？

主要症状是关节疼痛，常于晨间发生，稍活动后疼痛反而减轻，但如活动过多，因关节摩擦而疼痛加重。另一症状是受累关节功能障碍，长时间保持一定体位后感觉关节僵硬，要经过一定时间活动才感到自如。气候变化常促使症状发生。因关节腔积液，受累关节可有不同程度的肿胀，活动关节时有摩擦声或喀喇声，病情发展严重者可有肌肉萎缩及关节畸形。本病症状和 X 线征象不尽相同。因受累关节不同，症状也有所不同。

（1）手指关节的退行性变：表现在远端指间关节的 Heberden 结节，好发于中指和示指，近端指间关节的 Bouchard 结节较少发生。常被误认为类风湿小结，第一掌指关节的退行性变可引起腕关节桡侧部位的疼痛，除此之外的掌指关节很少累及。Heberden 结节的发生与遗传及性别有关，女性多见，大多无明显疼痛，但可有活动不便和轻度麻木刺痛，并可引起远端指间关节屈曲及偏斜畸形，部分病情发展较快者，可有急性红肿疼痛表现。

（2）膝关节骨关节炎：患者常诉关节有喀喇音，走路时感疼痛，休息后好转，久坐久站时觉关节僵硬。症状时轻时重。关节肿大常由骨质增生，或滑膜炎性渗出致关节腔积液引起。病情进展时膝关节活动受限，可引起失用性肌萎缩，甚至发生膝内、外翻畸形。

（3）脊柱：脊柱有两套关节装置，即椎间关节和关节突关节，在颈 2 ~ 颈 7 尚有钩椎关节（Luschka 关节）。原发性者多由于中年后发生椎间盘退行性变、髓核脱水、致椎间隙狭窄，骨质磨损、骨赘增生。大多无临床表现，如有症状亦轻重不一，多数为慢性病程，但有时因损伤、抬举重物、突然活动脊柱等外因而导致急性发作。在颈椎，钩椎关节边缘的骨赘可使颈神经根穿离椎间孔时受挤压而出现反复发作的颈部疼痛，可放射至前臂和手指，且可有手指麻木及活动欠灵等。椎体后缘的骨赘可突向椎管而挤压脊髓，引起上、下肢无力，甚而有四肢瘫痪。椎动脉受压时可出现基底动脉供血不足的表现。胸椎的退行性变较少发生。

在腰椎，腰 4 ~ 腰 5，腰 5 ~ 骶 1 是最易发生椎间盘突出之处，主要症状为腰痛伴坐骨神经痛，常于扭伤、抬重物、弯腰用力后发生，体检局部压痛，直腿抬高试验阳性，可有感觉、肌力和腱反射的改变。脊柱的继发性骨性关节炎多由于脊柱先天性畸形、侧凸、骨折等引起。

(4) 髋关节的原发性骨性关节炎：在我国较为少见，往往是全身退行性关节病的一部分，多发生于 50 岁以上，男多于女。继发性者常由股骨头或股骨颈骨折后缺血性坏死，或先天性髋关节脱位等引起。临床表现主要为髋部疼痛，可放射至腹股沟、大腿内侧甚至膝部上方，开始于活动及负重时发生，进而疼痛转为持续性，走路跛行，当病情发展严重时，髋关节屈曲内收，代偿性腰椎前凸，此时可有严重的下背部疼痛，甚至不能行走。检查髋关节局部压痛，活动受限，4 字试验阳性。

(5) 原发性全身性骨性关节炎（primary generalized osteoarthritis）：常发生于绝经期妇女，有多数关节累及，常影响指关节和第一掌指关节，一般均有急性疼痛阶段，有时易与类风湿关节炎混淆，急性症状缓解后，关节功能保持。

(6) 弥漫性原发性骨肥大症（diffuse idiopathic skeletal hyperostosis）：多见于老年男性，骨赘大量增生，有时融合一起，临床症状不若 X 线表现严重，患者诉轻度疼痛和关节强硬感，但能保持较好活动。X 线诊断有三项标准：连续四个椎体前侧部位钙化或骨化；无严重的椎间盘病变；椎体边缘硬化；有时可见脊柱外钙化，尤其是鹰嘴突及跟骨部位可见大的骨刺。

## 911

## 膝关节骨性关节炎性疼痛是如何引起的？

(1) 滑膜炎症：软骨碎片及其他“关节碎屑”是继发性滑膜炎可能原因。含钙的结晶物，包括碱性磷酸钙和二水焦磷酸钙可导致滑膜炎发作。神经肽（SP、CGRP、NPY、VIP 等）、炎症介质等的积聚则加剧了滑膜的炎症。SP、组胺、前列腺素、白三烯等是由损伤部位的受损细胞和组织释放的化学物质，可以敏化外周伤害性感受器 - 负责痛觉的非球形Ⅳ型神经末梢（C 类纤维），这些物质既可降低伤害性感受器的兴奋阈值，也可以直接激活伤害性感受器。单核细胞受到 SP 刺激则释放白（细胞）介素-1、肿瘤坏死因子（TNF）以及其他的细胞因子。这些炎症介质又可激活成纤维细胞与软骨细胞释放胶原酶和蛋白酶，而这些物质进入关节液中，又将刺激滑膜和末梢神经而产生疼痛。

(2) 骨痛：原因为软骨下骨暴露和骨内压增高。骨关节炎患者关节面软骨剥脱，软骨下骨质和骨髓内血管、神经暴露。在 SP 的作用下，滑膜细胞亦释放 PGE2 和胶原酶等物质进入关节腔，破坏软骨，引起恶性循环，导致整个关节的进一步破坏。PGE2 是一种很强的致痛物质，它同样可直接激活滑膜组织中的痛觉感受器，也可以进入关节液，激活软骨骨髓腔内的感觉神经纤维而产生疼痛。使关节周围痛阈降低。

## 912

## 骨性关节炎如何诊断?

(1) 关节疼痛，活动加剧，休息后好转或出现“休息痛”。

(2) 关节活动不灵活、僵硬，晨起或休息后不能立即活动或出现摩擦声及关节绞锁现象等。

(3) 关节肿胀，主动或被动活动受限；浮髌试验阳性，髋关节增大内旋角度疼痛加重。

(4) 病程长且严重者出现关节周围肌萎缩。关节畸形，膝内翻，髋关节 Thomas 征阳性，手指远侧指间关节侧方增粗，形成 Heberden 结节。

(5) X 线检查显示关节间隙变窄，关节边缘骨赘形成。后期骨端变形，关节表面不平整；软骨下骨有硬化和囊腔形成。MRI 检查可见关节软骨破坏。

(6) 排除其他病变。

## 913

## 骨性关节炎在 X 线片上最基本的特征?

(1) 关节间隙变窄，个别严重的病例关节间隙甚至会消失。

(2) 软骨下骨密度增高。

(3) 骨赘形成，即通常所说的“骨刺”，往往在关节边缘或在软组织的止点处形成骨赘。

以上三点只要具备两点即可诊断为骨性关节炎。

## 914

## 如何治疗骨性关节炎?

骨性关节炎常常给患者带来难忍的疼痛和诸多不便，但目前医学上还没有彻底治愈骨关节炎的方法，如果能早期发现并确诊，尽早采用适当的药物治疗和积极的自我防护，就可以延缓病情的发展，最大限度地保留关节功能，让患者能继续过正常生活。

(1) 非药物治疗：非药物治疗是药物治疗及手术治疗等的基础，是初次就诊且症状不重患者的首选治疗方式。骨关节炎患者可采用热疗、水疗、牵引、超声波、针灸、按摩等物理治疗方式，以减轻急性发作时关节的疼痛和肿胀，缓解关节僵直，从而改善关节的活动能力。

（2）药物治疗：用于骨性关节炎的治疗药物主要有非甾体抗炎药和中成药等。

1）非甾体抗炎药：由于病患部位有炎性反应，单纯的镇痛药并不能解除炎性症状，因此，治疗骨性关节炎的首选药物是非甾体类抗炎药，它具有快速镇痛、消肿和消炎的作用。外用非甾体类镇痛抗炎药：如双氯芬酸（扶他林）乳胶剂，其有效成分为双氯芬酸。双氯芬酸可抑制疼痛因子（如前列腺素和白三烯），因此具有很强的镇痛、消肿、抗炎和抗风湿功能。由于扶他林采用瑞士专利乳胶剂型，结合了乳剂与凝胶的亲脂和亲水的双重特性，因此，能使有效成分快速渗透皮肤，直达患处，及时消炎镇痛。临床应用表明，扶他林乳胶剂对颈肩腰腿痛和骨关节炎的治疗有显著的疗效，配合外用扶他林乳胶剂进行按摩、推拿和理疗，会有意想不到的效果。同时它具有不污染衣物、易于局部涂抹、清爽舒适、携带方便等优点。

口服非甾体类镇痛抗炎药：如阿司匹林、双氯芬酸（扶他林）、布洛芬等。

2）中成药：中成药的主要作用是活血化瘀，但理论上，中药并无抗炎作用。如果是外用的油剂、擦剂、膏药，常有强烈的中药异味，在使用时常易弄脏衣服，引起皮肤过敏，药物的渗透力也会受到一定的限制。

（3）手术治疗：如果关节明显退变引起剧痛或活动障碍，必要时，需要手术治疗。关节清理术是将炎性病变的滑膜，游离、剥脱的关节软骨和骨赘切除，将骨关节粗糙的表面削平。严重患者可施行人工关节置换术。

## 915

## 可用于治疗骨性关节炎的药物有哪些？

（1）透明质酸钠：为关节腔滑液的主要成分，为软骨基质的成分之一，在关节起到润滑作用，减少组织间的摩擦，关节腔内注入后可明显改善滑液组织的炎症反应，增强关节液的黏稠性和润滑功能，保护关节软骨，促进关节软骨的愈合与再生，缓解疼痛，增加关节的活动度。常用于关节内注射，1 次 25mg，1 周 1 次，连续 5 周，须严格无菌操作。

（2）氨基葡萄糖：为构成关节软骨基质中聚氨基葡萄糖（GS）和蛋白多糖的最重要的单糖，正常人可通过葡萄糖的氨基化来合成 GS，但在骨关节炎者的软骨细胞内 GS 合成受阻或不足，导致软骨基质软化并失去弹性，胶原纤维结构破坏，软骨表面腔隙增多使骨骼磨损及破坏。氨基葡萄糖可阻断骨关节炎的发病机制，促使软骨细胞合成具有正常结构的蛋白多糖，并抑制损伤组织和软骨的酶（如胶原酶、磷脂酶 A2）的产生，减少软骨细胞的损坏，改善关节活动，缓解关节疼痛，延缓骨关节炎症病程。缺点是疗程较长，费用高。

（3）非甾体抗炎药（NSAIDs）：可抑制环氧化酶和前列腺素的合成，对抗炎症反应，缓解关节水肿和疼痛。可选用布洛芬（或芬必得）、双氯芬酸（扶他林）、洛索洛芬钠（乐松）、塞来昔布（西乐葆）等。

## 916

## 何谓非甾体抗炎药?

非甾体抗炎药（nonsteroidal antiinflammatory drug，NSAID）是一类不含有甾体结构的抗炎药，NSAIDs 自阿司匹林于 1898 年首次合成后，100 多年来已有百余种上千个品牌上市，这类药物包括阿司匹林、对乙酰氨基酚、吲哚美辛、萘普生、萘普酮、双氯芬酸、布洛芬、尼美舒利、塞来昔布等，该类药物具有抗炎、抗风湿、镇痛、退热和抗凝血等作用，在临床上广泛用于骨关节炎、类风湿关节炎、多种发热和各种疼痛症状的缓解。

目前 NSAIDs 是全球使用最多的药物种类之一。全世界大约每天有 3000 万人在使用。随着 NSAIDs 使用的增多，这类药物的安全使用问题也越来越受到临床医师、药师、患者、社会和政府的关注。美国食品药品监督管理局（FDA）认为 NSAIDs 存在潜在的心血管和消化道出血风险，要求这些药品生产厂家在其说明书中提出警示，这使 NSAIDs 的安全用药成为目前全球医药界的热点问题。

## 917

## NSAIDs 药理作用为何?

NSAIDs 化学结构不同，但都通过抑制前列腺素的合成，发挥其解热、镇痛、消炎作用。

（1）解热作用：NSAIDs 通过抑制中枢前列腺素的合成发挥解热作用，这类药物只能使发热者的体温下降，而对正常体温没有影响。解热药仅是对症治疗，体内药物消除后体温将会再度升高，故对发热患者应着重病因治疗，仅高热时使用。

（2）镇痛作用：NSAIDs 产生中等程度的镇痛作用，镇痛作用部位主要在外周。对各种创伤引起的剧烈疼痛和内脏平滑肌绞痛无效。对慢性疼痛如头痛、关节肌肉疼痛、牙痛等效果较好。在组织损伤或炎症时，局部产生和释放致痛物质，同时前列腺素的合成增加。前列腺素提高痛觉感受器对致痛物质的敏感性，对炎性疼痛起放大作用。同时 $PGE_1$、$PGE_2$ 和 $PGF_{2\alpha}$ 是致痛物质，引起疼痛。NSAIDs 的镇痛机制是：①抑制前列腺素的合成；②抑制淋巴细胞活性和活化的 T 淋巴细胞的分化，减少对传入神经末梢的刺激；③直接作用于伤害性感受器，阻止致痛物质的形成和释放。

（3）消炎作用：大多数的 NSAIDs 具有消炎作用。NSAIDs 通过抑制前列腺素的合成，抑制白细胞的聚集，减少缓激肽的形成，抑制血小板的凝集等作用发挥消炎作用。对控制风湿性和类风湿关节炎的症状疗效肯定。

（4）对肿瘤的防治作用：NSAIDs 对肿瘤的发生、发展及转移均有抑制作用，与其他抗肿瘤药物有协同作用。

机制：抑制 PGS 的产生，诱导肿瘤细胞的凋亡。对大鼠用氧偶氨甲烷诱导的结肠肿瘤组织中 COX-1 RNA 在肿瘤和正常组织之间为等价强度，COX-2 RNA 在肿瘤中比正常黏膜显著升高。在溃疡性结肠炎伴早期肿瘤（肉眼未能觉察），在肿瘤部位用原位杂交和免疫组化检测到 COX-2 表达增加。这些研究提示 COX-2 可能是大肠癌的早期诊断和预防的一个标靶。

从离体到在体动物实验，直到人类的流行病学群体资料，均证明 COX 抑制剂和选择性 COX-2 抑制剂至少对一种类型的结肠肿瘤、直肠癌的预防是有价值的。

## 918

## NSAIDs 类药物的不良反应有哪些？

（1）胃肠道不良反应：可出现上腹不适、隐痛、恶心、呕吐、饱胀、嗳气、食欲减退等消化不良症状。长期口服非甾体抗炎药的患者中，有 10%～25% 的患者发生消化性溃疡，其中有小于 1% 的患者出现严重的并发症如出血或穿孔。

（2）肝脏不良反应：在治疗剂量下，能导致 10% 的患者出现肝脏轻度受损的生化异常，但谷丙转氨酶明显升高的发生率低于 2% 。

（3）神经系统不良反应：可出现头痛、头晕、耳鸣、耳聋、弱视、嗜睡、失眠、感觉异常、麻木等。有些症状不常见，如多动、兴奋、幻觉、震颤等，发生率一般小于 5% 。

（4）泌尿系统不良反应：可引起尿蛋白、管型，尿中可出现红、白细胞等，严重者可引起间质性肾炎。在一项多中心的临床研究中，长期口服 NSAIDs 的患者肾疾病发生的风险率是普通人群的 2.1 倍。

（5）血液系统不良反应：部分 NSAIDs 可引起粒细胞减少、再生障碍性贫血、凝血障碍等。

（6）过敏反应：特异体质者可出现皮疹、血管神经性水肿、哮喘等过敏反应。

（7）心血管系统不良反应：有研究发现，NSAIDs 能明显干扰血压，使平均动脉压上升。另有报道，服用罗非昔布 18 个月后，患者发生心血管事件（如心脏病发作和中风）的相对危险性增加了。

（8）妊娠期的不良反应：NSAIDs 被认为是诱发妊娠期急性脂肪肝的潜在因素；孕妇服用阿司匹林可导致产前、产后和分娩时出血；吲哚美辛可能会引起某些胎儿短肢畸形、阴茎发育不全。

NSAIDs 虽然可以引起上述诸多的不良反应，但绝大多数患者在短期服用该类药物时出现的不良反应较轻微，能耐受，而且停药后不良反应即可消失，不会对该类药物发挥疗效产生影响。现在已有许多 NSAIDs 的品种作为非处方药（OTC）使用，患者不需要凭医师的处方就可以直接在药店里购买到 OTC 品种。因此，有必要提醒患者重视 NSAIDs 的安全使用、了解 NSAIDs 的安全使用知识。

## 919

## 服用非甾体抗炎药应注意哪些问题?

治疗关节炎的药物主要有三大类，即非甾体抗炎药、糖皮质激素和慢作用抗风湿药。非甾体抗炎药常被用于类风湿关节炎（RA）和骨关节炎（OA）的治疗。该类药物可减轻和控制关节炎患者关节肿痛的症状。在临床上应用较多的该类药物有布洛芬、萘普生、双氯芬酸、吡罗昔康、吲哚美辛、塞来昔布等。虽然非甾体抗炎药的品种很多，用法也各不相同，但都具有以下特点：①都可用于各类关节炎的治疗；②都以口服给药为主；③几乎都属于酸性药物；④都可能使用药者出现胃肠道不良反应；⑤都可能使长期用药者出现肾损害，并可能导致血液系统的病变（如外周血细胞减少、凝血功能障碍等）。

有些患者往往需长期服用非甾体抗炎药，为了控制其关节肿痛的症状往往需连续服药 3～4 周，甚至更长的时间，在长期的服药过程中患者若用药不当可影响治疗效果、延误治疗时机，甚至使患者出现严重的不良反应。那么，服用非甾体抗炎药时应注意哪些问题呢？

（1）不可同时服用两种或两种以上的非甾体抗炎药：每次只可选用一种非甾体抗炎药进行治疗，并且不可频繁地更换此类药物。该病患者只有在连续服用一种非甾体抗炎药超过 2 周仍不见效时，才可改用另一种非甾体抗炎药。

（2）应尽量按照少量多次的原则服药：在服用非甾体抗炎药时，不要一次服用较大的剂量，以免加重胃肠道的不良反应。该病患者在患病初期应首选半衰期较短的非甾体抗炎药进行治疗，如布洛芬、双氯芬酸、洛索洛芬钠等。患者的病情在得到有效的控制以后，可改用半衰期较长的非甾体抗炎药（如每日可服一次的吡罗昔康、罗非昔布等）进行治疗。

（3）应选用比较安全的非甾体抗炎药：应尽量选用副作用较小的非甾体抗炎药（如布洛芬、萘普生、扶他林等），而避免使用副作用较大的非甾体抗炎药（如吲哚美辛和保泰松等）进行治疗。

（4）在服用非甾体抗炎药的同时可联合应用慢作用抗风湿药：服用非甾体抗炎药只能暂时缓解其关节肿痛的症状，并不能阻止病情的发展。因此，该病患者在服用非甾体抗炎药的同时必须联合应用慢作用抗风湿药。该类药物虽不具有快速镇痛和抗炎的功效，但却能改善患者的病情和延缓其病情的发展。临床上常用的慢作用抗风湿药主要有甲氨蝶呤、柳氮磺吡啶及来氟米特等。

（5）可使用抑酸剂和黏膜保护剂：为防止患者在连续服用非甾体抗炎药期间出现严重的胃肠道不良反应，可考虑给患者服用抑酸剂（如奥美拉唑、雷尼替丁等）和黏膜保护剂

(如硫糖铝等)。临床研究证明，这些药物可显著地减轻患者的胃肠道不良反应，并且对非甾体抗炎药的疗效没有任何影响。

(6) 应合理地使用糖皮质激素：糖皮质激素可有效地改善患病关节的肿痛症状，但该药的不良反应比非甾体抗炎药更多，也更严重。因此，糖皮质激素不是类风湿关节炎患者的首选药物。另外，类风湿关节炎患者在服用糖皮质激素期间不可同时服用非甾体抗炎药，在其关节肿痛的症状得到有效控制后方可逐渐地用非甾体抗炎药替代糖皮质激素。

## 920

### 骨性关节炎如何手术治疗？

(1) 对膝关节骨关节炎，可先行关节镜下或常规手术关节清理术，可改善关节功能，并延缓骨关节炎的发展，但远期效果则不能肯定。

(2) 关节置换手术：对于大多数骨关节炎、股骨头坏死、类风湿关节炎患者，在缓解疼痛、恢复关节功能方面具有显著效果。但需严格掌握关节置换的手术指征，手术指征包括：①有关节损害的放射学证据；②存在中到重度的持续疼痛或者已造成残疾；③对各种非手术治疗无效的患者。

# (三) 血友病性关节病

## 921

### 血友病性关节病的病因及本质是什么？

血友病性关节病是由于遗传性凝血因子缺乏所致，这种遗传性疾病主要是缺乏凝血因子Ⅷ、Ⅸ或Ⅺ，按其凝血因子缺乏的特点可分为血友病 A、B、C。因缺乏凝血因子，凝血时间延长，无明显原因，或轻微损伤即可造成不易制止的出血，关节内出血就是血友病性关节病的病理基础。

血友病性关节病的本质是：关节内反复出血，且出血经久不凝不止，刺激关节滑膜引起炎症，滑膜充血渗出，滑膜细胞增生，形成绒毛，淋巴细胞和浆细胞浸润，吞噬细胞吞噬分解红细胞，形成含铁血黄素，沉积于关节内，使关节囊增生、增厚及纤维化，关节面软骨被覆盖及侵蚀，关节软骨营养障碍，引起细胞变性坏死，关节面破坏后由于关节活动的摩擦作用，使软骨下骨质硬化，囊性变，骨质疏松及骨赘形成，继而可出现关节挛缩、畸形，形成血友病性关节病。

## 922

## 血友病性关节病有哪些临床表现?

血友病性关节病多发于膝关节，也常累及踝、肘、肩、髋关节，但很少波及手、足小关节。5岁以下发生关节内出血者较少，但8岁以后常可出现反复性关节内出血，若及时正确治疗，关节病变可很轻，甚至不发生骨关节病变，若处理不当，则骨关节破坏可迅速加重。当反复多次出现关节内出血后，渐渐出现关节疼痛，活动受限，骨端增大，膝关节内翻或外翻及旋转畸形，关节内有摩擦音、关节周围肌肉萎缩等表现。X线检查可见关节骨端增大，关节表面不光滑，有囊性改变及骨质疏松改变，关节边缘可见有骨质增生，关节囊肿胀，关节间隙变窄及关节塌陷等改变。关节内穿刺可吸出暗红色不凝固陈旧性出血，并可查出含铁血黄素颗粒。

血友病性关节病系由于遗传性凝血因子缺乏致关节内反复出血所引起，故治疗要点在于早期正确的诊断。诊断时应详细询问有无易出血病史，若已明确诊断血友病者，则诊断更易于确定。明确诊断后，应注意矫治原发病，补充缺乏的凝血因子，如血友病A，补充凝血因子Ⅷ等，同时嘱患者不宜参加剧烈活动，防止各种外伤。关节内出血者，应抬高患肢，局部冷敷，对关节内渗出过多，有穿破皮肤危险者，可用细针头进行关节穿刺，吸出关节内出血，解除其对关节软骨及关节囊的压迫，同时可向关节腔内注入肾上腺皮质激素，有利于关节内炎症吸收，防止日后形成骨关节炎等后遗症。

本类患者发病期间可伴有较明显的关节肿胀和疼痛。但不可应用阿司匹林、吲哚美辛及保泰松类药物，因此类药物可抑制血小板凝聚，加重出血。当关节出现屈曲挛缩畸形时，可行轻重量持续牵引，若非手术治疗无法矫正畸形，而致严重影响肢体功能时，则应考虑手术矫正畸形，恢复患肢功能。

## 923

## 血友病性关节病手术治疗应注意什么?

血友病性关节病的治疗在于早期预防出现骨关节改变，晚期的手术目的在于矫正畸形，恢复患肢功能。手术主要的问题是出血，血友病患者因手术切口出血不止，严重者常可危及生命，故术前、术后应注意以下事项：①明确诊断其血友病类型；②术前纠正凝血障碍，补足缺乏的凝血因子，如血友病A（甲）应输入第Ⅷ因子，血友病B（乙）应输入第Ⅸ因子等；③术中注意无创操作，对活动性小血管出血点应予确实的结扎或电凝止血，缝合尽量用细针细线，减少组织损伤程度；④术后固定时间及离床活动时间应较正常人为长；⑤术后应注意再次补充凝血因子，如第Ⅷ因子的血浆内半衰期为12～24小时，故第一次输入之后10

小时左右就应进行第二次输入，直到创口无渗血为止。

总之，血友病性关节病若病情需要，也可行手术治疗，但术前，术中，术后必须严格把好出血关，其中最有效的办法是补充缺乏的凝血因子。关于补充凝血因子的量，可视具体病情而定，一般输入 1000ml 新鲜血可补充正常人血中第Ⅷ因子的 20%～25%，必要时还可测定凝血时间来矫正输入量，也可请血液科医师协助决定治疗方案。

## （四）痛风性关节炎

### 924

### 痛风性关节炎形成的原因是什么？

痛风是尿酸代谢障碍所引起的疾病。尿酸是体内嘌呤和核酸分解的产物，因尿酸形成增加或尿酸排泄障碍时，血内尿酸增高，尿酸盐即可在组织中沉积，这些尿酸主要沉积于关节软骨、软骨下骨及关节囊中，也可沉积于肾、皮下组织及其他脏器组织中。当尿酸在关节软骨上沉着时，可使关节软骨逐渐变薄、糜烂，至晚期可于软骨内和软骨下形成痛风石，关节囊及相邻的韧带内也可有痛风石沉积，致使关节变形、疼痛及活动障碍，形成痛风性关节炎。

### 925

### 痛风性关节炎有何临床表现？

原发性痛风性关节炎多见于 40 岁以上男性，首次出现发作多与进食高嘌呤类食物有关，按临床表现可分四期，第一期：除尿酸高外可无其他表现，此称无症状期，只有 1/3 的病例日后可以出现关节症状；第二期：急性关节炎期，出现突然发作的关节疼痛，而且多为剧痛，伴有红肿和压痛，趾的跖趾关节为最多发的关节，体温可升高，也可伴有头痛、心悸等表现，但最重要的依据仍是增高的尿酸数值；第三期：间歇期，两次发作间可隔数月至 1 年，可无任何症状，但受累的关节多处于慢性炎症阶段；第四期：慢性关节炎期，多次急性发作后经数年及数十年转入此期，受累关节可触及痛风结石沉着，关节僵硬及畸形。

### 926

### 痛风性关节炎的治疗原则是什么？

在非急性发作期，即无症状期及间歇期应节制饮食，禁食富含嘌呤和核酸的食物，如脂肪、动物内脏、扁豆类等，且禁忌饮酒。在发作期应抬高患肢，局部冷敷，大量饮水，同时可服用秋水仙碱，每小时 0.5mg，第一日口服总量可达 4 ~ 6mg，以后每日 0.5 ~ 1.5mg 维持，一般效果良好。急性期也可用非甾体类抗炎药缓解症状。

在慢性期，可服用促进尿酸排泄、抑制尿酸再吸收的药物，如羧苯磺胺（丙磺舒）、苯磺唑酮、别嘌呤醇等。对于那些痛风石巨大，影响关节功能，或皮肤破溃经久不愈者，可行手术治疗。

## 927 痛风性关节炎手术注意事项有哪些?

对于关节内痛风石者，可行关节清理术，彻底清除关节内痛风石，修平关节面，可望恢复关节功能。当关节囊及关节周围韧带有较大痛风结石时，切除结石后可出现关节囊壁及韧带的缺损，此时为了重建关节的完整性及稳定性，应该重建关节囊及其韧带。对于那些巨大结石已侵犯皮肤者，必要时需切除部分皮肤，此时将造成皮肤缺损及关节外露，应该采用转移皮瓣等方法进行修复，以期达到恢复关节功能之目的。

另外，因痛风为全身代谢性疾病，手术可能诱发痛风急性发作，故术前应预防性口服秋水仙碱 0.5mg，每日 3 ~ 4 次，术后继续服用抗痛风药物 2 ~ 3 周，同时术后继续注意饮食治疗，防止再次出现痛风急性发作及痛风石再次沉着。

（陶树清　吉光荣　夏景君　吕松岑　王志成）

# 十五、

## 运动系统畸形

## Deformity of Motor System

928. 如何早期诊断先天性肌性斜颈? 465

929. 先天性肌性斜颈是否必须手术治疗? 465

930. 先天性肌性斜颈手术需注意哪些问题? 465

931. 什么是颅底凹陷症? 466

932. 颅底凹陷症的病因是什么? 466

933. 颅底凹陷症的病理基础和发病机制是什么? 467

934. 颅底凹陷症有哪些临床表现? 467

935. 颅底凹陷症的影像学诊断方法有哪些? 468

936. 颅底凹陷症怎样治疗? 469

937. 什么是 Klippel-Feil 综合征? 470

938. Klippel-Feil 综合征的临床特点有哪些? 470

939. 短颈畸形的治疗方法如何选择? 471

940. 先天性短颈畸形早期应如何治疗? 472

941. 先天性寰椎枕骨融合必须手术吗? 472

942. 先天性齿状突畸形有潜在危险吗? 473

943. 多轴向钉棒系统治疗寰枢椎不稳的主要操作要点是什么？ 473

944. 何谓脊髓空洞症？ 473

945. 脊髓空洞症有哪些临床表现？ 474

946. 脊髓空洞症的病因是什么？ 474

947. 脊髓空洞症可选择哪些手术治疗方法？ 475

948. 何谓先天性高肩胛症？主要表现是什么？ 475

949. 先天性高肩胛症的病因是什么？ 476

950. 先天性高肩胛症有哪些病理改变？ 476

951. 先天性高肩胛症有哪些临床表现？ 477

952. 先天性高肩胛症如何分级？ 477

953. 先天性高肩胛症的治疗如何考虑？ 477

954. 先天性高肩胛症常用的手术方法有哪些？ 478

955. 先天性高肩胛症术后如何进行功能训练？ 479

956. 脊柱侧凸分几类？ 479

957. 何谓特发性脊柱侧凸？如何分型？ 480

958. 特发性脊柱侧凸是由什么原因引起的？ 480

959. 特发性脊柱侧凸有哪些表现及如何诊断？ 481

960. 特发性脊柱侧凸应该做哪些检查？ 482
961. 脊柱侧凸拍摄X线片时有何要求？ 482
962. 特发性脊柱侧凸容易与哪些疾病混淆？ 482
963. 特发性脊柱侧凸应该如何预防？ 483
964. 特发性脊柱侧凸可以并发哪些疾病？ 484
965. 特发性脊柱侧凸应该如何治疗？ 484
966. 青少年脊柱侧凸治疗时机应如何考虑？ 485
967. 青少年特发性脊柱侧凸分几类？ 485
968. 青少年特发性脊柱侧凸的手术指征有哪些？ 486
969. 支具治疗青少年特发性脊柱侧凸的原理及适应证是什么？ 486
970. 如何判定支具治疗青少年特发性脊柱侧凸的有效性？ 487
971. 矫形支具治疗青少年特发性脊柱侧凸的适应证是什么？ 487
972. 支具治疗青少年特发性脊柱侧凸的并发症有哪些？ 487
973. 何时停止支具治疗？ 488
974. 特发性脊柱侧凸对患者肺功能有何影响？ 488
975. 退变性脊柱侧凸手术的目的和指征是什么？ 488
976. 先天性脊柱侧凸手术的目的和注意事项有哪些？ 489

977. 先天性脊柱侧凸的手术方式包括几种？ 489

978. 婴幼儿特发性脊柱侧凸的临床特点有哪些？ 489

979. 矫正脊柱侧凸应遵循什么原则？侧凸矫正器械有哪些发展？ 490

980. 何谓成人脊柱侧凸的 Aebi 病因分型？ 490

981. 成人脊柱侧凸的 Schwab 系列分型包括哪些？ 491

982. 成人脊柱侧凸的 SRS 分型系统的内容是什么？ 491

983. 退变性脊柱侧凸的分型包括哪几种？ 492

984. 如何测定脊柱侧凸的弯度和旋转度？ 493

985. 如何鉴定脊柱侧凸的原发性曲线？ 493

986. 特发性脊柱侧凸曲线有哪些模式？ 494

987. 脊柱侧凸的治疗原则是什么？ 495

988. 如何选择脊柱侧凸的手术方法？ 495

989. 何谓脊柱侧凸非融合技术？ 497

990. 如何预防脊柱侧凸手术的神经并发症？ 498

991. 胸腔镜治疗脊柱侧凸的适应证和禁忌证有哪些？ 499

992. 多椎体楔形截骨术治疗脊柱侧后凸畸形有几种方法？ 499

993. 脊柱的三维结构理论及侧弯矫形的基本原则是什么？ 500

994. 不同部位的不同类型的脊柱侧弯的矫形方法是什么？ 500
995. 脊柱融合的范围如何？ 501
996. 特发性脊柱侧弯的分型与融合区的关系如何？ 501
997. 躯干不平衡的原因及处理方法是什么？ 502
998. 何谓曲轴失平衡现象？ 502
999. 脊柱侧弯矫形后腰前凸消失的特征、原因及预防措施是什么？ 502
1000. 何谓近端交界性后凸及近端交界失败？ 503
1001. 脊柱侧凸手术可能出现哪些并发症？ 503
1002. 脊柱侧凸常用的标志性椎体名称是什么？ 504
1003. 冠状面平衡的评价标准是什么？ 504
1004. 矢状面平衡的评价标准是什么？ 505
1005. 横断面平衡的评价标准是什么？ 506
1006. 如何评估骨骼的成熟度？ 507
1007. 何为叠加现象？ 507
1008. 先天性髋关节脱位的病因包括几点？ 508
1009. 先天性髋关节脱位有几种类型？ 508
1010. 如何早期诊断先天性髋关节脱位？ 509

1011. 先天性髋关节脱位 X 线有哪些表现？ 510

1012. 先天性髋关节脱位的治疗原则是什么？ 510

1013. 成人髋臼发育不良的临床表现有哪些？ 511

1014. 成人髋臼发育不良诊断的主要依据是什么？ 511

1015. 何谓 CE 角、臼顶倾斜角？其正常值各为多少？ 512

1016. 骨盆截骨术的方法有哪些？ 512

1017. 髋臼旋转截骨、髋臼周围截骨治疗成人髋臼发育不良的适应证和禁忌证是什么？ 512

1018. 挽救性骨盆截骨术治疗成人髋臼发育不良的适应证是什么？ 513

1019. 如何进行髋臼旋转截骨术？ 513

1020. 髋臼旋转截骨术后如何处理？ 513

1021. 髋臼旋转截骨术的并发症有哪些？ 514

1022. 髋臼周围截骨术的手术如何进行？ 514

1023. 髋臼周围截骨术术后如何处理？ 515

1024. 骨盆内髋臼周围截骨的手术如何进行？ 515

1025. 骨盆内髋臼周围截骨术后如何处理？ 516

1026. Chiari 骨盆内移截骨的本质是什么？ 516

1027. 髂骨截骨术的要点如何？ 516

1028. 髂骨截骨术可能发生哪些技术性错误？ 517

1029. 骨盆内移截骨术的要点是什么？ 517

1030. 髋臼成形术的要点是什么？ 518

1031. 治疗先天性髋脱位可能有哪些并发症？ 518

1032. 先天性髋内翻的特点是什么？ 519

# (一) 先天性颈部畸形

928

## 如何早期诊断先天性肌性斜颈?

先天性肌性斜颈（congenital myogenic torticollis）是一侧胸锁乳突肌挛缩导致的斜颈。一般认为发病原因是一侧胸锁乳突肌在分娩时受伤发生出血、机化，以致纤维变性后引起该肌挛缩所致。头和颈的不对称畸形，若能早期发现，及时治疗，可不需手术，且疗效满意。晚期前中斜角肌甚至颈动脉鞘等广泛挛缩，而且常出现面部畸形，即便手术，畸形矫正也不尽满意。

患儿出生后 7～14 天，一侧胸锁乳突肌的中段或下 1/3 部出现一质硬的椭圆形肿块，可逐渐长大。头部向患侧倾斜，下颌转向对侧，颈部向患侧旋转和向对侧倾斜均受限制。有的病例肿块有压痛，牵扯颈部时有痛苦表情。此时施行手法治疗，效果很好。

两个月后肿块开始缩小，半年后完全消失，胸锁乳突肌变成无弹性的纤维带。头逐渐被牵拉而倾向患侧，颈部扭转，面部倾斜，下颌偏向健侧。如不予矫正，患侧发育较慢，颜面和头颅逐渐变形，两侧不对称。

929

## 先天性肌性斜颈是否必须手术治疗?

出生后早期发现先天性肌性斜颈，非手术治疗即可，治疗越早效果越好。早期治疗的目的在于促进局部肿块早日消散，防止肌纤维挛缩。治疗方法包括局部热敷、按摩、手法扳正和卧位固定等。病儿睡眠时应取仰卧位，下颏向患侧，枕部向健侧，并用棉垫和洁净的小沙袋固定头部于上述位置。

手法扳正于生后两周开始。先轻柔按摩胸锁乳突肌或用热敷，然后将下颏转向患侧，并逐渐将其抬高，同时把头偏向健侧，使健侧耳垂接近肩部，每个动作牵拉 15～20 次，每日操作 4～6 遍，手法要缓慢而轻柔，但动作要充分。牵伸挛缩的胸锁乳突肌半年左右，常可使畸形矫正而不需手术治疗。

930

## 先天性肌性斜颈手术需注意哪些问题?

手术疗法适用于 1～12 岁先天性肌性斜颈的患儿，理想手术年龄是 1～4 岁，手术越早效果越好。12 岁以上者，若颈椎无结构性变化，脸部畸形不严重，亦可考虑手术矫正。常用术式为胸锁乳突肌切断术，肌挛缩严重者需施行胸锁乳突肌切除术。

轻症患儿切断胸锁乳突肌即可，应在锁骨上 2cm 处切断胸骨部和锁骨部肌腱，不宜在肌腱起点处切断，以免发生骨化影响疗效。要避免损伤胸锁乳突肌深面的颈动静脉、锁骨下动静脉和甲状颈干的颈横动脉、肩胛上动脉。手术松解挛缩的肌肉和筋膜后，仔细止血，只缝合皮肤一层。若缝合颈阔肌或皮下组织会出现短缩束带。手术熟练后，可自皮下作胸锁乳突肌锁骨头切断术，因有损伤附近血管神经的危险，宜慎用。经上述处理仍不能过度矫正者，则需切断胸锁乳突肌的止点。在乳突部和外耳道下缘作弧形切口，用骨膜剥离器自乳突分离胸锁乳突肌的止点，注意避免损伤颈外动脉的耳后动脉和枕动脉。切勿在乳突尖之下切断该肌，以防损伤面神经和副神经。

对年长儿和病变严重的患者，除切断胸锁乳突肌的肌起和肌止外，有时需将斜方肌的乳突起点同时切断，松解颈部其他挛缩组织，乃至施行胸锁乳突肌切除术，在松解挛缩的颈动脉鞘时，应谨慎施术。

## 931 什么是颅底凹陷症？

颅底凹陷症（basilar invagination），别名基底凹陷症、颅底陷入症、颅底内翻或颅底压迹，是临床常见神经系统发育异常性疾病。本病是以枕骨大孔为中心的颅底骨组织、寰椎及枢椎骨质发育畸形，寰椎向颅腔内陷入，枢椎齿状突高出正常水平，进入枕骨大孔，使枕骨大孔狭窄，颅窝变小，从而压迫延髓、小脑及牵拉神经根，产生一系列症状。同时可有椎动脉受压，出现供血不足表现。

## 932 颅底凹陷症的病因是什么？

颅底凹陷症的主要发病原因为先天性骨质发育不良。由于在胚胎发生学上，神经管在寰枕部闭合最晚，所以先天性畸形容易发生在此区。少数可继发于其他疾病。

颅底凹陷症可分为两种类型。

（1）先天型：又称原发性颅底凹陷症，伴有寰枕融合、枕骨变扁、枕骨大孔变形及齿状突向上移位，甚至进入枕骨大孔内致使枕骨大孔前后径缩小。在胚胎发育 2～3 周时，由于胚胎分节的局部缺陷，寰椎不同程度地进入枕骨大孔内，有时与之融合。近年来有人发现本病与遗传因素有关，即同一家族兄弟姐妹中可有数人发病。

（2）继发型：又称获得型颅底凹陷症。较少见，常继发于成骨不全、佝偻病、骨软化症、类风湿关节炎或甲状旁腺功能亢进等，导致颅底骨质变软，变软的颅底骨质受到颈椎压迫而内陷。枕大孔升高有时可达岩骨尖，且变为漏斗状，同时颈椎也套入颅底。

## 933 颅底凹陷症的病理基础和发病机制是什么？

颅底凹陷症导致枕骨大孔狭窄，后颅窝变小，压迫延髓、小脑及牵拉神经根，产生一系列症状。合并有椎动脉受压者则出现供血不足表现。

病理改变主要有：枕骨大孔畸形包括枕骨基底部外侧部及髁部三部分的发育异常，致使颅底向内凹陷、寰椎和枕骨距离变短、寰枕融合、寰椎枕化等，有时还合并寰枢椎畸形、颅颈移行处曲度异常等。枕骨的基部、髁部及鳞部以枕骨大孔为中心向颅腔内陷入。枕骨大孔边缘与寰椎距离变短，甚至与寰椎后弓融合。枕骨髁发育不良，不对称，枕骨基底部变短、变直、高低不平，颅底呈漏斗状，寰椎突入颅内，枢椎的齿状突高出正常水平而进入枕骨大孔，枕骨大孔前后缩短而使颅后窝缩小从而压迫延髓、小脑和牵拉神经根，产生一系列神经系统症状和体征。

除上述骨质改变外，局部软组织还可增厚和紧缩，枕骨大孔附近的筋膜、韧带、硬脑膜、蛛网膜粘连、增厚，呈束带状，从而压迫小脑、延髓、上颈髓和椎动脉等，而产生症状。晚期常出现脑脊液循环障碍而导致梗阻性脑积水和颅内压增高。

## 934 颅底凹陷症有哪些临床表现？

多数患者症状进展缓慢，偶有缓解，有些患者可无症状。患者因畸形的程度不同，症状与体征差异较大。一般症状可有头痛、眩晕、耳鸣、复视和呕吐等。患者可有头颈部偏斜，面颊不对称，颈项粗短，后发际低，颈部活动受限，且固定于特殊的角度，正常的颈椎前突消失及外貌异常等表现。患者常诉颈部强直，多以进行性下肢无力和行走困难为首发症状。起病一般隐匿，并逐渐加重。亦可在头部外伤后突然发病或加重。即在头部轻微外伤或仰头或屈颈过猛后出现肢体麻木无力，甚至发生四肢瘫痪和呼吸困难等症状。症状可反复多次发作，病情呈进行性加重。神经系统症状及体征主要表现为枕骨大孔区综合征，其主要临床表现如下。

（1）上颈神经根刺激症状：主要是由于颅底畸形骨质刺激和压迫寰枕筋膜、韧带和硬脊膜使其发生增生、肥厚或形成纤维束带，压迫上颈神经根。患者常常诉说枕部慢性疼痛，颈部活动受限，感觉减退，一侧或双侧上肢麻木、疼痛、肌肉萎缩、强迫头位等。

（2）后组脑神经障碍症状：常因脑干移位、牵拉或蛛网膜粘连，使后组脑神经受累而出现吞咽困难、呛咳、声音嘶哑、舌肌萎缩、言语不清、咽反射减弱等延髓麻痹症状，以及面部感觉减退、听力下降、角膜反射减弱等症状。

（3）延髓及上颈髓受压体征：主要因小脑扁桃体下疝、局部病理组织压迫延髓及上颈髓和继发脊髓空洞症所致。患者表现为四肢无力，感觉障碍，锥体束征阳性，尿潴留，吞咽、呼吸困难，手指精细动作障碍，位置觉消失。有时出现脊髓颈胸段单侧或双侧节段性痛、温觉消失，而触觉和深感觉存在。此种分离性感觉障碍为脊髓空洞症的特征表现。

（4）小脑功能障碍以眼球震颤为常见，多为水平震颤，亦可为垂直或旋转震颤。晚期可出现小脑性共济失调，表现为步态不稳，说话不清。查体可见指鼻试验不准，跟膝胫试验不稳，闭目难立征阳性等。

（5）颅内压增高症状：早期患者一般无颅内压增高，一旦出现说明病情严重，而且多为晚期。高颅压症状系发生梗阻性脑积水所致。此症状出现较早者，可能因合并颅内肿瘤或蛛网膜囊肿。患者表现为剧烈头痛、恶心呕吐、视盘水肿、甚至发生枕骨大孔疝，出现意识障碍，呼吸循环障碍或突然呼吸停止而死亡。

（6）椎动脉供血障碍：表现为发作性眩晕、视力障碍、恶心呕吐、共济失调、面部感觉障碍、四肢瘫痪及延髓麻痹等临床症状。

## 935

## 颅底凹陷症的影像学诊断方法有哪些？

颅 - 颈侧位片是诊断颅底凹陷症最简单的方法。CT 扫描、MRI 检查都对本病的诊断有重要意义。

（1）X 线片（颅骨平片）：利用颅骨平片诊断颅底凹陷需要进行各种测量，由于枕骨大孔区局部正常解剖变异较大尽管测量方法较多，但还没有一种理想的方法对诊断本病十分可靠，一般通过以下方法测量，有 2 种明显异常者，才能做出诊断。

1）钱氏线（Chamberlain's line）：亦称腭枕线。头颅侧位片上由硬腭后缘向枕大孔后上缘作一连线，即为钱氏线。正常人齿状突在此线的 3mm 以下，若超过此限，即为颅底凹陷症。

2）麦氏线（McGregor's Line）：也称基底线。由硬腭后缘至枕骨鳞部最低点连线，即麦氏线。正常齿状突不应高出此线 6mm，若超过即为颅底凹陷症。

3）Bull 角：硬腭平面与寰椎平面所成的角度，正常小于 13°，大于 13°即为颅底凹陷症。

4）基底角：由鼻根部至蝶鞍中心和蝶鞍中心至枕大孔前缘两线形成的角度，正常为 109°～148°，平均 132.3°，颅底凹陷症时此角增大。

5）克劳指数（Klaus′s Index）：齿状突顶点到鞍结节与枕内隆突间连线的垂直距离。正常为40～41mm，若小于30mm即为颅底凹陷症。

6）二腹肌沟连线（Fishgold线）：在颅骨前后位断层片上作两侧二腹肌沟的连线，从齿状突尖到此线的距离，正常为5～15mm，若齿状突顶点接近此线甚至超过此线即为颅底凹陷。

7）双乳突连线：正位片上，两乳突之间的连线，正常时此线正通过寰枕关节，齿状突可达此或高出此线1～2mm，颅底凹陷症时超过此值为异常。

8）Boogard角：枕大孔前后缘连线和枕骨斜坡所形成的角度正常为119.5°～136°颅底凹陷症时此角增大。

9）外耳孔高度指数：头颅侧位片上外耳孔中心点或两侧外耳孔连线中点至枕骨大孔前后缘连线向前延长线的距离，即为外耳孔高度指数。正常为13～25mm，平均17.64mm，小于13mm即为颅底凹陷症。

（2）CT扫描：主要是显示脑组织及脑室的改变，有时可行脑室造影CT扫描，在脑室内注入非离子水溶性造影剂后行CT扫描，可观察到脑室、大、中脑水管是否通畅及第四脑室及脑干的改变，并可勾画出小脑扁桃体下缘的位置。CT扫描矢状面重建则对枕骨大孔区畸形的观察更为清楚。

（3）MRI检查：MRI是诊断本病最好的检查手段之一，尤其在矢状位可清楚地显示中脑水管、第四脑室及脑干的改变、小脑扁桃体下疝的程度及颈髓受压的情况，便于决定手术治疗方案。

## 936 颅底凹陷症怎样治疗？

颅底凹陷常导致颅后窝和上颈部椎管有效空间缩小，治疗的目的在于进行减压，使狭窄的空间得以扩大。对于偶然发现的无症状者，一般不需要治疗。应嘱患者防止头、颈部外伤及过度剧烈颈部屈伸；颈椎按摩可加重病情，应为禁忌。对症状轻微而病情稳定者，可以随访观察，一旦出现进行性加重，应手术治疗。

但必须指出，无症状患者即使影像学发现畸形也不宜贸然手术。手术指证为：

（1）有延髓和上颈髓受压表现者。

（2）有小脑症状及颈神经症状，并呈进行性加重者。

（3）有脑脊液循环障碍或颅内压增高者。

（4）伴有颅后窝肿瘤或蛛网膜囊肿者。

手术方式：主要为枕肌下减压术及枕颈融合术。术中切除枕骨大孔后缘及邻近的枕骨鳞部、寰椎后弓，第2、3颈椎的棘突及椎板。传统的手术方法是咬除凹陷的骨质，剪开硬脑膜充分减压，在解除骨质的压迫后，硬脑膜可逐渐松弛，张力缓解，达到手术减压的预期效果，并行枕颈融合。

手术目的：是为了解除神经组织压迫，恢复脑脊液循环的通路，并对不稳定的寰枕和颈椎关节加以固定。由于手术在延髓和上颈髓区进行，该处又有畸形，空间相当小，手术危险性比一般枕肌下减压术大得多，手术操作也困难，术中可发生突然呼吸停止，发生率为3%~5%。

部分患者延髓压迫主要来自腹侧面的枕大孔前缘向后移位的枢椎齿状突，主要表现为锥体束损害。在 MRI 检查的矢状位上可以明确地看到压迫来自腹侧，这样只做后枕部减压无明显效果，可以经颈部或口咽部前入路行减压术，去除枕大孔前缘寰椎前弓和齿状突，手术中不打开硬膜，以防止脑脊液漏，对腹侧脊髓受压的患者可取得良好效果。对于寰枕区稳定性差的患者，经前方入路减压术后，还需再行植骨融合术。

总之，颅底凹陷的手术治疗应遵循以下原则：延髓 - 颈髓的压迫因素来自前方者应作前入路减压；来自后方者宜作后入路减压。所有颅颈部不稳定的患者均应考虑施行植骨融合内固定。

## 937

## 什么是 Klippel-Feil 综合征?

Klippel-Feil 综合征即先天性颈椎融合畸形也称颈椎分节不良。早在 1912 年，Klippel 和 Feil 报道了颈椎先天融合的短颈畸形（brevicollis），故又名 Klippel-Feil 综合征，系由短颈、后发际线低和颈椎活动受限三大临床体征为主要表现的先天性颈椎畸形。常有两个或两个以上颈椎融合，表现为颈椎数目减少，颈项缩短，头颈部运动受限，并常伴有其他部位的畸形，少数患者可伴有神经系统障碍。

颈椎发育畸形原因并不清楚。通常认为，胚胎发育过程中，本应形成椎间盘的间叶组织发育障碍，当椎体终板成熟后，椎体间叶组织不发生椎间盘而软骨化直至骨化，以致椎体间融合。少数先天性颈椎融合与遗传有关。

本病的病因至今并不明朗，与胚胎期的各种因素有关，病毒感染是导致各种畸形的主要原因之一。遗传因素尚难以证实，在临床上罕有家族性发病趋势。

## 938

## Klippel-Feil 综合征的临床特点有哪些?

先天性颈椎融合畸形有三大临床特点：颈部短粗、后发际低平、颈部活动受限。但并非所有患者都具有上述特点，Gray 等认为只有 32% 出现典型的三联症。

（1）颈部短粗：常不太明显，但仔细观察其颈部较正常人变短。面部不对称，从乳突至肩峰的两侧颈部皮肤增宽，呈翼状颈。

（2）后发际低平：主要表现为后发际明显低于正常人。

（3）颈椎活动受限：由于椎体的融合，使颈椎的活动范围明显受限，旋转和侧弯受限尤为明显。多节段和全节段融合活动受限明显，单节段和下节段融合不太明显。

（4）上颈椎融合引起的短颈畸形，常合并枕颈部畸形，多在早期出现神经症状，主要表现为枕部不稳引起的脊髓受压表现。

（5）中低位颈椎融合引起的短颈畸形，早期多不伴有神经症状。随着年龄的增长，在融合椎体上、下非融合颈椎节段的活动度增加，劳损和退变也相继发生。退行性变包括椎体后缘骨质增生和韧带结构增厚、钙化，导致椎管狭窄，颈脊髓硬膜外的缓冲间隙减小，一旦遇到轻微外伤即可引起神经症状。其临床特点是创伤轻、症状重，可造成四肢瘫痪，而 X 线检查又无明显的骨损伤征象。

（6）短颈畸形合并颈肋、隐性脊柱裂、神经根或丛分布畸形，可出现臂痛、腰痛和坐骨神经痛。合并心脏畸形、肾畸形者也会出现相应的临床症状。此外，短颈畸形可合并脊柱侧弯、高位肩胛骨和蹼状畸形。

（7）影像学检查：根据患者的临床表现、X 线检查及 CT 检查足以明确短颈畸形的诊断。MRI 可确定脊髓受压部位和严重程度，为治疗方案的选择提供可靠的依据。值得注意的是在婴幼儿因椎体未完全骨化，融合椎体间有透明带类似椎间盘。仔细观察会发现此透明带比正常椎间隙窄，若还不能明确诊断，可行动力性颈椎侧位片，融合椎体节段失去正常颈椎的圆滑曲线，椎间隙不发生变化。

## 939

## 短颈畸形的治疗方法如何选择？

短颈畸形（brevicollis）治疗方案的选择主要根据畸形椎体的数目、部位以及有无神经症状。

（1）单纯中下位颈椎融合引起的短颈畸形，早期常无神经症状，不需特殊处理，但应注意避免颈椎过度活动，防止外伤，延缓颈椎退变的进程；对颈部外观丑陋者，可行双侧颈部皮肤 Z 形成形术或双侧胸锁乳突肌切断术改善外观。晚期因颈椎退变引起椎管狭窄出现脊髓受压症状者，可根据脊髓受压部位行前路或后路减压术。

（2）上颈椎融合引起的短颈畸形，因可在早期出现神经症状，应予以高度重视。对无神经症状者，应随访观察，防止颈部外伤，减少颈部活动或局部颈托固定，对出现神经症状者，可采用相应的减压和稳定手术。

(3) 短颈畸形创伤后引起脊髓损伤但不伴有骨性损伤者，应先采用非手术治疗，如颅骨牵引或枕颌带牵引，症状消失后给予头颈胸石膏固定；伴明显骨折脱位者，则先采用颅骨牵引使之复位。然后根据神经症状变化情况选择治疗方案。一般均应行稳定手术。

(4) 对短颈畸形合并其他异常如：脊柱侧弯、心脏畸形、肾畸形和枕颈部畸形等应给予相应的治疗。

## 940 先天性短颈畸形早期应如何治疗?

先天性短颈即 Klippel-Feil 综合征，是少见的畸形。由于两个或数个颈椎融合在一起，颈部变短，头部像坐在胸廓上，颈椎活动明显受限，寰枕关节的屈伸受限较少。颈部两侧的软组织从乳突到肩峰呈蹼状，所以又称翼状颈。蹼状软组织增加颈部的宽度，累及肌肉、筋膜和皮肤。枕部的后发际降低，患儿常有愚蠢面貌，且常合并其他畸形。X 线检查可明确诊断和了解畸形的范围。CT 可见椎体变扁变宽，椎间盘狭窄或消失。

在早期可施行被动手法牵伸肌肉，以增加颈部活动幅度。颈部软组织的蹼状畸形可作肌肉和筋膜的松解术，以及皮肤的 Z 形整形术。胸锁乳突肌挛缩时可将其肌起部切断。这些手术有助于增加颈部的活动。

## 941 先天性寰椎枕骨融合必须手术吗?

先天性寰椎枕骨融合（congenital atlas occipital bone fusion）是寰椎的枕骨化，使硬膜囊在枕大孔处受卡压，可引起的神经系统症状和体征。患儿 8 岁左右出现下肢无力和运动失调，约半数患者有麻木和疼痛，有的感到头痛和颈痛，患儿还可有吞咽困难、发音变化和交感神经症状。脑脊液循环在枕大孔处梗阻，引起视神经乳头水肿，致视物模糊和复视。

X 线片上见枕骨和寰椎有骨性融合时即可确诊。CT 显示更为清晰。而 MRI 可显示脊髓延髓受压情况和并发的 Chiari 畸形。作脊髓空气造影亦有助于诊断。

有些患儿是受轻微外伤后出现症状的。有的终生无症状，则勿需手术治疗。有症状的患者应施行减压手术和枕颈融合术，有时需切除硬膜囊束带。有 Chiari 畸形时可作后颅凹减压手术。

942

## 先天性齿状突畸形有潜在危险吗?

齿状突缺如（odontoid deficiency）、齿状突发育不全（odontoid hypoplasia）或齿状突分离（odontoid separation）的患者，可具有正常寰枢稳定性，也可因存在韧带松弛，引起慢性颈脊髓压迫症状。平素可无症状，对生活无影响，但受轻微外伤时，可发生半脱位或全脱位，引起严重的颈脊髓压迫症状，甚至死亡。因此患者无症状，亦应作寰枢融合。如寰椎完整无畸形，作寰枢融合已足够，如寰椎神经弓缺损，应作枕颈融合。

943

## 多轴向钉棒系统治疗寰枢椎不稳的主要操作要点是什么?

寰椎的进钉点：选择在寰椎后结节中点旁 18～20mm 与后弓下缘以上 2mm 的交点处。咬除进钉点骨皮质。向寰椎侧块钻孔，钉道方向与冠状面垂直，矢状面上螺钉头端向头侧倾斜约 5°，深度控制在 25mm 左右。枢椎的进钉点：以枢椎下关节突根部中点为进钉点，咬除进钉点骨皮质，然后钻孔，沿椎弓峡部的上面和内面皮质逐渐深入达到椎弓根，此时钉道与矢状面夹角约 15°，与横断面夹角约 25°。对侧同样操作。攻丝后拧入合适长度的多轴向螺钉，选择合适长度的连接棒，预弯成一定弧度，通过调节多轴向钉棒系统后方的螺母提拉寰椎或枢椎进行复位，复位后锁定。为求寰枢椎关节的永久稳定，植骨是必不可少的。

944

## 何谓脊髓空洞症?

脊髓空洞症（syringomyelia）是脊髓的一种慢性、进行性的病变。病因不十分清楚，其病变特点是脊髓（主要是灰质）内形成管状空腔以及胶质（非神经细胞）增生。常好发于颈部脊髓。当病变累及延髓时，则称为延髓空洞症。1546 年 Esteinne 首先描述本病，Charles 第一次用脊髓空洞命名，是累及脊髓的慢性进行性疾患，属先天性发育性脊髓异常，内有空洞形成。临床特点是肌肉萎缩，相应节段痛温觉消失，触觉和本体觉相应保留，肢体瘫痪及营养障碍等。

## 945

### 脊髓空洞症有哪些临床表现?

脊髓空洞症的就诊年龄多在 31～50 岁，男多于女，曾有家族史报告。本病进展缓慢，持续多年。症状与病变节段和所在神经轴内位置有关。颈下段上胸段病变多见。

（1）感觉症状：痛温觉因脊髓丘脑纤维中断而丧失，而由于后柱早期不受累，轻触觉、震颤觉和位置觉相对保留，属本病特征，称节段性分离性感觉障碍。可有深部痛，累及肩臂。累及后索时，则出现相应深感觉障碍。

（2）运动症状：病变扩展到前角细胞引起运动神经元破坏，相应肌肉瘫痪、萎缩，肌张力减低，肌纤维震颤和反射消失。手内在肌受累一般最早，上行到前臂、上臂及肩带。手部肌肉受累严重可出现爪形手畸形。病变累及侧索，下肢可有对称或非对称性痉挛性轻瘫，反射亢进，跖反向伸性。晚期可出现 Horner 征，是伤及中央外侧细胞柱内交感神经元所致。

（3）营养障碍：由于关节软骨和骨的营养障碍以及深浅感觉障碍产生的反馈机制失调，Charcot 关节。表现为关节肿胀、积液，超限活动，活动弹响而无痛感。X 线显示关节骨端骨软骨破坏破碎，可有半脱位。皮肤可有多汗，无汗，颜色改变，角化过度，指甲粗糙、变脆。有时出现无痛性溃疡。常有胸脊柱的侧弯或后突。膀胱及直肠括约肌功能障碍多见于晚期。病变波及延髓引起吞咽困难，舌肌萎缩、瘫痪，眼球震颤，此型易危及生命。CSF 检查多正常，Queckenstedt 试验少有梗阻。

（4）MRI 检查：空洞显示为低信号，矢状位出现于脊髓纵轴，横切面可清楚显示所在平面空洞的大小及形态。MRI 对本病诊断价值较高。

## 946

### 脊髓空洞症的病因是什么?

脊髓空洞症病因未明，其形成原因有以下各种学说。

（1）Greenfield 认为本病是脊髓背中线发育畸形的结果，空洞腔可与中央管交通，空洞内衬可见室管膜细胞，囊内液与 CSF 类似。也有人认为本病因胶质细胞增殖，其中心部坏死形成空洞。

（2）先天发育异常：一般认为脊髓空洞症为先天发育异常，因该病常伴有其他先天性异常，如：Chairi 畸形小脑扁桃体下疝、脊髓裂、脑积水等，故认为脊髓空洞症是一种先天性发育缺陷。

（3）脑脊髓流体动力学理论：有人认为由于先天性第四脑室出口闭塞，致脑脊液循环障碍，脑脊液搏动压力不断冲击脊髓中央管，导致脊髓中央管不断扩大，最终形成空洞。

（4）继发于其他病变：脊髓空洞可继发于脊髓外伤、脊髓神经胶质细胞瘤、囊性病变、血管畸形、脊髓蛛网膜炎、脊髓炎伴中央软化等病症。

### 947

### 脊髓空洞症可选择哪些手术治疗方法？

脊髓空洞症的手术治疗可分为两部分。

（1）颅颈交界区的骨性和膜性减压：如寰枕减压、枕大孔减压、第四脑室出口矫治术等。矫治畸形，防止病情继续发展或恶化。适合于伴有小脑扁桃体下疝的脊髓空洞。此种手术可选用常规手术方法，也可选用微创方法。微创手术不仅切口小（长4～6cm），小骨窗（2cm×3cm大小），并因应用微创器械在显微镜辅助下完成硬脑膜内的各种操作，如分离小脑扁桃体与脑干之间的粘连，解除第四脑室中间孔的梗阻。手术中对周围重要结构损伤甚小，很少有生命危险。

（2）空洞分流术：即作空洞造瘘或置管分流，解除空洞对脊髓的压迫以缓解症状或防止病情进展。此种手术要根据情况选择。通常情况下应首先解除病因，首次手术一般不做空洞分流，因为多数患者在解除病因后空洞会自行消失。空洞分流只作为解决患者疾患的进一步方案。空洞分流术是指在空洞较明显的部位将空洞切开，使之与蛛网膜下腔或胸腔相通。通常应用T形管行空洞－胸腔分流，这种分流能够保持一定的脑脊液势能梯度，较好地完成了空洞分流。这种分流能够较好的避免空洞－蛛网膜下腔分流所致的粘连梗阻，使手术的成功率明显提高。

## （二）先天性肩胛骨畸形

### 948

### 何谓先天性高肩胛症？主要表现是什么？

先天性高肩胛症（congenital highscapula）为较少见的一种先天性畸形。特征是肩胛骨处于较高的位置，患侧肩关节高于健侧，患肢上臂上举活动受限，可同时合并有肋骨、颈椎、胸椎的畸形。1863年由Enlenber首先描述。1891年Sprengel报告4例，并讨论病因，故本病又称Sprengel畸形。

先天性高肩胛症除表现患侧肩胛骨位置高以外，还表现为上肢的外展、上举功能受限，其病因是因为肩胛骨固定在不正常位置，而肩肱关节的活动不受限。肩胛骨固定的原因：①肩胛骨内上角向前弯曲，超过胸廓的顶部。②肩胛骨的内缘紧靠邻近椎体的棘突，以致脊柱侧凸。③肩椎骨桥，患侧肩胛骨的内上角与颈椎、上胸椎间的肩椎骨桥或纤维索带是妨碍肩胛骨下降的重要因素之一。

## 949 先天性高肩胛症的病因是什么？

先天性高肩胛症是胚胎期间肩胛带下降不全的结果。肩胛带在胚胎期间是颈椎旁的一个肢芽，自胚胎的第四个月起逐渐从对应的颈 4 ~ 颈 6 的位置下降至第 2 ~ 7 肋间。由于某种原因，肩胛带的正常下降过程受阻，就形成高肩胛畸形。可发生在一侧或者双侧。本症真正原因目前不明，学说很多。如：

（1）与遗传因素有关。

（2）与羊水量过多引起宫内压力过高有关。

（3）与肌肉组织缺损或肩胛骨和椎体间的异常关节有关。

各种因素主要影响胚胎早期，尤其是颈脊柱及上肢芽发育和肩胛骨下降阶段。如于胚胎第 3 月内肩胛骨未完成下降进程，降至胸壁后侧，则会形成高肩胛症。

## 950 先天性高肩胛症有哪些病理改变？

胚胎发育过程中，肩胛带随之下降，同时肩胛骨的横径与垂直径的比率逐渐减少。但由于下降过程中断或受阻，使肩胛骨处于胸廓后较高处，肩胛骨正常发育受到影响，发生了形态变化。常见的病理改变如下。

（1）骨和肌肉的变化：前者是肩胛骨位置高，最高时与枕骨相接触，上部向前弯曲超过胸廓顶部呈钩状，内缘及下角向脊柱内移，甚至与相邻的颈椎与上胸椎的棘突有骨性、软骨性或纤维性连接。形成全部骨性连接的称为肩椎骨（omo-vertebral bone，shoulder vertebra），肩胛骨内上角与颈椎棘突与横突之间有一纤维束和软骨或骨性的束带，称之为肩椎骨桥。有的在骨桥与肩胛骨之间有发育较好的关节，有的仅见一些纤维组织连接在骨桥与肩胛骨之间。肩胛骨体一般发育很小。除肩胛骨畸形外，可合并脊柱侧凸、脊椎体缺如、肋骨融合及肋间隙变窄等畸形。

（2）肌肉的变化：肩胛骨的诸组肌肉部分或完全缺损，肩胛提肌和菱形肌变得纤细并有不同程度的挛缩或纤维化。

## 951

## 先天性高肩胛症有哪些临床表现?

(1) 主要为患儿在1岁之后即能发现患肩增高，“高”即是指肩胛骨与胸廓相互关系而言。呈耸肩短颈的外形。

(2) 肩关节外展上举功能明显受限，患肢肩胛带肌肉不发达。肩关节的外展上举受限，与肩胛骨的部位置及发育畸形有关。如①肩胛带的高度超过胸廓高度，内上角甚至向前弯曲；②肩胛骨的内侧缘紧靠椎体棘突；③肩椎骨桥；④肩胛骨周围诸肌的异常。

(3) 年龄稍大的患者可合并脊柱及胸廓畸形，肩胛骨发育小，下角升高，上下径变短，横径变宽。

## 952

## 先天性高肩胛症如何分级?

Cavendlish 根据畸形程度将先天性高肩胛症分成四级。畸形的分级对治疗有一定的参考意义。

(1) 一级：畸形不明显，两肩在同一水平，穿衣后外观近于正常。

(2) 二级：畸形较轻，两肩接近同一水平，但穿衣后可以看出畸形，颈蹼处可见隆起肿块。

(3) 三级：中等度畸形，患肩关节可高于对侧2~5cm，畸形则很容易看出。

(4) 四级：严重畸形，患肩很高，肩胛骨内上角几乎与枕骨相抵，有时常合并有短颈畸形。

## 953

## 先天性高肩胛症的治疗如何考虑?

本病畸形如果不严重、功能障碍也不显著者，不考虑手术治疗。可作些被动和主动的上肢活动，如外展、上举、下压及内收，伸展牵引短缩的肌肉，改善和增进肩的外展和上举功能。手术治疗适用于畸形严重，功能障碍明显的患儿。患者除了肩胛骨的升高外，还合并有其他的骨性及软组织畸形，故选择手术治疗时应考虑下列因素。

(1) 年龄以3~7岁时手术效果较好。年龄太小则不能耐受手术。

（2）8 岁以上者，手术时过于注重矫正畸形，常引起臂丛神经牵拉而造成损伤，同时组织发育接近成熟，缺乏弹性，对肩胛骨位置的变化适应性差，故功能改善收效甚少，应慎重考虑。

（3）畸形程度：畸形严重合并有功能障碍者应考虑手术，功能障碍不著而仅有外观畸形可不考虑手术。

（4）双侧畸形：如畸形对称可不考虑手术治疗。如合并有其他脊柱及肋骨严重畸形，估计术后功能改善不大，不应手术治疗。

手术原则是松解肩胛骨周围软组织，使肩胛骨下降至正常位置，切除阻碍肩胛骨下降的骨性、肌性连接，注意避免血管、神经损伤。

## 954

## 先天性高肩胛症常用的手术方法有哪些？

（1）肩胛骨内上部的肩椎骨桥切除术：全麻，俯卧位，在患侧肩胛冈上作一横形切口，切口内自斜方肌上部纤维起，外止于肩峰。将肩胛骨内上缘上方的斜方肌分离牵开，显露肩胛骨的上部和肩椎骨桥。在肩胛骨上切断肩胛提肌和菱形肌附着点。肩胛骨切除多少，因病人而异，原则是必须包括肩胛冈上部、肩胛冈内侧端和突出在肩胛骨内侧缘的结节，因此结节可能与棘突相抵触。切除部分肩胛时必须连同骨膜一并切除，以防骨质再生，影响术后疗效。最后切除肩椎骨桥，将维持肩胛骨高位的软组织切断后，肩胛骨可以有不同程度的下降。

（2）肩胛骨大部分切除术：McFarland 主张把肩胛骨大部分切除，仅留下关节盂和喙突部分，但必须充分保持肩胛骨对肩关节的稳定性。该法用于治疗畸形严重的患者。主要的缺点有：创伤严重，出血多，术后功能有一定程度影响，由于切除了大部分肩胛骨，外形不美观。

（3）肩胛骨下移固定术：主要步骤是切断附丽于肩胛骨上诸肌及肩胛骨内上角的骨桥及骨突，将肩胛骨下移并固定。此法目前临床上使用较多。全麻，俯卧位，自第一颈椎棘突至第九胸椎棘突作一正中切口，于棘突上切断斜方肌和大小菱形肌的起点，然后翻开游离的肌肉瓣，显露出肩胛骨的肩椎骨桥或附着于肩胛骨上角的纤维束带，连同骨膜切除肩椎骨桥，如无骨桥则切断纤维束带或挛缩的肩胛提肌，须注意防止损伤肩胛上神经与肩胛横动脉。肩胛骨内上角如向前弯曲超过胸廓顶部者应将内上角凿除。经以上处理，肩胛骨可比较容易地被推下移至接近正常位置，使术侧肩胛冈与健侧肩胛冈达同一水平。此时可用钢丝经肩胛冈到下角最后固定在髂后上棘或肋骨骨膜上。肩胛骨稳定于此矫正位置后，再将斜方肌、菱形肌缝回原起点以下的棘突。

## 955

### 先天性高肩胛症术后如何进行功能训练?

（1）功能康复训练：外固定期的功能训练：术后早期（1～14天）功能锻炼能防止关节粘连、僵直及预防肌肉萎缩等并发症。沈蓉认为，术后第1天就可以进行功能锻炼。为此，负责医院术后麻醉作用消失后即行患肢的被动按摩，按摩时由上至下按摩三角肌、肱三头肌及前臂肌群，每日2～3次，每次30分钟，此法对转移患儿的注意力、减轻疼痛也有一定效果。在切口疼痛缓解情况下，指导患儿行患肢屈指、握拳及伸屈腕、肘关节的活动，每日3～4次，每次5～10分钟，可以预防关节粘连，促进患肢血液循环，减轻肿胀。

（2）外固定拆除后的功能训练：手术14天后，拆除U形石膏托，开始进行功能锻炼，主要进行肩关节前后左右的往复摆动运动，每日3～4次，每次5～10分钟，每分钟15～20下，并逐日增加运动的次数和摆幅，以增加肩关节的活动度，松解粘连。

（3）恢复期的功能训练：术后4～5周开始训练，目的为预防软组织挛缩和关节粘连等的发生。缩短康复时间，提高患儿的生活质量。方法有：①卧位旋臂操练法：患儿仰卧，肘部紧贴身旁，手掌向上，前臂逐渐向外，直至手背触及床缘，重复数次；②爬墙运动：面墙而立，患肢的示指、中指在墙上爬动，后做环旋运动，使患肢上抬，待不能再往上爬时，做好标记，保持于该位置至疲劳为止，每日3次，每次重复5遍；③立位操练：患者站立，弯腰后患肢自然下垂，先做前后甩动，后做环旋运动，活动由小到大，每天操练3次，每次至少5分钟；④自由活动，最初可做一些小游戏，如玩滚球、投圈等。

# （三）脊柱侧凸

## 956

### 脊柱侧凸分几类？

脊柱侧凸是脊柱的一个或数个节段向侧方弯曲形成一个冠状面上带有弧度的脊柱畸形。基本分结构性和非结构性侧凸两大类。

（1）非结构性脊柱侧凸：非结构性侧凸的脊柱及支持组织无内在的固有改变，向两侧弯曲的X线平片表现对称，累及椎体未固定在旋转位。包括姿势不正、癔病性、神经根刺激如髓核突出或肿瘤刺激神经根引起的侧凸，还有双下肢不等长、髋关节挛缩以及某些炎症引起的侧凸。病因治疗后，脊柱侧凸即能消除。

（2）结构性脊柱侧凸：结构性侧凸是患者不能通过平卧或侧方弯曲自行矫正的侧凸，

或虽有矫正但无法维持。X 线平片可见累及的椎体固定于旋转位，或两侧弯曲不对称。引发结构性脊柱侧凸的原因很多，主要有：①特发性脊柱侧凸：系原因不明的脊柱侧凸，最常见，占总数的 75%～80%。根据其发病年龄又分为婴幼儿型（0～3 岁）、少年型（3～10 岁）及青年型（10 岁至骨骼发育成熟）；②先天性脊柱侧凸：根据脊柱的发育障碍分为三种类型：椎体形成障碍，有半椎体和楔形椎等；分节不良，有单侧未分节形成骨桥和双侧未分节两种；③混合型。

（3）神经肌肉型脊柱侧凸：例如脊髓灰质炎、脑性瘫痪、脊髓空洞症和进行性肌营养不良、先天性肌弛缓所致的脊柱侧凸。

（4）神经纤维瘤病合并脊柱侧凸：有高度遗传性，约占总数的 2%。

（5）间充质病变合并脊柱侧凸。

（6）骨软骨营养不良合并脊柱侧凸。

（7）代谢性骨病合并脊柱侧凸。

（8）其他：椎体骨折、手术后致脊柱侧凸。

## 957

## 何谓特发性脊柱侧凸？如何分型？

生长发育期间原因不清楚的脊柱侧凸称为特发性脊柱侧凸（idiopathic scoliosis），根据年龄特点一般将特发性脊柱侧凸分为三种类型：婴幼儿型（0～3 岁）、少年型（3～10 岁）及青年型（10 岁至骨骼发育成熟）。按脊柱侧凸顶椎的解剖位置又分为：

（1）颈弯：顶椎在颈 1～颈 6 之间。

（2）颈胸弯：顶椎在颈 7～胸 1 之间。

（3）胸弯：顶椎在胸 2～胸 11 之间。

（4）胸腰弯：顶椎在胸 12～腰 1 之间。

（5）腰弯：顶椎在腰 2～腰 4 之间。

（6）腰骶弯：顶椎在腰 5 或骶 1。

## 958

## 特发性脊柱侧凸是由什么原因引起的？

由于特发性脊柱侧凸占侧凸症的绝大多数，如能了解其病因，则对防治有重要的意义。因此多年来，人们一直致力于特发性脊柱侧凸病因的探索，但至今仍未查到其确切的原因。1979 年 Herman 证明特发性脊柱侧凸患者有迷路功能损伤。1984 年 Yamada 也对特发性脊柱侧凸患者进行平衡功能测试，结果有79%显示有明显的平衡功能障碍，而对照组只有5%。Wyatt也发现侧凸患者有明显震动不平衡，提出侧凸患者的后柱通路中有中枢性紊乱。但这些研究没有阐明特发性侧凸与平衡障碍的关系，更未说明特发性脊柱侧凸病因本身。

观察发现，特发性脊柱侧凸患者的身高比正常同龄者为高。作者1984年的普查也是如此结果。因此促使人们去了解生长激素与特发性脊柱侧凸的关系。结果不同的作者结论不一，生长激素含量仍是一争论的问题。更多的文献论述了椎旁肌与特发性侧凸的关系，对椎旁肌的检测包括：肌梭、肌纤维形态、肌生物化学、肌电、钙、铜、锌的含量等。虽有异常发现，但均未直接阐明其病因。人们也从家族性调查孪生侧凸患者有关遗传基因问题，但更多的患者尚不能用单一的遗传基因异常来解释，因此，特发性脊柱侧凸的病因仍是人们今后努力探索的重要课题。

## 959

## 特发性脊柱侧凸有哪些表现及如何诊断?

（1）婴幼儿型：婴幼儿型脊柱侧凸是指3岁以前出现的结构性脊柱侧凸。这阶段的特发性侧凸比较少见。其特点是男性多于女性，多为胸椎的左侧凸，常并发有其他畸形，最常见的斜头畸形，其次是智力低下，或先天性髋脱位。检查时将幼儿从腋下悬吊起，观察侧凸的僵硬度及可屈性，进行神经系统检查，有无肌张力增高或低下，了解有无其他先天性畸形，拍悬吊位及仰卧位脊柱全长正侧位片，观测Cobb角，Mehta征及肋椎角差异。所谓肋椎角差异是指在胸弯的顶椎中心点划一条与终板垂直的线，再在相应肋骨的头颈部划一条正中轴线，两线的交角即为肋椎角。正常脊柱两侧肋椎角差异为0，脊柱侧凸时，凸侧的肋椎角小于凹侧者，两侧肋椎角差异大于0。另外Mehta描述了两种征象，即在正位X线片，早期幼儿型侧凸的肋骨头不与椎体相重叠，此为Mehta征象Ⅰ。如凸侧的肋骨头与椎体相重叠为Mehta征象Ⅱ。如由征象Ⅰ变为征象Ⅱ表明侧凸有进展，Mehta用此征象与肋椎角差异将幼儿型特发性脊柱侧凸区分为恢复型与进展型。这对预测幼儿型侧凸的预后有一定参考价值。

（2）少年型：发生在3岁以后青春期以前的特发性脊柱侧凸占15%左右。此时见到侧凸一部分系幼儿型侧凸在3岁前未被检出者，多为胸椎左侧凸，而7～10岁期间发生的侧凸常具有青春期侧凸的特性。Koop（1988年）报告，认为少年型特发性脊柱侧凸多系单纯胸椎右侧凸，其次为胸腰段双侧凸。

（3）青年型：青春期是骨骼生长发育的迅速阶段，也是侧凸进展增快的时期。影响侧凸进展的因素很多，除年龄外，与侧弯类型、月经初潮、Risser征及Harrington因子等有关。Lonstein普查中关于不同年龄侧凸发生率不同的报道：9岁以下为2.5%，10岁为4.1%，11岁8.8%，12岁19.8%，13岁24.5%，14岁19.5%，15岁以上为20.8%。说明了年龄与发展的关系。Lonstein 根据 1970～1979 年期间普查的结果得出的意见是：侧凸角度的进展与原来角度大小成正相关，同年龄和 Risser 征呈反相关，如原侧凸角度小于 19°者，其 Risser 征为 2、3 或 4 级（或Ⅰ、Ⅱ、Ⅲ、Ⅳ度），仅有 1.6% 发生进展，而另组侧凸角为 20°～29°，Risser 征为 0 级（未骨化）或 1 级（Ⅰ度）其进展率高达 68%。另外哈林顿因子（Harrington factor）与进展也有一定关系：即指侧凸所包括的脊椎节段数除侧凸角度所得值。非进展型者平均值为 2.7，如超过 3.4 则为进展型。在单一因素中侧凸类型也有一定关系。双侧凸比单侧凸发生进展机会大，双侧弯中腰段及胸腰段的侧凸比胸段侧凸发生进展可能性大。因此要根据患者不同年龄、侧凸类型、不同临床表现来选择不同的治疗方法。

## 960

## 特发性脊柱侧凸应该做哪些检查？

X 线检查是脊柱侧凸必不可少的常规检查，一般能区别侧凸的分类、分型、凸度、脊柱旋转度、可代偿程度及柔软性，常包括站立位的脊柱全长正侧位片，仰卧位的正位、左右侧屈位片，牵引位片。但 X 线检查不能直接提示脊髓异常，进一步的影像学检查要求对椎管内容物、脊柱周围软组织作出评价，以发现可能存在的脊髓异常。MRI 出现前，脊髓造影、CT、CT 脊髓造影是评价脊髓和周围软组织的较好方法。MRI 出现后，由于其具有无创、无放射性、软组织对比度高等优点，逐渐替代了脊髓造影、CTM。在脊髓畸形的诊断上，MRI 有优越的软组织对比度，能够直接显示全部脊髓和椎管，且能提供多平面影像。

## 961

## 脊柱侧凸拍摄 X 线片时有何要求？

对脊柱侧凸拍摄 X 线片时应该是脊柱全长。患者赤足站立，双脚分开与肩同宽，双膝双髋自然伸直，双肩放松，双手下垂于身体两侧，下颌水平。拍摄 X 线片时应常规注意腺体防护。

## 962

## 特发性脊柱侧凸容易与哪些疾病混淆？

（1）先天性脊柱侧凸：是由于脊柱胚胎发育异常所至，发病较早，大部分在婴幼儿期被发现，发病机制为脊椎的结构性异常和脊椎生长不平衡，鉴别诊断并不困难，X 线摄片可发现脊椎有结构性畸形。基本畸形可分为三型：①脊椎形成障碍，如半椎体。②脊椎分节不良，如单侧未分节形成骨桥。③混合型。如常规 X 线片难以鉴别，可用 CT。

（2）神经肌源性脊柱侧凸：可分为神经性和肌源性两种，前者包括上运动神经元病变的脑瘫、脊髓空洞等和下运动神经元病变的儿麻等。后者包括肌营养不良，脊髓病性肌萎缩等。这类侧凸的发病机制是由于神经系统和肌肉失去了对脊柱躯干平衡的控制调节作用所致，其病因常需仔细的临床体检才能发现，有时需用神经－肌电生理甚至神经－肌肉活检才能明确诊断。

（3）神经纤维瘤病并发脊柱侧凸：神经纤维瘤病为单一基因病变所致的常染色体遗传性疾病（但 50% 的患者来自基因突变），其中有 2%～36% 的患者伴以脊柱侧凸。当临床符合以下两个以上的标准时即可诊断。①发育成熟前的患者有直径 5mm 以上的皮肤咖啡斑 6 个以上或在成熟后的患者直径大于 15mm。②2 个以上任何形式的神经纤维瘤或皮肤丛状神经纤维瘤。③腋窝或腹股沟部皮肤雀斑化。④视神经胶质瘤。⑤2 个以上巩膜错构瘤（Lisch 结节）。⑥骨骼病变，如长骨皮质变薄。⑦家族史，患者所伴的脊柱侧凸其 X 线特征可以类似于特发性脊柱侧凸，也可表现为“营养不良性”脊柱侧凸，即短节段的成角型的后突型弯曲，脊椎严重旋转，椎体凹陷等，这类侧凸持续进展，治疗困难，假关节发生率高。

（4）间充质病变并发脊柱侧凸：有时马方综合征、Ehlers-Danlos 综合征等可以以脊柱侧凸为首诊，详细体检可以发现这些病的其他临床症状，如韧带松弛、鸡胸或漏斗胸等。

（5）骨软骨营养不良并发脊柱侧凸：如多种类型的侏儒症，脊椎骨髓发育不良。

（6）代谢障碍疾病合伴脊柱侧凸：如各种类型的黏多糖病，高胱氨酸尿症等。

（7）功能性或非结构性侧凸：这类侧凸可由姿态不正、神经根刺激、下肢不等长等因素所致。如能早期去除原始病因，侧凸能自行消除。但应注意的是少数青少年特发性脊柱侧凸在早期可能因为度数小而被误为“姿态不正”所致，所以对于青春发育前的所谓功能性侧凸应密切随访。

（8）其他原因的脊柱侧凸：如放疗、广泛椎板切除、感染、肿瘤等均可致脊柱侧凸；注意生产生活安全，避免创伤是本病防治的关键。

## 963

## 特发性脊柱侧凸应该如何预防?

轻微侧凸可通过姿势训练，端正坐位姿势，并指导进行深呼吸运动或参加游泳锻炼，训练胸部肌肉以纠正畸形。学生可因地制宜在课间休息时间利用单双杠进行引体向上练习，在家可经常用双手抓门、窗框等进行悬吊牵引，同时需到专科医院就诊，严密观察，密切随访。

## 964 特发性脊柱侧凸可以并发哪些疾病?

脊柱侧凸不仅造成躯干的畸形、塌陷、疼痛等症状，使其劳动能力下降，不能参加正常工作，而且对患儿的心理健康造成极大危害，还会导致残疾，患者终身生活质量下降，同时也引起一些社会问题，如76%女性患者未婚等。并且发病较早或严重的脊柱侧凸会导致肺发育不良，肺不张、心肺功能不全和截瘫，使患者寿命低于正常人。

## 965 特发性脊柱侧凸应该如何治疗?

（1）婴幼儿型：首先应根据X线片作出治疗计划，如X线片表现为Mehta征第一期，肋椎角差小于20度为恢复型，一般不需要治疗。但每半年复查一次X线片，作随诊检查，直到完全恢复。以后每1～2年拍一次片复查，直至骨骼发育成熟。若X线片表现为Mehta征为第二期，肋椎角差大于20°时，应早期治疗。可考虑在麻醉下行矫正石膏背心固定，待患者长大后改Milwaukee支具固定治疗。若支具不能控制其进展时，可考虑行皮下支撑内固定术，但不作融合。除非不得已，保守方法不能控制的僵硬型侧凸，才考虑脊柱融合的问题。

（2）少年型：特发性脊柱侧凸男女发病率随患者年龄不同而有变化。但大多数学者认为少年型女性多于男性，并多数认为胸弯右侧凸为多见。治疗少年期特发性脊柱侧凸比治疗青春期脊柱侧凸指征要宽，因为少年期侧凸有加重的趋势。对20°以下的侧凸可行体疗。每半年拍站立位片随诊观察。对20°～40°的胸弯和双弯患者应给以Milwaukee支具，若为胸腰弯或腰弯应采用胸腰骶支具治疗。若支具治疗不能控制其发展，侧凸角度大于40°，但侧弯较软，可屈性较大，可采用皮下置棒支撑矫正术。若侧凸僵硬、可屈性差，或无论是支具治疗或皮下置棒支撑术治疗，如侧凸继续加重，Cobb角不能控制在50°之内时才考虑脊柱融合术。否则，应尽可能非手术治疗，直到融合的年龄。

（3）青年型：青春期特发性脊柱侧凸是最常见的侧凸，女性多于男性，以胸弯右侧凸为多。对青春期侧凸治疗最重要的是按Risser征评价患者发育时期。对20°以下发育成熟的患者，可不予以治疗。若对未成熟患者，可行体疗，每半年拍片随诊观察直至发育成熟。如侧凸超过25°，生长发育尚未成熟，应尽早给以Milwaukee支具或胸腰骶支具治疗，并配合以体疗或电刺激治疗，直到整个脊柱生长停止和risser征4级（Ⅳ度）以上，才去掉支具。对仍有生长发育的青春期侧凸Cobb角在40°以上者，不应再非手术治疗，而应直接行脊柱矫形固定融合术。

对骨骼发育成熟前发病，于成年后就诊的成年患者，有的作者指出其胸弯角度在50°~80°范围者，仍有进展的可能，而侧弯小于50°大于80°则较少进展，主张对骨骼成熟后的进展性胸椎侧凸，如角度达50°，应行手术融合。如胸腰段侧凸角度超过50°时，为防止引起腰痛也可考虑手术治疗。

总之，特发性脊柱侧凸的治疗，应根据患者不同年龄，侧凸类型等选择适当的治疗方法。

## 966

## 青少年脊柱侧凸治疗时机应如何考虑?

青少年脊柱侧凸在是指发生在青春发育期前后的脊柱结构性侧凸畸形，其中80%为特发性，具体发病机制尚未明了。国内外统计到的发病率约在4%左右，好发于处于发育阶段的青少年，男女比例为1∶4。轻度的脊柱侧凸一般不会导致严重的后果，但是随着年龄的增长，未经治疗的脊柱侧凸会进一步发展，不但使患儿因脊柱侧凸畸形而产生自卑心理，严重者还会影响心肺功能。虽然青少年脊柱侧凸中有约80%是特发性脊柱侧凸，但也必须排除其他20%的原因。其他导致脊柱侧凸的疾病常见的有：先天性脊柱侧凸、神经纤维瘤病、马方综合征、神经肌肉性脊柱侧凸、脊髓空洞源性脊柱侧凸等。

目前，青少年特发性脊柱侧凸在治疗上可分为以下几种情况：①在X线照片上Cobb角小于20°的轻度患者，可在医生指导下进行形体锻炼以矫正姿势和减轻畸形，定期观察、随诊；②40°以下的患者可先行支具矫形的非手术治疗，定期随诊观察，一旦侧凸角度进展加快则需考虑手术治疗；③而对于40°以上患者，因外观畸形明显，对心肺功能等影响较大，并预计畸形会发展的患者往往需要手术治疗。

青少年侧凸的重点在于早诊断，早治疗，避免因为延误诊断、病情加重而不得不接受手术治疗；另一方面，对于必须手术治疗的患者，则应在病情较轻的情况下早期进行手术，以期获得满意的矫形效果，避免由于畸形严重，进行矫正手术时要冒较大风险，而且治疗效果也会相应下降。

## 967

## 青少年特发性脊柱侧凸分几类?

对青少年特发性脊柱侧凸进行合理的分类不但是确定治疗方法的前提，而且对手术的选择有指导意义。1905年Schul Thess首次提出了特发性脊柱侧凸的临床分型，共分5型：颈胸弯、胸弯、胸腰弯、腰弯和双主弯。这一分型在很长的时间内得到广泛的应用。1983 年 King 等依据侧凸的部位、顶椎、侧凸严重程度和柔韧性将特发性脊柱侧凸分成 5 型。同时提出了稳定椎的概念及选择性融合理论，首次将分型和融合范围结合起来。King 分型提出后，在世界范围内得到了广泛的应用，并且成为特发性脊柱侧凸分型的金标准。但是随着三维矫形内固定系统的应用，有关选择性胸弯融合术后的躯干失平衡和腰弯失代偿的报道逐渐增多，其中Ⅱ型侧凸的矫形最容易出现失代偿，Ⅲ型侧凸的失代偿也时有报道。近年来的研究显示，腰弯失代偿是由于胸弯的过度矫正导致腰弯不能代偿，两个弯曲间平衡失调所致。2001 年 Lenke 等提出了新的分型。Lenke 的分型包括三个组成部分：侧凸类型（Ⅰ~Ⅵ）、腰弯修正型（A、B、C）与矢状面胸弯修正型（-、N、+）。Lenke 等依照脊柱侧凸研究协会的定义，在冠状面上以顶椎位置命名侧凸类型，然而 Lenke 的分型较为复杂，操作上有一定难度，而且没有考虑到水平面的畸形。最近的研究显示，Lenke 分型在临床应用中可重复性较高，但是临床医生依照该分型决定的手术路径和融合范围仍然分歧很大。所以，目前在特发性脊柱侧凸的治疗中仍然缺乏标准化的方案，而 Lenke 的新分型仍然是探索性的，其可信度和可重复性及其关于融合范围的建议也有待于临床实践的进一步验证。

## 968

## 青少年特发性脊柱侧凸的手术指征有哪些？

手术指征要综合考虑畸形程度及特点、患儿年龄和发育情况以及侧凸进展情况。一般胸椎侧凸 Cobb 角大于 40°、发育尚未成熟、伴进行性胸椎前凸、肺功能已受影响的患儿应手术矫正；另外大于 40°的胸腰段或腰段侧凸，进行性加重躯干失衡及严重背痛的患儿也应手术矫正。但对小于 40°的胸腰段侧凸患儿不必手术，双弯畸形常能互相平衡不至于产生明显的外观畸形。当生长发育结束后，60°内的双弯畸形很少进行性加重，是否手术应全面考虑。

## 969

## 支具治疗青少年特发性脊柱侧凸的原理及适应证是什么？

支具治疗的原理主要是通过支具内部的衬垫在畸形的突出部位施加外力，将脊柱推向正常位置。冠状面畸形的矫正需要三点加力于弹性的脊柱，侧方的外力置于侧凸的顶椎区（胸椎则位于顶椎对应的肋骨处），对抗力位于对侧顶椎的上下区域。研究表明，施加外力的大小与侧凸的矫正率呈直接正相关。矢状面脊柱的后凸畸形可以用过伸性支具进行矫正。在这些患者中，前方的矫正力施加于前面的胸骨与髂骨，后方的矫正力施加在棘突和椎旁肌。宽大的胸骨垫可以将后方的矫正力传递到上胸椎区，而较大的前部矫正力通过棘突传递到脊柱后凸的顶椎区。依据此原理制作了多种不同的支具，目前计算机技术已用于支具设计，使得支具治疗更加合理、个性化。为了使今后 AIS 支具治疗的研究更具有可比性，脊柱侧凸研究会（Scoliosis Research Society，SRS）对 AIS 支具治疗的纳入标准进行了统一，即：①年龄≥10 岁者；②Risser 征 0～2 级者；③原发弯 Cobb 角 20°～40°者；④并且之前未接受任何治疗者；⑤对于女性患者，月经未至或月经已至但不满 1 年者。

## 970

## 如何判定支具治疗青少年特发性脊柱侧凸的有效性？

2005 年，SRS 年会对支具治疗的有效性标准进行了统一，认为评价支具治疗的有效性应包括：①侧凸进展≤5°和发育成熟时进展≥6°患者的百分比；②发育成熟时侧凸超过 45°患者的百分比和被建议或已行手术治疗患者的百分比；③发育成熟后随访 2 年，需行手术治疗患者的百分比。这个标准相对比较全面，有利于各个研究中心研究结果的比较。

## 971

## 矫形支具治疗青少年特发性脊柱侧凸的适应证是什么？

一般认为，生长期的 20°～30°的柔软侧弯是应用矫形支具的主要适应证。但随着脊柱手术矫形技术不断改进，手术数量的增加，临床发现由手术带来的问题也在增加。因此，对青少年特发性脊柱侧凸的自然病史和非手术治疗又重新引起骨科界的关注。其中矫形支具治疗青少年特发性脊柱侧弯的临床研究报道有所增加，其应用范围也在扩大。有人提出对侧弯在 30°～40°的生长期患儿，在初诊时就应开始支具治疗。甚至对原本适合手术治疗的 40°～50°的生长期侧凸，也可应用支具治疗。但侧凸在 50°以上患者则不应采取支具疗法。

## 972

## 支具治疗青少年特发性脊柱侧凸的并发症有哪些？

支具治疗会引起胸廓活动受限，影响患者的心脏和呼吸功能。研究发现，使用支具后患者的肺活量、用力肺活量、功能残气量等肺功能指标均较使用前下降。Margonato 等研究了支具治疗在呼吸和心血管功能方面的短期并发症，他们评价了支具治疗对于心脏和呼吸能力的影响，发现支具治疗的患者，尤其是女孩，在支具治疗期间运动能力受到一定程度的限制，因为支具治疗影响了心脏和呼吸的功能。有人建议支具治疗期间进行适度的体育锻炼，可以改善支具导致胸廓活动受限而引起的呼吸、心脏以及肌肉功能的低下，同时适度的体育锻炼能避免支具治疗期间的矫正丢失。行支具治疗的患者相对于正常人会更多地出现背部疼痛，但这种疼痛比较轻微，很少需要使用镇痛药，而且基本不影响患者的日常生活。另外，支具治疗还可导致患者皮肤压迫性溃疡、皮肤刺激、胸廓畸形、背部肌肉僵硬、心理障碍和社会适应不良等，同时给患者家庭带来较重的经济负担。

## 973

## 何时停止支具治疗？

支具治疗一般持续到骨骼生长发育完成。半年内身高无增长，月经初潮 2 年后，女性 Risser 征 4 度，男性 4 度以上，或骨龄测定骨骼完全发育成熟。

## 974

## 特发性脊柱侧凸对患者肺功能有何影响？

肺功能下降，肺功能损害是脊柱畸形引发的非常严重的并发症，如果不及时处理，可能引发心肺功能衰竭。普遍认为，脊柱侧凸患者肺功能有所改变，究其原因，主要是因为脊柱侧凸的患者，其胸段出现侧方弯曲将使胸腔纵径减小，同时可以引起胸廓变形，其肋间距亦会出现凹侧减小，凸侧加大。肋骨走行的改变，使胸腔横断面变扁，结果胸腔容积变小，肋骨的改变又使附着其上的呼吸肌（如肋间肌、膈肌）的功能障碍。久之，胸壁变得僵硬，呼吸费力，最终可引起呼吸肌疲劳。畸形严重的患者，肺内小气道和毛细血管床可发生扭曲，呼吸及血循环阻力增加，血气交换不足，进而出现肺动脉高压甚至肺心病。

## 975

## 退变性脊柱侧凸手术的目的和指征是什么？

退变性脊柱侧凸（degenerative scoliosis）主要临床表现为腰背痛、下肢神经根性痛及间歇性跛行。其手术治疗的目的是：①彻底减压，解除疼痛，包括椎管减压和神经根管减压；②重建脊柱稳定性，尽可能矫正畸形，防止畸形进一步加重。

目前对退变性脊柱侧凸的手术指征为：①严重的腰背痛经非手术治疗无效者；②顽固的神经根压迫症状并引起功能障碍者；③因冠状面和矢状面失衡而出现严重的肌肉劳损者；④进展性侧凸，每年进展超过 10°，特别是伴有椎体旋转、椎体侧方移位 > 3mm 者，> 50° 的胸椎侧凸、>40°的腰椎侧凸或者是短节段锐性侧凸者；⑤继发严重的肺功能障碍者及严重的脊柱畸形者。也有很多学者认为侧凸>20°且影响正常起居者需要手术治疗。

## 976

### 先天性脊柱侧凸手术的目的和注意事项有哪些？

先天性脊柱侧凸（congenital scoliosis，CS）手术目的是阻止或延缓侧凸进展，尽可能维持脊柱平衡，理想的手术还应尽可能减少对脊柱和胸廓生长的抑制，并使神经损伤可能性降到最低。手术方案最终取决于患儿年龄、畸形类型和位置以及外科医生经验。手术出现神经损伤的危险要明显高于特发性脊柱侧凸，主要预防措施包括：常规行 MRI 检查；及早发现和治疗脊髓畸形；在发生严重畸形前早期矫形；术中使用短缩技术，避免牵拉延长脊髓；尽可能使用运动和感觉诱发电位监护并和唤醒试验相配合；使用控制性低血压减少出血；必要时神经外科手术和矫形手术同时进行；术后也应密切监护，延迟性截瘫可发生在手术后数天内，特别是 72 小时内。

## 977

### 先天性脊柱侧凸的手术方式包括几种？

手术方式包括：原位融合术、凸侧骨骺阻滞术、半椎体切除术、内固定矫形融合术、牵引术、非融合手术、胸廓扩大成形术和人工假体肋技术（vertical expandable prosthetic titanium rib，VEPTR）。

## 978

### 婴幼儿特发性脊柱侧凸的临床特点有哪些？

脊髓神经异常在婴幼儿 IS 中多见，其发生率从 18%~26%。幼儿特发性脊柱侧凸（Immature Idiopathic Scoliosis，Immature IS）的临床表现有时候与影像学上的表现存在一定的差别。其中 86% 的神经系统异常可以通过 MRI 检查发现，以左胸弯为主的患者中 MRI 检查神经异常的阳性率为 25%，右胸弯为主的患者为 13%；10 岁以前的患儿 MRI 检查阳性率为 10%，10 岁以后的阳性率为 18%。侧凸程度较重的患者阳性率达 56%。MRI 可以显示幼儿 IS 患者的小脑及脊髓的解剖结构，体感诱发电位（SEP）检查体感传导通路功能，两者联合可为 IS 的诊断和治疗提供精确度。对于脊髓神经异常者 MRI 上表现为小脑扁桃体脱垂或脊髓空洞，SEP 则可以显示体感传导通路功能异常。在 Cobb 角 >45°患者中两者阳性率分别为 31% 和 27.6%，而 Cobb 角 <45°者中分别为 3.7% 和 11.9%，结构异常和功能异常之间存在有显著相关性。对重度脊柱侧凸或合并 SEP 异常者应常规行全脊髓 MRI 检查，以便及早发现小脑及脊髓病变。影像学检查参数在判断脊柱侧凸畸形严重程度上具有很重要的作用。有研究发现使用 Pedriolle 扭转计测量顶椎旋转时，椎体旋转 9.6°者较旋转 17.7°者 MRI 上更易出现髓内异常的表现。研究中 19.2% 的患者有神经系统异常的表现，31% 的男性患者中出现 MRI 上神经系统异常的表现，8% 的顶椎左侧弯的患者也易出现 MRI 上的异常表现，但是 MRI 上的异常表现与脊柱侧凸弯曲进展的速度无明显相关性。

## 979

## 矫正脊柱侧凸应遵循什么原则？侧凸矫正器械有哪些发展？

脊柱是由椎间盘“关节”及后柱两侧小关节连接而成，它是多节段的三维空间内 6 个自由度运动的解剖结构。因此，应用节段性的三维空间内可调整的内植物，来做侧凸的矫形，才能适应脊柱的解剖和生理特征。这就是矫正脊柱侧凸应遵循的原则。侧凸矫治器械也在此原则下逐步发展。

（1）20 世纪 60 ~ 70 年代临床使用 Harrington 器械显著提高了脊柱矫形的疗效，但它属于“二维矫形”技术，对具有三维畸形的脊柱侧凸的矫正仍然存在许多问题。

（2）Cotrel-Dubousset 节段内固定（CD）系统的临床应用，实现了对脊柱侧凸的三维畸形矫正，进一步提高了脊柱侧凸的治疗效果。存在的问题是早期的 CD 系统操作复杂、装置困难、切迹也高。

（3）目前国内外出现了如 Isola、Moss Miami、TSRH、CDH 和多种国产改良的三维矫形系统，并已广泛地应用于脊柱侧凸领域，疗效得到进一步提高。然而，如何使脊柱侧凸真正达到三维矫形、维持固定以及最终骨性融合，仍有很多问题需要解决。

## 980

## 何谓成人脊柱侧凸的 Aebi 病因分型？

2005 年 Aebi 等提出了一种建立在病因基础上的分型方法，将成人脊柱侧凸分为 3 型：

（1）退变性脊柱侧凸（degenerative scoliosis，Ⅰ型）：主要发生于 50 岁以上的中老年人，较少在 40 岁前发生。该类患者既往无脊柱侧凸病史，病因是一个或多个椎间盘或小关节的不对称性改变，被认为是“椎间盘源性侧凸”，侧凸常见于胸腰段和腰段，侧凸的角度较小，累及节段通常较少，顶椎位于腰 2 ~ 腰 3 或腰 3 ~ 腰 4，也可位于腰 1 和腰 2，多伴随椎间横向移位、椎体旋转和椎管狭窄，腰腿痛为常见症状。

（2）成人特发性脊柱侧凸（adult idiopathic scoliosis，Ⅱ型）：由幼儿或青少年特发性脊柱侧凸（AIS）进展而来，进入成人期后由于机械原因、骨骼变化或脊柱退变等原因而出现侧凸进展，可表现为胸椎侧凸和（或）胸腰段/腰椎侧凸，多伴有继发性退变和失平衡。

（3）继发退变性成人脊柱侧凸（secondary degenerative scoliosis，Ⅲ型）：继发退变性成人脊柱侧凸可分为两个亚型：a 亚型，主要发生于腰椎、胸腰段或腰骶部，致病原因可以是脊柱内的，也可以在脊柱外，脊柱内的原因包括在特发性侧凸、先天性侧凸、神经肌肉性侧凸的主侧凸交界区发生的继发侧凸，或者是青少年时期接受过脊柱融合手术，在成人后发生在交界区的侧凸，也可以是由于腰骶部病变，如半侧骶骨融合而引发的侧凸，脊柱外的原因可以是由骨盆不对称而导致的继发侧凸，例如双下肢不等长或者髋关节病变等；b 亚型，由于骨代谢异常（骨质疏松症等）引起骨骼改变，导致不对称的小关节疾病和/或椎体骨折，进而发生脊柱畸形，通常伴有脊柱后凸。

## 981

## 成人脊柱侧凸的 Schwab 系列分型包括哪些？

Schwab 分型的提出建立在对成人脊柱侧凸影像学特点与其临床症状的相关性研究的基础上。包括：Ⅰ型：单纯胸椎侧凸（无胸腰段或腰椎侧凸）；Ⅱ型：上胸椎主侧凸，顶椎胸 4 ~ 胸 8（伴有胸腰段或腰椎侧凸）；Ⅲ型：下胸椎主侧凸，顶椎胸 9 ~ 胸 10（伴有胸腰段或腰椎侧凸）；Ⅳ型：胸腰段主侧凸，顶椎 T11 ~ 腰 1（伴有任意其他侧凸）；Ⅴ型：腰椎主侧凸，顶椎 L2 ~ L4（伴有任意其他侧凸）；Ⅵ型：单纯矢状面畸形。

## 982

## 成人脊柱侧凸的 SRS 分型系统的内容是什么？

SRS 分型系统是国际脊柱侧凸研究协会参照 King 和 Moe 及 Lenke 分型而建立的。尽管 AIS 分型为成人脊柱侧凸的分型提供了很好的借鉴，但成人脊柱侧凸在病因、疾病进展、临床表现和治疗方法等方面与 AIS 均存在较大差异，因此 SRS 分型在青少年脊柱侧凸分型的基础上作了较大的修改。基本的侧凸类型：单一胸椎侧凸（ST），双胸椎侧凸（DT），双主侧凸（DM），三主侧凸（TM），胸腰段侧凸（TL），腰椎（新生/特发性）侧凸（L），单纯矢状面畸形（SP）。

成人脊柱侧凸修正参数：①矢状面修正（仅当角度超过正常范围时使用）：PT，上胸椎（胸 2 ~ 胸 5）≥ +20°；MT，主胸椎（胸 5 ~ 胸 12）≥ +50°；T，胸腰段（胸 10 ~ 腰 2）≥

+20°；L，腰椎（胸 12～骶 1）≥－40°。②腰椎退变修正参数（仅当表现出退变时使用）：DDD，影像学上椎间盘高度降低和小关节病变，包括位于最低位的腰 1 至骶 1 之间的节段；LIS，脱位（旋转、侧方、向前、向后）≥3mm，包括位于最低位的腰 1 至骶 1 之间的节段；JCT，腰 5～骶 1 交界处侧凸≥10°（腰 5 和骶 1 上终板的夹角）。③整体平衡修正指数（仅当不平衡出现时使用），SB，矢状面 C7 铅垂线位于骶骨岬前或后≥4cm；CB，冠状面颈 7 铅垂线偏离骶中线≥2.5cm。SRS 对脊柱区段的界定：胸椎，顶椎位于胸 2～胸 11/12 椎间盘；胸腰段，顶椎位于胸 12～腰 1；腰椎，顶椎位于腰 1/2 椎间盘～腰 4。主侧凸类型定义：胸椎侧凸，侧凸 Cobb 角≥40°，顶椎椎体位于颈 7 铅垂线一侧，胸 1 肋骨或锁骨角≥10°（上胸弯）；胸腰段和腰椎侧凸，侧凸 Cobb 角≥30°，顶椎椎体位于颈 7 铅垂线一侧；单纯矢状面畸形，无冠状面主侧凸，一个或多个区段（PT、MT、TL、L）矢状面 Cobb 角测量超出正常角度。

SRS 分型对侧凸类型、脊柱区段、主侧凸给予了明确的定义，将局部畸形、冠状面和矢状面平衡及脊柱退行性改变全部纳入分型考虑范围内，使得这一系统能够更细致、全面地描述复杂的侧凸特点，是目前较为完善的分型系统。SRS 分型为成人脊柱侧凸提供了统一标准，有利于对相似病例进行比较分析，方便了学术交流。

## 983

## 退变性脊柱侧凸的分型包括哪几种?

退变性脊柱侧凸是成人脊柱侧凸中最重要的类型，也是目前学术界研究的热点，许多学者曾单独对其分型方法进行了探讨。

（1）Simmons 分型：Simmons 等根据椎体旋转和腰椎前凸消失 2 个指标将退变性脊柱侧凸分为两型：Ⅰ型，椎体无或只有很小的旋转；Ⅱ型，椎体旋转畸形和腰椎前凸丢失。对于Ⅰ型侧凸，通常行短节段融合即可；而对Ⅱ型侧凸，一般需要进行长节段融合并恢复矢状面脊柱曲度。该分型仅将椎体旋转和腰椎前凸消失作为分型标准，过于简单，没有将椎体滑脱移位、椎管狭窄和冠状面、矢状面的平衡等复杂因素考虑在内，不能反映退变性侧凸复杂的疾病特点；分型中对椎体旋转程度仅用“无”或“很小”进行描述，分型欠准确和稳定；分型对手术融合的原则作了简单界定，可对治疗提供一些指导，但由于分型本身的粗略，其对治疗的指导意义并不大。

（2）Ploumis 分型：Ploumis 等认为退变性脊柱侧凸的分型既应考虑到局部的畸形，还应考虑到矢状面曲度和临床症状，他们将退变性脊柱侧凸分为 3 型：Ⅰ型，椎体无旋转或旋转程度很小；Ⅱ型，旋转滑脱（椎体间的旋转和滑脱移位）；Ⅲ型，椎体旋转、滑脱移位伴有冠状面失平衡（侧凸偏离颈 7 铅垂线距离 >4cm）或矢状面正性失平衡（颈 7 铅垂线与 S1 椎体前角距离 >2cm）。另外尚有症状修正参数：①腰背痛不伴有根性症状；②坐骨神经痛

(来自腰骶部侧凸) ±腰背痛；③大腿疼痛（来自主侧凸） ±腰背痛。

在分型的基础上 Ploumis 进一步提出选择手术方式的方法。若单纯椎管减压后出现医源性不稳，则需进一步行选择性主侧凸融合或不稳节段融合。他们按照此方法对患者进行治疗，术后经 SF-36 健康调查量表（The Mos 36-item Short Formhealth Survey）、Oswestry 疼痛指数（ODI）和视觉模拟疼痛评分（VAS）评估，均获得了满意效果。Ploumis 分型对移位和失衡作了明确的量化限定，使得分型更为精确；由于临床症状在很大程度上决定了治疗方法，Ploumis 将临床症状引入分型，对于指导治疗具有明显的意义。Ploumis 提出的分型指导下的手术方案对治疗提供了较为详细的指导，实用性较强。

## 984

## 如何测定脊柱侧凸的弯度和旋转度?

（1）脊柱侧凸的弯度测定：①Cobb 法，头侧端椎上缘的垂线与尾侧端椎下缘的垂线的交角，即为 Cobb 角，若端椎上下缘不清，可取其椎弓根上下缘的连线，然后取其垂线的交角，即为 Cobb 角。此法允许用作患者之间的比较，故最常用。②Ferguson 法，很少用，有时用于测量脊柱轻度侧凸。从顶椎中点到上下端椎中点分别画两条线，其交角即为侧弯角。顶椎系指脊柱弯曲中旋转最严重、偏离垂线最远的椎体。端椎系指脊柱侧弯中最头端及尾端的椎体。

（2）椎体旋转度的测定：根据脊柱正位 X 线平片上椎弓根的位置，将其分为 5 度。0 度：椎弓根对称；Ⅰ度：凸侧椎弓根移向中线，但未超出第一格，凹侧椎弓根变小；Ⅱ度：凸侧椎弓根已移至第二格，凹侧椎弓根消失；Ⅲ度：凸侧椎弓根移至中央，凹侧椎弓根消失；Ⅳ度：凸侧椎弓根越过中央，靠近凹侧。

## 985

## 如何鉴定脊柱侧凸的原发性曲线?

治疗脊柱侧凸的目的是矫正和阻止原发性曲线增加度数，矫正和预防代偿性曲线发生结构性改变，改善脊柱躯干形状及心肺功能，预防和减少腰脊痛。因此对脊柱侧凸的患者要特别注意识别原发性曲线和代偿性曲线。

原发性曲线内脊椎的旋转和软组织改变及畸形都是同时发生和逐渐加重的，且大多数患者既不能自行矫正其侧凸，也不能维持用支架矫正的结果。原发性曲线出现早，在长期发展过程中，虽曲线长度可扩延一两个椎体，但其所在部位、脊椎节段和顶角的平面及椎体旋转的方向都是固定不变的。在原发性曲线中，椎体常自中线移至曲线的凸侧边，而在继发性曲线中，椎体常移至凹侧边。在包括下颈椎至骶骨及骨盆的 X 线片上，最长和角度最大的曲线是原发性曲线；向侧方弯曲活动最小和不易矫正的曲线是原发性曲线，如果有三个曲线，中央最长的一个曲线是原发性曲线；如果有多个曲线，其中部的两个曲线称为双重的原发性曲线。

脊柱代偿性曲线是为了维持躯干平衡自然出现的，它是在原发性曲线出现后，逐渐在其上下段脊柱发生的曲线，故可称为继发性曲线。虽一般脊柱代偿性曲线不发生结构性改变，但在长期存在的代偿性曲线中，其邻接原发性曲线上下端椎的几个椎体可以发生结构性改变。不过其发展较缓慢，且在长期内仍有自行矫正的可能，并能保持住用机械或支架矫正的结果。

## 986 特发性脊柱侧凸曲线有哪些模式？

（1）胸椎原发性曲线：最常见。且比其他原发性曲线发生都早，平均为 11 岁。此曲线长度可从胸 5 或胸 6 至胸 11、胸 12 或腰 1。因胸椎旋转显著，凸侧的肋骨凸出和肩部升高，而凹侧的肋骨塌陷，故畸形和脊椎结构性改变均明显。此曲线出现在 12 岁以前者预后不良。如果其角度为 60°～80°，在骨骼生长成熟后，仍可继续增加 20°～30°。虽然这类原发性曲线患者的腰痛发生率低，但其对心肺功能影响大，尤以大于 80°者为甚。

（2）胸腰椎原发性曲线：较常见。此曲线包括的椎体数可为 6～8 个，即从胸 6 或胸 7 至腰 1 或腰 2。也可包括更多的椎体，10～11 个，即自胸 4、胸 5 或胸 6 至腰 2、腰 3 或腰 4。在骨骼生长成熟后平均可继续增加 17°多。角度大于 60°者，多有肺活量减少。

（3）腰椎原发性曲线：较常见。此曲线包括 5 个或 6 个椎体，即胸 11～腰 3 或胸 12～腰 5。在骨骼生长成熟后此曲线可继续增加 9°。如果角度大于 31°，平均可增加 18°；如果小于 31°，可不增加。虽然畸形不太明显，在出现骨关节炎后，患者常诉腰痛。

（4）颈胸椎原发性曲线：少见。此曲线可自胸 1 或颈 7 至胸 5 或胸 4，其顶椎常在胸 3。虽曲线不严重，但其凸侧肩高起，胸部畸形不能被衣服遮盖，故畸形显得明显。对严重畸形应早期行矫形和融合术。

（5）双原发性曲线：此类型的特点是它有两个同等角度的曲线，大多数表现为胸段向右侧凸，而腰段向左侧凸。在初起时以胸椎右侧凸为主要曲线，而腰椎左侧凸则以次要的或代偿性曲线出现。在患者生长过程中，腰椎曲线度数增加快，且变得更僵硬，故亦为结构性的。如腰椎曲线增加到与胸椎曲线大小相同，即成为双原发性曲线。典型的双原发曲线的胸椎右侧凸是从胸 5 至胸 11 或胸 12；腰椎左侧凸是从胸 11 或胸 12 至腰 4 或腰 5。在双原发性曲线上、下曲线之间，常有一个中立位椎体。因为两曲线相互对称和维持平衡，故畸形不如单一原发性曲线者明显。因为两个原发性曲线的活动度都小，所以需矫形和融合术。

## 987 脊柱侧凸的治疗原则是什么？

治疗脊柱侧凸的目的是预防脊柱侧凸发展，保持脊柱在最佳的矫正位；改善畸形，尽可能恢复躯体平衡，保持双肩或骨盆同一水平，尽可能使结构性脊柱侧凸伸直。总的治疗原则是观察、支具和手术。

（1）非手术治疗：包括理疗、体疗、表面电刺激和支具。最主要和最可靠的方法是支具治疗。支具治疗的适应证：①20°～40°之间的轻度脊柱侧凸，婴儿型和早期少年型者，偶尔40°～60°之间也可用支具，青年型的脊柱侧凸超过40°时，不宜支具治疗；②骨骼未成熟的患儿宜用支具治疗；③两个结构性弯曲到50°和单个弯曲到45°时，不宜支具治疗；④合并胸前凸的脊柱侧凸，不宜支具治疗，因支具能加重前凸畸形，胸腔前后径进一步减少；⑤节段长的弯曲，支具效果佳；⑥40°以下弹性较好的腰段或胸腰段侧凸，波士顿支具效果最佳；⑦患者及家长不合作者，不宜用支具治疗。

（2）手术治疗的适应证：①支具治疗不能控制畸形发展，脊柱侧凸继续增加者；②肺功能障碍以及青年型脊柱侧凸中的躯干不对称，畸形严重需矫形者；③非手术治疗不能控制的较年老患者的疼痛；④45°以上青年型脊柱侧凸；⑤Cobb 角 40°，但伴有严重胸前凸、明显肋骨隆起者。

## 988 如何选择脊柱侧凸的手术方法？

手术分矫形和植骨两个方面。近年来矫形方法进展很快，但基本上分两大类：一为前路矫形，如前路松解、支撑植骨等；另一种为后路矫形，如 Harrington、Luque、C-D 手术等。

（1）植骨融合术

1）前路融合术：常用于下列情况：①严重的弹性差的脊柱侧凸，需通过前路松解，以便更好地矫形；②脊柱侧凸伴有后凸畸形，宜前路松解，支撑植骨者；③严重旋转畸形或不宜后路矫形者，如严重椎板缺如等，脊柱侧凸患者需作前路矫形。

手术方法：前侧入路，根据需融合的部位可选择开胸、胸腹联合切口、腹膜外斜切口等。凸侧入路。显露椎体后，切除椎间盘及上下椎体终板，取碎骨片作椎间植骨。术中注意必须结扎椎体节段血管，以防出血；椎间盘尽可能切除，并暴露上下椎体松质骨，以便很好地融合；椎间隙植骨不宜过深，以免向后移动，压迫脊髓，也不能太靠前、太松，以防碎骨片向前脱落，植骨融合不好。

2）后路融合术：融合范围和融合区的选择很重要。太短将导致弯曲弧度变长，植骨变弯；融合太长使脊柱活动不必要地受限。一般的原则是应当融合结构性主侧弯，并避免融合代偿性侧弯。另一个附加原则是若有椎体旋转畸形时，需从中立位椎体融合到中立位椎体。然而此项规则不能应用到下腰椎侧弯中，若腰 4、腰 5 椎体旋转时，融合不必延至骶椎，仅低于端椎一个椎体即行，因为到骶椎时，旋转已不重要。此外在双胸弯中，撑开和融合胸 5 至胸 12 的右胸弯可以加重胸 1 至胸 5 的左胸弯。因此若术前站立位 X 线片显示胸 1 椎体向右胸弯的凸侧倾斜，或左第一肋高于右第一肋时，上胸弯应包括在融合区中。

融合方法：脊柱后融合的方法很多，其基本点是取髂骨作关节突关节外融合。在横突周围仔细解剖，除了关节突关节外，还作横突间融合。亦可作侧方的小关节内融合。手术要领是仔细清理骨组织上所有软组织碎屑，完全地去皮质，破坏小关节，并作大量的自体髂骨植骨。

（2）矫形手术：Harrington 器械，由于仅能在冠状面上矫形，故称作第一代后路内固定器械。十多年后 Moe 将 Harrington 棍末端改成方形，下钩改为方形孔，从而阻止了棍的旋转，能在矢状面上矫正部分前凸和后凸，称为第二代内固定器。20 世纪 70 年代中，Luque 手术被称为第三代的后路矫正器，该手术的特点是通过椎板下拧紧钢丝，于凹侧顶椎提供横向牵引力，矫形力大而牢固，在矢状面上有更大的矫形，产生腰前凸或胸后凸。随着生物力学的不断深入，人们逐步认识到脊柱侧凸是三维结构的畸形，因此设计了各种复杂的手术器械来进行三维矫正，发明了第四代后路矫形器，即 C-D，它除了能在两个平面矫形及节段性固定外，还有去旋转的功能，达到所谓三维矫形的目的。以后又对 C-D 系统有所改进，而产生了第五代后路内固定器，其优点固然很多，但操作较复杂，创伤较大。因此各种手术均有不同的适应证和并发症。选择合适的手术方法，以获最佳效果非常重要。

应该认识到，脊柱侧凸是一种复杂的三维平面的畸形，包括冠状面上侧方弯曲，矢状面上生理前、后凸的减少或增大，轴向面上脊柱的旋转畸形。传统的治疗方法，如 Harrington 系统单纯从冠状面上矫正畸形并不能真正矫正侧凸，而且随时间延长，畸形矫正丢失较多，且易出现平背畸形。1984 年法国的 Cotrel 和 Dubousset 成功地发明了 CD 新型脊柱内固定器，首次引入了脊柱侧凸三维矫形的概念，被普遍认为是继 Harrington 器械之后脊柱侧凸矫正装置的又一次革命。采用凹侧选择分阶段撑开，凸侧加压，同时去旋转的原则矫正脊柱的冠状面、矢状面及轴面的畸形，联合力作用于侧凸弧度，矫正力强大，且固定牢固可靠，不易脱钩、断钉、断棒。

随着科学技术的发展，许多学者在 CD 基础上设计出多种新型脊柱三维矫正器械，如 TSRH、CDH、USS、ISOLA、UPASS、SINA、中华长城等，使三维矫形理论与技术更趋完善，临床效果进一步提高。

## 989 何谓脊柱侧凸非融合技术?

（1）凸侧骨骺阻滞术（convex side epiphyseal block）：凸侧骨骺阻滞术实际是前方凸侧骨骺阻滞，后方凸侧关节融合术。凸侧骨骺阻滞术可控制或逆转冠状面侧凸的进展，适用于侧凸的凹侧有生长潜力、侧凸范围小、进展进行性加重的 CS 患者；最适应于年龄 <5 岁，Cobb 角小于 40°，由完全分节半椎体引起 CS 患者。主要禁忌证为：①凹侧无生长潜力的类型如单侧骨桥；②合并后凸畸形的 CS 患者。前后路一期手术经常需多融合畸形上下各一个正常节段以增加凹侧生长来改善侧凸，术后配合矫形石膏可获得一定的矫形效果，一般固定 4～6 个月。长期随访表明仅获得 0°～20°的矫形效果，联合凸侧骨骺阻滞和使用后入路脊柱内固定辅助凹侧撑开、凸侧加压术可增加矫形效果。

（2）生长棒技术（growth rod technique）：较早的生长棒主要是单根的 Harrington 棒或者 Luque 棒，棒的两端采用钩或者椎弓根螺钉锚定在椎体上。生长棒技术分为单棒技术和双棒技术。单棒可为单根延长棒也可以分为两段中间采用连接器串联。棒的近端或者远端可以包含一个抱钩样结构以增强稳定性。两端置钩（钉）的区域通常进行植骨以增强局部的稳定性。根据弯曲位置的不同一般需要在头端或者尾端预留出 4～5cm 的棒以备后期手术延长。部分学者推荐在顶椎区域行局部的植骨以增强脊柱的稳定。术后患者均需佩戴支具直到末次融合手术。侧弯进展 15°～20°为延长手术的指证。手术方式可以选择延长原有单棒或者换用标准的双棒，Kim 最早在棒的两端设置了抱钩样结构，在近端椎体放置开口向下的椎板钩或者横突钩，同时远端一个或者两个椎体上放置开口向上的椎板钩，术中予以抱紧以增强局部的稳定。生长棒一般放置在皮下或者深筋膜下，这就要求在手术中尽量保护椎旁肌，避免行骨膜下剥离以减少对椎体骨皮质的破坏以期降低术后自发性融合的发生率。

现在大部分学者都认同其适应证应符合以下几个条件：①脊柱尚具有明显的生长潜能；②脊柱弯曲超过 50°且进一步加重；③脊柱具有一定的柔韧性。目前国内外报道较多的生长棒技术主要有单棒系统和双棒系统两种。两者用于治疗早期脊柱侧凸都取得了较满意的效果，但同时也存在很多问题，诸如内固定并发症（脱钩、断棒、钢丝断裂等）、伤口感染及脊柱的自发融合等等，这些最终都导致脊柱的生长能力受到抑制从而影响生长棒技术的运用。无论是双棒还是单棒技术都能够在保留脊柱生长能力的同时很好的控制弯曲的进展，同单棒技术相比，双棒技术由于其更加强大的控制力，可以定期地进行延长术从而可以更好地矫正弯曲畸形，但生长棒技术并发症的发生率仍然较高，虽大多数学者认为其可以控制，但仍需改进，而且国外生长棒技术最终仍需将脊柱融合于僵直状态为其缺点。部分学者认为生长棒技术运用于治疗早期脊柱侧凸的利弊仍然需要大量的随访分析来进一步评估。

（3）胸廓扩大成形术（expansion thoracoplasty）和垂直撑开扩展胸廓钛肋骨假体术

（vertical expandable prosthetictitanium Rib，VEPTR）：脊柱融合术既限制脊柱生长发育，也无法治疗胸廓畸形，还可加重已经存在的胸廓功能不全。为了解决这个矛盾，胸廓扩大成形和 VEPTR 术应运而生，通过对先天性胸椎侧凸凹侧的多节段融合肋骨截骨并同时松解顶椎附近的肋椎关节，使用肋骨撑开器撑开扩大胸廓并尽可能维持凹凸两侧平衡，达到扩大胸腔和矫正畸形的目的；如同时合并有椎体分节不良或半椎体则在矫形时给予相应处理，包括半椎体切除和分节不良的松解等。VETPR 设计包括“肋骨 - 肋骨”“肋骨 - 脊椎”和“肋骨 - 骨盆”，如何选择决定于胸廓扩大成形和侧凸矫形的需要。此手术要求患者胸壁有一定坚强度，胸壁过软的患者不宜实施该手术。

手术指征是：年龄 6 个月 ~ 骨骼发育成熟前、进展性胸廓功能不全综合征、侧凸凹侧胸廓高度较对侧降低 10% 以上、侧凸顶椎凹侧附近有≥3 个肋骨融合和≥3 个椎体畸形的进展性脊柱侧凸。

手术禁忌证包括：体重较轻、无足够软组织覆盖内固定物者；肋骨骨量不足或头端肋骨缺如无法安置内固定器械者；因心肺或其他内科疾病不能接受全麻插管者；肺部活动性感染者以及膈肌功能障碍者。侧凸凹侧的融合肋骨产生的“栓系作用”引起胸廓和肺脏生长发育障碍，进而发展为胸廓功能不全；肋骨融合还可引起胸椎椎体半侧发育不良和塌陷。

## 990

## 如何预防脊柱侧凸手术的神经并发症?

（1）术前准备：不同类型的脊柱侧凸其神经变异情况并不相同，神经并发症的发生率亦不相同。研究表明 30% 的先天性脊柱侧凸患者有脊髓变异，甚至有单独的半椎体；约 20% 的脊柱侧凸患者有脊髓异常。因此，术前详细了解患者的病史相当重要。通过术前详细的病史资料采集和辅助检查，必要时请神经外科医师会诊，可明显降低矫形出现神经并发症的发生率。

（2）术中监测：手术中所用的一切检测方法都是为了在最早的时间内判断脊髓是否受到损伤。目前广泛采用唤醒试验作为判断脊髓损伤的“金标准”，但仍有许多不足。主要缺点包括：①不能在脊髓损伤早期预告，一旦出现阳性则损伤已经不可逆；②麻醉下将患者唤醒，至少要 5 ~ 15 分钟，多次唤醒更困难，且影响手术进行；③不合作者尤其是儿童做唤醒试验时较困难，如患儿躁动则对手术很不利。

（3）术中操作：正确运用椎弓根螺钉技术。虽然椎弓根螺钉技术已广泛应用于临床，但对于畸形的脊柱矫形手术，有其相应的特点：①胸椎椎弓根入点的特殊性；②胸椎椎弓根短小，置钉时可调整空间有限；③畸形脊椎的旋转个体变异较大。在实际操作中，禁用动力工具，并掌握“钝性突破、缓慢进入、不断探测”的原则，为及时发现钉道不良位置和角度提供修正机会并降低不良置钉率，更重要的是能够避免脊髓及神经根损伤的发生。熟练掌握畸形脊柱附属结构的解剖变异特点，术中避免过多应用电刀。对于畸形的脊柱，其附属结构及邻近组织的正常解剖位置随脊柱屈伸、旋转而发生变异，神经根、交感神经节偏离原有的位置和方向，由原来的侧方、前方转至前方和对侧。在手术显露时，应掌握此特点，确实找到椎体的中央位置进入，并在骨膜下钝性向两侧剥离显露，尤其是不能盲目使用高强度电刀，否则极易伤及腰大肌内的脊神经和椎旁交感神经。

## 991

## 胸腔镜治疗脊柱侧凸的适应证和禁忌证有哪些？

Mack 等于 1993 年通过胸腔镜技术进行脊柱手术。电视辅助下脊柱手术技术（video-asisted thoracoscopic surgery，VATS）主要应用于脊柱畸形的前路松解、椎体间植骨融合、胸椎间盘切除、胸廓成形术肋骨切除、脊柱活检、脊柱脓肿引流等。

VATS 适用于单个胸弯，或腰弯小、柔韧性好可行选择性胸弯融合的胸腰双弯，并且无胸椎后凸过大畸形者。不宜用于 Lenke 3 型，对于 Lenke 1C 及 Lenke 2 型在仔细评估矫形能力及各弯的柔韧性后可酌情进行手术。此外，对于肺功能不好，用力肺活量（FVC）和 1 秒钟用力呼气容积（FEV1）与预计值的比率大于 50%；不能耐受单肺通气，严重或急性呼吸功能不全，气道压力过高需正压通气；胸膜粘连；有脓胸病史，手术对侧肺缺如或弹性差者；肺实质病变和有出血倾向患者不适宜行电视辅助胸腔镜下脊柱侧凸矫形融合术。

## 992

## 多椎体楔形截骨术治疗脊柱侧后凸畸形有几种方法？

（1）Smith-Petersen osteotomy（SPO）：于 1945 年提出，当时主要应用于治疗强直性脊柱炎引起的脊柱后凸畸形，是通过脊柱后路截除椎小关节结构和前柱椎间盘间隙的张开进行脊柱后凸的矫正，一个节段的 SPO 可以获得约 10～15 度的矫正。

（2）pedicle subtraction osteotomy（PSO）：也就是经椎弓根的 V 形截骨，后方对椎板、椎弓根、椎体等骨性结构截骨，矫正的铰链点位于椎体前方骨皮质，关闭后方进行前中柱的骨性接触。一个节段的 PSO 可以获得约 30°的矫正。

（3）全脊椎切除（vertebral column resection，VCR）：指全部切除 1 个或多个脊柱节段，包括上下方的椎间盘结构，需要进行结构支撑性植骨。对于冠状面弯曲大于 80°的严重的先天性脊柱畸形，成人脊柱畸形，慢性脊柱感染后畸形，脊柱在冠状面、矢状面、额状面上都存在较严重的三维畸形，患者多伴有严重的外观畸形、神经性损害症状、胸背部疼痛、心理障碍等。后路全脊椎截骨术应用于治疗严重脊柱侧后凸畸形患者取得了很好的临床效果。其手术适应证为：①重度先天性混合型侧后凸畸形的矫形及翻修术。②脊柱柔韧性低于25%的成人侧后凸或先天性侧后凸患者。③僵硬性或感染后导致的脊柱侧后凸畸形，椎体融合、脊柱柔韧性低于10%者。④胸椎后凸大于80°或腰椎后凸大于30°，脊柱侧后凸同时有旋转者。

## 993

## 脊柱的三维结构理论及侧弯矫形的基本原则是什么？

Duboussed 等于1983年首先提出了脊柱的三维空间理论。三维结构包括冠状面、矢状面、轴状面。矢状面上重力线尤为重要，颈前凸使头部保持直立位，颈椎活动范围广，头部处于任何必需的部位。胸后凸使上肢处于靠前的功能位。腰前凸使躯干处于直立位。正常矢状面上有胸后凸30°（20°~40°）顶点T7、腰前凸40°（30°~50°），顶点L2/3间隙。每个脊柱节段有6个活动的自由度，伸、屈、左右弯曲，以及左右旋转。

脊柱侧弯矫形的基本原则：先考虑矢状矫形，然后冠状面矫形，最终考虑三维矫形。

（1）矢状面的矫形问题：Scheuermann 病，典型的后凸畸形。①加压：矫正后凸，产生前凸。②撑开：矫正前凸，产生后凸。因此，胸前凸的矫正需撑开，胸后凸的矫正需加压。

（2）冠状面的矫形问题：原则是：打开狭窄侧的间隙，压紧加宽侧的间隙，后路凹侧撑开，凸侧加压，矫正侧弯。需注意的问题是，凹侧撑开，矢状面上产生后凸；凸侧加压，矢状面上产生前凸。

## 994

## 不同部位的不同类型的脊柱侧弯的矫形方法是什么？

不同部位的不同类型的脊柱侧弯，采用不同矫形方法：胸段侧弯矫形要注意保持或产生胸后凸。腰段侧弯矫形要注意保持或产生腰前凸。

（1）胸侧撑开矫正侧凸，也矫正前凸，去旋转，侧凸矫正并产生胸后凸。

问题：内固定不能超过胸腰联合处（L1），撑开将使腰前凸消失。

（2）腰段侧弯或胸腰段侧弯的矫正：凸侧先放棍，不需要也不可能去旋转，棍放入近端钩后，远端用向前的杠杆力插入远端钩中，像矫正后凸样产生腰前凸。然后凹侧上棍，弯度小一些，凹侧顶椎钩向后的拉力形成去旋转。

问题：先凹侧撑开，使腰前凸消失，产生更严重畸形。

（3）胸腰段双侧弯的矫形：从胸段转向腰段的部位也是从一侧弯向另一反向侧弯转向的部位。胸段弯的远端椎也是腰段侧弯开始的端椎。弯成正常胸后凸，腰前凸的形状，先放左侧，即胸段凹侧，腰段凸侧，易去旋转，保留或产生生理的胸后凸，腰前凸。

（4）胸段双侧弯矫形的问题：例如：上胸段后凸左弯，下胸段前凸右弯。上胸段如腰段处理。先放上胸段凸侧，杠杆作用矫正后凸，然后放下胸段中间钩远端钩，将胸椎后拉代替去旋转，然后放上胸段凹侧及下胸段凹侧。若上胸段前凸左弯，下胸段前凸右弯，先放凹侧（上胸段），下胸段也是先放凹侧。

（5）胸段侧弯下端椎超过L1的矫形问题：虽说是一个弯，实际上是两种类型侧弯（胸段和腰段），先在T12～L2凸侧放临时短棍，产生腰前凸，然后胸段凹侧放撑开棍，但只拧紧胸段产生胸后凸，再去掉凸侧短棍换上长棍。

（6）其他类型侧弯矫形问题：如胸段侧弯至L1，融合范围不超过L1。胸弯凹侧、上腰段凸侧放棍，产生胸后凸，上腰段前凸。

## 995

## 脊柱融合的范围如何?

脊柱融合后，脊柱的平衡由未融合的、能活动的节段来保持，并非由融合处来保持以后的平衡。根据上述原则来评估动态的或弯曲的X像，从而决定脊柱融合的范围。

（1）矢状面上所有异常的节段。

（2）一般而言，所有的结构性弯曲都应融合。有许多病例一个弯度中仅部分是结构性的，这仅能由动态X像来决定。

（3）端椎应该在各个方面都能活动，最重要的远端，也就是说远端椎间隙在弯曲相中应能活动，远端椎板在弯曲相中是平行的，弯曲相的轴状面中应达到中立位。

（4）在弯曲相中端椎应在Harrington的稳定区内。

## 996

## 特发性脊柱侧弯的分型与融合区的关系如何?

KingⅠ：融合两个弯，下方不超过腰4。

KingⅡ：融合胸弯，但需考虑中位椎与稳定椎的问题。多数患者中位椎与稳定椎一致，需融合到稳定椎。

KingⅢ～KingⅤ：融合整个侧弯节段，并到稳定椎。

常见问题：多见于KingⅡ型，躯干失代偿。

原因：融合范围扩大到腰椎，远端融合范围包括了腰段侧弯的顶椎或接近顶椎，从而破坏了代偿弯，产生失代偿。融合下方接近或到达骶椎，延长融合节段，产生平背畸形。

## 997

### 躯干不平衡的原因及处理方法是什么?

躯干不平衡（Trankshift）的原因是：Harrington 棍：下钩不在稳定区内。Luque 棍：常见融合节段不恰当。C-D：胸弯过度矫正：去旋转在活动节段（mobile segment）上产生扭力，腰段自发性旋转补偿去旋转。

躯干不平衡处理：①预防：Thompson 认为，胸弯矫正度必须根据术前左右弯曲相来决定，需根据术前柔软指数决定，矫正度不能超过弯曲相的度数。避免融合活动节段，以减少其扭力；②治疗：轻度失代偿无症状：观察。较重或进展型失代偿：支具。支具无效宜手术，扩大融合范围，或前、后路融合。

## 998

### 何谓曲轴失平衡现象?

曲轴失平衡（crankshaft unbalance）现象的主要原因：未发育成熟的脊柱侧弯患者，脊柱后路融合术后发生后期旋转畸形。

Hefti Mc Masfer：后路脊柱融合后，前方椎体持续生长发育引起失平衡。

Dobousset 认为，主要发生 Risser 征低于 1 期患者。后路融合后，产生进行性弯曲和脊柱旋转畸形。

解决方法：有人建议 Risser 征 0 期的患者可能需前后路融合。

## 999

### 脊柱侧弯矫形后腰前凸消失的特征、原因及预防措施是什么?

腰前凸消失后可引起平背综合征（flatback syndrome）。

（1）特征：后背疼痛，躯干前倾，不能直立。

（2）原因：腰段特别是腰骶段撑开固定；原有胸腰段后凸畸形；矢状面矫形丢失假关节形成；胸椎后凸畸形僵硬；髋关节屈曲挛缩。Kostuik and Hall 报告 45 例融合到骶骨，49% 腰前凸丢失，29% 需截骨矫形。

（3）预防：①避免在腰骶部行撑开内固定，可能的话行选择性胸椎融合。②若必须融合到腰骶段，需保留腰前凸：Ⅰ. 手术台上患者双髋应取伸直位。Ⅱ. 预弯成腰前凸作内固定。Ⅲ. 凸侧先加压，保留腰前凸。Ⅳ. 成人作腰骶段融合时，宜前、后融合。

(4) 治疗：手术矫形。楔形截骨，前路松解，椎体间融合，手术较复杂，并发症多，危险性大。

## 1000

## 何谓近端交界性后凸及近端交界失败?

近端交界性后凸（proximal junctional kyphosis ，PJK）通常定义为术后近端交界区矢状面 Cobb′s 角 > 10° 或较术前增加 10°，也有文献定义为术后 Cobb′s 角大于或增加15°。Bridwell 等认为交界区矢状面 Cobb′s 角 > 20°更能反映 PJK 的一些特征，提出应以此作为诊断标准。近端交界区后凸 Cobb′s 角为近端融合椎下终板与其近端第2个椎体的上终板之间的夹角。这种测量方式可重复性很高，已经得到证实。

近年 Kim 等提出了近端交界失败（Proximal junction failure，PJF）的概念，指伴有临床症状和近端交界区结构性失败的 PJK。PJK 是一个逐渐进展并加重的病理变化，如果后凸角度逐渐加大，将导致 PJF 的发生。PJF 不仅包括影像学上的后凸畸形，还包括近端交界区椎体或后方韧带复合体（PLC）的结构性失败，同时可能伴有相应的临床症状。有研究表明交界区后凸 Cobb′s 角绝对值与患者背部疼痛和功能受限等临床症状严重程度直接相关。其中，常见临床症状包括：①疼痛；②神经受压症状；③活动受限；④社会功能障碍；⑤不能目视前方。

## 1001

## 脊柱侧凸手术可能出现哪些并发症?

(1) 脊髓神经损伤：脊柱侧凸手术治疗可能会发生严重的并发症，以术中脊髓神经损伤最为可怕。虽然脊髓监护增加了脊髓手术的安全度，但最好的方法仍是清醒试验。脊髓诱发电位能表示脊髓功能损害情况，但是在脊髓不可逆病理发生前，也可能未显示此异常。不管电位监护结果如何，清醒试验是检测脊髓功能的最好测试方法。清醒试验没有明确证实以前，患者不能离开手术室。若双手已能清楚地运动，而双足无确切活动时，应立即去掉内固定。回病房后才发现往往延误时间，减少了脊髓神经功能恢复的可能性。

(2) 感染：金属内固定物的应用，使感染机会增多，而且硬脊膜显露，深部感染后果严重。必须严格无菌操作，仔细止血，保持引流管通畅，谨防血肿形成。一旦发生感染，立即置管冲洗，若仍不能控制感染，需立即去除内固定物。

（3）肠梗阻：预防方法是术后禁食 36～72 小时，待肠鸣音恢复后再进食。

（4）肺不张：经常翻身、深呼吸和咳嗽，可预防肺不张。

（5）脱钩：Harrington 手术后早期即可发生脱钩，常为上钩。主要原因是上钩未插入关节间隙，造成骨折。也可见小关节发育不良，骨质太软。脊柱僵硬，撑开力过大。脊柱后凸畸形，棍子上端有很大的向背侧拉力，也可致骨折脱钩。预防方法是上钩放置部位要正确，撑开力适当，用细钢丝加固以减少上端向背侧的拉力，严重后凸畸形者，先用加压棍矫正部分后凸畸形后，再撑开。撑开棒预弯成适当后凸以减少棍近端向背侧的拉力。脱钩发生后宜再次手术。

（6）断棒：Harrington 术后 18～36 个月内容易发生。多发生在第一节段连结处，发生率约为 15%。若无症状可定期观察。断棒如无进行性，重叠弯度未增加，可继续观察。反之，说明有假关节形成，宜重新内固定和植骨融合。预防方法是加强植骨融合，弯棍时弧度平滑，尤其是在第一节段连结处，并用多节钢丝加固以分散应力。术后还需牢固的外固定。

（7）椎板骨折：常为椎板钩误入椎板夹层内，使椎板骨折，导致矫形失败。

（8）血管损伤：前路松解矫形术，可损伤脊椎横血管及椎前大血管。尤其是右侧入路时，更应注意不能损伤下腔静脉。椎体横血管一定要不厌其烦地结扎切断，否则也可造成难以控制的出血。

（9）胸导管损伤：前路手术可损伤胸导管及其分支，多见于左侧开胸者。

（10）螺钉松动：前路松解矫形术，常见端椎处螺钉拔出，以致矫正度丧失。

## 1002

### 脊柱侧凸常用的标志性椎体名称是什么？

（1）顶椎（AV）：侧凸中心的椎体，离骶骨中线最远，侧凸节段中最水平，横断面上旋转度最大。

（2）端椎（EV）：头侧或尾侧最倾斜的椎体。

（3）中立椎（NV）：侧凸上、下方第一个无旋转椎体。

（4）稳定椎（SV）：端椎以下最靠近头侧被骶骨中垂线（CSVL）平分的椎体。

## 1003

### 冠状面平衡的评价标准是什么？

（1）失平衡：C7 椎体中心到骶骨中垂线的距离（C7-CSVL），超过 25mm 为失平衡（图

15-1)。

(2) 锁骨角：双侧锁骨最高点连线与水平线的夹角，左肩高为正失衡，右肩高为负失衡 (图 15-2)。

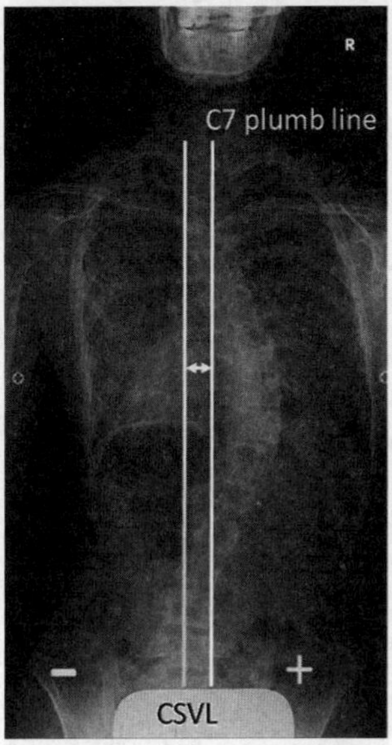


图 15-1　冠状面平衡评价

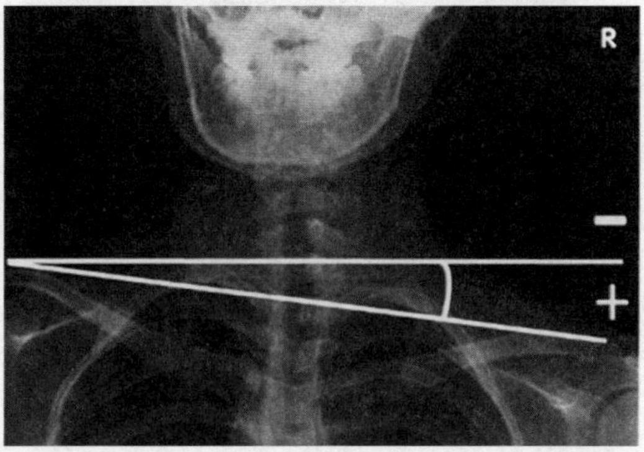


图 15-2　锁骨角

1004

## 矢状面平衡的评价标准是什么?

(1) 矢状面平衡参数：C7 铅垂线与 S1 椎体后上角间的距离 (站立位侧位片)。

大于 40mm 为失衡，前移为正，后移为负 (图 15-3)。

(2) 骨盆矢状面解剖参数

1) 骨盆入射角 (pelvic incidence，PI)：S1 终板垂直平分线与 S1 上终板中点至髋关节中点连线的夹角。

2) 骨盆倾斜角 (pelvic tilt，PT)：S1 上终板中点至髋关节中点连线与水平垂线 (VRL) 的夹角。

3) 骶骨倾斜角 (sacral slope，SS)：S1 终板切线与水平线 (HRL) 的夹角。

4) 骨盆各参数之间彼此相关，彼此的几何关系为 PI = PT + SS。PI 被视为真实反映骨盆解剖形态的参数，在个体间存在一定差异，但在同一个体的测量值则较恒定，不随体位变化而变化。PT 值通常小于 SS 值，如 PT 值大于 SS 值则为骨盆失平衡 (骨盆后倾) (图 15-4)。

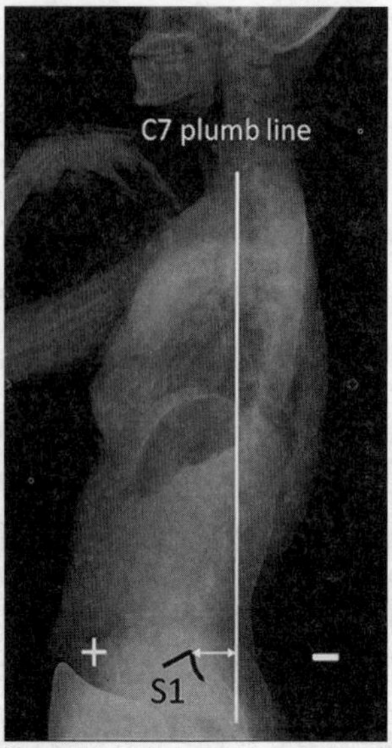


图 15-3　矢状面平衡参数

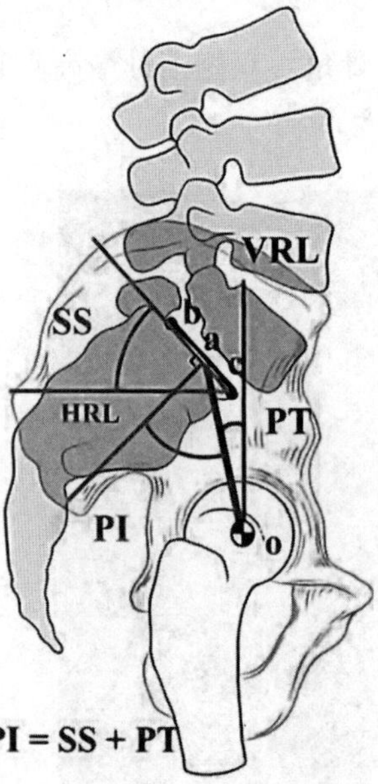


图 15-4　骨盆解剖形态的参数

1005

## 横断面平衡的评价标准是什么?

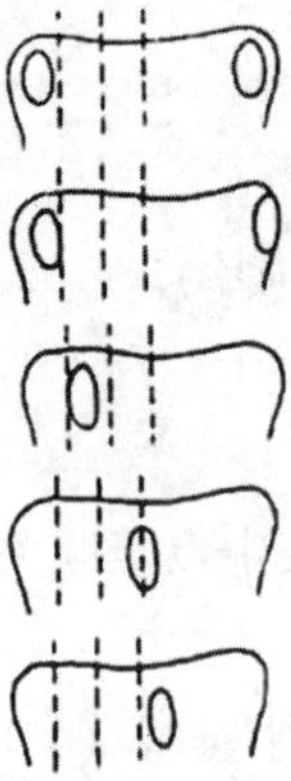


图 15-5　横断面平衡的评价

Nash-Moe 椎体旋转分级

Ⅰ度：椎弓根影与两侧椎体边缘等距，双侧椎弓根对称，椎体无旋转。

Ⅱ度：凸侧椎弓根影仍在边缘 1/3 区域内，凹侧椎弓根在椎体边缘逐渐消失。

Ⅲ度：凸侧椎弓根影落在中间 1/3 区域内，凹侧椎弓根将要消失。

Ⅳ度：凸侧椎弓根影落在靠近中线的 1/3 区域内，凹侧椎弓根消失。

Ⅴ度：凸侧椎弓根影超过中线，凹侧椎弓根不可见（图 15-5）。

## 1006 如何评估骨骼的成熟度?

常用的是 Risser 征进行成熟度的评估，将髂嵴分为四等份，骨化由髂前上棘逐渐移向髂后上棘，骨骺移动 25% 1 度，移动 50% 为 2 度，移动 75% 为 3 度，移动到髂后上棘为 4 度，骨骺与髂骨融合为 5 度，此时骨骼发育停止（图 15-6）。

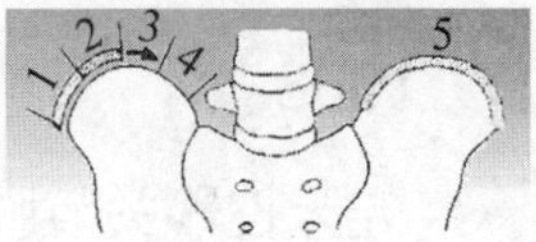

图 15-6　用 Risser 征进行成熟度的评估

## 1007 何为叠加现象?

叠加现象（adding-on phenomenon）是脊柱侧凸术后冠状面失代偿的一种现象，是指在固定近端或远端发生主弯跨度延长、椎体数叠加且主弯 Cobb 角增加 6°以上。对于主胸弯型脊柱侧凸（Lenke1A 型）患者，远端叠加现象的发生率较高（图 15-7）。

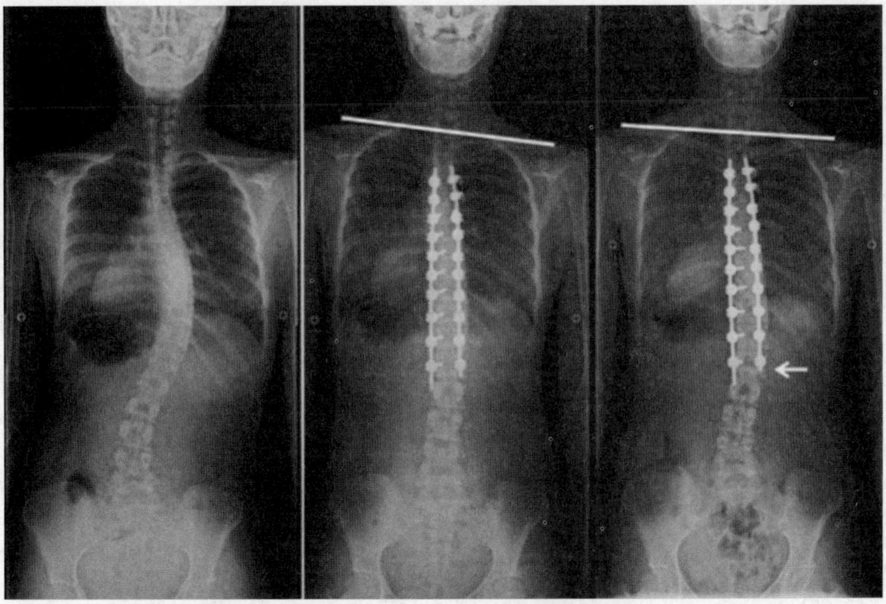

图 15-7　脊柱侧凸术后冠状面失代偿的叠加现象

# (四) 先天性髋关节脱位

## (先天性髋臼发育不全)

### 1008

### 先天性髋关节脱位的病因包括几点?

(1) 先天性因素：髋关节的发病与小儿先天性髋关节发育不良及胚胎时的体位有关，认为臀位产的发病率高达 15.7%，所以人们习惯称小儿髋脱位为“先天性髋关节脱位”，然而并非所有的髋关节畸形都在出生时即已存在。

(2) 机械力：在习惯背婴儿的地区，此病的发病率低，因为婴儿在母亲的背部双髋屈曲外展，恰如先天性髋关节脱位的治疗体位，但如果习惯把婴儿紧紧捆在髋部伸直内收位者则高于自然屈髋体位发病率的 10 倍，先天性髋关节脱位的髋关节生物力学变化使髋关节成为人体最大的负重关节，承受负荷后产生正应力（压应力、拉应力）及剪应力。在正常状态下，各种方向的力保持平衡关系，这就决定了在胚胎时期小儿发育时期无论哪种影响因素作用导致髋臼力学的变化，都可以导致髋关节发育不良和髋关节脱位。

(3) 髋关节发育不良：在胚胎时期髋臼是由髂骨、坐骨耻骨原基所构成并向内生长融合而成，分化的阶段不同，如髂骨发生在胚胎的 6～7 周，而耻骨和坐骨一般在胚胎第四个月到第五个月出现了次级骨化中心，到青春期骨骺闭和髋臼不再发育。新生儿、婴儿的骨骼以软骨为主，虽有较好的弹性但缺乏一定的坚硬度，正因为髋关节的骨化尚不完全，三髋关节组成部分之间仍以软骨的形式连结，抗外界能力弱，因此说在胚胎发育过程中，如果某一阶段的生长障碍，就会造成先天性髋关节脱位。

(4) 局部损伤：从生物力学观点看，如果任何因素导致头臼不对称，就会导致关节内着力不均衡，可以引起髋关节发育不良，导致头臼关节发生退变和变形，最终导致髋关节脱位。

(5) 髋关节囊、韧带松弛和股骨头发育障碍：在分娩时，母体分泌大量的雌激素，使胎儿髋关节及韧带处于极松弛状态，如果分娩时胎儿遇到外力就可能发生髋脱位。胎儿在母体内长期处于屈髋位置，使髋关节囊后侧长期受到牵伸，股骨头与髋臼处于非同心圆，关节囊薄弱，影响稳定性，不利于髋关节发育，而容易发生脱位。

### 1009

### 先天性髋关节脱位有几种类型?

(1) 畸形型：常继发于神经肌肉异常。如全身性先天畸形、多关节挛缩和脊髓脊膜膨出等。畸形型髋脱位很可能是由于原始胚基缺陷。

（2）宫内型：关节四周软组织紧张，出生前在子宫内已发生高位脱位，生后不易复位。宫内型的发病原因尚不清楚，遗传因子或起重要作用，同一家族发病的达 20%，可能为显性遗传。

（3）关节囊松弛型：此型较多见，预后较好。髋关节脱位原发原因为关节囊松弛。还有人发现髋脱位婴儿有骨盆韧带松弛或耻骨联合不稳定。患儿脐带活检发现结缔组织内的胶原成分少于正常。宫内位置不良和机械因素亦有关，臀产伴有髋脱位的发病率较高。实验观察臀产分娩过程中牵拉下肢与髋脱位有关。此外，臀肌出血、羊水过多、第一胎等均为附加因素。有将婴儿置于屈髋外展位习惯的，髋脱位发病率较低。

## 1010 如何早期诊断先天性髋关节脱位?

诊断新生儿先天性髋关节脱位，主要是通过详细的临床检查，因为在此年龄阶段，X 线片不能绝对可靠地作出先天性髋脱位的诊断。主要体征有：

（1）婴儿的会阴部增宽，双侧脱位者较单侧更为明显。病侧内收肌紧张，髋关节外展受限，大腿内侧和臀部的皮肤皱褶加深上移。不对称的皮纹是最常见的体征，但它不一定可靠。因为正常婴儿也可以有不对称皮纹，而脱位的婴儿反而有对称皮纹。健侧下肢灵活，伸屈自如，而患侧常处于屈曲位，不愿伸直，无力，牵拉时可以伸直，松手后又呈屈曲状，也可呈伸直外旋位，或两下肢呈交叉位。单侧髋脱位时患侧下肢短缩。若发现上述临床表现后，可作下列检查，以明确诊断。

（2）“4”字试验（Patrick sign）：屈膝、屈髋外展试验：正常新生儿双髋和双膝各屈至 90°后，可外展 70°～80°，若不能达到上述外展度，应疑有先天性髋脱位。若只能外展 50°～60°，则为阳性，40°～50°为强阳性。若听到弹响声后，髋关节才能外展至 90°者，表示脱位已复位。检查必须两侧同时进行，既固定骨盆，又便于对比。

（3）弹进弹出试验（Barlow and Ortolani test）：①“弹进”试验：婴儿仰卧，助手固定骨盆。检查者一手拇指置于股骨内侧正对小转子，其余四指置于股骨大转子外侧，另一手将同侧髋膝各屈 90°并逐渐外展，同时四指将大转子向前内推压，可听到或感到一弹跳，这是脱位的股骨头通过杠杆作用滑入髋臼而产生，即为阳性。“弹进”试验阳性，即可诊断为先天性髋关节脱位。②“弹出”试验：体位同上，使髋关节逐渐内收时，检查者用拇指向外、后推压，若股骨头自髋臼内脱出，可听到或感到一弹跳。当解除推压力时，股骨头可滑回髋臼内，亦可出现弹跳，即为阳性。

## 1011

### 先天性髋关节脱位 X 线有哪些表现?

对可疑患儿，应于出生后 4 个月（因为在此之前髋臼的大部分还是软骨）摄包括双侧髋关节的骨盆正位片，检查髋臼的发育情况和股骨头的位置，即可确诊髋臼发育不良、半脱位或脱位。

（1）髋臼角：通过髋臼软骨（亦称 Y 状软骨）中心画一联线，再从髋臼软骨中心与髋臼上缘连一直线，两者的交角即为髋臼角，其表示髋臼顶的倾斜度。该角随年龄的增长而变小。正常新生儿为 30° ~ 40°，1 岁 23° ~ 28°，3 岁 20° ~ 25°。凡大于此范围者，即表示髋臼发育不良，说明髋臼窝较浅，即使股骨头的骨化中心仍在髋臼内，日后仍有脱位的可能。

（2）髋关节四区划分法：由髋臼外上缘向髋臼软骨中心联线引垂线，将髋臼分为四个区。正常情况下，股骨头的骨化中心在内下区内，如超出此区，根据程度不同，分为半脱位或脱位。

（3）颈闭孔线测定法：正常闭孔上缘与股骨颈内缘可联成一完整的弧形曲线。髋关节半脱位或脱位时，此线不成一完整的弧线。

（4）前倾角：患侧股骨颈前倾角加大。在正位 X 线片上与健侧相比，可见股骨上段阴影有差异，股骨颈越短，前倾角越大。

（5）股骨头骨化中心因发育受影响较健侧为小。

## 1012

### 先天性髋关节脱位的治疗原则是什么?

先天性髋关节脱位的治疗与年龄及其特殊病理情况有关，治疗越早，效果越好，年龄越大，病理变化越重，疗效越差。

新生儿（出生至 6 个月）：治疗原则是将两髋长期保持在外展位，保证股骨头复位，使髋臼后上缘和股骨头正常发育，达到关节稳定，不致再脱位。此期治疗简单，只穿连衣袜套即可。穿用时间需 4 个月以上。

婴儿（6 ~ 18 个月）：这年龄阶段的治疗将是闭合复位或切开复位。治疗包括术前皮牵引、内收肌切断和闭合复位。闭合整复失败，应作切开复位，复位后蛙型石膏固定。

学步儿童（18 ~ 36 个月）：患儿多已站立负重行走，脱位多较明显，但病理改变尚未固定，可试行手法复位，如手法整复失败，应切开复位，复位后采用蛙型石膏固定，每 3 个月更换一次，6 个月后改用双侧外展内旋髋伸直位长腿石膏固定，时间为 3 ~ 6 个月。对髋关节发育不良的患儿应作切开复位和股骨截骨术。

儿童（3~8岁）：此时脱位明显，骨与软组织的继发改变亦较明显，应手术治疗。可行切开复位和股骨短缩截骨并作髂骨截骨术，若股骨颈前倾角超过45°，应作股骨旋转截骨术。

青少年或年轻成人（大于8~10岁）：该年龄组患者，股骨头不可能拉至髋臼水平以下，只能作姑息挽救手术。成人男性病员可考虑作骨盆内移截骨术，手术效果较好。若髋腰疼痛较重，可作股骨转子下截骨术，改善负重力线以减轻症状。年龄较大症状明显者，可考虑人工全髋关节置换术。

## 1013

## 成人髋臼发育不良的临床表现有哪些？

（1）患者主要见于青年女性，男：女约1：10。

（2）20~40岁最为多见。

（3）首发症状为髋关节疼痛和疲劳感，劳累后明显，休息后减轻。此外，还有部分患者主诉患侧膝关节疼痛，或患侧臀深部钝痛。

（4）体征：发病早期髋关节活动不受限。

## 1014

## 成人髋臼发育不良诊断的主要依据是什么？

（1）Wiberg提出的CE角，即自股骨头中心至髋臼外上缘画一线，另通过股骨头中心作一垂线，两线所夹之角为CE角。

（2）Sharp提出的髋臼角，即取两侧泪点下缘连线，然后做泪点外缘与髋臼上缘的连线，二者所形成的夹角。此值>45°为髋臼发育不良。

（3）髋臼指数：正常为（27.56±4.73）°，<20°为异常。

（4）髋臼角：正常为（38.78 ±2.56）°，>20°为异常。

（5）臼盖白线扇面角：伊藤提出从股骨头中心向臼盖白线两端所作直线形成的夹角为扇面角。<50°为髋臼发育不良。

（6）髋臼深度：Murray测量法，即取髋臼外上缘至同侧耻骨联合上角的连线，由髋臼最深点至此线的垂直距离表示髋臼深度。<9mm为髋臼发育不良。

（7）ACM角（Idelberger角）：是从髋臼上缘及下缘连线的中点向髋臼中心作垂线，于髋臼相交，AC连线与CM连线所形成的夹角为ACM角。>50°为异常。

（8）臼顶倾斜角：即髋臼眉弓内缘、髋臼外缘之间的连线与骨盆水平线之间的夹角。

>10° 为异常。

(9) 泪滴间距：股骨头中心至泪滴连线间距。正常值为 0.5～1.1cm，平均为 0.7cm。>1.1cm 为异常。

(10) 耻骨下角：正常值男性 70～75°，女性 90～100°，大于上限为异常。

上述的 (1) ～ (4) 测量值可作为 X 线的主要诊断依据，(5) ～ (10) 测量值作为次要诊断依据。成人髋臼发育不良的影像学诊断标准为：①符合 2 个以上的 X 线主要诊断依据。②符合 1 个 X 线主要诊断依据加 2 个以上次要诊断依据。

1015

## 何谓 CE 角、臼顶倾斜角？其正常值各为多少？

CE 角：股骨头中心点与髋臼外缘之间的连线与通过股骨头中心的身体纵轴线之间的夹角，正常值大于 25°。

臼顶倾斜角：髋臼眉弓两端线与骨盆水平线之间的夹角，正常值小于 10 度。

1016

## 骨盆截骨术的方法有哪些？

(1) 恢复髋臼解剖覆盖的手术有：①一相骨盆截骨 (Salter，1961 年)。②二相骨盆截骨 (Sutherland，1977 年)。③三相骨盆截骨 (Steel，1973 年)。④髋臼旋转截骨 (Wagner，1965 年；Eppright，1975 年；Ninomiya，1984 年)。⑤髋臼周围截骨 (Ganz，1988 年) 等。骨盆一相、二相、三相截骨术主要应用于幼儿或儿童期的发育性髋脱位的患者，由于成年人骨盆的顺应性差，手术的难度较大；这些手术还可以引起骨盆的明显变形，因此目前很少在成年人中应用。⑥髋臼旋转截骨、髋臼周围截骨：是将髋臼作为一整体转动以达到加强髋臼覆盖的效果，适用于成年人的髋臼发育不良患者。

(2) 挽救性骨盆截骨术：其代表手术为 Chiari 骨盆内移截骨术。

1017

## 髋臼旋转截骨、髋臼周围截骨治疗成人髋臼发育不良的适应证和禁忌证是什么？

(1) 适应证：①髋关节疼痛，但关节的活动正常或基本正常；②X 线片上股骨头变形不著，髋臼与股骨头的对应关系较好；③X 线片上骨性关节炎不重，关节间隙基本正常。

（2）禁忌证：①年纪小，髋臼骨骺尚未愈合；②髋关节活动明显受限；③X 线片上股骨头变形明显，髋臼与股骨头的对应关系差；④X 线片上骨性关节炎较重，关节间隙狭窄。

## 1018

## 挽救性骨盆截骨术治疗成人髋臼发育不良的适应证是什么?

（1）髋臼指数较大（>60°）的大龄髋脱位、半脱位患者，特别是假臼形成明显，将真臼挤窄，难以包容股骨头的患者。

（2）髋臼发育不良的成年患者。

（3）DDH 其他术式失败的挽救方法。

（4）扁平髋。

（5）股骨头坏死，拟推迟行人工假体置换的患者。尤其对于那些 40 岁以下的年轻患者来说更是如此。

## 1019

## 如何进行髋臼旋转截骨术?

患者取健侧卧位，切开皮肤，皮下保留 70% 皮下脂肪的皮瓣，向后剥离至 Moore 切口范围，向前剥离至 Smith -Petersen（SP）切口范围。自髂嵴骨膜下将阔筋膜张肌和臀中、小肌剥离至髋臼上缘，向后剥离至坐骨大切迹，再将股直肌从髂前下棘处切断，并向下翻转，充分暴露髋臼前缘和耻骨上支。然后按 Moore 切口暴露臼后缘和坐骨结节上缘，在髋臼缘上 1.5cm 做一拟切骨线，用日本田川切骨刀沿切骨线向下倾斜 30° 切骨，髋臼后缘向后倾斜 45° 切骨。此时髋臼为完全离断的球形骨块，髋关节仍为闭合的关节腔。从髂嵴结节取两块长 2.5cm，宽 1.5cm 髂骨外板。将离断的髋臼向下、向外、向前旋转，移动到和股骨头匹配的位置上将两骨块重叠植入髋骨切骨处与髋臼之间，用螺钉固定。摄髋关节 X 线正位像，确定髋臼旋转的角度是否合适，术中平均输血量 500~800ml。

## 1020

## 髋臼旋转截骨术后如何处理?

髋臼旋转截骨手术后处理包括：放置 2 根负压引流管至 48h；常规输液应用抗生素；术

后第一天开始做股四头肌收缩练习；术后 3～5d 开始在骨科牵引床上进行主、被动臀中肌锻炼；6 周下床持双拐免负重行走，术后 3 个月弃拐行走。

## 1021

### 髋臼旋转截骨术的并发症有哪些？

合并症包括：感染，周围神经损伤，髋臼骨折，股骨头旋转中心外移，克氏针内固定物断裂，异位骨化，软骨溶解等。

## 1022

### 髋臼周围截骨术的手术如何进行？

（1）入路：Smith-Petersen 入路。将阔筋膜张肌从髂骨翼上推开并牵向外侧。继续剥离髂骨翼至臀中肌结节处以显露关节囊的前上部分。将臀小肌与关节囊分开，在坐骨切迹处放一骨撬。关节囊的前上部分要清晰可见，后部分与髋臼后缘要能够摸清。以上步骤应在髋关节伸直和轻度外展完成。轻度屈曲内收髋关节，显露关节囊下方和耻骨支。将髂骨和缝匠肌从髂骨翼内板和髂前上棘上剥开，切断股四头肌的反折头，从髂前下棘掀起股四头肌的直头。剥离与前关节囊相连的髂肌纤维直至显露出腰肌腱和在髂耻线处的耻骨支。最后一步是显露腰大肌和下关节囊之间的间隙。这一间隙术者可使用剪刀尖接触到位于被称为髋臼下沟的髋臼后缘和下缘远端的坐骨体部。

（2）截骨：①第一步要截坐骨：髋关节屈曲位，在骨锉的引导下将骨刀置于关节囊下方与腰大肌腱之间的间隙内，将骨刀刃打入 5～10mm，但不要试图将骨打断。应借助于 X 线监测骨刀的位置是否正确。②第二步是截耻骨：轻度内收和屈曲髋关节，保护髂腰肌和股血管神经束，清理耻骨支上的软组织后紧贴髋臼截断耻骨。③第三步在髋臼上方作髋骨：首先在髋臼上缘作截骨标记，方法与 Salter 骨盆截骨相似，但截至后关节囊水平，距弓状线 1cm 处停止。截骨线应位于髂前下棘的上方以留有足够的空间拧入一枚 Schanz 针。然后使用电锯截骨。之后的截骨部分的前 15mm 仍然先在骨盆的内外面做标记。这一截骨线与前截骨线成 120°角，并朝向坐骨棘方向。此时仅需做前 15mm 的截骨，剩下的部分将自行折断，且不会达到坐骨切迹。应借助于 X 线监测骨刀的位置是否满意。此时髋臼骨块骨盆之间只有坐骨部分相连。在做坐骨截骨以前，在髋臼上缘拧入一枚 Schanz 针，注意不要穿入髋关节。Schanz 针在此起牵拉髋臼骨块的作用。将髋臼四边体表面的软组织推开后即可见到髋臼四边体以及闭孔。在距弓状线以下 4cm 处与骨盆内壁成 50°角与弓状线平行截开坐骨。截骨宽度约为 3 个骨刀的宽度（每个骨刀宽 1.5cm）。这些数据是由尸体解剖得来，手术中还需 X 线片的监测。通过牵引 Schanz 针使髋臼骨块彻底游离，向外旋转覆盖股骨头，旋转时应以髋臼顶端为轴，而不能以臼底为轴，经屈伸和旋转髋关节确认髋臼骨位置满意后使用两枚皮质螺丝钉固定。缝合各层肌肉和软组织，留置负压吸引管后术毕。

1023

## 髋臼周围截骨术术后如何处理?

术后下肢中立位。予以吲哚美辛（消炎痛）口服预防骨化性肌炎。48 小时后拔引流管。术后 3 天扶拐下地。术后 6 ~ 8 周 X 线片显示骨初期愈合后扶手杖行走。在臀中肌力量恢复正常后（Trandelenberg's sign 阴性）弃杖行走。

1024

## 骨盆内髋臼周围截骨的手术如何进行?

随着髂腹股沟入路在髋臼骨折复位内固定的广泛应用，人们发现这一入路对骨盆内髋臼的显露满意，而且对臀中肌的干扰小，髋关节周围骨化性肌炎的可能性小，术后患者恢复快，因此有人开始使用髂腹股沟入路做 Ganz 髋臼周围截骨术（pelvis osteotomy around the acetabulum）。

手术方法：

(1) 患者平卧位，插尿管。自髂嵴中后 1/3 处沿髂嵴做一弧形切口，通过髂前上棘、下腹部在耻骨结节上缘 2cm 处止于耻骨联合中点。切开皮下脂肪显露腹外斜肌腱膜。沿腱膜纤维方向可见精索或圆韧带的出口。在切口外侧部分将髂骨内板推开至骶髂关节前方和弓状线水平。在腹股沟管上方 1cm 处沿皮肤切口方向自髂前上棘至腹直肌前鞘切开腹外斜肌腱膜和腹直肌前鞘。此时腹股沟管已被打开，并可见腹股沟韧带。若损伤严重可以切断。显露精索或圆韧带。小心分离这些结构以及相邻的髂腹股沟神经，并用橡皮条悬吊。沿腹股沟韧带方向自髂前上棘至韧带的中点用刀尖劈开腹股沟韧带，此步骤时要格外小心以防止损伤腹股沟韧带下方的解剖结构。用这种方式打开腹股沟管后可直接显示露在腹股沟韧带下方的髂腰肌鞘膜。注意保护股外侧皮神经。在腹直肌止点上 1cm 处横断腹直肌并显露耻骨联合。用钝性剥离法在耻骨联合与膀胱之间找到耻骨后隙（retropubic space）。此时可见腹股沟韧带下方有两组筋膜间隙或腔隙。外侧筋膜间隙内包含有髂腰肌腱、股神经以及股外侧皮神经。内侧血管腔隙包含有髂外动、静脉及其淋巴管。两腔隙间由髂耻筋膜（iliopectineal fascia）分隔。用钝性分离法将髂外血管束（包括淋巴管）连同股鞘一起从髂耻筋膜上分离开并牵向内侧。将髂耻筋膜与髂腰肌分开后用剪子剪开髂耻筋膜至耻骨粗隆（pectineal eminence）。劈开腹股沟韧带的内侧半。继续分离髂腰肌下结构直至髂腰肌与耻骨完全分离，用橡皮条悬吊保护髂腰肌及其表面的股神经。用另一根橡皮条穿过血管束悬吊保护。结扎闭孔动脉或闭孔动脉与髂外动脉的吻合支。至此，髂腹股沟入路完成。

（2）截骨时首先暴露耻骨上支的基底并靠近髋臼作耻骨截骨。注意保护闭孔神经。然后做髂骨截骨。截骨前必须用克氏针在 C 形臂 X 线下或拍摄 X 线片定位。克氏针的位置应平行于髋臼顶上 1 ~ 1.5cm 处。定位满意后用电锯沿定位方向截开髂骨，接近弓状线时弧形越过弓状线到骨盆内壁（髋臼上缘截骨）。术者换位到对侧。使用 Cobb 骨膜分离器显露及骨膜下剥离髋臼后壁及骨盆的四边体、坐骨大切迹、坐骨棘和闭孔后外缘。第三步截骨始于弓状线处的截骨端，使用 30°骨刀在距离坐骨大切迹边缘 1 ~ 1.5cm 将截骨线延续至坐骨棘处（髋臼后缘截骨），然后成 90°角转向闭孔（髋臼下缘截骨）。确认截骨处完全分离后，在弓状线处截除一 30°角、底边厚 3 ~ 4mm 的楔形骨片，使髋臼旋转后截骨面接触满意。将髋臼向前外方向旋转。C 形臂或 X 线片确认位置满意后使用螺钉内固定。一般需 2 ~ 3 枚螺丝钉固定即可。必要时骨盆内钢板内固定。当无法确认螺丝钉是否打入关节时，要在 C 形臂或 X 线片下确认。

（3）完成截骨后盐水冲洗伤口，放引流管 1 ~ 2 枚。逐层缝合各层软组织，注意避免术后出现切口疝。

## 1025 骨盆内髋臼周围截骨术后如何处理?

术后处理：术后第 2 天拔引流管。术后 3 天扶拐免负重行走。6 周部分负重行走。8 ~ 12 周 X 线片开始出现骨性连接。术后 3 个月弃拐行走。

## 1026 Chiari 骨盆内移截骨的本质是什么?

手术的本质是关节囊内嵌的关节成形术。通过臼顶截骨，骨盆内移达到增加髋臼覆盖，稳定关节的作用。臼顶覆盖增加的部分没有关节软骨，靠关节囊与骨面相隔。它的另一个优点是为将来的人工关节置换术提供了良好的髋臼覆盖。

## 1027 髂骨截骨术的要点如何?

Salter 设计的髂骨截骨术（iliac osteotomy）是使截骨下段连同整个髋臼关节面以耻骨联

合为枢纽向前下方和外下方旋转，达到完全覆盖股骨头的目的。适合于18个月到6岁的先天性髋脱位患儿。6岁以上者，因耻骨联合活动性降低，髂骨不易旋转，故不宜行此手术。

切口自髂嵴中线外侧开始，沿髂嵴向前下方到髂前上棘，然后转向并止于腹股沟韧带中点。自阔筋膜张肌与缝匠肌之间分开，显露关节囊，清除髋臼内的过多的软组织，使股骨头进入髋臼。在小转子上方切断髂腰肌腱。显露髂骨内侧和坐骨大切迹时，注意勿损伤其后方的坐骨神经及臀上动脉。用线锯沿坐骨大切迹至髂前下棘的直线锯断髂骨。以耻骨联合为枢纽，将髋臼向前、下方和外侧旋转，观察髋臼能否完全覆盖股骨头，且在内收及伸直外旋股骨头时也不致脱出。将楔形髂骨块尖端插入髂骨上、下截骨块的裂隙内。用克氏针贯穿髂骨及植骨块至髋臼后方作固定用。彻底止血，逐层缝合切口。

术后在髋关节轻度外展、屈曲、内旋及膝关节轻度屈曲位，用髋人字石膏固定。

## 1028

## 髂骨截骨术可能发生哪些技术性错误?

可能发生的技术性错误有：①未作皮下内收肌切断术，以松解内收肌挛缩；②手术显露不够，股骨头未能整复至真性髋臼内；③误认假性髋臼为真性髋臼；④未能松解髂腰肌腱；⑤未能作适当的关节囊修补术；⑥未能充分显露坐骨切迹；⑦手术剥离未能紧贴骨膜；⑧做截骨不用线锯而用骨刀或动力锯；⑨截骨术未保持后方张开；⑩截骨术的远侧断片未向内向后变位；⑪远侧端未能旋转；⑫用细的克氏针固定，稳定力差，钢针穿越远侧不足；⑬钢针穿入髋臼；⑭错误地自下或自上插针；⑮做双侧截骨术。

## 1029

## 骨盆内移截骨术的要点是什么?

Chiari骨盆内移截骨术（Chiari procedure，Chiari osteotomy of pelvis）后的髋臼面积扩大，完全盖过股骨头，减少了单位面积上的负重力量。对股骨头的发育和代谢有调整作用。另外，股骨头的内移，增加臀肌杠杆力矩，减少关节压力，可改善臀式步态。骨盆内移截骨术适用于6～65岁先天性髋关节脱位的患者。对6岁以下的儿童，若前倾角较大，不作转子下截骨矫正时，也可作此手术。其他手术失败的患者，也适合作此手术。

取前外侧切口，分离缝匠肌与阔筋膜张肌之间隙，在关节囊与臀小肌之间，作骨膜下向后分离，至坐骨切迹。在髂骨内侧的前方，向后剥离髂肌及其上的骨膜至坐骨切迹。将骨刀放在关节囊附着与股直肌翻折头之间，沿着关节囊附着的曲线，前面起自髂前下棘，后至坐骨切迹作截骨术。术中注意髂骨狭窄部的周围解剖关系，切勿损伤坐骨神经、臀上动静脉及髂外动脉。骨盆环完全截断后，将患肢外展，并向内上方推进，使截骨线下侧髋臼骨内移，使股骨头完全被覆盖，而髂骨两断面间又有接触。冲洗切口，彻底止血，逐层缝合切口。

术后髋人字石膏固定 3 ~4 周后，拆除石膏，即可开始功能锻炼。

## 1030

## 髋臼成形术的要点是什么?

Pemberton 髋臼成形术（acetabulum reconstruction，acetabuloplasty）适用于手法复位或手术复位后 2 ~5 年，合适的髋臼仍未发育形成或因此其髋关节仍为半脱位或全脱位者。在 4 岁以后才获得初次治疗的儿童中，其髋臼大部分发育不好，不能容纳股骨头，可在切开复位的同时进行髋臼成形术。

采取前外侧切口。骨膜下剥离附着在髂嵴上的臀肌及阔筋膜张肌，自髂骨内侧骨膜下剥离至坐骨大切迹。用弧形骨刀在髂前下棘的稍上方向后弧形截骨，达 Y 形软骨的髂坐骨缘，刚在软骨中点，将骨刀对准后，再凿深 1. 5cm，即完全切开髂骨外侧骨皮质。用同一骨刀在髂骨内侧骨皮质作相应的截骨。将宽的弧形骨刀插入截骨的前方，撬下远侧断片，使上、下两段髂骨的前缘至少有 2. 5 ~3. 0cm 的距离。在撬开的髂骨粗糙面上各凿一条前后方向的窄沟，将楔形髂骨块嵌入髂骨两粗糙面的窄沟内。将髋臼保持在矫正位置，使股骨头复位。冲洗伤口，彻底止血，先将髂骨骨骺缝合在残存的髂骨上，而后分层缝合切口。

术后用髋人字石膏固定髋关节于外展内旋位。2 个月后拆除石膏，须待 X 线摄片证明骨已愈合，才可承重行走。

## 1031

## 治疗先天性髋脱位可能有哪些并发症?

（1）再脱位：可在手法复位当时或复位以后发生再脱位，其程度可从轻度半脱位到完全脱位。晚期再脱位可发生在石膏固定期间或拆除石膏以后，妨碍复位的因素可引起再脱位，更换石膏时患儿躁动或粗暴检查亦可引起再脱位。前倾角过大是后期脱位的原因，多在开始走路后发生。在石膏内脱位者，需拆除石膏作髋关节造影。对复位不满意的，需施行切开复位术。

（2）股骨头缺血性坏死：可由于手法或切开复位的创伤，拆除石膏后强力活动髋关节所致。若发生在股骨头骨化中心出现前，X 线平片表现为骨化中心出现晚、股骨颈变宽。若发生在股骨头骨化中心出现后，则表现化骨核密度增加，继而有吸收变化，最后股骨头扁平。缺血坏死后期，因股骨粗隆代偿发育而并发髋内翻。

（3）骨折：闭合或切开复位时，可因暴力引起股骨头骨骺分离、股骨颈骨折或粗隆下骨折。大儿童多并发于长期牵引，骨失用性萎缩。一旦发生骨折，需待骨折愈合后再处理脱位。若术前有前倾角过大者，在处理医源性骨折时可一并纠正。

（4）神经损伤：复位时过牵或手法使股骨头与骨盆相挤，均可损伤神经，常见的是坐骨神经损伤，有时股神经亦可受伤。如能早期诊断，应使其再脱位以减少神经的张力。

（5）术后关节僵硬或强直：其原因多与手术破坏关节软骨面，术前或术中松解关节周围软组织不充分，术后石膏固定过久，过早负重或术后牵引不足，术后感染，患儿年龄过大有关。个别患儿有瘢痕体质也是关节强直的因素。

## 1032

## 先天性髋内翻的特点是什么?

先天性髋内翻（congenital coxa varus）在生后即存在畸形，一般到学会走路始被发现。正常颈干角在儿童为135°～145°，在成人为120°～140°。颈干角小于120°者称为髋内翻，颈干角小于100°时，便需手术矫正。一侧髋内翻患儿有歪向一方的蹒跚跛行，双侧髋内翻的步态是鸭步，患肢短缩，Trendelenburg征阳性，故易与先天性髋脱位混淆。但先天性髋内翻患儿有患肢痛，患髋外展内旋受限，大粗隆向上突出，抽拉试验和“弹进”“弹出”试验均为阴性。

X线平片显示，除股骨颈干角减小外，由颈的内侧与股骨头接近处可见一三角形骨缺损区或骨发育不全区，其边缘与周围骨质有较清楚的界限，骨骺线在其近端。有三角形骨缺损区者，其远端另有一骨质疏松区横过股骨颈。股骨颈内侧缺损区的组织学检查为骨化延迟的软骨组织。因其正在股骨颈主要力线处，所以减少了股骨颈承受力量的能力。年长儿或青年病人的髋关节X线片，可见股骨头与股骨颈分离或形成假关节，大粗隆向上移位，高出股骨头数厘米；股骨的颈干角可呈锐角，显示髋内翻畸形更加严重。

（吕松岑　夏景君　赵　伟　祖佳宁　王　彤　田万里　王新涛　王志成）

# 十六、

# 颈肩痛

# Neck and Shoulder Pain

1033. 什么原因可引起颈部肌筋膜炎？ 525

1034. 颈棘间韧带及项韧带损伤的病因是什么？ 525

1035. “落枕”是怎样发生的？ 526

1036. 损伤性寰枕关节交锁的诊断难点在哪里？ 526

1037. 寰枢关节旋转性固定的诊断难点在哪里？ 527

1038. 如何分析上颈椎不稳症的原因？ 527

1039. 非手术治疗上颈椎不稳症有效吗？ 528

1040. 上颈椎不稳症适合作哪些手术？ 528

1041. 寰枢椎不稳的手术方法有哪些？ 529

1042. 多轴向钉棒系统治疗寰枢椎不稳的主要操作要点是什么？ 529

1043. 寰枢椎后路椎弓根螺钉钢板固定的稳定性如何？ 530

1044. 颈椎后纵韧带骨化症与哪些因素有关？ 530

1045. 颈椎后纵韧带骨化症的病因学说有哪些？ 531

1046. 颈椎后纵韧带骨化症的诊断要点有哪些？ 532

1047. 颈椎 OPLL 症手术治疗的基本原则是什么？ 532

1048. 颈椎 OPLL 症手术治疗的方法有几种？ 533

1049. 如何治疗颈椎后纵韧带骨化症？ 534

1050. 颈椎病是如何分类的？ 534

1051. 青少年颈椎病病因有哪些？ 535

1052. 神经根型颈椎病的诊断要点有哪些？ 536

1053. 颈神经根受累有哪些临床表现？ 536

1054. 脊髓型颈椎病的发病机制有几种学说？ 537

1055. 脊髓型颈椎病应与哪些疾病相鉴别？ 537

1056. 交感型颈椎病的临床表现有哪些？ 538

1057. 非手术治疗颈椎病应注意什么问题？ 539

1058. 硬脊膜外腔注药能治疗颈椎病吗？ 539

1059. 颈椎病的手术适应证如何选择？ 540

1060. 颈椎病的手术入路如何选择？ 540

1061. 前路手术治疗颈椎病需注意哪些问题？ 541

1062. 颈椎前路手术需要常规切除后纵韧带吗？ 541

1063. 颈椎前路手术可能发生哪些并发症？ 542

1064. 颈椎椎管扩大成形术的适应证有哪些？ 543

1065. 颈椎椎管扩大成形术的术式有几种？ 543

1066. Z 字形对开式颈椎管扩大成形术如何操作？ 544

1067. 棘突悬吊式颈椎管扩大成形术的操作程序及优点是什么？ 544

1068. 颈椎后路手术可能发生哪些并发症？ 545

1069. 后路颈椎间孔切开术及颈椎间盘切除术的显微外科技术要点是什么？ 545

1070. 应用人工颈椎间盘置换术的理论根据是什么？ 546

1071. 颈椎人工间盘置换术的概念、手术适应证和手术禁忌证分别是什么？ 546

1072. 颈椎椎弓根的解剖特点是什么？ 547

1073. 颈椎椎弓根螺钉置钉技术有哪几种？ 547

1074. 颈椎椎弓根螺钉内固定技术有哪些要点？ 548

1075. CT 导航技术引导下进行颈椎椎弓根钉置入的优缺点是什么？ 549

1076. 颈椎 Modic 改变的分型及特点是什么？ 549

1077. 颈椎 Modic 改变与轴性疼痛的发生与缓解有关吗？ 550

# （一）颈部疼痛性疾患

1033

## 什么原因可引起颈部肌筋膜炎？

颈肌筋膜炎亦称颈肩肌筋膜炎（cervicoshoulder myofascitis）亦称纤维组织炎（fibrositis）或肌肉风湿病（muscle rheumatism）。身体富有白色纤维的组织如筋膜、腱鞘、肌膜、韧带、肌腱、骨膜和皮下组织易患本病。依发病原因可分为原发性和继发性。原发性者原因不明，与受风、寒、湿和病灶感染有关，龋齿、鼻窦炎、中耳炎、慢性胆囊炎等是常见的慢性病灶。继发性者多与损伤、感染、风湿热或寄生虫感染有关。也有一部分患者由于未明确诊断的潜在颈椎病造成颈部（以后可到肩臂部）神经营养性障碍或刺激所致。风湿、慢性劳损或其他慢性因素常互相交织在一起，不易分清主次，但详细了解病情，多次检查分析，可以找出主要矛盾。对主要的和次要的矛盾都要处理。有时主要矛盾如颈椎病解决后，次要矛盾如颈肌筋膜炎即上升为主要矛盾。

1034

## 颈棘间韧带及项韧带损伤的病因是什么？

颈椎的棘间韧带较弱，棘上韧带甚为坚强。项部的棘上韧带向后伸延，成为三角形薄板，名为项韧带。其上缘附着在枕外嵴，前缘附着在寰椎后结节和所有颈椎棘突，成为颈部肌肉的正中隔。项韧带协助颈部后伸、对抗颈部屈曲和维持颈部姿势有很大作用。当发生暴力性过度颈椎屈曲，而超出肌肉和上述韧带的保护作用时，则可引起棘间韧带和项韧带的损伤。临床上屈曲型颈外伤最常见。还有一部分所谓“挥鞭”损伤，常见于高速车在前进中突然刹车，在惯性冲力下，乘车人在瞬间发生屈曲型颈部损伤，致使颈椎后软组织、棘间韧带、项韧带和小关节囊等撕裂，有的同时发生颈椎脱位或半脱位；随着颈屈曲后又受反作用力，使关节脱位又复位。因此 X 线摄片等检查未见骨折脱位，仅见棘突间距离增宽、棘突排列紊乱或伴有棘突骨折。

慢性劳损及退行性变化，亦可造成颈棘间韧带和项韧带损伤。头颈部前屈过久，颈后的棘间韧带、项韧带和黄韧带等所承担的重力增加，韧带长期处于拉长的紧张状态，负担过重，日久出现组织充血、水肿、炎性渗出，继而粘连和退行性变，甚至引起韧带的病理性纤维断裂。

## 1035

### “落枕”是怎样发生的？

“落枕（stiff neck）”是对颈部突然发生疼痛、活动障碍、最后自愈的国内常用的通俗名称。常是睡觉时枕头过高或过低，睡醒后即觉颈部疼痛和活动受限，故名“落枕”。颈椎关节结构较平坦、关节囊松弛、滑动大，故稳定性差。睡觉时枕头高度不合适或睡觉姿势不良，颈3～颈7悬空，头颈部未被支托，在肌肉完全放松的情况下，因头颈部长时间屈曲或过度伸展而致关节受损，如此时又受到风寒侵袭，则更加容易诱发本病。若原已有颈椎间盘退变，经不良姿势睡眠后或颈部活动突然超出正常范围时，更易导致本病。本症最多发生在颈2～颈3。该段为椎体间有椎间盘组织结构的开始节段，其上方是属于颅椎关节组合结构，其下方直接连结与之结构相同的颈椎群体，因此它就成为两者之间的过渡地带，为首先具有椎间盘结构的活动关节。

## 1036

### 损伤性寰枕关节交锁的诊断难点在哪里？

损伤性寰枕关节交锁（traumatic interlocking between atlas and occipit）的临床主要表现是患者受伤侧寰枕关节特别疼痛、活动障碍。这种微小的关节交锁性损伤在X线片上并不能满意地显示出来。有时这种交锁是滑膜嵌顿所致，因为寰枕关节像其他脊椎关节一样，也是滑膜关节，有发生滑膜嵌顿的可能。由高处落下的重物直接击中患者伸直位的头部是常见的原因。患者由高处坠下，头顶部直接触地，也可出现类似的寰枕交锁现象，这时要注意排除寰椎骨折。

患者主要为青壮年或运动员，有头颈部外伤史。主诉头枕部疼痛，疼痛集中于头枕部一侧，有时可放射至同侧眼眶上方，甚至肩臂部，还可伴有感觉异常。检查发现头颈部肌肉痉挛，使头部呈一种特殊的僵直姿势，头枕部的患侧略有肿胀和隆起。在乳突和下颌角之间，可摸到寰椎侧块突出，覆盖其上的软组织增厚并有压痛。患者头颈主动向患侧旋转困难，且伴有疼痛；向对侧旋转时，也因疼痛而受牵扯。若患者点头活动丧失，将下颌抬起，再向下压作抗阻力试验阳性时（即不能作下压动作），应疑及有寰枢韧带损伤而致关节功能紊乱的可能。

应常规做X线摄片检查，以排除骨性损伤。典型患者可见寰椎与枢椎间关节不对称，寰枢偏斜。必须指出，临床症状轻重往往与X线检查所见不成正比，这时应从病史、临床症状及物理检查中获得更多有利于诊断的根据。

## 1037

## 寰枢关节旋转性固定的诊断难点在哪里?

寰枢关节旋转性固定（rotationally fixed between atlas and axis）亦称为不能复位的寰枢椎旋转性半脱位，后者常伴有部分关节紊乱。常有头颈部轻微外伤史，或上呼吸道感染后，发生持久性斜颈。斜颈或头颈部竖位倾斜是常见的畸形，但也有固定在对称位的。颈部活动明显受限，疼痛可波及枕部或半个头部，有时出现面部疼痛，异样感觉。强迫性旋转可使寰椎前移，甚至危及椎动脉血液供应及脊髓功能，以致死亡。故对有明显外伤史者，检查时要十分小心。

头颈固定在对称位：其临床表现也不完全一致。有的患者枢椎呈旋转性固定，无关节病迹象，此见于单纯功能性交锁或与损伤性寰枕关节交锁并存，两者可同时解锁。有的头颈固定达数年之久，患者已习惯于短缩韧带的牵拉和关节的张力，其周围组织已有变化，不可能用手法扳正。另一类患者除头颈固定外，还有关节病迹象。X 线片显示枢椎棘突偏离一侧，并与限制旋转的方向一致。

头颈固定在偏斜位：即头向一侧偏斜 10°～20°，同时转向对侧。这类患者头颈可有少许活动范围，并能自动地暂时将头转回到中立位，但不能达到过度纠正的程度。斜颈对侧的胸锁乳突肌经常处于痉挛状态，日久，面部两侧发育不对称。病情继续发展，寰椎进行性前移，出现下颈椎代偿性的“鹅颈”畸形，甚至发生神经压迫症状。

X 线片可见齿状突偏斜，与寰椎两侧侧块距离不等，又不能用手法矫正，则支持本病诊断。

## 1038

## 如何分析上颈椎不稳症的原因?

造成上颈椎不稳（upper cervical instability）有多种因素。因器质性病变引起的不稳症状多较重，而由于动力因素引起的暂时不稳症状较轻。病程长者其症状较轻，而急性发作者则重。使椎管变宽的损伤后期残留的不稳，从 X 线片看十分明显，其临床症状较轻，而椎管变窄者当然较重。主要病因如下：

（1）先天性发育异常：上颈椎是脊柱中最易引起发育性畸形的部位之一。临床多见齿状突畸形。如齿状突发育不良或缺如，齿状突分离。由先天性半椎体或椎体融合引起的先天性短颈畸形。寰椎后弓缺如，完全性或部分性枕颈融合。其他畸形如副枕骨畸形、前寰椎或副枕椎畸形等均与上颈椎不稳有关。

(2) 局部炎症：咽喉及颈部急慢性炎症可直接刺激邻近的肌肉、韧带，或通过丰富的淋巴系统使炎症在局部扩散，以致造成该处的肌张力降低和韧带、关节囊松弛，椎节内外平衡失调，从而破坏了局部的完整性与稳定性。

(3) 外伤：任何头颈部外伤都可波及上颈段，造成局部韧带、肌肉及关节囊的损伤，成为上颈椎不稳的常见原因。临床上常见的挥鞭性损伤对上颈椎的影响不亚于下颈段，且早期不易发现。在外伤情况下，如果颈椎本身原有先天性畸形，则易引起脊髓的损伤，甚至立即死亡。

(4) 解剖因素：由于寰枕关节和寰枢关节接近水平位，因此遭受外伤时易引起完全脱位，已超过椎管矢状径的 1/3，以致脊髓受压瘫痪或致死。由于椎动脉从寰椎上方椎动脉孔处穿出，并沿椎动脉沟进入颅内，因此，此处不稳定时椎动脉亦可被波及而引起狭窄、折曲或痉挛，以致出现椎 - 基底动脉供血不全症状。

(5) 血供因素：齿状突的血供源于中央动脉、周围动脉和局部韧带（翼状韧带和齿状韧带）上的细微血管支。如齿状突一旦骨折，前两者通过基底部来的血供中断，而仅靠顶端的细微血管支，这当然不足以维持血供，以致影响愈合而增加上颈段不稳的因素。

## 1039

## 非手术治疗上颈椎不稳症有效吗?

一般性上颈椎不稳，不伴有脊髓受压或神经刺激症状者，应先行非手术疗法。儿童患上颈椎不稳，即便有神经刺激或压迫症状，亦应先行非手术疗法，多可好转或痊愈。

凡已确定为上颈椎不稳者，均按重症护理，绝对卧床休息，尤以有脊髓压迫症状者，切忌随意下地活动。颈部制动非常重要，可酌情选用枕颏吊带牵引、颅骨牵引、带头颈段的石膏床，头 - 颈 - 胸石膏或 Halo-vest 装置等。对有神经刺激或脊髓压迫者应行脱水疗法，静点甘露醇、高渗葡萄糖、地塞米松等。注意避免外伤，任何外伤均可招致严重后果，甚至危及生命。儿童因咽喉炎症致上颈椎不稳者，要选用有效的抗生素治愈炎症，才能使肿胀松弛的韧带、关节囊、肌肉恢复正常。

## 1040

## 上颈椎不稳症适合作哪些手术?

上颈椎不稳（upper cervical instability），包括枕颈与寰枢不稳，已引起脊髓压迫症状或椎动脉供血不全症状者，则需手术治疗。非手术疗法一旦停止而症状复现者，亦需手术治疗。手术禁忌证为高位颈髓受压已出现完全性瘫痪及呼吸功能衰竭者；以及全身情况不佳、高龄、主要脏器有严重病变无法耐受手术者。

(1) 枕颈融合术：此手术适合枕颈不稳伴有椎动脉受压或脊髓刺激症状者；枕颈不稳并有轻度脊髓压迫症状，经非手术疗法症状虽已消失，亦可行枕颈融合术。

(2) 寰椎后弓切除枕颈融合术：适合寰枢或寰枕脱位压迫脊髓引起瘫痪经保守疗法无效者。

(3) 寰枢椎植骨融合术：适合寰枢脱位伴有脊髓刺激或压迫症状经保守疗法无效者。

(4) 颅后窝及寰椎后弓减压术：对颅底凹陷症者。如通过切除寰椎后弓获取扩大减压目的，不仅手术困难，且相当危险；不如先从后颅窝处开窗，由此再向寰椎后弓处减压较为安全。

## 1041

## 寰枢椎不稳的手术方法有哪些?

寰椎和枢椎位于生命中枢对应的部位，具有独特而复杂的解剖结构，寰枢椎不稳极易造成脊髓受压，导致患者出现临床症状、瘫痪，甚至危及生命，治疗极为棘手。寰枢椎后路稳定技术是常用的手术方式。先后有寰枢椎的线缆固定技术（Gallie 技术和 Brooks 技术）、椎板夹（Halifax clamp）和椎板钩（Apofix）技术、经关节螺钉技术（Magerl 技术）、寰椎侧块螺钉技术、寰椎椎弓根螺钉固定技术和枢椎椎板螺钉 + 寰椎侧块螺钉技术，各种技术均具有各自的优缺点和生物力学特性。Margel + Gallie 法是目前较为公认的在治疗寰枢椎不稳方面的有效方法之一。寰椎侧块螺钉 + 枢椎椎弓根螺钉的稳定性与 Magerl 螺钉相同，但显露困难，容易引起颈髓、颈 2 神经根和椎动脉的损伤。寰椎椎弓根螺钉联合枢椎椎弓根螺钉的钉板或钉棒固定的稳定性与 Magerl 螺钉相当，且无需显露寰枢椎侧块关节，但进钉标志不明显，显露困难，影响置钉的安全性和准确性。

## 1042

## 多轴向钉棒系统治疗寰枢椎不稳的主要操作要点是什么?

寰椎的进钉点：选择在寰椎后结节中点旁 18 ~ 20mm 与后弓下缘以上 2mm 的交点处。咬除进钉点骨皮质。向寰椎侧块钻孔，钉道方向与冠状面垂直，矢状面上螺钉头端向头侧倾斜约 5°，深度控制在 25mm 左右。枢椎的进钉点：以枢椎下关节突根部中点为进钉点，咬除进钉点骨皮质。然后钻孔，沿椎弓峡部的上面和内面皮质逐渐深入达到椎弓根，此时钉道与矢状面夹角约 15°，与横断面夹角约 25°。对侧同样操作。攻丝后拧入合适长度的多轴向螺钉，选择合适长度的连接棒，预弯成一定弧度，通过调节多轴向钉棒系统后方的螺母提拉寰椎或枢椎进行复位，复位后锁定。为求寰枢椎关节的永久稳定，植骨是必不可少的。进钉的方法大同小异，应根据术者的临床经验并辅以影像学支持，如术中 C 臂 X 线及 CT 的实时定位，务求精准，争取一次完成，不重复操作。

### 1043

### 寰枢椎后路椎弓根螺钉钢板固定的稳定性如何？

马向阳、尹庆水等用 6 具新鲜颈椎标本，按随机顺序，对每一标本先后行颈 1 ~ 颈 2 椎弓根螺钉钢板、Magerl 螺钉、Brooks 钢丝以及螺钉联合钢丝固定，在脊柱三维运动实验机上测量其三维运动范围。其实验研究结果显示，Magerl 螺钉或颈 1 ~ 颈 2 椎弓根螺钉钢板联合 Brooks 钢丝组成的固定系统的三维运动范围最小。颈 1 ~ 颈 2 椎弓根螺钉钢板固定的前后屈伸运动范围与 Brooks 钢丝固定无差异，但大于 Magerl 螺钉；其左右侧屈运动范围小于 Brooks 钢丝固定，大于 Magerl 螺钉；其轴向旋转角度明显小于 Brooks 钢丝固定，但与 Magerl 螺钉无统计学差异。据此得出结论为颈 1 ~ 颈 2 椎弓根螺钉钢板固定的三维稳定性与 Magerl 螺钉相当，稳定性良好。

## （二）后纵韧带骨化症

### 1044

### 颈椎后纵韧带骨化症与哪些因素有关？

后纵韧带排列分为 2 ~ 3 层，其内层纤维较短，仅连结上下椎节，外层纤维则跨越 3 ~ 4 个椎节，中层纤维长度介于前两者之间。颈椎后纵韧带骨化可能与下列因素有关：

（1）炎症：主要由于咽喉处等上呼吸道感染波及椎管周围的小静脉或细小动脉形成炎性闭塞或血流动力学改变，表现为血流缓慢而易引起钙盐沉积，以致韧带钙化并逐渐进一步骨化。

（2）慢性劳损：有人主张将本病与颈椎病视为同一种疾患，主要是考虑本病的发生与发展多起源于颈部慢性劳损后，其属于整个退变过程的一部分。事实上，绝大多数病例均有颈部劳累史，且多在 50 岁以后发病，当然少数患者可在 40 岁左右出现。

（3）创伤：后纵韧带骨化以上颈椎为多见，而一般创伤则好发于下颈椎，两者关系似不密切。但实际上上颈椎的活动量并不亚于下颈段，尤其旋转与伸屈活动。在此过程中，任何对后纵韧带的超限牵拉与伸屈活动及扭曲均可造成韧带下或韧带本身的出血、渗出和创伤性炎症，甚至韧带被撕裂，此为造成其钙化与骨化的另一原因。

（4）地域特点：东北亚地区人种较多见，如日本、朝鲜半岛及中国东北等。治疗颈椎后纵韧带骨化的术式多为日本人所创或许与此相关。

## 1045

## 颈椎后纵韧带骨化症的病因学说有哪些？

颈椎后纵韧带骨化症的病因目前还不清楚，可能与创伤、慢性劳损、炎症、颈椎间盘变性、遗传等因素有关。

（1）糖代谢紊乱学说：我国有关文献报道，颈椎后纵韧带骨化患者中有15.6%合并糖尿病。日本学者报道，颈椎后纵韧带骨化患者中合并糖尿病者占12.4%，而糖耐量试验异常者达28.4%。糖尿病患者后纵韧带骨化的发生率也较正常人高。而有隐性糖尿病的比例更高，可见葡萄糖代谢与韧带骨化倾向之间有一个比较密切的关系。同时，这也可以部分解释为什么在东亚地区以稻谷为主食的民族中，韧带骨化症的发病率特别高。

（2）颈椎后纵韧带肥厚学说：许多学者发现，在颈椎后纵韧带骨化症的患者中，约占23.9%的病例合并有脊椎特发性弥漫性肥大性关节炎，6.8%合并黄韧带骨化，2%合并强直性脊柱炎，因此推测其与全身骨关节处肥厚性改变相关。骨化的后纵韧带（ossified posterior longitudinal ligament，OPLL）早期累及多个椎间隙水平和它们邻近终板的后纵韧带，偶尔也扩展至整个椎体后缘水平的后纵韧带组织。研究发现，OPLL早期患者的后纵韧带标本中包含岛样软骨化、钙化和骨化，这是引起韧带肥厚和增生进而引起脊髓和神经根受压迫的原因。一系列患者的手术标本研究发现，OPLL的演变过程为后纵韧带软骨细胞增殖肥厚、血管化和纤维化，局灶性钙化和骨化，最后形成板层骨和成熟的哈佛系统。

（3）椎间盘变性学说：日本学者研究认为椎间盘变性后发生后突，后纵韧带所受的应力增大，在其周围组织的变性修复过程中，引起局部组织的增生、钙盐沉积而导致骨化。亦有学者认为连续性后纵韧带骨化的椎间盘变性程度较轻，而间断性者骨化的椎间盘变性则较重。因此，他认为连续型后纵韧带骨化系全身因素所致，与椎间盘变性无关，而间断型后纵韧带骨化则是由椎间盘变性所致。

（4）创伤学说：有人在临床观察中发现，喜欢弯曲脊柱的人易发生后纵韧带骨化，因而表明后纵韧带骨化与脊柱的动静力学负荷有关。创伤因素与该病发病有着密切关系，由于后纵韧带和椎体后缘静脉丛之间关系紧密，当外伤或椎间盘后突时，静脉易遭创伤作用发生出血，并进入后纵韧带引起钙化、骨化。

（5）钙磷代谢异常学说：由于韧带骨化症患者常同时伴有甲状旁腺功能减低或家族性低磷酸盐性佝偻病，提示钙磷代谢异常可以导致韧带骨化。虽然血液化学测定常为正常，但钙摄入量试验显示后纵韧带骨化症患者的肠腔钙吸收有降低的趋势。此外，后纵韧带骨化的患者还有全身性增生的倾向，除合并脊柱骨质增生、强直性脊柱炎之外，还常伴有前纵韧带、黄韧带骨化。故有人认为，后纵韧带骨化可能是全身性骨质增生和韧带骨化的局部表现。

（6）遗传学说：Nakamura I 等人（1999）为探讨遗传与 OPLL 的可能关系，考虑到核苷酸焦磷酸酶 nucleotide pyrophosphatase（NPPS）是沉钙作用（钙化）calcification 和矿化作用 mineralization 的主要的抑制剂。他们通过对 323 个 OPLL 患者的核苷酸焦磷酸酶（nucleotide pyrophosphatase，NPPS）基因进行了研究，结果证明 NPPS 在 OPLL 的发病中扮演重要角色。提示遗传因素与 OPLL 发病有关。

## 1046

## 颈椎后纵韧带骨化症的诊断要点有哪些？

诊断颈椎后纵韧带骨化症主要根据颈椎影像学所见及临床特点。

颈椎后纵韧带骨化症发病缓慢，多在不知不觉中发病，亦可于外伤后突然加剧或初显症状。以脊髓症状为主，症状变化的速度不快。早期主要因脊髓前方受刺激和受压而引起锥体束征，如波及脊髓前中央动脉，则表现为下肢较重的四肢运动障碍。而椎动脉受累者，则以上肢症状为主。感觉症状以疼痛、麻木及束带感多见，腹壁反射可减弱或消失，肌张力增强，腱反射亢进，病理反射可引出。严重者肌张力明显增强，可出现髌阵挛和踝阵挛。

X 线平片可显示孤立型，即单个椎节上发生者；间断型，指在两个椎节以上发生，相互之间无连续者；连续型，指超过两个椎节以上相互连续或呈条状者；混合型，前述两型以上者。CT 和 MRI 可清晰地显示病变范围、特点、椎管大小及脊髓是否受压。

## 1047

## 颈椎 OPLL 症手术治疗的基本原则是什么？

颈椎后纵韧带骨化症的主要病理改变是骨化块压迫脊髓，解除骨化后纵韧带对脊髓及神经根的压迫，是主要目的。一般来说，连续型后纵韧带骨化症多见，造成颈椎长节段脊髓压迫。后路减压，解除脊髓压迫是基本原则。首选颈椎管扩大成形术，有些病例也可选用全椎板切除术。而对于孤立型和间断型后纵韧带骨化症，致压节段在 3 个节段以内，可考虑行前路手术，以重建颈椎生理曲度和椎间高度，为神经、脊髓功能的恢复提供良好的生物力学环境。但骨化块巨大，对脊髓形成明显压迫者，手术宜小心慎重进行，切勿损伤脊髓，造成不可挽回的后果。

## 1048

## 颈椎 OPLL 症手术治疗的方法有几种?

手术方法可分为前路、后路及前后联合入路手术。

由于 OPLL 的骨性致压物位于椎管前方，因此前路手术具有可切除骨化物、减压直接、疗效确切的优点。20 世纪 70 年代末以前，颈椎 OPLL 的手术治疗多以前路手术为主，但由于当时手术技术以及工具的限制，前路手术往往难以彻底切除骨化物，且术中损伤硬膜囊、脊髓，导致术后脑脊液漏甚至神经症状加重等并发症的发生率较高。而后路单纯椎板切除术对颈椎的稳定性破坏较大，术后继发颈椎后凸畸形的发生率高达 60% 以上，无法获得理想的远期疗效。

直到 20 世纪 70 年代末，日本学者先后报道了单开门椎管扩大成形术和双开门椎管扩大成形术，由于其在扩大椎管容积的同时，最大程度地保留了颈椎后部结构，较之单纯椎板切除减压术能够更好地维持颈椎稳定性，使患者能够获得相对良好的远期疗效，椎管扩大椎板成形术成为治疗颈椎 OPLL 症的主要手术方式。但对于颈椎 OPLL 症患者来说，椎管扩大成形术后颈椎不稳可能进一步加重 OPLL 的发展，影响患者预后。随访发现后路椎管扩大成形术后，50%~70% 患者的骨化物范围扩大，平均每年增厚 0.3mm，纵向扩大 1mm，平均超过 10% 的患者术后出现症状反复或加重。此外，后路手术时无法有效地恢复患者颈椎生理前凸，因此对于术前颈椎曲度已变直或出现后凸畸形的患者来说，后路手术往往难以获得充分的减压效果。有研究认为当颈椎 OPLL 症患者颈椎曲度小于 10°时，后路减压不足以解除骨化物对脊髓的压迫。因此，后路手术并不能满足所有颈椎 OPLL 症患者的需要。Fujiyoshi 用 K 线（在颈椎侧位 X 线片上自 C2 至 C7 画一直线，即为 K 线）作为选择前、后路手术的依据，提出 OPLL 范围未超过 K 线者为 K 线阳性组，超过 K 线者为 K 线阴性组。致压物超过 K 线者，后路手术减压疗效差，应选择前路或前后路手术。以往一般将骨化范围大于 3 个节段、椎管狭窄率大于 50%、骨化物厚度大于 5mm 的严重 OPLL 视为前路手术的禁忌而采用后路手术间接减压，然而随着近年来手术技术以及手术器械的进步，使得前路切除严重的 OPLL 直接减压成为可能。切除致压的骨化韧带，获得充分的减压效果，而且可以通过前路手术中撑开椎间高度，重建颈椎生理曲度，为神经功能的恢复提供了良好的生物力学环境。

尽管随着手术技术的提高和器械的改进，大大提高了 OPLL 症患者的手术的安全性和有效性，但是同一般的颈椎病比较而言，尤其是严重的 OPLL 症患者，仍具有较高的手术并发症的发生率。例如前路手术中的脑脊液漏、神经损伤，后路手术中的神经根麻痹、轴性疼痛等并发症仍难以完全避免，因此手术医生应根据所在单位的技术条件及本人的实际经验，从安全角度出发，酌情选择术式。术前向患者详细说明可能发生的并发症，取得患者的理解，术后采取积极措施，以减少患者的疑虑和不满。

1049

## 如何治疗颈椎后纵韧带骨化症?

颈椎后纵韧带骨化症病情进展缓慢，以非手术疗法为主，非必要时一般不宜手术治疗。非手术疗法包括休息、理疗、重量适宜的功能位牵引、针灸、封闭和中西药物等治疗。

颈椎管狭窄程度可用狭窄比率表示，即后纵韧带骨化的厚度与颈椎管矢状径的百分比。狭窄比率小于 30%，则脊髓受压尚轻，大于 40% 时则脊髓明显受压。非手术疗法无效时，则需手术治疗。颈椎后纵韧带骨化症的孤立型和间断型，一般可行颈椎前路椎体次全切除扩大椎管。因硬脊膜与骨化的后纵韧带可能粘连，硬脊膜上常附有骨片，故切除骨化的后纵韧带时要谨慎，轻柔操作。较好的方法是在骨片周围将椎体骨质切除后，使骨片能漂浮起来，再小心地将骨片切除。连续型者，骨化的后纵韧带与硬脊膜粘连广泛而紧密，勉强剥离可加重瘫痪，采用后路颈椎管扩大成形术较为安全。

# （三）颈椎病

1050

## 颈椎病是如何分类的?

颈椎间盘退变及其继发的椎间关节退变致使周围重要组织（脊髓、神经根、交感神经及椎动脉）受累，呈现相应的临床症状者称之为颈椎病。根据临床表现的特点，可将颈椎病分为神经根型、脊髓型、交感型、椎动脉型及其混合型。根据颈椎病的病因和病理改变进行的分期分型法，能为颈椎病治疗方法的选择和预后判定提供依据。

（1）颈椎病前期：指 X 线片上颈椎有各种程度不同的退变，包括明显的骨刺形成等。但颈椎管不狭窄，无临床症状与体征，亦不需特殊处理。亦可称之颈椎退行性变或颈椎骨性关节病，而不冠以颈椎病前期的帽子。应嘱其注意避免外伤及慢性劳损，一旦出现症状，随时就诊。

（2）颈椎间盘症期：可分为以下三个阶段：①单纯性颈椎间盘症：椎间盘刚刚开始变性，颈椎失稳，无神经和脊髓受刺激的症状和体征。②颈椎间盘突出症：突出的髓核刺激或压迫神经根或脊髓，但症状和体征的波动性较大，正规的非手术治疗均有显效。③颈椎间盘脱出症：髓核穿过破裂的后纵韧带进入椎管内，突然出现较重的神经根及脊髓症状。非手术治疗无效则宜行髓核摘除术及椎间关节融合术。

（3）骨源性颈椎病期：主要是由于增生的骨赘刺激和压迫脊髓、脊神经根、交感神经和椎动脉所致。椎管矢状径的大小对疾病的发生发展有重要意义。大致分4型：①中央型：骨赘位于椎体后方中央，压迫脊髓前方及其血管，而引起以运动障碍为主的一系列症状。②侧后型：骨赘偏向一侧刺激压迫脊髓的边缘和脊神经根，引起同侧神经根及脊髓症状。③钩椎关节型：钩椎关节骨质增生，分别或同时刺激椎动脉、脊神经根，引起椎动脉型、神经根型或椎动脉－神经根型颈椎病。④食管压迫型：椎体前方骨赘刺激或压迫食管，引起食管痉挛或机械性梗阻而致吞咽困难。⑤弥漫型：骨赘广泛，且具有两型以上症状。

（4）脊髓变性期：为脊髓长期受压继发变性者。此期进行任何占位性操作与术后可能发生的脊髓反应性水肿均可招致严重后果。

## 1051 青少年颈椎病病因有哪些？

（1）先天性椎管狭窄或异常学说：青少年颈椎发育尚未成熟，相对较成人椎管更细，特别是CT测量椎管矢状径 $<10mm$ 者，容易发病。因此，先天或发育中各个因素造成的颈椎管狭窄，是青少年期颈椎病发病的一个不可忽视的重要因素。

（2）颈椎间盘退变理论：髓核的含水能力和椎间盘的血液供应有一定的关系。幼小时其细小血管的分支可达深层，随着年龄增长，血管逐渐减少，血管口径变细，一般在13岁以后已无血管再传入深层，髓核脱水、弹性模量改变，内部可有裂纹形成。纤维环大约在20岁以后开始变性，早期为纤维组织的透明变性、肿胀、纤维增粗和排列紊乱，进而出现断裂及裂隙形成。纤维环变性可造成椎节不稳是加速髓核退变的主要原因。

（3）慢性劳损理论：①睡眠姿势不良：主要是枕头过高或过低，枕垫高度与形态、睡眠姿势对维持颈椎生理形态、维护颈椎内外平衡具有较大的影响，当枕垫过高或过低，这种维持成相对持续状态，机体为维持正常的姿势，保持平衡，要求颈部的肌肉、韧带，与主动和拮抗肌两组肌群间保持着动态平衡，随肌体的变化不断调整，产生了颈椎的生理弯曲变化。颈椎生理曲度改变后，颈椎负荷的重力线发生偏移，使重力的切线作用明显增加，颈椎各部位的受力状态出现异常，内源性稳定包括椎体、附件、椎间盘及相连的韧带为静力平衡。②日常生活或工作习惯不良：长时间低头伏案从事计算机工作、学习、长时间看电视使颈椎长时间处于屈曲状态，临床流行病学显示，颈椎病的发生与长时间低头屈曲位造成的异常应力符合有关。③精神高度紧张：当代青少年迷恋电脑或手机游戏者，长时间处于高度紧张状态，颈部肌肉处于紧张状态，血管收缩，颈部肌肉缺血容易出现损伤，故而精神高度紧张作为颈椎病的致病因素之一也不容忽视。

(4) 头颈部外伤学说：头颈部的外伤与颈椎病的发生和发展有明显的关系，临床上许多颈椎病患者早期曾有颈部外伤史。

## 1052 神经根型颈椎病的诊断要点有哪些?

神经根型颈椎病（nerve root type cervical spondylosis）是由于椎间孔处有突出物压迫颈神经根所致。发病多见于 30 ~ 50 岁，男性多于女性一倍，起病缓慢，多无外伤史。

主要症状是颈痛和颈部僵硬，颈部活动时可有一轧音。肩痛及肩胛骨内侧缘部疼痛，上肢放射痛。患侧上肢自觉沉重，握力减退。晚期可有肌萎缩及肌束颤动。

查体可见，颈活动受限，患侧颈部肌肉紧张。棘突、棘突旁、肩胛骨内侧缘部以及受累神经所支配的肌肉有压痛。椎间孔部可有压痛，并能使上肢疼痛加重。牵拉试验和压头试验均可为阳性。受累神经根支配区的皮肤感觉障碍，相应的腱反射和肌力亦有改变。X 线片上可见颈椎曲度改变、不稳及骨刺形成等异常，临床表现与 X 线片上异常所见在节段上一致。应除外颈椎骨骼实质性病变（结核、肿瘤等）、胸廓上口综合征、腕管综合征、上肢神经干病损、肩关节周围炎、网球肘等以上肢疼痛为主的疾患。

## 1053 颈神经根受累有哪些临床表现?

(1) 颈 4 神经根受累：感觉障碍在肩部附近的皮肤；运动障碍在肩胛提肌，无反射改变。

(2) 颈 5 神经根受累：感觉障碍在上臂外侧，很少到前臂；上臂外侧感觉减退；三角肌、肱二头肌肌力减弱；肱二头肌腱反射减弱。

(3) 颈 6 神经根受累：疼痛沿患肢桡侧放射到拇指，拇指及示指感觉减退；肱二头肌、肱桡肌及腕伸肌肌力减弱；肱桡肌腱反射减弱。

(4) 颈 7 神经根受累：疼痛放射到中指，中指感觉减退；肱三头肌、桡侧腕屈肌、指伸肌肌力减弱；肱三头肌腱反射减弱。

(5) 颈 8 神经根受累：疼痛在前臂尺侧；小指和环指感觉减退；尺神经支配的屈指肌、尺侧屈腕肌、手内肌肌力减弱。

值得注意的是上位颈神经根颈 4 ~ 颈 6 受累，有时可出现尺神经支配区的功能障碍，可能为继发性前斜角肌痉挛压迫下臂丛神经所致。

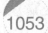

## 1054

### 脊髓型颈椎病的发病机制有几种学说?

（1）机械性压迫学说：颈椎间盘突出物、退变所致的骨刺、肥厚的黄韧带、骨化的后纵韧带等压迫脊髓引起脊髓型颈椎病。手术治疗，除去压迫，疗效好。

（2）颈椎椎骨间不稳定学说：颈椎椎间失稳，尤其是合并椎管狭窄时，极易出现脊髓压迫症状。切除不稳定节段之间盘，同时植骨融合，症状改善显著。

（3）脊髓血液循环障碍学说：实验研究发现，即使除去压迫，脊髓血液循环障碍为不可逆者，有脊髓内微循环改善的变化。强调早期手术治疗，只有在脊髓发生严重变性前作减压手术，才能获得良好效果。

## 1055

### 脊髓型颈椎病应与哪些疾病相鉴别?

（1）原发性侧索硬化症：与前者相似，唯其运动神经元变性仅限于上神经元而不波及下神经元，较少见。主要表现为进行性、强直性截瘫或四肢瘫，无感觉障碍和膀胱症状。如病变波及皮层延髓束，则可出现假性延髓麻痹征象。鉴别要点与前者一致。

（2）进行性肌萎缩症：指运动神经元变性限于脊髓前角细胞而不波及上神经元者。肌萎缩征先局限于一部分肌肉，渐而累及全身。表现为肌无力、肌萎缩及肌束颤动，强直征不明显。鉴别诊断要点与肌萎缩型脊髓侧索硬化症相似。

（3）脊髓空洞症：本病以脊髓内空洞形成及胶质增生为特点，可累及白质内的长传导束。脊髓空洞症多见于颈胸段脊髓，有分离性感觉障碍。早期为一侧性痛温觉障碍，而触觉及深感觉则基本正常，当病变波及前连合时，可出现双侧感觉障碍。患者可出现神经营养性障碍，甚至出现 Charcot 关节。

（4）颅底凹陷症：患者可在 20 ~ 30 岁开始发病。因为上颈椎凹入颅内，而呈短颈外观。临床上多表现为高位颈脊髓受压的症状和体征，严重者则出现四肢痉挛性瘫痪，而其部位较脊髓型颈椎病为高，程度较重。多伴有颈椎骨其他畸形，可有疼痛性斜颈畸形。后期如出现颅压升高则出现颅内症状。X 线片显示枢椎之齿突顶高于硬腭 – 枕大孔线，颅底角大于 145°，所谓颅底角系指蝶鞍与斜坡所形成的角度。

（5）多发性硬化症：为一病因尚不十分明了的脱髓鞘病变，因可出现锥体束症状及感觉障碍，易与脊髓型颈椎病相混淆。好发年龄在 30 ~ 40 岁，女性稍多。患者多有程度不同的精神症状，以欣快色彩较多，情绪易冲动。病变波及小脑者，可出现发音不清和共济失调症状。脑神经症状以视神经受累较多。本病尚无特效疗法，手术可加重病情，甚至引起意外，因此切忌误诊。

（6）脊髓痨：为梅毒后期病征，其病理改变主要在脊髓后根与后束，尤以腰骶部为多发。患者有冶游史。下肢出现闪电样疼痛，呈灼痛或撕裂痛，疼痛消失后，该处出现感觉过敏。主因后根躯体神经受刺激所致。因深感觉障碍，步行时有踩棉花样感觉，步态蹒跚。因视神经萎缩致视力障碍，乃至失明。可出现阿-罗瞳孔，即瞳孔的调节反应正常，而对光反应延迟或消失。肌力低下，尤以下肢为明显，膝反射可消失。快速血浆反应素环状卡片试验（RPR）阳性率可为70%。

（7）肌萎缩型脊髓侧索硬化症：本病属于运动神经元疾病，病因不明，目前尚无有效的治疗方法。常于40岁前后，无任何原因突然发病。上肢先发生肌无力、肌萎缩，肌萎缩以手内肌明显，双手呈鹰爪状。亦可引起颈部肌肉萎缩，而颈椎病受累肌肉罕有超过肩部以上者。当病损波及延髓时，可出现发音障碍，语音含糊，渐而影响嚼肌和吞咽运动。患者无感觉障碍，少有自主神经症状。各期所特有的肌电图征、肌肉活组织检查以及CT和MRI等，均有助于本病与脊髓型颈椎病的鉴别。

（8）周围神经炎：本病系由于中毒、感染、感染后变态反应等所引起的周围神经病变。主要表现为对称性手套-袜子型感觉减退；四肢远端对称性弛缓性不全瘫痪；对称性自主神经功能障碍，主要表现为手足部血管舒缩、出汗和神经营养性改变。

（9）颈椎管内肿瘤及颈椎骨肿瘤：颈椎管脊髓内外肿瘤和颈椎骨上的原发性、继发性肿瘤均可引起颈脊髓受压的症状。其诊断均需进行MRI、CT扫描及X线检查，则肿瘤清晰可见。

## 1056

## 交感型颈椎病的临床表现有哪些?

颈交感神经的节前纤维来自胸1～5脊髓灰质侧角细胞，节后纤维通过吻合支上行达颅内，并有神经纤维进入眼部支配扩瞳肌和上眼睑的平滑肌。进入脊神经的节后纤维随脊神经分布到邻近器官，如头、颈、上肢、心脏、血管、腺体和立毛肌等。同时也随脊脑膜返回神经支进入椎管，分布至椎管内血管（包括脊髓被膜的血管）上，从而直接影响脊髓及脊神经根的功能。颈椎各种结构病变的刺激通过脊髓反射或脑-脊髓反射而发生一系列交感神经症状，被称为交感型颈椎病（sympathetic cervical spondylosis），可有下列症状：

交感神经兴奋症状：头痛或偏头痛，头晕头沉，枕部痛或项痛。眼球后痛，眼干涩、视野内冒金星，视力改变。可出现Horner综合征。因血管痉挛致使肢体发凉，肢体遇冷则有痒感，继而红肿或疼痛加重。头、颈、面或肢体麻木、痛觉减退不符合脊神经节段分布等。心律不齐，心动过速，多汗，耳鸣，听力下降，发音障碍。

交感神经抑制症状：交感神经抑制也就是迷走神经或副交感神经兴奋。如头晕，视物模糊，心动过缓，血压偏低；胃肠蠕动增强或嗳气；流泪，鼻塞等。

交感型颈椎病的诊断较难。若有神经根或脊髓损害症状，有助于诊断。颈交感神经或硬脊膜外封闭能使症状减轻或消失时，可帮助诊断。

## 1057

## 非手术治疗颈椎病应注意什么问题?

非手术疗法有可能使颈椎病症状减轻，明显好转，甚至治愈，对早期病例效果尤佳，非手术疗法也是手术治疗的基础。由于颈椎解剖和生理功能的特殊性，任何超出颈椎生理限度的粗暴操作不仅难达预期效果，且易造成不良后果。例如手法推拿太重或不得要领，患者可突然出现神经症状、瘫痪、甚至立即死亡。应对每例颈椎病的病理解剖了解后，选择最合适的治疗方法，避免发生意外。例如对脊髓型颈椎病仅寄希望于牵引疗法，当然成功率不大。同样，由钩椎关节明显增生所造成的椎动脉型颈椎病，也难以靠某种非手术疗法获得奇效。每种疗法应按具体要求结合病情灵活掌握。例如对伴有黄韧带肥厚的颈椎病患者，牵引时采取仰颈位，当然无效；反之，对一个颈椎管前方有巨大骨刺者，头颈前屈位牵引也难以收效。某些疗法早期反应较大时，应加以解释，取得患者合作。

没有正确的诊断，就没有正确的治疗。将脊髓侧索硬化症、椎管内肿瘤等误诊为颈椎病加以治疗，当然无效。颈椎病如伴有其他更严重的疾患，以致对治疗无明显效果，还易出现意外。由于病情发展，尤其是脊髓的血管受压后可使病情突然加剧，对此种病例应争取及早手术治疗。对某些病例均勿因非手术疗法而延误手术时机。

## 1058

## 硬脊膜外腔注药能治疗颈椎病吗?

颈椎硬脊膜外腔造影显示，造影剂不仅充满硬脊膜外腔，还流注到椎间孔外，臂丛神经的根、干清晰可见。硬脊膜外腔注射醋酸泼尼松龙混悬剂，药物可布满硬脊膜外腔、窦椎神经、脊脑膜返回神经、脊神经及其前后支起始部的周围，使这些部位的创伤性炎症消退，粘连松解，局部的代偿间隙得以扩大，对神经根、脊髓、椎动脉、交感神经的刺激和压迫减轻。脊神经及其周围组织的水肿、渗出等急性炎症消退，神经根内外的粘连松解，上肢麻木消退，减弱的肌力逐渐恢复，神经根型颈椎病的根性痛得以好转或治愈。同理，上述部位的交感神经不再受刺激和压迫，交感型颈椎病治愈。交感神经和椎动脉周围的创伤性炎症消退，则椎动脉痉挛得以缓解或消失，使椎动脉型颈椎病得到缓解或治愈。除非椎动脉造影证实椎动脉有器质性狭窄，必须手术者外，神经根型、交感型及椎动脉型均可选用此种疗法。轻症脊髓型亦可得到缓解，只有中、重度脊髓型颈椎病必须手术治疗。CT 显示颈椎间盘突出压迫硬膜囊，根痛症状明显，且有脊髓轻度受压症状和体征，经该法治疗，也可缓解，而间盘突出如故。当然治疗期间要限制头颈活动，对颈椎失稳者要制动。治愈后应避免过度摇摆头颈部，纠正工作中的不良体位，避免头颈部长时间前屈或仰伸或转向一侧，以头、颈、胸保持正常生理曲线为准。本治疗方法只能用于较轻型病例，而且需要有经验的临床医师或麻醉医师操作，治疗不当可能有严重的不良后果。因治疗手段和手术技巧的进步，颈椎病的手术疗法已近成熟，疗效良好。因此，颈椎部位的硬脊膜外腔注药疗法已很少有人采用。

## 1059

## 颈椎病的手术适应证如何选择?

在颈脊髓周围施术属于危及患者生命安全或可能造成严重残疾的重大手术，必须认真对待。不仅应严格掌握手术适应证和充分的术前准备，而且对术中任何一步骤的操作都要细心和耐心，以防发生意外。

神经根型颈椎病多可经保守疗法治愈或明显好转，经非手术疗法久治无效，临床体征、神经学定位、X 线片及 MRI 显示病变之椎节均一致，可酌情手术治疗。脊髓型颈椎病，轻度可行非手术治疗，中、重度则应手术治疗，特别是脊髓受压症状与体征呈进行性加重或突然加剧者，包括外伤后突然出现脊髓受压症状和体征者，必须手术治疗。对椎动脉型颈椎病的手术应该慎重，遇有颈性眩晕或猝倒症状，经非手术疗法无效，椎动脉造影，排除其他疾患，明确椎动脉受压的部位和程度后，方可施术。而且，近年来，许多学者经过观察，发现椎动脉部分狭窄对大脑不会有明显影响，有些病人即使被结扎一侧椎动脉，也常常并不致明显影响大脑供血。因而主张为椎动脉受压施行手术的医生已明显减少。X 线平片和食管钡餐检查证明椎体前缘骨赘刺激和压迫食管，引起吞咽困难，经非手术治疗无效者，可考虑手术治疗。至于混合型颈椎病，根据具体类型按上述原则酌情施术。

## 1060

## 颈椎病的手术入路如何选择?

选择前路还是后路手术途径治疗颈椎病，取决于每例患者的病理解剖特点，哪种术式能解除对脊髓、神经根的压迫，便是首选。

前路手术主要用于以下情况：以间盘脱出为主者；椎体后缘有骨性或软骨性致压物压迫脊髓、神经根者；椎间关节松动不稳伴有神经症状需行固定术者；椎体前方骨刺已经压迫食管，引起吞咽困难，需切除骨刺者。

后路手术主要用于以下情况：颈椎病有多节段损害造成广泛椎管狭窄或合并发育性椎管狭窄，椎管矢状径小于10mm者，先行后路减压，而后再酌情行前路减压。但单节段病损严重成为主要致压物者，仍以前路手术为宜。上颈段不稳，如寰枢或枕颈不稳者，则多行后路寰枢或枕颈融合术。

## 1061

## 前路手术治疗颈椎病需注意哪些问题?

颈椎前路手术切除间盘、骨赘等致压物，有利于脊髓神经功能的早日恢复，并为其术后早期的创伤反应与晚期手术局部的增生反应留有一定空间，从而保证了近期与远期的疗效。此法在操作上最大难点是切除椎体后缘骨质。通常应该用磨钻或超声刀，在无这些设备的情况下，常常使用刮匙或椎板钳，而这些器械的使用要小心，不要因失手而误伤脊髓或脊神经根。还要注意避免误伤椎动脉及其分支。

## 1062

## 颈椎前路手术需要常规切除后纵韧带吗?

颈椎前路椎间盘切除融合术（ACDF）治疗颈椎间盘突出症具有较好的手术效果，但偶有少量患者术后复发。因此有学者建议在颈椎前路手术过程中切除后纵韧带，以减少后期后纵韧带对脊髓压迫的可能性。但也有学者对此持反对意见，认为手术保留后纵韧带可以从一定程度上保留临近颈椎节段的生物力学稳定性，同时在放置椎间融合器时还可以起保护作用。是否需要切除后纵韧带众说纷纭，焦点主要集中在后纵韧带后期是否会产生脊髓压迫症状上。近期有美国学者对颈椎椎间融合术后再次出现神经根症状的患者进行了MRI影像学研究，研究发现颈椎间盘突出患者行ACDF治疗后再次出现的神经症状和后纵韧带无显著相关性。研究者认为颈椎后纵韧带作为颈椎稳定装置的一部分，保留后纵韧带的完整性有较多好处，如作为拉伸装置预防置入椎间融合器时发生的颈椎过伸；对颈椎后纵韧带无明显病变的患者，保留后纵韧带并不会在后期对颈椎产生压迫；因此建议手术医生在手术过程中尽可能完整的保留正常的后纵韧带。

作者认为颈椎前路手术主要目的是切除突入椎管压迫脊髓或神经根的椎间盘组织和增生的骨赘，手术中的一切操作均应服从这一目的。如果碎裂间盘组织已突破后纵韧带，则必须切开后纵韧带，才能将致压物彻底取出，否则必致手术失败，如果突出物在后纵韧带前方，并未突破后纵韧带，则应保留后纵韧带的完整性。如为避免复发而切除后纵韧带，显然是多余的操作，有弊无益。

## 1063 颈椎前路手术可能发生哪些并发症?

（1）喉返神经损伤：术中没有必要暴露喉返神经；采用钝性分离而不用锐性分离，也不用电凝止血，这样在显露椎前筋膜过程中就不会损伤喉返神经。此外，牵拉气管、食管时也应注意，以免损伤喉返神经。

（2）食管气管损伤：多因牵开器的叶板较锐而穿破咽部、食管和气管；植骨块的前端锋锐也可刺穿食管。术中发生损伤，应及时修补。

（3）颈部过伸性损伤：术中为了便于暴露椎体或全麻气管插管时头颈向后仰伸，使原来已受压的脊髓遭受挤压伤或挫伤，甚至可引起严重瘫痪。

（4）脊髓与神经根损伤，硬膜囊损伤甚至术后出现脑脊液漏：在切除椎管前壁骨质时，各种器械皆可误伤硬脊膜、脊髓、脊神经根和根动脉。环钻在使用中稍有偏斜即可误伤。高速钻头在坚硬的骨赘上极易滑动，失手可造成意外。冲击式咬骨钳如使用不当，易误伤脊髓，钳头较厚和椎管狭窄者犹然。吸引器外口不应直接触及硬膜，更不可失手撞击硬膜囊，以免因负压和直接挤压而损伤脊髓。用金刚砂钻头的高速磨钻或颈椎手术专用小刮匙切除椎管前壁的骨性致压物是较为安全的方法，但也需注意用法。目前已有超声骨刀，更为安全可靠。

（5）椎动脉损伤：颈椎侧前方减压可误伤椎动脉。常规用橡皮片将椎动脉轻轻牵开，并用盐水纱布保护之，可避免损伤。万一误伤，应在压迫止血的同时迅速切开横突孔，将破裂口缝合或吻合，必要时用自体静脉移植。一般不允许结扎，因为椎动脉对脊髓和后脑部的血供有着重要作用。

（6）睡眠性窒息：术中术后皆可发生。多见于颈 3、颈 4 水平以上手术与脊髓创伤时。主要症状为直立性低血压、心动过缓和呼吸功能不稳定。如能及早发现，减少手术与药物刺激，并采取相应的有效措施，大多可以恢复，否则易引起死亡。

（7）术后颈深部血肿：血管结扎线脱落、骨创面渗血、血管丰富的颈长肌出血等均可致颈深部血肿，多见于术后当日，严重者可因压迫气管引起窒息而死亡。发现后应立即送手术室，拆除缝线放出积血，充分止血后，置胶管引流，逐层缝合创口。

（8）植骨块滑移：不论何种形状的植骨块，如与手术后的骨缺损间隙不匹配，则易脱出或滑向椎管。植骨块少许移位，仍在椎骨间起固定作用者，可不予处理。如移位明显，则需重新手术。目前因都用椎前钢板固定，这种并发症已无发生报告。

（9）颈前部创口感染：浅部感染易被控制。深在感染，尤其是波及椎管的炎症，需在充分引流的情况下，予以大量广谱抗生素和支持疗法，一般不必取出植骨块。

## 1064

### 颈椎椎管扩大成形术的适应证有哪些?

多数作者倾向有下列情形之一者，为颈椎椎管扩大成形术（cervical expansive Laminoplasty）的适应证：①范围广泛的发育性颈椎管狭窄症（椎管矢状径 $<12$mm），由于椎体后方骨赘，椎间盘后方突出，有轻微外伤及不稳定，即易发生脊髓症状，因而颈椎管矢状径在 10~13mm 以下者，主张手术；②颈椎后纵韧带骨化症致广范围椎管狭窄者；③颈椎病，三四个椎间以上的多发性病变；④颈前路手术后，症状改善不明显，仍有脊髓受压症状；⑤黄韧带肥厚等所致的颈椎管狭窄者。

## 1065

### 颈椎椎管扩大成形术的术式有几种?

（1）双侧开门式

1）Z 形骨成形椎管扩大术：1971 年由服部创造。手术要点：①切断棘突，双侧椎板用气钻磨，保留椎板内侧之皮质；②各椎板行 Z 形切断；③沿椎板 Z 形切断线切断黄韧带；④掀起各椎板，向外侧推，呈 Z 形扩大，见硬脊膜膨隆及搏动，各椎板钻孔，用丝线固定。每一椎板需 1 小时，出血约 200ml。

2）大 Z 形椎管扩大术：1982 年宫本等报告。将上述术式变为颈 2、3 及颈 7 胸 1 黄韧带切断，颈 5 椎板中央横断扩大椎管，颈 2~3、颈 5 及颈 7 胸 1 三点固定，用棘突骨移植于椎板外缘。

3）双侧椎管扩大术：1977 年由岩崎所施行的术式。其要点：①切除棘突，两侧关节突关节内侧作骨沟，保留椎板内侧骨皮质；②正中切开椎弓，向左右展开，扩大椎管。术后随访 5 年，无扩大部再狭窄，术后半年 X 线片可见椎板侧方骨沟为新骨覆盖。

4）双侧开门中央植骨固定术：1980 年由黑川设计的术式。其要点：①用钢缆式线锯将棘突正中纵形劈开，椎板两侧开骨沟；②棘突连同椎板左右展开，正中插入骨片或人工骨，棘突穿孔钢丝固定。椎管得到充分扩大，无再关门之虞，且保留了椎管的完整性。是一个很好的手术方式。

（2）单侧开门式

1）单侧颈椎椎管扩大术：为 1977 年平林提出的术式。其要点：①两侧关节突关节内缘 1/3 处作骨沟，保留椎管侧皮质骨；②切断一侧骨沟的椎板；③棘突缓缓推向对侧。

2）改良的单侧颈椎椎管扩大术：1978 年中野将上述术式变为：①两侧关节突关节内缘

作骨沟；②棘突基部穿孔与椎旁肌膜缝合固定；③外露的硬脊膜，用脂肪片覆盖。

3）单侧开门骨块垫高钢丝固定术：①切除棘突；②分别于椎板钻孔，穿以钢丝；③椎板缺损部插入棘突骨固定。

4）单侧开门髂骨片固定术：1980 年松崎提出的术式。其特点为椎管扩大侧以大块髂骨片覆盖硬膜，用钢丝及螺丝钉固定。

5）单侧开门上下两点骨块固定术：是为防止扩大的椎管关门、塌陷而设计的一种术式，用切除 C6、C7 或胸 1 的棘突与颈 3 与颈 7 的椎板断缘与相应关节突关节间支撑固定。

目前，为预防关门及保持开门的稳定，已有微型钢板面世应用，效果亦佳。

## 1066

### Z 字形对开式颈椎管扩大成形术如何操作?

Z 字形对开式颈椎管扩大成形术（“Z” type cervical canal expanding plasty）的操作程序是：手术取俯卧位，全身麻醉，项正中纵切口。在预定手术范围内骨膜下暴露棘突及椎板，暴露关节突关节囊。切除预定作扩大成形椎节的棘突。以磨钻在小关节内侧缘磨去椎板外板，形成一纵沟槽，再将预定开门侧的椎板内板磨穿，磨穿的椎板分左右各占一半。由何侧磨穿视临床症状和体征而定，一般开门侧均为病变、症状严重的一侧，以便做到彻底减压。然后自开门侧游离硬脊膜与椎板、黄韧带之间的粘连。将开门的椎板向两侧掀开，脊髓遂得以完全减压，硬膜囊的搏动恢复。再将邻接上下方的椎板切除少许，以免形成卡压。将向左右掀开的相邻椎板 Z 形交错，以粗丝线缝合固定。如是则椎管充分扩大，椎板间连续牢固，虽用力下压亦不至下沉。脊髓的背侧及一侧均有椎板保护，只在对侧有少许裸露。

## 1067

### 棘突悬吊式颈椎管扩大成形术的操作程序及优点是什么?

（1）棘突悬吊式颈椎管扩大成形术（cervical spinous process suspension type expanding plasty）的操作程序：①剥离一侧椎旁肌，显露同侧椎板；②纵行切断 T1 棘突；③将颈 7 ~ 颈 3 棘突由根部切断；④连同部分颈 2 棘突顶端切断肌止，将切离之棘突推向对侧，显露对侧椎板；⑤在两侧椎板外缘造槽，一侧切穿内外板，并于棘突根部向椎板断缘钻孔，穿入缝合线，另一侧只切外板，保留内板，做摺页用；⑥将椎板翻开，扩大椎管；⑦于切离的棘突部钻孔，穿入相应椎板之缝合线并互相结扎，切离之棘突遂与椎板之游离缘相吻固定；⑧分别缝合颈 2 及胸 1 棘突，已扩大之椎板遂被棘突悬吊起来。

（2）优点：不仅使椎管得到充分扩大，而且无“关门”及折页侧椎板折断下陷之虞；

同时，因使有肌肉附着的棘突与椎板缝合固定，恢复了颈段脊柱的解剖形态及生理功能。编者认为本手术是目前最好的颈椎管扩大成形的方法。

## 1068

## 颈椎后路手术可能发生哪些并发症?

（1）硬脊膜损伤：发育性椎管狭窄者，其硬膜外脂肪往往缺如，加之局部多有粘连，如未先用神经剥离子分离粘连，用冲击式咬骨钳咬除椎板时，硬脊膜被挟于钳口内而造成撕裂。切除黄韧带时也可误伤硬脊膜。

（2）脊神经根损伤：颈椎管侧前方减压或神经根管减压时，用冲击式咬骨钳或高速电钻易损伤脊神经根。对脊神经根部的出血任意钳夹或用电凝止血，在切开硬膜囊行齿状韧带切断或松解粘连时，皆易误伤脊神经根。

（3）脊髓损伤：上述造成硬脊膜和脊神经根损伤的情况，皆可损伤脊髓。另外，不应牵拉脊髓，在硬膜囊外牵拉也可损伤脊髓。吸引器头直接贴于硬膜上吸引或切开硬膜囊时皆可误伤脊髓。

（4）颈深部血肿：止血不彻底，缝合时残留无效腔及术后引流不畅，皆可致颈深部血肿。除非较大的血肿，一般多可自行吸收。但有进行性脊髓压迫症状时，应及时探查止血，置胶管引流后重新缝合创口。

（5）脑脊液漏：较颈前路手术多见，尤以切开蛛网膜探查者，发生率高达5%。防治措施请参阅椎管内肿瘤一章。

（6）切口感染：较颈前路手术易发生切口感染。术前皮肤准备不当和创口内血肿是常见的原因。手术不靠无菌术而靠抗生素预防术后感染是错误观念。严格的无菌技术、无创操作、消灭无效腔和创口引流通畅是预防术后切口感染的必要措施。

## 1069

## 后路颈椎间孔切开术及颈椎间盘切除术的显微外科技术要点是什么?

俯卧位或侧卧位，麻醉后，在病变水平作项正中纵切口，长4～5cm。骨膜下剥离棘突和椎板，以自动牵开器将肌肉向外牵开，暴露患侧椎板和关节突。用高速电钻或气钻磨去少部分上下椎板，或用手枪式咬骨钳咬去椎板，形成一个小骨窗。显示硬膜囊后方和后外方、神经根及黄韧带外侧部，椎间孔切开术已完毕。

椎间盘切除术在手术显微镜下进行。切除神经根部黄韧带，可见突出的椎间盘压迫神经根。用显微剥离器将神经根轻轻剥离并牵开，暴露突出的椎间盘。用显微刀切开其顶部，再用显微垂体钳和刮匙将髓核切除。将显微垂体钳深入插到椎间隙，切除残留的髓核碎片，直至彻底清除。冲洗切口，彻底止血，逐层缝合切口，手术结束。

## 1070

## 应用人工颈椎间盘置换术的理论根据是什么？

尽管前路钢板和椎间融合器械的作用已得到肯定，但与其相关的并发症也不容忽视，如螺钉松动、断裂、钢板断裂以及在钻孔或拧螺钉时有损伤脊髓的危险，以及在提高融合率的同时并不能有效避免相邻节段退变的发生。

因而 20 世纪 70 年代末有人开始探索理想的椎间盘替代物 - 人工颈椎间盘，希望其既能维持脊柱正常的稳定性，同时又能保持间盘的正常活动度，以上工作主要是在德国和北美进行的。这一技术的出现，使人们看到了解决上述问题的曙光。

人工颈椎间盘置换术（artificial cervical disc replacement，ACDR）的最大优势在于在获得狭窄间隙的有效减压的同时重建该节段的运动功能，使整个颈椎运动力学特征最大限度地接近于术前生理状态，减少传统融合术后由于融合节段运动功能丧失所造成的相邻节段的过度运动和应力集中，从而避免相邻节段退变的发生或发展，在颈椎正常的活动范围内可实现椎间非限制性活动和平移运动。用功能性颈椎间盘假体来重建替代病变的椎间盘，不但能提供减压和融合术相同的疗效，而且同时提供一定的生理活动功能、避免相邻节段受融合产生的非正常应力的影响。

人工颈椎椎间盘置换术（ACDR）的出现是颈椎病治疗的一个进步。但其临床应用时间尚短，有些随访已发现部分患者置换节段活动范围减少，置换间隙骨赘增生，并有异位骨化等现象，其潜在的并发症如假体的沉陷、椎旁骨化、晚期融合、磨损等问题仍有待观察，还需要长期临床研究验证。

## 1071

## 颈椎人工间盘置换术的概念、手术适应证和手术禁忌证分别是什么？

颈椎人工间盘置换手术是用颈椎人工间盘替换发生病理改变的颈椎间盘的一种手术方式。颈椎人工间盘置换手术目标是在解除颈椎间盘病理变化及其继发性周围组织病理变化所造成的神经、血管等结构功能异常后，仍能够维持颈椎节段的活动，重建手术节段颈椎的生理功能。

（1）适应证包括：颈椎间盘突出症、颈椎病。

（2）相对适应证：颈椎间盘源性颈痛。

（3）禁忌证包括：颈椎外伤性骨折脱位、颈椎感染性病变、颈椎肿瘤、全身存在不可控制的活动性感染、有明确的对人工间盘组成材料过敏史患者、身体其他疾病不允许进行手术者。

（4）相对禁忌证包括：颈椎后纵韧带骨化症、骨质疏松症、发育性颈椎管狭窄症、颈椎不稳定、颈椎畸形、术后难以配合康复训练者。

## 1072 颈椎椎弓根的解剖特点是什么？

颈椎椎弓根的解剖学研究显示，颈3～颈7椎弓根的高度大于宽度，横截面呈椭圆形。颈3和C4的椎弓根内径最小，平均为3mm，颈7椎弓根内径最大，平均为5mm，颈5和颈6居中，为3.5～4.5mm。椎弓根螺钉稳定性及抗拔出力量主要是由其内径决定的。颈3～颈7椎弓根内侧皮质厚1.5～2.0mm，外侧皮质厚0.5～0.8mm。内侧皮质明显厚于外侧，为外侧皮质的2.5～3倍。椎弓根轴线全长为30～32mm，骨性椎管长度为14～18mm，侧块部长度为8～9mm。颈椎椎弓根结构复杂，内部的三维变化大，不同个体及同一个体的不同椎体间都有较大变异。颈椎椎弓根除颈7外，外侧为椎动脉，内侧为脊髓，上面和下面为神经根。椎弓根是椎骨中最强的部位，在椎弓根与椎体交界处还有一层结构致密的骨质，其前界相当于椎体后部骨髓环前缘处，该部分骨质是椎弓根坚强的支持结构。椎弓根皮质骨呈筒状，中间有少量松质骨，这一结构特点使得椎弓根对螺钉有很好的把持力。

## 1073 颈椎椎弓根螺钉置钉技术有哪几种？

颈椎局部解剖复杂，内邻颈脊髓，外邻椎动脉，上下有神经根跨越，一旦损伤后果严重，因此颈椎的椎弓根螺钉内固定的关键是准确的置钉。目前下颈椎椎弓根的置入技术得到了不断的完善和发展，主要分两大类，徒手置钉法和计算机三维导航下的置钉。

（1）Abumi法：颈3～颈7进针点为上位椎体的下关节突下端的略下方侧块外缘向内5mm处，与椎体矢状面成25°～45°，颈3～颈7与上终板平行，颈4略向头端倾斜，颈3较颈4倾斜再稍大一点。但Abumi技术的要点在于，在术中使用影像设备作侧位导向外，术中还使用磨钻对进钉点皮质骨磨除，探针探查椎弓根人口松质骨髓腔，这一步可使置钉点的偏移得到一定的矫正，探针在探查过程中使进钉方向得到进一步的确定。

（2）“漏斗技术”置钉法（管道疏通法）：Karaikovic 等提出“漏斗技术”（Funnel Technique），其认为颈椎弓根呈一漏斗型，后侧为较宽大的基底部，至椎弓根狭窄部时管径变窄，首先用咬骨钳和骨凿去除颈椎侧块椎弓根人口处皮质，用一直径为 1.0mm 的刮匙逐渐刮除椎弓根内松质骨，直至暴露椎弓根的内侧皮质，其远侧即为螺钉的人口。利用颈椎侧块局部解剖标志进行定位，Jearmeret 等以颈椎侧块中线、距上关节面下缘 3mm 为进针点，进针角度与矢状面平均呈 45°。

（3）椎板开窗椎弓根探查法：Richard 等介绍了一种椎板开窗椎弓根探查法，首先将要置钉节段的椎板上缘开窗，开窗大小视术中具体情况而定，用探针经椎板开窗处直接探查椎弓根的上、下缘及内缘，以确定椎弓根的入点及角度。

（4）计算机导航系统引导下的置钉技术：此项技术原理类似于卫星定位技术，首先选择参考点，然后根据参考点来确定目标在三维空间中的位置。术前要收集患者 CT 的影像学数据，将其输入计算机导航系统，导航系统采用单个椎体表面注册方式，根据其三维重建图像，在拟手术椎体后方表面选择至少三个解剖标志清楚的参考点，术中光电接受器接受安放于手术椎体棘突上的参考支架，注册并校准手术指示针，这时根据术前设计的参考点，进行点和面的匹配，如果匹配度可以接受，则在导航系统三维影像引导下，用指示针选择椎弓根最佳的进针点和方向。

## 1074

## 颈椎椎弓根螺钉内固定技术有哪些要点？

颈椎的椎弓根虽可置入螺丝钉，但不能在所有平面的椎体上使用同一规格的颈椎弓根螺丝钉系统。应用于颈 3、颈 4、颈 5 的椎弓根螺钉（小于 4.5mm）应稍小于其他螺钉，并且需更小心地置入。Karalkovic 等应用 CT 测量并研究颈椎弓根的形态发现，颈 2 和颈 7 的椎弓根平均直径较大，颈 3 的平均直径最小，椎弓根外侧的宽度和高度比率从颈 2 至颈 7 逐渐增加，呈现出上位颈椎（颈 2 至颈 4）的椎弓根逐渐被拉长，下位颈椎（颈 6 至颈 7）的椎弓根渐变短粗。对所有平面颈椎椎弓根内倾角度的了解同样十分重要，颈 5 内倾最大，颈 2 和颈 7 内倾最小，颈 2 和颈 3 椎弓根向上倾斜，颈 4 和颈 5 呈水平位，颈 4 和颈 7 则向下倾斜。颈椎椎弓根螺钉系统与其他颈椎固定系统相比，有着更大的生物力学优势，但颈椎弓根特殊的解剖特点和毗邻关系，使该技术实际操作难度大，临床并发症严重，对骨科医生要求较高，随着骨科新技术、新理念不断地发展，以及计算机导航技术的进一步完善，颈椎弓根内固定技术将会更加广泛的应用于临床。

## 1075

## CT导航技术引导下进行颈椎椎弓根钉置入的优缺点是什么?

CT导航技术引导下进行颈椎椎弓根置钉为近年来发展起来的技术，在实验过程中发现也有优势和不足。优势在于：

(1) 导航引导使得颈椎椎弓根置钉手术变得直观、形象，而且术中帮助决定螺钉的直径，降低螺钉置入的危险性，增加手术的安全性。

(2) 减少术中C形臂X线机透视的时间，减少了手术人员和患者的放射线危害。

(3) 对于C形臂X线机透视显影不佳的手术部位，优势更加明显。在实验过程中可以看到，在熟练应用导航系统后，置钉的准确率明显提高。

但是，CT导航技术也有缺点：

(1) 术前采集的CT影像资料要求较高，要求层厚<1mm，对一些医院来说有一定的难度。

(2) 术中一旦系统出现故障则不能继续使用。

(3) 影像学资料是术前采集，术中可引起误差，有误导术者的可能。

(4) 因为整个操作并非在全程实时监控下进行，而是计算机计算所得数据，所以术中操作时的人为因素可能导致置钉准确率的下降，而且术中反复使用追踪器验证也增加了手术时间。

(5) 导航产生误差的原因很多，如果单纯信任机器，可能会带来灾难性的后果。

(6) 设备价格昂贵、技术要求高，一般医院难以普及。

## 1076

## 颈椎Modic改变的分型及特点是什么?

椎体终板的MRI信号改变最早被发现于腰椎退变患者，主要分为3型：Ⅰ型为T1加权低信号，T2加权高信号；Ⅱ型为T1加权高信号，T2加权等信号或轻度高信号；Ⅲ型为T1及T2加权均为低信号。颈椎Modic改变与腰椎分型标准相同。

但研究结果表明，腰椎Modic改变以Ⅱ型居多，Ⅰ型其次，Ⅲ型最少。而在颈椎，依Peterson等的研究显示，颈痛患者中Modic改变的发生率为16%，其中Ⅰ型Modic改变最多，而Ⅱ型最少。另一研究显示，在脊髓型颈椎病患者中Modic改变发生率为16.9%，分布以Ⅱ型居多，Ⅲ型其次，Ⅰ型最少，并且在Modic改变发生率最高的C5/6节段亦如此。这两份研究的Modic改变发生率相似，但分布不尽相同，其原因可能是由于Peterson的研究对象为颈痛患者，颈椎退变相对较轻，故以急性反应期的Ⅰ型改变最为常见。而后者入选患者均为需行手术治疗的严重颈椎病患者，退变病程较长，程度较重，因此以Ⅱ型和Ⅲ型居多。

## 1077

## 颈椎 Modic 改变与轴性疼痛的发生与缓解有关吗?

有研究表明，Modic 改变组术前轴性疼痛发生率为 56.5%，术后疼痛缓解率为 76.9%；无 Modic 改变组术前轴性疼痛发生率为 20.4%，术后疼痛缓解率为 73.9%。两者术前轴性疼痛发生率有显著性差异（$P<0.05$），术后缓解率则无明显统计学差异。证实 Modic 改变与轴性疼痛的发生与缓解有关。

（王　彤　赵　伟　杨显声　王新涛　吉光荣　王志成）

# 十七、

## 腰腿痛
## Lumbar-Leg Pain

1078. 如何认识脊柱结构与腰腿痛的关系？ 563

1079. 椎间盘结构有哪些特征？ 564

1080. 与腰腿痛关系密切的神经有哪些？ 565

1081. 为什么腰骶关节与骶髂关节疾患易导致腰腿痛？ 566

1082. 与腰腿痛关系密切的肌肉和筋膜有哪些结构及功能特征？ 567

1083. 如何理解疼痛的生理概念与“伤害感受器”？ 568

1084. 如何认识氢离子的致痛作用？ 568

1085. 何谓放射痛、反射痛和牵涉痛？ 569

1086. 何谓原发痛和继发痛？ 570

1087. 如何认识根性痛、干性痛与丛性痛？ 570

1088. 何谓脊柱功能单位？它的生物力学作用是什么？ 571

1089. 腰段脊柱功能活动的特点是什么？ 572

1090. 腰部载荷特点是什么？ 573

1091. 腰椎的稳定结构有哪些？ 573

1092. 腰腿痛的生物力学基础是什么？ 574

1093. 何谓运动节段？ 575

1094. 何谓节段不稳？ 575

1095. 腰椎不稳症的概念是什么？ 575

1096. 维持运动节段稳定性的因素是什么？ 576

1097. 腰椎不稳症的分类有哪些？ 576

1098. 腰椎不稳症的临床表现有哪些？ 576

1099. 腰椎不稳的 X 线片表现有哪些？ 577

1100. 腰椎不稳症常用的融合方式有哪些？ 577

1101. 腰椎不稳症常用的固定装置有哪些？ 578

1102. 腰椎不稳症的手术适应证有哪些？ 578

1103. 何谓螺纹融合器？ 578

1104. 椎间融合器有何特点？ 579

1105. TFC 的手术程序？ 579

1106. TFC 的主要适应证和禁忌证有哪些？ 579

1107. TFC 的主要并发症有哪些？ 580

1108. TFC 手术椎间融合率及融合标准是什么？ 580

1109. 什么是 PEEK 椎间融合器？ 580

1110. 钽金属椎间融合器有什么优点？ 581

1111. 老年骨质疏松患者应用椎弓根螺钉的注意事项是什么？ 581

1112. 何谓棘突间动态固定系统？ 582

1113. 动态非融合稳定技术在腰椎管狭窄症的治疗中有哪些应用？ 582

1114. 腰腿痛患者的病史采集中应注意哪些问题？ 582

1115. 腰椎椎体间、椎弓根间哪些解剖结构形成关节？ 583

1116. 连接 L5 和骶骨的特殊韧带有哪些？ 584

1117. 腰椎矢状面上哪个力线更重要？椎体还是椎间盘？ 584

1118. 出口神经根和经行神经根的区别？ 584

1119. 腰椎椎体的血液供应有哪些？ 584

1120. 何谓腰椎间盘突出症？为什么腰椎间盘突出症青壮年多发？ 585

1121. 腰椎间盘退变的定义？ 585

1122. 何为高信号区域？ 585

1123. 腰椎间盘突出症有哪些病理分型？ 586

1124. 腰椎间盘突出症多发生于哪个间隙？为什么？其常见的突出方位有哪些？ 586

1125. 为什么长期从事弯腰工作的人易患腰椎间盘突出症？ 587

1126. 长期的坐位颠簸状态、长期蹲位及伏案工作易患腰椎间盘突出症吗？ 587

1127. 腰椎穿刺是否会导致腰椎间盘突出？ 587

1128. 腰椎间盘突出症有哪些临床表现？ 588

1129. 针对腰椎间盘突出症有哪些特殊检查？ 589

1130. 中央型腰椎间盘突出症具有哪些临床特点？ 590

1131. 常规 X 线片对腰椎间盘突出诊断的意义是什么？ 591

1132. 腰椎间盘突出症通常需与哪些疾病鉴别？ 591

1133. 哪些腰椎间盘突出症患者适合非手术治疗？ 593

1134. 推拿治疗腰椎间盘突出症有哪些常用方法？ 593

1135. 推拿治疗腰椎间盘突出症应注意哪些问题？ 595

1136. 硬膜外注射治疗腰椎间盘突出症的作用机制是什么？ 595

1137. 牵引疗法是如何对腰椎间盘突出的患者发挥作用的？常用的方法有哪些？ 596

1138. 哪些腰椎间盘突出的患者应该手术治疗？ 597

1139. 腰椎间盘突出症行后路髓核摘除术时，可以采用局部浸润麻醉吗？ 597

1140. 腰椎间盘突出症行后路摘除常用哪些术式？ 597

1141. 经前路腰间盘摘除术有哪些优缺点？ 598

1142. 何谓 MED 椎间盘镜手术？ 598

1143. 腰椎间盘突出症手术有哪些并发症？如何预防？ 599

1144. 腰椎间盘突出症术后疗效欠佳的常见原因有哪些？如何避免？ 599

1145. 如何预防腰椎间盘突出症术后神经根粘连？ 600

1146. 腰椎间盘突出症术后疗效欠佳的患者是否需要再次手术治疗？ 601

1147. 何谓Modic改变？ 602

1148. Modic改变与腰痛有关吗？ 602

1149. 腰椎间盘突出症的微创治疗方法有几种？ 603

1150. 微创技术在脊柱外科领域有哪些发展？ 603

1151. 腰椎间盘突出症及腰椎管狭窄症的患者手术后应注意哪些问题？ 603

1152. 何谓腰椎管狭窄症？ 604

1153. 腰椎管狭窄症的主要原因有哪些？ 604

1154. 腰椎管狭窄症有哪些临床表现？ 605

1155. 腰椎管狭窄症的患者为什么会出现间歇性跛行？与血栓闭塞性脉管炎如何鉴别？ 605

1156. 如何评价CT对腰椎管狭窄症的诊断价值？ 606

1157. 腰椎管狭窄症的患者在什么情况下需要手术治疗？ 606

1158. 腰椎管狭窄症手术治疗应注意哪些问题？ 607

1159. 何为腰椎后路关节突、横突间植骨术？ 608

1160. 腰椎后路关节突、横突间植骨术的优点是什么？ 608

1161. 腰椎后路关节突、横突间植骨术的适应证有哪些？ 609

1162. 腰椎管侧隐窝是怎样构成的？ 609

1163. 哪些因素可导致侧隐窝狭窄？ 609

1164. 腰椎管狭窄症的自然病程是什么？ 610

1165. 腰椎管侧隐窝狭窄症如何治疗？ 610

1166. 脊柱退行性疾病治疗的现状是什么？ 611

1167. 腰椎椎弓根螺钉置入位置有什么解剖标志？ 611

1168. 为什么说 L5 ~ S1 间融合是脊柱最难融合的节段？ 611

1169. 髂骨螺钉如何固定？ 612

1170. 髂骨螺钉置入的特殊性和可能发生的并发症有哪些？ 612

1171. 氟骨症性椎管狭窄症有哪些临床表现？手术中应注意哪些问题？ 612

1172. 何谓第三腰椎横突综合征？ 613

1173. 第三腰椎横突为什么容易发病？ 613

1174. 第三腰椎横突综合征有哪些临床特点？ 614

1175. 治疗第三腰椎横突综合征有哪些非手术疗法？ 615

1176. 第三腰椎横突综合征的患者在什么情况下需手术治疗？ 615

1177. 梨状肌与坐骨神经的关系常有哪些变异？ 615

1178. 梨状肌综合征有哪些临床表现？ 616

1179. 梨状肌综合征如何治疗？ 617

1180. 棘间韧带有哪些解剖特点？ 617

1181. 为什么棘间韧带病损易发生在腰5骶1及腰4、5间隙？ 618

1182. 棘间韧带损伤性腰痛诊断要点有哪些？ 618

1183. 如何评价棘间韧带造影术？ 619

1184. 如何认识腰椎后关节紊乱症？ 619

1185. 腰椎后关节紊乱症有哪些临床特点？ 620

1186. 腰椎后关节紊乱症如何治疗？ 620

1187. 何为坐骨神经盆腔出口？ 621

1188. 如何认识坐骨神经盆腔出口狭窄症？ 621

1189. 盆腔出口狭窄症有哪些临床表现？ 622

1190. 如何治疗坐骨神经盆腔出口狭窄症？ 622

1191. 什么叫闭孔神经卡压综合征？常见原因有哪些？ 623

1192. 闭孔神经卡压综合征有何临床表现？如何治疗？ 623

1193. 腰部为什么易发生急性扭伤？ 623

1194. 急性腰扭伤易在什么情况下发生？ 624

1195. 急性腰扭伤的临床特点是什么？ 624

1196. 急性腰扭伤的鉴别诊断要点是什么？ 625

1197. 急性腰扭伤有哪些治疗方法？ 625

1198. 何谓腰背筋膜炎？ 626

1199. 腰背筋膜炎的可能病因有哪些？ 626

1200. 腰背筋膜炎的疼痛机制是什么？ 627

1201. 如何理解腰背筋膜炎的“扳机点”？ 628

1202. 腰背筋膜炎的临床表现有哪些？ 628

1203. 如何治疗腰背筋膜炎？ 629

1204. 为什么说慢性腰痛不容忽视？在日常工作和生活中如何预防腰痛的发生？ 629

1205. 何谓脊椎峡部不连及椎弓崩裂？ 631

1206. 脊椎滑脱有哪些类型？ 631

1207. 椎弓崩裂和滑脱的病因有哪些学说？ 632

1208. 峡部不连与脊椎滑脱有哪些症状和体征？ 633

1209. 峡部不连与脊椎滑脱有何影像学特征？ 633

1210. 腰椎滑脱程度如何表示？ 634

1211. 什么是真性滑脱？什么是假性滑脱？ 634

1212. 脊椎峡部不连与脊椎滑脱如何治疗？ 634

1213. 先天性脊柱滑脱的临床特点有哪些？ 635

1214. 高度发育不良性进展性脊柱滑脱症多见吗？ 635

1215. 高度发育不良进展性脊柱滑脱症的诊断标准是什么？ 635

1216. 脊柱－骨盆矢状位平衡参数有哪些？临床意义有哪些？ 636

1217. 退行性脊柱滑脱的临床特点有哪些？ 636

1218. 腰椎滑脱症与腰椎滑脱有什么区别？ 637

1219. 滑脱进展的危险因素有哪些？ 637

1220. 腰椎滑脱症的手术治疗的目的和原则是什么？ 637

1221. 儿童先天性椎弓峡部崩裂性滑脱的手术指征有哪些？ 638

1222. 退行性脊柱滑脱症的手术指征是什么？ 638

1223. 退行性脊柱滑脱症的手术方法？ 638

1224. 严重脊柱滑脱症复位的目的是什么？ 638

1225. 腰椎滑脱手术复位时应注意哪些问题？ 639

1226. 何为轴向椎体间融合术？ 639

1227. 腰椎极外侧椎体间融合技术的要点和安全性如何？ 639

1228. 什么是脊柱侧凸？ 640

1229. 哪些疾病可以引起非结构性脊柱侧凸？ 640

1230. 哪些疾病可以引起结构性脊柱侧凸？ 641

1231. 脊柱侧凸为什么能产生腰腿痛？ 641

1232. 何谓脊柱裂？ 642

1233. 何谓隐性脊柱裂？ 642

1234. 何谓显性脊柱裂？ 642

1235. 脊柱裂是怎样形成的？ 643

1236. 隐性脊柱裂一定会产生腰痛吗？ 643

1237. 如何诊断脊柱裂？ 644

1238. 隐性脊柱裂是否需要治疗？ 644

1239. 显性脊柱裂如何治疗？ 645

1240. 何谓脊髓栓系综合征？ 645

1241. 脊髓栓系综合征有哪些临床表现？ 645

1242. 脊髓栓系综合征可做哪些手术？如何进行？ 646

1243. 何谓移行脊椎？ 647

1244. 移行椎的临床意义是什么？ 648

1245. 腰椎骶化与骶椎腰化产生腰腿痛的原因是什么？ 648

1246. 腰椎骶化或骶椎腰化的病理力学特点是什么？ 648

1247. 腰骶椎先天畸形为何成年以后才出现腰痛？ 649

1248. 如何治疗腰骶椎先天性畸形？ 649

1249. 椎体可有哪些先天性畸形？ 650

1250. 腰骶小关节不对称为什么会导致腰痛？如何治疗？ 650

1251. 棘突可有哪些畸形？各有何特点？如何治疗？ 651

1252. 何谓经椎间孔椎体融合的脊柱融合技术？ 652

1253. TLIF技术的优点是什么？ 652

1254. TLIF技术的适应证和禁忌证是什么？ 652

1255. TLIF技术如何操作？ 653

1256. TLIF技术的进展有哪些？ 653

# （一）腰腿痛的基础知识

1078

## 如何认识脊柱结构与腰腿痛的关系？

（1）椎骨与椎管：幼年时，共有椎骨 33 个，即颈椎（C）7 个、胸椎（T）12 个、腰椎（L）5 个、骶椎（S）5 个及尾椎（C）4 个。在发育过程中，骶椎融合成一个，称为骶骨，尾骨间虽有关节，但已失去功能，故人体能运动的脊椎只有 24 个。除第 1、2 颈椎、骶骨及尾骨外，其余各椎骨的解剖结构大同小异，均由前方的椎体、后方的椎弓、关节突、横突及棘突等组成。

1）椎体：主要由骨松质组成，表层骨密质较薄，故可因压缩而变形。椎体承受并传达重力，因此越在低位椎体越大。腰椎矢状径为 3.0～3.5cm，横径为 4.5～5.0cm，厚 2.2～2.5cm。椎体上下边缘有隆起的骨环，称为骺环，椎间盘的软骨板亦位于其中。

2）椎弓：由椎弓根、上下关节突及椎板构成，与椎体后缘围成椎孔。椎板左右各一个，呈扁平状，在后中线融合。如椎板不融合则称为脊柱裂。临床上经常采用的椎板切除术即切除一侧或两侧椎板及相应部分，以显露、探查和清除椎管内病变组织。椎弓根上下各有一切迹，相邻椎弓根切迹形成椎间孔。

3）椎管：当各椎骨由椎间盘、小关节及韧带连成脊柱时，椎孔则被连成一条椎管，脊髓及马尾即居中。椎管的前壁为椎体的后部，两侧壁为左右椎弓根，后壁为椎板。椎管在脊髓的颈、腰膨大处较宽广。腰椎管上部为椭圆形，腰 4、腰 5 为三角形或三叶草形，其矢状径皆在 15mm 以上，横径在 20mm 以上，以腰 3 水平较小。一般矢状径小于 13mm 被认为是椎管狭窄。在三叶草形椎管，当侧隐窝狭小时，亦可嵌压神经根，产生腰腿痛。

4）椎间孔：椎间孔上下界为相邻两椎弓根切迹，前壁为椎间盘及相邻椎体后缘，后壁为相邻椎骨上下关节突联合形成之关节突关节及其关节囊，腰椎间孔侧面略呈耳状，神经根紧贴椎间孔上界出椎管，因而椎间盘突出一般不易在椎间孔处压迫神经根。但椎间盘退变、椎间隙变窄时，下位椎骨的上关节突可前倾、上移嵌入椎间孔，同时椎小关节囊及周围韧带松弛遂导致椎间孔狭小和神经根受压。哑铃形神经纤维瘤可致椎间孔扩大。

5）横突及棘突：横突位于椎弓侧方，除骶骨及尾骨外，各椎骨左右均有一个横突。腰椎横突以腰 3 最长，因此种解剖特点，腰 3 横突所受腰肌牵拉最多，可致腰肌筋膜附着点发生劳损，为常见腰腿痛原因之一。腰 5 横突短而粗壮，与髂骨及骶骨有髂腰韧带及腰骶韧带紧密相连，以稳定腰椎。腰 5 横突过度肥大与髂骨翼形成假关节时，可刺激或磨损腰 4 神经根而产生腰腿痛。如一侧横突肥大，并与骶骨形成假关节，而对侧相对较小，则可因结构不对称，应力集中，形成创伤性关节炎而致腰痛。棘突系由椎弓后部中央伸向后方或下方之骨突起，由左右椎板在出生前后汇合而成。骨科医师在临床检查或行骨科手术时，常以棘突做为骨性定位标志。

（2）椎间关节及韧带：脊柱的关节及韧带，将众多的椎骨联结在一起，形成脊柱各方运动的枢纽。脊柱关节分为两种：一种为磨动关节，如关节突关节。二为少动关节，如椎间盘及骶髂关节。联结脊柱较重要的韧带除前纵韧带、后纵韧带外，还有黄韧带、棘间及棘上韧带。

1）关节突关节：由上位椎体的下关节突及下位椎体的上关节突结合而成。自颈 2 至骶 1，每两个椎骨间有两个关节突关节，左右各一。关节面有软骨覆盖，具有一小关节腔，周围有关节囊包绕。在脊柱不同节段，各关节突关节的形状及排列方向均不相同，以适应各部位不同功能。腰椎关节突关节的关节面横切近似弧状，允许腰椎屈伸，侧屈及旋转运动。腰 5 骶 1 的小关节面常不对称，可一侧额状，另一侧矢状，导致运动不协调而产生腰痛。关节突关节保持脊柱稳定，但不负重，损伤后可使脊柱失去稳定而导致腰痛。关节突关节由脊神经后支发出的窦椎神经支配。在腰部，每节段神经除供应本节段的关节外，尚供应下一节段的关节。在施行关节神经电烙术时应考虑此点。小关节的创伤、退变、炎症等病变，可导致腰腿痛。

2）韧带：①前纵韧带：前纵韧带宽而厚，位于脊柱前方，自颅底至骶 1、2，与椎体密切相贴，能阻止脊柱过度伸展，并限制椎间盘前突；②后纵韧带：位于椎体后方，较前纵韧带窄，与椎间软骨密切相连，但与椎体连接不紧，两侧未将纤维环完全覆盖，亦较中央部薄弱，椎间盘多在韧带侧方椎管前外侧突出；③黄韧带：为连接各椎板间的韧带，富有弹性，由 80% 的弹性纤维和 20% 的胶原纤维构成，略呈黄色，故称黄韧带，韧带起于上位椎板前面的中下部，止于下位椎板的上缘，外侧止于关节突，此韧带在腰部最发达，厚 2 ~ 4mm，在脊柱后伸时黄韧带松弛，并向前折叠，使椎管矢状径减小，脊柱前屈时，黄韧带紧张，椎管矢状径可增大，黄韧带可因慢性劳损而增厚、硬化，厚者可 1cm 以上；④棘上及棘间韧带：各棘突顶端以棘上韧带相连，该韧带起于枕外隆突，向下多止于腰 3 棘突，有限制脊柱过度前屈的作用（腰 4、5 及腰 5 骶 1 棘上韧带多缺如或薄弱），棘间韧带位于相邻棘突间，分为中央及两侧三层，该韧带在弯腰时紧张，腰 4、5 及腰 5 骶 1 常因棘上韧带缺如或薄弱，在局部负重较大的情况下，可发生断裂或慢性劳损，为临床上常见的腰腿痛原因之一。

## 1079 椎间盘结构有哪些特征？

椎间盘位于两个椎体之间，通过薄层的透明软骨与椎体相连。因颈椎 1 ~ 2 间和骶椎、尾椎间无椎间盘组织，故椎间盘有 23 个，界于颈 2 至骶 1 间。它由纤维环、髓核和软骨终板三部分构成。

（1）纤维环：纤维环由纤维及纤维软骨组织构成，横断面上呈环形层状排列，前面及两侧厚，后面及后外侧薄。各层之间相互交织有利于包围髓核，承受压力，且向各方都可做较大范围的活动。腰间盘纤维环变性早于其他组织，特别是后外侧薄弱处。Jayson（1973）发现损伤的椎间盘约在350kPa压力下就可断裂，但正常的椎间盘可承受7000kPa的压力而无损伤。

（2）髓核：居于椎间盘中央偏后，为纤维环所包绕。髓核为透明半胶状体，内有细小的胶原纤维网和少量的软骨及成纤维细胞。至10岁时髓核中的纤维开始变粗，20岁时边缘软骨母细胞逐渐增加，30岁后，髓核由于脱水，胶状物质逐渐为纤维和软骨母细胞代替，到老年则形成纤维样结构。

（3）软骨终板：软骨终板为透明软骨，居椎间盘上下两端，周围有椎体隆起的骨环包绕。软骨盘原为椎体骨骺，幼年时有多数小血管穿过软骨板供应髓核血液，但成年时已闭塞，只遗留较窄的孔洞，当髓核内压力增高时，可经此孔突出到椎体松质骨中，称Schmorl结节。成人软骨板亦借其渗透作用营养髓核。

（4）椎间盘的血液供应及神经支配：目前认为成人的椎间盘仅在表层的纤维环有血管供应，而其他部分靠软骨板渗透营养，因此损伤后不易修复。至于椎间盘的神经分布，观点不一，近年来认为在椎间盘的后部，有窦椎神经的分支支配，该神经亦分支到后纵韧带、骨膜、血管及硬膜前层，亦有人追查到神经纤维进入纤维环表层1mm，但仍有人认为神经纤维不进入纤维环。

## 1080 与腰腿痛关系密切的神经有哪些？

腰神经前支，经腰椎的椎间孔穿出，骶神经前支经骶前孔穿出，互相结合构成腰丛与骶丛，这些神经根丛中与临床常见腰腿痛关系密切的有如下神经：

（1）股神经：来自第2～4腰神经，该神经由腰丛发出后，在腰大肌与髂肌之间下行，并随同该肌经肌腔隙入股。在大腿，股神经分以下三支：①股四头肌肌支；②隐神经，分布于膝前、小腿前内侧及足内缘；③前皮支，分布于大腿前面。

（2）股外侧皮神经：来自第2～3腰神经，自腰大肌外缘穿出，至髂前上棘1cm处，从腹股沟韧带深面进入大腿，穿过缝匠肌和阔筋膜，分布于大腿外侧面皮肤，其下端可达膝关节附近。

（3）闭孔神经：来自第2～4腰神经。自腰丛发出后，经腰大肌内缘潜出降入小骨盆内，经闭孔出骨盆分为前后两支：前支行于耻骨肌、长收肌与短收肌之间，末梢为皮支，分布于大腿内侧面的皮肤；后支走行于短收肌及大收肌之间，闭孔神经支配闭孔外肌、耻骨肌、内收肌及股薄肌，并分支到髋关节。

（4）坐骨神经：来自腰4、5 神经根和骶1～3 神经根，是全身最粗大的神经。坐骨神经从梨状肌下孔出骨盆后，位于臀大肌深面，经坐骨结节和股骨大转子之间降至大腿后面，并在股二头肌与半膜肌、半腱肌之间下行至腘窝，并发出肌支支配以上诸肌。坐骨神经一般在腘窝上方分为胫神经和腓总神经，支配小腿及足的全部肌肉以及除隐神经支配区以外的小腿与足的皮肤感觉。

1）胫神经（腰4～骶3）：在腘窝内胫神经与腘血管伴行。在小腿它位于浅、深层肌肉之间，降至内踝后面。在分裂韧带的深部，分为足底内、外侧神经至足底的肌肉和皮肤。胫神经发出肌支支配小腿后肌群，并发出腓肠内侧皮神经至小腿后面和足背外侧的皮肤。

2）腓总神经（腰4～骶2）：自腘窝上方分出后，沿股二头肌腱的深层向外下行至腓骨颈，穿过腓骨长肌至腓骨颈的前面，分为腓深神经和腓浅神经。①浅神经：行于腓骨长短肌之间，于小腿中、下1/3 交界处潜出，它支配腓骨长短肌，并分布于小腿外侧、足背和趾背的皮肤；②腓深神经：伴随胫前动脉走行，支配小腿前群肌并分布于第一趾间隙背面的皮肤。

坐骨神经是与腰腿痛关系密切的神经。它的分支平面可有很大的差异，有的很高，甚至在骨盆内便分为两支。坐骨神经与梨状肌的关系亦存在多种变异。此外，因外伤、劳损及无菌性炎症等病变所引起的一系列腰腿痛综合征，与脊神经后支的解剖亦有密切联系，为方便理解，这些将在各论问答中详细叙述。

## 1081

## 为什么腰骶关节与骶髂关节疾患易导致腰腿痛?

腰骶关节与骶髂关节是脊柱连接骨盆与下肢的交点，躯干所承受的力由此传递到下肢。此结构较复杂，在解剖上与腰腿痛有密切联系。

（1）骶骨：上部宽厚，接第5 腰椎，下部窄薄，与尾骨相连。其前面凹陷，有4 对骶前孔，骶神经前支即由此穿出；后面凸出，有4 对骶后孔，骶神经后支由此穿出。骶椎后方棘突连成骶中嵴。椎弓根与椎板融合形成骶管后壁。骶管呈三角形，其上口的两侧为骶骨上关节突，下口开放称骶管裂孔，其两侧有骨性隆起称骶角，是骶管注射的标志。

骶骨两侧有较大的侧块，称为骶骨翼，侧块两侧有耳状关节面与髂骨构成关节，即骶髂关节。

（2）腰骶关节：腰骶关节由第5 腰椎椎体与骶骨底的关节面及两侧小关节面构成。腰5 常有畸形，如腰椎骶化或骶椎腰化，可导致两侧腰骶关节不对称、运动不协调，引起腰痛。腰5 骶1 间是先天性结构异常多见的部位，据800 例腰椎 X 线片统计，具有移行椎者占7%，而有隐裂者占16.9%。腰5 椎体略呈楔形，前高后低，位于脊柱和向后倾斜的骶骨中间，这有利于腰骶曲度的过渡，但却增加了前滑的趋势，增加了椎弓峡部裂和椎间盘损伤的机会。骶骨向后倾斜，其上面水平线形成的倾斜角，如按腰椎体轴线和骶骨体轴线，则形成向后开放的夹角称腰骶角，正常人骶骨上面倾斜角站立时为34°，但侧位片上平均为26.4°（按腰椎为垂直位），腰5在骶1轴线角（腰骶角）为143°。倾斜角越大则腰5在骶1面上前滑分力越大。腰骶关节位于腰骶角的顶点，身体的重量很容易使腰5向前滑脱，正常时因关节突互相绞锁，椎间盘的存在以及韧带的维持（特别是髂腰韧带）而得以防止这种倾向，如因外伤、变异及其他因素，使这些支持组织变弱时，可引起关节不稳。

腰5骶1椎间盘最厚，且前大于后，腰5呈楔形。因而所受剪力较其他间盘为大，故成为易突出的部位之一。

（3）骶髂关节：骶髂关节由骶骨后外侧及髂骨内前侧的关节面合成，左右各一。骶髂关节面呈耳状，其后方为粗糙面供韧带附着。骶髂关节虽具有通常滑膜关节的软骨面，也有关节囊及滑液，但关节面凹凸交错，使活动大为减少而稳定度增加。此外关节的周围有骶髂前韧带、骶髂后韧带、骶结节韧带及骶棘韧带等加固。

骶髂关节前方有骶丛越过其下1/3，两者间仅有关节囊相隔，故关节的炎症、损伤或退变皆可对骶丛产生影响。弯腰工作时脊柱前倾，骨盆因腘绳肌牵拉固定或后旋，亦可造成骶髂关节扭伤或劳损。

虽然骶髂关节稳定，但在较大暴力冲击下，可造成关节扭伤甚至造成关节结构间的紊乱，半脱位或错缝，产生腰部、臀部或坐骨神经痛。

## 1082

## 与腰腿痛关系密切的肌肉和筋膜有哪些结构及功能特征？

肌肉、筋膜及肌腱、韧带的拉伤与劳损是产生腰腿痛的常见原因之一。腰背部的筋膜以腰背筋膜为主，肌肉侧较多，大致可分为起、止于脊柱和虽不起于脊柱，但间接作用于脊柱的两大类。

（1）筋膜：腰背部筋膜分为腰背筋膜、腰方肌筋膜和腰大肌筋膜。腰背筋膜包被所有腰背伸展肌群，为一强韧的纤维膜。它自骶部上行，与颈筋膜相连。腰背筋膜包绕骶棘肌形成肌鞘，并作为背阔肌、腹内斜肌和腹横肌筋膜的起始部，通常将其分为深浅两层。

（2）肌肉

1）直接作用于腰背部脊柱的肌肉：①腰背浅层肌：主要为背阔肌、斜方肌、上、下后锯肌、大、小菱形肌等。它们起于棘突止于上肢带骨或肋骨，对腰部作用较小。②腰背深层肌：主要为骶棘肌、横突间肌、棘突间肌，它们沿脊柱两侧纵行排列，其中以骶棘肌为最强大，特别在腰部该肌最发达。主要功能是使脊柱伸直并过伸。背部肌群在维持脊柱的姿势上起重要作用，当脊柱两侧的肌群同时收缩时，可使脊柱背伸；一侧收缩时使脊柱向对侧旋转。平时背伸肌群的短肌（如横突棘肌、棘间肌、半棘肌、多裂肌、横突间肌等）主要是维持体位姿势；运动时则固定各小关节，以便长肌收缩，有效的伸展脊柱。③腰方肌及腰大肌：前者起于髂嵴，止于腰 1 ~ 腰 5 各横突及 12 肋下缘；后者起自胸 12 ~ 腰 5 各横突，止于股骨小转子。腰方肌一侧收缩时使脊柱向同侧屈，两侧收缩时则固定腰椎承受外力。腰大肌能屈曲髋关节，并在其固定时可拉骨盆前倾并屈腰。腰大肌与臀肌配合亦可稳定髋关节。

2）间接作用于腰背部脊柱的肌肉：①腹肌：主要为腹直肌、腹外斜肌、腹内斜肌和腹横肌。腹直肌收缩时可使躯干在后伸位和抗阻力时前屈；一侧腹外斜肌和对侧腹内斜肌收缩，使躯干转向对侧；一侧腹内、外斜肌同时收缩能协助脊柱侧屈；两侧腹内、外斜肌、腹直肌同时收缩时使腰部前屈，当腰部做前屈动作时，特别是在腰前屈搬取重物的状态下，身体重心前移，背肌拉力骤增，腹肌收缩后可从前面支持脊柱，在后面拉紧腰背筋膜，使棘突靠近，以减轻背肌张力，并可减少椎间盘压力。②臀肌：臀肌中与脊柱活动关系较大的是臀大肌。当下肢固定时，臀大肌可防止躯干过屈；弯腰时，则提骨盆后伸，协助腰部由前屈位变为直立。该肌由腰 5 骶 1 神经支配，故腰椎间盘突出时可导致该肌的萎缩及臀部疼痛。

## 1083

## 如何理解疼痛的生理概念与“伤害感受器”？

（1）疼痛：目前认为疼痛是任何形式的极度刺激，作用于机体的某一部位，通过神经系统的传递，进入意识领域中的一种感觉反应。疼痛是机体的报警信号，提示机体正受到伤害因子的侵袭，所以从生理学意义来讲，疼痛是机体的一种防御反应，具有保护意义，但剧痛可导致休克。疼痛还伴有强烈的情绪变化，它构成复杂的心理活动，包括恐惧、焦虑、烦躁、忧郁等。

（2）伤害感受器：一般认为人体的绝大部分组织中分布着神经末梢的特殊系统，它们对组织的功能障碍特别敏感。人们将其称之为伤害感受器。当机体组织外伤、发炎、坏死、代谢异常或受到机械性压迫，特别是缺血性改变导致组织释放出刺激性化学物质，当其在体液中达到足够浓度时，就会刺激伤害感受器，引起疼痛。

## 1084

## 如何认识氢离子的致痛作用?

致痛因素大体分为外界伤害性致痛因素（如锐器、电流、机械压力、高温、化学物质及放射性物质等）与内在性致痛物质两类。

所谓内在性致痛物质，是指体内正常存在的化学物质，当组织损伤后，从组织或细胞中释放出来，或产生生理活性物质，达一定浓度时，刺激化学感受器，引起疼痛。一般认为体内钾离子、氢离子、钙离子、胺类、肽类、前列腺素等物质增高会导致疼痛，但也有学者持不同意见。而氢离子的致痛作用，已被多数人接受。

周秉文等提出，引起坐骨神经痛的酸性物质可能来自纤维环的微小破裂，因为他证明髓核和突出的间盘组织的 pH 呈酸性，他还通过微电极测定组织中的 pH 值，发现疼痛处也是酸性的。

还有人发现一般感染中脓汁是酸性的，而无痛性结核脓汁是中性的。注射碱性液可使感染脓肿疼痛消失，而在结核性脓肿中注入酸性液可使之产生疼痛。

骨折血肿 pH 可达 4.7 以下。恶性肿瘤的 pH 也呈酸性。损伤后，局部的糖、脂肪、蛋白质分解加强，氧化过程障碍，大量的酸性物质积聚。Lindahl（1974）利用 pH 电极测定，证明所有疼痛组织都是酸性，随 pH 的下降，疼痛加重，当 pH 下降到 2 时，可出现剧痛。

然而，疼痛发生机制是相当复杂的，与其有关的感受器亦是多种多样的，因此，不可能用 pH 值来解释一切。

## 1085 何谓放射痛、反射痛和牵涉痛?

（1）放射痛（rediating pain）：是指神经根、干受到刺激后出现的一种典型神经痛，疼痛沿神经干放射到远离刺激部位的该神经相应支配区。疼痛可为发作性或持续性，其疼痛性质可为电击痛、切割痛、撕裂痛或灼痛。

（2）反射痛（dolor expansive）：又称扩散痛。通常指由于脊神经后支某一分支或窦椎支受到刺激后，在同一神经相应的前支支配部位所感到的疼痛。其特点是：疼痛深在，区域较模糊，与神经根节段不一致，无麻木区，无肌力及反射障碍等。腰 3 横突综合征出现大腿根部疼痛，就是由于第 2 腰神经后外侧支在横突点或筋膜点被粘连或卡压后，反射性引起受第 2 腰神经前支支配的股内收肌痉挛所致。临床上，因脊神经后支受到嵌压、牵拉、粘连而导致腰、骶、臀、腿痛的病例相当多见。

（3）牵涉痛（referred pain）：常指深部器官病变引起身体体表部位的疼痛或痛觉过敏。大致分为两大类：第一是牵涉部位皮肤仅有继发性痛觉过敏（痛阈不低，非伤害性刺激不引起疼痛），肌肉无自发痛及压痛（或甚轻），局部麻醉剂不能使之缓解；第二类是牵涉部位的皮肤伴有原发性痛觉过敏（痛阈降低，非伤害性刺激也可引起疼痛），或肌肉痛及压痛，局部麻醉剂可使疼痛消失。

## 1086

## 何谓原发痛和继发痛?

（1）原发痛（Primary pain）：是指组织中的神经末梢直接受到机械性或化学性刺激而产生的疼痛。其中以肌肉、筋膜、韧带产生的疼痛在腰腿痛中最常见。疼痛由急性创伤引起者，多表现为锐痛或剧痛；由慢性劳损所致者，常在较长时间固定某种体位的工作或劳动时出现酸痛、胀痛，经变换体位、休息、按摩等多可缓解。

（2）继发痛（secondary pain）：是指病变侵犯神经根或神经干的向心性纤维而产生的疼痛。其病理变化不在感觉疼痛的部位，而是在支配这些组织的传入神经纤维的某一部位。腰椎间盘突出症、腰椎管狭窄、脊椎滑脱等压迫或刺激了坐骨神经，产生小腿、足及大腿后侧的疼痛及麻木，亦属于继发性腰腿痛。

## 1087

## 如何认识根性痛、干性痛与丛性痛?

腰骶部神经根出椎管后汇入骶丛，并集合成坐骨神经干，故当三者之一受累时，即可引起某些相似的症状与体征。主要表现在腰腿部的疼痛、麻木、运动与反射的障碍及直腿抬高试验阳性等，其中某些特点往往使初学者难以识别，以致造成判断失误。实际上，三者病变的病理解剖部位与特点并不一致。除少数病例其中二个或三个可合并发生外，一般均为单发，并各具特征。

（1）根性痛（root pain）：多是椎管或椎管外病变压迫或刺激神经根所致。其中以腰椎间盘突出、腰椎管狭窄（包括侧隐窝狭窄）及腰椎管内肿瘤等最多见。主要特点是：

1）椎旁压痛：根性痛者多在椎旁有压痛，并往往向下肢放射，这是由于患节脊神经根背侧支同时受累所致，而在干性痛及丛性痛者多不出现。

2）腰椎运动受限：腰椎管狭窄者以后伸受限为主，腰椎间盘突出者可表现为腰后伸、前屈及患侧屈均受限，椎管内肿瘤亦可在不同病变节段表现出不同程度的腰椎运动受限。而干性痛及丛性痛多无此特点。

3）屈颈试验：赵定麟等曾对 200 例根性痛患者进行屈颈试验检查，其阳性率为 95% 以上。这是由于颈椎在前屈状态下，通过对硬膜囊及根袖的牵拉，增加了受累神经根的张力与压力而使疼痛加重。而干性痛及丛性痛则不存在。

4）脊神经根定位症状：诸脊神经根所司感觉、运动及反射因脊节不同具有较明确的定位特征。如足 1、2 趾背侧皮肤感觉以腰 5 神经根支配为主，而足外侧缘及小趾处则为骶 1

神经根支配。因此，根性痛感觉障碍及反射受累的范围较干性痛与丛性痛为局限。

（2）干性痛（pain of nerve trunk）：以往临床多诊断为“坐骨神经痛”“坐骨神经炎”等。近年来，多数学者认为，导致干性痛的多数原因为坐骨神经盆腔出口的病变，如肿瘤、粘连、梨状肌压迫、炎症刺激等。干性痛的主要特点是：

1）压痛点：多位于盆腔出口处，即环跳穴周围，局部深压时出现放射性下肢痛，其范围较根性痛明显为大，并且约60%病侧伴有腘点（胫神经走行处）及腓点（腓总神经走行处）压痛及放射痛，而在下腰部则无明显压痛及叩痛。

2）下肢旋转试验：一般为阳性，单纯以出口粘连所致者，以内旋为明显，梨状肌同时受累者，外旋时亦为阳性。

3）干性定位症状：其受累范围表现为胫神经及腓总神经支配区的感觉、运动及反射障碍，因此不仅范围较广，且受累的脊神经根限于腰4～骶2。

4）足底麻木：根性感觉障碍往往不能累及整个足底，而据赵定麟等统计，有90%以上的干性痛病例出现足底麻木。

（3）丛性痛（pain of nerve plexus）：骶丛位于盆腔内，因此，盆腔内肿瘤、慢性炎症、附件疾患等均可使骶丛受累，引起症状。其中以坐骨神经干、股神经干及臀上神经为多见，因此，丛性痛可具有如下特点：

1）多干性痛：即在同一病例可表现出放射性坐骨神经痛及大腿、骶部及膝部痛。上述症状可同时出现，也可交替出现，因病变轻重不一，数干之间受累程度亦有差异。

2）腰骶部叩击试验：与根性痛的区别在于，当叩击腰骶部时，患者不仅无痛感，且往往感到“舒服”而盆腔占位性病变则为疼痛，甚至剧痛。

3）盆腔系统检查：丛性痛以女性患者多见，因此在确立诊断前要进行妇科检查，以除外妇科疾病。此外，对此类疾患要注意盆腔触诊，并酌情做肛诊检查，以除外肿瘤，必要时于清洁灌肠后，摄骨盆正位及左右斜位片。疑有肠道或泌尿系肿瘤者，可行钡剂灌肠或膀胱造影等检查。

4）反射改变：膝反射及跟腱反射多可同时出现减弱或消失。

## 1088

## 何谓脊柱功能单位？它的生物力学作用是什么？

脊柱的功能单位（function unit of spine）就是活动节段，它由相邻的两节脊椎及其间软组织构成，能显示与整个脊柱相似的生物力学特性的最小功能单位。椎体、椎间盘和前、后纵韧带组成活动节段的前部，相应的椎弓、椎小关节、横突、棘突和韧带则构成其后部。在椎弓和椎体之间则为椎管。

（1）活动节段的前部：椎体主要是承受压缩载荷，随着上部躯干重量的逐步增加，椎体变得越来越大。腰段脊柱的椎体高度和截面积均大于上方椎体，因此，可使这部分脊柱承受较大的载荷。椎间盘可分隔椎体，并能在环状纤维和纵形的前后韧带内形成张力。因此椎间盘可提供活动节段中的液压静力功能，在椎间起缓冲垫作用，以贮存能量和分布载荷。

（2）活动节段的后部：后部结构控制活动节段的运动。其活动方向取决于椎小关节面的方向。在腰段，椎小关节面与横截面呈直角，与冠状面呈 45°角。这样的排列允许作屈、伸和侧屈活动，但几乎不能作旋转活动。腰骶关节与腰段的其他关节不同，其关节面的方向和外形允许作一些旋转活动。以前认为关节面主要是控制活动节段的运动，仅有一般的承载功能。但近年研究表明，关节面和椎间盘之间的载荷分配因脊柱的姿势而不同，关节面承载从 0%~30%。脊柱在过伸位时，关节面的承载功能特别明显，说明椎弓和椎间关节抵抗剪切力的重要性。横突和棘突是脊柱肌肉的附着部位，这些肌肉的活动引起脊柱运动，并提供脊柱的外源性稳定。

（3）脊柱的韧带：韧带是使脊柱保持内源性稳定不可缺少的结构，它们既对脊柱提供内源性支持，又将拉伸载荷一个椎体传递到另一个椎体，使脊柱在生理范围内作平顺的活动而阻力极少。脊柱运动通常是每个活动节段的联合动作，包括沿横轴、矢状轴和纵轴的旋转，限制任何部分的活动，即可增加其他部分的活动。

## 1089

## 腰段脊柱功能活动的特点是什么?

脊柱屈曲最初的 50°~60°出现在腰段脊柱。而骨盆的前倾允许进一步屈曲。由于胸椎关节面的方向以及棘突近乎完全垂直和肋骨框架的限制，整个胸段脊柱几乎不能屈曲。因此，躯干的屈曲活动主要位于腰段脊柱。腹肌和腰肌使腰椎开始屈曲，然后躯干上部的重量使屈曲进一步增加。随着力矩的增加，骶棘肌的活动逐步增强，以控制这种屈曲活动。髋后部肌肉能有效地控制骨盆前倾。但在完全屈曲时，骶棘肌变得不起作用。处于这种位置，本来松弛的脊柱后部韧带由于脊柱伸长而绷紧，使向前的力矩获得被动性平衡。

躯干从完全屈曲到直立位可观察到一个逆过程。先是骨盆后倾，然后伸展脊柱。在躯干伸展时肌肉所作的向心收缩功大于屈曲时肌肉所做的离心收缩功。当躯干由直立位后伸，这种最初暴发的肌肉活动减弱，而腹肌产生活动来控制和调节躯干活动。在极度或强制伸展躯干时，又需要伸肌的活动。

在脊柱侧屈时，活动也主要在腰段脊柱。骶棘肌中的棘突横肌和横突棘肌以及腹肌都产生活动。这些侧屈活动因同侧肌肉收缩而发生，而对侧肌肉收缩加以调节。旋转可出现在腰骶水平。由于关节面方向的限制，腰段脊柱的旋转是十分节制的。在旋转过程中，脊柱两侧的背肌和腹肌均产生活动，同侧和对侧肌肉发生协同作用。骨盆活动对增加躯干的功能性旋转幅度是很重要的。躯干的功能性活动不仅是脊柱不同部位的联合活动，而且有赖于骨盆的协同。限制任何部位的活动均可增加其他部位的活动。因此，如穿支架来限制胸段和腰段，则活动转移到腰骶水平。

## 1090

## 腰部载荷特点是什么?

腰段脊柱的载荷（loads）主要由体重、肌肉活动和外加的载荷所产生。这些载荷可因身体的位置而不同。几乎所有的身体活动都会增加腰段脊柱的载荷。

腰椎间盘承受的载荷远大于其上面的体重。直立位时，腰椎间盘上的载荷约为所承受身体重量的2倍；坐位时，约为身体重量的3倍；而活动时，还要加上动力性载荷，使腰间盘达静态位置时的2倍。另外，在压缩载荷下，腰椎间盘的应力分布是髓核内压缩应力最高，是每个单位面积外加载荷的1.5倍，纤维环的压缩应力为外载荷的0.5倍，而纤维环上的拉应力为外加载荷的4~5倍。因此，椎间盘的抗压能力很大。在实验中载荷增加到破坏程度时，骨骼首先受到破坏，如软骨板破裂，椎间盘组织可突入椎体。

在大多数生理情况下，腰椎体承受大部分压缩载荷，这种载荷从椎体上方的软骨板经过椎体外壳的皮质骨和中部的松质骨而传递到下方软骨板。而椎体的绝大部分是由松质骨构成的，所以椎体的力学性质不仅与皮质骨有关，而且还与松质骨有关。椎体两种成分对压缩载荷的承受比例因年龄而不同，在40岁以下时，皮质骨承担45%，松质骨承担55%；40岁以上者皮质骨承担65%，松质骨承担35%。

脊柱的生理弯曲具有弹簧杆的作用，比笔直的脊柱能承受更高的载荷。站立位时，躯干的力线通常是在第4腰椎椎体中心的腹侧通过。这表示重力线在脊柱所有节段的活动横轴的腹侧，使活动节段具有一个向前的弯距，而腰段脊柱是向前凸的生理弯曲，靠近重力线，力臂小，因此产生的弯矩小，亦使其能承受更高的载荷。

## 1091

## 腰椎的稳定结构有哪些?

腰段脊柱的稳定性由内源性和外源性因素提供，椎间盘和韧带提供内源性稳定，而肌肉则给予外源性的支持。

椎间盘在承受载荷时，通常是压缩、弯曲和扭转的组合。腰椎的屈、伸和侧屈主要对椎间盘产生拉应力和压应力，而旋转产生剪应力。由于椎间盘的髓核是一种液态团块，能起液压静力作用，使椎间盘既有弹性也能稳定；而纤维环由软骨组成，纤维软骨内有相互交叉的胶原纤维素，这样可使纤维环承受高度的弯曲和扭转载荷，从而为脊柱提供了内源性稳定。

韧带多数由胶原纤维组成，承担着脊柱的大部分张力载荷。除黄韧带外，脊柱韧带的延伸率极低，故可与椎间盘一起，提供脊柱的内源性稳定。韧带的黏弹性使其能控制脊柱活动于生理限度之内，既允许充分的活动又能保持一定姿势。

剥去肌肉的脊柱为一不稳定结构。肌肉力是保持姿势、体位的必要条件。神经和肌肉的协同作用产生腰椎的活动。主动肌引发和进行活动；而拮抗肌通常是控制和调节活动。因此使脊柱获得外源性稳定。

腰部肌肉在稳定脊柱中也起很重要的作用，脊柱之所以能承担较大的载荷，除脊柱本身结构外，还需要肌肉的张力获得平衡。当弯腰提重物时，腰骶部将产生很大的应力，以脊柱基底为支点，重物为一端，躯干、头和上肢为另一端，形成杠杆系统，骶棘肌和臀大肌的收缩利用短力臂来举起重量。例如举起 90. 7kg 重量，腰骶部反应力为 939. 4kg。一般而论，椎间盘和椎体不能承受这种应力，而是由腹肌和背肌承担很大一部分应力。

## 1092 腰腿痛的生物力学基础是什么?

“稳定性 stability”这个词是力学上的概念，稳定的结构就意味着这种结构处于最好的平衡状态。腰段脊柱有多个运动节段，每个运动节段由三个关节连接的椎体组成（一个是椎间关节，另两个是后方的椎小关节）。在正常情况下，这三个关节保持着机械性平衡，如果其中一个遭受持久损伤，最后必将损伤另两个关节的完整性。运动节段通过稳定器的制约获得稳定。一般认为，运动节段稳定器有以下 4 种：

（1）被动性稳定器（passive stabilizer）：亦称结构性稳定器，包括椎体的形状、大小，关节面的形状、大小、方向。

（2）动力学稳定器（dynamic stabilizer）：包括韧带、纤维环、关节面软骨。

（3）主动性稳定器（initiative stabilizer）：包括运动肌如腰方肌、骶棘肌等。

（4）流体动力学稳定器（fluid dynamics stabilizer）：是指髓核的膨胀。

假如这些制约因素受损或者松弛，平衡将受到侵犯，结构就将发生失稳，体现在腰部就将产生腰腿痛。

目前，国内外已有许多学者从不同角度对腰腿痛的产生进行了有意义的临床观察和生物力学实验研究。Vanakkerrecken 追踪随访了行腰间盘手术的患者，发现其中相当一部分人坐骨神经痛消失，而腰痛持续存在，并表现为腰部酸软无力。他在患者身上行动力学摄片后，发现其原因是腰椎不稳，表现为腰椎前屈时，在正常的腰椎间盘有过度活动现象；另有学者测试了活动节段的软组织当分别从前后方依次切断时，对腰椎稳定性的影响，提出当屈曲时，所有的后部连接结构加上一个前部连接结构被破坏时，活动节段产生失稳；而当伸展时，所有前部连接结构加上两个后部连接结构被破坏，活动节段产生失稳。

由于外伤，更主要的是随着年龄的增长而产生的自发性的间盘退变，运动节段将发生一系列的病理变化，而且这些变化有着它自身的发展规律。一般可将运动节段退变过程分为早、中、晚三个阶段。早期：病变的运动节段在负荷时不能行使正常功能，因而产生疼痛，肌肉保护性痉挛而使腰椎活动范围减少等，此时的病理改变是最小的，也称为功能性障碍阶段；中期：间盘高度降低，内容物减少，纤维环膨胀使间盘像一半充气的皮球，韧带和后关节囊松弛，后关节软骨面退变。当腰椎屈曲、侧弯和旋转时，运动节段对负荷产生异常反应，其活动范围超过了正常的制约程度，上椎体在下椎体上出现异常活动，此时即为不稳阶段，将产生慢性腰痛。如间盘纤维环破裂，最易发生在此期，并引起下肢放射痛；晚期：后关节退行性变，椎体周围和后关节产生骨赘，即通常所指的骨质增生，脊椎间活动减少，关节变得稳定。所以，椎体骨质唇样增生是一种代偿性反应机制，它使脊柱活动度减少，似乎增加了稳定，但因正常结构的退变，却带来了内在不稳，因而常可引起一些继发性的腰腿痛。如增生突向椎管，压迫脊髓或神经根，则疼痛尤为严重。

以上是腰腿痛的生物力学基础，当然只是一般规律，而每个患者因个体差异可有所不同。

## 1093

## 何谓运动节段？

人体脊柱的一个运动节段（motion segment）包括相邻的两个脊椎骨，它们之间的椎间盘，关节突关节以及与它们相对活动相关的韧带与肌肉，这些结构组成了一个运动单元。

## 1094

## 何谓节段不稳？

节段不稳（segmental instability）的定义很多，近年来趋于统一的观点是从生物力学角度来解释更为贴切。运动节段刚度下降即表明该节段不稳。不稳即为刚度下降（instability is loss of stiffness），所谓刚度即为施于结构的负载与因此而产生结构位移之比。临床上更容易理解的定义是：作用于某运动节段的力产生了比正常节段更大的位移，称该节段不稳。

## 1095

## 腰椎不稳症的概念是什么？

腰椎不稳症（lumbar instability syndrome）是指在正常生理负荷下，运动节段发生异常活动，并产生相应的临床症状，如腰腿痛、感觉障碍、无力等。

## 1096

### 维持运动节段稳定性的因素是什么？

维持运动节段稳定主要依靠运动节段组成的结构完整与功能完善。运动节段由三类结构组成：

（1）骨性结构——椎体、附件（关节突等）。

（2）弹性结构——间盘、韧带、关节软骨与关节囊。

（3）动力结构——肌肉（骶棘肌、腰大肌、腹直肌、腹内、外斜肌、背阔肌等）。

骨质的增生、疏松、畸形、软组织的松弛、硬化、退化、肌肉的萎缩无力或失去神经支配等都会影响节段的稳定性。

## 1097

### 腰椎不稳症的分类有哪些？

（1）按病因分类：腰椎不稳症按发生原因可分为 6 类，即：①退行性腰椎不稳症（以椎间盘、小关节退变为主要原因）。②创伤性腰椎不稳症（关节突、峡部骨折等）。③发育性腰椎不稳症（峡部不连等）。④病理性腰椎不稳症（炎症、肿瘤等）。⑤动力性腰椎不稳症（肌肉麻痹、肌力不对称）。⑥医源性腰椎不稳症（手术中、小关节切除过多等）。

（2）按不稳方向分类：椎间不稳常常是多方向的，但在临床影像上又在某一方向上更为突出，故临床常分为：前屈不稳、后伸不稳、旋转不稳、侧方不稳和多向不稳。在动态摄片如过伸过屈像、极度左右旋转像和左右侧屈像中，若上椎是在前移基准上有过度活动则称为前屈不稳，上椎在后移基准上过度活动为后伸不稳，旋转与侧力不稳均指节段两椎间有左右旋或左右侧屈产生了异常活动而言。

## 1098

### 腰椎不稳症的临床表现有哪些？

（1）腰部软弱无力：患者常感腰部无力难于支撑身体，因此不能久立或长距离步行。

（2）腰部突然疼痛，改变体位、推拿或卧床后可戏剧性地症状消失。

（3）腰部即时僵硬受阻：早期腰椎病患者常出现前屈姿势数分钟后身体直立时腰僵受

阻，需用双手撑物或撑腿才能站立。

（4）间断性腰腿神经症状：腰椎不稳症出现的腰痛及下肢放射痛与椎管狭窄的症状不同，它与步行距离无关，而是无规律地出现，一段时间后自行缓解。

（5）站立时棘突出现“阶梯”或过度活动：这一现象只有在体瘦患者才能出现。

## 1099

## 腰椎不稳的X线片表现有哪些？

普通X线片或CT不能确定腰椎不稳，需要拍动态的功能位X线片，以测定椎间滑移、椎间角及旋转的改变。

（1）矢状面脊椎前后滑移的测定：在腰椎过屈、过伸侧位片上，由上一椎体的后下角点向下一椎体上缘线引垂线，此垂线与下椎上缘线交点在过屈过伸时的滑移距离与下椎上缘线（前上角与后上角之间的距离）之比小于8%为正常范围。移动的绝对距离因个体大小及摄片的放大率而异，粗略估测小于3mm为正常范围。滑移常伴有脊椎矢状面上的旋转，因此也常测定椎间角的改变，正常不超过10°。

（2）轴向旋转角的测定：将患者骨盆固定，坐位或立位。嘱患者躯干主动旋转摄前后位极度左旋和右旋X线片。测得棘突投影点至下缘线垂直交点距椎体两下角点的距离代入旋角公式：$y=0.233+15.44nX$，其中X的棘突点至两个椎体下角点的长段除以短段之商；y为该脊椎向长段方向旋转之度数。左右旋转度数之和为该椎的旋转幅度。上椎旋转幅度减去下椎旋转幅度为该运动节段的旋转幅度，正常不大于4°。

（3）左右侧屈角的测定：左右极度侧屈位摄前后位X线片，测定上一椎体下缘线与下椎体下上缘线夹角的改变，正常不超过4°。

（4）轴向位移的测定：躯体直立，在悬吊或负重下摄腰椎正、侧位X线片（即所谓的拉压像）来观察间隙的改变。

临床上过去常以测定矢状面上椎体上的稳定性来确定有无节段不稳，这在严重不稳情况下可以表现出来，但大多数腰椎不稳是一种超常的微动，患者在清醒状态下有强大的肌肉保护，通常很难测出滑移。近来的研究表明，由于躯干抗旋转的肌肉相对薄弱，轴向旋转角的变化相对敏感，它更适合用于测定运动节段的稳定性。

## 1100

## 腰椎不稳症常用的融合方式有哪些？

（1）椎体间融合（包括后入路、前入路及后外侧入路）。

（2）横突间融合。
（3）棘突椎板间融合。
（4）关节突关节融合。
（5）关节突、横突间融合。
（6）峡部不连局部融合。

## 1101

### 腰椎不稳症常用的固定装置有哪些?

（1）Harrigton。
（2）Luque。
（3）Dick。
（4）椎弓根螺钉固定装置（钉棒系统）。
（5）椎体钢板。
（6）螺纹融合器（threaded fusion cage，TFC）。
（7）Steffee。
目前主要用不同类型的钉棒系统进行矫形及固定，已成常规。

## 1102

### 腰椎不稳症的手术适应证有哪些?

（1）症状明显的间盘退化不稳。
（2）峡部不连不稳。
（3）腰椎病伴假性滑脱不稳。
（4）椎管狭窄伴某一运动节段不稳。
（5）手术中不得不切除双侧过多的小关节有不稳倾向者。

## 1103

### 何谓螺纹融合器?

1979 年 De Bowes 首先将一种称为“Basket” 圆柱形带孔不锈钢椎体间融合器应用于马的颈椎 Wobber 综合征的治疗中并获得成功。1988 年 Bagby 首先将此融合器设计成可由后路进入的，钛钢制的，带螺纹的金属笼称为 Ray-TFC。到目前为止除 Ray-TFC 外还有 BAK-TFC、TIBFO、TSRH-B 等多种类似的设计。

## 1104

## 椎间融合器有何特点?

（1）TFC 具有大量微孔，使植入的松质骨与上下椎的骨质的骨质有确定的接触，从而达到融合的目的。

（2）TFC 具有很大的强度，并带有螺纹，有抗压、抗剪切的功能，它同时兼有柱骨与固定的作用。

（3）由于 TFC 有撑开间隙的作用，因此植入 TFC 有恢复和维持椎间高度和椎间孔容量的功效。

（4）TFC 在椎间融合术中可以单独使用，对于移位较大的病例也可用其他装置复位再植入 TFC。

## 1105

## TFC 的手术程序?

根据不稳节段的 X 线片及 CT 片确定 TFC 的型号（中国人一般用 14mm × 21mm、12mm × 24mm、16mm × 24mm 三种）和相应器械，根据需要植入两枚或一枚。暴露植入部位的间盘，在透视监视下打入保护套管，要求 TFC 放置于尾部距椎缘 3mm，前部距前缘 3mm 以上，上下各切削椎体骨质 3mm。撑开间隙；用清除器及刮匙清除间盘组织；用丝锥攻螺纹；放置 TFC；植入 2mm 以下的松质骨粒，压实；加盖。

## 1106

## TFC 的主要适应证和禁忌证有哪些?

（1）TFC 手术主要适用于脊柱节段不稳定。

（2）TFC 的主要禁忌证

1）严重的骨质疏松。

2）椎间隙高度狭窄。

3）终板明显硬化。

4）椎间盘与马尾、神经根严重粘连。

## 1107

### TFC 的主要并发症有哪些？

（1）不融合。

（2）间隙塌陷。

（3）马尾神经或神经根损伤。

（4）间隙感染。

（5）血管损伤。

（6）邻近节段过早退变等。

## 1108

### TFC 手术椎间融合率及融合标准是什么？

据统计 TFC 手术椎间融合率为 90%~96%。融合标准如下。

（1）椎间骨桥形成。

（2）植骨区密度不减低或增加。

（3）椎间隙高度得以维持。

（4）TFC 周围无 X 线透明带。

（5）过屈过伸侧位像椎间角变的小于 5°。

（6）临床症状消失或改善。

## 1109

### 什么是 PEEK 椎间融合器？

PEEK 融合器是由聚醚醚酮材料人工合成的高性能、线形芳香族、半水晶样多聚体。法国 Scient'X 公司经实验研究后于1997 年将 PEEK 融合器应用于临床。聚醚醚酮材料可透过 X 线，故在 MRI 扫描检查中清晰可见（在融合器前后两端置放 2 条钽金属标记线即可）；它的弹性模量与骨更相近，应力遮挡作用较小，对促进骨融合有积极意义。此外，PEEK 融合器呈矩形的上下面均有齿状突起，但突起较浅而咬合力低，故常与椎弓根螺钉内固定系统联合应用。

## 1110

### 钽金属椎间融合器有什么优点?

钽金属椎间融合器又称金属骨小梁，具有以下特点：

（1）高孔隙结构，在显微镜下多孔钽结构如同松质骨，整体互相连接的空隙率可达75%~85%，多孔钽所具有的三维多孔结构更有利于成骨细胞黏附和生长，促进骨的长入，有利于融合器与骨之间的融合。

（2）良好的生物学性能，多孔钽的弹性模量为3GPa，界于皮质骨（12~18 GPa）和松质骨（0.1~0.5 GPa）之间，植入后应力遮挡效应较少，利于骨的重塑。

（3）多孔设计使其表面比其他材料的摩擦系数更高，利于局部的即刻稳定。

（4）生物相容性好。

## 1111

### 老年骨质疏松患者应用椎弓根螺钉的注意事项是什么?

骨质疏松患者易发生内固定松脱、失败，因此如何提高椎弓根螺钉在骨质疏松椎体内的稳定性是脊柱外科面对的棘手问题之一。影响椎弓根螺钉稳定性的因素主要有螺钉直径、长度、置入位置和方向、进钉技术及椎体骨质状况等。有研究认为，较大直径的椎弓根螺钉一般具有较高的稳定性，但螺钉截面积应小于椎弓根横截面积90%，反之易发生椎弓根爆裂骨折，且增大螺钉直径对骨质疏松骨质不起明显作用。研究发现，骨质疏松骨质固定中螺钉截面积占椎弓根截面积70%以上时增加螺钉长度能增加固定强度，但增加螺钉长度受椎体大小及椎弓根长度限制，不能无限延长。研究显示，固定深度为螺钉进入椎弓根穿刺点至椎弓根轴线与椎体前缘交点连线距离80%时，固定强度已足够，再增加深度对固定强度无明显作用。至于螺钉拧入方法，应破开骨皮质后直接拧入螺钉，不应先钻钉道再拧入螺钉或使用自攻螺钉，以便降低螺钉抗拔出力。螺钉置入角度的研究显示，2枚椎弓根螺钉在横断面上呈成角固定，在矢状面上呈交叉固定，能获得最佳抗拔出力。延长固定节段、腰骶部用髂骨螺钉、椎弓根钉固定结合钢丝辅助固定或加用横向连接固定，也能有效增加两侧椎弓根螺钉的抗拔出力。此外，还可通过改善骨-螺钉界面来增加骨对螺钉的把持力，如在钉道内填充骨水泥、同种异体骨等。研究证实，聚甲基丙烯酸甲酯（PMMA）能显著提高螺钉的轴向拔出力和抗疲劳能力。应用同种异体骨填充椎弓根螺钉钉道能提高其50%抗拔出力。

总之，对伴有骨质疏松的老年多节段腰椎管狭窄症患者，内固定治疗须在明确指征下才能进行，并在纠正内科伴发症和有效重建脊柱平衡的基础上，通过增加椎弓根螺钉长度、设计螺钉置入角度与方向、改良螺钉拧入技术、延长固定节段、钢丝辅助内固定、加用横向连接固定、骨水泥或同种异体骨强化钉道及腰骶部用髂骨螺钉等方法，以预防或减少螺钉松动和脱出。

1112

## 何谓棘突间动态固定系统？

棘突固定系统（interspinous process）：后路棘突固定系统最初主要用来治疗神经源性间歇性跛行和小关节源性疼痛。通过后路棘突固定系统保持脊柱处于相对屈曲位置，增加椎管和椎间孔的面积，解除由于马尾受压引起的间歇性跛行。

棘突间动态固定系统包括 X-Stop 系统、Wallis 系统、Ex-tenSure 系统、Coflex 系统及 DIAM 系统等。目前这些系统都处于临床试验及评估中。初步研究结果显示它们在治疗腰椎退行性疾病中具有一定的疗效。这些固定装置主要是通过间接减压、不切除椎板等措施，避免了硬膜外瘢痕和脑脊液漏等并发症的发生。此外，这些固定装置限制脊柱后伸，增加神经根孔高度，改善矢状力线，减轻小关节压力，缓解小关节源性疼痛。生物力学测试已经证实，这些后路棘突固定系统通过吸收震荡能够降低椎间盘间的压力，加强后方稳定性，降低旋转引起脱位的风险。

1113

## 动态非融合稳定技术在腰椎管狭窄症的治疗中有哪些应用？

动态非融合稳定技术（The dynamic stable nonfusion technology）：目前用于临床研究的这类稳定系统类型有不少，但生物力学特性各有不同。基于椎弓根螺钉的动态非融合稳定系统有 Bronsard 韧带、Graf 韧带、Dynesis 系统（Zimmer）和 FASS 系统（AO）。基于棘突间的系统有 Minns 装置、“U” 棘突间置器、Diam、Wallis、X-Stop 系统等。尽管初步的应用研究显示动态非融合稳定技术的有效性和优越性。但是尚缺乏长期随访的临床资料，以及动态非融合稳定技术与融合技术之间的比较研究。

# （二）椎管内疾患所致腰腿痛

1114

## 腰腿痛患者的病史采集中应注意哪些问题？

在骨科门诊中，以腰腿痛症状就诊的患者占 2/5 以上，如何在一些共有的症状中，捕捉住其特点，在较短时间内迅速缩小鉴别范围，做出正确诊断，病史的采集是重要环节之一。

（1）性别与年龄：性别及年龄在腰腿痛的病因鉴别上有很大帮助。一般在婚后至绝经前的妇女腰痛伴下腹坠痛，应想到妇科或泌尿科疾患（如附件炎、子宫后倾、肾盂肾炎等）；青壮年男性的腰骶部疼痛，应想到前列腺炎（可进一步询问有无排尿后溢出乳白色液或性功能障碍等）；绝经后妇女应想到老年性骨质疏松症；50岁以上的慢性腰痛、腿痛，多为腰椎增生性关节炎、腰椎管狭窄症；中年人的腰痛伴放射性下肢痛，多为腰椎间盘突出症；青年与儿童则多考虑先天性畸形或脊柱结核。

（2）职业：职业与腰腿痛有密切关系，如长期水上或潮湿环境作业者，腰腿痛多为风湿性，（且常伴有四肢关节的对称性或游走性疼痛）；重体力劳动、搬运工、长途汽车司机等，腰椎间盘突出症发病率较高；长期固定姿势作业者，如翻砂工常为腰肌劳损、腰背筋膜炎等。

（3）发病情况：一般起病距就诊时间久者，慢性劳损多；而急性腰扭伤、腰椎后关节紊乱症、急性棘间韧带损伤性腰痛等，则往往发病即就诊；腰椎间盘突出症的患者，腰腿痛多有反复发作的病史；腰椎管内肿瘤，一般发病多较缓慢，症状渐趋加重。脊柱外伤后遗留的症状，往往与原始病情及治疗情况有关；而结核、炎症所致腰腿痛，多伴有全身症状。

（4）疼痛特点：单纯由腰椎骨质增生引起的腰痛，常在休息后或晨起时加重，稍活动后缓解，而劳累后当晚或次日往往加重；腰椎间盘突出症所致腰腿痛，多为放射性、电击样，咳嗽、排便时明显加剧，疼痛常伴有麻木；腰椎管狭窄症发展到一定阶段，多出现典型的间歇性跛行；棘间韧带损伤性腰痛，多表现为久坐或弯腰后，需缓缓直腰；臀上皮神经综合征的患者，多在臀部可触及痛性索条；脊柱转移癌疼痛较剧烈，为持续性，休息不缓解，夜间尤甚。

（5）既往史及家族史：要注意患者是否有肿瘤切除史，是良性或恶性；对腰椎间盘突出症、腰椎管狭窄症的患者，要询问有无髓核摘除或椎板切除减压史，如有，是否有复发或减压不彻底的可能；对长期腰腿痛的患者，要注意是否有脊髓造影史，如有，症状是否与继发性粘连有关。对疑有脊柱结核的患者，要询问有无结核接触史及家族史等。

## 1115 腰椎椎体间、椎弓根间哪些解剖结构形成关节？

在腰椎椎体间形成关节的结构和胸椎一样，有：①前纵韧带；②后纵韧带；③椎间盘。

腰椎椎弓间形成关节的解剖结构有：①关节囊；②黄韧带；③棘上韧带；④棘突间韧带；⑤横突间韧带。

## 1116

### 连接 L5 和骶骨的特殊韧带有哪些?

(1) 髂腰韧带，起自第五腰椎横突的前下，向外下走行，在骶骨底部（髂骨的内面）与骶髂前韧带交杂在一起。

(2) 腰骶韧带，从 L5 横突横跨到骶翼和 S1 的前上方。

## 1117

### 腰椎矢状面上哪个力线更重要? 椎体还是椎间盘?

腰椎前凸的 80% 归因于椎间盘的楔形，20% 归因于椎体的前凸。最下面 3 个间盘的楔形占据了全部腰椎前凸的一半。

## 1118

### 出口神经根和经行神经根的区别?

每一个腰椎解剖节段拥有一个出口神经根和经行神经根。出口神经根向内走行到解剖节段的椎弓根。经行神经根经过解剖节段，在下一个节段的椎弓根下面穿出。比如，第五个解剖节段的出口神经是 L5，该神经经过 L5 椎弓根下面，从 L5 解剖节段的椎间孔穿出。S1 神经是经行神经根，经过 L5 ~ S1 椎间盘，在 S1 椎弓根下面穿出，正好在下一个解剖节段。

## 1119

### 腰椎椎体的血液供应有哪些?

每个腰椎椎体由成对的腰椎节段动脉供血。L1 ~ L4 的节段动脉起自腹主动脉。L5 的节段动脉的起源是可变的，可能起自髂腰动脉、第四腰椎节段动脉、髂总动脉或腹主动脉。节段动脉朝向椎间孔，可以分为 3 支：前支（供应腹壁）；后支（供应椎旁肌和关节突）；孔支（供应椎管和内容物）。腰椎区域的静脉与供血动脉伴行。它包括前方和后方阶梯样的血管丛结构，与下腔静脉相通。

## 1120

### 何谓腰椎间盘突出症？为什么腰椎间盘突出症青壮年多发？

腰椎间盘突出症（lumbar disc herniation）是指腰间盘退变、破裂、突出压迫神经根或马尾神经所产生的临床综合征。有文献报道，腰椎间盘突出症 21～40 岁发病者占 70% 左右。作者在临床工作中收治的腰椎间盘突出症患者中，以 35～45 岁者较多。

成人的椎间盘组织，仅在纤维环表层有血液供应，其营养主要靠淋巴渗透维持。Conventry 发现，20 岁左右椎间盘中已有退行性改变，20～30 岁间已有明显的磨损而出现裂隙。观察发现，纤维环在出生时含水约 80%，而髓核含水约 90%，到 35 岁时则分别下降到 65% 和 78%。由于脱水及髓核中的蛋白黏多糖含量下降，到 30～40 岁时，髓核趋向胶原化，失去其弹力及膨胀性。纤维环各层纤维软骨板互相摩擦变性，韧性减低，纤维环在椎体及软骨板的附着点松弛，软骨板亦可发生囊样变性，成为椎间盘破裂突出的基础。青壮年时期，运动及劳动强度较大，无论是急性损伤或积累性劳损，均会加速腰间盘的退变过程，并成为腰椎间盘突出的诱因。一般认为外伤后即刻产生的典型腰椎间盘突出症状，往往是在积累劳损的基础上发生的，因为有人经尸检证明，未损伤的椎间盘加压 7000 kPa 尚不致破裂，但已退变损伤者则压力虽仅为 350 kPa 即可破裂。

## 1121

### 腰椎间盘退变的定义？

北美脊柱协会将腰椎间盘退变（lumbar disc degeneration）定义为腰椎间盘解剖结构的异常形态学改变。这些改变包括：①脱水、纤维化、真空现象及髓核组织局部裂缝形成。②龟裂、黏膜退变及纤维环钙化。③终板缺失及硬化。④小关节骨赘形成。

## 1122

### 何为高信号区域？

高信号区域（HIZ）是指那些在 MRI 的 T2 加权像上椎间盘纤维环后方高信号的部分。早些的研究表明 HIZ 是一种提示椎间盘内部结构紊乱的标志，此类患者椎间盘造影结果通常为阳性，但新近的研究表明，HIZ 并不是有症状的椎间盘退变所特有的，许多无症状的人群也可出现类似改变。

## 1123

### 腰椎间盘突出症有哪些病理分型?

由于腰椎间盘突出后纤维与后纵韧带破裂程度的不同，使其病理分型至今未取得一致意见。早在 1962 年，宋献文等将腰椎间盘突出症分为完整型、骨膜下破裂型、椎管内破裂型。1981 年，陶甫等又重新提出成熟型（59%）、幼弱型（22%）和中间型（19%）分类法。1989 年，周秉文等结合临床实践和以往分型，认为 Spangler（1982）所用分型，即凸起型、破裂型和游离型较简单，且接近临床病理形态。

（1）凸起型：亦称突出型，纤维环内层破裂但表层完整，因髓核压力而局限性凸起，突出物光滑呈半球形。经牵引、推拿、休息后，可变平缩小。绝大多数保守疗法治愈的病例多属此型。

（2）破裂型：纤维环已破裂，突出的髓核及纤维环仅有后纵韧带扩张部或纤维膜遮覆。突起物高低不平，轻轻划破表面纤维膜，突出的髓核及变性的间盘组织即呈菜花样膨出。手术患者多为此型。

（3）游离型：破裂突出的间盘组织或碎片，离开突出位置游离到椎管中，可压迫马尾神经，导致突出平面以下感觉、运动丧失。临床病例较前两种为少。

椎间盘突出的病理形态，与选择治疗方式有密切关系。

## 1124

### 腰椎间盘突出症多发生于哪个间隙？为什么？其常见的突出方位有哪些？

（1）好发部位：90% 以上的腰椎间盘突出发生在腰 4、5 或腰 5 骶 1 间隙（国外报道在 85% 以上），这是由于该部位负重多、劳损及退变重的缘故。

至于腰 4、5 和腰 5 骶 1 两间隙哪一间隙发病率更高，国内外报道不一。国内多数学者报道，腰 4、5 间隙突出的发病率高于腰 5 骶 1 间隙，而国外报道则相反。Qwimell（1983）通过研究髂嵴间线高低与下位腰椎间盘退变间的临床相关问题，证明髂嵴间线高者腰 4、5 退变重；低者腰 5 骶 1 退变重。

（2）常见的突出方位：①后外侧突出　是指髓核或纤维环在椎间盘后外角最薄弱处突出，刺激或压迫位于其后方的神经根，产生典型的腰痛、坐骨神经痛及一系列体征。此型是临床上最多见的类型。②后中央型突出　突出物可压迫马尾神经、一侧或两侧的神经根，故可以产生腰痛、坐骨神经痛及一系列感觉、运动及括约肌功能障碍的症状及体征。由于后纵韧带在中线较发达，故相当一部分中央型间盘突出是在中线的偏左或偏右，最后可因纤维环破裂突入到椎管内。此型是腰椎间盘突出症危害性最大的一种类型，一旦确立诊断，应尽早手术治疗。③极外侧型突出　突出物位于关节突下或椎间孔处，压迫同一节段神经根，可产生与后外侧型间盘突出相似的症状和体征。极外侧型腰椎间盘突出在手术中用常规的显露方法往往容易遗漏，成为腰椎间盘突出症术后疗效欠佳的常见原因之一。

此外，髓核亦可经上、下软骨板或血管孔道突入椎体松质骨中，形成 Schmorl 结节。此结节多出现在青年人，男多于女。好发部位在下胸椎或上腰椎，一般无临床症状，如突出物太大，可出现椎间隙变窄，并可引起相应节段的疼痛。

1125

## 为什么长期从事弯腰工作的人易患腰椎间盘突出症?

长期从事弯腰工作的煤矿工人、搬运工人、建筑工人等，需经常弯腰提取重物，这些人的腰椎间盘突出症发病率较高。这是因为弯腰搬取重物可以使腰间盘压力成倍增加，Galante 曾报道，当双下肢直立，膝关节伸直状态下弯腰提取 20kg 重物时，椎间盘压力增加到 30kg/$cm^2$以上，如长期处于如此大的椎间盘压力下，即易在早期使纤维环破裂。

此外，扭转外力易导致椎间盘后外侧薄弱处损伤，Nachemson 测定椎间盘压力，在站立状态下，前倾取物，椎间盘压力增加 100% 以上，前屈及扭转则增加 400%，这一实验说明了引起腰椎间盘突出症的外伤中扭伤为最多见的现象。

1126

## 长期的坐位颠簸状态、长期蹲位及伏案工作易患腰椎间盘突出症吗?

临床工作中发现，汽车司机、长期伏案工作者或身体较长时间处于前倾状态下工作的人，患腰椎间盘突出症较多见。近年来，有学者提出了导致腰间盘退变加速及损伤的压应力、张应力与旋转应力学说。认为青壮年的急性垂直暴力，可使髓核突破软骨板，进入椎体，形成 Schmorl 结节。长途汽车驾驶员可因受到长期颠簸而产生慢性压应力，加速椎间盘的退变和突出。长期伏案工作者，尤其是在长期蹲位、坐位或弯腰状态下从事体力劳动的人，由于髓核长期挤向后方，使后方纤维环受到较大的张应力，如在某些情况下施加旋转应力则易导致腰椎间盘突出。

1127

## 腰椎穿刺是否会导致腰椎间盘突出?

早在 1935 年 Pease 首先报告在腰椎穿刺后发现椎间隙狭窄。以后陆续有类似报告。患者在腰椎穿刺后数日内，严重腰痛，腰背部肌肉强直，X 线片显示椎间隙狭窄。认为是在腰椎穿刺时，腰穿针穿破纤维环，髓核从针眼处溢出。

自开展椎间盘造影以来，多数学者认为穿刺针通过纤维环进入髓核，并不能导致髓核的继发性突出。特别是在穿刺针较细时。

## 1128

## 腰椎间盘突出症有哪些临床表现?

（1）症状

1）腰痛伴单侧放射性下肢痛：这是腰椎间盘突出症的典型症状之一。但多数病例上述症状不同时出现，而往往先是腰痛，以后出现腰痛伴腿痛。

2）麻木：麻木既可以是客观体征，也可以是患者的主观感觉。一般病程较短者，感到的是麻，或火辣辣的感觉；病程长或压迫较重时，则是“发木”感。这种感觉多出现在小腿外侧、后外侧、足跟及足外缘，当这些部位大部或完全失去知觉时，尽管疼痛已减轻，但表明神经根已明显地受到了压迫。

3）无力：当受累的神经根受到较重的压迫时（多在病程较长，或突出物较大的病例中出现），患者可感到患足诸足趾活动不灵活。由于受累的神经根不同，可表现为足踇趾背伸力减弱，或足的背伸、跖屈、外翻力量的减弱，其中以前者最多见，表现最明显。

4）患肢温度低：有的患者主诉患肢“发凉”，尤以小腿、足及足的远端为著，但发生率不高，这可能是由于交感神经纤维受刺激，引起患肢末梢血管收缩所致。

（2）体征

1）腰椎生理前凸减小、平直或反向：正常情况下，脊柱从侧面观有 4 个凸起，即颈段前凸，胸段后凸，腰段前凸，骶段后凸。由于腰椎间盘突出后，刺激了相应的神经根而引起疼痛，为了使突出物的张力变小以减轻对神经的刺激，椎间隙的后部增宽，因而在外形上出现生理前凸变小，甚至平直或反向，以尽可能加宽后部间隙，使后纵韧带紧张度增加，而髓核部分还纳。同时可使黄韧带相应的紧张，增大了椎管容积。

2）腰椎侧弯：腰椎侧弯可凸向患侧或凸向健侧。这取决于突出物与神经根的关系，如突出物在神经根的内侧，腰椎向健侧凸弯，从而减轻突出物对神经根的刺激和压迫；相反，如突出物在神经根的外侧，腰椎则凸向患侧。部分患者出现交替性侧凸的变化，这往往是突出物位于神经根的正前方。当腰部活动时，神经根可移向突出物的内侧或又移向外侧。此种迹象常表明神经根与突出物粘连的不紧密。一般说来，腰 4、5 椎间盘突出出现腰椎侧凸的程度要比腰 5 骶 1 明显。

3）压痛点：腰椎旁的压痛点，在腰椎间盘突出症诊断中具有重要价值。压痛点多位于病变间隙棘突旁。如突出发生在腰 4、5 间隙，则在腰 4、5 棘突间隙旁有深压痛。典型者，压痛向同侧臀部及下肢沿坐骨神经分布区放射。这是因为深压时刺激了腰部肌肉的背根神经纤维，使原来敏感性已增高的神经根产生感应痛。放射的远近程度不一，有的患者仅放射到骶尾部或同侧臀部；亦有一部分患者无明显放射；或只有局部的深压痛而无放射；甚至压痛也不重。这与压痛的部位是否准确，患者肌肉的发达程度，病变发展的不同阶段都有关系。

4）腰部活动受限：正常情况下，腰前屈约45°，后伸20°，左右侧屈分别可达30°。在腰椎间盘突出时，腰部的前屈、后伸及向患侧屈曲均可受限。有学者报道，因后伸时后方间隙变窄而使突出物更加后突，加重了对神经根的刺激，认为腰椎间盘突出的患者腰后伸受限明显，而对前屈影响较小，而我们在临床工作中发现，腰椎间盘突出的患者腰前屈受限的并不少见。

5）神经系统检查：指坐骨神经支配区的感觉、运动、反射的检查。①感觉障碍：当神经根受到刺激时，可表现为痛觉过敏，而当神经根受累时间较长或受压较明显时，则出现痛觉减退或消失。其感觉障碍的部位取决于突出的部位。腰4、5间盘突出的患者，感觉障碍区多出现在小腿外侧、后外侧或足背的内缘。而骶1神经根受累时，感觉障碍则常出现在足跟部或足外缘。腰1～3的高位间盘突出，其感觉障碍区同样符合根性分布的特点。②运动障碍及肌萎缩：当腰4、5间盘突出时，可出现患侧足踇趾背伸力减弱。神经根受压时间较长或较重时，可出现足的背伸力、外展力减弱。腰5骶1间盘突出时，患足及趾的跖屈力可不同程度减弱。患肢肌肉萎缩有两方面因素：①由于患肢疼痛，负重少引起的失用性萎缩；②由于神经根受压导致下运动单位损害。③反射改变：当第1骶神经受到刺激或压迫时，跟腱反射可表现为减弱或消失，这对诊断腰5骶1间盘突出有重要参考价值。如果患侧膝反射出现异常，应警惕是否存在腰3、4间盘突出。周秉文等提出，腰4、5间盘突出症有5%可出现膝反射的亢进或减弱。

1129

## 针对腰椎间盘突出症有哪些特殊检查?

（1）直腿抬高试验（Lasegue sign）和加强试验（Bragard sign）：患者仰卧，双下肢伸直，检查者抬高患侧下肢，至出现坐骨神经痛为止。正常情况下，下肢可抬高70°～90°，在腰椎间盘突出时，多明显低于此度数即出现较重的坐骨神经痛，为直腿抬高试验阳性。另有学者利用先屈髋屈膝，后伸膝，诱发痛与对侧比较，认为比直腿抬高试验更敏感，疼痛出现率为97%～100%。加强试验：方法同直腿抬高试验，待出现坐骨神经痛后，略降低患肢被抬高的角度至疼痛基本消失时，再将踝关节被动背屈，如出现坐骨神经痛，则为阳性。这是因为踝背屈时，使坐骨神经紧张度进一步增高而引起疼痛。此试验可帮助鉴别直腿抬高试验阳性是由于神经还是肌肉因素所致。

（2）健肢抬高试验（healthy limb raising test）：患者仰卧，当健肢直腿抬高，患肢出现坐骨神经痛者为阳性。这是由于健肢被抬高时，健侧的神经根袖牵拉硬膜囊向远端移动，从而使患侧的神经根亦向下、向中线移动。当突出物位于神经根的内侧（腋部）时，神经根向下移动受到限制，压力增大，引起疼痛。如突出物位于神经根的外侧（肩部）时，此试验为阴性。近年来有学者提出，只要神经受到大的突出物压迫，敏感度增高时，即使突出物不在腋部，此试验也可为阳性，并提出此试验是鉴别突出物大小和神经根受压程度的重要体征。

（3）屈颈试验（Brudziski）：患者取坐位和半坐位，双下肢伸直，此时坐骨神经已处于一定紧张状态，令病人屈颈如引起下肢的放射痛为阳性。这是因为屈颈时，从上方牵拉硬膜囊和脊髓刺激了神经根。

（4）股神经牵拉试验（femoral never streth test，FNST）：患者俯卧位，患侧膝关节伸直或医师将患者小腿上提，使髋关节处于过伸位，出现大腿前方疼痛为阳性。在腰 2、3 腰 3、4 间盘突出时，此试验为阳性。当腰椎后凸明显时，做此试验可因骨盆后旋而产生腰痛，但无股神经痛，不可误认为阳性。

（5）仰卧挺腹试验：腰椎间盘突出的患者直腿抬高试验多为阳性，但一些经常练功的人由于关节韧带松弛，直腿抬高到 90°时，仍可不出现疼痛，此时可用仰卧挺腹试验加以鉴别。患者仰卧，作抬臀挺腹的动作，使臀部、背部离开床面，出现患肢的放射痛为阳性。如作上述动作无疼痛，则可在仰卧挺腹的状态下做咳嗽动作，或医师同时用手压迫患者的腹部或两侧的颈静脉，不论选择上述哪一种附加动作，如果引起下肢的放射痛则为阳性。

## 1130

## 中央型腰椎间盘突出症具有哪些临床特点?

中央型腰椎间盘突出时，髓核及变性的间盘组织从后中央或偏中央向后突出，压迫马尾神经或神经根，引起临床症状与体征。国内外各家报告中央型间盘突出的发病率相差较大（3.6%~11.5%）。该症与侧方型间盘突出比较，具有如下特点：

（1）疼痛：疼痛多累及双下肢，或在一侧下肢出现疼痛的较短时间内出现另一下肢疼痛，但双下肢的疼痛轻重可不一致。一般说来，在病变的早期，中央型间盘突出的疼痛程度多较侧方型突出轻，这是因有硬膜囊及脑脊液的缓冲，同时又常为多个神经根受压，故疼痛的范围广，但疼痛的程度相对轻。

（2）感觉障碍：中央型间盘突出感觉障碍范围广，如腰 4、5 椎间盘突出，可出现腰 4、5 以下的神经根及马尾神经支配区痛觉减弱或消失，如小腿、足、大腿后侧或马鞍区均可出现感觉障碍。

（3）运动障碍：中央型间盘突出运动障碍范围广、程度重。这是由于多个神经根及马尾神经受累的结果，如腰 4、5 椎间盘突出，可出现双足下垂及足跖屈受限等。

（4）尿、便功能障碍：绝大多数中央型间盘突出的患者，可伴有尿、便功能障碍，如尿频、尿急、尿淋漓甚至失禁，大便可表现为便意频繁、便秘、排便失控等。

（5）性功能障碍或月经紊乱：中央型间盘突出症的病程可自数天到数年不等，病程长者多为反复发作的腰痛或腰腿痛；短者多在外伤或劳累后突然发病。重症患者亦可出现阳痿、早泄、性欲低下或月经紊乱等症状。

## 1131

## 常规 X 线片对腰椎间盘突出诊断的意义是什么？

在门诊，对疑有腰椎间盘突出的患者都常规拍摄 X 线片，这是因为：

（1）X 线片往往能显示腰椎间盘突出的间接征象。

1）单一椎间隙变窄或前窄后宽。作者认为，单一的腰 4、5 间隙变窄，患者若同时伴有间盘突出的症状和体征，对此症的诊断及定位有重要的价值。

2）如存在两个以上间隙的狭窄，除个别多处突出外，一般只表明退变，对腰椎间盘突出症的诊断及定位价值小于单间隙狭窄。文献报告腰 5 骶 1 间隙变异较多。正常情况下此间隙较腰 4、5 椎间隙窄 2/5，甚至 1/2 以上。因此，腰 5 骶 1 间隙只有显著狭窄时才有意义。

3）多数学者认为椎体后缘增生的骨刺、局限性腰 4、5 间隙椎体前缘的唇状增生、椎间孔变窄等均对腰椎间盘突出症的诊断有较重要的参考价值。

（2）X 线片可除外其他实质性病变：腰椎间盘突出症的主要症状是腰痛、臀痛、腰痛伴腿痛、腿痛等，典型者诊断不难。而那些非典型的病例或在此症的早期，极易与其他腰腿痛疾患相混淆，这些疾患往往可在 X 线片上被发现。例如：强直性脊柱炎、腰椎结核、骶髂关节结核、腰椎感染、椎体原发肿瘤、椎体转移癌、椎管内肿瘤、盆腔肿瘤、椎弓崩裂、第五腰椎横突肥大、椎体畸形、钩状棘突、腰椎后纵韧带骨化等。

上述疾患在 X 线片上都有不同的表现，因此，对疑有腰椎间盘突出的腰腿痛患者，常规拍 X 线片，在诊断及鉴别诊断上有重要意义。

## 1132

## 腰椎间盘突出症通常需与哪些疾病鉴别？

如前所述，腰椎间盘突出症在其发病的不同阶段可表现为腰痛、腰痛伴腿痛、腿痛等症状。因此腰椎间盘突出的鉴别诊断范围相当广。为了避免各章节间的重复，下面仅就常见腰腿痛疾患的诊断要点，加以叙述。

（1）强直性脊柱炎：是一个与遗传因素有关的疾病。发病年龄较轻，早期多表现为腰部、腰骶部或髋部疼痛，腰部板直。病变向上发展（少数病例自上向下发展）可波及胸椎至颈椎，最后整个脊柱都可能僵直。X 线片早期可见骨质疏松，小关节间隙模糊，晚期小关节融合，周围韧带钙化呈“竹节样”改变。活动期血沉可增快，HLA-B27 阳性，少数患者有低热。

（2）腰椎结核：发病年龄较轻，腰痛无反复发作的特点，仅少数腰 4、5 或腰 5 骶 1 靠近椎管处的结核可产生放射性坐骨神经痛。多伴有低热、盗汗、食欲减退等结核中毒症状。血沉多增快，并伴有寒性脓肿。X 线可见椎间隙变窄，骨质破坏出现死骨，并伴有腰大肌阴影增宽，有时在肺内可查到原发病灶。

（3）腰骶管内肿瘤：腰骶管内以神经鞘瘤、脊膜瘤、脊索瘤等为常见，此类肿瘤可引起腰、骶、臀、腿痛，亦可因压迫、刺激马尾神经，导致双下肢感觉、运动或括约肌功能障碍（即使在早期，亦多表现为两支以上神经根受累的症状及体征），因此需与中央型间盘突出症鉴别，前者的特点是发病较缓慢，症状及体征多进行性加重。脊索瘤有时做肛检可察觉，当瘤体较大时左腹部可触到。此外，X 线片、CT、脊髓造影、磁共振等对鉴别此类疾患有重要价值。

（4）椎体转移癌：年龄较大，疼痛为持续性，休息往往不能缓解，转移椎体部位有深叩痛。晚期可出现恶病质。部分患者可查到原发灶。X 线片可见骨质破坏，椎体压缩变扁，但椎间隙往往正常。

（5）椎体原发肿瘤：椎体可发生血管瘤、骨巨细胞瘤等，但少见。腰椎 X 线片、CT 等可为诊断提供依据。

（6）退行性腰椎滑脱：此类患者可出现腰、臀、腿痛，其特点是多见于老年女性。X 线片可见腰椎小关节退变较重，多发生在腰 4、5，腰 5 上关节宽且常向前增厚、突出，压迫神经根，故有时称“上关节突综合征”。近年来用 CT 扫描可清楚显示神经根受压情况，并可对神经根管做出测量。

（7）腰椎管狭窄症：腰椎管狭窄症常需与中央型间盘突出症鉴别，前者发病较隐匿，疼痛相对轻，常具有所谓“间歇性跛行”，“主观症状重，客观体征少”及“腰后伸试验阳性”三大主征。不典型者可借助 CT、脊髓造影或磁共振等检查加以鉴别。

（8）腰椎后关节滑膜嵌顿症：此症发作时多有腰部前屈加旋转的动作为诱因。疼痛剧烈，以腰部为主、压痛部位多在小关节处，放射痛不明显。推拿治疗立竿见影。

（9）梨状肌综合征：可表现为臀部及下肢痛，一般无腰痛，常为慢性，可有急性发作，但此症感觉异常具干性分布特点。梨状肌紧张试验阳性，梨状肌触诊异常。

（10）臀上皮神经综合征：此症可表现为臀、腿痛，其特点是腿痛多不过膝、在臀部可触及直径约数毫米，长数厘米的痛性筋束。无神经根受累体征。

（11）第 3 腰椎横突综合征：此征的最常见症状是腰、臀、腿痛。其特点是腰 3 横突部压痛，有时可发生股内收肌部的自发痛及压痛，无神经根受压体征。

（12）骨盆出口狭窄症：坐骨神经经梨状肌下缘与骶棘韧带间出盆腔，走行于后为臀大肌、前为上、下孔肌、闭孔内肌与股方肌之间的纤维管道中。任何外来的压力及刺激如梨状肌痉挛、肥厚、粘连、肿瘤、静脉曲张等，都可导致此管道狭窄，引起坐骨神经痛。

受压的坐骨神经可产生感觉、运动障碍。其特点是，一般无腰痛，亦无叩痛。压痛点多在臀部（环跳处）。感觉及运动受累范围广（即干性分布特点），下肢旋转试验阳性。

（13）骨质疏松症：多见于停经后的老年妇女。患者胸腰段脊柱多呈圆形后突，腰背部疼痛多为持续性，可以出现放射痛。X线片示脊柱呈广泛性骨质疏松，骨小梁变细、变少，椎体呈凹陷性改变。服用雌激素及钙剂等药物可使疼痛缓解。

（14）内脏疾病牵涉性腰腿痛：腹腔、盆腔脏器或腹膜外疾患常可通过交感链或交感神经节的交通支影响脊神经，引起腰部和腿部的疼痛。此类病人腰部活动可正常，无明显压痛点。

（15）神经根炎：单发的神经根炎多继发于椎间孔周围的病变，应注意检查发病原因。多发性神经根炎感觉障碍多呈“手套”“袜子”样分布，运动障碍较对称，且多伴有自主神经功能紊乱的症状，如皮肤粗糙脱屑，患肢苍白或轻度发绀，皮肤汗多或汗闭等。

此外，当腰椎间盘突出症仅出现腰痛，尚未发展到腿痛阶段时，往往需与单纯性腰痛鉴别，如棘间韧带损伤性腰痛、腰背筋膜炎、腰椎退行性关节病、移行椎、腰骶隐裂等。

## 1133

## 哪些腰椎间盘突出症患者适合非手术治疗？

（1）年龄较轻，发作次数不多，病程较短，特别是前一、二次发作者。

（2）病程长，但症状及体征较轻，X线片腰椎退变轻，无椎管狭窄等。

（3）CT只显示为膨出型，且症状及体征均较轻者。

（4）由于全身性疾病，不能耐受手术者。

（5）诊断尚不完全肯定，需在治疗中观察者。

（6）不同意接受手术治疗者。

## 1134

## 推拿治疗腰椎间盘突出症有哪些常用方法？

推拿治疗腰椎间盘突出症，在我国已有悠久的历史，由于本疗法具有方法简便、并发症少的优点，已被作为治疗腰椎间盘突出症的综合疗法之一。其机制解释为：使突出物变平或还纳；松解神经根的轻度粘连；将突出的髓核挤破，以缓解神经的受压。目前各地区各医院采用的推拿方法很多，但基本手法不外乎屈、伸、旋转等动作配合使用的松弛手法。在具体操作时，手法不宜千篇一律，应根据患者的病程、疼痛的程度、腰部活动受限的方位及推拿中与推拿后患者的感受等情况，酌情选用不同的手法。

下面介绍几种常用方法：

（1）坐位旋转复位法：该手法的作用机制是利用躯干的杠杆作用，将腰椎旋转及屈曲，充分发挥旋转牵引力的作用，使韧带紧张，给突出物一挤压力，同时躯体屈曲旋转，可使椎间隙增大，压力减低，从而使突出物还纳。

复位方法：患者端坐在一无靠背的方凳上，两脚分开与肩同宽。医师坐在患者身后，首先用拇指确定偏歪的棘突（以棘突向右偏歪为例），右手自患者右腋下伸出，绕过患者颈部将右手掌扶住患者左肩部。助手面对患者站立，两腿紧紧夹住患者左大腿，左手拇指扣住向右偏歪的棘突，然后术者右手拉患者肩部，使身体前屈 60 ~ 70°或略小，继续向侧弯（尽量大于 45°），在最大侧弯位，医师用右上肢使患者躯干向后内侧旋转，同时左手拇指顺向左上顶推棘突，立即觉察指下棘突轻微错动，并往往伴有声响。之后，双拇指从上至下将棘上韧带理顺，同时松弛骶棘肌。旋转复位的要领是：①适当掌握病人腰部前屈、侧弯、旋转的角度。以上介绍的腰前屈 60° ~ 70°，侧弯 45°，再将脊柱沿纵轴旋转……，为“大角脊柱旋转复位法”；腰前屈 45° ~ 60°，再将脊柱沿纵轴旋转为“小角脊柱旋转复位法”。在治疗时，应根据患者的身高、腰部长短、有无移行椎、病变部位、脊柱生理弯曲变化、患椎偏歪棘突上下间隙的大小、腰肌的松紧程度、患者的疼痛程度等酌情掌握前屈、侧弯、旋转的角度。②牵拉肩部的力，要与拇指推顶偏歪棘突的力协调一致。③复位时要保持脊柱的失稳状态，即助手一定要保持患者的坐位姿势，下肢不可伸直，屈髋不可大于 90°，复位时患者臀部切不要随医师向一侧旋转或移动。

（2）俯卧位复位法：此法用于坐位复位有困难的患者。患者俯卧，两腿稍分开，医师用双拇指确定偏歪的棘突（以向右侧偏歪为例）后，站在患者右侧，面对侧方，左臂从右大腿下面伸进，将右腿抱过膝、髋，以患椎为支点旋转大腿。右手拇指借大腿摇转牵引力，将偏向右的棘突拨正。棘突如向左偏歪，则方向相反。其他方法同坐位复位法。

（3）三搬法：患者俯卧位，自然放松，术者站在患者健侧。做法是：①搬肩推腰，左手搬起患者肩部，右手在腰部患处推按。②搬腿推腰，右手搬起患者大腿，左手在腰部患处推按。③搬肩推臀，患者取健侧卧位。健肢伸直，患肢屈膝屈髋。术者一手搬肩向后，另一手推臀向前，使腰部扭转，推搬数次后，让患者放松，术者再逐渐用力，待有固定感时，突然用力推之，此时腰部常可发出响声。

（4）俯卧牵引按压法：患者俯卧，两手把住床头，一助手用双手握住患者的双踝部，做对抗牵引 10 ~ 15 分钟，术者立于患者一侧，用双手拇指按压椎旁压痛点，由轻到重。此法可使椎间隙增宽，后纵韧带拉紧。

（5）单腿后伸压腰法：此法可紧接上法进行，患者俯卧，术者立于患者病侧，一手将患肢抬起后伸，一手压于腰部压痛点，同时将患肢作上、下起落数十次。可起到松解粘连的作用。

除上述方法外，还有屈髋、屈膝、伸腿、足背屈法；滚、牵、踩、压综合法；提捏法等许多种推拿、按摩法。这些方法对早期腰椎间盘突出症都有一定疗效。

## 1135

## 推拿治疗腰椎间盘突出症应注意哪些问题？

推拿对较早期的腰椎间盘突出症有效，但作者认为，在下列情况下已不适合做重手法推拿：

(1) 指背伸力已明显减弱，或已出现足部其他肌群的麻痹，如足下垂，内翻等。

(2) 跟腱反射已消失。

(3) 患者已出现尿便功能障碍，如尿急、尿频、尿淋漓、尿失禁；便秘、便意频繁、失控等。

(4) 腰椎间盘突出伴腰椎不稳或峡部裂。

上述情况如继续采用重手法推拿，不仅会延误病情，而且可能加重症状，造成不良后果。此外，如腰椎间盘突出伴腰椎管或侧隐窝狭窄疗效亦欠佳。

腰椎间盘突出症如伴严重高血压病，心脏病或妇女妊娠期，重手法推拿应属禁忌。

## 1136

## 硬膜外注射治疗腰椎间盘突出症的作用机制是什么？

自从 Lievre 等（1953）首先采用硬膜外注射氢化可地松治疗腰椎间盘突出症以来，由于此法安全，操作方便，疗效较肯定，所以近年来已被广泛应用治疗腰椎间盘突出症。

硬膜外腔是椎管内的一个潜在的间隙，其中充满疏松的结缔组织，并有 31 对脊神经由此腔通过。在硬脊膜及神经根鞘膜的表面、后纵韧带及黄韧带的内面有丰富的神经纤维及其末梢分布，这些神经来自脊神经的窦椎支。腰间盘膨出或髓核突出后，除对其产生机械性压迫外，尚可引起局部组织的无菌性炎症。当窦椎神经纤维和脊神经受到压迫和刺激时，便产生了腰腿痛。

硬膜外腔内注入类固醇药物及麻醉药，可改变机体反应性，减轻机体对各种刺激性损伤引起的病理性反应，抑制结缔组织的增生，减少炎性渗出，从而减轻或消除无菌性炎症的变化；也可抑制神经末梢的兴奋性，阻止局部病变向中枢发出的疼痛信号；同时还可改善局部的血液循环，使局部代谢产物易于从血循环中带走，减轻局部的酸中毒，从而起到消炎作用。由于阻断了疼痛的恶性循环，使腰肌痉挛得到缓解，腰腿活动范围增大，为神经根移动创造有利条件，使挤压及粘连增加解脱机会。马景昆（1981）提出，在注药过程中，药液有可能使神经根移动，从而使其解脱或减轻受压。并认为注药越靠近突出部位，效果可能越好。他所治疗的 237 例患者中，有半数以上的患者在注药时疼痛向下肢放射，他观察到放射越远、越剧烈、效果越明显。

## 1137

## 牵引疗法是如何对腰椎间盘突出的患者发挥作用的？常用的方法有哪些？

通过对抗牵引后，椎间隙开大，椎小关节拉开，使椎间孔恢复正常外形，从而减少椎间内压，减轻对神经根的挤压，缓解肌肉痉挛，并可使椎间盘间隙压力减小，使后纵韧带紧张，从而使突出物部分还纳或改变其与神经根的关系。常用的方法有：

（1）徒手对抗牵引：患者俯卧或仰卧，助手将患者肩部固定，术者双手握住患者的踝部，身体后靠对躯干施加牵引力，持续数分钟，每日 1～2 次。取俯卧位者，在牵引中可将脊柱过伸，采用牵引按抖疗法。采用此法时，对剧痛者可先在腰 1～腰 5 及腰 5 骶 1 两侧消毒后，用 0.25% 普鲁卡因 60～80ml 注射于两侧骶棘肌及椎板，疼痛不重、体质较好者可不用。患者下胸部及髂股部各垫一枕，使下腰部悬空。两端由助手牵引，以增宽椎间隙，同时术者有节律地快速按抖腰椎间盘突出部位 10～20 分钟。以上方法可每日进行，此法对粘连不重的患者疗效较好。当症状消失或明显缓解后，应继续卧床数日，离床后最好戴围腰 1～3 个月，并坚持背肌锻炼。

（2）瞬间暴力牵引：利用人力或机械力（如自控脉冲牵引床）将胸部和下肢做突然反方向牵引，以造成椎间盘内的突然负压，将凸起间盘吸回或拉平。青岛温泉工人疗养院曾用此法加按摩突出部位（拉压疗法）治疗大量病例，取得较好疗效。至于此法是否能将已突出的髓核吸回，还需要进一步证实。作者认为，应用此法应严格掌握适应证，对已判定神经根与突出物粘连较重的病例，不宜应用。中央型间盘突出亦应列为禁忌。

（3）自身重量牵引：手把横杠使身体悬空，利用自体下半身重量牵拉腰部。垂直牵引可使腰部肌肉放松，椎间隙增宽，亦可同时利用摆动、挤压作松弛中的推拿活动，以调整突出部位的结构关系。此法需要患者臂力较大。

（4）骨盆牵引法：此法简便、安全、患者无痛苦，可在家中进行。①用具，包括骨盆牵引带、绳、滑车、滑车固定架及重锤。②方法，围上牵引带后，卧木板床，将床脚垫高 20cm，这样可借体重作用反牵引。每日上、下午及晚间各牵引一次，每次 0.5～1 小时，3 周为一疗程。每疗程间隔 5～6 天，可进行 2～3 个疗程。一般患者在牵引最初几天症状迅速减轻，第 2 周末达应有疗效。第 3 周为巩固锻炼阶段。若第 1 周症状无明显改善，则可将重量适当增加，若仍无好转，则初步判断牵引无效。牵引的重量需根据患者的周身情况，肌肉的发达程度及症状而定。一般每侧重量 5～10kg，如患者能耐受，重量可继续加大到数十千克，通常病期越短，牵引效果越好。

(5) 机械牵引：包括自控脉冲牵引治疗床、振动牵引床等。

1138

## 哪些腰椎间盘突出的患者应该手术治疗?

(1) 病史超过半年，经系统的非手术治疗无明显疗效（如按疗程进行牵引、推拿或硬膜外注射等）或呈暂时有效，但反复发作，疼痛较重者。

(2) 虽首次发作，但疼痛剧烈，严重影响患者的生活甚至影响睡眠，且症状体征典型，患者积极要求手术者。

(3) 出现神经根受压体征者。如趾或足的肌力减弱，跟腱或膝腱反射明显减弱或消失等。

(4) 腰椎间盘突出伴腰椎管或侧隐窝狭窄者。

(5) CT 或 MRI 已明确诊断者。

1139

## 腰椎间盘突出症行后路髓核摘除术时，可以采用局部浸润麻醉吗?

腰椎间盘突出症行后路髓核摘除术可以在局部浸润麻醉下完成。

(1) 在局麻下进行手术，患者处于清醒状态，当触及或牵拉神经根时，患者有痛感，可避免误伤神经根。

(2) 局部浸润麻醉可同时加入适量肾上腺素，减少渗血，使术野清晰，有利于操作。

(3) 有利于进行椎管内探查：因系局部麻醉，病变间隙压痛明显，避免节段错误或遗漏。

(4) 术后无不良反应及并发症。

当牵拉神经根摘除髓核时，如患者疼痛较重，可用 1%~2% 的普鲁卡因或利多卡因行神经根封闭，疼痛可立即缓解。

但选择什么麻醉，因施术者的习惯而异，许多人宁愿选择麻醉效果确实的腰麻或全麻，而不愿选择局麻。而且随着技术的进步和操作者的熟练，神经根的损伤也已少见。

1140

## 腰椎间盘突出症行后路摘除常用哪些术式?

(1)“开窗”式髓核摘除术：“开窗”式椎间盘髓核摘除术，是切除椎板间黄韧带，经椎板间隙显露并切除突出物。此术式的优点是对骨质损伤少，不影响脊柱稳定性，有利于术后功能恢复。

（2）“半椎板切除”髓核摘除术：有人觉得用“开窗式”摘除比较困难，而将单侧椎板切除。但多数医生并不欣赏这种术式。

（3）“全椎板切除”髓核摘除术：由两侧关节突内缘之间切除椎板和棘突。此术式已较少被采用。采用者的理由是：①中央型间盘突出症；②侧方型腰椎间盘突出症伴腰椎管狭窄者。全椎板切除术需在正中做切口，并将两侧骶棘肌分离后，才能显露并切除两侧椎板及棘突。

（4）腰间盘髓核显微摘除术：1975 年 William 首先用此技术行椎间盘摘除，近年来国内亦有些医院开展。手术在显微镜及显微外科器械下进行，其优点是切口小、创伤小、出血少，在镜下对解剖结构观察更清晰，术后离床早。缺点是：术野小、深，操作不便易发生遗漏，且合并症并不少见。

## 1141

## 经前路腰间盘摘除术有哪些优缺点?

前路腰间盘摘除术包括“经腹入路腰间盘摘除术”和“经腹膜外腰间盘摘除术”。其优点是椎间盘切除较彻底，可同时植骨融合，不影响脊柱稳定性，不易损伤神经根等。但前路看不清神经根与突出物的关系，不能做侧隐窝减压，对游离型椎间盘不能摘除，对合并腰椎管狭窄者亦不能同时处理。

## 1142

## 何谓 MED 椎间盘镜手术?

MED 椎间盘镜手术系统是将传统的开放椎间盘摘除技术与内镜技术有机结合的一种手术方式。术中先于手术部位导入工作通道，插入内镜影像监视系统及其冷光源系统，将术野清晰地显示在监视屏上，医生可观看荧屏进行手术。手术过程与传统开放手术基本相同。但内镜影像系统清晰且具有放大作用，医生可以清楚地了解各种组织的关系，以更好地观察微小的、易忽略的病变，彻底解除神经根的压迫，同时避免神经根和硬膜囊损伤，术中可彻底止血，有助于手术成功。

MED 椎间盘镜手术，切口小，组织创伤小，出血少，神经根减压彻底，不扰乱脊柱稳定性，安全系数大，后遗症少，术后恢复快，住院时间短，因此效果比传统的椎间盘摘出术好。但是，MED 椎间盘镜手术对手术者的技术要求较高，需要有开放手术的经验，熟悉椎管解剖结构，能够在镜下正确辨认各种正常和病变组织，熟练操作各种手术器械。术中各项操作要求准确到位。否则，更容易招致手术失败。

## 1143

## 腰椎间盘突出症手术有哪些并发症？如何预防？

（1）椎间隙感染：椎间隙感染发生率报告不一，高德彰（1981）报告为0.8%，胡有谷报道0.9%，丹麦的Aarhus报告高达2.8%。作者完成的188例中，无一例出现椎间隙感染。对此预防的方法是严格无菌操作，操作轻柔，尽可能减少腰背部软组织的损伤，认真止血，减少血肿形成；对二次或多次手术患者，由于局部瘢痕组织多，血供差，在术前1~2天全身应用抗生素。

（2）血管损伤：大血管损伤极少见。主要发生在经后路手术时，国内也有报告。Desaussure（1959）报告在6000例腰间盘手术时，发生一例血管损伤并发症，大血管损伤预防的方法是熟悉解剖关系；用标本钳摘取间盘组织时，要掌握深度，适可而止。一旦疑有大血管损伤，要及时手术探查，修补血管，挽救生命。

（3）神经损伤：①神经根牵拉时间过长或用力过大，可造成神经根缺血，导致神经失用。②器械误伤，当椎间盘突出在关节突深面或伴有侧隐窝狭窄时，常需将关节突切除，此时用咬骨钳或骨凿切除关节突时，要倍加小心。③神经烧伤，手术中如出现椎静脉出血，应用脑绵或明胶海绵压迫止血，或用双极电凝，切不可在椎管内用普通电凝止血。它可损伤邻近的神经根或马尾神经，导致严重后果。

（4）手术后继发性神经根及硬膜外粘连。

（5）手术后腰椎不稳。

## 1144

## 腰椎间盘突出症术后疗效欠佳的常见原因有哪些？如何避免？

腰椎间盘突出症手术后疗效报道不一，有报道初次手术失败率高达15%，其术后疗效欠佳的常见原因可归纳为：

（1）手术适应证选择不当：严格的掌握手术指征及手术时机，是保证此类手术成功的重要环节之一。

（2）定位错误遗漏了突出间盘：曾有报道194例腰椎间盘突出症椎管探查手术，术前定位错误28例，术中定位错误19例，由此可见，对此类手术的定位万万不可疏忽。

（3）多间隙腰椎间盘突出：文献报道多间隙椎间盘突出占3%~32.1%。显然，在这种情况下仅摘除一处的病变，疗效不会满意。为了避免遗漏，手术前对有 2 支神经根以上受损的症状及体征者，诊断上要予以重视。

(4) 遗漏极外侧腰椎间盘突出：手术时由于开窗偏小或偏内侧而遗漏侧隐窝中的突出物，在临床上并不少见。为此，在预定间隙开窗探查时，如间隙外侧疼痛较重，应敞开侧隐窝，沿硬膜囊腹外侧辨认神经根的起始部，突出物多位于神经根的前外侧，位于内下方者较少。若此处未发现突出物，则应轻轻牵动神经根，观察其松动度，以排除神经根在椎间孔处受压。

(5) 腰椎间盘突出症合并腰椎管狭窄：1988 年陆裕朴统计了 556 例腰椎间盘突出症，其中 209 例（37.6%）伴有椎管狭窄，根据这一理论，单纯摘除突出的间盘，日后就会有 1/3 以上的患者因椎管狭窄的存在而表现为症状不缓解、部分缓解以后又加重。手术中对伴有椎管狭窄者，应同时做神经根管的扩大。

(6) 摘除髓核不充分：不成熟的髓核常常是导致髓核及变性间盘残留的因素之一。而较成熟或较大的髓核及变性的间盘组织亦应细心的予以摘除，特别是在椎静脉丛出血较多时，最好应用脑绵或明胶海绵止血后再摘除髓核，切不可含糊的钳夹，草草终止手术。

(7) 手术后继发性神经根及硬膜外粘连：术后硬膜外及神经根周围的纤维化是腰椎间盘突出症术后疗效欠佳的另一原因。在静脉造影辅助下，CT 扫描可鉴别硬膜外纤维化和残留的间盘组织，因它可增强瘢痕组织的影像，使间盘的影像维持原状。Byrd 用此法使 80% 的病例得以鉴别，但仍有 20% 的患者难以确诊。多数学者认为，对术后硬膜外及神经根周围纤维化的预防应重于治疗。

(8) 隐匿型椎间盘突出症：Armstrong 曾提出隐匿型椎间盘突出这一概念。他指出，当患者站立时椎间盘突出，症状明显；卧床后突出物回缩，故术中难以寻找突出物。

(9) 神经根损伤：神经根可由过度牵拉或切割、撕裂造成损伤。不可逆性损伤将遗留严重后果。

(10) 硬脊膜损伤：硬脊膜损伤未细致修复，可形成脑脊液瘘或囊肿。

(11) 手术后腰椎不稳：椎小关节与腰椎稳定性关系密切。许多学者认为小关节切除可引起术后腰椎不稳，是术后腰痛的原因之一，双侧切除还有引起腰椎滑脱及后凸畸形的危险。

## 1145

## 如何预防腰椎间盘突出症术后神经根粘连?

Larocca（1974）主张术后覆以明胶海绵，以隔断椎管外瘢痕的侵入。但周秉文等（1985）经实验证明，明胶海绵本身可促进瘢痕形成，加重粘连。并提出在椎管内止血时，明胶海绵要慎用。近年来人们寻找各种生物和非生物材料覆盖硬膜和神经根以防粘连。如在手术后取局部的游离脂肪组织覆盖硬膜囊及神经根。亦有另作切口取大块游离脂肪作为覆盖物，其观点是小块游离脂肪会迅速被纤维组织替代，影响疗效。1985 年，Gill 等提出了带蒂脂肪移植的新观点，其方法是取皮下厚 1～2cm，长 10～20cm，长宽为 1∶2 的带蒂脂肪，穿过肌肉隧道拉至中线，固定在硬膜外及神经根周围，6 例再手术时发现脂肪组织成活。尽管如此，多数学者认为，此法存在着切口长、损伤大、操作繁琐的缺点。为此，我们在动物实验的基础上，把医用高分子二甲基硅油应用到临床，即在腰间盘髓核及变性间盘组织摘除后，在创腔内滴入 0.5～1.0ml 二甲基硅油，此油为非极性液体，滴入后可在神经根及硬膜囊表面形成一疏水性涂层，使其与血肿及瘢痕组织间形成隔离屏障，发挥覆盖及润滑作用（二甲基硅油在体内完全吸收时间为 3～4 个月），无任何副作用及不良反应，亦无创口的感染。此外，手术中创口内遗留髓核及变性间盘组织的碎屑、线头、碎骨屑、止血不彻底等均可加重继发粘连。因此在手术结束时，应彻底冲洗创口，严密止血，并尽量避免粗暴动作。近年来，许多学者报道，碘油造影后在蛛网膜下腔内吸收十分缓慢，易导致马尾神经及蛛网膜粘连，引起症状。故在手术时应将造影剂放出，即使不手术，也应在造影后将其抽出。

作者认为预防术后粘连最好的方法莫过于术者的轻柔操作。尽量应用无创技术，避免一切不必要的损伤，认真止血，二次清创，手术结束后要冲洗创口，使创内不遗留任何组织碎屑，逐层缝合，术后放置引流管 48～72 小时，手术创的优质愈合对预防术后神经根粘连最为重要。

## 1146

## 腰椎间盘突出症术后疗效欠佳的患者是否需要再次手术治疗？

患者经历了一次手术之后，特别是那些术后症状缓解不明显、不缓解或甚至加重的患者，往往对再次手术顾虑较多。相当一部分医师也认为，再次手术的患者局部解剖关系紊乱、瘢痕组织多、且与神经根及硬膜囊紧密粘连，担心损伤神经而不主张再次手术。以至相当一部分患者四处寻求非手术治疗方法，如针灸、理疗、牵引、按摩、封闭、中药及各种“奇功”、“妙方”，结果收效甚微。

上题已较细地论述了导致腰椎间盘突出症术后疗效欠佳的种种原因。显而易见，对那些由于机械性因素压迫神经根或马尾神经已达一定程度的病例，则非手术治疗不能解决根本问题。即便保守疗法使症状得到了轻微的改善，但疗效绝不会持久。因此，作者认为，凡经检查已明确症状由机械性压迫或粘连因素所致，并有如下情况者，必须采取手术治疗：

（1）手术后近期内症状毫无缓解、加重或仅有轻微改善者。

（2）术后数月或更长时间又出现与术前相似的症状或体征，经系统非手术治疗无效者。

（3）术后症状部分改善，但生活仍不能自理且影响工作者。

（4）手术后症状由一侧下肢移向另一侧下肢，且症状较重，经非手术治疗无效者。

（5）对中央型间盘突出有马尾神经损害及伴有较严重的主椎管狭窄症者，手术必须尽早进行，否则可致残。

至于再次手术的疗效，作者认为只要诊断明确，手术前认真制订手术方案，选择合适的入路，手术中细心、谨慎的分离粘连、认准并消除卡压因素，对有腰椎失稳倾向者采取必要的稳定措施，都会取得良好的治疗效果。

## 1147 何谓 Modic 改变？

Modic 改变（Modic changes，Modic sign）是退变的腰椎间盘临近软骨终板区椎体 MRI 信号改变的一种分类方法。Modic 改变可能是引起腰痛的原因之一。

本征象于 1988 年首先由 Modic MT 提出，故称为 Modic 改变。共分为Ⅰ、Ⅱ、Ⅲ型。

（1）Ⅰ型：在 T1 加权像上为低信号，在 T2 加权像上为高信号。软骨终板断裂或者撕裂，以及邻近松质骨髓腔内的再血管化和纤维组织形成。其病理意义是正常的造血骨髓被纤维血管骨髓所替代。提示软骨终板处于炎症期或者水肿期，俗称为终板炎。

（2）Ⅱ型：Ⅱ型为脂肪期或者黄骨髓期。在 T1 加权像上为高信号，在 T2 加权像上为等信号。其病理意义是正常的造血骨髓被脂肪骨髓所替代。该区脂肪组织替代正常的软骨或骨组织，终板区破裂并继发性炎性反应。

（3）Ⅲ型：为骨质硬化期，T1WI 及 T2WI 均为低信号。相应的 X 线表现为该区广泛骨硬化。其病理意义是正常造血骨髓被硬化骨所替代。

## 1148 Modic 改变与腰痛有关吗？

有研究人员观察了单节段腰椎间盘突出症患者术后下腰痛缓解程度，发现有和无 Modic 改变两组患者术后下肢坐骨神经放射痛症状均明显缓解或完全缓解，但伴有终板退变组部分患者术前下腰痛症状仍有残留，不能完全缓解（$P<0.05$）。复查腰椎间盘 CT 或 MRI 无同一间隙复发及其他间隙再突出；动力位 X 线平片（过伸过屈及左右侧屈）检查亦无腰椎节段性不稳发生。证实腰椎终板退变与否与患者术后下腰痛恢复情况相关，提示腰椎终板 Modic 退变可能是下腰痛的原因之一。

终板富含神经支配，终板损伤是腰痛的一个重要来源。Buttermann 认为终板病变是下腰痛的来源，尤其是后侧的脊柱融合术后持续的下腰痛患者。这些有异常的终板往往伴有周边骨的炎症改变，他建议作椎体前路植骨融合除去终板可以解除其症状。大量的前瞻性和回顾性临床研究已经显示各种融合技术对改善腰痛具有明显的作用。因此，腰椎融合术是治疗终板源性腰痛的有效方法。

这些结果提示我们，在临床工作中考虑腰痛的诊断时，忽略终板情况是不全面的，应引起重视。对终板的观察可以更全面的评判下腰痛的发生、预后，以及指导治疗。

## 1149

### 腰椎间盘突出症的微创治疗方法有几种?

（1）化学溶核术（CNL）：胶原酶椎间盘化学溶解术、臭氧溶核术。

（2）经皮穿刺技术：经皮穿刺激光椎间盘减压术（PLDD）、经皮穿刺腰椎间盘摘除术。

（3）髓核成形术：椎间盘内电热疗法（IDET）、低温等离子射频消融髓核成形术（NP）。

（4）显微镜及内镜辅助技术：显微镜下腰椎间盘切除术（MSLD）、后路显微内镜下椎间盘切除术、完全内镜（FE）经椎板间入路髓核摘除术、经前路腹腔镜椎间盘摘除术（TPLD）、经皮内镜下椎间盘切除术（PELD）、经皮椎间孔镜下间盘切除术（PTED）。

## 1150

### 微创技术在脊柱外科领域有哪些发展?

随着光学和机电技术的发展，内镜下的微创手术成为20世纪末的重要角色。

（1）20世纪80年代出现的经皮穿刺椎间盘切吸术，PLDD和射频消融椎间盘减压术。

（2）至20世纪90年代中期，脊柱内镜问世，并配以直径2.7mm精细的髓核钳、刨削刀等手术器械，使盲目的椎间盘减压手术变成了直视下的手术；MED手术于1999年引进我国，并迅速推广，现在已有多家医院开展了MED技术。

（3）近年来，针对骨质疏松性脊柱骨折所致的非根性顽固性疼痛患者，开展了经皮椎体成形术（percutaneous vertebroplasty，PVP）和后凸成形术（percutaneous kyphoplasty，PKP）。此种技术可明显减轻疼痛症状，重建脊柱的稳定性，部分恢复椎体高度。提高了患者的生活质量，降低了患者长期卧床或开放手术带来的并发症。

无疑，微创或无创治疗是外科医师追求的理想境界，但微创技术也必须符合创伤小、疗效好、恢复快的原则。不考虑实际情况，盲目追求微创，并不一定能满足一切治疗的诉求。

## 1151

### 腰椎间盘突出症及腰椎管狭窄症的患者手术后应注意哪些问题?

（1）当突出的髓核及变性间盘组织摘除后，保留的间盘组织须经历一个愈合过程，其间结缔组织逐渐变为致密、稳定，但结构并非正常。术后虽可早期离床，但在一定时间内仍须限制活动，要避免腰部急剧的前屈、后伸及旋转动作，避免搬扛重物及剧烈的运动。陆裕朴报告 42 例术后症状解除后复发的病例中，20 例（47%）是在外伤后又出现症状，其中包括腰部扭伤、摔伤、汽车颠簸、篮球比赛等。

（2）当突出的髓核及变性的间盘组织摘除后，椎间隙变窄，结果会导致相邻椎间隙及小关节结构关系的继发改变，加速相邻椎间盘的退变。为防止其他间隙的再突出，巩固手术疗效，维持脊柱的内外平衡，坚持腰背部肌肉的功能锻炼是十分必要的。

（3）如患者在手术后遗留一些腰部不适或劳累后酸痛等症状，或椎管内病变解除后，原来为次要矛盾的椎管外病变（腰 3 横突综合征、腰背筋膜炎、腰部棘间或棘上韧带损伤等）上升为主要矛盾，此时可采取封闭、理疗及一些较柔和的按摩方法，切忌重力的推、搬及旋转手法，因患者有可能在手术中切除了部分或大部小关节，这些重力推拿方法，有可能导致腰椎失稳，甚至滑脱产生严重后果。

（4）如病人在 X 线片上发现有轻度的腰椎失稳现象，同时伴有久坐后腰痛，腰部后伸时疼痛，可使用腰围。曾有人报道应用 100 人次，一年随访发现接近 1/3 的患者症状消失。

## 1152

## 何谓腰椎管狭窄症?

腰椎管狭窄症（lumbar spinal stenosis）是指腰椎的管腔，包括主椎管（中央椎管）、侧椎管（侧隐窝和神经根管）因某些原因发生骨性或纤维性结构异常，导致一个节段或多个节段的一处或多处管腔变窄，卡压了马尾神经或神经根而产生的临床综合征，其主要临床表现是间歇性跛行。腰椎管狭窄症是导致腰腿痛的常见病因之一。

## 1153

## 腰椎管狭窄症的主要原因有哪些?

Arnoldi（1976）等把腰椎管狭窄症分为两大类，即发育性与获得性。Verbiest 特别强调发育性的原因，而我国的多数学者则认为退变、损伤等后天因素，是造成腰椎管狭窄的主要原因。陶甫（1983）报告 80 例腰椎管狭窄症，其中退变性占 70%，而发育性只占 30%。曾昭荣（1983）在手术治疗的 19 例中，大部分为体力劳动者，平均年龄 45 岁，术中见以黄韧带肥厚为多数，其次为椎体后缘增生、小关节骨赘、硬膜外粘连等。在我们手术的病例中，也是以黄韧带肥厚最多见，其次为椎体及小关节骨赘。如上所述，对腰椎管狭窄的原因，多数学者认为退变及损伤等继发因素是主要的，但并不完全否认发育性的因素，发育较小的椎管，在同样有组织退变增生的情况下，比较大的椎管易引起症状。

## 1154 腰椎管狭窄症有哪些临床表现?

（1）除少数发育性椎管狭窄者外，大多数发生在中年以上，男性明显多于女性。

（2）多有较长时间的腰痛，逐渐发展到骶尾部、臀部及下肢痛。疼痛的程度多不如腰椎间盘突出症剧烈。开始往往是胀痛、酸痛及行走后明显的疲乏感，一般常无腹压增高时的放射痛。上述症状在行走、站立或劳累时可加重，而休息时，特别是在前倾坐位或蹲位时可明显减轻或消失，故称间歇性跛行（intermittent claudication），患者骑自行车时可无任何症状。

（3）当病程发展到一定阶段时，可出现典型的间歇性跛行，即在短距离行走时就会出现腰部及下肢的疼痛麻木、无力或抽筋等。但下蹲弯腰片刻，症状就会明显缓解。继续行走，症状又出现。

（4）患者可有尿频、尿急、尿淋漓及便秘、便意频繁等括约肌功能障碍的症状。亦可有性功能障碍的表现。

（5）患者的主观症状重而客观体征少，为腰椎管狭窄症的又一特点。一般无明显的脊柱侧弯，背肌的紧张程度较腰椎间盘突出症轻。直腿抬高试验70°~80°，且不见明显窜痛。

（6）腰部过伸试验阳性为本征的重要体征，即腰骶过伸位时，患者感觉腰部及下肢症状加重，有时可出现向骶尾部及大腿的放射。亦可在狭窄平面处有深压痛。

（7）当病变发展到一定阶段时，受累神经支配区（如马鞍区）出现感觉减退或消失，肌力减弱，反射（如膝反射、踝反射、肛门反射等）减弱或消失。

（8）相当一部分腰椎管狭窄症的患者伴有腰椎间盘突出症。此时直腿抬高试验可为阳性，并伴有相应的腰椎间盘突出的症状与体征。

## 1155 腰椎管狭窄症的患者为什么会出现间歇性跛行？与血栓闭塞性脉管炎如何鉴别？

间歇性跛行指患者行走时随距离增加而感到腰腿痛发作或加重，被迫停步，蹲下休息缓解后再走。跛行距离自数十米至数百米不等。

腰椎管狭窄所致的间歇性跛行，是由于椎管或神经根管狭窄，步行时神经根充血加重了狭窄，或阻断了神经根血液供应，而引起腰腿疼痛、无力的症状。其特点是足背动脉搏动正常，安静状态下无症状或症状轻，肢体无明显营养障碍表现。

血栓闭塞性脉管炎亦可出现间歇性跛行，从以下几个方面可以鉴别：

（1）原因：血栓闭塞性脉管炎是一种慢性进行性动脉和静脉同时受累的全身血管性疾病。此病与吸烟、寒冷、感染及血管神经调节障碍有关。

（2）发病早期的症状及体征：发病早期表现为患肢麻木、发凉，开始出现间歇性跛行，休息后可缓解。但此期检查常可发现患肢皮温稍低，色泽较苍白，足背动脉或胫后动脉搏动减弱，并可反复出现游走性浅静脉炎。

（3）发病中晚期的症状及体征：病情进一步发展，间歇性跛行愈来愈明显，疼痛转为持续性静息痛。皮温显著下降，皮肤苍白或出现花斑。趾甲增厚变形，足背及胫后动脉搏动消失。最后可导致患肢的干性或湿性坏疽。显然，在病变的中晚期不难与腰椎管狭窄症鉴别。当发病早期不易鉴别时，可做如下检查：①肢体位置试验：嘱患者平卧，下肢抬高45°，5 分钟后观察足部皮肤色泽改变。试验阳性者，足部，特别是足趾及足跖部，皮肤显苍白或蜡黄色，有自觉麻木和疼痛。然后让患者坐起，下肢自然下垂于床边，足部皮肤色泽逐渐出现潮红或斑块状发绀。②解张试验：行硬膜外麻醉，以阻断腰交感神经，然后用皮肤测温计在下肢同一位置比较麻醉前后的温度变化，如麻醉后温度升高明显，则表明痉挛所占因素大。反之，则表明器质性因素大。

此外，必要时可做多普勒超声检查，动脉造影等加以鉴别。

## 1156

## 如何评价 CT 对腰椎管狭窄症的诊断价值?

CT 能清楚显示腰椎各横断层面的骨性和软组织结构。尤其对关节突、侧隐窝及椎管内部结构的变化，都可获得满意的层面图像。骨性退变增生、后纵韧带骨化以及上下关节突的增生和肥大均可显示出来。对于黄韧带肥厚或骨化及结构重叠、椎间盘突出压迫硬膜囊均能显示，并不影响扫描图像。CT 亦可对腰椎管矢状径、横径、黄韧带及椎板的厚度作出较精确的测量。CT 对侧隐窝的变化及神经根受压变形或移位等显示的清晰程度，也是造影、磁共振等无法比拟的。

但由于 CT 扫描的方法、扫描技术的差异以及临床医师对其认识水平不同，CT 诊断与临床符合率报告不一。因此，学者们普遍认为，CT 诊断必须密切结合临床，并积极地提高扫描技术及读片水平。

## 1157

## 腰椎管狭窄症的患者在什么情况下需要手术治疗?

对症状及体征较轻者，应首先采取非手术治疗，如卧床休息、加强腹肌锻炼、硬膜外类固醇封闭、重力牵引或站立及活动时带围腰等。但如出现下列症状及体征者，需要手术治疗：

（1）活动后出现腰痛及腿痛，影响生活工作，经系统非手术治疗无效者。

（2）在较短距离内行走或较短时间站立，即出现间歇性跛行者。

（3）有明显马尾神经及神经根受压症状及体征者：如双侧或一侧下肢及鞍区范围较广的麻木，下肢、足、足趾无力，尿便功能障碍，性功能障碍，膝腱或跟腱反射明显减弱或消失等。

（4）腰椎管狭窄伴腰椎间盘突出者。

（5）主椎管伴侧隐窝狭窄者。

## 1158

## 腰椎管狭窄症手术治疗应注意哪些问题?

（1）减压必须彻底：手术要根据狭窄的类型、范围而定。对中央椎管狭窄，必要时可切除全椎板，一般都有神经根受压，所以必须扩大侧隐窝，切除增厚、骨化的黄韧带，增生的椎板，充分减压。如同时合并腰椎间盘突出，应一并处理。

（2）较重的腰椎管狭窄，椎板间隙狭小，黄韧带多明显增厚，甚至钙化，并多与硬膜紧密粘连（硬膜外脂肪消失)，有时硬膜菲薄，操作时应小心，勿损伤硬膜囊及马尾神经。

（3）广泛椎板切除及小关节切除后对脊柱稳定性的影响，各家观点不一。荷兰著名的神经外科学家 Verbiest 报告了 147 次手术，除一例双侧关节突切除并摘除了椎间盘，术后发生滑脱需做融合术外，其余皆无不稳。Grabias 复习 6000 例广泛椎板切除，包括后关节切除的病例，只有 2% 需做融合术治疗不稳。并指出 30 岁以后，由于退变代偿的结果，稳定性增加，能较好地耐受广泛椎板切除。曾昭荣等（1983）亦提出，对腰椎管狭窄症，减压要有足够的长度及宽度，对局限性狭窄，一般减压 2 ~ 3 个节段即可，但是单纯的全椎板切除往往不够，因为狭窄常累及侧隐窝甚至椎间孔，此时应做关节突的部分或全部切除。但有许多学者认为，小关节的切除有引起腰椎半脱位以及后凸畸形的危险。Goldthuaite 等把双侧小关节不对称者称向性（tropism）关节，认为此类患者腰 4、5 椎间盘突出时，常有腰椎不稳定的潜在性，此内源性不稳定在单侧椎板减压即可产生真性不稳。Shenkin 对 59 例广泛椎板切除的患者进行 6 年随访，结果有 6 人发生了腰椎滑脱，占 10% 。他认为椎板切除范围越大，术后腰椎滑脱发生率越高。作者认为，维持脊柱的稳定性，首先要建立在充分了解病情的基础上，术前即应对是否有腰椎不稳做出评估，凡是有腰椎不稳者应在减压同时做腰椎稳定手术。

作者的经验是多数腰椎管狭窄都可通过椎板开窗术来完成减压，切除增厚的黄韧带、增生的骨质等主要致压物，解除神经压迫症状。而不必做广泛椎板切除及小关节切除。在保证减压的前提下，毕竟开窗手术保留了棘突及其韧带和大部椎板结构，对维持脊柱的稳定性和椎管的完整性都有好处，还可减少术后粘连。通过长期观察证明此种术式的疗效优于椎板广泛切除减压。

## 1159

## 何为腰椎后路关节突、横突间植骨术？

腰椎后路关节突、横突间植骨术依据上关节突、峡部及横突的特殊位置和结构，将 L5 上关节突外 1/3、横突根部上缘和 L4 椎弓峡部外缘、横突根部下缘切开，保留上述各结构上附着的多裂肌、最长肌、横突间肌一同牵向外侧，从而成功建立原位椎旁肌 - 肌骨瓣。然后将椎管减压所得自体颗粒骨植于植骨床内，该植骨床四壁比邻带血运骨质：上壁为 L4 横突根部下缘，下壁为 L5 横突根部上缘，内侧壁为劈骨后的关节突和峡部，外侧壁为新形成的椎旁肌 - 肌骨瓣。该术式的最大优点为植骨位置确切，植骨融合更快。

## 1160

## 腰椎后路关节突、横突间植骨术的优点是什么？

腰椎后路关节突、横突间植骨方法之所以能够获得如此良好的融合，主要有以下几方面优点：

（1）具有更大面积的植骨床：在该植骨方法中，我们切开了 L5 的上关节突外 1/3 和 L4 峡部外缘，并向外侧牵开以创造足够的植骨空间，植骨床四壁为新鲜带血运的骨面，显著增大了植骨床面积，而植骨床越大就能够从周围组织吸取越多的养分供骨移植物的生长。

（2）能够从椎旁肌获得血供：本方法保留了外侧植骨床上附着的肌肉（椎旁肌 - 骨瓣），能够从肌骨瓣获得椎旁肌的血供，较横突间植骨有更好的血运供应。

（3）植骨位置确切，骨移植物不易松散、不易受椎旁软组织的影响：颗粒骨被植于近似长方体形植骨槽内，上方被连接棒紧紧压实，该植骨床不仅能够对相对松散的颗粒骨形成良好的把持、防止其移位，而且外侧的肌骨瓣还可阻止椎旁软组织嵌入骨移植物中，去除了软组织嵌入对植骨愈合的影响。

（4）可能诱导一些成骨生长因子的表达：劈骨的过程相当于制造了局部的骨折，可能促进诱导成骨生长因子的表达从而加速植骨愈合。

（5）所需骨量较少，避免取髂骨并发症：另外，我们通过研究发现该植骨方法单侧植骨所需骨量为 1.7 ~2.3g，单纯椎板开窗减压所得骨质即可完成融合，减少了髂骨取骨并发症的发生。

1161

## 腰椎后路关节突、横突间植骨术的适应证有哪些?

腰椎后路关节突、横突间植骨术的适应证为：①腰椎骨折脱位行椎板切除减压术后，需行植骨融合者。②下腰椎退变性不稳、Ⅱ度以内的退变性滑脱。③腰椎椎板广泛切除后，出现继发不稳或潜在不稳，但上关节突仍然保留者。④腰椎椎体间或棘突间植骨融合术后发生植骨骨不连，或假关节形成者。⑤腰椎间盘突出症、腰椎管狭窄症内固定后需要植骨融合者。

1162

## 腰椎管侧隐窝是怎样构成的?

腰椎管侧隐窝指椎管向侧方延伸的狭窄间隙，其前壁为椎体后缘和椎间盘，后壁由黄韧带的外侧部、上关节突的腹侧面及相应椎板上缘组成，外侧壁为椎弓根的内缘，内侧壁为硬膜囊及硬膜外结缔组织。一般认为，腰椎管侧隐窝的存在，主要取决于腰椎管的形态，因腰椎管在第1腰椎水平以椭圆形为主，基本上无侧隐窝，在第2、3腰椎水平近似三角形，大部分为不很明显的侧隐窝；而在第4、5腰椎处则以三叶草形为主，故此处有明显的侧隐窝。与腰椎管侧隐窝近似概念的名称有：侧椎管、腰神经根管、隐蔽区、上关节突综合征等。

1163

## 哪些因素可导致侧隐窝狭窄?

尽管发育性侧隐窝狭窄，为此症的发生提供了解剖学基础，但此症以中年以后发病率最高这一事实，充分说明了后天因素的重要性，其中主要原因是外伤、劳损及退变。外伤与劳损可加速间盘的退变，导致椎间隙狭窄，使腰椎小关节之间的关系发生紊乱，表现为上关节突前倾、上移，峡部增生，下关节后移，相邻椎体的轻度滑脱，使椎管的矢状径缩短。腰椎小关节关系的紊乱，亦可加速关节的退变，导致小关节增生肥大，关节囊及黄韧带肥厚等一系列病理变化。外伤可直接损伤腰椎小关节。出现继发性改变。这些变化最终导致侧隐窝狭窄使神经根受压。许多学者提出，侧隐窝是椎管的一部分（侧椎管），亦认为凡能引起主椎管（中央椎管）狭窄的因素，也可以导致侧隐窝狭窄：

（1）黄韧带肥厚：侧隐窝后壁（上关节突腹侧面）的黄韧带正常厚约2mm，若此处黄韧带增厚或钙化，亦可自后方突入侧隐窝，卡压神经根。

（2）侧隐窝后壁的骨性致压物：增生肥大的上关节突及相应椎板上缘的增生，可突向隐窝，形成隐窝内骨嵴，直接压迫神经根。

（3）腰间盘退变：由于腰间盘的退行性变，脊柱的内外平衡失调，椎间小关节及椎体后部应力增大，导致椎体后缘骨质增生，从前向后卡压神经根。亦可因椎间盘变性，椎间隙狭窄，导致椎体轻度的滑移，从而引起侧隐窝狭窄。

（4）先天性异常：部分先天性异常的患者，如小关节及椎弓根不对称，第 5 腰椎骶化，不对称应力作用于对侧小关节上，由于上关节的内缘及前缘的骨赘形成而加剧了侧隐窝的狭窄。

（5）极外侧型腰椎间盘突出症。

（6）腰椎峡部裂：局部可出现瘢痕组织、纤维软骨或骨质增生，导致侧隐窝狭窄。

（7）术后瘢痕形成：手术局部形成较多瘢痕，导致侧隐窝狭窄，神经根与瘢痕粘连，活动受限。

## 1164

## 腰椎管狭窄症的自然病程是什么？

腰椎管狭窄症是一种潜在失能的疾病，由于硬膜囊（中央型狭窄）或者神经根（侧隐窝狭窄）受压迫导致。患者表现为慢性腰痛、腿痛和（或）神经源性跛行。疼痛在坐位或躯干弯曲后能获得明显减轻。在少数病例中，腰椎管狭窄症压迫骶神经会产生膀胱功能障碍。不管发病后是否给予相应的治疗，腰椎管狭窄症预后良好的患者只占 50% 左右。不经手术治疗很少能获得症状的明显减轻。对腰椎管狭窄症及退变性腰椎滑脱导致的椎管狭窄的患者的短中期随访（2 ~ 4 年）显示手术治疗的效果明显。但长期随访（8 ~ 10 年）显示，两种治疗方式治疗后患者的腰痛缓解情况、主要症状改善以及当前满意度类似。虽然如此，接受手术治疗的患者，其腿部疼痛的减轻程度和腰部功能恢复要好于非手术治疗组。

## 1165

## 腰椎管侧隐窝狭窄症如何治疗？

对症状较轻的侧隐窝狭窄症，可试用保守治疗，如果无明显疗效，则不适于继续非手术治疗。推拿对此症无效。多数学者认为，侧隐窝狭窄症是由于神经根在狭小的空间内受到了相邻结构的机械性压迫，故诊断一旦确立，应选择手术治疗。

腰椎管侧隐窝狭窄的手术入路可参照腰椎间盘突出症髓核摘除术。对该症的手术原则是开大侧隐窝，彻底解放神经根，并尽量保持脊柱的稳定性。采用哪种手术入路及减压的范围，应根据具体情况，酌情选用。

## 1166

## 脊柱退行性疾病治疗的现状是什么？

脊柱退行性变的始动因素来源于椎间盘。生物力学研究显示，当椎间隙退变变窄后，小关节承受的压力显著递增，产生应力改变和运动异常，随之而来的是小关节的骨质增生，韧带代偿性增生肥厚，产生椎管狭窄，而这些又是临床症状产生的病理基础。治疗现状如下。

（1）通过椎管减压以解除对脊髓和神经根的压迫来缓解症状，是治疗退变性椎管狭窄的主要方法。但手术可能影响脊柱的稳定性。

（2）脊柱融合是重建退变失稳的传统方法，但由于脊柱融合将使相应节段的功能丧失，并导致相邻节段的退变，目前已不作为常规治疗。但脊柱融合仍然是治疗退变性失稳的一个主要方法而被采用。目前常用者主要是后路椎弓根系统的短节段固定。

（3）恢复脊柱的功能，为了维持椎间隙的高度、保持脊柱的稳定，最大限度的恢复脊柱功能，是目前一个新的趋势。从 1990 年开始，有人采用各种脊柱非融合手术，如：人工椎间盘、人工髓核和 X-STOP、Graf 及 Dynesys 脊柱后路弹力固定系统等脊柱稳定性重建技术。迄今，已有数万例成功病例，经历多年的临床试验和随访，取得了较好的短期疗效，但长期疗效尚待进一步观察。

## 1167

## 腰椎椎弓根螺钉置入位置有什么解剖标志？

在腰椎，螺钉置入进入点位于横突与上关节突交界上方，椎弓根峡部外侧。这个点可由两条线大致确定：沿横突中点的连线和沿上关节突的外侧缘的垂线。这两条线的交叉点定义为椎弓根进针点：即人字脊顶点。

## 1168

## 为什么说 L5～S1 间融合是脊柱最难融合的节段？

（1）不利的生物力学条件。腰骶交界处是活动性高的 L5～S1，椎间盘和相对稳定的骶髂关节之间的移行区。当轴向负重力从脊柱传递到骨盆时，巨大的负荷转移到腰骶交界处（可达体重的 11 倍）。此外，斜方向的 L5～S1 椎间盘导致这个水平上的剪切力增加。

（2）骶骨和骨盆的独特的解剖结构。骶骨是由骨松质组成，只能提供有限的螺钉固定点。

## 1169

### 髂骨螺钉如何固定？

在 S2～S3 水平使用咬骨钳去除髂后上棘区的骨质。使用钝探针或钻在髂骨双层皮质间开发出一个供螺钉或棒插入的通道，走行轨迹为从髂后上棘，通过坐骨大切迹上方到达髂前下棘。通常情况下至少 80mm 长度的螺钉在成年患者才可以安全放置。往往需要杆状连接器来连接髂骨螺钉和纵向棒，因为髂骨螺钉与近端螺钉不在一条直线上。

## 1170

### 髂骨螺钉置入的特殊性和可能发生的并发症有哪些？

髂骨螺钉置入与腰椎螺钉置入不同，是因为：①此种术式需要广泛的手术显露，出血增加和延长手术时间。②术中可能损伤周围神经血管结构，包括坐骨神经、臀上动脉和臀部神经，需注意避免。③需注意由于螺钉放置方向错误可能导致髋臼或髋关节的损害。④如果置入物突出，需要重新放置。⑤可能发生骶髂关节疼痛。

## 1171

### 氟骨症性椎管狭窄症有哪些临床表现？手术中应注意哪些问题？

氟骨症最容易累及的部位是脊柱和骨盆，少数患者晚期可发生椎管狭窄。造成椎管狭窄的主要原因是由于大量的氟化磷灰石在骨骼和韧带中沉积，致使构成椎管的脊椎骨广泛硬化、增生以及构成椎管前壁的后纵韧带和构成椎管内壁的黄韧带钙化、增厚。该症的临床特点是：

（1）长期高氟饮食摄入史及周围人群发病史。

（2）除具有脊髓、马尾及神经根受累的症状与体征外，患者可伴有脊柱及大关节活动受限，如在四肢长骨突出处可触及大小不等的骨质增生性结节，严重者可出现脊柱僵硬、驼背、肢体畸形（如膝、髋关节屈曲畸形）及失用性萎缩，这可能与氟化物在韧带、关节囊沉积有关。

（3）一般氟骨症患者都有斑釉齿，出现率可达 95%。斑釉齿好发于门牙和犬牙的唇侧面，牙的上下切面常被磨损为一平滑断面，可清楚地看到棕黄色分层环状影。白垩型者牙齿呈白垩状，着色型者呈黄褐色或黑褐色，缺损型有明显浅窝或带状凹陷，牙冠有明显发育不全或缺损。

(4) 患者的脑神经亦可被累及，如出现头痛，听觉障碍，脑电图亦可能出现异常改变。

(5) 该症典型的X线表现是椎体及其附件密度均匀性增高，呈磨砂玻璃状，骨小梁粗糙紊乱，网眼扩大，腰椎多呈唇状增生。有时在椎体下缘可见鸟嘴样骨疣，椎间隙正常。椎间、横突间及肋椎关节周围韧带可出现钙化，前者亦可形成骨桥，使脊柱出现"竹节样"改变。相邻棘突间和椎弓间可出现骨性融合。此外，氟骨症性椎管狭窄的患者，在骨盆、胸廓、四肢、头颅等X线片上，均可出现异常改变，对此症的诊断有重要参考价值。

(6) 患者可出现尿氟、骨氟增高，血清钙偏低，如骨髓造血功能受到抑制，血常规检查可显示血红蛋白下降，红细胞减少及凝血时间稍延长等。

依据上述临床特点，氟骨症性椎管狭窄症的诊断即可确立。

氟骨症患者一旦发生椎管狭窄，手术切除椎板已势在必行。由于受累的范围较广，骨质坚硬，黄韧带与椎板重叠并钙化，硬膜外脂肪消失，硬膜囊多广泛缩窄，并与椎管内壁多处粘连，故手术操作要十分小心。手术前可根据神经功能障碍的体表平面判定减压的中心部位。CT、MRI等可明确狭窄的范围。

一般认为，病程短、症状轻及椎管狭窄范围较局限者，手术效果好；相反，病程长、症状重及椎管狭窄范围较广者，术后神经功能恢复常较差。这可能由于脊髓或马尾长时间受压后微循环障碍所致。

## （三）椎管外疾患所致腰腿痛

### 1172

### 何谓第三腰椎横突综合征?

第三腰椎横突综合征（third lumbar vertebra processus transversus syndrome）又称"第三腰椎横突增长性腰背痛""腰神经后外侧支卡压综合征"等，此症是由于急性损伤处理不当或慢性劳损引起横突周围瘢痕粘连、筋膜增厚、肌腱挛缩等，使穿过筋膜的神经血管束受到卡压而产生的症状及体征。

### 1173

### 第三腰椎横突为什么容易发病?

第三腰椎横突位于腰椎生理前凸的顶点，由于生理前凸的存在，腰椎1、2和腰椎4、5前后缘承受压力不等，致使腰椎1、2的椎体呈前窄后宽，腰椎4、5的椎体则为前宽后窄，只有第三腰椎的椎体前后宽窄接近一致。第三腰椎为五个椎体的活动中心，成为腰椎前屈后伸、左右旋转的活动枢纽，故其两侧横突所受牵引应力最大，第二与第四横突次之，第一与第五横突所受应力最小。由于横突在发育期间所受应力不等，故其长短不一，方向不同。其中以第三腰椎横突最长，第一、五腰椎横突最短，并向后方倾斜。由于第三腰椎横突最长，故所受杠杆力量最大。其上附着的韧带、肌肉、筋膜、腱膜承受的拉力亦大，损伤的机会亦多。

腰部脊神经出椎间孔分为前后两支，前支较粗，构成腰丛和骶丛。后支较细，分为内侧支和外侧支。内侧支分布于椎间关节的关节囊，棘突两旁的肌肉、韧带和皮肤。外侧支的肌支支配骶棘肌，皮支下行至臀部称为臀上皮神经。臀上皮神经发自腰 1 ~3 脊神经后支的外侧支，穿横突间隙向后走行，穿过附着在腰椎 1 ~4 横突的腰背筋膜深层，然后入骶棘肌至其背侧与浅筋膜之间向下走行，于骶棘肌外缘腰三角处穿过腰背浅筋膜，在皮下组织层分为内、中、外 3 支，越过髂嵴。据陶甫、李墨林等经尸体解剖所见，臀上皮神经的部分纤维进入臀中肌，其余部分分布于臀部及大腿后侧皮肤。

臀上皮神经自腰 1 ~3 后外侧支发出后，穿出横突间韧带骨纤维孔，走行于腰椎 1 ~3 横突的背面，紧贴骨膜经过横突间沟，并穿过起于横突的肌肉至其背侧。腰椎横突上附着有大小不等的肌肉，在其前侧有腰大肌、腰方肌，在第二腰椎横突前侧有膈肌，在横突尖端有横架于横突与棘突间的横突棘肌，在横突与横突之间有横突间肌。在横突的背侧有骶棘肌，尚有腹横肌、腹内斜肌和腹外斜肌，借助腰背筋膜起于第一至第四腰椎横突。

在两侧横突所附着的肌肉与筋膜相互拮抗及协同作用下，人体的重心得以维持相对的稳定。倘若一侧腰背筋膜和肌肉紧张收缩时，其同侧或对侧均可在肌肉牵拉的作用与反作用下遭受损伤。因第三腰椎横突过长，弯度较大，活动广泛，尤其易于损伤。刘广杰等统计了 50 例腰椎横突骨折的 X 线平片，其中有腰 3 横突骨折的 42 例，占 84%。这是因腰部外伤时止于横突上的软组织强烈收缩导致的撕脱性骨折。不难想象，止于横突上的肌纤维、肌腱、筋膜等被拉断、撕脱、破裂发生的机会更多，只是在 X 线片上不能显影证实而已。因此，无论是急性外伤时造成局部的撕裂、出血、渗出，还是轻微损伤及慢性劳损所导致的粘连与瘢痕，最终可导致腰神经后外侧支及血管束被束缚、卡压，出现一系列症状。

## 1174

## 第三腰椎横突综合征有哪些临床特点?

（1）第三腰椎横突综合征以青壮年及体力劳动者发病最多。可有轻重不等的腰部外伤史。

（2）患者主要症状为腰痛、臀部痛及一侧下肢痛，但疼痛多不过膝。部分患者可出现大腿根部痛。腹压增高时无下肢放射痛。患者亦无神经根受累的症状及体征。

（3）于体表可触到明显压痛的第三腰椎横突，以瘦弱者更为明显。有时在横突部可触及肌肉痉挛结节，此结节压痛明显。

(4) 有些病例股内收肌特别紧张，且有压痛。这是由于该肌受腰 2～4 发出的闭孔神经支配，当腰 1～3 发出的脊神经后支遭受刺激时，可反射性引起股内收肌紧张性痉挛。

(5) 臀中肌的后缘与臀大肌前缘的衔接处，有时可触到隆起的索状物，压痛明显，陶甫等认为该索状物是紧张痉挛的臀中肌。

## 1175

## 治疗第三腰椎横突综合征有哪些非手术疗法?

大多数腰 3 横突综合征的患者可通过非手术疗法治愈，常用的方法有推拿疗法和封闭疗法。

(1) 推拿法：①双指封腰法，患者取俯卧位，医师用拇指及中指分别挤压、弹拨第三腰椎横突顶端的两侧。手法要由轻到重，操作时间根据病程，一般 5～10 分钟，慢性者则需适当延长时间，此法能活血化瘀，分离粘连，消肿镇痛，解除肌痉挛。②推滚弹拨法，患者俯卧，用两拇指弹拨臀部索条，藉以缓解痉挛，消肿镇痛，分离粘连。③肘压环跳法，患者侧卧，患侧在上，健肢伸直，以肘压环跳穴及臀部索条。④肌腱弹拨法，患者仰卧，双髋放于外展、外旋、屈曲位，以拇指放于股内收肌的后缘，向前推滚、弹拨，藉以缓解痉挛，消除疼痛。

(2) 封闭疗法：用 0.5%～1% 普鲁卡因或利多卡因加 75～100mg 泼尼松龙混悬液封闭，方法是：常规消毒后，用 9 号长针头对准第三腰椎横突，由背部刺入，首先用针尖触到横突（确有骨性感），然后稍稍退针，分别在其背侧、尖部及两侧缓缓注入药液。经观察，封闭疗法对此症有较好疗效。

## 1176

## 第三腰椎横突综合征的患者在什么情况下需手术治疗?

大多数腰 3 横突综合征的患者可通过推拿、封闭、理疗、功能锻炼等方法取得良好的疗效。仅少数症状严重、病程较久、影响生活和工作、经各种非手术疗法未见好转者有人认为需手术治疗。但目前应用者甚少。

## 1177

## 梨状肌与坐骨神经的关系常有哪些变异?

梨状肌起始于 2、3、4 骶椎的前面，骶前孔外侧和骶结节韧带，肌纤维穿过坐骨大孔，止于股骨大转子上缘后部。梨状肌是股骨的外旋肌，该肌与骶髂关节前韧带及骶 1～3 神经根紧密接触，受骶 1、2 神经支配。梨状肌将坐骨大孔分成上、下两部分，称为梨状肌上、下孔。据潘铭紫等统计，约有 62% 的坐骨神经由梨状肌下孔出骨盆，亦有 38% 的解剖变异，他将梨状肌与坐骨神经的关系分为六型：Ⅰ型．坐骨神经在梨状肌下缘穿出，占 62%。Ⅱ型：坐骨神经分两支，一支自梨状肌中间穿出，一支自梨状肌下缘穿出。Ⅲ型：坐骨神经自梨状肌中间穿出。Ⅳ型：坐骨神经分两支，一支自梨状肌上缘穿出，一支自梨状肌中间穿出Ⅴ型：坐骨神经自梨状肌上缘穿出。Ⅵ型：坐骨神经分两支，一支自梨状肌上缘穿出，一支自梨状肌下缘穿出。坐骨神经与梨状肌解剖关系的变异，是梨状肌综合征的内在因素，这一观点已被多数学者接受，但学者们亦认为，只有在梨状肌或坐骨神经已有病理改变的基础上，才能发病。变异的梨状肌和坐骨神经，容易受到外伤、劳损、潮湿和炎症等刺激而致痛，并引起梨状肌痉挛、肥厚、粘连、挛缩、肌腱紧张而挤压梨状肌内和坐骨神经的营养血管，引起局部微循环障碍，导致一系列症状的出现。

## 1178

## 梨状肌综合征有哪些临床表现？

（1）急性发作者多有肩扛重物或蹲、站下肢“闪”“扭”的外伤史，也有部分患者仅有夜间受凉史。

（2）自觉臀部深在的酸胀痛，重者呈“刀割样”“跳脓样”剧痛，疼痛常波及大腿后外侧，小腿外侧。腹压增高，如咳嗽、排便时可出现放射性下肢痛。

（3）部分患者可出现下腹部及会阴部的疼痛不适、睾丸抽痛等（由于梨状肌肿胀或痉挛，压迫阴部神经或影响阴部神经血液供应所致）。患者常处于强迫体位，走路时身体半屈曲，卧床时双下肢亦不敢伸直。

（4）慢性者上述症状较轻，常有间歇性跛行，蹲位休息时症状可缓解。

（5）一部分妇女患慢性附件炎或骶髂关节病损，即可由盆腔波及梨状肌而引起慢性坐骨神经痛的症状。

（6）少数患者表现为单纯的臀部及小腿外侧疼痛，甚至出现腓总神经麻痹的症状（这些症状多被解释为梨状肌与坐骨神经解剖关系的变异所致；即腓总神经高位分支后直接穿过梨状肌或肌腱）。

（7）梨状肌综合征查体时常具如下特点：①腰部活动无明显障碍，亦无明显压痛点及放射痛点（可与腰椎间盘突出症鉴别）。②臀部压痛点沿梨状肌走行分布，急性者梨状肌呈局限性隆起，指触钝、厚，压痛十分明显。慢性者则臀部肌肉萎缩，触摸梨状肌时局部有空虚感，肌纤维束局限性变硬，弹性减低。压痛轻于急性者。③直腿抬高试验急性者多阳性，但感觉异常多无具体分布区，一般不出现单条神经根受损症状和体征。④少数患者可出现腓总神经麻痹的体征。⑤梨状肌紧张试验阳性。主动试验：嘱患者仰卧，在患肢伸髋、伸膝位做髋关节外旋动作，同时检查者在患者足部予以抵抗，患者出现臀部及坐骨神经痛或加重为阳性。被动试验：被动用力屈曲、内收、内旋髋关节，使梨状肌紧张并压迫坐骨神经而引起臀部疼痛和坐骨神经刺激症状者为阳性。

## 1179

## 梨状肌综合征如何治疗？

（1）病因治疗：盆腔、附件炎症、盆腔内肿瘤、骶骨肿瘤或结核、腰 5 骶 1 间盘突出症等，均可刺激或压迫骶神经而出现梨状肌综合征的表现。因此，首先要除外这些器质性病变，如确为器质性病变所致，则病因治疗是首要的。

（2）非手术疗法：①推拿法：患者俯卧，双下肢贴床面、外展、外旋、肌肉放松，医师按患侧梨状肌体表投影，一手触摸按压梨状肌肌腹情况，其拇指拨动方向与梨状肌纤维方向垂直。拇指首先深压皮肤，通过皮肤、皮下组织和臀大肌来感觉梨状肌肌腹情况，仔细检查多可触及束状的梨状肌纤维隆起，或弥漫性梨状肌肿胀。术者一拇指顺纤维方向上牵，另一拇指将其按压于原位或松解、舒顺肌纤维，指下已感到肌束复平，用单拇指腹深压该病变部位不动，取镇定手法约数秒钟，可解痉、镇痛。之后，再行患侧下肢双手对拢抖动即毕。②封闭疗法：确定梨状肌位置后、皮肤标记，常规消毒，用 9 号长针头（腰穿针）逐次穿透皮肤、皮下组织，针穿透臀肌筋膜进入臀大肌，再继续深入进梨状肌时，有一种似针尖进入豆腐内的感觉，此时固定针体，注入药物，按梨状肌走行方向浸润。

封闭疗法可用泼尼松龙 25～50mg 加 1% 普鲁卡因或 0.5% 利多卡因 5～10mg。

（3）手术疗法：已很少有人采用。

## 1180

## 棘间韧带有哪些解剖特点？

棘间韧带是连接两个相邻棘突的腱性组织，厚度为 4～8mm，但超过 8mm 以上的为数很少。棘间韧带纤维分三层，中层纤维由后上方走向前下方，两侧浅层则由上一棘突下缘斜向后下方，附着于黄韧带和下一个棘突上缘。其中腰 1～3 的韧带纤维分为前部、前中部、中部和后部四个部分。腰 4、5 及腰 5 骶 1 的结构，则分为前部、中部和后部三个部分。棘间韧带由胶原纤维和少量弹力纤维构成，并有少量脂肪小滴分布其间，韧带纤维间的神经，由腰神经后内侧支发出。

## 1181

### 为什么棘间韧带病损易发生在腰5骶1及腰4、5间隙?

脊柱的棘上韧带有95%止于腰椎3、4棘突，而止于腰5棘突的占5%，腰5骶1无棘上韧带，棘间韧带为唯一连接两棘突的结构。此部位又处于活动的腰椎和固定的骶椎间，牵拉应力大，加以腰5及骶1棘突发育不良，甚至隐裂，因而腰5骶1间及腰4、5间便成为棘间韧带损伤的好发部位。

棘上和棘间韧带的作用是限制脊柱过度前屈。当脊柱向前弯曲至90°以上后，骶棘肌处于松弛状态，仅由韧带维持脊柱的姿势。由于腰4、5及腰5骶1的解剖结构特点，当极度弯腰时，该部的棘间韧带遭受的牵拉力比其他部位大得多。尤其当膝关节伸直位弯腰时，骨盆被拉紧的腘绳肌固定在旋后位，腰骶部的软组织处于紧张状态，棘间韧带受到高度牵拉，如果再继续受到外力作用就极易损伤。此外，腰4、5及腰5骶1是脊柱负重最大的部位，腰椎在运动中可随时前弯后伸，棘突间隙也随之分离或靠拢，加大了棘间韧带的磨损，亦加速了退变。棘间韧带在20岁以后就可以随年龄增长发生退行性变。Rissanen 曾统计306个棘间韧带标本，20岁以上即有不同程度退变的占21%，退变发生的最高峰在30~40岁，达75%。退变纤维呈玻璃样变、肿胀、萎缩或断裂，成为韧带损伤的基础。

有人统计，腰5骶1棘间韧带损伤占全部棘间韧带损伤的92.6%。亦有人提出，腰椎间盘突出症和腰部劳损等病变，可加重棘间韧带的损伤和退变。还有学者报道，在腰椎间盘突出的同一间隙，有棘间韧带病变的占40%。

## 1182

### 棘间韧带损伤性腰痛诊断要点有哪些?

（1）急性棘间韧带损伤的患者，70%~80%有外伤史。其中以弯腰（多在膝关节伸直或屈曲角度较小时）搬、抬重物突然挺腰时发病最多。一般经卧床休息及对症治疗后，急性症状多可缓解，但若治疗不当，则腰部酸痛无力，反复发作，经久不愈。

（2）患者突出的症状是不能持久的弯腰工作，腰前屈明显受限，而后伸受限不明显。患者常在洗衣、洗碗等动作后，需支撑腰部才能“缓缓直腰”。久坐站起时，亦有上述症状。患者常主诉腰部有深在的、弥散性酸胀痛，有时腰前屈感到有撕裂样痛，但很难指出痛的具体部位，一般无臀腿痛。

（3）棘间韧带损伤性腰痛的重要体征是棘突间深在的、局限性压痛。此外，腰前屈受限明显而后伸运动无明显受限是该病的另一特点。

（4）部分患者合并棘上韧带的剥脱，此时触诊可发现棘上韧带有条束状剥离。

## 1183 如何评价棘间韧带造影术?

曾有学者提出，棘间韧带造影术是诊断棘间韧带损伤的可靠依据。其方法是：在预定损伤的上、下棘突两旁用针刺到棘突，在每侧注入50%奥酮或其他水溶性碘造影剂2.5ml，15分钟后仰卧位照片。正常韧带显示两棘突间有一光滑棱形透光区，厚约8mm，棘间韧带损伤可出现下列改变：

（1）造影剂阴影突向韧带中线，一侧韧带有裂隙，表示部分断裂，最常见。

（2）两侧造影剂穿过棘间韧带呈桥状连接，表示韧带完全断裂。

（3）在韧带区有造影剂圆形或椭圆形阴影，提示韧带有囊腔化，亦较常见。

（4）韧带的正常菱形透光区消失或轮廓不清，近似纸渗水样或冰融化样，示棘间韧带松弛，较少见。

Rissanen 和 Koehler 等统计，成年人棘间韧带有各种退行性改变而无腰痛的占54%。有病变而造影正常的可高达70%。国内刘植珊等也提出造影检查误差率较大，故认为这种方法只能作为诊断的参考，而不能作为诊断的主要依据。作者亦认为，对绝大多数棘间韧带损伤的患者。有些学者把那些没有外伤史而表现为棘间韧带病变特点的患者命名为“棘间韧带炎”，根据其病史、典型的症状及体征的特点，皆可做出正确的诊断，此类疾患非手术治疗效果亦佳，故只有极少数需要手术治疗的病例，在手术前可考虑应用棘间韧带造影术。

## 1184 如何认识腰椎后关节紊乱症?

腰椎后关节紊乱症（disturbance of postlumbar joint）又称急性腰椎后关节滑膜嵌顿或腰间小关节综合征。属于脊柱小关节功能紊乱的范畴。中医学称为“椎骨错缝”。此种损伤不同于一般肌肉或韧带的撕裂，以其症状发生之急和消逝之快，颇似某些敏感组织受到了钳夹或发生了嵌顿，或是小关节发生了绞锁或错位。因此，同道们将其称为“腰椎后关节紊乱症”“腰椎后关节滑膜嵌顿症”“腰椎后关节错缝”等。多年来，学者们一直对腰椎后关节的解剖特点及症状产生的机制进行着探索。周秉文等提出：椎间小关节的作用是维持脊柱的稳定和起一定范围的导向作用，而不是负重。腰1～4的小关节在横断面上呈弧状排列，允许椎体间的屈伸和侧弯，对旋转则起限制作用；腰骶间小关节面又呈额状排列。各小关节外覆关节囊，衬以滑膜。在腰部关节囊上、下两端松弛，内有脂肪垫起缓冲作用，关节腔造影可见关节腔上下两端造影剂集聚，呈哑铃形。关节滑膜由脊神经后支的内侧支分支供应。小关节在腰椎屈伸时，可移动 5～7mm，关节囊亦随之移动，前屈时关节囊紧张，后伸时松弛。为防止屈伸过程中关节滑膜被嵌压，多裂肌有纤维附着于关节囊，在拉脊柱后伸时，同时将关节囊拉紧。当关节因退变不光滑、肌肉疲劳及运动突然发生不协调时，可发生滑膜嵌顿，产生突发性损伤及腰痛。

Mooney 等（1976）曾在小关节内注射生理盐水进行试验而产生腰腿痛，当注射麻药后可使疼痛很快消失。孙一纯等（1988）亦曾对腰椎小关节病变的患者，在电视监视下进行关节内泼尼松龙及利多卡因封闭，封闭后，病人腰腿症状立刻消失或缓解。他提出，这一方法可作为小关节综合征的试验性诊断。

综上所述，腰椎后关节紊乱症的发病机制尚有待于进一步研究和探讨。该症诊断的最后确立，亦有赖于充分的客观依据。

## 1185

## 腰椎后关节紊乱症有哪些临床特点？

（1）患者多为青壮年。

（2）其发病诱因多为腰前屈及旋转的联合动作，此动作可能较急或较大，但有相当一部分患者是在一些不在意的动作中出现症状。如转身开门、泼水、转身抱物、弯腰劳动后突然直腰过程中。

（3）疼痛主要出现在腰部、腰骶部，但亦有少数患者可累及到臀部及大腿。疼痛异常剧烈，脊柱的任何活动、咳嗽、震动都会使疼痛加重。患者卧床时，多被强迫于某一体位，翻身、上下床都相当困难。即便欲稍改变体位，也拒绝他人的搬动。

（4）查体可见腰生理前突消失，反向或稍有侧凸；骶棘肌痉挛；椎旁相当于小关节体表投影处有深压痛，但压痛的程度一般较腰椎间盘突出症的患者轻，一般多无放射痛（有学者报道，当滑膜上端肿胀时可刺激位于椎间孔内的神经根，产生放射痛）；腰椎各方运动受限，但无根性感觉障碍；反射亦无异常。发病部位主要在腰骶关节及腰 4、5。

（5）X 线除腰椎顺列改变外，多无异常。仅在小关节发生创伤性关节炎时，可见关节增生、关节间隙变窄、密度增高等。但此种改变无特异性。

## 1186

## 腰椎后关节紊乱症如何治疗？

腰椎后关节紊乱症的治疗以保守治疗为主，包括功能锻炼、物理治疗、药物治疗和封闭疗法等。

小关节囊封闭：0.5%~1%普鲁卡因10ml加泼尼松龙25~50mg，于患椎棘突下缘距中线1~1.5cm处进针（用9号腰穿针），到达骨质后稍退针给药，使药液浸润至小关节周围。急性期可镇痛解痉、慢性期有松解粘连的作用，有利于康复治疗。

## 1187 何为坐骨神经盆腔出口?

在盆腔内，各腰骶神经支汇集成骶丛，并呈倒伞状向下形成扁平的坐骨神经干，在梨状肌前方向下走行。其前方为疏松的盆腔外脂肪（相当于坐骨直肠窝），稍下为闭孔筋膜，内侧为臀下动脉、静脉及神经；外侧（偏前）为髂骨缘，间以脂肪组织。在相当于第五骶椎和尾椎之间自梨状肌前方与骶髂韧带间隙上缘穿出盆腔。在刚出盆腔2~3cm处，坐骨神经位于前方的孖上肌、闭孔内肌、孖下肌与后方的臀大肌之间走行，再往下行达大转子水平，则其位于前方股方肌、后方臀大肌与内侧股二头肌（腱）所形成之三角间隙中。根据前述之大体解剖，该神经出口部应以其穿出盆腔的起点为中心。界限范围如下：上方起自坐骨神经进入梨状肌—骶髂韧带间隙的内口，下方止于闭孔内肌上缘。此出口环绕坐骨神经，并与其外形一致。其前壁上方为骶髂韧带，下方为孖上肌与闭孔内肌；后壁则为梨状肌与臀大肌的前缘；内侧系臀下血管神经以及疏松的脂肪组织；外侧为髂骨缘与梨状肌向外下走行的内侧缘。此出口的体表投影位于坐骨结节与大粗隆顶点之间联线的中内1/3分界点向上2.5~4cm处。

## 1188 如何认识坐骨神经盆腔出口狭窄症?

坐骨神经盆腔出口狭窄症与其他神经嵌压症一样，系坐骨神经在肌纤维管道走行中受外来致压物质压迫所致，主要表现为出口局部的纤维粘连，臀肌的变性，病变血管包括静脉怒张，动脉壁增厚弯曲等。除了局部组织学特点所构成的病理解剖因素外，局部的外伤、劳损、寒冷刺激及长时间的持续压迫等引起臀深部组织的纤维织炎，早期表现为局部水肿与渗出，使多量的纤维蛋白析出，后期逐渐形成粘连，组织内压也明显增高。尽管此种高压状态和炎性改变可能在臀大肌内更为广泛。但由于坐骨神经本身的敏感性及其在解剖上被固定于狭小的盆腔出口之中而最先遭受压迫，从而出现与压迫强度及持续时间相一致的临床症状。

此类患者主诉与体征主要是坐骨神经在盆腔出口处疼痛、压痛及放射痛。神经学检查证实系典型的坐骨神经干性损害，而非腰（或骶）脊神经根的根性损害或骶神经丛的丛性损害。最初此类患者曾按梨状肌综合征治疗，除非手术疗法外，部分患者曾行梨状肌切断术，但往往术后症状并无明显改善。术中所见和对梨状肌病理切片观察，并无瘢痕形成等实质性改变；相反，在梨状肌下缘，即坐骨神经穿出盆腔后的“根”部却显示有粘连、静脉曲张、水肿、小血管增粗及条索状瘢痕形成等异常。对这些患者，采取扩大坐骨神经出口的手术。结果术后症状迅速消失或缓解。由此认为，上述病理改变，使盆腔出口狭窄，造成对坐骨神经的嵌压而产生该神经支配区的功能障碍。因此，将该种疾患称之为坐骨神经盆腔出口狭窄症，做为一种独立疾病而提出。

## 1189

## 盆腔出口狭窄症有哪些临床表现？

（1）坐骨神经受损症状：主要表现为干性受累特征，沿坐骨神经的放射痛及其所支配区的运动（股后、小腿前后及足部诸肌群）、感觉（小腿外侧、足底和足前部）和跟腱反射障碍等。

（2）压痛点：以坐骨神经盆腔出口部体表投影位置压痛最剧，且沿神经干走行向下放射。

（3）下肢内旋试验：此项试验最为重要。因肢体内旋使梨状肌及上孖肌、闭孔内肌和下孖肌等处于紧张状态，以致加重出口处狭窄，可诱发坐骨神经症状。除沿坐骨神经走行的放射痛外，还有小腿外侧达足底部麻木感。

（4）直腿抬高试验：一般均为阳性，其疼痛程度介于根性痛和丛性痛之间，此试验为非特异性的。

（5）组织液压测定：此病患者组织液压值常高于正常值（10mmHg）1 倍以上，如高于正常值 50% 即属异常，测定需用液压测定仪，主要用于某些诊断困难者。

（6）肌电图改变：如坐骨神经受伤引起损伤、变性、肌电图可呈现震颤电位或单纯相等变化。

（7）其他：如神经传导速度测定以判断神经受损的程度，手术中探测出口部有无通过性受阻及局部外观有无病理异常等均有助于确诊。腰骶部 X 线片，除中、老年患者显示与年龄、外伤相应的退行性变外，多无明显异常。

## 1190

## 如何治疗坐骨神经盆腔出口狭窄症？

（1）非手术疗法

1）消除致病因素：诸如长期坐位、腰骶部受损受潮，重手法推拿和臀部外伤等。

2）局部封闭疗法。

（2）手术疗法：解除坐骨神经受压，首先应消除明显构成致压因素的病变，如脂肪瘤、增粗并骑压在神经干上的血管支纤维束带和囊性水肿等。术中需注意切勿误伤臀下和臀上动脉，切勿伤及坐骨神经及其滋养血管。

## 1191 什么叫闭孔神经卡压综合征？常见原因有哪些？

闭孔神经自腰丛发出后，于腰大肌内侧缘潜出，循骨盆侧壁前行，经闭孔管至大腿内侧部。闭孔神经的肌支支配大腿肌内侧群，皮支分布于股内侧面的皮肤。引起闭孔神经卡压综合征的常见病因有：①闭孔神经损伤：如骨盆骨折，髋关节前脱位。②机械压迫：如小肠、膀胱憩室、大网膜、卵巢、输卵管从闭孔疝出，形成闭孔疝，难产或妊娠子宫的压迫，都可以直接或间接地卡压闭孔神经。③感染或炎症：如耻骨炎使闭孔内发生炎性水肿，卡压闭孔神经。

## 1192 闭孔神经卡压综合征有何临床表现？如何治疗？

其症状主要为：腹股沟至膝关节内侧疼痛，内收肌痉挛，股内收力减弱，局部明显压痛，可因髋关节疼痛而跛行。股内侧皮肤感觉障碍。髋关节 4 字试验阳性，X 线摄片检查无异常所见。

在治疗上以非手术治疗为主，根据不同病因，治疗原发病，解除对闭孔神经的刺激和压迫。

## 1193 腰部为什么易发生急性扭伤？

急性腰扭伤（acute lumbar muscle sprain）俗称“闪腰”，是腰背部疼痛中最常见的疾病。其症状轻重不一，处理不当可遗留慢性腰痛。它多是患者在活动时，由于腰部姿势不当、用力不均衡、动作不协调、腰肌无准备地骤然收缩等，超过腰部软组织的生理负荷量所造成程度不同的纤维断裂。其发病部位以腰骶关节的肌肉和韧带为主。

## 1194

### 急性腰扭伤易在什么情况下发生？

（1）姿势不良，用力过猛或突然外力打击及弯腰搬重物时易发生骶棘肌止点的撕裂伤。弯腰超过 90°时，骶棘肌不再起维持脊柱位置及保护韧带的作用。所有脊柱后侧的张力均由韧带承担。而正确的姿势应在提重物时屈髋、屈膝直腰取物。腰部突然旋转用力，可引起某一侧韧带或肌肉纤维撕裂伤。

（2）在滑地上行走失足滑倒或下楼梯时滑倒，腰部屈曲，下肢伸展，导致腰骶部软组织部分撕裂。

（3）劳动中配合不当，两人搬抬重物，放下时动作先后不一致，或一人不慎滑手，则使他人腰肌无准备地强力收缩，引起扭伤。

（4）一手提重物可使对侧骶棘肌剧烈收缩，有时也可致伤，如搬自行车或提重物上楼等。

（5）推、举、拉重物时，特别是用两手举起重物，均需要腰肌使用很大力量。举重物的第一步为搬起该物，已较费力，再举过头，腰肌骤然用力更大，不慎可致腰扭伤。

## 1195

### 急性腰扭伤的临床特点是什么？

（1）腰背部痛：腰背部发生扭伤时，患者突感腰背部疼痛剧烈，而且局限。常能用手指准确指出疼痛的部位，这一点在诊断上很重要。

（2）局部压痛点：在扭伤早期，多数患者有局限性压痛点，这与自述疼痛点是一致的。一般压痛点是固定的，这与其他一些腰背痛不同，因而有助于诊断。压痛点多见于腰骶关节两侧及骶棘肌上。

（3）背伸肌或臀大肌痉挛：多数患者有一侧或两侧的腰部肌肉或臀大肌痉挛，患者在站立及向前弯腰时，更加明显，并有疼痛加重；当腰部向前挺或俯卧稍久，肌肉痉挛即可以缓解；用手压迫痛点后，肌痉挛又立即出现。腰部各方运动均受限。

（4）脊柱侧弯：半数以上的患者有程度不等的脊柱侧弯。有的在腰部前屈时才能看出，也有的前屈时侧弯消失。侧弯的方向不一定，它与韧带、肌肉、筋膜的扭伤或撕裂，神经的刺激或压迫有关。侧弯是为了减轻扭伤或撕裂的疼痛，和减轻神经的刺激或压迫症状。

（5）放射性和牵涉性神经痛：有近半数急性腰扭伤患者有放射性和牵扯性神经痛，其部位多为臀部、大腿后部、大腿根前内侧等股后皮神经与坐骨神经分布区，在咳嗽、大小便时加重。该神经发生疼痛的原因有三：①腰骶和骶髂关节周围的韧带、肌肉等软组织，为4、5腰神经和骶神经后支所支配，其前支则组成坐骨神经和股神经，因此常发生反射性神经痛；②坐骨神经和股后皮神经束，紧贴骶髂关节和梨状肌的前侧，当该部韧带因扭伤而出血、水肿时，则直接刺激该神经，引起放射性神经痛，如梨状肌发生痉挛，亦可压迫坐骨神经干，引起放射性神经痛，并于坐骨切迹处有局限性压痛；③如扭伤后椎间孔周围的软组织发生肿胀，则神经根在椎间孔内受到刺激或挤压，引起放射性坐骨神经痛。

## 1196

## 急性腰扭伤的鉴别诊断要点是什么？

患者多为青壮年男性，多有明显外伤史，腰骶部有明显疼痛点和肌痉挛，通过临床检查压痛点可进一步确定损伤部位及性质。在棘突两旁骶棘肌处，两侧腰椎横突处或髂骨嵴后部有压痛者，多为肌肉或筋膜损伤；在中线棘突间压痛较深者，多为棘间韧带损伤。在棘突上而较表浅者多为棘上韧带损伤；在棘突两侧较深处有压痛或不明显者为椎间小关节损伤；在骶髂关节部位者多为骶髂关节损伤；患者仰卧，尽量屈曲髋、膝关节，检查时将其双膝向腹部推压，使棘间、棘上韧带紧张，若疼痛加剧则多为棘上、棘间韧带损伤。椎小关节损伤时，腰椎被动旋转受限并使疼痛加剧。骶髂关节损伤时，骶髂关节扭转试验阳性。腰背筋膜破裂产生肌疝者，肌肉用力时局部可摸到有弹性的肿块，放松时肿块消失，有时可摸到破洞的边缘。从运动学检查看，肌肉受伤后，腰屈伸时均疼痛，且运动范围小；韧带或筋膜受伤，仅弯腰时疼痛，伸展时不疼痛；如深部组织受伤，任何方向运动均感疼痛。

急性腰扭伤一般无下肢痛，但有时可出现牵涉性（反射性）坐骨神经痛。直腿抬高试验可为阳性，多为屈髋时臀大肌痉挛，骨盆向后旋转使腰部生理前凸变平，牵动腰部的肌肉、韧带所致，并非坐骨神经根遭受挤压或牵扯，因此加强试验常为阴性。有时急性腰扭伤与急性腰椎间盘突出症未出现放射性下肢痛以前亦不易鉴别。通过CT、MRI等影像学检查，当可确定诊断。

## 1197

## 急性腰扭伤有哪些治疗方法？

（1）一般疗法：筋膜或韧带扭伤，通常需3～4周方能愈合。以短期卧床休息为好。患者宜仰卧于硬板床上（垫一厚垫子），腰部垫一薄枕，或使患者俯卧，以利腰部肌肉和韧带松弛。

（2）推拿按摩：急性腰扭伤患者也可用推拿按摩手法治疗。

（3）针灸疗法：操作简单，且效果好。对腰部扭伤一般取主穴为肾俞、环跳、委中等。

（4）局部封闭：对疼痛症状重者可行局部封闭治疗，效果较好。

（5）火罐疗法：对镇痛有一定疗效。

（6）药物治疗：可给予非甾体抗炎药或/和中药，外用药包括云南白药喷剂、伤湿镇痛膏等。

## 1198

## 何谓腰背筋膜炎？

关于腰背筋膜炎（lumbar back myofascitis），最早有人认为系腰部肌肉纤维组织炎性改变。身体富有白色纤维的组织，如筋膜、腱鞘、肌膜、韧带、肌腱、骨膜和皮下组织，易患本病，并称其为白色纤维慢性炎症。因其常见于肌肉及筋膜组织，故又名为肌筋膜纤维织炎、肌筋膜炎、肌肉风湿症、肌纤维炎、纤维肌炎，肌筋膜疼痛综合征等。目前，为与关节风湿症区别，又称其为非关节性风湿症。

纤维组织炎（fibrofascitis）这一名称由 Goner 于 1904 年所提出，是指纤维组织的非特异性炎性变化而引起的下腰痛。过去对此病认识不足，甚至有人不承认此病。根据临床观察，此症确为骨科领域的一个重要疼痛问题。腰背部、骶髂部、髂嵴部为好发部位，在髂嵴上，骶棘肌和腰方肌处可摸到结节，一般是局限性脂肪结节。有人认为结节是由于肌肉痉挛而刺激穿越筋膜的神经而引起。依发病原因可分为原发性与继发性两种，前者无明确原因或不伴有其他疾病，可能与受风、寒、湿和病灶感染有关；后者多继发于损伤、感染、风湿病、骨骼病或慢性感染等。

## 1199

## 腰背筋膜炎的可能病因有哪些？

多数学者认为，此病的病因较多，其确切原因尚未了解清楚，但临床观察本病与微小外伤、过劳、潮湿、天气变冷、偶然精神创伤或体内感染病灶有关；呼吸道感染如流行性感冒等亦可诱发本病或使症状加重。

（1）损伤：损伤为本病的重要原因，损伤有两种：如运动时受伤或劳动时受伤，使肌肉、筋膜组织或骨与关节发生急性损伤。待组织逐渐纤维化及瘢痕收缩，可在软组织中形成过敏病灶，引起此病；另一种为反复微小损伤，如工人使用风钻，打字员等的重复劳动，亦可产生上述的结果。其他如静力学位置性畸形亦可使软组织等劳损，如脊柱侧弯或一侧下肢短缩引起有关肌肉或骨关节的劳损，可同样致痛，此为内源性损伤。在工农业劳动中，亦可发生类似的损伤，形成小病灶，在筋膜或肌肉组织中构成纤维结节扳机点，产生广泛性反射痛。有人提出在损伤后，可产生致痛物质，如激肽的过度释放与此病发作有关，但其致病机制，尚未得到完全的公认。

（2）寒冷和潮湿：患者在发病前常有暴露在寒冷和潮湿空气中的病史。故冬季或初春发病者较多。在战争中，战士在战斗和疲劳后，如夜间睡于潮湿、寒冷的地面上，翌晨即可能发生腰背疼痛。虽然发病与着凉有关，但更重要为衣服及皮肤潮湿，使散热加快。在风口睡眠或休息时肩部腰背部未盖好，均可造成局部循环改变，为诱发纤维织炎的原因。故本病患者对天气的敏感度均较高。其他因素如气压的高低及风湿等亦有关。

（3）感染：Stochman 主张本症的局部纤维性变为小群毒性较低细菌，侵入局部组织，产生反应所致。但最近研究证明，在局部组织中未能发现细菌。以后曾认为患者体内可能有感染灶。从而有细菌毒素经血液流入组织中，对纤维组织有特殊亲和力，但未被临床医师所公认。大多数医师认为某些病毒感染，如流行性感冒、麻疹、德国麻疹在其急性期或以后长时期内可产生严重非关节性风湿，如脊背痛。Copeman 认为非关节性风湿病的扳机点，即在此病毒感染病程中形成，成为腰背痛的根源。其后多数患者虽疼痛消失，但在某些患者扳机点继续存在。虽患者本人不觉，但医师触诊即可发现。此种潜在性扳机点可为其他因素如寒冷、受潮等所激发或诱发，成为以后产生慢性纤维织炎的基础。

（4）精神紧张状态：在此病患者中，精神紧张者占较高比例。疼痛使患者精神紧张，后者促使肌肉张力增加，甚至痉挛，产生反射性深部疼痛过敏，经过疼痛—痉挛—疼痛环，使疼痛加重，形成恶性循环。虽紧张为工作时精神集中的表现，一般为正常状态，但天长日久，慢性紧张在少数患者可转变为焦虑状态引起疾病。此类病人对疼痛反应多较敏感而强烈。

（5）与痛风及风湿症的关系：几乎所有痛风患者均有局部纤维织炎，可检查血内尿酸是否升高，予以证实。此病与急性风湿热亦有联系。有的作者认为本症为风湿热的后遗症，扳机点在急性风湿热后易于形成，犹如在流行感冒或麻疹中形成一样。在类风湿关节炎患者中，纤维织炎结节亦可见于皮下组织。

## 1200

## 腰背筋膜炎的疼痛机制是什么？

患者多感背或腰部广泛疼痛，有压痛、强直感及运动限制，但局部无明显病理组织学改变，亦无明显 X 线改变。其真正病变值得讨论和研究。

Trant 认为纤维织炎为肌肉胶凝作用的结果，血管运动改变产生缺血或血管扩张，引起不正常胶凝作用，导致疼痛结节的产生。Seyle 认为此症状为应激作用的结果，伴有小血管渗透性增加。血液渗出后成为玻璃样或纤维素样组织，再加组织间液渗出，促使肿胀形成，此种水与盐类的置换为神经垂体内分泌激素所管理。因此等变化为生理性、化学性，非炎性改变，故缺乏组织学变化。精神紧张与病理生理改变有关。根据神经－血管机制，精神紧张使痛阈减低，在非关节性风湿症中较为常见。

还有学者认为某些纤维织炎症状为局限性，非自主性肌肉痉挛所致，后者反射地起自同一神经节段的其他可刺激神经根后支的病变。故有时所摸到的结节实际上为肌束的痉挛，可相当持久地存在。临床经验证明，此种神经冲动可能起自脊柱部，最常见的原因为脊柱退行性改变或某些椎间盘轻度突出，并无神经根刺激，退行性脊柱关节病亦可造成节段性、发作性肌肉痛。中枢痛阈可能有高低不同，有的人可能减低，易产生此种慢性病变。

## 1201

## 如何理解腰背筋膜炎的“扳机点”？

临床医师认为本病主要累及筋膜或肌肉的纤维结缔组织中的白色纤维，后者经受反复发生的微小外伤及慢性损害，病毒感染或肌肉外感风寒后，在肌肉或筋膜内形成过敏灶，呈大小不同的结节，大者可以摸到，小者不易触知。也有人认为这种结节是由于肌肉痉挛而刺激穿越筋膜的神经所引起。此等小病灶即发生异常冲动，使相应神经轴突功能紊乱，构成肌筋膜纤维织炎疼痛的根源；后者经激惹后，疼痛即自此点（疼痛点）通过与过敏灶属于同一神经节段的脊神经原发后支，反射到其他部位（反射痛区）。反射痛区的部位与其起点可有一相当距离。此疼痛点及反射痛区的关系，犹如扣动枪的扳机，子弹出镗打中一目标，故疼痛过敏灶又称为扳机点（trigger point）或引发区。因此过敏点多在某肌肉的某部位，故又称为肌痛点。疼痛点多较小，不易被触知；可触知者，称为纤维织炎结节。应该指出，在无纤维织炎的人群肌肉中亦可存在结节。Copeman 检查 500 名士兵，发现有症状及无症状者中，无痛结节的发生率大致相等，但局部肌筋膜压痛在无发作历史者只有 3%，在有发病历史者则为 30%，故需注意，有结节者亦不一定有本病症。

## 1202

## 腰背筋膜炎的临床表现有哪些？

腰背筋膜炎的特点为具有引发区及反射区，病史较久。患者感觉腰背疼痛，皮肤麻木，压痛点明显较局限，有时可触到肌筋膜内有结节状物，重压有酸胀感，可在该点周围或距离稍远区域引起一系列反应（反射区）。如疼痛、压痛及肌紧张等。疼痛可表现为轻微不适，钝痛、酸痛，直至不能忍受；另外表现肌乏力，可轻度肌肉萎缩，脊柱活动轻微受限，活动会加重疼痛。疼痛可因寒冷或不活动而加剧，坐位时间延长或早晨起床时疼痛增加，但活动后一般可缓解。

腰背筋膜炎有时可有严重的腰痛或臀部疼痛，常因剧烈运动或寒冷所诱发，有的睡眠时尚好，晨起即发病；扳机点比较固定，在骶棘肌外缘，髂嵴上两寸处及髂骶关节部。受累区的肌肉有明显痉挛，后者产生更多疼痛。腰方区在第一、第二、第三腰椎横突或12肋止点处也常形成引发区。疼痛可局限于腰部，但多放射至下腹前部，有时可起源于腰及臀部，但反射至下肢后侧。Ober试验阳性，说明阔筋膜和髂胫束有挛缩。50%~60%患者有明确部位的扳机点。该点或疼痛结节主要位于骶棘肌、髂嵴及骶髂关节附近。自上而下，扳机点多集中于下列各处：骶棘肌外缘与第12肋交接处，背阔肌与骶棘肌边缘相交的平面，即髂嵴上6~7mm处，而另一点恰在髂嵴及骶棘肌外缘相交处。在臀部，扳机点多位于髂嵴及其下5mm，在骶髂关节处的深肌膜部亦可发现扳机点。症状发作每次持续数日或数周，疼痛部位有时变更，但疼痛过后不留痕迹。患者不发热，无其他周身反应。有时因机械性压迫、牵拉周围组织、高热、寒冷等可使症状发作。

## 1203

## 如何治疗腰背筋膜炎？

（1）休息：在急性腰背痛剧烈时，可给予短期休息。

（2）运动：疼痛消失后，可尽早地鼓励患者逐渐进行运动，避免局部组织间粘连，预防关节强直。活动越早越好，能促进更快恢复。主动肌肉锻炼可对体内受累组织有一定按摩效用，但应注意不可受凉或过于劳累。运动前可先自我按摩全身，作为准备。起初运动每次时间较短，但次数较多；以后每次时间增加，次数减少。患者精神紧张，应教给患者作松弛运动。

（3）针灸：可以采用以下各穴：肾俞、三焦俞、委中、气海等。

（4）按摩：按摩不可给予过早，因他人按摩往往使患者产生依赖思想，而不愿主动运动。按摩的目的为减轻疼痛，缓解肌肉痉挛及舒筋活血，防止粘连等，故采取手法主要为按搓、按擦、提捏、摇法、叩法、滚法及掌击等。起初每日一次，症状减轻后可相应减少。

（5）物理治疗：可给予热疗，如坎离砂热敷，红外线、蜡疗、暖水袋、热水瓶、电褥等，可增加局部循环，减少充血及解除肌肉痉挛。透热疗法无特殊意义，因病变部位并不太深，不在其最有效范围内。

（6）局部封闭疗法：此法能打破疼痛痉挛弧，使症状缓解。

（7）药物治疗：主要是对症治疗，非甾体类抗炎药对缓解疼痛及肌肉痉挛有效。

## 1204

## 为什么说慢性腰痛不容忽视？在日常工作和生活中如何预防腰痛的发生？

腰痛是危害人类健康的常见病，有相当一部分腿痛的患者根源是在腰背部。当慢性腰背痛的患者一旦出现了腿痛，往往意味着病情的发展，也就是说在治疗上比一般的慢性腰痛要棘手的多。如患者此时不能及时就医或得不到正确的诊疗，往往会导致较严重的后果。由此可见，慢性腰痛不容忽视。特别是一些慢性劳损性腰病，常常在 30 岁以后反复发作，由轻到重，从量变到质变，一旦机体失去了代偿能力，严重的症状即会产生。

美国有人统计每年有 2000 万人因腰痛而求医。我国淮南煤矿调查的 6795 人中有 1041 人患腰腿痛，占总人数的 15. 3%。而在一个煤区的 533 人中有 133 人患腰腿痛。占 24. 7%。攀钢冶金职工调查，在 5003 人中，患腰背痛者 1316 人，占 26. 3%。慢性腰背痛的发病率之高令人震惊，因此对此类疾患采取积极的预防措施，对保护人民健康，促进生产力发展有重要意义。那么，在日常工作及生活中，如何预防腰腿痛呢？

（1）从地上搬起重物时，正确的姿势应该是将髋关节及膝关节屈曲，即下蹲去搬重物。此时大腿和小腿的肌肉同时用力，分散了腰部的力量，从而避免了腰部的损伤。如在膝关节伸直状态下从地上搬取重物，腰部的负荷最大，极易损伤腰部的韧带、肌肉和椎间盘。有人曾把屈膝弯腰和伸膝弯腰进行了比较，发现后者在腰部承受的压力增加 40%。

（2）长期从事坐位工作的人，容易引起腰部疲劳，据报道在站、卧、坐三种姿势中，以坐位腰部负荷最大。预防的方法是工作一段时间后，站起作一些腰部的活动或工作中经常变换一下姿势，避免某些肌群较长时间处于固定收缩状态。在日常生活中取坐位时，最好是靠背椅。因为在坐位躯干前倾 20°时对腰间盘压力最大。长途汽车司机亦可根据行驶情况，酌情减少上半身的前倾姿势，预防腰椎间盘突出的发生。腰肌较弱或年龄较大的人，应尽量避免低坐位姿势，如坐矮凳子，腰肌容易疲劳。

（3）从事站立工作的人，也应预防腰痛的发生。工作时可将一只脚踩在前方的柜台杠，小凳上等，使髋关节、膝关节微屈，这样可减少腰部的负荷，减轻腰部劳损。

（4）从事专业体育运动者更应注意保护腰部，每于剧烈运动前要做充分的准备活动，运动后不宜立即行冷水浴，因运动中体内血管扩张，并可能有轻微的肌肉损伤。此外，锻炼的强度要循序渐进，进行强度较大的运动时，应辅以必要的保护措施。

（5）一般认为热水浴辅以按摩可迅速解除重度腰肌疲劳。此法可加速组织血液循环及淋巴回流，促进代谢产物排除，增进肌肉耐力。

（6）睡觉的姿势以侧卧、保持髋关节、膝关节适当屈曲位对防止腰部劳损有利，因下肢伸直时，可使腰椎呈前凸位，易疲劳。一般慢性腰腿痛的患者不宜睡弹簧床。

（7）穿高跟鞋会使腹部前凸，骨盆向前倾，加速腰部的劳损。年轻时因肌肉弹性好、较发达尚可代偿，中年以后肌肉松弛可增加腰椎小关节囊的负担而引起腰痛。特别是体重重、腹部大、腰骶角大（臀部后耸）者，不宜穿高跟鞋。穿高跟鞋的人如能在卧位作将双膝抱于胸前的锻炼，有利于防止腰痛的发生。

（8）适当的体育锻炼，是防止腰腿痛的重要措施。锻炼的方式可根据年龄、体质、条件等酌情选用不同的形式。如各种体操、球类、太极拳、游泳等均可使肌肉强健，增加耐力。坚持睡前及起床后做背部肌肉锻炼（俯卧、反复做挺胸抬头的姿势），不仅可预防腰痛，而且对腰椎间盘突出术后减缓腰椎间关节的继续退变，保证远期疗效的持久性，对腰椎不稳产生的症状及许多退变或损伤因素导致的慢性腰腿痛，是行之有效的方法。

## （四）结构性缺陷所致腰腿痛

1205

### 何谓脊椎峡部不连及椎弓崩裂?

脊椎于胚胎第七周开始出现四个软骨核（椎体两个，每侧椎弓各一个）。四个软骨核继续生长，联合形成一个软骨样脊椎。约在胚胎第10周后，又开始出现三个原发性骨化核，包含在原发性软骨核内，慢性生长，至出生时仍然是分离的。

出生后1~2岁，椎弓开始联合，并出现脊椎的横突和棘突。3岁后椎体与椎弓骨核融合。生长完全的脊椎，可分为椎体、椎弓、椎板、上下关节突、横突与棘突。上下关节突之间较为狭小的部分称为椎弓根峡部。如果一侧或两侧峡部骨质不连续，则称为脊椎峡部不连，又称椎弓崩裂（spondylolysis）。

1206

### 脊椎滑脱有哪些类型?

脊椎滑脱 spondylolisthesis 可由几种原因引起。由 Wiltse 建立的分类系统已被脊柱外科医生广泛采用。

（1）Ⅰ型：发育不良性（也称先天性）滑脱。主要由于先天性骶骨关节突（骶骨角）或L5脊椎后方结构断裂，造成L5椎体滑向骶骨前方。后方椎管结构完整，但椎板峡部可能被拉长。这种类型的滑椎神经损伤的程度较高，因为当椎体向前滑移时，完整的后方结构可以压迫硬膜囊。

（2）Ⅱ型：峡部型滑脱。最常见的滑椎类型，有椎板峡部断裂或骨折造成，最常见于腰骶部，Ⅱ型又分三个亚型。

1）ⅡA：有时又称为应力性滑脱，最可能的病因是由过伸运动导致的椎板峡部反复的微骨折。ⅡA型滑椎主要是脊椎的后方结构与椎体完全分离，它也称为峡部应力性骨折，男性多见。举重、体操及美式足球运动员比一般人群更好发。

2）ⅡB：可能也是由于峡部微骨折造成，不同于ⅡA的是，由于骨折断端充满了新骨，峡部被拉长但保持完整。峡部的不断延伸导致椎体向前半脱位，最终脊椎的前后结构完全分离，此时ⅡB型滑椎转变为ⅡA型滑椎。

3）ⅡC：很少见，一般由急性峡部骨折引起，与ⅡA 型滑椎较难鉴别。

（3）Ⅲ型：多见于 L4～L5 水平，主要由于后方小关节的退行性改变引起，而峡部并无异常，同时 L4～L5 椎间盘由于该节段的过度活动而产生明显的退变，由于一侧的小关节可能比另一侧的退变重，旋转畸形（旋转半脱位）也可能出现。退变性滑脱常发生在女性病人。

（4）Ⅳ型：也称为创伤性滑脱。主要由脊椎除峡部以外部位的骨折引起，骨折可发生在椎弓根、椎板或小关节。

（5）Ⅴ型－病理性滑脱。由肿瘤及代谢性骨病引起。

（6）Ⅵ型－医源性滑脱。通常由于手术时对脊椎后方结构的破坏造成。

1207

## 椎弓崩裂和滑脱的病因有哪些学说?

腰椎崩裂（spondylolysis）和滑脱（spondylolisthesis）病因至今尚不十分明确，各家观点亦不一致，归纳起来包括以下几个方面的学说。

（1）先天性学说：一百多年前，就有人提出，当一侧椎弓的两个骨化中心不愈合或一个骨化中心分裂为二时，即可形成椎弓崩裂，但迄今为止尚无足够的胚胎学与解剖学证据。因此，许多学者对先天性学说提出了质疑。腰椎的先天性发育畸形及局部结构的薄弱，具有特殊的病因学意义。临床上发现椎弓发育细长时，局部易发生骨折。

遗传因素是椎弓崩裂的重要成因之一。已有研究证实，腰椎崩裂在发病率上具有种族与性别的差异。在因纽特人中可高达 20%。Backer 和 McHollick 报告 400 名学生中，三个父子同时存在椎弓崩裂。

（2）创伤学说：目前，多数学者认为此病系后天性，与外伤及劳损关系明确。Wiltse 认为椎弓崩裂是一种应力骨折或疲劳骨折，虽一次严重的损伤也可造成急性骨折，但通常的发生机制是重复的应力。运动员，尤其是体操和举重运动员，椎弓崩裂的发生率较高。

（3）峡部发育障碍及外伤混合学说：认为峡部局部结构薄弱，外伤易致峡部断裂。

椎弓崩裂由多种因素引起，一般认为是在遗传性发育不良的基础上，关节突间部遭受反复的应力所造成。

正常人直立时躯干重量通过腰 5 传至骶骨，由于骶骨向前倾斜，腰 5 有向前向下滑移的倾向。向前向下滑移的剪力，被椎间盘和前、后纵韧带的抗剪力及骶 1 上关节突作用于腰 5 下关节突的对抗力抵抗。正常关节突承受剪力的 1/3，当椎弓连续性中断时，向前滑移的剪力大于椎间盘和前、后纵韧带的抗剪力，椎体产生滑移。

椎间盘的退变导致椎间隙狭窄，进一步发展，小关节也发生退性改变，软组织支持结构作用减弱，由此产生退行性滑脱。

## 1208 峡部不连与脊椎滑脱有哪些症状和体征?

患者症状体征的轻重取决于峡部不连的类型、脊椎不稳情况、滑脱程度及年龄。单纯峡部不连多无明显临床症状，但由于腰骶部稳定性较差，局部软组织容易发生劳损，多在无意中经X线检查发现。出现滑脱者成年后症状逐渐明显，主要为腰腿痛。一般在20~30岁时症状缓慢出现，开始时有下腰痛，或同时有腰腿痛，多为间歇性钝痛，有时为持续性，一般并不严重，对日常生活无影响，仍能从事一般劳动。站立、行走或弯腰时加重，过度劳累或负重受压时症状加剧，卧床休息时，疼痛即减轻或消失，自卧位起床时疼痛又可加重。疼痛可局限于腰骶部，也可向髋部、骶尾部或下肢放射，如坐骨神经痛、椎管狭窄等，严重者可产生马尾神经麻痹，腿部肌肉萎缩。腰部活动时内部偶有移动感。患者有明显的腰椎前凸，躯干部略前倾，季肋部与髂骨嵴接近。臀后突、腹下垂，腰骶部凹陷，第五腰椎棘突明显后突。行走不便，有摇摆步态。腰部肌肉痉挛，功能受限，尤以前屈为甚。值得注意的是脊椎滑脱诊断特征是第一腰椎棘突出现轻度后凸，这主要是由于脊椎滑脱引起的脊椎后凸伴有胸腰椎之间的代偿性前弯。

如果脊椎前移较多，可产生马尾神经牵拉和挤压症状。患者鞍区麻木、大小便失禁。下肢某些肌肉软弱或麻痹，甚至发生不全瘫痪。

在女性患者，因骨盆变形扁平，腰椎至耻骨联合距离缩短，分娩时可造成难产。

## 1209 峡部不连与脊椎滑脱有何影像学特征?

X线平片是诊断脊椎崩裂和滑脱的首选方法。一般包括站立、负重侧位，前后位及左右45°斜位。

前后位X线片一般不易显示滑脱，但在严重滑脱，其显示特有颠倒的Napoleon cap（拿破仑帽）征象，是因腰5椎体向前重度滑移，X线片是腰5椎体的轴向投影。

若侧位片上出现滑移，但并未显示峡部缺损，则斜位片显示狗颈断裂是其特征。在急性损伤病例，缺损边缘锐利，而在慢性病例则光滑和圆形。在ⅡB峡性滑脱，由于反复愈合的细微应力骨折，峡部变细、拉长，苏格兰狗颈断裂不明显，而显示为长颈犬征。

站立和负重摄片，可增加滑脱的滑移程度和表现，提示存在腰椎不稳。

Boxall采用下位椎体前后径上前移的百分比来描述滑脱百分比。Wiltes和Winter则采用骶骨倾斜，滑脱角和骶骨水平角等。骶骨倾斜是指骶骨与垂直面的关系，进行性滑脱时，此角变小。滑脱角即矢状面的旋转是指骶骨与腰 5 的成角关系，又称腰骶后凸角，进行性滑移时，此角增大。骶骨水平角是指骶骨上缘与水平面的成角关系，进行性滑脱时，此角减小。MRI 可显示硬膜囊受压情况，对多个平面退变的年老患者，MRI 可观察椎间盘退变和腰神经根受压程度，有助于确定减压和融合节段。

## 1210 腰椎滑脱程度如何表示？

Meyerding 将骶骨上关节面分为四等分，根据腰 5 在骶骨上向前滑移程度，将滑脱分为四度。Ⅰ度为 0%~25%；Ⅱ度 25%~50%；Ⅲ度 50%~75%；Ⅳ度 >75%。若 >100% 则称脊椎脱离。

## 1211 什么是真性滑脱？什么是假性滑脱？

所谓真性脊椎滑脱（True spondylolisthesis）是指因先天性或外伤性等原因，导致椎骨峡部不连所产生的脊椎滑脱。此种滑脱程度常较为严重，并发症亦较多。

假性脊椎滑脱（pseudo spondylolisthesis）是指椎骨峡部骨质仍保持连续，仅是因椎间盘退化、韧带松弛或其他原因使关节突关节关系发生改变而引起，亦称为退行性脊椎滑脱。滑脱程度往往不重，常表现为Ⅰ度滑脱，但患者腰痛较明显。

## 1212 脊椎峡部不连与脊椎滑脱如何治疗？

（1）非手术疗法：单纯峡部不连或轻度滑脱者，很少有症状或症状很轻，可采用非手术疗法。特别是在幼年有峡部不连更是如此，到了成年以后很少再发生滑脱或继续滑脱，基本上不影响患者正常的工作与生活。如系初次症状发作，病程较短，亦宜采用非手术疗法。应强调预防腰痛发作，如避免过劳，经常进行仰卧起坐，进行腹肌及背肌锻炼；佩戴腰围或用支架保护，适当限制腰部活动，一方面可以减少疼痛，同时可以防止滑脱进一步发展。

（2）手术疗法：脊椎滑脱明显，腰痛较重，经长期非手术治疗仍不见效，或已有单个神经根或马尾神经受压，神经根或马尾张力增大，即出现股后肌紧张者，需施行手术治疗。手术的目的主要是解除神经根的扭曲和卡压，通过内固定和脊椎融合术，恢复脊柱的稳定性。

## 1213

### 先天性脊柱滑脱的临床特点有哪些?

最常见的主诉是腰背痛，有时与过度活动或体育运动有关，有时臀部有放射痛，轻度滑椎的儿童一旦停止运动症状即会缓解，局部腰痛可能会伴有大腿后方的放射痛，尤其是在发育不良性滑脱，主要是由于神经根被脊椎后方结构压迫所致，椎间盘突出在儿童滑脱时很少见。有些严重滑椎的儿童伴有步态异常，这是由于其脊柱在矢状面上的不平衡所致。这些患儿有其特征性的姿势，由于滑椎使其重心前移，从而产生明显的后凸畸形，为了保持直立时的平衡，脊柱代偿性的前凸一直延伸到胸椎，而骶骨则变得水平，患儿站立时屈髋屈膝，行走时步态摇晃。

## 1214

### 高度发育不良性进展性脊柱滑脱症多见吗?

发育不良性腰椎滑脱是儿童和青少年较常见的脊柱疾病，发病机制尚不清楚。但其中高度发育不良性进展性腰椎滑脱（high dysplastic developmental spondylolisthesis）比较少见。由于患者多存在严重的腰骶后凸畸形、脊柱 - 骨盆矢状位失平衡等，对患者生活常产生极大影响，求医者多已有严重畸形和相应症状。

## 1215

### 高度发育不良进展性脊柱滑脱症的诊断标准是什么?

（1）腰骶后凸角：滑脱角度 >10/Dubousset，腰骶角 <100°/SDSG，腰骶角≥15°。

（2）L5 椎体楔形变：腰椎楔形变率 <0.8。

（3）S1 上终板拱顶样变：骶骨拱顶高度 > 骶骨上终板长度 10%。

（4）椎体表面或椎板发育不良：L5/S1 关节面发育不良（L5/S1 关节面存在脊柱裂）。

（5）横突、L5/S1 椎间盘大小：在前后位 Ferguson 图像上 L5 双侧横突表面积 $<2cm^2$，或在侧位图像上 L5/S1 椎间盘高度 < L4/5 椎间盘高度的 25%，或矢状位 MRI T2 加权像可见 L5/S1 椎间盘信号均匀减低。

（6）骨及结缔组织异常：全身骨骼或结缔组织疾病，例如成骨不全症、Marfan 综合征或 Ehler-Danlos 综合征。

具备 3 项及以上高度发育不良的诊断标准时，可诊断为高度发育不良性腰椎滑脱。

## 1216

### 脊柱－骨盆矢状位平衡参数有哪些？临床意义有哪些？

（1）骨盆投射角（PI）：S1 上缘中点至股骨头中心点与骶 1 上缘中垂线的夹角。意义：成年后 PI 恒定不变，不受体位影响，模拟了一个通过骶骨终板方向的向量，展现了骨盆与骶骨的角度关系。均值 52°，范围 35°～85°。PI 随年龄的变化特点：10 岁前 PI 数值较小，为 43.7°。随年龄逐渐增加，成年后保持恒定不变。

（2）骨盆倾斜角（PT）：骶 1 上缘中点至股骨头中心点连线与铅垂线的夹角。意义：提供了空间的方向性，例如：旋转，受到体位的影响，是机体的一种补偿机制。参考值：13°±6°。PT 随年龄的变化特点：儿童期缓慢增加，10 岁前约为 5.5°，成年后相对稳定，老年人出现增加。

（3）骶骨倾斜角（SS）：骶 1 上缘与水平线的夹角。意义：决定了腰椎位置，是机体的一种补偿机制，受到体位影响。参考值：39.6°±8°，SS 永远 >0°。PT 随年龄的变化特点：

儿童期稳定，10 岁前约为 38.2°，成年后呈现下降趋势。

（4）脊柱矢状位垂直轴（SVA）：S1 后上角到 C7 中心铅垂线之间的垂直距离。意义：用以评估脊柱矢状位序列的平衡与否，平衡的脊柱应为 C7PL 位于股骨头上或其后方，决定了下腰椎的方位，与腰椎前凸程度密切相关。正常值：－0.05cm±2.5cm，范围：－6cm 至 6.5cm。负值：C7 位于 S1 终板后角后方；正值：C7 位于 S1 终板后角前方。

PI、PT 及 SS 的关系：PI = PT + SS

## 1217

### 退行性脊柱滑脱的临床特点有哪些？

（1）少见于 40 岁以下，但发生率随年龄增长，在高龄者非常常见。

（2）女性较男性常见。

（3）可发生腰部疼痛，间歇性跛行和坐骨神经痛。

（4）滑脱多不大于 33%。

（5）严重的神经损害罕见，但可见垂足。

（6）即使有坐骨神经痛，也无坐骨神经牵拉征。

## 1218

## 腰椎滑脱症与腰椎滑脱有什么区别?

腰椎滑脱是指影像学的表现，也就是我们在 X 线片、CT 或者磁共振上看到的解剖结构上的异常，它不一定马上有症状，甚至可能长时间没有症状。只有出现疼痛、麻木、无力、酸胀时，这样的腰椎滑脱才能称为疾病，即腰椎滑脱症。

## 1219

## 滑脱进展的危险因素有哪些?

（1）年龄：越年轻就越容易进展。

（2）性别：女性的严重滑脱发生率较男性高 4 倍。

（3）存在脊柱裂：发生率略高。

（4）腰 5 椎体楔变：腰 5 的严重楔变是一个不良的预后指征。

（5）骶 1 前缘圆滑：骶 1 前缘变圆也是一个不良的预后指征，变圆的范围越向后，预后就越差。

（6）骶 1 椎体前后径减少，几乎所有的严重滑脱患者的骶 1 椎体前后径均减少。

## 1220

## 腰椎滑脱症的手术治疗的目的和原则是什么?

腰椎滑脱症手术的目的是解除病人症状，而手术治疗的原则则为减压、复位、融合和稳定脊柱。

（1）减压：减压是解除症状的主要手段。轻度腰椎滑脱是否需要进行神经根减压尚存争议。对于重度滑脱多数作者主张进行神经减压，以缓解症状。减压范围应当包括黄韧带、椎间盘、增生的关节突、侧隐窝，有椎管狭窄症状者需行椎管成形术。减压不仅可以解除硬膜和神经根的压迫外，还有利于滑脱复位。

（2）复位：对滑脱是否需要复位也有争议。大部分学者认为应争取尽量复位，如不能完全复位，部分复位亦可。滑脱复位的优点有：①恢复腰骶椎的生理曲度及负重曲线，正常的负重曲线有利于植骨融合；②复位后有相对较宽广的植骨床，有利于植骨；③有利于缓解神经根的牵拉；④可恢复脊柱正常生物力学关系，减少滑脱椎体的滑移剪力，稳定脊柱。

（3）内固定：坚强的内固定不但有助于防止畸形进展，提高早、中期临床疗效；还能增加椎管融合率。椎弓根钉可达到三柱固定，可进行撑开、提拉复位，其抗旋转、剪切性能很强，故是后路手术主要使用的内固定物。

（4）融合：腰椎滑脱复位固定以后，植骨融合是保证远期疗效的必要手段。按手术入路可分为前路或后路融合，其中以椎间融合为最佳。

## 1221

### 儿童先天性椎弓峡部崩裂性滑脱的手术指征有哪些？

手术指征是：儿童脊柱滑脱症的脊柱融合指征如下：①症状严重并影响日常生活超过半年者；②腘绳肌严重痉挛者；③滑脱进展者；④对于非常年幼的儿童（7 岁以下）的 I 度以上滑脱，尽管症状不重，但滑脱发展者。

## 1222

### 退行性脊柱滑脱症的手术指征是什么？

退行性脊柱滑脱症是由腰椎退行性变引起，多合并腰椎管不同程度的狭窄。早期症状主要是腰痛或伴有不同程度的腿痛，严重者则出现间歇性跛行。经影像学检查证实退变明显，有椎管狭窄症状者，应选择手术疗法。

## 1223

### 退行性脊柱滑脱症的手术方法？

退行性滑脱一般很少超过 I 度，故多不需复位，手术的目的主要是解除神经压迫、缓解腰痛和稳定脊柱。Wiltse 等认为在滑脱节段减压的范围不要过宽，有必要保留关节突。他主张所谓“中线减压”，即保留全部关节突。随访结果表明，中线减压后 70% 的患者结果优良，而完全减压者只有 30% 优良。

## 1224

### 严重脊柱滑脱症复位的目的是什么？

对于严重脊柱滑脱症（滑脱 >50%），非手术治疗多不能缓解顽固的腰痛、神经根性疼痛和畸形的进展，因此需要手术治疗，以解除神经压迫，复位并融合滑脱的节段。近年来，随着新型脊柱稳定器具的应用，使滑脱可以比较满意的复位和固定。复位的目的是：①恢复腰椎的正常生物力学功能，增加融合的成功率。②恢复腰椎正常序列，解除神经张力，解除马尾和神经根的牵拉和嵌压。③手术同时施行椎管减压术，更有利于神经功能的恢复；④矫正腰骶后凸畸形，恢复脊柱的矢状位平衡。

1225

## 腰椎滑脱手术复位时应注意哪些问题?

Ⅲ度、Ⅳ度滑脱称高度滑脱，这种患者的骶骨倾斜角大、骶角前半曲度大、腰5间盘增厚和纤维化、腰5椎体后下缘骨赘形成，使得复位极为困难。腰5椎体在骶骨上非常不稳定。因此，在手术复位时一定要注意下列几点：①必须施行确实的椎间植骨融合，否则常使复位丢失严重；②如椎体后方有大骨赘和坚厚的间盘必须切除，否则会影响复位，而且会在复位时出现“皱褶”而压迫神经；③并不是每个高度滑脱都要求100%复位。在有些病例，完全复位还可能使神经根和腰骶丛过度紧张，对治疗不利。

1226

## 何为轴向椎体间融合术?

轴向腰椎间融合术（AxiaLIF）是近年来出现一种新的微创腰椎融合手术技术—经皮轴向骶前腰椎融合术。Cragg于2004年首先提出AxiaLIF这一概念。它利用轴向融合器经骶前间隙向上融合L5～S1，不暴露、破坏腰骶椎前、后方的肌肉和韧带，完整保留椎间盘纤维环。从理论上讲，不论在抗剪切，还是在抗屈曲、伸展等方面都比传统的后路、前路L5～S1融合术更稳固，有更明显的生物力学优势。该技术采用尾骨旁切口，骶骨前方入路，避免了腰椎前路、后路的软组织损伤，为微创腰椎融合技术开辟了新的思路。患者一般全麻下取俯卧位，髋关节下垫枕，直肠插管排气。在尾骨旁切迹做一个4mm皮肤切口，经皮置入套管针，透视下沿骶骨前方上行直至进入S1椎体。建立工作通道后行圆心辐射式椎间盘切除，以直径不一的螺纹撑开棒轴向分离椎体，重建椎间高度后植骨融合，单一椎间固定棒椎间固定。

1227

## 腰椎极外侧椎体间融合技术的要点和安全性如何?

腰椎极外侧椎体间融合（extreme lateral interbody fusion，XLIF）技术2003年由Pimenta

首次报道。该术式需内镜辅助，做两个切口，病人取侧卧位，先经后外侧切口直到腹膜后，再于腰大肌上方作一切口，在之前所作切口的指引下插入撑开器，经腹膜后间隙达到腰大肌表面。穿过腰大肌时需行肌电图检测，避免在穿过腰大肌的过程中损伤生殖股神经及腰丛等重要神经结构。通过该工作通道可完成椎间盘切除及椎间融合等操作。

该入路相对安全。入路周围无主要神经、血管等重要结构。腰椎侧方的安全范围较大，相对于传统的腰椎前、后路手术，XLIF 手术有其明显的优势，在腰椎疾患的临床治疗中具备较好的应用价值。

## 1228

## 什么是脊柱侧凸？

脊柱侧凸（scoliosis）又称脊柱侧弯，它是一种脊柱的三维畸形，包括冠状位、矢状位和轴位上的序列异常。正常人的脊柱从后面看应该是一条直线，并且躯干两侧对称。如果从正面看有双肩不等高或后面看到有后背左右不平，就应怀疑“脊柱侧凸”。这个时候应拍摄站立位的全脊柱 X 线片，如果正位 X 线片显示脊柱有大于 10 度的侧方弯曲，即可诊断为脊柱侧凸。轻度的脊柱侧凸通常没有明显的不适，外观上也看不到明显的躯体畸形。较重的脊柱侧凸则会影响婴幼儿及青少年的生长发育，使身体变形，严重者可以影响心肺功能、甚至累及脊髓，造成瘫痪。轻度的脊柱侧凸可以观察，或用矫形支具矫正，严重者则需要手术治疗。脊柱侧凸是危害青少年和儿童的常见疾病，关键是要早期发现、早期治疗。

## 1229

## 哪些疾病可以引起非结构性脊柱侧凸？

非结构性脊柱侧弯又称功能性脊柱侧弯，为可逆性。侧弯程度轻，相对稳定，站立时可明显，平卧时可完全消失。

（1）姿势不良：矫正姿势，脊柱侧弯就可消失。

（2）下肢不等长：造成骨盆倾斜，为代偿平衡而引起脊柱侧弯。

（3）神经根刺激性疾患：如腰椎间盘突出症、椎管狭窄、椎管内肿瘤等压迫刺激神经根，为缓解疼痛，减轻神经根压迫，脊柱向一侧倾斜而作出的一种保护性脊柱侧弯。

（4）损伤：急性腰扭伤，腰骶关节扭伤，骶髋关节脱位等所致的脊柱侧弯，也是一种保护性反应。

（5）炎症：如阑尾炎、肾周围脓肿等。

（6）髋关节疾患：髋关节挛缩、髋关节融合。

(7) 癔病：比较少见，不能轻易下结论。

1230

## 哪些疾病可以引起结构性脊柱侧凸?

结构性脊柱侧弯为不可逆性脊柱侧弯。其侧弯程度比较严重，曲度比较固定。常需要比较复杂的治疗。

(1) 特发性：最为常见，发生率占脊柱侧弯的70%左右。原因不明，双胞胎多见，可能与家族遗传有关。按发病年龄分为：婴儿型（0～3岁）；幼儿型（4～10岁）；青少年型（10～24岁）。

(2) 先天性：脊柱形成不全，如半椎体、楔形椎体畸形；脊椎分节不全，如单侧（未分节骨条）、双侧；混合型。

(3) 神经肌肉性：因肌肉麻痹，两侧的脊柱肌力不平衡所造成，最常见的原因是小儿麻痹后遗症。此外，还有下运动神经元性的各种外伤或脊柱肌肉萎缩症。

(4) 神经纤维瘤病。

(5) 间充质紊乱：如Marfan综合征等。

(6) 类风湿疾病。

(7) 外伤：如脊柱骨折，手术后如椎板切除或胸廓成形术等。

(8) 脊椎外挛缩：如脓胸、烧伤后瘢痕挛缩等。

(9) 骨软骨营养不良：如黏多糖病、脊柱骨骺发育不良、多发性骨骺发育不良等。

(10) 骨感染：急性或慢性脊椎炎、脊柱结核等。

(11) 代谢性疾病：如佝偻病、成骨不全等。

(12) 腰骶关节疾病：脊椎崩裂、脊椎滑脱、腰骶部先天畸形等。

(13) 肿瘤：脊柱肿瘤或椎旁软组织肿瘤等。

(14) 成年性：因骨质疏松或骨质软化并发病理骨折所引起，多为腰部弯曲侧凸。

1231

## 脊柱侧凸为什么能产生腰腿痛?

在发病初期，侧弯不显著时，往往无不适。但随着病情进展，劳动过多，站立或坐位姿势过久，往往会发生腰背痛，甚至可产生放射性疼痛，这是由于椎体压力不平衡，肌肉牵拉力不匀或变形椎间孔压迫神经根所致。

正常情况下，脊柱左右两侧的负荷相同，肌肉张力相等。而在发生脊柱侧凸时，凸侧肌肉持续被牵拉，张力增加，而凹侧肌肉则松弛变软；弯曲后的椎体在凹侧所受的压力增加，而凸侧反受到拉力。在这种异常应力的持续作用下，骨骼的发育也会受到影响，使畸形加重。这样使凹侧肌肉作用力线远离中心轴，而凸侧肌肉的作用力线向中心轴靠拢，这两种力臂的不对称，加上身体重力线因侧凸而移向凹侧，进一步破坏了脊柱两侧力的平衡，加重了肌力失衡因素，则可导致慢性劳损性腰腿痛，产生病理力学上的恶性循环。

## 1232

## 何谓脊柱裂?

脊柱裂（spina bifida）是两侧椎弓在生长发育过程中未融合者称先天性脊柱裂（congenital spina bifida），好发于下部腰椎及上部骶椎，尤其在腰 5 及骶 1 更为多见。该区是脊柱最后的闭合部分。缺损部位常被软组织如纤维、脂肪组织所充填。

脊柱裂多见于头胎，母亲的年龄越大，发生这种畸形的机会就越多。Moore 曾对 385 例脊柱裂进行分析，发现腰骶椎占 87%；而 Willis 对 1500 例骨骼标本分析，统计出脊柱裂的发生率约为 5%。

## 1233

## 何谓隐性脊柱裂?

脊柱裂只涉及骨结构而无明显临床症状，称之为隐性脊柱裂（spina bifida occulta），这是最常见的一种脊柱裂。

有些患者隐裂部的皮肤有色素沉着、黑痣、毛发丛生、皮肤隐窝或脂肪增厚。X 线片检查可显示并早期发现脊柱裂。

近来有学者认为 X 线片上虽显示的棘突、椎弓缺损，只是该处椎弓骨化不全。隐性脊柱裂在椎弓中断处有一软骨组织存在，并非真正的空隙。

脊柱裂的重要性不在于骨的缺损或不稳定，而在于常伴有脊髓发育不良。

## 1234

## 何谓显性脊柱裂?

脊柱裂合并囊性膨出物或椎管内容物突出者称之为显性脊柱裂（spina bifida aperta）。根据其病理变化分为四型：

(1)硬脊膜膨出型：硬脊膜自脊椎裂处膨出，囊内有脑脊液但无神经组织。

(2)脊膜脊髓膨出型：膨出物中有脑脊液及神经，有时神经排列紊乱，且与硬膜粘连。

(3)脊髓膨出型：多发生在腰部，裂隙的边缘为瘢痕和扩张的血管，脑脊液外溢，这样的患者很难成活。

(4)脊髓中央管膨出型：脊髓中央管膨大，形成膨出囊的内壁。

单纯硬脊膜膨出，可见脊椎裂部有一囊性肿物，多无神经症状。局部皮肤完整，或囊内张力增高而变薄，呈浅蓝色，透光度增高。患儿啼哭时因脑压之增减，膨出物可增大或缩小。囊壁过薄时可自行破溃，脑脊液外溢或继发感染。少数病例肿物内包含脂肪组织，波动不明显。

脊膜脊髓膨出较前者多见，囊内包含的神经因粘连可发生牵拉症状，如二便失禁、下肢瘫痪、下肢畸形、营养障碍性溃疡等。透光试验可见神经阴影。抽出囊内液注入空气或氧，X线片可见神经根阴影。膨出物可因年龄的增长而增大，引起严重的牵拉性神经瘫痪，或肿物破溃感染，引起顽固的溃疡，甚至发生脑膜炎而死亡。

## 1235 脊柱裂是怎样形成的?

在胎龄第21天，两侧的神经襞向背侧正中线包卷融合，成为神经管。融合的位置，从胸部开始，以后分向两侧发展，神经管颅侧大约于受精后25天闭合，尾侧大约于受精后29天闭合。神经管形成后，逐渐与表皮脱离，移向背侧体壁的深部，神经管的头端发育膨大成为脑泡，而其余部分则发育为脊髓。胎龄11周时，由颈1到骶3、4各脊椎骨两侧椎板即行愈合。脊髓部分的神经管襞不断加厚，在胎生第3个月，管腔成圆形的中央管，两侧的中胚叶形成脊柱成分，包围神经管而形成椎管，脊髓原基腹侧部分对脊椎椎弓根的生长与分化起主要作用，脊髓脊膜膨出较脊膜膨出更为多见，因此如神经管不闭合，椎骨的椎弓根也保持开放。一些作者发现，在脊椎裂平面，神经组织大量增生，神经管的开放是脊髓膜膨出的主要原因。还有人认为，脊柱裂的产生系由于脊髓积水压力相对增高而使闭合的神经管裂开所致。

## 1236 隐性脊柱裂一定会产生腰痛吗?

并不是所有脊柱裂畸形者均有腰痛。既然脊柱裂出生时即存在，为何年幼时无症状，而在成年以后腰痛才逐渐加重？这是因为在正常情况下，在相邻脊椎骨之间均有坚强韧带相连，如椎板之间有黄韧带、棘突之间有棘间韧带、棘突之上有棘上韧带，周围又有大小长短不等的腰背肌附着。如有脊柱裂或游离棘突，上述各韧带及周围肌肉就有一部分缺乏附着点或附着不牢固，其张力及耐力均较正常为弱，再因腰骶部活动多，负重大，故造成慢性劳损的机会就大为增加。这些患者等到成年以后，负重及运动量都不断增大，有关韧带、肌肉不能作适当配合，因此原先隐蔽的症状出现，但经适当休息或减轻体力劳动后，症状即大为减轻。还有一种情况，在第一骶椎隐性裂时，由于裂隙之间仅有纤维膜相连，腰部后伸时，第五腰椎棘突恰好顶于纤维膜上或缺损椎板残余的骨端上，纤维膜与硬脊膜或神经根可发生粘连，因而引起腰痛或疼痛向下肢放射。

一般在脊柱裂部位，两侧椎板之间借纤维膜相连，但在裂隙之间亦可为软骨组织所充填，或夹杂一些分离的小骨块。硬脊膜完整无缺，或形成小憩室，并有少量神经纤维分布其中。上述硬脊膜外各种组织可刺激、压迫、牵张马尾神经根，或与其粘连，引起神经症状。

隐性脊柱裂同时伴有移行椎及椎间盘突出者亦不少见，多位于畸形之上一间隙。

## 1237

## 如何诊断脊柱裂?

脊柱裂的诊断，主要根据 X 线片及临床症状。隐性脊柱裂多数是在拍摄 X 线片时偶然发现、患部有肿块者常提示为显性脊柱裂，但也可能同时存在有脂肪瘤或增殖的纤维脂肪组织。

如合并囊性肿块，应考虑是否有脑脊膜膨出，应检查其内容，区别其类型，并应做系统的下肢神经检查及括约肌功能检查。

透光试验可观察包囊内容，在黑暗处以电筒照视，如其内仅含脑脊液，可以透光，但如囊内同时含有神经组织，则不透光。

包囊穿刺，如抽出为清亮液体，包囊下陷，可知其内为脑脊液。穿刺后，骨缺损的大小容易摸出，但穿刺时应注意避免发生渗漏。抽液后，脑脊液压力突然降低，应在一定时间内保持头低足高位。

为了检查包囊是否与脑室及蛛网膜下腔相通，一手置患儿前囟，另一手于包囊上加压，如相通，在前囟上可有波动感。

隐性脊柱裂伴有神经症状者，其患部皮肤常有多毛或色素沉着等现象，皮下可有脂肪瘤或大量纤维脂肪组织，有的该组织可向前方延伸，直至脊柱裂部或通过脊柱裂与硬脊膜相粘连，或甚至通过硬脊膜上的小孔与脊髓粘连。

## 1238

## 隐性脊柱裂是否需要治疗?

绝大多数隐性脊柱裂或无症状，或仅有腰部轻微痛，不需要特殊治疗。重点应放在腰背肌锻炼，以加强肌力，借以代偿先天缺损的不足。

## 1239

## 显性脊柱裂如何治疗?

显性脊柱裂是脊髓栓系综合征（tethered cord syndrome，TCS）的体表表现，其处理包括三个方面：一是修补脊膜膨出；二是矫正肢体及脊柱畸形，三是防止各种并发症。

最初处理很重要。出生后几小时内修补病变可防止或减少瘫痪的进展，减少脑积水的发病率，便于术后护理。这样做还可以使皮肤早期愈合，便于以后用石膏矫形，对神经功能及存活率往往也有所改进，早期手术包括脊膜紧密缝合，用筋膜加强修补缺损以及全厚植皮。应当指出，早期手术虽然有不少优点，但也有术后神经功能反而变坏，因此应充分考虑。

腰骶部脊髓脊膜膨出，神经根外露，早在出生前即有退行性变，出生后更形加速，逐渐发生炎症，并使暴露于外的神经组织瘢痕化，对神经功能进一步损害。

出生后即有的神经功能障碍很难恢复。约 1% 儿童无神经功能障碍或畸形程度很轻，不影响正常生活。

## 1240

## 何谓脊髓栓系综合征?

脊髓位于脊椎管中，人在生长发育过程中，脊椎管的生长速度大于脊髓，因此脊髓下端相对于椎管下端逐渐升高。脊髓栓系即脊髓下端因各种原因受制于椎管的末端不能正常上升，使其位置低于正常。它是多种先天性发育异常导致神经症状的主要病理机制之一，由此而导致的一系列临床表现，即称为脊髓栓系综合征。

脊髓栓系综合征（tethered cord syndrome，TCS）多见于新生儿和儿童，成人少见。女性多于男性。儿童患者的疼痛部位常难以定位，或位于腰骶区，或向下放射。成人则可明确诉说，可位于肛门、直肠深部、会阴部、下肢和腰背部。疼痛常因久坐和躯体前屈而加重。严重者可出现下肢进行性无力和行走困难。皮肤感觉麻木或减退。膀胱和直肠功能障碍常同时出现。

## 1241

## 脊髓栓系综合征有哪些临床表现?

脊髓栓系综合征的临床表现较复杂。由于脊髓栓系综合征患者出现症状的时间不同、各种症状的组合不同以及合并的先天畸形不同，使其临床表现复杂，常见临床症状和体征如下。

（1）疼痛：疼痛是最常见的症状。表现为难以描述的疼痛或不适，可放射，但常无皮肤节段分布特点。儿童患者的疼痛部位常难以定位或位于腰骶区，可向下肢放射。成人则分布广泛，可位于肛门直肠深部、臀中部、尾部、会阴部、下肢和腰背部，可单侧或双侧。疼痛性质多为扩散痛、放射痛和触电样痛，少有隐痛。疼痛常因久坐和躯体向前屈曲而加重，很少因咳嗽、喷嚏和扭曲而加重。直腿抬高试验阳性，可能与椎间盘突出症的疼痛相混淆。腰骶部受到打击可引起剧烈的放电样疼痛，伴短暂下肢无力。

（2）运动障碍：运动障碍主要是下肢进行性无力和行走困难，可累及单侧或双侧，但以后者多见。有时患者主诉单侧受累，但检查发现双侧均有改变。下肢可同时有上运动神经元和下运动神经元损伤表现，即失用性肌萎缩伴肌张力升高和腱反射亢进。儿童随年龄增长而出现症状，且进行性加重，可表现为下肢长短和粗细不对称，呈外翻畸形，皮肤营养性溃疡等。

（3）感觉障碍：感觉障碍主要是鞍区皮肤感觉麻木或感觉减退。

（4）膀胱和直肠功能障碍：膀胱和直肠功能障碍常同时出现。前者包括遗尿、尿频、尿急、尿失禁和尿潴留，后者包括便秘或大便失禁。儿童以遗尿或尿失禁最多见。根据膀胱功能测定，可分为痉挛性小膀胱和低张性大膀胱。前者常合并痉挛步态、尿频、尿急、压力性尿失禁和便秘，系上运动神经元受损的表现；后者表现为低流性尿失禁、残余尿量增多和大便失禁等，系下运动神经元受损的表现。

（5）皮下肿块：90% 的儿童患者有皮下肿块，50% 有皮肤窦道、脊膜膨出、血管瘤和多毛症。1/3 患儿皮下脂肪瘤偏侧生长，另一侧为脊膜膨出。腰骶部皮下肿块因美观问题而引起家长重视。个别患儿骶部可有皮赘，如形成尾巴。

（6）加重因素：促发和加重因素包括：①儿童的生长发育期；②成人见于突然牵拉脊髓的活动，如向上猛踢腿、向前弯腰、分娩等；③椎管狭窄；④外伤，如背部外伤或跌倒时臀部着地等。

## 1242

## 脊髓栓系综合征可做哪些手术？如何进行？

对脊髓栓系治疗的唯一手段就是手术松解。手术的目的是为了解除病变组织对脊髓的栓系，纠正局部的扭曲和压迫，恢复受损部位的微循环，促使神经功能最大限度的恢复。手术将栓系松解后，可使脊髓局部的血供明显改善。因此，一般主张一旦诊断确立，除有禁忌者外，应及时采取手术治疗。

（1）切除病灶、松解栓系：手术全麻下进行。显露相应的棘突和椎板，可发现缺损的棘突和椎板，切除缺损部位上下各1～2个棘突和椎板，暴露硬脊膜外腔，可见到硬脊膜外有脂肪瘤样组织，穿过硬脊膜进入蛛网膜下腔，清除硬脊膜外脂肪瘤样组织，然后切开硬脊膜和蛛网膜，在椎管内可见到较多的脂肪组织与脊髓圆锥、马尾神经以及神经根互相缠绕在一起，向上显露正常的脊髓后，向下仔细剥离与神经包缠在一起的脂肪组织，对难以确认者，可用神经电刺激器进行辨认。剥离到骶尾部时，可见到增粗的终丝与脂肪组织粘成一团，紧密地固定在骶尾部，用神经刺激器辨认后，连同脂肪组织一同从骶尾部切断或切除。单纯由变形终丝造成的栓系，切断或切除后，即可松解对脊髓的牵拉。栓系松解后，可向上移动1～2个椎体。穿过硬脊膜或与硬脊膜相连的占位性病变，在手术过程中也应相应切除。

（2）脊髓纵裂的手术：通过切除骨性、软骨性或纤维性中隔以及附着于中隔的硬脊膜袖来解除对脊髓的栓系。因Ⅰ型、Ⅱ型脊髓裂的中隔与脊髓之间关系截然不同，故两者的手术方法也不同。①Ⅰ型脊髓纵裂，为硬脊膜外骨性中隔，中隔将硬脊膜管分隔成为两个互不相通的硬脊膜管。椎板切除后，即可发现骨性中隔，将与硬脊膜的粘连分离后完整切除骨性中隔。随后打开两侧硬脊膜，切断脊髓与中隔侧硬脊膜袖的纤维束带，再切除硬脊膜袖。由于硬脊膜腹侧与后纵韧带紧密粘连，能防止脑脊液漏，故不必缝合前方硬脊膜，否则会增加再栓系的可能。②Ⅱ型脊髓纵裂，中隔为纤维性，位于同一硬脊膜腔内，手术只需自中线切开硬脊膜，分离中隔与脊髓粘连，切除中隔。

脊髓纵裂的手术，术中严格止血是预防术后并发症，尤其是粘连所必需的。不应忽视。

另据报告，不少患者术后恢复并不理想，有些反而加重，因此认为应严格掌握手术指征，对无症状的患者不宜贸然手术。

1243

## 何谓移行脊椎?

正常脊柱包括7个颈椎、12个胸椎、5个腰椎、5个骶椎及4个尾椎，总数为33个。但各段脊柱可互相移行，在不同脊椎骨交界处，脊椎骨可以部分或全部具有邻近脊椎骨的形态，称为移行脊椎（transitional vertebra）或过渡脊椎。由于发生脊椎移行性变化，各段脊柱的椎骨数目可互有增减，但脊椎总数不变。这种变异大约有20%，往往朝一个方向发展，即如有腰椎骶化时，也可能同时出现胸椎腰化，即第十二胸椎无肋骨附着。此情况约占2%；反之，骶椎腰化亦可伴第一腰椎胸化，此情况约占6%。有人统计在1059例标本中，移行椎占16%。移行椎最多发生于腰骶部，它通常表现为腰椎骶化或骶椎腰化。

（1）腰椎骶化（lumbar sacralization）：是指第五腰椎与骶骨相连接，腰椎横突单侧或双侧增大，呈翼状，有时单独与骶骨融合，也有同时与骶椎和髂骨形成一个完全或不完全的假关节，或与之完全融合，或仅与该侧髂骨相连接。这样在X线片显示腰椎只有4个，而骶椎有6个。但需注意，有时因为第十二胸椎腰化，失去肋骨，或第五骶椎与第一尾椎相融合，因此，腰骶椎数目仍为 5 个。

（2）骶椎腰化（sacral lumbarization）：骶椎腰化是第一骶椎向颅侧脊椎同化的结果。其侧方结构可一侧或两侧与第二骶椎游离，形似腰椎，因而增加了腰椎的力臂，而易引起外伤。骶椎腰化远较腰椎骶化为少。有学者在 400 例骶骨标本中，发现骶椎腰化者占 3.3%，腰椎骶化者占 5.5%，而在 800 例 X 线片中，骶椎腰化仅占 0.87%，腰椎骶化则占 8.7%。

## 1244 移行椎的临床意义是什么？

移行椎（transitional vertebra）是脊柱异常发育的结果，临床上比较多见，多无任何症状，也不需任何治疗。但因为腰骶关节是一个重要的解剖标志，对术中判定手术节段特别关键。因此，临床医生在术前必须了解有无移行椎的存在，以免发生手术节段错误。

## 1245 腰椎骶化与骶椎腰化产生腰腿痛的原因是什么？

腰椎骶化及骶椎腰化是较常见畸形，多无症状，也有的有腰痛，其原因可能是：

（1）增大的横突与髂骨或骶骨形成假关节，特别是不对称时，由长期的劳损，周围软组织发生充血、水肿及增厚，对周围末梢神经产生刺激。

（2）在这种畸形同时，腰 5 ~ 骶 1 间盘较薄，结构多较幼稚，因腰部负重大，活动多，易使腰骶关节发生退行性变，而肌肉韧带发生劳损的机会亦较多。

如果出现坐骨神经痛，就不是移行椎本身的症状，其可能是伴发腰椎间盘突出症的表现。

## 1246 腰椎骶化或骶椎腰化的病理力学特点是什么？

腰椎骶化（lumbar sacralization）或骶椎腰化（sacral lumbarization）如两侧对称，并无任何临床症状。如两侧不对称，一侧融合或发生假关节，而另一侧游离，则由于负重及运动不平衡，可引起腰痛。此假关节的解剖结构与正常者不同，关节软骨甚薄，无关节囊，亦无滑膜，故称幼稚关节。这种假关节不能吸收震荡，对外力的抵抗甚低，经常的小的损伤即能使其劳损而发生损伤性关节炎。

一侧腰椎骶化或骶椎腰化的假关节及腰骶关节突关节不对称，在腰部活动时，两侧运动常发生矛盾。屈伸时，健侧运动多，患侧运动较少；向患侧侧屈时，增大的横突即形成支点，健侧肌肉、韧带易受劳损或撕裂，结果两侧运动及劳损程度不一致。一侧假关节由于解剖生理上的缺陷，逐渐发生劳损及磨损，X线片上显示关节软骨下骨质密度增加，呈不同程度硬化，伴有点状吸收，边缘上有小骨刺增生，引起损伤性关节炎。

## 1247 腰骶椎先天畸形为何成年以后才出现腰痛？

腰骶椎先天畸形是在胚胎时期脊椎骨前身发育过程中出现的一些缺陷。既然自幼存在，为何从出生到成年并不出现症状，而以后才出现腰痛？这是因为，当出现畸形后，日积月累，腰椎关节突关节、腰骶关节、骶髂关节、假关节相继发生损伤性关节炎，椎间盘发生退行性变，结果关节突关节的负重功能不能很好适应，这必然引起腰部内在平衡失调，但随着儿童发育，腰部肌肉逐渐强有力，可以代偿骨与关节的不足，使腰部外在平衡与内在平衡相互调节，所以在青少年期间甚至几十年没有症状。以后随着年龄的增长，或由于体质减退，肌力软弱；或由于不断遭受劳损，当内在平衡紊乱达到一定程度，外在平衡不能维持或代偿，也就出现了症状，有时因纤维环破裂，关节突关节发生绞锁或滑膜嵌顿，腰痛可突然发作。从这个意义上来说，腰骶椎先天畸形引起的腰痛在早期仍属功能性腰痛的范畴。

## 1248 如何治疗腰骶椎先天性畸形？

在发病初期，强调综合治疗，主要是腰背肌锻炼，应循序渐进，坚持不懈，并辅以其他中西医治疗方法，如针灸、按摩、理疗及舒筋活血药物和镇痛药物。目的是增加肌力，维持脊柱稳定，代偿先天畸形的不足。

对某些腰痛明显患者，可适当使用宽腰带或围腰，以保护腰骶部，防止劳损，但不宜久用，更不应作为依赖，使用期间，需经常解除外固定，进行腰背肌锻炼，防止关节僵硬和肌肉萎缩。

对某些准备施行融合术的患者，术前也可试戴一个时期的宽腰带及围腰，观察腰痛是否缓解，这对预先估计手术效果有一定帮助。

经过一个时期非手术治疗仍不见效者，可考虑手术治疗。最常用的方法即融合术，根据患者情况可采用前路椎体间融合或后路椎板间融合。手术目的是使有病变的关节融合固定，消灭假关节及因杠杆作用对韧带、肌肉产生的劳损。

## 1249

### 椎体可有哪些先天性畸形?

胚胎时如椎体中成对成软骨中心不相愈合，可形成半椎体、蝴蝶椎及椎体纵裂畸形。

（1）半椎体（hemivertebra）：半椎体在椎体畸形中较常见，可为单个或多个，多为一侧，但多发生于后侧或后外侧。在先天性脊柱侧弯中，相当一部分即由于半椎体引起，但如相邻两个脊椎骨在不同侧同时具有半椎体，可以互相补偿保持平衡，而不致发生脊柱侧弯。

Nasca 将半椎体畸形分 6 型：①单纯多余半椎体：在相邻两椎体间有圆形或卵圆形骨块，发育完成时，与相邻一个或两个椎体相融合。在胸椎常同时具有椎弓根及多余肋骨。②单纯楔形椎体：大致呈三角形骨块，在胸椎不伴有多余肋骨，可视为完整脊柱的组成部分。③多发性半椎体：呈圆形、卵圆形或楔形。④多发半椎体合并一侧融合：融合可发生在椎体或附件，伴有肋骨融合或其他畸形。⑤平衡性半椎体：畸形互相抵消，不致引起侧弯。⑥后侧半椎体：仅椎体后侧成骨中心发育，而中央成骨中心不发育，即可引起后侧半椎体，侧面观呈楔形，其形成与椎体前部血供进行性障碍有关。常引起脊柱后凸而非侧弯，椎体也可整个发育不良。

（2）蝶形椎（butterfly vertebra）：椎体两侧宽、中间窄，多由于残存椎体纵裂引起，偶有同时伴有残存椎体冠状裂。尽管这种患者有明显畸形及楔形椎，但角形后凸轻微，可能由于邻近椎体前缘代偿延长所致。

（3）椎体纵裂（longitudinal crack on vertebral body）：椎体纵裂两侧可完全分开，往往同时累及好几个椎体。也有时椎体后面骨质或软骨增生，插入脊髓而引起脊髓纵裂。X 线片上显示在畸形平面，椎管变宽，近中线有一骨刺，脊髓造影显示有一宽而不透明柱，一侧充盈缺损。

椎体畸形引起腰痛的原因，往往是因局部椎体结构异常导致脊柱变形，脊柱平衡失调或同时伴有椎管内异常而产生腰痛甚至出现神经症状。

## 1250

### 腰骶小关节不对称为什么会导致腰痛？如何治疗？

脊椎骨的关节突方向从上到下逐渐发生改变，而颈椎呈水平位，前端稍高；在胸椎呈冠状位；在腰骶呈矢状位，但稍倾斜。在成人腰椎上、下关节突前缘间距较后缘间距约短 1cm。到腰骶关节，关节突的方向又逐渐自矢状位转为斜位，即向后内。Braisford 对 3000 例 X 线片进行研究，发现腰骶关节向后者约占 57%，向内者约占 12%，其余 31% 为混合型。

史可任在 85 例脊柱先天性畸形中，发现两侧腰骶小关节不对称者 27 例，占 31.7%。

两侧关节突的方向不对称，多发生在腰骶关节，也可发生在腰 4、5 之间。有人在 400 例骶骨标本中，发现上关节突两侧不对称者占 21.7%，明显不对称者占 13.3%，对称者占 65%。因此可见腰骶小关节不对称者几乎占总数的 1/3。

关节突关节的方向及形状对运动范围有很大关系，斜位半圆筒状对旋转有利，而矢状位对屈伸有利，但不稳定。正常如两侧关节突关节排列一致，腰部屈伸及侧屈时，运动甚为协调；如两侧不对称，运动必然不协调，久之，对关节突关节及周围肌肉、韧带引起慢性劳损，发生损伤性关节炎，引起腰痛。X 线片显示关节突大部有不同程度密度增高。这些患者有时伴有腰椎间盘突出，多位于畸形的上一间隙。患者腰痛严重，反复急性发作，并经 X 线片证实确有关节突关节损伤性关节炎者，可考虑施行融合术，其范围应包括关节突病变上、下两个脊椎骨，可作椎板植骨，也可直接融合腰骶关节。

## 1251 棘突可有哪些畸形？各有何特点？如何治疗？

儿童在 1 岁时，两侧椎板在中线融合，16 岁时，出现次发骨骺，形成棘突，25 岁时愈合。

第五腰椎棘突在形状、大小及位置上变异甚多，有时可偏平，向上翘起。正常第五腰椎棘突应较第四腰椎棘突为小，但在脊椎滑脱骶骨隐性裂时可较长；它也可仅与一侧椎板相融合。棘突一般位于正中，但偏向一侧者也不少见。不能仅根据棘突偏歪以及棘突间隙的宽窄等作为小关节有无错缝的依据。

（1）游离棘突：在发育过程中，如两侧椎板不融合，棘突由次发成骨中心发育为一个独立游离骨块，形成游离棘突或浮棘突，多发生在腰骶部。当腰部后伸时，往往可因游离骨块压迫脊髓而产生腰腿痛。

（2）杵臼棘突：当第一骶椎椎板有脊柱裂，第五腰椎棘突可发育过长，腰椎后伸位时，往往可以产生腰痛。

（3）接触棘突：正常时，在腰部后伸时，相邻两个棘突之间虽然邻近，但仍保留一定距离。当腰椎前凸增加或腰骶角变小时，相邻两个棘突互相靠近，由于长时间不断磨损，可形成假关节，甚至形成黏液囊炎或损伤性关节炎，后伸时疼痛加剧，前屈时则缓解。

（4）钩状棘突：有时腰椎棘突不但细长，而且其远端向后下方弯曲，作鸟嘴状，称为钩状棘突，多见于第五腰椎。当患者腰部后伸时，该棘突的尖部恰巧撞击于第一骶椎椎板的后面，造成对该部的慢性挤压及磨损，久而久之形成滑囊，出现慢性炎症，腰骶部有明显压痛。钩状棘突有时还可以直接挤压腰骶间隙的黄韧带，出现马尾神经压迫症状。钩状棘突在腰骶部侧位 X 线片上可明显显示。对症状明显，有长期慢性腰痛或有神经根压迫现象者，可将异常的棘突尖部连同其周围骨膜切除，如有滑囊及假关节亦应一并切除，剩留的棘突断端应修平整。手术中应尽量保留棘上及棘间韧带，防止削弱腰椎稳定结构。

## 1252

## 何谓经椎间孔椎体融合的脊柱融合技术?

经椎间孔椎体融合（transforaminal lumbar interbody fusion，TLIF）技术，TLIF技术相对于经前路椎体融合（anterior lumbar interbody fusion，ALIF）技术和经后路椎间融合（posterior lumbar interbody fusion，PLIF）技术是一种较新的脊柱融合技术。相对于PLIF和ALIF技术，TLIF技术出现较晚。在20世纪80年初期，首先由Blume HG，Rojas CH以及Harms J，Rolinger H提出。而真正被广泛接受应用还是20世纪90年代晚期。TLIF的技术特点是通过后路施行彻底的单侧关节突切除术，而不去显露神经根、硬脊膜等椎管内结构。由此可降低包括神经并发症在内的多种并发症的风险。同时，TLIF可提供前柱的支撑和稳定。并且还可以同时结合后路的融合一期达到360°融合的效果。

## 1253

## TLIF技术的优点是什么?

虽然TLIF和PLIF具有相似的适应证，但TLIF较PLIF具有特有的优点。①可避免或减少术中对神经根、硬脊膜的损伤和脑脊液漏的发生；②对脊柱稳定性的影响远较PLIF小；③TLIF技术因基本不影响椎管内组织，对需再次手术者，可减少由椎管内瘢痕粘连而损伤椎管内组织的风险；④融合率高，脊柱融合后较PLIF稳定性更好。

## 1254

## TLIF技术的适应证和禁忌证是什么?

TLIF的适应证仍有争议，比较公认的适应证是：①不合并神经症状或单侧神经症状的Ⅰ度、Ⅱ度腰椎滑脱；②不合并椎管内病变的椎间盘造影阳性的腰椎退行性疾病；③腰椎再次手术或曾经感染者；④椎体间的假关节形成；⑤术后复发的腰椎间盘突出症等。

TLIF的禁忌证较少，一般认为①骨质疏松；②双侧硬膜周围纤维化；③由椎间盘退变而致椎间隙消失等不宜用TLIF技术。

## 1255

## TLIF 技术如何操作?

手术在 C 形臂 X 线机辅助下进行：①按标准程序置入椎弓根螺钉；②然后再做关节突关节切除的对侧装置连接棒，撑开本节段椎间隙；③切除关节突，在做关节突关节切除时要防止神经根和椎管内静脉丛的损伤；④装置同侧连接棒，并进一步撑开以利于椎间盘的操作；⑤由同侧彻底切除椎间盘及上下两侧椎体部分骨质，扩大椎间隙；⑥置入合适大小的 cage，并应适量植骨；⑦加压椎间隙以利于椎体间融合并恢复腰椎的生理曲度。此过程是在不显露硬脊膜和椎管内其他结构的情况下进行的。

## 1256

## TLIF 技术的进展有哪些?

近年来，TLIF 技术已经朝小切口、微创手术方向发展。多是在特制的扩张器或内镜的辅助下进行。有人主张：①当需要融合 2～3 个节段时可以选择常规开放切口；②当单节段融合时，有两种手术方式可供选择：一个是小切口 TLIF 手术，或是进行穿皮操作。

（姚　猛　奚春阳　田万里　王新涛　祖佳宁　王志成）

# 十八、

# 脊髓灰质炎与脑瘫后遗症

# Sequelae of Poliomyelitis and Cerebral Palsy

1257. 脊髓灰质炎的病因、病理生理和病程是怎样的？ 658

1258. 脊髓灰质炎后遗症的主要表现有哪些？ 658

1259. 脊髓灰质炎后遗症外科手术治疗的原则有哪些？ 659

1260. 矫正骨关节畸形恢复生理负重力线的意义是什么？ 660

1261. 关节融合术的应用价值如何？ 661

1262. 下肢长度均衡术的术式选择与注意事项是什么？ 661

1263. 肌腱转位术应遵循的原则是什么？ 662

1264. 游离肌肉移植的应用价值如何？ 663

1265. 脊髓灰质炎后遗症手术设计的原则是什么？ 663

1266. 马蹄足畸形的发生原因与病理特点是什么？ 664

1267. 马蹄足畸形有哪些矫正方法？ 664

1268. 马蹄内翻足的发生原因及病理特点是什么？ 666

1269. 马蹄内翻足畸形的矫正方法有哪些？ 667

1270. 三关节融合术的手术方法有哪些？ 668

1271. 马蹄外翻足畸形的发生原因及病理特点是什么？ 668

1272. 马蹄外翻足畸形的矫正方法有哪些？ 668

1273. 跟行足畸形的发生原因及病理特点是什么？ 669

1274. 跟行足畸形的矫正方法有哪些？ 669

1275. 大腿肌瘫痪可造成哪些后果？ 670

1276. 股四头肌替代术有几种，如何选择与评价？ 671

1277. 膝关节屈曲挛缩畸形有几种类型，如何设计手术方案？ 671

1278. 髋部肌肉麻痹可引起哪些障碍？ 672

1279. 如何矫正髋关节屈曲挛缩畸形？ 673

1280. 臀大肌、臀中肌功能重建术的手术方法有几种？如何评价？ 674

1281. 肌麻痹性髋关节脱位与半脱位的矫正和先天性髋关节脱位的矫正有何区别？ 674

1282. 脑性瘫痪的发病因素有哪些？ 675

1283. 脑性瘫痪的类型？ 675

1284. 脑性瘫痪的治疗方法有哪些？ 675

1285. 什么是选择性脊神经后根切断术？ 676

## （一）外科治疗的基本术式与原则

### 1257

### 脊髓灰质炎的病因、病理生理和病程是怎样的?

脊髓灰质炎（poliomyelitis）是病毒感染引起的中枢神经系统病变，可侵犯脑与脊髓，以脊髓灰质部病变最重，延髓次之。急性期神经细胞肿胀，继而变性，甚至坏死。急性期过后，神经细胞及其周围组织的水肿迅速消退，尚未坏死的神经细胞逐渐复原，坏死细胞的碎屑则逐渐被吞噬细胞所吞噬。病变轻度时，只有少量神经细胞坏死，或神经细胞完全无坏死，而变性水肿的神经细胞复原后，神经功能可完全恢复，不遗留神经功能障碍；病变中度或重度时，有较多或甚多的神经细胞坏死，只有部分或少部分神经细胞复原，神经功能不能恢复或不能完全恢复，遗留不同程度的神经功能障碍。因病变主要侵犯脊髓灰质前角运动细胞，且以腰段为重，颈段次之，故脊髓灰质炎后遗症主要表现为四肢肌瘫，其中下肢肌瘫发生率明显高于上肢，肌瘫的程度也重于上肢，也有出现脑神经或其他脑功能障碍者，但少见。

脊髓灰质炎的典型病程在临床上分为 6 个阶段：即潜伏期、前驱期、瘫痪前期、瘫痪期、恢复期和后遗症期。出现瘫痪后 1 ~ 2 周起进入恢复期，瘫痪肌开始恢复功能，有的迅速恢复（亦有无瘫痪者，称为顿挫型或无瘫痪型）；重者需经 6 ~ 18 个月或更长时间才能恢复。一般认为，若发病 2 年后，肌瘫仍未恢复时，就无恢复希望，病程进入后遗症期。后遗症期遗留的肌瘫程度不同，功能障碍程度亦不同。

### 1258

### 脊髓灰质炎后遗症的主要表现有哪些?

脊髓灰质炎后遗症期的肢体功能障碍不仅程度轻重不一，而且表现形式也很复杂，既有软组织病变，也有骨与关节病变，软组织病变是原发的，骨与关节病变是继发的。肌瘫是基本的病理环节。肌瘫引起的动力障碍与肌力不平衡，造成下肢行走或上肢握持等功能障碍。肌力不平衡，使关节有向肌肉未瘫痪侧倾斜的趋势，久而久之，肌瘫侧关节囊与韧带受牵拉，变得松弛，而相对应侧关节囊韧带与肌腱挛缩，关节处于畸形状态。最初，关节的畸形是“非固定性”的，可以被动矫正；以后，由于软组织挛缩，加之下肢负重行走等因素，关节长期处于畸形状态，于是在发育过程中，骨与关节不对称性生长，发生继发的骨骼畸形，畸形遂变为“固定性”，不能被动矫正。脊柱背伸肌的不对称麻痹能引起脊柱侧弯，可同时合并旋转畸形。臀肌是主要的伸髋肌，强而有力，臀肌麻痹而髂腰肌等屈髋肌正常或麻痹较轻，可造成屈髋畸形。髂胫束挛缩使髋关节处于外展外旋状态，同时膝关节外翻，胫骨外旋。股四头肌是伸膝装置中的动力结构，对稳定膝关节，伸膝与行走具有重要作用。股四头肌麻痹，腘绳肌肌力相对过强，引起屈膝畸形，或代偿性膝反屈畸形。胫前肌群麻痹，跟腱挛缩引起马蹄足畸形。腓骨长短肌麻痹，形成内翻足畸形，胫前肌与腓骨长短肌同时麻痹，形成马蹄内翻足畸形。长时间的前足下垂，跖腱膜挛缩，出现高弓足畸形。小腿三头肌麻痹形成仰足畸形（又称跟足或踵足畸形）。畸形的发生常常不是单一的，许多种畸形可以同时存在。这种多发畸形除了肌麻痹这个主要因素之外（多肌麻痹形成多种畸形），一种畸形引发其他畸形，也是主要因素之一。例如，屈髋畸形，可以继发引起屈膝畸形与马蹄足畸形，畸形使下肢负重力线失常。关节周围的肌肉广泛麻痹，关节摇摆不稳，称为连枷关节。由于负重功能的削弱，自主神经功能失调带来的循环障碍，常常发生下肢长管状骨发育迟滞，短缩，引起双下肢不等长，并由此而引起代偿性骨盆倾斜与脊柱侧弯。

## 1259 脊髓灰质炎后遗症外科手术治疗的原则有哪些?

外科手术治疗的原则是矫正骨与关节畸形，恢复生理负重力线；肌力重建与平衡；稳定关节；均衡下肢不等长。

（1）矫正骨与关节畸形，恢复生理负重力线：正常人体于站立时，前后位负重力线是自髂前上棘，经髌骨中点，至第一、第二趾蹼之间；侧位负重力线是自髋臼中央，经股骨粗隆，股骨外髁至外踝。双足内弓、足外弓与足横弓维持着半弧形负重关系，跟骨、第一跖骨头与第五跖骨头三点负重。脊髓灰质炎后遗症患者，脊柱与下肢的畸形引起正常人体负重力线的改变，从而影响行走功能，治疗时第一个目标就是恢复生理负重力线，改善行走功能。恢复生理负重力线要从矫正畸形入手，因为生理负重力线的破坏源于骨关节的各种畸形。矫正畸形要注意三个问题：①仔细分析判断，确定畸形是软组织性还是骨性。倘若是软组织性畸形，只做挛缩侧软组织松解术即可，不必做骨手术，但须配合肌力重建术，否则畸形复发；倘若是软组织挛缩已继发骨关节固定性骨性畸形，则除做软组织松解术外，还须同时做骨性手术（截骨术），否则畸形不能得到充分矫正；许多情况下，也须配合肌力重建术，以防止术后畸形再发。②畸形的形成与发展往往是相互影响的，原发畸形引起一系列继发畸形，多种畸形并存。矫正时，要分析各种畸形产生的因果关系，找出主要矛盾与次要矛盾，逐一加以解决。要从整体功能的改善出发，设计系统的治疗方案，分阶段实施。对于在手术方案实施过程中出现的新问题、新矛盾，要及时捕捉，并以此为据，修订原方案。例如，原发的髋关节屈曲挛缩畸形，引起继发的膝关节屈曲和踝关节跖屈畸形。膝关节与踝关节的畸形即是继发的，又具有代偿意义，借以使患足触地负重，以便行走。虽然这种负重是非生理性的，患者以前足持重，而不是生理状态下的三点负重，但毕竟可以维持走路，而且有些患者还具有较好的稳定性。对这种情况，如果只矫正屈髋畸形，而不矫正膝、踝畸形，就破坏了病理状态下的行走条件，反而有碍行走。因此对膝，踝畸形，特别是屈膝畸形也必须矫正。有些患者在髋、膝畸形矫正后，胫骨外旋畸形成为突出矛盾，此时，胫骨旋转截骨术就必不可免。畸形矫正后仍存在肢体短缩的情况不少见，这就涉及肢体长度均衡术问题。③防止复发：除配合肌力重建术防止术后复发外，对于某些髋关节屈曲畸形，术后配制支架，是避免畸形复发的重要措施。

(2) 肌力重建与平衡术：肌瘫引起动力障碍，也引起畸形，是脊髓灰质炎后遗症病理变化的始发环节。尽早作肌力重建术，以恢复相应的关节运动功能，并阻止关节畸形等其他继发改变的发生，至关重要。已发生畸形者，在畸形矫正过程中，配合肌力重建术，可防止畸形复发，提高疗效。肌力重建术必须在畸形充分矫正后才有意义，矫正畸形在前，肌力重建在后（或同时施行)。肌力重建的设计，视患者的具体情况决定，一般情况下，上肢以恢复肱二头肌屈肘，以及伸腕和对掌、握拳的手部功能重建为重点；下肢以恢复臀大肌伸髋，股四头肌伸膝，腓肠肌提跟功能为重点。

(3) 关节稳定术：轻、中度脊髓灰质炎后遗症者，虽然存在肌力不平衡与骨关节畸形，但关节多半是稳定的，关节的运动功能仍可保留。重症后遗症患者，关节周围肌肉广泛麻痹，关节摇摆，不稳定，形成木连枷关节：木连枷膝、木连枷髋、木连枷足。关节不稳定给行走带来很大困难，需作关节稳定术。关节稳定术分关节内与关节外两种。关节内稳定术是指关节融合术，最适用于木连枷足，有时也做髋膝关节融合术；关节外稳定术是指佩戴行走支架。臀大中小肌、股四头肌、内收肌群、髂腰肌、腓肠肌等广泛麻痹者，在矫正屈髋、屈膝、膝外翻、马蹄内翻等畸形后，必须佩戴连腰行走支架。应用支架以后，可以持双拐行走。

(4) 肢体长度均衡术：轻度的肢体短缩（3cm 以内）可以依赖骨盆倾斜与脊柱侧弯予以代偿，肢体短缩过多，则失去代偿，步态不正常，行走功能障碍，步行时出现骨盆摇摆与严重跛行，还可引起继发腰痛。对于这种情况，肢体长度均衡术有应用价值。骨骺生长刺激术，骨骺生长阻滞术都曾应用于临床。目前肢体延长术是主要手术方法。

## 1260

## 矫正骨关节畸形恢复生理负重力线的意义是什么?

畸形是脊柱与肢体的非生理状态，是肢体的非功能位置。就下肢畸形而言，它不仅使患者体态失常，造成心理压力，而且有碍行走功能，给生活与工作带来不便。髋关节屈曲畸形还会造成代偿性骨盆倾斜与腰前凸增加，使腰小关节挤压，加速关节软骨退变，发生继发腰痛。矫正骨关节畸形，恢复生理负重力线对下肢尤其重要，对脊柱也有重要价值。术后可改善体态失常，增加行走功能，减轻或防止腰痛与关节痛，消除心理压力，提高生活与工作能力，改善生命质量。

## 1261

## 关节融合术的应用价值如何？

各种截骨术用于矫正畸形，关节融合术除用于矫正畸形外（例如三关节融合术矫正马蹄内翻足畸形），主要用于稳定关节。一个摇摆不稳的木连枷关节其功能远不如一个固定关节好，关节不稳定者若不借助于拐杖或支架，患者无法行走。关节融合术虽然使关节活动度消失，却获得了关节稳定，使病人可以弃拐杖或支架，独立行走，其应用价值不言而喻。人工关节的发展对关节病患者带来福音，犹如柳暗花明；但对脊髓灰质炎后遗症患者，关节稳定术则有特殊意义。

## 1262

## 下肢长度均衡术的术式选择与注意事项是什么？

脊髓灰质炎后遗症者多数伴有下肢短缩与长度不等，轻者短缩 1～2cm，重者短缩 16～23cm。超过骨盆与脊柱代偿范围的下肢不等长者，可以采用下肢长度均衡术。下肢长度均衡术应该是脊髓灰质炎后遗症患者整体治疗计划中的一个组成部分，手术时机要统筹考虑。原则上，下肢长度均衡术应在畸形矫正之后进行。适应证选择与术式选择都要严格。可供选择的手术方法有骨骺生长刺激术，骨骺生长阻滞术，骨骺延长术，骨缩短术，髂骨延长术，股骨延长术，胫骨延长术等。

（1）膝关节上下骨骺生长阻滞术：适于发育期儿童，骨骺尚未闭合，两下肢长度相差 2cm 以上者。手术一般在膝关节上下施行，股骨下端骨骺与胫腓骨上端骨骺同时阻滞，效果优于一端阻滞。内、外侧骨骺要同时阻滞，否则可造成膝内翻或膝外翻畸形。手术宜早期进行，具体手术时间要依据患儿情况、年龄，并参照骨骺生长发育的规律（骨骺闭合时间，生长速度等），慎重决定。

（2）股骨下端或胫骨上端骨骺生长阻滞术：生长发育期儿童，骨骺尚未闭合，肢体不等长原因主要在股骨下端或胫骨上端者，可施行关节一端骨骺生长阻滞术。此手术亦可用于矫正膝内外翻畸形，当膝外翻时，U 形钉置于内侧；膝内翻时，U 形钉置于外侧。

（3）骨缩短术：手术部位可在长肢股骨粗隆下，股骨干或胫骨干，短缩截骨后内固定。此术适于生长发育已停止，骺板接近闭合或已经闭合，短缩在 3cm 以内者。截骨过多将影响身材，并造成肌肉松弛无力，应引起注意。

骨骺生长阻滞术与骨缩短术都在长肢进行，即使手术成功，遗留身长变短，仍属憾事，故应慎重选择，并需充分征求患儿和家长意见。

(4) 骨延长术：有髂骨延长术，股骨延长术，胫骨延长术与骨骺延长术四种方式。有一次性延长和缓慢延长两种作法。骨延长术是在短肢上进行的，优点是不缩短身材。要掌握好适应证。除下肢缩短外，髋、膝、踝关节基本稳定，关节周围肌肉（臀肌群、股四头肌、腘绳肌、小腿三头肌等）功能基本良好，肌力至少三级以上，无骨关节畸形，或畸形已获矫正，患者可以自己行走，不需持拐或支架，更不需以手扶膝以稳定膝关节者为手术适应证。截骨延长的部位取决于短缩的部位，以股骨短缩为主者，在股骨截骨；胫骨短缩为主者，在胫骨截骨；髋关节脱位、半脱位合并短肢者，行髂骨截骨术。以股骨缩短为主，且短缩过多者，可同期在长肢行缩短术，在短肢行延长术。股骨一次性延长不宜超过 3cm，而逐渐延长 5cm 以上。可能发生的问题是骨不愈合，皮肤感染，牵引针孔周围渗液或感染，血管、神经牵拉损伤，术后肌力减退，跟腱紧张或挛缩等。只要严格选择适应证，精细操作，密切观察，必要时采取补救措施，上述问题多可避免，术后效果基本满意。对于符合手术条件的脊髓灰质炎后遗症者，骨延长术有实际应用价值。

## 1263 肌腱转位术应遵循的原则是什么？

肌腱移位术是肌力重建与平衡的基本方法，它是利用力学原理将具有四级以上肌力的肌肉的腱止点或肌起点移位，建立新的止点，用“健康”肌代替瘫痪肌，部分地恢复瘫痪肌的功能，并与拮抗肌的肌力相平衡，防止与矫正因肌力失衡造成的关节畸形。

肌腱移位术应遵循下列原则：①手术时机的选择：脊髓灰质炎发病后 2 年内，瘫痪肌仍有恢复可能，发病两年后肌瘫不能再恢复，或为永久性，故手术时机应在脊髓灰质炎发病两年后，肌瘫停止恢复时施行。②年龄选择：这不是绝对的，只要患儿在术后能主动配合进行功能练习，就可考虑进行这种手术，年龄太小，术后不能主动练功，影响疗效；年龄过大，病程拖长，影响对畸形的矫治效果，儿童的可塑性与适应能力较强，术后虽然尚不懂得主动配合，进行功能练习，但在行走与玩耍过程中，能够在不知不觉之中达到功能锻炼与功能转换的目的，因此，年龄限制不要过于严格，应参照患儿的具体情况决定，一般认为，年龄在 6 岁以上为宜，有智力障碍者，术后缺乏训练基础，效果不好。③术前作理疗与关节被动运动训练，软化松解软组织挛缩与粘连，可提高术后疗效。④肌腱移位术后肌力将下降 1 级或更多些，故被转移肌的肌力必须在Ⅳ级以上，否则转位后肌力不足，不能发挥动力作用，只起静力牵拉作用，效果不好。⑤必须先矫正关节的畸形与软组织挛缩，然后进行肌腱转位术，如关节畸形与软组织挛缩不解决，肌腱移位术无效。⑥移位肌腱的新止点应在关节功能位状态下，置于最有利于替代瘫痪肌功能和矫正畸形的位置上。⑦移位肌腱要保持一定张力。⑧移位肌腱的隧道应宽阔，以防止形成卡压与术后粘连，如有腱鞘可利用时，移位肌腱最好置于腱鞘内，若无腱鞘可利用时，应置于皮下组织内，不要置于筋膜下，经过骨间膜时，相应部位的骨间膜应充分切除。⑨移位肌腱走行尽量保持直行，不宜弯曲，行程尽量缩短，移位腱止点固定要牢固，最好固定于骨性隧道内，或与被替代肌腱做编入缝合，或固定于骨膜下，保护好转移肌的血管、神经，取协同肌的效果优于拮抗肌，术后易于训练，术后功能转换与适应时间短于拮抗肌，故协同肌应作为优选，肌腱转位术宜单独进行，尽量不与矫正骨关节畸形的截骨术同时进行，以免术后固定时间过长，发生肌腱粘连，影响疗效，术后固定至少3周。

1264

## 游离肌肉移植的应用价值如何?

吻合血管神经的游离肌肉移植可作为肌力重建的方法之一。但对于脊髓灰质炎后遗症患者，因是运动神经元病损，没有应用价值。

1265

## 脊髓灰质炎后遗症手术设计的原则是什么?

脊髓灰质炎后遗症患者的功能障碍常常不是单一的，肌瘫的范围与轻重程度不同，病变的组合形式也因人而异，无固定模式。有的只有肌瘫，有的合并骨关节畸形，有的兼有肢体短缩，有的关节挛缩，有的关节不稳，有的只累及下肢，有的上下肢均累及，甚至躯干肌也未幸免，严重者爬行或蹲行。少数还可能合并智力障碍和脑神经麻痹。外科手术是治疗脊髓灰质炎后遗症最重要的手段；此外还需配合物理疗法、运动疗法、某些患者术后还需辅以支架保护。针对上述情况，外科手术设计的最重要原则是统筹考虑，总体设计，分段实施。每一阶段的手术方案都是系统手术方案的一个组成部分。上一个阶段的手术为下一阶段的治疗打基础；下一个阶段的手术是上一个阶段的治疗方案的延续。对每个阶段治疗后的效果预测与遗留问题估计，都要做到心中有数，权衡利弊。切不可只顾其一，不顾其二，手术无序。治疗过程中如发现新问题，发现新矛盾要随时调整治疗计划，不必过于拘泥，而一成不变。通常上肢以手部功能重建为重点，治疗顺序是由远及近，逐步修复、改善。上肢功能主要是握、持，只有手功能基本存在，肩、肘关节的功能重建才有意义。一个完全瘫痪的手，即使肩、肘功能完好，上肢的整体功能也大受影响。下肢的修复重建顺序是由近及远，首先修复髋部病变，然后逐一修复膝、踝、足部病变。下肢功能是站立与行走，最重要的条件是髋关节稳定，其次是膝关节与踝关节稳定。在脊髓灰质炎后遗症的下肢病变中，膝、踝的许多畸形也始发于髋部病变。因而首先矫正髋部畸形，稳定髋关节，是下肢修复重建的重点。当然，如果没有髋部病变，只有膝部，或踝部病变，那就另当别论；第二个原则是矫正畸形手术在先，重建肌力或稳定关节手术在后，最后作肢体长度均衡术；第三个原则是能一次完成的手术，只要患者能耐受，尽量一次完成，即组合式手术原则，以缩短疗程，减少费用，提高疗效。例如，矫正屈髋、屈膝畸形与臀肌、股四头肌重建，有可能在同一次手术中完成。

## （二）足部畸形的治疗

### 1266

### 马蹄足畸形的发生原因与病理特点是什么？

马蹄足（talipes equinus）畸形是指踝关节跖屈、足呈下垂状态的一种畸形。其形成有两种原因：

（1）因下肢短缩而引起：下肢短缩时，双下肢不等长，为使患足能触地行走，患侧踝关节呈跖屈位，以代偿肢体短缩。这种马蹄足称为代偿性马蹄足畸形。其始发的原因——下肢短缩，可能是患病过程中肢体发育障碍引起的股骨或胫腓骨的实际长度缩短（绝对缩短），而更多的则是由于脊柱侧弯、骨盆倾斜、髋、膝关节屈曲挛缩所致（相对短缩）。代偿性马蹄足畸形时，小腿与足部肌肉可能正常或基本正常。行走时，前足足底触地（生理情况下，站立时，足跟与第一、第五跖骨头触地、呈三点负重状态），跟腱与跖腱膜可继发挛缩，亦可继发距骨等跗骨变形。

（2）因踝关节周围肌力不平衡而引起：单纯胫前肌麻痹，或胫前肌、伸趾肌、胫后肌、腓骨长短肌均麻痹，都可引起马蹄足畸形。这种马蹄足畸形称为非代偿性或肌麻痹性马蹄足畸形。除跟腱，踝关节后关节囊，跖腱膜挛缩，跗骨变形外，跖、趾骨亦可变形。严重的马蹄足畸形，前足极度跖屈，患者以前足足背触地负重，形成胼胝。肢体短缩引起的代偿性马蹄足畸形和肌力不平衡引起的非代偿马蹄足畸形可以并存。

### 1267

### 马蹄足畸形有哪些矫正方法？

肢体短缩引起的马蹄足畸形是对肢体短缩的一种补偿，借以改善行走障碍。治疗时，必须先矫正引起肢体短缩的原因，包括脊柱侧弯，骨盆倾斜，髋、膝关节屈曲挛缩等，使肢体短缩改善，然后矫正马蹄足畸形。否则，马蹄足畸形矫正后，肢体短缩的代偿作用消失，行走障碍反而加重，患者不得不重新以前足足底触地走路，终致畸形复发。

（1）跟腱延长术：适合于已发生跟腱挛缩的马蹄足畸形。膝关节伸展位，被动背伸踝关节，马蹄足畸形无改善，表示跟腱已挛缩；改为膝关节屈曲位，被动背伸踝关节，马蹄足畸形仍无改善，表示腓肠肌与比目鱼肌均挛缩；若有改善，表示以比目鱼肌挛缩为主。跟腱延长术常与跖腱膜切断术同时进行，以便矫正并存的高足弓畸形。对于肌麻痹性马蹄足畸形，还要配合肌腱移位术。腓肠肌起于股骨内，外踝后方，有稳定膝关节的作用，故股四头肌麻痹时，不宜做跟腱延长术。跟腱延长术的手术方法分皮下切断与Z形延长两种。皮下切断跟腱时，只切断跟腱后侧1/2部分（腓肠肌部），保留前侧1/2部分（比目鱼肌部），然后，被动背伸踝关节，使残余跟腱逐渐拉长，将踝关节矫正至中立位0°或背伸位10°。Z形切断跟腱是经跟腱内侧纵切口显露跟腱，将跟腱在冠状面或矢状面作Z形切开，延长缝合。不合并足内、外翻畸形时，可作冠状面Z形切开；合并足内、外翻畸形时、作矢状面Z形切开。合并足内翻时，Z形下端从跟腱附着点上方内侧切断；合并足外翻时，则从上方外侧切断。跟腱延长后，踝关节背伸仍受限，表示踝关节后关节囊与距下关节后关节囊挛缩，应予切断，踝关节背伸遂可获改善。若踝关节仍不能背伸至中立位0°，则与足拇长屈肌腱紧张有关，应将足拇长屈肌腱也作Z形切断延长。再无改善，说明踝关节骨质有继发变形。严重跟腱挛缩者，跟腱延长术后跟后侧皮肤过于紧张，有引起皮肤坏死的可能，应予注意。术后置踝关节于中立位0°或背伸位10°石膏外固定3周。

（2）胫骨后肌前移位术：胫骨后肌抵止于舟骨粗隆，第1～3楔骨，该肌收缩时，使足跖屈、内翻。胫骨后肌前移位术是将胫骨后肌的肌腱止点切断，经胫腓骨骨间膜引向足的前方，在适当的位置上重新固定，形成新的肌腱止点。胫骨后肌前移位术适于非代偿性马蹄足，胫骨前肌瘫痪或胫骨前肌、腓骨长短肌均瘫痪者。手术目的是以胫骨后肌代替胫骨前肌，部分的恢复踝关节背伸功能，以求得踝关节背伸与踝关节跖屈肌力的平衡。若单纯胫骨前肌瘫痪时，胫骨后肌腱可在穿越胫、腓骨骨间膜后经胫骨前肌腱鞘固定于胫骨前肌的止点上（预先将胫骨前肌腱于止点稍上方切断，然后于踝关节上方将切断后的胫骨前肌腱从腱鞘内抽出并切除之。胫骨前肌腱止点的残余部分可与胫骨后肌腱缝合固定）；若胫骨前肌瘫痪合并腓骨长短肌部分瘫痪时，应将转位后的胫骨后肌腱固定于足背第二楔骨上；若胫骨前肌，腓骨长短肌均完全瘫痪时，则转位后的胫骨后肌腱必须固定于第三楔骨上。术中，胫骨后肌腱穿越胫腓骨骨间膜处的骨间膜组织应充分切除，以防止对肌腱的卡压。切勿伤及胫腓骨骨膜，以免骨膜增生与肌腱、肌肉粘连，影响肌腱滑动。胫骨后肌腱从止点切断后向上游离至肌起部下缘即可，不必将肌起部掀起。这样做，既可避免过度游离肌起部误伤支配胫骨后肌的血管、神经；又可避免肌起部广泛剥离后粘连。

（3）腓骨长肌前移位术：腓骨长肌腱止于第一楔骨及第一跖骨底，肌收缩时，足跖屈，外翻，与胫骨前、后肌，腓骨短肌协同，维持足弓。腓骨长肌前移位术是于足底将腓骨长肌腱从第五跖骨基底止点附近切断，然后从小腿下部抽出，再从踝关节前方，经踝前支持带下通过，引至第二楔骨背侧固定。腓骨长肌前移位术适合于非代偿性马蹄足畸形。若胫骨后肌肌力好，应首选胫骨后肌前移位术，若胫骨后肌肌力减弱，而腓骨长短肌肌力良好时，可选用腓骨长肌前移位术。术中应同时显露腓骨长短肌两条肌腱，仔细辨认，防止误切腓骨短肌腱。

（4）胫骨后肌－腓骨长肌联合前移位术：适合于胫前肌瘫痪引起的非代偿性马蹄足畸形。单纯做胫骨后肌前移位术，或单纯做腓骨长肌前移位术，因移位后的肌力丧失，术后踝关节背伸力的增加受到限制；两者联合移位可以进一步增强踝背伸力，提高疗效。术前检查胫骨后肌与腓骨长肌肌力不平衡者，术中可将肌腱的新止点选择在靠近肌力较差的一侧。

（5）拇长伸肌腱止点后移术：长伸肌腱止于趾第二节趾骨底，其主要作用是伸，同时协助胫骨前肌背伸踝关节。长伸肌腱止点后移术是将长伸肌腱于止点切断后，穿越第一跖骨远端骨洞，拉紧缝合固定。胫骨前肌瘫痪时，该手术可作为胫骨后肌前移术，或腓骨长肌前移术的辅助手术；既可加强踝关节背伸力量，又可矫正并存的前足下垂与爪形趾畸形。单独做长伸肌腱止点后移术，效果不如胫骨后肌前移术或腓骨长肌前移术。

（6）腓骨短肌前移位术：胫骨前肌、胫骨后肌，腓骨长肌三者都有瘫痪时，可选用腓骨短肌前移位术。将腓骨短肌腱自止点处切断，经踝关节前方支持带下引出，固定于第二或第三楔状骨上。本手术效果逊于腓骨长肌前移术。

（7）胫骨前肌腱－腓骨长肌腱联合悬吊术：胫骨前后肌，腓骨长短肌均瘫痪，小腿三头肌肌力亦差，此时，除有马蹄足畸形外，尚有踝关节不稳定，可考虑作踝关节融合术。若病人拒绝做踝关节融合术，则可选择胫骨前肌腱－腓骨长肌腱联合悬吊术。将上述两肌肌腱于踝关节上方适当部位切断后，其肌腱远侧断端经胫骨下端骨孔相互交叉通过，编织缝合。这不是一种动力性手术，而属于静力性悬吊手术。借助于肌腱牵拉的张力，使踝关节保持在被动的背伸位。术中必须将踝关节矫正至背伸 10°位，并将肌腱拉紧缝合。术后近期内有效，但因肌腱长期被动牵拉，松弛、变长，故术后远期效果欠佳。

（8）两关节融合术：中度和重度马蹄足畸形，除足跟腱挛缩和跖腱膜挛缩外，还会发生骨质的继发改变，故应施行两关节（距舟、跟骰）融合术。

## 1268

### 马蹄内翻足的发生原因及病理特点是什么？

马蹄内翻足是指足下垂与足内翻合并存在的一种畸形，是由于胫骨前肌与腓骨长短肌瘫痪，不能对抗小腿三头肌与胫骨后肌肌力所致。在生长发育与负重行走过程中，畸形日渐加重。患足足底向内，足背向外下方，严重者，足底向上，足背向下方触地负重，皮肤摩擦，角化增厚，形成胼胝与滑囊。跟腱、跖腱膜，与足底内侧软组织挛缩。足跗、跖骨继发变形，尤以距骨、跟骨、舟骨为明显，呈楔形变与半脱位表现，跟骨内翻。

## 1269 马蹄内翻足畸形的矫正方法有哪些?

马蹄内翻足畸形是一种复合畸形，治疗时，两种畸形要同时矫正。单纯软组织畸形，做软组织松解术和肌移位术，继发骨关节畸形，需做截骨矫形融合术。

（1）胫骨前肌外移术：适合于以腓骨长、短肌麻痹为主，尚未引起继发骨关节畸形者。这种马蹄内翻足畸形患者胫骨前肌虽然也瘫痪，但尚存一定肌力，以内翻畸形为主。将胫骨前肌腱从止点切断，从踝上切口抽出，再经踝前支持带深面引至足背外侧，固定于第三楔状骨或骰骨上。胫骨前肌腱止点外移后新止点的定位，视胫骨后肌的肌力强弱而定。胫骨后肌肌力强，足内翻畸形较重时，胫骨前肌腱的新止点应选择在骰骨上；胫骨后肌肌力较差，足内翻畸形不严重时，胫骨前肌腱的新止点应选择在第三楔状骨上。对于胫骨前肌瘫痪较重者，不能采用这个手术。这时，可以采用胫骨后肌前移术（新止点选择在第三楔状骨上），部分跟腱前移术，长伸肌腱止点后移术等。单独做踇长伸肌腱止点后移术时，踝关节背伸力不足，但爪形踇趾可获矫正。亦可将踇长伸肌腱距止点 1～2cm 处切断，将切断后的踇长伸肌腱近端与踇长屈肌腱缝合，远侧残端缝于近节趾骨的关节囊和筋膜上。踇长伸肌腱止点后移术与胫骨后肌前移术联合应用，效果较好。跖腱膜切断术，足内侧筋膜松解术和跟腱延长术也常合并使用。

（2）三关节融合术：马蹄内翻足畸形继发骨关节变形后须作截骨矫形融合术，辅以跖腱膜切断术，肌移位术及跟腱延长术。骨关节变形主要发生于跗骨间关节：距舟关节、距下关节（距跟关节）、跟骰关节。三关节融合术，就是针对上述三个关节的畸形设计的。针对跟骨内翻，做距下关节的楔形截骨（楔形截骨的底边在足外侧，尖端朝向足内侧）；针对前足内收，做跟骰关节与距舟关节的楔状截骨（楔形截骨底边在足外侧，尖端朝向足内侧）；针对前足下垂在做距舟关节和跟骰关节的楔形截骨时，除楔形骨块底边朝向外侧外，还要使楔形骨块底边朝向足背侧，即楔形骨块的底边朝向足背外侧，借以同时矫正前足内收与前足下垂畸形。在做距下关节楔形截骨时，楔形骨块不仅要底边朝外侧，还要底边朝前侧，以便同时矫正跟骨上翘。截骨后，畸形矫正是否满意，可参照下述标准：跟骨内翻已充分矫正，跟骨处于中立位，或轻度外翻位；足内收已充分矫正，足内缘呈一直线；前足下垂已矫正，足跖屈小于 5°，站立时，恢复足跟，第一、第五跖骨头三点负重的正常状态。本手术因影响距骨血供，故有发生距骨坏死的可能性，切口皮缘若游离过多，亦可发生坏死，应予注意。凡截骨手术均应在骨发育接近成熟时进行，患者年龄应大于 10 周岁，以 12～14 岁为宜。

## 1270

### 三关节融合术的手术方法有哪些？

三关节融合术（triple arthrodesis）的设计原理及注意事项已如前述，至于手术时截骨量的大小则要依据畸形的轻重程度决定。为矫正严重的马蹄内翻高弓畸形，不同作者设计了不同的手术方法。①距骨嵌入法三关节融合术（Lambrinudi 三关节融合术）：除距跟关节，跟骰关节按上述原则截骨外，其手术特点是切除距骨头，并将距骨颈、距骨体部的前下方做楔形切除，再将舟骨近端下部分做 V 形切骨，使楔状的距骨前端紧密的嵌插入舟骨下面的沟槽内，这种手术可以充分矫正严重的马蹄足畸形；②舟骨切除三关节融合术（Dunn 三关节融合术）：其手术特点是切除全部舟骨，截骨对合后，使跟骨后移，距骨前移，足的承重点前移，有利于足部的稳定性，手术时，先切除跟距关节、跟骰关节、然后切除全部舟骨，切除距骨头关节面软骨及舟骨侧之楔状骨关节面软骨，使距骨前移与楔状骨对合，这种手术适于小腿三头肌肌力较弱的马蹄足或马蹄内翻足畸形；③鸟嘴式三关节融合术：切除跟骰与距下关节，切除舟骨后侧关节面软骨和部分骨质，切除舟骨背侧骨皮质，切除距骨头，颈部下方关节，保留距骨头，颈部背侧骨皮质，使其呈鸟嘴状骨突，将该鸟嘴状骨突与残留的距骨上方切骨面扣紧密接。此手术适于矫正重度高弓足畸形。

做三关节融合术时，切骨要充分，使畸形完全矫正；截骨面要对合严密，如有空隙应以松质骨填充；注意保护距骨血供，防止术后距骨坏死；切口处皮下组织勿过度游离，以避免术后皮肤坏死。

## 1271

### 马蹄外翻足畸形的发生原因及病理特点是什么？

胫骨前肌与胫骨后肌瘫痪，而小腿三头肌与腓骨长短肌肌力良好或相对良好，踝关节背伸与足内翻力减弱，不足以平衡踝关节跖屈与外翻力，遂发生马蹄外翻足（pes equinovalgus）。足内缘触地，严重者内踝着地，足底外翻向上，足纵弓与横弓塌陷，并发扁平足畸形，足跗骨发生继发变形，距骨、舟骨轻度内移，跟骨外翻。

## 1272

### 马蹄外翻足畸形的矫正方法有哪些？

同马蹄内翻足畸形一样，马蹄外翻足畸形也是一种复合畸形，治疗时，两种畸形也要同时矫正。未继发骨关节畸形者，单纯软组织手术即可；已继发骨关节畸形者，需兼做截骨矫形术。

（1）腓骨长肌前移或腓骨长短肌联合前移术：胫骨前肌与胫骨后肌都瘫痪时，可做腓骨长短肌联合前移术。将腓骨长短肌腱分别自止点处切断，从踝关节上方切口拉出，经踝前支持带深面引向足背部，然后将两肌肌腱经第三楔状骨 U 形骨洞对向贯通，编织缝合、固定。若胫骨后肌仍保留Ⅳ级肌力，可以只前置腓骨长肌。

（2）三关节融合术：手术原理与手术设计同马蹄内翻足，区别在于楔形截骨的底面恰巧相反：矫正马蹄内翻足时，楔形截骨的底面在外侧、背侧；矫正马蹄外翻足时，楔形截骨的底面在内侧、跖侧，分别矫正前足外展，跟骨外翻与足弓塌陷。有关注意事项与矫正马蹄内翻足的三关节融合术相同。

（3）四关节融合术：马蹄内翻足与马蹄外翻足伴有踝关节不稳定时，除距下、距舟、跟骰关节融合外，还可同时融合踝关节，称为四关节融合术，术后，足运动的稳定性增加，灵活性与行走适应性下降。是否同时融合踝关节，应取慎重态度。患马蹄内翻足或马蹄外翻足时，踝关节一般都保留有一定程度的稳定性，踝关节不稳定不是它的主要矛盾，因而兼作踝关节融合术的意义不大，机会不多。但若三关节融合术后，踝关节因负重增加，继发骨关节炎，出现较明显踝关节疼痛时，续作踝关节融合术是有必要的。

## 1273

## 跟行足畸形的发生原因及病理特点是什么？

跟行足又称踵足，是小腿三头肌瘫痪所致。小腿三头肌瘫痪，失去提跟力量，足背伸肌力量相对过强，使足持续处于背伸状态。行走时，以足跟触地，单支点负重，而不是生理状态下的三支点负重，足跟部变圆隆。由于长时间前足下垂，跖腱膜挛缩，足纵弓加深，继发高弓足畸形。若伸踝、伸趾肌力量强，屈踝、屈趾肌力量弱，形成仰踝、仰趾畸形；反之，形成垂踝、垂趾畸形。仰踝、仰趾、垂踝、垂趾畸形不仅可与跟行足并存，也可与马蹄足、马蹄内翻足、马蹄外翻足畸形并存。

## 1274

## 跟行足畸形的矫正方法有哪些？

跟行足畸形的矫正实际上就是小腿三头肌的功能重建，可以采用肌移位的方法部分地恢复提跟功能。合并高弓足等其他畸形，应一并处理。

（1）腓骨长肌代跟腱术：将腓骨长肌腱从止点处切断，移向跟骨，置入跟骨骨洞内；

或不切断腓骨长肌腱止点，而是将腓骨长肌腱全程充分游离后，牵入跟骨底和后侧正中的深骨槽内（Bickel 代法）。伴有胫骨后肌瘫痪者，亦可采用腓骨长、短肌腱联合移位，代跟腱，重建提跟功能；胫骨前肌肌力也下降时，可考虑腓骨长肌移位代跟腱，腓骨短肌前移，增强足背伸力；小腿三头肌麻痹，胫骨前肌肌力也减弱时，可施行胫骨后移前移代替胫骨前肌，腓骨长、短肌移位代替小腿三头肌。

（2）胫骨后肌或胫骨前肌代跟腱术：腓骨长短肌肌力不强，可选用胫骨后肌腱止点移位术代跟腱。腓骨长短肌，胫骨后肌均麻痹，伸踝、伸趾肌力良好时，可选用胫骨前肌后移代跟腱术：胫骨前肌腱经胫、腓骨骨间膜隧道引至后方，固定于跟骨骨洞内。

（3）并存的高弓足畸形应充分矫正：最常用的方法是跖腱膜切断术。继发骨畸形时，做跗骨楔形截骨术。从楔状骨和骰骨做楔形截骨术，楔形骨块的底面在足背侧，尖端在足跖侧，截骨面对合后，高弓畸形可获矫正。

## （三）膝部软组织功能重建

### 1275

### 大腿肌瘫痪可造成哪些后果?

大腿肌分前群（肌四头肌、缝匠肌），后群（股二头肌、半腱肌、半膜肌），内侧群（耻骨肌、股薄肌、长收肌、短收肌、大收肌），股四头肌与腘绳肌瘫痪都会造成膝部畸形与膝关节不稳定，并影响行走功能。其中，股四头肌瘫痪造成的伸膝不稳比腘绳肌瘫痪造成的屈膝不稳更重要。股四头肌是伸膝装置的动力部分，是主要的伸膝肌。股四头肌瘫痪后，将导致伸膝障碍，膝关节不稳与步态异常。轻度股四头肌瘫痪，肌力在Ⅲ级以上，屈髋、伸髋与腘绳肌肌力良好时，上述障碍表现不明显，步态接近正常，膝关节无畸形。股四头肌肌力在Ⅲ级以下时，即出现伸膝无力，膝关节前方不稳定，容易跌倒。股四头肌肌力越差，伸膝无力，膝关节前方不稳定就越重，甚至需要扶膝走路。下肢髋关节、膝关节、踝关节的稳定性是相辅相成的。臀肌（主要是臀大肌）、股四头肌、小腿三头肌是维持上述三大关节稳定性的三块主要肌肉。股四头肌瘫痪与臀大肌瘫痪并存时，膝关节的前方稳定性进一步下降，尤需扶膝走路，肌力越弱，手掌扶持点就越靠近膝关节。股四头肌瘫痪，而腘绳肌肌力好，可继发屈膝畸形。除髋关节、踝关节的稳定性与膝关节稳定有关外，腘绳肌肌力对维持膝关节的稳定性也是重要的。腘绳肌瘫痪，主动屈膝功能障碍，膝关节后方稳定性下降。为补偿膝关节后方的稳定性不足，膝关节代偿性过伸，久之，膝后关节囊与韧带被动拉长、松弛，形成膝反屈畸形。单纯股二头肌瘫痪，半膜、半腱肌肌力良好，可造成膝内翻畸形；单纯半膜、半腱肌肌力丧失，可造成膝外翻畸形。合并髂胫束挛缩者，除膝外翻畸形外，还同时存在胫骨外旋畸形。下肢多块肌肉受累时，膝部畸形常伴有髋部与踝部畸形。

## 1276

## 股四头肌替代术有几种，如何选择与评价？

（1）股二头肌－半腱肌联合前移位代股四头肌术：这是最理想的股四头肌替代术。手术方法是将股二头肌肌腱与半腱肌肌腱自抵止处切断，分别于膝关节内、外两侧经皮下隧道前移至髌骨侧方，再穿越髌骨的横行骨性隧道后，编织缝合。施术于单纯股四头肌瘫痪者，术后效果最佳，伸膝力增强，可不再扶膝走路，步态改善。股四头肌瘫痪分别合并屈髋肌瘫，或合并伸髋肌瘫，或合并小腿三头肌瘫者，本手术仍可施行，术后步态都可获不同程度的改善。即使股四头肌瘫痪与屈髋肌瘫，伸髋肌瘫，小腿三头肌瘫同时存在，只要能重建伸髋屈髋功能(尤其是伸髋功能)，本手术仍有使用价值。但若不能重建屈髋、伸髋功能，则单纯股二头肌－半腱肌联合前移代股四头肌术无效。此时宜施行髋关节或膝关节融合术，并配合使用支具。

（2）单纯股二头肌前移代股四头肌术：适于半膜肌、半腱肌、缝匠肌、股薄肌肌力差，仅股二头肌肌力良好者。术后效果不如股二头肌－半腱肌联合移位术。移位后的股二头肌肌腱如从膝关节外侧置入髌骨内，有发生髌骨向外侧移位的可能；如从股骨后内侧移向髌骨内侧，则不仅不发生髌骨外侧移位，而且还会增强股内收肌的作用。

（3）其他几种肌移位代股四头肌术：依据腘绳肌肌力的具体情况，可选择不同的组合方式重建股四头肌肌力。例如：①股二头肌－缝匠肌移位代股四头肌术；②髂胫束－缝匠肌或股薄肌移位代股四头肌术；③股二头肌－半膜肌、半腱肌联合移位代股四头肌术；④髂胫束－半腱肌移位代股四头肌术等。上述情况下，腘绳肌肌力已经较弱，又将其中肌力相对较好的肌肉前移，势必影响屈膝功能，此时屈膝功能可由屈髋肌与腓肠肌代偿。

（4）腹外斜肌－髂胫束移位代股四头肌术：适于屈膝、伸膝肌均瘫痪者。将腹外斜肌腱膜条的远端经股前与腹前壁皮下隧道与游离的阔筋膜条的一端缝合，阔筋膜条的另一端置入髌骨骨洞内，再将阔筋膜张肌的远侧断端与筋膜条编织缝合在一起。术后以腹外斜肌和阔筋膜张肌为动力，改善伸膝功能。在无屈膝肌可利用时，这一手术才有使用价值，效果不如上述几种手术。

合并屈膝畸形者，应预先矫正，或在做肌移位术时同期矫正。股骨髁上截骨术与肌移位术不能同时进行，以避免骨愈合过程中，移位后的肌腱粘连，影响滑动。应先做股骨髁上截骨矫形术，待骨愈合，膝关节恢复屈伸活动后，再做肌移位代股四头肌术。

## 1277

## 膝关节屈曲挛缩畸形有几种类型，如何设计手术方案？

由于股四头肌瘫痪造成的膝关节屈曲挛缩畸形，可同时伴有股骨下端生理前弓弧度增大，膝外翻与胫骨外旋等畸形；重度膝关节屈曲挛缩畸形还可引发膝关节半脱位。膝后部与膝外侧结构的软组织挛缩（包括肌肉、肌腱、韧带、后关节囊、髂胫束等），骨骼也可发生继发变形。膝关节屈曲挛缩畸形对下肢负重、行走功能影响很大，必须加以矫正。矫正膝关节屈曲挛缩畸形是施行股四头肌重建术的先决条件。膝关节屈曲挛缩畸形矫正后，即使髋部与足部仍有轻微畸形，行走功能与步态也可获较明显改善。

矫正方法包括软组织手术与骨手术两部分。软组织手术有软组织松解术、肌腱延长术、后关节囊切开术、髂胫束切断术等。畸形轻微者，可以在手术中一次矫正；畸形较重时，可以在手术中先矫正一部分畸形，残余的畸形留待手术后在牵引下逐渐矫正。这样做可减少膝后部血管、神经发生牵拉损伤的危险性。对于伴有股骨下端生理前弓弧度增大，膝外翻，与胫骨外旋畸形者，应针对具体情况，逐一加以矫正。股骨下端生理前弓弧度增大者，可行股骨髁上后倾成角截骨术，术后能增加膝关节的稳定性。伴有膝外翻畸形者，可行髁上楔形截骨术矫正之。或者在做髁上后倾成角截骨术时，同时矫正生理前弓弧度增大与膝外翻两种畸形，此时楔形截骨的底面朝向前、内侧。重度膝外翻伴膝内侧副韧带松弛者，除股骨髁上截骨术外，加做内侧副韧带重建术或紧缩术。有胫骨外旋畸形者，做胫骨上端旋转截骨术，依术前设计的角度，将胫骨横断截骨后的胫骨远段内旋。

屈膝肌瘫痪造成的膝关节过伸，对行走功能有代偿意义，膝关节借助于过伸位而“锁住”，从而有助于膝关节的稳定。对膝关节过伸畸形是否予以矫正，应取慎重态度。若膝关节屈、伸肌都瘫痪，患者以膝关节过伸位维持走路时，过伸畸形就不要矫正；否则矫正术后膝关节会变得更加不稳定。

## （四）髋部软组织功能重建

### 1278 髋部肌肉麻痹可引起哪些障碍？

髋部肌肉分前、后两群，前群中最重要的是髂腰肌，是屈髋的主要肌肉；后群中最重要的是臀大肌，是伸髋的主要肌肉。髂腰肌瘫痪时，屈髋力明显减弱，其他屈髋肌（股直肌、阔筋膜张肌、缝匠肌、耻骨肌）也麻痹时，屈髋力完全丧失，行走时不能屈髋，用腹肌和躯干肌带动骨盆和病肢向前摆动。行走时挺胸挺腹，头前后摆动，最后将大腿甩出去，步履十分艰难。髋关节因缺乏应力刺激，股骨头、颈和髋臼发育不良，甚至发生髋关节前脱位。臀大肌瘫痪时，伸髋力减弱，若合并腘绳肌瘫痪，则伸髋力完全丧失。行走时，髋关节不能主动后伸，为稳定髋关节，患者以手扶持臀部行走。伸髋肌与屈髋肌均瘫痪，行走时手扶臀部，挺胸挺腹，摆动躯干，上摆并旋转骨盆，甩腿，重者甚至不能行走。单纯臀大肌瘫痪者，可引起屈髋畸形，并继发屈膝，马蹄足，膝关节外翻，胫骨外旋等多种畸形。髋关节发育不良，发生脱位或半脱位。

1279

## 如何矫正髋关节屈曲挛缩畸形?

髋关节屈曲挛缩畸形可单独存在，也可与髋关节内收、内旋或外展、外旋畸形并存，还可合并骨盆倾斜，脊柱侧弯，膝关节屈曲、外翻，胫骨外旋，马蹄足或马蹄外翻足等畸形。在上述复合畸形中，髋关节屈曲挛缩畸形常常是中心环节，或称始动环节，其他多种畸形则由它继发而来。治疗时，既要矫正髋关节屈曲挛缩，又要矫正并存的其他各种畸形，制订一个系统的治疗方案，分段实施。

(1) 单纯型髋关节屈曲挛缩：以髋关节屈曲挛缩畸形为主，不合并髋关节的内收内旋或外展外旋畸形。对此型患者的治疗以软组织松解术为主要治疗手段。软组织松解要充分，包括阔筋膜张肌、臀中肌、臀小肌、缝匠肌、股直肌、髂腰肌，甚至腹壁肌都要逐一松解，必要时横断髋关节的前关节囊（但要保留滑膜层）。髋关节屈曲挛缩畸形较轻者，可在一次手术中充分矫正；畸形较重则需分次手术矫正；否则勉强矫正，可使髋关节前侧的软组织(血管、神经、皮肤) 受到牵拉损伤，也会造成股骨头前脱位或股骨头血供障碍。此时，宜先矫正一部分畸形。残余畸形留待术后牵引下逐渐矫正；或二期补做股骨上端前倾成角截骨术矫正。对于继发股骨上端向后成角畸形的病例，施行股骨上端前倾成角截骨术就更属必要。

(2) 髋关节屈曲内收内旋型挛缩：屈髋肌与髋内收肌都挛缩，形成髋关节屈曲、内收、内旋畸形，股骨上端可继发后弓畸形与髋内翻畸形，股骨颈前倾角增大，髋关节可发生半脱位。对于此型病例，做髋关节松解术时，除上述诸肌外，还要充分松解髋内收肌群；并针对骨骼畸形，做股骨小转子下方前倾、外展与旋转截骨术，予以矫正。如合并髋关节半脱位，可做髋臼架盖术。畸形矫正后，或矫正畸形的同时，重建臀大肌功能（如髂腰肌止点后移术，或髂腰肌止点外移术)、能提高疗效，防止畸形复发。

(3) 髋关节屈曲外展外旋型挛缩：臀大肌、内收肌瘫痪，而屈髋肌和髋外展肌肌力相对过强，形成髋关节屈曲，外展，外旋型挛缩。在此型病例中，由于髂胫束挛缩，因而合并存在骨盆倾斜，脊柱腰骶段代偿性侧弯，膝关节屈曲外翻，小腿外旋等多种畸形。股骨颈前倾角与颈干角可增大。当屈髋畸形不重，以外展外旋畸形为主时，由于患侧仍可负重，髋臼和股骨头发育尚好，无半脱位现象。屈髋畸形严重时，患肢悬吊不能触地负重，髋关节缺乏应力刺激，发育不良，常并发半脱位；但骨盆倾斜不明显。无论哪种情况，髋关节松解术都必须进行，重点矫正髂胫束挛缩，消除外展、外旋畸形。有骨盆倾斜时，要予充分矫正，随后逐一矫正膝部与足部畸形。颈干角与前倾角发育异常，可做截骨术；髋臼发育不良可做架盖术，肢体短缩，可做延长术。

## 1280 臀大肌、臀中肌功能重建术的手术方法有几种？如何评价？

臀大肌、臀中肌功能重建对防止屈髋畸形复发，平衡髋周肌力，稳定髋关节，改善负重与行走功能有重要意义。

（1）骶棘肌移位代臀大肌术：纵行分离骶棘肌外侧2/3肌束，长10～15cm，切断下端止点，使成带蒂肌束；切取5cm宽阔筋膜条，远端切断，向上翻转，至股骨大转子处，将阔筋膜条经皮下隧道与骶棘肌肌束在适当张力下缝合。这是一个比较好的臀大肌替代术，能增加伸髋力，稳定髋关节，同时也有助于稳定膝关节，从而改善步态。

（2）阔筋膜张肌起点后移术：将阔筋膜张肌的起点剥下，后移重新缝合。臀大肌、臀中肌均麻痹时，阔筋膜张肌移至髂嵴的后1/3上；单纯臀中肌麻痹时，阔筋膜张肌移至髂嵴中、后1/3交界处。本手术可提高髋关节外侧或后侧稳定性。

（3）腹外斜肌后移术：将腹外斜肌与腹内斜肌分离，切取适当宽度的腹外斜肌腱膜，切断腱膜远端，卷成筒状缝合。经皮下隧道将腹外斜肌筒状腱膜引至股骨大转处，再穿越大转子的骨性隧道缝合。本手术可补偿臀中肌麻痹造成的功能丧失，术后髋关节可恢复一部分外展功能。

（4）髂腰肌止点外移术：将髂腰肌腱自股骨小转子止点处切断，外移至股骨大转子处重新固定。本手术可部分地恢复臀中肌的外展功能，缺点是削弱了屈髋力。施行本手术时，其他屈髋肌肌力必须良好。

（5）髂腰肌止点后移术：切断髂腰肌止点，剥离肌腹，经髂骨骨洞将髂腰肌腱连同肌腹一起引至髂骨翼外侧，再经皮下隧道引至大转子臀肌粗隆处，并置入其骨洞内。本手术可代替臀大肌、臀中肌功能。缺点仍然是削弱了屈髋力，但只要其他的屈髋肌力良好，为恢复伸髋与外展功能，牺牲髂腰肌的屈髋力量是值得的。

上述几种臀肌重建术可以联合使用，从而提高手术效果。例如骶棘肌与腹外斜肌联合移位，阔筋膜张肌与腹外斜肌联合移位，都是较好的组合方式。

## 1281 肌麻痹性髋关节脱位与半脱位的矫正和先天性髋关节脱位的矫正有何区别？

因髋周肌肉麻痹（主要是臀大肌麻痹）引起的髋关节脱位与半脱位称肌麻痹性脱位。它是在髋关节发育过程中，因患肢负重失常而造成的。髋臼变浅，髋臼指数增加，股骨头变小，股骨颈前倾角加大，髋内翻或髋外翻是基本的病理改变，而臀肌麻痹、髋关节不稳定则是复位后容易再发脱位的动力因素。因而，治疗肌麻痹性髋脱位有别于先天性髋脱位，其治疗重点不仅在于矫正髋脱位本身，而且还在于重建肌力平衡，恢复髋关节的稳定性；否则，即使脱位矫正满意，也终将再发。

针对髋脱位本身的矫正方法与先天性髋脱位相似，重建臀肌肌力，恢复髋关节稳定性的手术方法，前已述及，不再赘述。

## （五）脑性瘫痪后遗症

### 1282

### 脑性瘫痪的发病因素有哪些?

脑性瘫痪（cecrbral palsy）亦称痉挛性瘫痪（spastic paralysis），系脑发育成熟前受损害所致。发病因素较复杂，产前、产中、产后的多种因素均可引起脑损害，遗留脑性瘫痪。

（1）先天性因素；脑发育异常，脑皮质内脑质缺失，脑积水，脑出血，脑缺氧，脑膜或脑皮质硬化，囊肿形成或萎缩。

（2）分娩因素：分娩中严重窒息，难产，或产程延长，造成脑缺氧，分娩中产伤造成脑损害。

（3）后天性因素：主要由于脑外伤、脑疾病及中毒（一氧化碳等）引起。

### 1283

### 脑性瘫痪的类型?

脑性瘫痪是上神经元损害造成的痉挛性瘫，因原发病变在脑，故除四肢肌张力变化外，还有其他脑损害的表现，包括智力障碍，精神障碍、听力、视力障碍、感觉障碍等。依据其临床表现，分为下述几种类型：痉挛型；手足徐动型；共济失调型；强直型；震颤型；混合型。

### 1284

### 脑性瘫痪的治疗方法有哪些?

脑性瘫痪不仅有感觉、运动障碍，而且还有智力低下与精神、情绪障碍。治疗不单纯是医疗问题，还涉及社会、经济、智力与语言训练，生活自理能力训练，康复与教育等方面。

整体治疗计划应将医学与社会学问题结合起来，统筹考虑。治疗上既困难又复杂，效果也不恒定，因人而异，与病情的轻重程度密切相关。严重智力低下者，治疗效果极差或无效，有的患者需要终生照顾。治疗前，应进行智力测定，视、听与语言能力测定，以便决定治疗方针的选择，并预测治疗效果。

（1）一般治疗：①智力与视、听、语言能力训练，这是一个长期的教育过程；②细心的耐心的生活护理，心理护理，改善环境，消除各种不良刺激因素；③注意营养的补充，以促进脑发育；④理疗，体疗、针灸、按摩；⑤佩戴适当的支具；⑥职业疗法；⑦药物疗法。

（2）手术治疗：主要针对痉挛型患者，其他类型均不适宜手术。患儿必须智力及心理状态发育尚好，否则术后不能配合运动训练，影响疗效。手术目的：①松解肌痉挛和肌挛缩。②降低痉挛肌的肌张力，改善肌力平衡。③防止和矫正关节畸形，恢复正常的负重力线。④稳定关节。总的来说，手术目的是改善功能，增加生活自理能力。手术方法包括：①神经系统手术：脊髓前侧柱切断，脊髓纵向切开，大脑半脑切断，苍白球切断都曾应用于临床，但常用的是运动神经支切断术，例如闭孔神经前支或腓肠肌、比目鱼肌肌支切断术等。脊神经前根切断术（颈3～胸1）仅用于治疗手足徐动型。选择性脊神经后根切断术是消除肌痉挛和改善肢体功能的有效方法。②肌腱手术：挛缩肌腱切断术，肌腱延长术，肌腱移位术等。③骨关节手术，骨延长术，骨缩短术，截骨术，关节融合术等。

## 1285

## 什么是选择性脊神经后根切断术？

目前，选择性脊神经后根切断术（selective posterior rhizotomy，SPR）被认为是消除肌痉挛，改善肢体功能最有效的方法。

肌张力增高和肌痉挛是牵张反射过程的一种表现，牵张反射的感受器是肌梭。脊髓前角 γ 运动神经元发出的神经纤维支配肌梭内肌纤维，调节机梭内肌的长度，使感受器经常处于敏感状态。γ 神经元的活动，通过肌梭的联系，引起 α 神经元活动和肌肉收缩，这一反射过程称为 γ-环路。肌梭的传入纤维有两类：快传纤维（Ⅰα 类纤维）和慢传纤维，快传纤维与 γ-环路的活动，α 神经元的活动，以及肌肉收缩活动有关；慢传纤维则与本体感觉有关。若选择性切断快传纤维，即可阻断 γ-环路，降低 α 神经元的活动，从而降低过强的肌张力，消除肌肉痉挛。选择性脊神经后根切断术，就是通过切断快传纤维，达到消除或缓解肌痉挛的目的。

手术适应证：智力正常或接近正常，有一定运动功能，但肌张力高，无固定挛缩畸形，或甚微。本手术只适于痉挛型，不适于其他类型。

手术禁忌证：智力低下，有明显脊柱畸形或脊柱不稳定，肌张力低下，肌力差，有固定挛缩畸形。

手术要点：切除颈段或腰骶段相应节段的全椎板或半椎板，显露脊神经前根与后根，在手术显微镜下（或手术放大镜下）用显微外科器械操作，分开脊神经后根所含各神经束，用电刺激器测出各自的阈值，低阈值的定为异常，将低阈值中的1/2～3/4后根纤维束切断，不宜切断过多。

手术效果：降低肌张力，消除肌痉挛，不影响肌力，保留感觉，改善下肢行走功能。

评价：脊神经后根切断术早在1888年即由Charles-Dana提出，Foester最先应用于临床。最初因整个后根切断不能保留感觉，而妨碍了使用；后来Gros加以改进，将脊神经后根分成若干小束，只切断其中的一部分神经束，结果虽保留了感觉，但却不能彻底解除肌痉挛。Fasano采用电刺激法行选择性脊神经后根切断术，收到了既保留感觉和肌力，又消除肌痉挛的良好效果。我国学者徐林首先采用保留部分椎板的脊神经后根切断术（限制性椎板切除术），缩小了椎板切除范围，有利于维持脊柱的稳定性和发育。徐林又率先进行了颈部选择性脊神经后根切断术、治疗手与上肢痉挛。其痉挛解除率为95%以上，功能改善率达80%。综合文献报道，可以认为选择性脊神经后根切断术是目前治疗脑性瘫痪后遗症肌痉挛型较好的手术方法。

（陶天遵　田万里　徐公平　王志成）

# 十九、

## 骨质疏松症

## Osteoporosis

1286. 骨质疏松症的概念是什么？ 684

1287. 如何理解骨质疏松症是以骨量减少为特征？ 684

1288. 如何理解构成骨质疏松症病理变化的三要素？ 684

1289. 骨质疏松症与佝偻病、骨质软化症有何区别？ 685

1290. 男性、女性骨量变化的规律有什么不同？ 685

1291. 影响骨量峰值高低的因素有哪些？骨量峰值与骨质疏松症发病有何关系？ 686

1292. 为什么骨质疏松症的发病率女性高于男性？ 686

1293. 原发性骨质疏松症与继发性骨质疏松症有何区别？ 687

1294. 绝经后骨质疏松症与老年性骨质疏松症有何区别？ 687

1295. 钙的生理功能有哪些？其与骨质疏松症有何关系？ 688

1296. 如何认识人体中钙的代谢？ 689

1297. 钙调节激素对骨代谢有何影响？ 689

1298. 雌激素对骨代谢有何影响？ 690

1299. 肾功能障碍与骨质疏松症有何关系？ 691

1300. 如何理解绝经后骨质疏松症的发生主要与雌激素水平下降有关？ 691

1301. 老年性骨质疏松症是怎样引起的？ 692

1302. 绝经后骨质疏松症与老年性骨质疏松症各有何特点？ 692

1303. 骨质疏松症的诊断程序是怎样的？ 693

1304. 普通X线平片在骨质疏松诊断中的意义？ 693

1305. 如何评价几种骨密度测量方法？ 694

1306. 骨密度测量在骨质疏松症中的应用价值是什么？ 696

1307. 哪些人应该进行骨密度的测量？ 696

1308. 中轴骨骨密度测量的禁忌证有哪些？ 697

1309. 与骨代谢有关的生化检查有哪些？ 697

1310. 骨质疏松症生化检查有何临床意义？ 698

1311. 骨质疏松症的诊断标准是什么？ 698

1312. 骨质疏松症治疗的目标是什么？ 699

1313. 哪些人应该进行抗骨质疏松治疗？ 699

1314. 治疗骨质疏松症的基础措施有哪些？ 699

1315. 治疗骨质疏松常用药物有哪些？ 700

1316. 降钙素可用于骨质疏松症的治疗吗？ 700

1317. 双膦酸盐的治疗机制及临床疗效是什么？ 701

1318. 雌激素替代疗法在骨质疏松药物疗法中的价值及其安全性怎样? 701

1319. 骨化三醇与阿法骨化醇有何区别? 702

1320. 维生素 K 是否可用于治疗骨质疏松症? 703

1321. 骨质疏松症怎样预防? 704

1322. 引起骨量低下的原因有哪些? 704

1323. 骨质疏松症易发骨折的因素有哪些? 705

1324. 骨质疏松性骨折的治疗原则是什么? 705

1325. PVP 和 PKP 的技术原理是什么? 706

1326. 经皮椎体成形术与经皮椎体后凸成形术的优越性是什么? 706

1327. PKP 和 PVP 的区别及其优点是什么? 707

1328. PVP 和 PKP 手术适应证有哪些? 707

1329. PVP 和 PKP 手术禁忌证有哪些? 707

1330. 球囊扩张椎体后凸成形术如何操作? 708

1331. PVP 和 PKP 手术的并发症有哪些? 708

1332. 骨水泥泄漏在 PVP 或 PKP 手术中的危险性如何? 709

1333. 椎体成形术如何预防骨水泥渗漏? 709

1334. PKP 与 PVP 两种技术对椎体高度恢复的效果如何? 710

*1335.* PVP 或 PKP 强化椎体后是否会导致其他部位椎体骨折? 710

*1336.* PVP 和 PKP 手术的远期疗效如何? 711

*1337.* 骨质疏松性髋部骨折的特点及治疗原则是什么? 711

*1338.* 骨质疏松性肱骨近端骨折的治疗原则是什么? 712

*1339.* 骨质疏松性前臂远端骨折的治疗原则是什么? 712

## （一）骨质疏松症的概念、流行病学、发病机制与分类

### 1286

### 骨质疏松症的概念是什么？

骨质疏松的概念是 Pornmer 在 1885 年提出的。但人们对骨质疏松的认识是随着历史的发展和技术的进步逐渐深化的。早年一般认为全身骨质减少即为骨质疏松，直到 1990 年在丹麦举行的第三届国际骨质疏松研讨会，以及 1993 年在香港举行的第四届国际骨质疏松研讨会上，骨质疏松才有一个明确的定义，并得到世界的公认。即："原发性骨质疏松是以骨量减少、骨的微观结构退化为特征的，致使骨的脆性增加以及易于发生骨折的一种全身性骨骼疾病"。规定每年的 10 月 20 日为"国际骨质疏松日"。

### 1287

### 如何理解骨质疏松症是以骨量减少为特征？

骨质疏松症是一种以骨量减少为特征的代谢性骨疾病。这里所说的骨量减少是指骨的矿物质和骨基质等比例减少，骨的脆性增加，易于折断。这有别于佝偻病（儿童）与骨软化症（成年人）。佝偻病与骨软化症是骨的矿化障碍，骨的矿物质减少，而骨基质无改变，骨质变软，易于弯曲、变形。

骨质疏松症的骨量减少波及人体的全部骨骼系统，包括密质骨与松质骨，其中对松质骨的影响更显著。松质骨骨量丢失发生时间早于密质骨，骨量丢失的程度也重于密质骨。不同部位骨骼的骨量丢失有所不同，并非均匀一致。

骨质疏松症作为一种全身性骨疾病，不论是原发性骨质疏松症，还是继发性骨质疏松症，都是以全身的骨的矿物质与骨基质的等比例减少为主要病理改变。

骨质疏松症除了骨量的变化，还有骨质量的改变，骨质量包括骨的微结构，骨的矿化，骨胶原，骨转换和骨的微损伤。骨量减少和骨质量的损害导致骨强度下降。

### 1288

### 如何理解构成骨质疏松症病理变化的三要素？

构成骨质疏松症的病理变化有三个要素：即骨量减少、骨的显微结构改变和骨的力学承

载能力下降，骨折的危险性增加。

原发性骨质疏松可引起骨质疏松性骨折、驼背畸形和骨痛。这三大临床表现的发生，都与骨质疏松症的病理变化有关。骨量减少是骨质疏松症最基本的病理变化，同时伴随发生骨显微结构改变，即骨小梁稀疏、变细或折断，骨量减少，骨显微结构改变的共同结果是骨的力学承载能力下降，骨质变脆，易折断。最初是微骨折，引起骨痛；微骨折不断加剧，导致椎体的压缩性骨折（这种骨折可以是缓慢发生的），多个椎体出现楔状变形，形成驼背畸形与身材缩短，髋部、腕部，遇轻微外力，都可发生骨折。这种轻微外力作用下发生的骨折是骨力学强度下降的结果，而骨的力学强度下降，则是骨量减少和骨质量改变的共同结果。

## 1289

## 骨质疏松症与佝偻病、骨质软化症有何区别？

骨质疏松症与佝偻病、骨质软化症都属于代谢性骨疾病。骨质疏松症分原发性和继发性两大类。原发性骨质疏松症是与年龄相关的生理演变过程中发生的现象（妇女绝经后或老年人）；继发性骨质疏松症是其他疾病过程中的伴发现象，例如内分泌疾病，肾疾病等。无论原发性与继发性骨质疏松症，都是以骨量减少为特征，骨的矿物质与骨基质等比例减少，同时伴有骨结构的改变，骨小梁稀疏、变细，骨质变脆，易折断。

佝偻病则是发生于儿童，是由于维生素 D 缺乏或维生素 D 的活性代谢物缺乏而引起。由于维生素 D 缺乏，使肠内钙磷吸收减少，血钙、血磷下降。低血钙的反馈刺激引起甲状旁腺功能继发性亢进，从而一方面动员骨钙入血，维持血钙的正常或接近正常的水平，另一方面尿磷增加，血磷下降，血中钙磷乘积下降，以致骨样组织的钙化过程发生障碍。成骨细胞代偿增生，骨样组织堆积于骨骺端，骨的生长停滞，骨皮质为不坚硬的骨样组织代替，骨质变软，在重力或肌肉牵拉力的影响下易弯曲变形，亦可发生骨折。

骨软化症是指发生在骨骺生长板已经闭合的成人骨矿化障碍，其发生原因与佝偻病一样，都与维生素 D 缺乏有关；其基本病理改变也与佝偻病一样，都是类骨质矿化障碍，骨质变软，易弯曲变形或发生骨折。

## 1290

## 男性、女性骨量变化的规律有什么不同？

男性骨量的增长速度和骨量峰值高于女性，而骨量丢失速度低于女性。人一生中骨量的变化大致可分为 6 个阶段：①骨量快速增长期，从出生至 20 岁以前，随年龄的增长，骨量持续的快速增加，男性增长速度大于女性；②骨量缓慢增长期：20～30 岁，骨量仍继续增加，但增长速度变缓慢，在这一阶段，男女骨量的差距拉大；③骨量相对稳定期（峰值骨量期）：30～40 岁，骨量形成达到高峰，称为骨量峰值，男性骨量峰值高于女性，这一阶段骨量相对稳定；④骨量丢失前期：骨量开始缓慢丢失，见于女性绝经前期（40～49 岁），男性开始出现骨量丢失的年龄范围较宽，在 40～60 岁，年丢失率低于女性；⑤骨量快速丢失期：此期主要见于绝经后妇女，妇女绝经后，骨量快速丢失，持续 5～10 年，男性骨量的丢失是缓慢发生的，至 70 岁以后，可能会出现轻微的骨量快速丢失现象。

## 1291

## 影响骨量峰值高低的因素有哪些？骨量峰值与骨质疏松症发病有何关系？

骨峰值的高低与许多因素有关。不同的民族骨峰值有区别。黑人高于白种人，白种人高于亚洲黄种人。不同的地区之间骨峰值也有区别。不同性别骨峰值也不同，女性骨峰值一般较男性低。出现这些差别除了遗传因素外，还与生活环境、饮食习惯及饮食结构等因素有关。饮食中钙的含量高，有充足的维生素 D，年日照时间长，以及体育锻炼都有利于高峰值骨量的形成。

骨峰值的高低与骨质疏松症的发病有关。骨峰值高说明机体内骨量储备大，对骨量丢失的代偿能力强，骨质疏松的发生得以延缓或者减轻。因此，从儿童时期起就应重视日光浴与体育锻炼，多摄入富含钙质的食物，从而提高峰值骨量，这对于预防骨质疏松症的发生是很有意义的。

## 1292

## 为什么骨质疏松症的发病率女性高于男性？

在人的一生中，随着年龄增长，到了中晚年都有骨量丢失，但男、女之间引起骨量丢失的因素不同，骨量丢失的程度也不同。男性骨量丢失的主要因素是细胞、器官的老化与功能衰退，这种老化与功能衰退是缓慢发生的。男性体内雄激素的水平随年龄增长而下降，这种雄激素水平下降是缓慢发生的，因而骨量的丢失也是缓慢的，不存在快速骨丢失期，丢失骨量的程度也相对轻些，直至 70 岁左右，累积丢失的骨量达到一定程度后，才发生骨质疏松。女性骨量丢失主要与内分泌的变化有关，特别是与雌激素水平下降关系更为密切。女性绝经期后，体内雌激素水平明显下降，伴随发生的是骨量的快速丢失。女性的这种骨量快速丢失持续 5～10 年，年丢失率为 1.5%～2.5%。快速的大量的骨量丢失使骨质变得疏松，发生骨质疏松的比率于是明显增高。据统计，女性绝经后骨质疏松症的发病率超过 30%。

1293

## 原发性骨质疏松症与继发性骨质疏松症有何区别?

骨质疏松症分为两大类：即原发性骨质疏松症与继发性骨质疏松症。原发性骨质疏松症一般是指中老年以后骨量丢失超出生理阀值而出现的病理现象（青年特发性骨质疏松症例外）。它不依赖于其他疾病而独立发生，是由于内分泌的变化与衰老所致。继发性骨质疏松症是指在患有其他疾病的过程中伴随发生的骨量丢失，例如甲状腺，甲状旁腺，肾上腺疾病，糖尿病，肾疾病，血液病，胃肠疾病，风湿病，肿瘤，卵巢切除，氟中毒等。某些药物（例如糖皮质激素）和肢体失用也会引起继发性骨质疏松。继发性骨质疏松的发生无年龄限制，临床上除骨质疏松的表现外，还有原发疾病的表现，治疗的重点是治疗原发病。

1294

## 绝经后骨质疏松症与老年性骨质疏松症有何区别?

绝经后骨质疏松症与老年性骨质疏松症都属于原发性骨质疏松症的范畴。绝经后骨质疏松症见于绝经后妇女，又称骨质疏松症Ⅰ型。它的发生主要是由于绝经后体内内分泌素的变化所致，包括雌激素、降钙素、活性维生素 $D_3$、甲状旁腺素等，其中最主要的是雌激素。绝经后妇女体内雌激素的水平明显下降，雌激素与骨代谢关系密切，雌激素的减少，使骨吸收率与骨形成率都加快，但最终结果是骨吸收大于骨形成，发生骨质疏松。这种骨质疏松发病年龄较早，50 岁以后就可发生（妇女绝经期的平均年龄在 50 岁左右），属于高转换型。老年性骨质疏松发病年龄较晚，以男性为主，年龄在 70 岁左右，老年女性也可发生。它的发病因素是多方面的，包括衰老，内分泌变化，营养失衡，运动减少等。其中最主要的因素是组织与器官的衰老与功能减退：老年人成骨细胞功能衰退，骨形成减少；肾功能减退，25（OH）$D_3$在肾内转化为 1,25（OH）$_2D_3$的量减少，影响钙的吸收；小肠黏膜上皮细胞功能减退，形成钙结合蛋白不足，或其活性减退，影响肠道对钙的吸收；多种蛋白质合成功能减退，影响骨基质的形成。男性雄性素的减少也是一个因素。老年性骨质疏松症，骨形成率与骨吸收率都减低，属于低转换型。

# （二）骨质疏松症的发病因素与机制

1295

## 钙的生理功能有哪些？其与骨质疏松症有何关系？

钙广泛存在于自然界，也存在于人体中。钙与人的健康关系非常密切，它几乎参与人体的一切生命活动。可以说，钙是维持人体正常活动必不可少的重要物质之一。除了钙以外，还有几十种元素也与人的健康有关：包括氧、碳、氢、氮、铁、锌、镁、硒、氟、钼、锰以及钴、铬、硅、锡、钒等。其中钙不仅是人体含量最多，也是功能最重要的矿物质成分。钙在人体中的含量仅次于氧、碳、氢和氮，居第五位，占人体体重的2%左右，成年人体内钙的含量为700～1400g。

人体内的钙主要存在于骨骼和牙齿中，占99%以上，只有1%的钙存在于血液和其他组织中。钙在体内主要以离子形式发挥作用，其生理功能十分重要。钙离子调节细胞的电信号，将信号从细胞外输送到细胞内，类似激素的第二信使，被称为生物学信使，与其他第二信使，如cAMP（环腺苷酸）等相互影响，引起细胞的一系列生物活动。钙离子调节多种酶的活性（磷酸二酯酶，腺苷酸环化酶等），钙离子通过受体（钙调节蛋白）进入细胞内的酶靶部位。钙离子影响膜结构与膜稳定性，降低毛细血管及细胞膜的通透性。钙离子影响神经递质的释放，降低神经肌肉的兴奋性。钙离子还可影响心肌收缩，与影响心肌舒张的钾离子相拮抗。钙离子参与横纹肌收缩及一系列凝血过程（第Ⅳ因子）。钙离子影响氨基酸的摄取与结合。钙是骨矿的主要成分。总之，钙对维持人体代谢、循环、血液、呼吸、神经、消化、内分泌、泌尿、骨骼、肌肉及免疫系统的正常生理功能是必需的。

钙与人体的正常生长、发育、健康与疾病，乃至衰老与长寿都有着密切关系，是人的生命活动中一刻也不能缺少的元素之一。钙的代谢异常与许多种疾病的发生有关：例如骨质疏松症，佝偻病，骨质软化症，高血压，冠心病，动脉粥样硬化，糖尿病，结肠癌，帕金森综合征，阿尔茨海默病（老年性痴呆），精神异常等。

人体的骨骼由有机质与无机质两大部分组成，还含有一定量的水。钙是骨骼中无机质的主要成分，其次是磷，还有少量的镁、钠、锶、铜、锌等，钙以羟磷灰石和磷酸钙的形式沉积于骨细胞周围的骨基质中，维持着骨的正常生理功能。人体骨量（包括含钙量）随着年龄的变化而变化，一生中经历骨量增长、骨量稳定、骨量减少三个阶段。从出生至20岁，骨量快速增加；20～30岁，骨量继续增加，但增长速度减慢；30～40岁骨量达到峰值，并保持稳定（大约在35岁左右达到峰值骨量）；40岁以后骨量开始减少。女性绝经后骨量快速丢失，年丢失率为1.5%～2.5%，至80岁左右，骨量丢失为40%～50%。男性一般不存在快速骨丢失，但高龄以后，累计丢失的骨量也很可观，至80岁左右，骨量丢失可达30%。骨钙含量的变化也符合上述规律。

## 1296 如何认识人体中钙的代谢？

人体骨骼中的钙、磷并非一成不变，旧骨不断的脱钙，吸收，新骨不断的生成，旧骨与新骨不断更新。旧骨脱钙，骨质丢失，称为骨吸收；新骨生成称为骨形成。骨吸收，骨形成和静止三个阶段构成了骨再建的全过程。骨再建的速率，即骨形成与骨吸收的速率，称为骨转换率。儿童与青少年时期，骨形成大于骨吸收，骨量不断增加；成年以后骨吸收与骨形成处于均衡状态，骨量维持稳定；进入中、老年，骨吸收大于骨形成，钙代谢处于负平衡状态，骨量开始减少。骨质疏松症就是骨吸收大于骨形成，骨量逐渐减少的结果。为什么骨吸收会大于骨形成呢？因素是复杂的，发病机制尚未最后阐明。就女性而言，主要是由于内分泌的变化所致，与绝经后妇女血中雌激素水平下降关系密切；男性则主要是由于细胞、组织和器官的功能衰退引起。

钙缺乏及钙代谢紊乱与骨质疏松症的发病有关。钙是骨骼生长、发育的基本要素、钙缺乏会影响骨基质的钙化，影响骨的形成。统计资料表明，摄钙量高的人群骨质疏松症的发病率低于摄钙量低的人群。人的一生中，从胎儿时期起就保持足够的钙摄入量，可以提高峰值骨量。峰值骨量高，骨储备多，对中老年以后骨量丢失的缓冲力增加，使骨量减少保持在阈值以上，从而延缓骨质疏松的发生时间，或减轻其程度。中、老年以后继续保持高钙摄入量，及时补充因骨吸收而造成的骨钙不足，对防治骨质疏松症的发生仍然有益。

## 1297 钙调节激素对骨代谢有何影响？

与骨代谢有关的激素有 8 种：雌激素、甲状旁腺素、降钙素、活性维生素 $D_3$、雄激素、甲状腺素、皮质类固醇激素、生长激素。其中甲状旁腺素（parathyrin，PTH），降钙素（CT）、活性维生素 $D_3$［1,25（OH）$_2D_3$］与钙的代谢最为密切，称为钙调节激素。

甲状旁腺素（PTH）：是一条直链多肽激素，具有由 84 个氨基酸按特定的序列组成，分子量为 9500。生理情况下，PTH 的分泌有昼夜变化规律，分泌高峰出现凌晨 2 ~4 时。影响甲状旁腺素合成与分泌的主要因素是细胞外液中钙离子（$Ca^{2+}$）浓度。低血钙兴奋甲状旁腺，使 PTH 分泌增加；高血钙抑制甲状旁腺，使 PTH 分泌减少。甲状旁腺素的生理功能：①促进骨吸收，PTH 刺激破骨细胞的溶酶体，使水解酶释放，分解骨基质，释放钙与磷酸盐；加之 PTH 使细胞内乳酸、枸橼酸聚集，并释出细胞外，使其周围 pH 降低，而枸橼酸与钙螯合，变成可溶性复合物，有利于骨矿的溶解释出。持续大量 PTH 分泌增加，在破骨细胞数量增加的同时，成骨细胞也相应增加，新骨形成增加，骨转换加快，但所形成的新骨纤维成分增多，胶原少，且矿化不良。PTH 促进骨转换的这种作用有赖于活性维生素 $D_3$ 的参与，其结果是提高血钙浓度，而骨钙减少。②PTH 是提高肾中 1α 羟化酶活性的主要物质，从而促进 25(OH)$D_3$ 在肾中生成 1,25(OH)$_2D_3$，间接促进肠道对钙、磷、镁的吸收。③增加肾曲小管上皮细胞对钙的重吸收，抑制肾曲小管上皮细胞对磷的重吸收。

降钙素（CT）：由甲状腺滤泡旁细胞（C 细胞）合成与分泌，是由 32 个氨基酸组成的多肽。降钙素对钙代谢的影响主要是降低血钙，与 PTH 升高血钙的作用相拮抗。两者协同作用调节细胞外液钙离子浓度，以维持其恒定。血钙浓度升高时，刺激降钙素分泌，抑制甲状旁腺素分泌；血钙浓度下降时，刺激甲状旁腺素分泌，抑制降钙素分泌。降钙素降低血钙的主要机制是抑制破骨细胞的功能（破骨细胞表面有降钙素受体），减少骨吸收；降钙素可以降低血磷，使无机磷从血液和细胞外液中进入骨组织，在骨组织中磷与钙结合成复合物，减少骨钙释出。降钙素对成骨细胞的作用如何，是否促进成骨，尚未肯定。对肾，降钙素抑制肾曲管上皮细胞对钙、磷的重吸收，间接提高肾中 1α 羟化酶活性，促进活性维生素 $D_3$ 的生成，促进肠钙吸收。降钙素不仅参与钙代谢，还参与中枢神经系统的活动，是一种重要的神经递质，有中枢性镇痛作用。

维生素 D：经口摄入的维生素 D 与体内皮肤中存在的维生素 D 原都是没有生理活性的。体内皮肤中存在的维生素 D 原（7 脱氢胆固醇）在日光中紫外线的照射下，形成维生素 $D_3$。内源性与外源性维生素 D 在体内必须经过两次羟化后才能转变为活性维生素 $D_3$，活性维生素 $D_3$ 具有生理效应，是参与钙代谢的三种主要激素之一。维生素 D 在体内的第一次羟化是在肝脏中进行的，在肝细胞微粒体 25-羟化酶的作用下，维生素 D 形成 25(OH)$D_3$。肝脏是产生 25(OH)$D_3$ 的主要器官，其他器官，如肾、小肠等也能产生小量的 25(OH)$D_3$。维生素 D 在体内的第二次羟化是在肾中进行的。在肾细胞线粒体 1α 羟化酶的作用下，25(OH)$D_3$ 形成 1,25(OH)$_2D_3$ 和 24,25(OH)$_2D_3$、1,24,25(OH)$_2D_3$，其中 1,25(OH)$_2D_3$ 是维生素 D 最主要的代谢产物，生物活性最强，是维生素 D 的激素形式，被称为活性维生素 D。活性维生素 D 具有多重作用机制，作用于多靶点组织器官，发挥多种生理效应。其中的主要靶器官是肠、骨和肾：①促进肠内钙、磷的吸收；②对骨的作用是双相的，既可以促进骨吸收，使骨中的钙、磷释出；又可促进骨矿化，促进骨形成；③促进肾小管对钙、磷的重吸收。

甲状旁腺素、降钙素、活性维生素 $D_3$ 是与钙调节有关的三种主要激素，甲状旁腺素与降钙素的生理功能是相互拮抗，互相制约的，活性维生素 $D_3$ 与甲状旁腺素有协同作用，三者互相协调，维持着骨钙与血液、体液中钙的稳定。

## 1298

## 雌激素对骨代谢有何影响?

雌激素对骨代谢的影响主要是抑制骨吸收，对骨吸收的抑制作用是间接的。雌激素促进降钙素的分泌，通过降钙素的作用，间接抑制破骨细胞的功能，减少骨吸收；雌激素使骨对PTH的敏感性下降，减少低钙对PTH的刺激，从而削弱了甲状旁腺素的功能，减少骨吸收；雌激素抑制白细胞介素Ⅰ的生成（骨吸收刺激因子），促进转移生长因子β的生成（骨吸收抑制因子），减少骨吸收。雌激素对成骨也有影响，在成骨细胞上存在雌激素受体，可以促进成骨，但促进成骨的作用较弱。雌激素促进肾中1α羟化酶活性，增加活性$D_3$的生成，间接增加肠钙吸收，减少尿钙排出。

雌激素除对骨代谢的影响外，还有一些其他方面的生理功能：①促进女性生殖系统及乳腺的发育；②对垂体和下丘脑产生正、负效应的反馈调节，从而间接对卵巢功能产生调节作用；③潴留水钠；④使血内胆固醇与磷脂的比值下降，减少β脂蛋白的形成。

## 1299 肾功能障碍与骨质疏松症有何关系?

骨质疏松症的发病因素是多方面的，发病机制也很复杂，常常不是单一的。在许多发病因素中，肾功能障碍占有重要位置。无论是肾疾病引起的肾功能障碍，还是老年人的肾功能减退都会引起骨质疏松症（继发性骨质疏松症或原发性骨质疏松症）。肾功能障碍引起的骨质疏松，主要是由于肾中1α羟化酶活性下降所致。1α羟化酶是维生素D代谢过程中必不可少的一种酶。维生素D首先在肝脏中经25羟化酶作用转变为$25(OH)D_3$，然后在肾中经1α羟化酶的作用转变为$1,25\text{-}(OH)_2D_3$，它是维生素D的激素形式。$1,25\text{-}(OH)_2D_3$是影响钙代谢的三种主要激素之一，它的缺乏影响肠钙吸收，使钙吸收减少，形成负钙平衡，发生骨质疏松。肝功能障碍时，对25羟化酶的活性影响较少，因而$25(OH)D_3$的生成也就不受影响或影响不大；但肾功能障碍时，对1α羟化酶的影响较大，$1,25\text{-}(OH)_2D_3$的生成减少，影响肠钙吸收，发生骨质疏松。

## 1300 如何理解绝经后骨质疏松症的发生主要与雌激素水平下降有关?

女性骨质疏松症的发生率明显高于男性，发病年龄也早于男性，骨量丢失的程度也重于男性。女性一生中，峰值骨量低于男性，进入绝经前期，骨量开始丢失，进入绝经期后，骨量迅速丢失，尤其是绝经后的3～5年内，以每年超过1%的速度丢失骨量，直至65岁左右，骨量丢失速度变慢，至80岁时，骨量丢失约50%，其骨密度值处于骨折阈值以下。男性与女性不同，一生中不仅峰值骨量高于女性，而且没有明显的快速骨丢失期，骨量的丢失是缓慢进行的，骨量的年丢失率为0.5%左右，因而男性要到70岁左右才发生骨质疏松症。

发生这种现象的原因已经明确；与体内雌激素水平下降有关。雌激素水平下降是妇女绝经后的生理现象，它可引起一系列骨代谢与功能改变，从而导致骨质疏松症的发生。

雌激素缺乏不是绝经后骨质疏松症的唯一发病因素，但却是最主要的因素。雌激素对骨代谢的影响主要是抑制骨吸收，促进骨形成。雌激素缺乏时，骨吸收过程增加，骨吸收与骨形成的偶联失调，骨吸收大于骨形成，骨量减少，发生骨质疏松。

雌激素减少引起骨质疏松的机制是由于雌激素减少，对降钙素分泌的促进作用减弱，降钙素分泌下降。降钙素的生理作用是抑制破骨细胞的功能，降钙素分泌减少，对破骨细胞的抑制作用削弱，破骨细胞功能活跃，骨溶解，骨吸收增加，骨量减少。这是促使骨质疏松发生的第一方面因素。生理情况下，雌激素降低骨对 PTH 的敏感性，减轻低钙对甲状旁腺素分泌的刺激作用。由于雌激素减少，骨对 PTH 的敏感性增强，PTH 促进骨吸收的作用增强，骨溶解骨吸收加剧，血钙增高，反馈刺激使 PTH 生成减少。PTH 与肾 1α 羟化酶活性有关，PTH 是提高肾 1α 羟化酶生理活性的主要物质，PTH 减少，肾 1α 羟化酶活性下降，25(OH)$D_3$ 在肾中生成 1,25-(OH)$_2$$D_3$减少。从而影响肠钙吸收，造成负钙平衡，骨钙含量下降，骨量减少。这是促使骨质疏松发生的第二方面因素。概括地说，绝经后雌激素减少，使体内降钙素、1,25-(OH)$_2$$D_3$生成下降，骨吸收增强，而骨形成不足。

## 1301

## 老年性骨质疏松症是怎样引起的?

老年性骨质疏松症多见于男性，高龄妇女也可发生。老年性骨质疏松症的发生机制与绝经后骨质疏松症不同。绝经后骨质疏松症主要是起因于内分泌的变化，特别是雌激素的变化；而老年性骨质疏松症则主要是由于细胞、组织、器官的老化与功能衰退，特别是肾的功能衰退所致。肾功能衰退影响肾中 1α 羟化酶活性，影响肾中 1,25-(OH)$_2$$D_3$的生成，影响肠钙吸收；加之肠本身吸收功能衰退，进一步影响肠钙吸收，形成负钙平衡，血钙下降，刺激 PTH 分泌，骨吸收增加；另一方面，成骨细胞功能衰退，骨形成减少，骨吸收大于骨形成，于是发生骨质疏松。这是老年性骨质疏松症的主要发病环节。其次，老年人皮肤中维生素 D 原减少，皮肤中维生素 D 原转变为维生素 $D_3$的能力下降，加之老年人日晒不足，使内生性维生素 D 减少；老年人食欲下降，钙摄取不足；以及运动不足等因素都影响钙平衡，是发生老年性骨质疏松症的次要因素。

## 1302

## 绝经后骨质疏松症与老年性骨质疏松症各有何特点?

绝经后骨质疏松症与老年性骨质疏松症都属于原发性骨质疏松。绝经后骨质疏松，又称

骨质疏松症Ⅰ型，主要发生于绝经后妇女。发病年龄为 51 ~ 75 岁。发生原因与雌激素水平下降有关，体内 PTH 减少，继发 1,25-(OH)$_2$D$_3$生成减少，钙吸收减少，骨吸收与骨形成都有增强，骨转换率高，骨丢失速率快，以小梁骨丢失为主，临床上骨折部位多见于椎体和桡骨远端。老年性骨质疏松，又称骨质疏松症Ⅱ型。主要发生于老年男性。发病年龄在 70 岁以上。发生原因与细胞、组织、器官的老化与功能衰退有关，体内 PTH 增加，1,25-(OH)$_2$D$_3$原发减少，钙吸收减少，骨吸收与骨形成均减弱，骨转换率低，骨丢失速率慢，皮质骨与小梁骨均丢失，临床上骨折部位多见于椎体和髋部。

## （三）骨质疏松症的诊断

### 1303

### 骨质疏松症的诊断程序是怎样的?

骨质疏松症的临床表现是骨痛、驼背畸形与骨质疏松性骨折。这些表现不是骨质疏松症所特有的，也出现于其他许多种疾病中，要注意鉴别。骨量减少是骨质疏松症的特征，常规 X 线摄片，不仅可以发现其他骨病变，而且可以帮助判定骨密度的变化，是必不可少的诊断手段之一。骨密度测量可以更确切的反映骨量的变化，是诊断骨质疏松症最主要的检查方法。生化检查对骨质疏松有诊断与鉴别诊断意义，不能忽略。上述 X 线片检查、骨密度测量与血生化检查都是无创性的检查，至于骨组织活检则不能列为常规。虽然骨组织活检通过骨形态学与骨形态计量学观察能更准确判定是否发生骨质疏松，但这种检查是有创性的，临床应用的机会不多，更多的是应用于实验研究中。

总之，诊断骨质疏松症要经过问诊、查体、X 线片检查、骨密度测定、生化检查后，综合分析，确定被检者属于骨量正常、骨量减少，还是骨质疏松。若最终确定为骨质疏松症，则应进一步鉴别是原发性还是继发性骨质疏松，并判定其骨转换类型是高转换型，还是低转换型。

### 1304

### 普通 X 线平片在骨质疏松诊断中的意义?

普通 X 线平片检查是一种简单易行、又便于推广应用的检查方法，虽然近年来骨密度测量较 X 线片检查更确切，更有意义，但 X 线片检查仍不能或缺，仍有其诊断价值，故应作为常规检查手段之一。X 线片检查与骨密度检查结合起来，互相印证，可提高骨质疏松症诊断的准确性。有些骨质疏松患者，早年腰椎曾有骨质增生，这些患者骨密度测量可能造成假象，此时，若结合 X 线片观察是否有骨萎缩，则可以纠正骨密度测量时的假象，从而得出确切诊断。从 X 线片上无论皮质骨、骨端松质骨和脊柱骨都能协助判断骨密度是否异常，是否有骨质疏松，但通常都是以胸腰椎椎体骨质的变化为判断标准。观察三个方面的变化：①骨密度的改变；②骨小梁的改变；③椎体形态的改变。最初只有骨密度下降，骨小梁尚清晰，以后出现骨小梁改变；先是横行骨小梁减少，以后纵行骨小梁亦减少，最终横行骨小梁几乎消失，纵行骨小梁变得稀疏，呈栅栏状。椎体由于压缩骨折可变为楔状或鱼椎状。根据上述改变，学者们把它分为早期和Ⅰ、Ⅱ、Ⅲ度，用来表示骨萎缩的程度，用骨萎缩的程度与骨密度测量结果相比较，判定是否发生骨质疏松。X 线平片骨萎缩度的判断标准见表 19-1。

**表 19-1　X 线平片骨萎缩分度标准**

| 分　度 | X 线平片表现 |
|---|---|
| 早期 | 骨小梁清晰，但骨密度已下降 |
| Ⅰ期 | 横行骨小梁减少，纵行骨小梁仍清晰 |
| Ⅱ期 | 横行骨小梁进一步减少，纵行骨小梁变得稀疏 |
| Ⅲ期 | 横行骨小梁大部分消失，纵行骨小梁影像模糊 |

注：以第三腰椎椎体为判断标准

X 线平片检查的缺点是对骨丢失不敏感，骨量丢失 30%～40% 时，X 线片才能有所反映，通常不能用于早期诊断，对骨量减少也不能做出定量估计。但利用标准参照体对照，也可在 X 线片上进行测量与计算，做定量或半定量测定。

## 1305 如何评价几种骨密度测量方法?

骨密度测量方法的进展较快。目前临床上用于骨密度测量的方法主要有下列几种：①单光子吸收法（SPA）；②双光子吸收法（DPA）；③双能 X 线测量法（DEXA）；④定量 CT(QCT)；⑤超声波检查法；⑥磁共振检查法。

（1）单光子骨密度测定仪：用 $^{125}$碘（$^{125}$I）或 $^{241}$镅（$^{241}$Am）作为放射源，测量光子束透过受检部位骨组织时的光子衰减值，通过一已知密度的标准体，将测得的衰减值转换为骨矿含量（BMC）、骨宽度（BW）和骨密度（BMD）。检测部位一般是非优势侧桡尺骨中远 1/3 部位，亦有测跟骨的。它的优点是：①测试桡尺骨中、远 1/3 部位时，具有理想的重复精度；②照射剂量低；③国内已生产，价格便宜，便于普及应用，目前根据我国国情，SPA 仍被认为是一种诊断骨质疏松的手段，可用于正常人群骨矿含量普查及骨代谢疾病的过筛检查。它的缺点是：①无法分别测量小梁骨及皮质骨。测量桡尺骨中远1/3部位时，主要反映了皮质骨的密度，测量结果几乎不包括代谢活跃的小梁骨，另外，尽管可以测量小梁骨成分较多的桡骨末端，但因定位困难，该部位小梁骨含量的不均质性，均使测量精度很不理想；②对以小梁骨为主体的跟骨骨矿值的测量尚有争议；③无法测量含有不恒定厚度软组织的部位（中轴骨、髋部及全身骨）；④须使用水囊以便校正软组织厚度差异造成的影响。$^{125}$碘的半衰期只有60天，每年需更换2～3次放射源，我国研制使用的SPA，用$^{241}$镅作放射源，半衰期433年，可以永久不更换放射源。

（2）双光子骨密度测定仪（DPA）：使用两种不同能量的放射性核素作为放射源。其原理是基于组织对不同能量放射源的衰减值不同。无论软组织或骨骼，低能量射线束的衰减在骨与软组织之间的差异要比高能量射线束明显。将这两种衰减形式代入数学公式计算，则可单独计算出骨成分的衰减情况。它的优点是可用于测量脊柱骨、髋骨及全身骨。但目前已渐被DEXA取代。

（3）双能X线骨矿测量仪（DEXA）：是目前用于骨质疏松诊断、骨折危险度评价以及治疗效果监测的重要手段。它的优点是①与DPA相比较，检查时间缩短；②不存在放射衰变；③图像清晰度高；④测量准确度与精确度高；⑤放射剂量低，仅为胸片的1/30，QCT的1/100。测量部位可以包括腰椎、股骨近端、全身及其他部位：例如前臂骨与跟骨。

（4）定量CT(QCT)：目前它是唯一通过测量各部位骨在三维空间分布上的骨密度而获得真实骨密度的方法。QCT的优点：①可以将皮质骨和松质骨完全分离，单独测量小梁骨的变化；②不受体内重叠高密度的影响；③可以定量测定；④除骨密度资料外，还可提供被检层面的结构状况，并通过结构分析定量监测小梁骨结构变化和判定骨折。QCT的缺点①放射剂量较大；②对复杂结构测量不方便；③精度及准确性有待提高；④扫描时间有待缩短。QCT测量可应用于全身各部位。目前定量CT的种类有单能QCT(SEQCT)、双能QCT(DEQCT)、周围骨QCT（PQCT）三种。

（5）超声波测定法：超声骨质测量仪已应用于临床，这种测量方法有三个参数：①超声波传导速度（SOS），它是超声波穿过骨的速度，反映了骨的弹性和密度；②宽波段超声振幅衰减（BUA）；③SOS和BUA的结合参数超声强度（STF）。超声波测定的优点是无放射性，价格相对低廉，易于携带，有良好的敏感性。它存在的问题是超声参数与骨量、骨弹力特性的不确定关系，周围软组织的影响，以及物理作用等问题仍有待于进一步研究解决。国内有的学者指出：超声波测量仪主要测量骨的结构变化，而骨密度测量仪则是测量骨量的变化。两种方法相辅相成，共同测量，能更好地预测骨质疏松性骨折的发生。近年来又出现了定量B超（显像）骨密度测量仪，在欧洲与东南亚应用较多。超声波测量法的应用价值，尚有待进一步研究与评价。

（6）磁共振检查法：按信号强度判定是否有骨质疏松；特别是对骨质疏松性骨折根据信号强度可判定是新鲜骨折还是陈旧骨折，有利于确定治疗方针。

## 1306

### 骨密度测量在骨质疏松症中的应用价值是什么?

骨密度在临床中除了用于诊断骨质疏松及判断其严重程度，还可以预测骨折风险和用于药物疗效的评估。

WHO 对骨质疏松症的诊断标准就是以骨密度的 T 值为标准的（见诊断标准），使得没有症状和没有发生骨折的患者可以根据骨密度值得到诊断。但需要强调的是根据骨密度进行骨质疏松症的诊断也有一定的局限性，如根据 WHO 诊断标准，经 DXA 检测 T 值在 -2.5 或以下者，可以诊断为骨质疏松症，而有些患者虽然 T 值在 2.5 以上，但已经发生了脆性骨折，这种情况也应该属于骨质疏松症。另外，不同骨骼部位的骨密度值不同，虽然可以根据骨密度诊断骨质疏松症，但不能说明病因，而且骨密度值相同的患者骨折的风险也不尽相同。

已有研究证明，根据骨密度可以预测骨折风险。皮质骨和小梁骨和全骨的生物力学研究证明，骨密度与骨强度相关，流行病学研究也显示骨密度可以预测未来骨折的发生。未来 10 年可能发生骨折的风险可以通过 WHO FRAX 计算器获得（www. shef. ac. uk/FRAX）。

骨密度测量使量化评价骨量来检测病情成为可能，理想的检测部位为骨转换快、精确度误差小、对治疗反应迅速反应最大的腰椎，并结合测定髋部骨密度。做疗效评价时应注意测量最小有意义的变化值。

## 1307

### 哪些人应该进行骨密度的测量?

国际临床骨密度测量学会（ISCD）骨密度测量指征：①所有年龄≥65 岁的妇女；②65 岁以下的绝经后妇女伴有危险因素者；③所有年龄≥70 岁的男性；④有脆性骨折的成年人；⑤有低骨量和骨丢失相关疾病的成年人；⑥服用与降低骨量和骨丢失相关药物的成年人；⑦准备开始骨质疏松症药物治疗者；⑧已经开始骨质疏松症药物治疗，需要进行疗效检测者；⑨没有开始药物治疗，但如果发现骨丢失而可能开始治疗者；⑩停用雌激素治疗者。

美国骨质疏松基金会（NFO 医师指南 2008）关于骨密度测量指征与 ISCD 大同小异：①所有年龄大于或等于 65 岁的妇女，大于或等于 70 岁的男性，不伴有危险因素者；②较年轻的绝经后妇女、50~70 岁的男性伴有危险因素者；③围绝经期妇女伴有与骨折风险增加相关的危险因素，如低体重、脆性骨折史或服用增加骨折风险的药物者；④50 岁后发生骨折的患者；⑤患高骨折风险疾病者（类风湿关节炎），或服用高骨折风险药物者（糖皮质激素-泼尼松龙 5mg 或以上持续 3 个月以上者)；⑥准备开始骨质疏松症药物治疗者；⑦没有开始药物治疗，但如果发现骨丢失而可能开始治疗者；⑧绝经后妇女停止服用雌激素者。除绝经后妇女外，对于其他人群的骨密度测量指征目前还有争议。

## 1308

## 中轴骨骨密度测量的禁忌证有哪些?

中轴骨密度测量对有些人是禁忌或不适宜的，如：①妊娠，不要对孕妇进行 X 线检查，除非检查的必要性明显超过危险性，骨密度检查的危险性虽然很小可忽略，但弊大于利；②近期做过胃肠道造影，尤其是腰椎测量时会受到影响；③近期做过放射性核素检查，应过 72 小时候再做骨密度检测；④过多的骨科固定器影响测量部位；⑤体重超过检查床的极限，中轴光能 X 线扫描仪的体重上限为 113～204 千克，可只测量前臂代替。

## 1309

## 与骨代谢有关的生化检查有哪些?

骨在生命过程中一刻不停地进行着新陈代谢，旧骨吸收，新骨形成，不断更新。骨钙向骨外逸出，血钙向骨中沉积，保持动态平衡。骨形成、骨吸收和静止三个阶段构成了骨再建。骨形成与骨吸收的速率称为骨转换率。在骨的再建过程中，破骨细胞、成骨细胞及骨细胞都参与其中，其变化情况，包括骨矿的变化，骨基质的变化，骨转换率等，都能从生化检查中反映出来。

骨质疏松症的生化检查，包括五个方面的内容：

(1) 反映骨形成的生化指标有血清碱性磷酸酶、骨钙素、骨源性碱性磷酸酶、I 型前胶原 C 端肽（PICP）和 N 端肽（PINP)。

(2) 反映骨吸收的生化指标有晨空腹尿钙/肌酐比值，尿吡啶啉和脱氧吡啶啉，尿 I 型胶原交联 C-末端肽和 N 端肽，血清抗酒石酸酸性磷酸酶及 I 型胶原交联 C-末端肽（CTX）和 I 型胶原交联 N-末端肽（NTX)。

国际骨质疏松基金会（IOF）推荐首选 I 型胶原 N 端前肽（PINP）和血清 I 型胶原交联 C-末端肽（CTX）这两项指标。

低骨密度并高骨转换率提示骨折风险增加。骨转换指标可作为敏感的疗效观察指标，一般治疗后 3 个月即可见明显变化。

(3) 反映骨矿成分的生化指标：主要测定血中和尿中钙、磷、镁等离子浓度。原发性骨质疏松症病人血中钙、磷水平正常。

(4) 反映骨调节激素的生化指标：主要测定甲状旁腺素（PTH）、降钙素（CT）、活性维生素 $D_3$ [1,25 $(OH)_2D_3$]。

(5) 反映性激素及其他有关激素的指标：主要测定雌激素、孕激素（女性）、雄激素、甲状腺素等。

## 1310

## 骨质疏松症生化检查有何临床意义?

(1) 生化检查对骨代谢状况的判定有一定的灵敏性与特异性，对骨质疏松症有诊断与鉴别诊断价值。原发性骨质疏松症者，血钙、血磷、血碱性磷酸酶一般都在正常范围，而继发性骨质疏松者，则血钙、磷、碱性磷酸酶有一项或多项异常；绝经后骨质疏松骨形成指标与骨吸收指标均可能增加，骨转换率高；老年性骨质疏松骨形成与骨吸收指标正常或降低，骨转换率低。

(2) 生化检查可重复性强，可在短期内重复检查，便于动态观察。骨转换指标可作为疗效判定的敏感指标，一般治疗后 3 个月即可见明显变化，可用于指导和调节用药，评价药物疗效。

(3) 可以通过评价骨量的年丢失率，以指导对骨质疏松患者的预防与治疗。

(4) 生化检查与骨密度结合起来，可以更确切的预测骨折的危险度。

## 1311

## 骨质疏松症的诊断标准是什么?

若单纯以骨密度作指标，WHO 以患者实测骨密度比年轻成人平均骨密度（YAM）低 2.5 标准差以下为诊断依据（表 19-2）。

**表 19-2 WHO 诊断标准**

| 实测骨密度与年轻成人平均骨密度（YAM）比较 | |
|---|---|
| 正常 | <1.0SD 以内 |
| 骨量减少 | <1.0~2.5SD |
| 骨质疏松症 | <2.5SD |
| 重症骨质疏松症 | <2.5SD，同时伴有骨折 |

注：骨密度测定部位：腰椎（L2、3、4）；股骨颈；桡骨

## （四）骨质疏松症的治疗与预防

1312

### 骨质疏松症治疗的目标是什么？

骨质疏松症是一种以骨量减少为特征的代谢性骨病，是骨吸收与骨形成偶联失调，骨吸收大于骨形成的结果。骨量减少伴随骨的显微结构改变，骨的力学强度下降，首先发生显微骨折，引起骨痛；最终，在轻微外力作用下，发生骨质疏松性骨折。针对上述问题，骨质疏松症的治疗目标是①减少骨量的进一步丢失；②增加骨量；③减轻骨痛；④降低骨折的危险性。

1313

### 哪些人应该进行抗骨质疏松治疗？

根据美国国家骨质疏松基金会（NOF）建议，绝经后妇女和50岁以上男性有以下情况时应该接受治疗：①髋部或椎体骨折；②股骨颈、全髋或椎体骨密度的T值≤2.5，无骨质疏松症继发原因；③低骨量：股骨颈、全髋和椎体骨密度T值在-1.0和-2.5之间，但10年髋部骨折风险≥3%，或10年全身骨折风险≥20%。

美国风湿学会（ACR）对糖皮质激素性骨质疏松症（GIOP）的治疗建议：①所有接受激素治疗的患者要进行生活方式的干预：戒烟、限酒、负重锻炼、补充富钙食品或钙剂、补充维生素D；②有以下情况者需抗骨质疏松药物治疗（FDA批准的药物有阿仑膦酸钠、利塞膦酸钠、唑来膦酸钠、特立帕肽等）：①绝经后妇女；②50岁以上男性，每日服用7.5mg及以上的泼尼松龙当量的糖皮质激素；③每日服用小于7.5mg泼尼松龙当量的糖皮质激素，但FRAX骨折风险评估大于10%者；④绝经前妇女或50岁以下男性，有骨折史；⑤男性和未孕妇女每日口服5mg及以上泼尼松龙当量的糖皮质激素；⑥孕妇每日服用7.5mg及以上泼尼松龙当量的糖皮质激素者。

1314

### 治疗骨质疏松症的基础措施有哪些？

（1）生活方式的改变：坚持健康的生活方式；多饮用牛奶，少饮用咖啡和碳酸饮料；

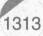

多晒太阳，适当户外运动；富钙、低盐饮食；戒烟限酒。对于中老年的骨质疏松症患者，要特别强调营养疗法的重要性。营养疗法主要是补充蛋白质，维生素与微量元素；其中维生素D、维生素C、维生素K，钙与磷的补充最重要。中国人的膳食结构以谷类和蔬菜为主，含钙量偏低，且不容易吸收，因而中国人普遍存在钙缺乏。到了中老年，体内需钙量增加，男性每日需钙1000～1200mg，女性1200～1500mg，钙缺乏就更为突出，钙的补充也就更加重要。要多食用含钙量高的食物：例如牛奶、奶制品、鱼类（特别是海鱼）、豆类、蛋类、芝麻等。

（2）适量的体育锻炼：运动在生长发育期能促进骨的生长，提高峰值骨量；到了中老年适度的运动可延缓或减少骨量丢失。运动的强度因人而异，要与机体的总体健康水平，各器官的功能状况，特别是与心脏的功能状况相适应，过度的运动显然是不利的。就减少骨量丢失而言，轻微的运动量无效，运动强度要略大一些，以选择徒步行走的运动方式为宜。运动还可提高肌肉力量，增加神经和肌肉的协调性，减少跌倒风险，降低骨折发生率。运动要遵循循序渐进的原则、不宜过劳，要防止剧烈运动引发骨折。

（3）补充骨营养剂：钙剂和维生素D。

## 1315

## 治疗骨质疏松常用药物有哪些?

治疗骨质疏松常用药物包括：

（1）基础治疗药物：维生素D与钙制剂。

（2）活性维生素D：阿法骨化醇或骨化三醇。

（3）抗骨质吸收药物：双膦酸盐等。

（4）促进骨形成药物：特里帕肽（重组人甲状旁腺激素1-34，PTH1-34片段）。

（5）中药等。

## 1316

## 降钙素可用于骨质疏松症的治疗吗?

过去的研究和临床应用证明，降钙素（calcitonin）是一种影响钙代谢的主要激素之一。降钙素的生理功能与甲状旁腺素相拮抗。它抑制破骨细胞的功能，从而减少骨吸收，并促进骨形成，抑制肾小管对钙磷的重吸收，降低血钙。降钙素还通过增加β－内啡肽分泌，抑制PGE2等炎症因子，减少细胞内钙的流入，发挥镇痛消炎作用。

在美国，2种降钙素鼻喷剂获得美国食品药品监督局批准用作治疗绝经后女性骨质疏松：即 Fortical（Upsher-Smith Laboratories）和密盖息（诺华公司）。

但欧洲药事委员会（EMA）指出，长期使用降钙素有增加肿瘤的风险，建议停用降钙素鼻喷剂用于骨质疏松的治疗。EMA 推荐这类药物只能短期用于佩吉特病（Paget's disease）、突发瘫痪导致的急性骨质丢失和肿瘤引起的高钙血症等三种疾病。

降钙素，也称鲑鱼降钙素，是依据鲑鱼后鳃腺分泌的多肽激素研制的合成药物。EMA 称，降钙素类药物的获益风险评估工作是由药事委员会的人用医药产品委员会（CHMP）完成的。该评估融合了上市公司的有效数据、上市后安全性数据、随机对照研究、2 个关于未获批准的口服降钙素的研究以及临床肿瘤研究等项研究后发现："长期接受降钙素治疗的患者较对照组发生各种类型肿瘤的比例更高"。肿瘤风险增高的程度从 0.7%（口服降钙素）到 2.4%（鼻喷剂型降钙素）。因此，CHMP 得出结论，降钙素治疗骨质疏松的获益没有超过肿瘤的风险。而鼻喷剂型降钙素唯一的适应证就是治疗骨质疏松，因此判定该药应退出市场。EMA 指出，注射或滴注降钙素时应该注意：预防突发瘫痪导致的骨质疏松疗程不应超过 4 周；治疗佩吉特病不应超过 3 个月。它没有为治疗肿瘤所致高钙血症设定的时间窗。

欧洲药事委员会（EMA）的结论意见可供我们参考。

## 1317

## 双膦酸盐的治疗机制及临床疗效是什么？

双膦酸盐制剂有 5 种，目前国内应用较多的是骨膦（氯甲双膦酸二钠）。骨膦可抑制骨吸收，降低骨破坏及血钙。其机制是：骨膦在体内主要分布于骨组织中，它与磷酸钙结合。当发生骨吸收时，骨膦从局部释放出来，选择性的沉积于破骨细胞下面，使破骨细胞难以到达骨质，无法发挥骨吸收作用。吞食了骨膦的破骨细胞活性下降，甚至死亡。破骨前体细胞因不能到达骨基质，不能分化为成熟的破骨细胞，使破骨细胞数量减少。除了抑制骨吸收，降低血钙的作用外，骨膦还能抑制前列腺素的合成，发挥镇痛作用。

骨膦应用于骨吸收增强的疾病：变形性骨炎，恶性肿瘤骨转移引起的高钙血症及骨痛，甲状旁腺功能亢进症，骨质疏松症等。也可应用于肾结石、进行性骨化性肌炎。应用最多的是恶性肿瘤骨转移，近年来应用于骨质疏松症也日渐增多。

骨质疏松症患者应用骨膦可以减少骨量的进一步丢失，降低骨折发生率，减轻骨痛。

## 1318

## 雌激素替代疗法在骨质疏松药物疗法中的价值及其安全性怎样？

女性绝经后骨质疏松症的主要发病因素是雌激素缺乏，对这类患者应用雌激素，从理论上讲是有意义的。作为一种替代疗法，欧美国家在女性绝经后骨质疏松症的治疗中，把雌激素作为首选。临床应用证明，雌激素替代疗法对防治绝经后骨质疏松症的效果是确切的。

雌激素的效果表现在三方面：①抑制骨吸收，防止骨量进一步丢失，长期应用时，骨量还可能略有增加，降低骨折发生率，文献报道，早期应用雌激素 5 年以上者，脊柱骨折与桡骨下端骨折的发生率都明显下降；妇女健康促进计划（WHI）研究发现：5 年的雌激素补充治疗可降低临床椎体骨折 34%，以及其他非椎体骨折 23%。②减轻更年期的一些不适症状；③减少绝经后妇女发生心血管病的危险性。

为了消除长期应用雌激素诱发子宫内膜癌的高危性，在雌激素替代疗法中加用了孕激素；即雌孕激素联合疗法。孕激素可直接对抗雌激素的子宫内膜增殖作用；又可使增生的子宫内膜转变为分泌期内膜，在停药后，子宫内膜剥脱，使增生的子宫内膜清除。这样就避免了子宫内膜癌的发生。

利维爱是雌激素替代疗法的一种代用品，它的有效成分是 7-甲异炔诺酮，兼具雌激素、孕激素和雄激素作用。它的优点是不引起子宫内膜增生，不需要像雌、孕激素联合用药那样周期性服药，不发生周期性撤退性子宫出血，不需要加服孕激素。

最近的研究以及 2013 年发表的绝经激素治疗全球共识指出：雌激素治疗的安全性取决于开始启用这种治疗的年龄，小于 60 岁或在绝经后 10 年内使用，则心血管疾病风险不增加，甚至还有一定的保护作用。雌激素补充治疗适于有绝经期症状（潮热、出汗等）及/或骨质疏松症，及/或存在骨质疏松危险因素妇女，尤其提倡绝经早期开始应用，效果更好，风险更小。

但是，由英国研究人员领导的百万女性研究项目对超过一百多万年龄大于等于 50 岁的女性健康数据进行分析表明，应用激素替代疗法（“HRT 疗法”）的风险在于应用的激素替代疗法的女性比那些不使用 HRT 疗法的女性更易患乳腺癌、子宫内膜癌和卵巢癌。因为 HRT 疗法可使女性患癌的风险增加，他们建议不冒险使用激素治疗。

## 1319

## 骨化三醇与阿法骨化醇有何区别？

食物中含有的外源性维生素 D 和人体内含有的内源性维生素 D 原都不具有生理活性。人体皮肤中含有维生素 D 原（7-脱氢胆固醇），经紫外线照射后变成维生素 $D_3$。这种内源性维生素 $D_3$ 和外源性维生素 $D_2$、维生素 $D_3$ 必须在体内经两次羟化后才具有生理活性。一次羟化是在肝脏中完成的；在肝脏中 25 羟化酶的作用下，变成了 25(OH)$D_3$；二次羟化是在肾中完成的，在肾中 1α 羟化酶作用下，变成 1,25-$(OH)_2D_3$ 和 24、25$(OH)_2D_3$ 以及 1,24、25$(OH)_2D_3$。其中 1,25$(OH)_2D_3$ 生物活性最强，发挥激素样作用，影响钙代谢。骨化三醇因为在 25 位与 1α 位均已预先羟化，因而具有完全的生理活性，进入体内后，立即发挥作用，不受肝、肾功能的影响。阿法骨化醇是指在1α位已预先羟化，而25位尚未羟化的维生素D制剂，其药物有阿法迪三和萌格旺片等。这种维生素$D_3$进入体内后，需经肝脏在25位羟化后才具有生物活性。

骨化三醇或阿法骨化醇与钙剂合用时，有发生高钙血症可能性，应定期作血钙浓度测定，如血钙浓度高于正常时，应酌情减量或暂时停药。

## 1320 维生素K是否可用于治疗骨质疏松症?

维生素K是一种脂溶性维生素，为人体生理活动所必需。维生素K具有促进凝血的作用，是体内某些凝血因子合成所必需的；维生素K参与体内的某些氧化与还原过程，为保证体内磷酸根转移和高能磷酸化合物的正常代谢所必需；维生素K还可以增加肠道的蠕动功能和分泌功能，延缓糖皮质激素在肝中的分解。

1960年Bouckare等报告应用维生素K可以促进实验性骨折愈合；1975年Pettifor发现给孕妇服用维生素K拮抗剂华法林能引起新生儿骨骼畸形，于是维生素K与骨代谢的关系开始受到重视，并进行了深入研究。有的研究报告指出，老年人血中维生素$K_2$水平明显下降，而在老年性髋部骨折患者中，血中维生素$K_1$与维生素$K_2$水平均明显下降。对这些患者投给维生素K以后，可增加骨折愈合能力。另有研究表明，长期应用华法林，可引起实验动物骨质疏松。绝经后骨质疏松患者应用维生素K，可使血中钙、磷低值得到改善，连续应用24～48周，可见到骨量有所增加。上述结果表明，维生素K不仅与凝血等生理过程有关，而且与骨代谢也有密切关系。

维生素K促进骨矿化，促进成骨的作用与骨钙素有关。骨钙素是骨内非胶原蛋白，属于Gla蛋白的一种，是循环于血中的骨特异性蛋白质，由成骨细胞合成与分泌。其分子量为5 500，由49个氨基酸组成，在17、21、24位点含有3个Gla残基，此为钙结合部位，Gla残基是骨钙素与钙离子结合不可缺少的结构。骨钙素与羟基磷灰石有特殊的亲和性，其主要生理功能是促进骨矿化。维生素K可以促进成骨细胞合成骨钙素，同时促进骨钙素的Gla化，从而促进羟基磷灰石向骨内沉积，加速骨矿化，促进成骨。维生素K的抑制骨吸收作用可能通过两种途径：①抑制破骨细胞的形成与分泌，降低破骨细胞活性；②通过抑制破骨细胞组织蛋白酶K的RNA的形成，减少组织蛋白酶的合成与分泌，从而抑制骨基质的溶解与吸收。

1971年日本学者富田等人应用维生素K改善人体的钙代谢失衡。1983年秋口等人应用维生素K治疗老年性骨质疏松症，用SPA测量骨密度，结果证实，维生素K可以减缓骨密度下降，且血中骨钙素水平有所增高，尿中Ca/Cr比值，羟脯氨酸/肌苷比值下降。1989年Knapen报告，将维生素K投给绝经后妇女，其尿中羟脯氨酸含量明显下降，血中Gla化的骨钙素含量增高。说明骨吸收得到抑制，骨矿化增加。我国学者陶天遵、陶树清、吕蒿等人的实验研究表明，给去卵巢大鼠骨质疏松模型投以维生素 $K_3$，从骨密度、光镜及电镜观察结果分析，维生素 K 有明确的抗骨质疏松作用，但其作用强度逊于尼尔雌醇，与尼尔雌醇、钙、维生素 D 有协同作用。维生素 K 对治疗骨质疏松症虽有应用价值，但其确切疗效尚有待进一步证实。

## 1321

## 骨质疏松症怎样预防?

骨质疏松症的发生与许多因素有关。有些因素是无法改变的。例如：遗传因素、民族、地理环境等。还有一些是可以自我控制的。应强调的是：①预防骨质疏松症要从儿童时期做起，提高峰值骨量，增加抗骨质疏松的储备能力，进而延缓骨质疏松的发生，或减轻其程度。②重视营养卫生，重视蛋白质、维生素（特别是维生素 D）和钙磷的补充，改善膳食结构，多摄入富含钙质的食物。③重视运动与健康的关系，自幼养成每日适度运动的良好习惯。④多接受日光浴。⑤改变不良的生活习惯，不吸烟，至少不要过度吸烟，不大量饮酒。⑥某些药物对骨代谢有不良影响，用药时要权衡利弊，不随意用药，不滥用药物。

## 1322

## 引起骨量低下的原因有哪些?

（1）引起低骨量的内分泌疾病：高尿钙症、性腺功能低下（包括高泌乳素血症，男性）、甲状旁腺功能亢进症、甲状腺功能亢进症、库欣综合征（Cushing 综合征）。

（2）引起低骨量的常见药物：糖皮质激素、抗甲状腺素药物、肝素、促性腺激素释放激素受体激动剂（GnRH agonists）、长效甲羟孕酮醋酸酯、芳香化酶抑制剂、苯妥英钠、苯巴比妥、环孢素、离子交换树脂等，有些药如胰岛素增敏剂噻唑烷二酮类（thiazolidinediones，TZD）可能因可导致骨量减少而增加了骨折风险。

（3）与低骨量相关的胃肠道和风湿性疾病：胃切除、炎性肠道疾病、腹腔病变、小肠短路手术、原发胆汁性肝硬化、胰腺功能不全、类风湿关节炎、系统性红斑狼疮、强直性脊柱炎等。

（4）与低骨量相关的饮食异常性疾病：神经性厌食症、女运动员三联征（饮食异常、月经不规律、低骨量）。

（5）维生素 D 不足或缺乏：日照不足和饮食 VD 不足、随年龄增加 VD 在皮肤合成不足、胃肠道疾病、肝脏病变、肾病变、药物（苯妥因和苯巴比妥等）。

（6）与低骨量相关的骨髓疾病和肿瘤：多发性骨髓瘤、溶血性贫血、血红蛋白病、骨髓和淋巴增生病变、全身或局部骨转移瘤、戈谢病（Gaucher′s disease）、肥大细胞增多症等。

（7）与低骨量相关的遗传病：Ehlers-Danlos 综合征、马方综合征、高胱氨酸尿症、成骨不全等。

## 1323

## 骨质疏松症易发骨折的因素有哪些？

骨质疏松症患者易发骨折的主要因素是患者的骨量减少，致使骨的脆性增加，力学强度降低，从而容易发生骨折。具体有：

（1）骨量减少、骨脆性增高是骨质疏松性骨折易感性增加的主要原因。Cummings 等报道，股骨颈骨密度每降低一个标准差，年龄调整的髋部骨折危险性将增加 2.6 倍。骨的强度 80% 取决于骨矿密度，低骨密度与骨质疏松性骨折的高发病率有密切关系。

（2）增龄，据统计，50 岁以后每增加 10 岁骨折风险增加 1 倍。

（3）既往骨折史，发生过一次椎体骨折的患者，未来椎体再骨折风险增加 4 倍。

（4）吸烟，烟草中的尼古丁可影响钙的吸收，烟碱抑制成骨细胞，刺激破骨细胞的活性等，加大骨质疏松的概率，从而也加大了骨折的风险。

（5）低体重，重力和肌肉收缩可影响骨细胞的功能和代谢。体重过轻或太空失重，均可发生骨质疏松，增加骨折风险。

（6）跌倒，有学者认为，跌倒的频率和程度也是骨质疏松性骨折发生的基本因素。超过 90% 的髋部骨折是由跌倒所致。

（7）肌肉减少症，临床上也将其称为“骨骼肌衰老”或“少肌症”，指的就是由衰老引起的骨骼肌质量下降和肌力减退。台大医院对 600 名 40 岁以上的个案分析发现，肌肉质量过低的“肌少症”患者，股骨颈骨折风险是常人的 1.59 倍，腰椎骨折的风险是常人的 1.72 倍。

（8）老年痴呆，由于本病病程长，随着病程的发展，患者逐渐生活不能自理，失去自我保护能力，会增加骨质疏松性骨折发生的概率。

## 1324

## 骨质疏松性骨折的治疗原则是什么？

骨质疏松性骨折的外科治疗目的是在治疗骨质疏松的基础上，复位、固定骨折，以恢复骨折部位的功能。治疗方法分为非手术和手术两种，由于患者年龄和机体耐受性等因素限制，需要考虑以下因素后再做选择：①预期生存年限；②是否有利于预防及降低并发症；③是否有利于康复和提高生活质量；④骨折部位、类型、骨质量和医疗技术条件；⑤患者能够坚持骨质疏松症的药物治疗，预防再次骨折。

如果选择手术治疗，需遵循下列原则：①充分进行全身和局部情况对手术耐受性的评价，积极进行各项准备，减少术后并发症，降低病死率；②手术方法的选择以简便、安全、有效为原则，尽量缩短手术麻醉时间，减少术中出血量；③以功能恢复和组织修复为主，不强求解剖复位。

## 1325

## PVP 和 PKP 的技术原理是什么？

椎体成形术（vertebroplasty）是 20 世纪 80 年代，由法国医生 Deramand 和 Galiber 首先运用于治疗椎体血管瘤，此后这一技术发展成经皮椎体成形术（percutaneous vertebro plasty，PVP），并被广泛用于治疗骨质疏松症及肿瘤等所致的椎体压缩骨折和骨质破坏，开创了椎体压缩骨折微创治疗的新纪元。经皮椎体后凸成形术（percutaneous kyphoplasty，PKP）是在 PVP 的基础上，由美国学者 Wong 和 Reiley 等（1994 年）设计，并于 1998 年由美国 FDA 批准用于临床。

PVP 和 PKP 的技术原理是：

（1）手术恢复了受损椎体的高度，减轻了后凸畸形以及由椎间关节不稳及椎间孔变小所致椎旁和腰背部疼痛。

（2）加强椎体强度，增加椎体微骨折的稳定性。

（3）骨水泥聚合时产热使椎体痛觉神经末梢坏死，镇痛效果明显。

（4）PMMA 单体的毒性作用，也可能减轻疼痛。

## 1326

## 经皮椎体成形术与经皮椎体后凸成形术的优越性是什么？

Eck 等对 PVP 与 PKP 的远期疗效，进行了一项荟萃分析，从 1036 篇的摘要中选出 168 项符合纳入标准的文章，结果发现 PVP 与 PKP 术后能使患者的 VAS 疼痛评分分别从术前的 8. 36 和 8. 06 降至术后 2. 68 和 3. 46，说明这两项手术均能有效缓解患者疼痛，提高患者生活质量。Wardlaw 等报告了一项国际多中心随机对照研究，不仅减轻了患者腰背痛和残障程度，且在术后 2 年内并不增加包括椎体骨折在内的不良事件的发生率。

临床实践证明，经皮椎体成形术（percutaneous vertebroplasty，PVP）与经皮椎体后凸成形术（percutaneous kyphoplasty，PKP）在治疗骨质疏松性椎体骨折、疼痛性椎体血管瘤以及各种脊柱转移瘤和骨髓瘤等方面都取得了满意的效果，可使患者的疼痛即刻显著减轻或消失，明显提高患者的生活质量。由于其微创、安全、疗效显著，已被越来越多的医生与患者所接受。

## 1327

## PKP 和 PVP 的区别及其优点是什么？

球囊扩张椎体后凸成形术（PKP）是脊柱外科领域的一项新技术，该技术在脊柱外科的应用，可以提高椎体成形术的安全性，减少手术的并发症，成为微创脊柱外科重要技术之一。球囊扩张最直接的优点，就是能够对病灶进行准确控制。而非球囊扩张椎体成形术（PVP）是直接将骨水泥注入压缩的椎体，企图依靠骨水泥的增容作用扩张已被压缩的椎体。由于骨水泥具有流体性质，会向压力较低的方向流动，因而有流入椎管压迫脊髓造成截瘫的可能，甚至可能流入椎旁引流静脉，导致血管栓塞的危险。而球囊扩张椎体后凸成形术（PKP）是通过球囊在椎体内的膨胀挤压，使椎体复位，再注入骨水泥。这样就减少了骨水泥外溢的副作用。因而此项技术安全、可靠、疗效确切、并发症少。

PVP 与 PKP 二项技术的优劣，存有争议。为了比较 PVP 与 PKP 的安全性与疗效，Paul 等对 69 例有关 PVP 与 PKP 临床研究进行总结，发现 PKP 的有效率为 92%，优于 PVP 的 87%，且 PKP 的骨水泥渗漏为 9%，明显低于 PVP 的 41%，说明 PVP 与 PKP 在治疗椎体骨折方面虽均能获得较满意的疗效，但在安全性上 PKP 明显优于 PVP。

## 1328

## PVP 和 PKP 手术适应证有哪些？

PVP 和 PKP 是指在透视引导下向病变椎体内注射骨水泥的治疗方法。其主要适应证包括：

（1）椎体恶性肿瘤如溶骨性骨转移、骨髓瘤和淋巴瘤等。

（2）有症状的椎体良性肿瘤（特别是血管瘤）。

（3）骨质疏松性椎体压缩性骨折等。

## 1329

## PVP 和 PKP 手术禁忌证有哪些？

（1）绝对禁忌证为：①凝血功能障碍者；②椎体骨髓炎。

（2）相对禁忌证为：①广泛椎体骨质破坏，椎体塌陷 >90% 者；②椎体塌陷或肿瘤扩散所致椎管受压 >20% 或压迫神经根者；③椎体后壁骨质破坏或不完整者；④对骨水泥或显影剂过敏者。

## 1330 球囊扩张椎体后凸成形术如何操作？

患者取俯卧位，前胸部两侧和髂嵴下垫软枕，对较新鲜的骨质疏松性椎体压缩骨折患者，可调整手术台使脊柱处于过伸位，以利于体位复位。可分为经椎弓根和经椎弓根外两个手术途径进行操作。前者适用于胸 10 和腰 5 之间的椎体骨折。后者适用于胸 5 ~ 胸 10 之间椎体的骨折。因为胸椎椎弓根向内的倾斜角度很小，如果采用前者的方法则可能因置入的球囊太偏外侧而使椎体侧方皮质破裂，采用经椎弓外的方法，穿刺针经过椎弓根与肋骨之间进入椎体，就可以使穿刺针有足够的向内侧的倾斜度，使球囊置入较为理想的位置。

在 C 形臂 X 线机透视下定位，使其正位显示患椎上下终板呈一线影，同时双侧椎弓根影与棘突等距离，然后在体表标记穿刺点，穿刺点位于椎弓根影外上缘。在相应位置作一长约 4mm 切口，采用球囊扩张经皮椎体成形成套手术系统，透视下单侧经皮经椎弓根穿刺将套管针刺入椎体。穿刺过程中应调整 C 臂观察正侧位像上的位置，当侧位进针经椎弓根达椎体后缘时，正位应位于椎弓根影内缘；在侧位观察针尖超过椎体后缘 3mm 处，沿工作通道继续向椎体内刺入，到达距椎体前壁约 5mm，拔出骨钻并以导针，探查椎体内情况，确认无误后连接压力装置，置入球囊，连续透视下注入显影剂缓慢扩张球囊，当椎体高度恢复满意或球囊到达椎体上下终板时，停止加压，此时椎体内已形成一个四壁坚实的“球”状囊腔。然后抽出造影剂并撤出球囊。调配 PMMA 骨水泥，在连续透视下，将骨水泥在面团期低压注入椎体空腔内。

## 1331 PVP 和 PKP 手术的并发症有哪些？

多数并发症与灌注剂向外渗漏有关。

（1）灌注剂渗漏压迫脊髓和神经根，常常需要手术减压。

（2）灌注剂沿静脉回流引起肺栓塞。

（3）穿刺不当引起气胸及肋骨骨折等。

（4）术后一过性发热。

（5）感染。

（6）再骨折，30%～60%发生在邻近节段，主要与骨质疏松症或原有基础疾病有关。

（7）一过疼痛加重。

## 1332 骨水泥泄漏在PVP或PKP手术中的危险性如何？

在PVP或PKP手术中，骨水泥渗漏是与手术直接相关的并发症，可导致瘫痪甚至是死亡，被认为是PVP与PKP的灾难性并发症。Garfin等报道，PVP骨水泥渗漏可达30%～67%，其中神经根损伤占4%，脊髓受压约占0.5%。尽管PKP较PVP骨水泥渗漏率较低，但骨水泥渗漏依然存在。

骨水泥渗漏按照部位可分为硬膜外渗漏、椎间孔渗漏、椎间盘渗漏、脊柱旁软组织渗漏、椎旁静脉渗漏和穿刺针道渗漏等。虽然椎间盘内渗漏在短期的随访中，几乎没有临床症状，但这有可能会增加邻近椎体发生骨折的风险，也应该加以避免。至于椎管内硬膜外渗漏和椎间孔渗漏因可导致脊髓和神经根受压，后果严重，需极力避免。PMMA渗漏入静脉而引起的肺栓塞是较罕见的并发症，少量PMMA进入椎管和肺动脉者不会引起临床症状，但达到一定量就会引起严重后果，甚至死亡。

## 1333 椎体成形术如何预防骨水泥渗漏？

骨水泥如漏入椎管、椎间孔将造成神经压迫、如经血管扩散入肺，形成肺栓塞，后果均非常严重。渗漏的原因与水泥太稀薄、注射压力过高、术中显影差、手术者缺乏耐心等有关。为避免渗漏的发生，骨水泥应尽量黏稠，灌注压力尽量小，成像条件要好，不要急躁，将骨水泥缓慢注入受损椎体。

PVP手术预防骨水泥渗漏，主要依赖手术医师的经验，一是术前判定椎体后壁骨质是否完整，有无骨水泥渗漏至椎管之虞，二是术者的操作要谨慎小心，全程在X线监视下施术，骨水泥注入量适可而止，不应盲目追求压缩椎体高度的完全恢复。但骨水泥渗漏的发生率仍较高。因此，有条件者应选择PKP。

PKP是先用球囊骨扩张器将病变椎体进行适当程度的扩张，再注入骨水泥。在PKP术中，手术者应在X线监视下扩张椎体，然后将适宜黏稠度的骨水泥注入已扩张的空间，骨水泥的注射应缓慢，量要适度，只要略多于骨扩张器的扩张体积即可。应强调的是清晰的影像学设备是预防PVP和PKP骨水泥渗漏的必要条件，绝不允许在无清晰影像设备的条件下盲目开展这一手术。

## 1334

### PKP 与 PVP 两种技术对椎体高度恢复的效果如何？

一般来说，PKP 与 PVP 两种技术均不能显著恢复椎体高度，PVP 技术只能起到骨水泥填充椎体作用，基本不能太多恢复椎体高度。PKP 技术虽可较好恢复椎体高度，但目前所用球囊扩张器的扩张也有限制，一般只能允许扩到 3 ~ 5ml，而成人胸腰段每个椎体容积为 20ml 以上，所以椎体高度恢复也不够理想。因此椎体高度主要靠体位复位。患者手术时一般为俯卧位，在俯卧位下尽量恢复椎体高度，然后施行 PKP 或 PVP 手术。应该强调的是椎体高度的完全恢复不应成为本术式的主要追求目标。

## 1335

### PVP 或 PKP 强化椎体后是否会导致其他部位椎体骨折？

这是一个颇有争议的问题。Garfin 等报道对 1439 例 PKP 患者中有 46 例（3%）发生继发性骨折。Fribourg 等报道 38 例 PKP 患者在平均 8 个月的随访中有 26%（10 例、17 个椎体）发生有症状的继发性椎体骨折，且 13 个椎体发生在邻近节段。但是也有学者认为，尽管 PKP 术后有一定继发性椎体骨折的发生率，但 PKP 本身并不会导致继发性椎体骨折的风险增高。Jensen 等报道 109 例骨质疏松患者 PVP 后，相邻椎体骨折发生率与对照组相较并无统计学意义。

Harrop 等随访 115 例接受 PKP 治疗的骨质疏松性椎体骨折患者，平均随访 11 个月，继发性椎体骨折发生率为 22.6%（26/115）。Lindsay 等对绝经后妇女发生骨质疏松性椎体骨折的自然史进行大样本追踪观察，当一个椎体骨折后继发椎体骨折的自然比率为 19.2%，当有两个椎体骨折后继发椎体骨折的自然比率为 24%。对他们的数据进行比较，发现 PKP 并没有更高的术后继发性骨折发生率。Paul 等对 69 篇相关文献复习，也发现 PVP 与 PKP 虽有继发性骨折发生，但与已有骨折的骨质疏松症相比也没有增加再骨折的发生率。这些大样本的研究显示椎体强化后并不增加椎体再骨折的风险。但是，由于骨质疏松症是一种全身性疾病，对于骨质疏松性椎体骨折即使施行了 PVP 与 PKP 手术，患者的全身性骨质疏松症仍旧存在，决不能忽视抗骨质疏松症的全身治疗，以防止其他部位骨折的发生。

## 1336

## PVP 和 PKP 手术的远期疗效如何?

PVP 与 PKP 在治疗骨质疏松性椎体骨折、疼痛性椎体血管瘤以及各种脊柱转移瘤和骨髓瘤等方面取得了满意的效果，可使患者的疼痛即刻显著减轻或消失，明显提高患者的生活质量。有研究结果发现 PVP 能使患者的 VAS 疼痛评分从术前的 8.36 降至术后 2.68，PKP 能使患者的 VAS 评分从术前的 8.06 降至术后 3.46，PKP 和 PVP 在改善身体残疾、提高整体健康、镇痛等方面均比传统方法具有更好的疗效，与保守治疗相比大大减少椎体压缩性骨折患者的死亡率，而 PKP 又较 PVP 更优越，其生存率更高。

为了进一步求证 PVP 与 PKP 的疗效，有学者进行了大样本长时间的临床研究。Edidin AA 等对 85 万余患者进行长达 4 年的随访研究，结果表明与保守治疗相比，PVP 和 PKP 可大大减少椎体压缩性骨折患者的死亡率；而 PKP 又较 PVP 更优越，其生存率更高。另外，多数的临床研究还显示 PKP 的骨水泥渗漏率低于 PVP，椎体复位作用优于 PVP。截至 2010 年，在全世界范围内 23 万患者接受了 PKP 治疗，手术椎体节段超过 27 万个椎体。可以说，PKP 与 PVP 的临床价值已得到医生与患者的认可。

## 1337

## 骨质疏松性髋部骨折的特点及治疗原则是什么?

包括股骨颈骨折和股骨转子间骨折。髋部骨折的特点是：①病死率高：由于患者年龄高，常伴随多种老年疾病，伤后容易发生肺炎、泌尿系感染、压疮、下肢静脉血栓等并发症，病死率高。②骨坏死率及不愈合率高：股骨颈囊内骨折由于解剖上的原因，骨折部位承受的扭转及剪切应力大，影响骨折复位的稳定性，又由于股骨头血供的特殊性，骨折不愈合率高，骨折后股骨头缺血，还可造成股骨头缺血性坏死，其发生率为 20%~40%。③致畸致残率高：髋部转子间骨折常留有髋内翻、下肢外旋、缩短等畸形，从而影响下肢功能，其发生率高达 50%。④康复缓慢：高龄患者由于体能恢复差，对康复和护理有较高的要求。

根据以上特点，髋部骨折的治疗不仅是骨折本身的治疗，还应针对并发症和伴随疾病进行处理。可根据病人情况对骨折采取手术治疗或非手术治疗，但手术治疗效果优于非手术治疗。手术治疗包括内固定和关节置换。如转子间骨折可选用 PFNA 内固定；股骨颈骨折则首选人工髋关节置换手术。

## 1338

## 骨质疏松性肱骨近端骨折的治疗原则是什么？

肱骨近端骨折因骨折的类型、患者的年龄、骨质的差异，其治疗结果有很大的不同。肱骨近端骨折移位不明显者可采用非手术治疗，但当骨折移位明显或者骨折不稳定者，常需采用手术方法。手术多选用锁定接骨板技术，疗效较好。个别患者也可施行人工肱骨头置换或全肩关节置换手术。

## 1339

## 骨质疏松性前臂远端骨折的治疗原则是什么？

桡骨远端骨折是老年骨质疏松症最多见的骨折之一。治疗方法多可通过手法复位解决。复位后用夹板或石膏固定，多可取得满意效果。即使是累及关节面的粉碎性骨折，也可经手法复位、固定而治愈。复位的要求是尽量解决远折端的背侧移位和桡偏移位，不然将影响腕关节及手指功能。对骨质疏松性前臂远端骨折，除非有不能手法复位的严重移位，估计会影响患者功能恢复者，尽量不采用手术内固定治疗骨质疏松性前臂远端骨折。

（陶天遵　迟志永　吕松岑　周　萍　荣杰生　王志成）

# 二十、

# 骨肿瘤

# Bone Tumors

1340. 骨肿瘤是如何分类的？ 721

1341. 如何鉴别骨的良性和恶性肿瘤？ 722

1342. 血清碱性磷酸酶在骨肿瘤的诊断和预后判断中有何意义？ 723

1343. 在骨肿瘤的诊断中要求临床、影像学和病理三结合有何意义？ 723

1344. 电子显微镜可否用于骨肿瘤的诊断？ 723

1345. 骨肿瘤外科分期如何表示？ 724

1346. 肿瘤的外科边界如何确定？ 724

1347. 肿瘤外科切除的边界评价细则是什么？ 725

1348. 外科切除边界评价方法是什么？ 726

1349. 如何选择恶性骨肿瘤的治疗方案？ 727

1350. 为什么要根据外科分期来选择骨肿瘤的治疗方案？ 728

1351. 如何选择良性骨肿瘤的治疗方案？ 728

1352. 良性骨肿瘤有何特点？ 728

1353. 骨软骨瘤的病理特点在临床上有何意义？ 729

1354. 骨样骨瘤的诊断要点有哪些？ 729

1355. 何谓骨母细胞瘤？ 730

1356. 骨母细胞瘤的临床表现如何？ 731

1357. 骨母细胞瘤的辅助检查及如何诊断？ 731

1358. 何谓软骨母细胞瘤？如何治疗？ 731

1359. 软骨母细胞瘤需与哪些肿瘤鉴别？ 732

1360. 多发性遗传性骨软骨瘤病的特征和病因是什么？ 732

1361. 何谓 Ollier 病？ 733

1362. 何谓 Maffucci 综合征？ 733

1363. 多发性内生软骨瘤需与哪些疾病鉴别？ 734

1364. 骨纤维结构不良颅骨 X 线片的特点是什么？ 734

1365. 骨纤维结构不良的药物治疗及其理论基础是什么？ 735

1366. 骨纤维结构不良研究的现状如何？ 735

1367. 骨巨细胞瘤有何病理特点？ 736

1368. 骨巨细胞瘤分类？ 737

1369. 骨巨细胞瘤的 X 线检查有何特点？ 738

1370. 如何选择骨巨细胞瘤的治疗方案？ 738

1371. 什么药可作为骨巨细胞瘤的辅助药物治疗？ 739

1372. 如何判断骨巨细胞瘤的预后？ 739

1373. 原发性恶性骨肿瘤的 X 线检查有何特点？ 740

1374. 在恶性骨肿瘤的治疗过程中，如何选择截肢或保肢方法？ 740

1375. 在恶性骨肿瘤的治疗中，如何选择放射治疗或化学治疗？ 740

1376. 骨肉瘤的近代治疗包括哪些方面？ 741

1377. 何谓新辅助化疗和辅助化疗？其原则是什么？ 741

1378. 如何观察化疗的疗效？ 742

1379. 如何从组织学上判断化疗的疗效？ 742

1380. 影响化疗疗效的因素有哪些？ 742

1381. 保留患肢疗法必须重视哪些问题？ 742

1382. 骨肉瘤肺转移有何特点？ 744

1383. 在何种条件下可实行肺转移瘤清扫术？ 744

1384. 肺转移瘤清扫术的适应证有哪些？ 744

1385. 如何鉴别骨质疏松症、骨转移瘤和多发性骨髓瘤？ 744

1386. 骨肉瘤的病理分型是怎样的？ 745

1387. 骨肉瘤的化学治疗有何进展？化疗药物使用剂量及注意事项？ 746

1388. 在骨肉瘤的治疗中，如何使保肢疗法效果更好？ 747

1389. 软骨肉瘤的病理学特点是什么？ 747

1390. 软骨肉瘤有哪些临床和影像学特点？ 748

1391. 什么是骨膜软骨肉瘤？ 749

1392. 软骨肉瘤的预后如何？ 749

1393. 何为去分化软骨肉瘤？ 749

1394. Ewing 肉瘤的诊断要点有哪些？ 750

1395. 骨髓瘤可否累及骨外组织？ 751

1396. 软骨肉瘤的特点、影像学表现及鉴别诊断如何？ 751

1397. 骨纤维肉瘤是什么样的肿瘤？ 752

1398. 何谓骨旁骨肉瘤？ 753

1399. 如何诊断脊柱良性肿瘤？ 753

1400. 如何诊断脊柱恶性肿瘤？ 754

1401. 如何诊断脊柱转移瘤？ 755

1402. X 线平片和 CT 扫描在诊断脊椎恶性肿瘤中的意义是什么？ 756

1403. 脊柱的瘤样病变有哪些？各有何特点？ 756

1404. 脊柱常见恶性肿瘤有哪些？临床表现如何？ 757

1405. 脊椎肿瘤的外科分区方法有哪些？ 758

1406. 常见的骶骨肿瘤有哪些? 759

1407. 完成骶骨肿瘤切除术需要解决哪些问题? 759

1408. 脊索瘤的病因及其特点是什么? 759

1409. 脊索瘤应如何治疗? 760

1410. 怎样选择转移性骨肿瘤的治疗方案? 760

1411. 如何处理脊柱转移瘤并截瘫? 761

1412. 癌或肉瘤是怎样形成骨转移的? 761

1413. MRI 对于脊椎骨转移与骨质疏松症如何鉴别? 761

1414. 脊柱转移性肿瘤的主要症状是什么? 762

1415. 骨吸收抑制剂在骨转移瘤治疗中的意义是什么? 762

1416. 经皮椎体成形术在治疗脊椎骨转移瘤中的意义是什么? 763

1417. 脊柱肿瘤外科分期的具体内容是什么? 763

1418. 脊柱肿瘤可选择的手术方案有哪些? 764

1419. 脊柱肿瘤的整块切除方法如何选择? 765

1420. 在诊断和治疗脊柱肿瘤的过程中应注意哪些问题? 765

1421. 上颈椎肿瘤手术入路及稳定问题? 766

1422. 恶性骨肿瘤的疼痛机制及治疗方法如何? 766

1423. 放射性核素治疗骨转移的适应证是什么？ 767

1424. 有哪些放射性核素可用于骨转移的内照射治疗？ 767

1425. 氯化锶在骨转移的内照射治疗中如何发挥作用？ 768

1426. 放射性核素$^{153}$Sm-EDTMP在骨转移的内照射治疗中如何发挥作用？ 768

1427. $^{125}$I放射性粒子植入的方法和适应证是什么？ 768

1428. 如何诊断腱鞘滑膜巨细胞肿瘤？ 769

1429. 色素沉着绒毛结节性滑膜炎有何病理特征？ 770

1430. 滑膜肉瘤的诊断要点是什么？ 770

1431. 如何鉴别孤立性骨囊肿、动脉瘤样骨囊肿和骨巨细胞瘤？ 771

1432. 骨纤维结构不良的诊断要点有哪些？ 772

1433. 嗜酸性肉芽肿的诊断要点有哪些？ 773

1434. 理想残肢的概念是什么？ 773

1435. 如何选择截肢的部位？ 774

1436. 如何选择上肢的截肢部位？ 774

1437. 如何选择下肢的截肢部位？ 774

1438. 现代假肢与传统假肢比较有何不同？ 775

1439. 现代截肢手术的趋向如何？ 775

1440. 截肢术后如何处理？ 776

1441. 什么是全椎体整块切除术？ 776

1442. 脊柱恶性肿瘤患者行全椎体整块切除术的手术适应证是什么？ 776

1443. 全椎体整块切除术的基本方法是什么？ 777

1444. 全椎体整块切除术的操作步骤是什么？ 777

1445. 全椎体整块切除术的风险有哪些？如何避免？ 778

1446. 全椎体整块切除术能做到肿瘤的彻底切除吗？ 778

## （一）概　论

### 1340 骨肿瘤是如何分类的？

骨肿瘤的分类离不开病理学，随着研究的进展，逐渐将 X 线改变和临床所见引入分类中。在 20 个世纪中期，出现了最早的骨肿瘤分类。Virchow 根据肿瘤细胞形态，将骨肿瘤分成三类：即圆形细胞肉瘤、梭形细胞肉瘤和巨细胞肉瘤。20 世纪 20 年代以后，人们对骨与关节及其周围的肿瘤有了进一步的认识，并建立了骨肿瘤登记制度，为其分类的科学化和实用化打下了基础。Codman、Ewing、Phemister、Geschickter、Copeland、Lichtenstein 等学者为骨肿瘤的分类做了大量工作，其中 Ewing 首先提出按着肿瘤组织来源和性质进行分类，而 Lichtenstein 则在分类中将病理学、X 线改变和临床表现结合起来，提出了更实用的分类。1972 年世界卫生组织（WHO）提出了骨肿瘤的分类方法。我国学者于 1983 年结合 WHO 的分类，按着临床、病理和影像学检查三结合的原则，根据组织来源和生物学行为将骨肿瘤分为良性、中间性和恶性三大类两部分（即骨肿瘤和瘤样病损）。

但是，随着诊断技术的进步、新疾病概念的确立以及组织起源的确定，骨肿瘤的分类需要不断的追加改正。WHO 骨肿瘤分类于 2013 年完成了其第四次改版，成为目前国际公认的探讨骨肿瘤的基石。此次改版主要分类为良性、中间型（局部侵袭性和偶见转移型）、恶性三类，将原来瘤样病损命名为未确定肿瘤性质的肿瘤（又分为良性和局部侵袭性）。另外，将尤文肉瘤、成釉细胞瘤、（骨的）未分化高级别多形性肉瘤纳入杂类肿瘤（miscellaneous tumors），滑膜软骨瘤病纳入良性软骨源性肿瘤，软骨肉瘤Ⅰ级纳入中间型软骨源性肿瘤，骨巨细胞瘤归入富于巨细胞的破骨细胞性肿瘤。

综合以上，骨肿瘤大体分为原发性骨肿瘤、继发性骨肿瘤和肿瘤样病损（tumor-like lesions）。骨组织内存在很多种细胞包括：骨细胞、成骨细胞、破骨细胞、软骨细胞、骨膜细胞，骨髓中的造血干细胞和多种造血系细胞群，间充质干细胞以及其分化的脂肪细胞、神经细胞、成纤维细胞、血管内皮细胞、血管平滑肌细胞等。临床上常用的原发性骨肿瘤分类，就是根据肿瘤细胞起源于上述何种细胞为基准的组织发生学性分类。但是，这种分类实际上只是通过肿瘤所示的组织像对其起源组织的推测而已，是否能正确地反应生物学特性（恶性度等）尚不完全清楚。继发性骨肿瘤是指癌的骨转移以及良性病变的继发恶变（内生软骨瘤或纤维异样增殖症的恶性变）。瘤样病损是指在临床上或病理学上被误认为肿瘤病变，或尚无法确定其明确性质的骨肿瘤，其中误认为肿瘤的病损包括：骨内滑液囊肿（intraosseous ganglion）、软骨下骨囊肿（subchondral bone cyst）、骨化性肌炎（myositis ossificans traumatica，MOT）、甲状旁腺功能亢进性“棕色瘤”、骨内表皮样包涵体囊肿

(Epidermoid cyst of inclusions in the bone)；未确定肿瘤性质的骨肿瘤包括：孤立性骨囊肿(solitary bone cyst)、动脉瘤性骨囊肿（aneurysmal bone cyst)、骨纤维结构不良（osteofibrous dysplasia）（骨纤维异样增殖症）、软骨间叶性错构瘤（cartilage mesenchymal hamartoma)、Rosai-Dorfman 病、郎格罕细胞组织细胞增生症（Langerhans′s cell histiocytosis)、嗜酸性肉芽肿（eosinophilic granuloma)、Hand-Schüller-Christian 病、Letterer-Siwe 病)、Erdheim-Chester 病、Gorham′s 病(广泛性骨融解）等。

## 1341 如何鉴别骨的良性和恶性肿瘤?

在临床上为了选择治疗方案和判断预后，确定骨肿瘤的良恶性是非常重要的。一般应结合临床表现、X 线检查、实验室检查和病理学检查来完成：

(1）年龄：良性者多为成年人；而恶性者多为青少年。

(2）生长速度：良性者生长缓慢；恶性者生长迅速。

(3）生长方式：良性者呈膨胀性生长，不发生转移；恶性者呈浸润性生长，常发生转移。

(4）症状：良性者多无全身症状，局部肿块常为最早出现的表现，当肿瘤生长到一定程度使骨外膜或内膜产生张力或刺激、压迫神经时可出现疼痛，而疼痛突然剧烈发作时可能是发生了病理性骨折；恶性者晚期可出现发热、食欲减退、消瘦等全身症状。局部常表现为固定性、持续性及逐渐加重的疼痛以及局部包块。疼痛常常影响工作和生活，并且有明显的夜间痛，容易发生病理性骨折。

(5）体征：良性者肿块坚实无压痛，边界清楚，皮温无明显升高，无浅静脉怒张，一般不影响邻近关节功能；恶性者肿块常呈弥漫性肿胀，压痛，边界不清，皮温升高，表浅静脉怒张，常影响邻近关节功能。

(6）实验室检查：良性者一般无变化；恶性者晚期可出现血红蛋白降低、白蛋白减少，而骨髓瘤时总蛋白可以升高，尿中 Bence-Jones 蛋白阳性。碱性磷酸酶升高常出现于骨肉瘤或成骨性疾病时。而血中酸性磷酸酶升高，多见于前列腺癌骨转移。当恶性骨肿瘤出现广泛性骨破坏或有肿瘤广泛骨转移时，血钙可以升高。

(7）X 线检查：良性者表现为肿瘤局限于骨组织，边界清楚、整齐，可见肿瘤周围反应性致密区，破坏灶周围呈膨胀性改变，骨膜反应少；恶性者表现为破坏区边界不清，呈筛孔状改变，骨皮质常被破坏，甚至肿瘤穿破骨皮质而形成软组织肿块，常出现骨膜反应性增生。

(8）病理学检查：从组织、细胞形态方面确定肿瘤的良恶性。

(9）基因学检查：有些骨肿瘤有其特异性基因变异，如 85% 的 Ewing 肉瘤中出现 EWSR1-FLI1 融合基因，93% 的多骨性纤维结构不良（polyostotic fibrous dysplasia，McCune-

Albright 综合征）中出现 *GNAS* 基因的激活性错译点突变。

## 1342

### 血清碱性磷酸酶在骨肿瘤的诊断和预后判断中有何意义?

碱性磷酸酶广泛存在于骨、肝、肾、小肠、胎盘、乳腺、胃、肺和白细胞中，而骨、肝、胎盘和小肠来源的碱性磷酸酶（ALP）出现于血中，其中骨型和肝型 ALP 占绝大多数。正常儿童血中 ALP 含量较成人为高，最高可达成人的 3 倍，但随着年龄增长至骨生长停止时接近正常成人。血清 ALP 的临床意义如下。

（1）骨肉瘤患者 ALP 升高。

（2）转移性骨肿瘤 ALP 可升高。

（3）成骨性疾病 ALP 可升高，如畸形性骨炎等。

（4）甲状旁腺功能亢进时 ALP 可升高，但常伴有血钙升高。

（5）肝脏疾病的 ALP 可升高，如肝癌等。

（6）良性骨肿瘤 ALP 一般正常，但多骨性纤维结构不良 ALP 增高，低钙、低磷。

（7）骨肉瘤经切除后，ALP 可于 2 周内降至正常水平，若不能降至正常，提示仍有病灶残留或发生转移。下降后又升高可能为复发或转移。

（8）骨肉瘤患者血清 ALP 越高，其恶性程度越高。

## 1343

### 在骨肿瘤的诊断中要求临床、影像学和病理三结合有何意义?

在骨肿瘤的诊断中，病理诊断非常重要，它可以确定组织来源、判定肿瘤性质和预后。然而片面强调组织形态学常造成误诊，如有时将骨肉瘤误诊为纤维肉瘤，低度恶性的软骨肉瘤误诊为软骨瘤等，而临床表现和影像学所见则从另一个侧面来反应骨肿瘤的生物学行为，三者结合起来将为骨肿瘤的诊断提供更全面的信息。此外，生化学测定等也逐渐成为不可忽视的诊断方法。

## 1344

### 电子显微镜可否用于骨肿瘤的诊断?

电子显微镜，特别是透射电镜，对在光镜下难以鉴别的骨肿瘤的诊断是很有帮助的。通过透射电镜可以在亚细胞水平了解各种细胞器的结构，从而确认不同来源的肿瘤细胞。例如成骨细胞和破骨细胞在电镜下各有特点，可以鉴别；而骨样骨瘤和成骨细胞瘤的来源都是成骨细胞。另外，应用电镜组化技术可以观察细胞特定结构的特殊物质，从而鉴别其细胞来源。如观察骨巨细胞瘤的细胞内酸性磷酸酶、骨肉瘤的细胞内碱性磷酸酶等。

## 1345

## 骨肿瘤外科分期如何表示？

骨肿瘤外科分期（surgical stage of bone tumors）由美国病理学家 Ennecking 在 1980 年提出，1986 年作修改完善。该分期由 GTM 组成。

（1）G 为病理分级：G0 为良性，G1 低度恶性，G2 高度恶性。

（2）T 为肿瘤所在解剖定位：T0 为良性肿瘤局限在骨内，T1 为间室内，T2 间室外。

（3）M 指转移：M0 无转移，M1 有转移。

良性肿瘤以阿拉伯数字表示：①为静止性，②为活跃性，③为侵袭性。

恶性肿瘤以罗马数字表示：根据 GTM 不同组合形成不同分期，如ⅠA 期为 G1T1M0，ⅠB 期为 G1T2M0，ⅡA 为 G2T1M0，ⅡB 为 G2T2M0，凡有转移均为Ⅲ期。根据不同分期采用相应的治疗对策。

目前这一分期系统已得到国际上广泛的承认和应用，其意义在于合理开展治疗、统一评定标准。

## 1346

## 肿瘤的外科边界如何确定？

肿瘤的外科边界的概念最初是由 Enneking 提出的，但此评价系统存在着以下的问题：

（1）切除边界评价基准模棱两可，很大程度上取决于医生的主观印象，不同的评价者对同一个肿瘤可能产生不同的评价结果。

（2）以组织间室概念为基础，评价体系有很多矛盾之处，并存在过度切除的缺点。川口智义提出了新的肿瘤的外科边界评价方法，并于 1989 年由日本骨科学会（JOA）审议通过。在这个评价方法中，外科边界分成四类：①治愈性广泛边界（治愈性边界）：此种外科边界距离肿瘤反应区超过 5cm（此值扣除了甲醛所引起的组织收缩），或切缘通过以其相当厚度的组织屏障外侧。这样的切除，除了残余的跳跃灶或淋巴结转移引起的复发，局部复发率很低。②广泛边界：此种外科边界与治愈性边界相比是不充分的，但它仍然位于反应区外，且广泛边界进一步还可分为充分和不充分广泛边界，充分广泛边界是在反应区外 2cm

以上的外科边界，不充分广泛边界是在反应区外1cm以上的外科边界。当达到广泛边界时，复发率低（约20%），但不能与根治性外科边界相比，实际上，充分的广泛边界结果与治愈性边界一样好，这可能是由于得到了有效的放疗或化疗支持。③边缘性边界：此种外科边界通过反应区，具有厚包膜的肉瘤易从周围组织中剥离出来，此种外科边界被认作边缘性边界，而在与肿瘤紧密粘连的包膜样组织内进行剥离时，外科边界为囊内边界，除特例外，肉瘤边缘性切除的局部复发率很高。如无辅助治疗，此种手术的局部复发率约60%。④囊内边界：此边界经过肿瘤实质，理论上局部复发几乎不可避免（100%），但如果联合放疗、化疗等辅助疗法，局部复发率可接近边缘切除约60%。

肿瘤囊内边界（刮除术）和边缘性边界适用于骨的良性肿瘤，而对与恶性骨肿瘤尽可能要求达到广泛性或治愈性边界。

## 1347 肿瘤外科切除的边界评价细则是什么？

（1）当切缘和肿瘤之间存在屏障时，原则上如果这个屏障不与肿瘤紧密粘连（与屏障有活动度）可换算成一定厚度的组织，从而计算肿瘤和切缘之间的距离。

（2）进行这种距离换算时，薄的屏障设为2cm，厚的屏障设为3cm，肿瘤外与屏障之间有正常组织（如肌肉、脂肪）介在时，不管屏障厚度多少均换算为5cm，关节软骨换算为5cm。

（3）评价组织距离反应区的厚度时，数毫米至1cm认定为1cm，1～2cm认定为2cm，依此类推。

（4）手术的根治性是以实际达成的切缘中根治性最低的切缘来带体现手术的全体。

（5）此评价法中的用语定义

1）屏障是指筋膜、关节囊、肌腱、腱鞘、骨膜、软骨、腹膜、胸膜、血管外膜、神经外膜等（但是评价纵行方向的边界时不包括前后交叉韧带和圆韧带等）。

2）厚的屏障是指不能透见其下方组织的抗机械力强的带有白色光泽的厚韧膜组织，如髂胫束、关节囊、小儿骨膜等，薄的屏障是指可透见其下方组织的薄的膜组织，如固有筋膜、血管外膜、神经外膜、成人骨膜等。

3）反应区是指肿瘤周围肉眼上变色的区域，包括出血灶、肌肉变性、水肿、瘢痕等部位。良性肿瘤周围的反应性骨硬化部也认为是反应区。

4）对于肿瘤周围的瘢痕组织，要根据是否有术前辅助治疗（放疗或化疗）不同对待。如有术前治疗则肿瘤周围移行的瘢痕组织应视为肿瘤组织的一部分，而没有术前治疗且手术切口经过瘢痕组织时，视其术后病理有无肿瘤细胞来确定为囊内切除还是边缘切除。

## 1348 外科切除边界评价方法是什么？

外科切除边界评价方法（图 20-1）：如下图所示，无屏障时距离反应区 5cm 以上为治愈性边界。有屏障时的边界评价依屏障的厚度以及与反应区的关系而不同。反应区未达到屏障时，不管屏障和屏障 – 反应区之间正常组织有多厚，只要切缘在屏障外就认定为治愈性边界。反应区达到屏障时，厚度屏障外 2cm 以上、薄的屏障外 3cm 以上认定为治愈性边界。

肿瘤与屏障粘连时，原则上视为已失去屏障功能，但是有例外，如果屏障很厚，其周围组织很容易得到剥离，而且屏障的表面颜色正常没有变色，那么视其仍残留部分屏障作用，换算时从原来的厚度减去 1cm。

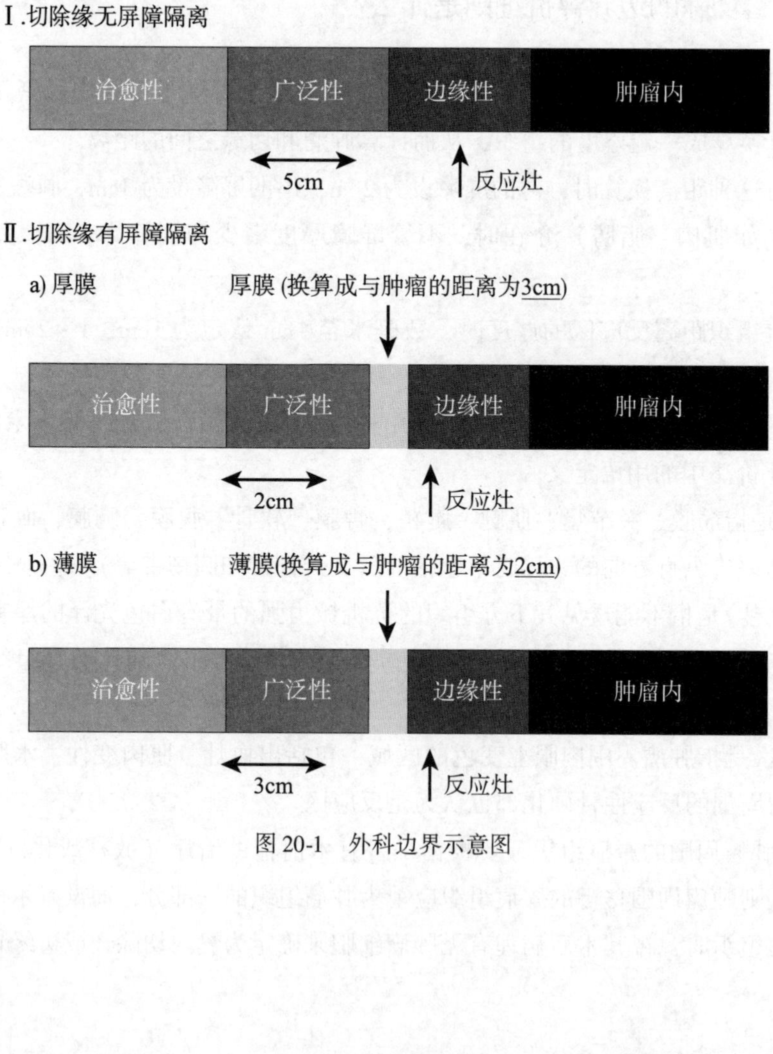


图 20-1　外科边界示意图

## 1349 如何选择恶性骨肿瘤的治疗方案?

恶性骨肿瘤的治疗应采用术前、术后辅助化疗或放疗与手术切除相结合的多学科综合治疗方法。其中辅助治疗包括术前后的化疗、放射治疗、免疫疗法、中药治疗等。外科手术的选择则根据外科分期进行。外科分期是指将外科分级（G)、外科区域（T）和区域性或远处转移（M）结合起来选择合适的手术方法。外科分级（G）包括良性（G0)、低度恶性（G1）和高度恶性（G2)。外科区域（T）指肿瘤的范围，其界限为肿瘤囊和解剖间室。分为囊内（T0)、囊外（T1）和间室外（T2)。转移（M）则分为无转移（M0）和有转移（M1)。根据G、T、M所组成的外科分期，判定骨肿瘤的良恶程度，还要根据骨肿瘤对辅助化疗和放疗的敏感程度，综合选择不同的治疗方案。外科手术治疗主要包括广泛切除或治愈性广泛切除，以及截肢术或关节离断术。对于70%以上的四肢恶性骨肿瘤可以进行广泛性或治愈性切除的保肢手术（联合术前辅助化疗或术前放疗)。对广泛或治愈广泛性切除术后产生的骨缺损，进行自体骨、同种异体骨、处理骨（热处理、放射照射、冷冻等)、人工骨移植，或进行肿瘤性人工假体置换，也可以通过骨延长（骨搬移）技术解决骨缺损问题。保肢手术的良好适应证包括：肿瘤病变比较小，软组织浸润轻，肿瘤未接触主要的神经血管束，欲保留的患肢能够期待有良好的功能（预计比关节离断、截肢术后安装义肢具有更良好的功能)，膝关节周围发生的肿瘤骨成长期基本终了。保肢手术的相对适应证包括：病灶很大但对术前辅助化疗敏感且病灶有缩小，肿瘤与主要血管神经接触但可以通过血管、神经移植进行置换，膝关节周围发生的肿瘤虽然骨成长期尚未终了，但保肢术后可进行肢体延长术者。

对于放射敏感性高的尤文肉瘤、恶性淋巴瘤等可进行治愈性放射疗法，但一般单凭放射疗法很难期望肿瘤能得到局部控制。对于骨肉瘤也可尝试术中放疗和肿瘤切除相结合的治疗方法。对于脊柱或骨盆发生的肿瘤往往切除困难或无法确保手术切缘时，可联合术前放疗以图缩小肿瘤。对于不能切除的骨肿瘤为了缓和疼痛的目的可进行放疗。

术前新辅助化疗的目的在于消灭也已存在的微转移灶，使原发病灶缩小，术前评价抗癌药物的有效性以作为术后化疗药物选择的参考。而术后辅助化疗的目的在于消灭病灶周围残留的或体内可能残存的肿瘤细胞。对于骨肉瘤、尤文肉瘤辅助化疗是必需的手段，而对软骨肉瘤、脊索瘤来说化疗一般是无效的，对恶性纤维组织细胞瘤的辅助化疗的有效性尚未确认。对于手术无法切除的、多发转移的患者，为了改善其症状和延长生命而进行缓和性化疗。

## 1350

### 为什么要根据外科分期来选择骨肿瘤的治疗方案?

随着对骨肿瘤研究的深入和认识的提高，人们发现恶性骨肿瘤截肢后也不一定能治愈，对保肢的要求增加，而一些良性肿瘤局部手术后复发的机会也不少。因此怎样选择适当的治疗方法逐渐受到重视。外科分期则是根据病理分度、肿瘤的范围和有无转移，将骨肿瘤进行详细分级，使手术方案选择更合理，对肿瘤预后判断更准确，并且为化疗、放疗、免疫治疗等提出指导原则。

# （二）良性骨肿瘤

## 1351

### 如何选择良性骨肿瘤的治疗方案?

良性骨肿瘤的治疗方案应按外科分期来选择。良性骨肿瘤分 1、2、3 期，1 期代表潜隐性，2 期代表活动性，3 期代表侵袭性。1 期时组织学显示为良性细胞学特征，肿瘤位于囊内，无转移，病变呈静止状态，有自愈倾向，治疗单独采用病损内手术如刮除术。2 期时组织学显示为良性细胞学特征，肿瘤也位于囊内，无转移，但病变呈进行性发展、膨胀性生长，治疗选择边缘手术并配合适当的辅助治疗方法。3 期时组织学仍显示为良性细胞学特征，但肿瘤已突破包囊或解剖间室，有或无转移，肿瘤呈侵袭性生长，治疗选择广泛切除并配合适当的辅助治疗。

## 1352

### 良性骨肿瘤有何特点?

在组织学上表现为良性细胞学特征，细胞分化良好，细胞与基质之比为低度至中度；X 线表现为肿瘤边界清楚，未穿破囊壁，未向软组织内延伸；临床表现为肿瘤包膜完整，无伴随病灶，无跳跃病灶，一般不发生远隔转移。

## 1353

### 骨软骨瘤的病理特点在临床上有何意义?

骨软骨瘤在结构方面呈明显的三层排列，表层为软骨膜（或纤维包膜），中层为透明软骨层即软骨帽盖层，基底层为肿瘤的主体，由骨质构成，与正常骨质相连接。骨软骨瘤的生物学行为和临床特点与软骨帽盖的改变密切相关。软骨帽盖的厚度与患者的年龄有关，在未成年期骨骼生长活跃，软骨帽盖较厚，可达3cm，在成年以后软骨帽盖变薄，甚至完全缺如，此时肿瘤停止生长。当骨软骨瘤恶变时，软骨帽盖明显增厚，为1cm以上，并可形成肿块，还可见其中出现钙化和骨化。因此，骨软骨瘤的病理改变为临床上判断预后及选择治疗方案提供可靠的依据。而软骨膜则与肿瘤的生长有关，手术时必须一并切除，否则将成为复发的原因。

## 1354

### 骨样骨瘤的诊断要点有哪些?

骨样骨瘤（osteoid osteoma）是一种少见的良性骨肿瘤，但因其临床、病理及X线征象易与其他几种骨病损混淆，常发生误诊。骨样骨瘤的诊断依据包括：①临床症状以疼痛为主，发病之初表现为间歇性，逐渐发展为持续性，疼痛以夜间为著，常影响睡眠，病变局部可有固定压痛和肿胀。应用阿司匹林或非甾体类抗炎药可以镇痛；②X线检查所见对诊断有重要意义，X线片示病变核心为圆形或椭圆形透亮区，周围为均匀的硬化骨包绕，有时硬化骨密度过高可掩盖核心，需行高电压摄片或体层摄片，CT或骨ECT对诊断有帮助；③病理检查示骨样骨瘤的核心直径一般小于1.0cm，显微镜下组织结构主要为不同成熟期的骨质如骨样组织、新生骨小梁和有丰富血管的结缔组织，周围骨质致密，发生于松质骨的表现为骨小梁粗大且不规则，发生于皮质骨的表现为骨质致密和骨膜下新骨形成。

单纯通过X线检查，骨样骨瘤易与位于皮质骨内的骨脓肿混淆，两者均可使皮质骨增生，并出现透亮区，但是骨脓肿局部常有明显的肿胀，皮温升高，疼痛性质也不同。而骨样骨瘤的疼痛可经阿司匹林缓解。病理检查则可明确鉴别。单纯通过病理检查有时骨样骨瘤可与成骨细胞瘤和骨肉瘤相混淆，特别是制片时其核心与周围硬化骨脱离时。但结合临床表现和X线检查多可以鉴别。良性成骨细胞瘤瘤体大，病变周围反应骨较轻，疼痛不如骨样骨瘤剧烈，多无夜间痛，且服用阿司匹林无效。骨肉瘤只是在细胞分化较好时易误诊，但X线检查一般不出现“巢灶”样（nidus）改变，而易出现特有的肿瘤骨。临床表现也有助于鉴别。

## 1355

## 何谓骨母细胞瘤?

骨母细胞瘤（osteoblastoma）是一种特殊类型的肿瘤，以往由于各家的观点和出发点不同，对该肿瘤的命名也就较混乱，如良性成骨细胞瘤、巨大骨样骨瘤、良性骨母细胞瘤等。现在统一采用骨母细胞瘤之命名。过去对这种肿瘤冠以良性，目的是以示区别于骨肉瘤，以免将两者混淆。其实，在组织学上该肿瘤虽无恶性表现，但常有侵袭性，甚至会出现肺转移或恶变。为了避免误解，还是不冠以“良性”为宜，WHO(2013）骨肿瘤分类把其归入中间型（局部侵袭性）之列。

其特点是：①本病以青年多见，41%~50% 位于脊柱，椎弓根易先受累；②根性症状出现较早，其余的神经症状依受累平面不同而各异；③X 线见边界清楚、范围大小不等的骨质破坏，并有不同程度的骨化，边缘骨质膨胀变薄；④病理检查见瘤组织中有大量的骨母细胞、骨样组织和血管纤维组织。

肿瘤的大体所见：含有丰富的血管，故呈粉红色、红色或紫红色，质地随肿瘤内钙化程度而异。钙化程度高者，表现较坚实或坚硬；颗粒状或沙粒状钙化者，则较脆弱，易碎裂。在质地柔软的区域内，亦可出现囊性变。肿瘤表面的骨皮质显著变薄，或甚至被侵蚀，但骨外膜保持完整。肿瘤周围可有一个狭窄的反应性硬化带。

镜下肿瘤的基本组织为血管丰富和疏松纤维的基质，其中含有丰富的骨母细胞，并有骨样组织形成。骨母细胞集结成巢状、索条状或片状，其形状大小较一致，无细胞不典型核分裂。细胞间为表现不同的骨样组织，或钙化，或骨化。

肿瘤的组织学图像虽属良性，但有些学者并不完全同意该肿瘤真正属于良性。最近，有不少报道证实，原来诊断为骨母细胞瘤的病例，以后都发现为骨肉瘤，或转化为恶性，并向肺部转移。因此，当细胞出现异染性、核分裂和密度过大时，应怀疑恶性变。

骨母细胞瘤的治疗措施是针对肿瘤组织学表现的特点，如能边缘切除预后良好，如无法切除可进行局部刮除，并植骨填塞空腔。生长在脊椎骨的骨母细胞瘤根据脊椎骨特殊的解剖，治疗方法有：

（1）局部刮除植骨：脊椎骨上的骨母细胞瘤经局部刮除后多可治愈，复发率也较低。如范围大，局部切除困难时，只能进行彻底搔刮，氩气刀烧灼，60℃蒸馏水浸泡瘤腔 10 分钟，游离植骨等，无法彻底刮除或认为肿瘤病灶残留的术后可结合放疗。

（2）椎管减压：若同时有神经根或脊髓压迫症状时，可行椎管减压。减压的效果主要取决于压迫的程度和时间，以及减压手术是否彻底。

（3）放射疗法适用于无法手术、术后复发的患者，或需行辅助治疗者。照射剂量一般为 20 ~ 50Gy。

## 1356

### 骨母细胞瘤的临床表现如何？

（1）该肿瘤不太多见，约占骨肿瘤总数的1%，男女之比为2∶1，患者年龄80%小于30岁，25岁左右为发病高峰。

（2）脊柱的发病率较高，占41%~50%，其中半数发生于腰椎，其次是胸椎、颈椎和骶椎，椎骨上的病变多位于脊柱的后方，尤以椎弓根易先受累。

（3）早期为局部疼痛及根性放射痛，夜间疼痛多不加剧，但对阿司匹林反应不敏感。

（4）神经症状：根据受累的脊柱平面出现相应的神经症状。腰椎的肿瘤可产生小腿放射痛，并伴有腰部肌肉痉挛。颈椎或胸椎的肿瘤则可出现上肢和（或）下肢无力与麻木，甚至运动感觉完全障碍。骶骨的肿瘤也同样能引起神经根的压迫症状。

## 1357

### 骨母细胞瘤的辅助检查及如何诊断？

（1）实验室检查基本正常：个别病例血沉增快，CSF变化不大。若肿瘤转变为恶性，血清碱性磷酸酶（AKP）将升高。

（2）影像学检查：①X线表现肿瘤呈溶骨性膨胀改变，边界清楚，病灶外的骨皮质变薄。根据钙化以及血管丰富的程度，或表现为斑块状钙化，或为较大的透亮区。有时可呈现动脉瘤样骨囊肿表现。病变若波及一侧皮质，可使之破溃，以致瘤体侵入椎管或周围软组织；②CT扫描及MRI可清楚显示该肿瘤的形态学特点，对准确判断病情和指导治疗有突出优越性，应争取采用。

鉴别诊断：若单从X线片来做鉴别有一定的困难，所以鉴别诊断主要依靠病理检查。易与骨母细胞瘤相混淆的肿瘤有骨样骨瘤、骨肉瘤、骨巨细胞瘤、骨纤维结构不良、动脉瘤样骨囊肿及血管瘤等。

因骨母细胞瘤不完全属于骨的良性病变，故对其预后应该慎重。应密切随访、观察，以防恶变。对照射病例更应注意是否会转化成纤维肉瘤或骨肉瘤。手术后复发率不超过10%。

## 1358

### 何谓软骨母细胞瘤？如何治疗？

软骨母细胞瘤（chondroblastoma）是来源于幼稚软骨细胞（软骨母细胞）的良性肿瘤，

它首先由 Ernest Codman 发现，，故亦被称为 Codman 肿瘤，主要位于长骨末端的骨骺，也可位于骨突部，由于好发于二次骨化中心，也称为良性骨骺软骨母细胞瘤。

本病通常于儿童晚期或青少年期发病。软骨母细胞瘤病因不清，有学者认为软骨母细胞瘤源于胚胎性软骨，可能是软骨母细胞的一种间变。好发于男性，男女之比率为（2 ~ 3）：1，大多数病例发生于 10 ~ 20 岁之间。

该肿瘤生长缓慢，症状多持续数月至数年，可在肿瘤发生后几年内保持稳定。临床症状一般为局部间断性疼痛，肿胀，伴有明显压痛和邻近的关节内紊乱症状，可有关节液渗出。病理性骨折少见，因此常因创伤而做检查时发现该肿瘤。另外，因病变邻近关节，常有关节功能可受限，中度关节积液，为浆液 – 血性渗出，肌肉可萎缩。

本瘤好发于长管状骨的骨骺部位或骨骺突起部位，骨骼的发生频率依次为股骨（33%），肱骨（20%）和胫骨（18%）。本病可根据临床表现、影像学检查和组织学检查诊断。软骨母细胞瘤是少数可经冷冻得出诊断的肿瘤之一。

软骨母细胞瘤以手术治疗为主。广泛的大块切除复发率低，刮除植骨的复发率为 10%。早诊断，早期彻底治疗是减少复发率与致残率的关键。

## 1359

## 软骨母细胞瘤需与哪些肿瘤鉴别?

容易与软骨母细胞瘤混淆的肿瘤主要有下列各种。

（1）骨巨细胞瘤：骨巨细胞瘤多发于 20 ~ 40 岁的成年人，故此项鉴别诊断只适用于成人期软骨母细胞瘤，因为如果生长软骨仍存在时，骨巨细胞瘤不侵及骨骺。在影像学方面，两者之间重要的不同之处是：①软骨母细胞瘤常有清楚的边界，而骨巨细胞瘤的边界模糊；②软骨母细胞瘤中可有云翳状钙化，而骨巨细胞瘤则呈肥皂泡沫样改变。在组织学上，即使在缺乏钙化和软骨样分化，巨细胞丰富的区域，软骨母细胞瘤也可清楚地与骨巨细胞瘤区分开，因为软骨母细胞瘤的基底细胞有更明确的边界，有些像嵌合体碎片，而巨细胞分布不规则，主要集中于出血区，有丝分裂像少见。

（2）透明细胞性软骨肉瘤：①在影像学方面，软骨母细胞瘤与透明细胞性软骨肉瘤很相似，包括钙化。但软骨肉瘤见于成人。②在组织学上可清楚地与软骨母细胞瘤区分开。

（3）软骨瘤或中心性软骨肉瘤：位于骨骺的软骨瘤或中心性软骨肉瘤在影像方面可以类似于软骨母细胞瘤，但它们的病理学诊断差异明显。

## 1360

## 多发性遗传性骨软骨瘤病的特征和病因是什么?

多发性骨软骨瘤病或多发性外生骨疣的发病率比孤立性骨软骨瘤为低。它是一种骨骼发育异常，在骨骼上可形成大小不等的骨隆起。多发性遗传性骨软骨瘤有三个特征：

（1）具有遗传性。

（2）有骨缩短或畸形。

（3）恶变的发生率高，约5%。恶变后则成为继发性周围型软骨肉瘤。

本病为常染色体显性遗传性疾病，大多数病员有家族遗传史，>90%的多发性骨软骨瘤病软骨帽中可检测到EXT1或EXT2等位基因。本病名称很多，有时称为遗传性畸形性软骨发育不良，或骨干续连症。后者主要是指整个患骨的塑型有异常。严重时，几乎所有软骨内化骨的骨骼均有不同程度的异常。好发部位仍以膝和踝邻近的长管状骨最多见，呈双侧性和对称性。本病也可表现为毗邻基因缺失综合征临床系谱的一部分，比如Tricho-rhino-phalangeal毛发－鼻－指趾综合征Ⅱ型（Langer-Giedion综合征）或Potocki-Shaffer综合征。

## 1361

## 何谓Ollier病？

内生软骨瘤病是指一组罕见的以多发性内生软骨瘤为特征的骨骼疾病。其中Ollier病和Maffucci综合征是最常见的亚型，另外还有其他亚型包括metachodromatosis、genochondromatosis，spondyloenchondrodysplasia、dysspondyloenchodromatosis、cheirospondyloenchondromatosis。Ollier病是一种非遗传性骨骼发育异常疾病，表现为多骨性软骨性肿块，主要累及四肢短骨和长管状骨，但也可侵及骨盆、肋骨等扁平骨，常常合并肢体畸形。Ollier病有累及单侧肢体或单个肢体的倾向性，此时病变将会更严重，不仅受累骨数量可以很多，就单个骨而言病变的范围也更大，X线上，在干骺端和/或骨干呈现边界清楚的多发性的椭圆形、线形、锥形溶骨性破坏。常常呈柱状从干骺端向骨干方向发展，有时可以从长骨的一端发展到另一端，因此骨骼的弯曲、短缩等畸形、病理骨折更为常见。当X线上发现不规则骨皮质破坏和向软组织延伸，以及骨矿化缺失则高度怀疑病变向软骨肉瘤转变。Ollier病患者发展为继发性普通型软骨肉瘤的概率约为40%（根据多个文献其发生率范围在5%~50%）。如患者病变仅限于手足，发生软骨肉瘤变的风险<15%，而病变也累四肢长管状骨者恶变率约为43%~46%。另外，约25%的患者将发展为多发性继发软骨肉瘤。Ollier病合并血管瘤的Maffucci综合征发生软骨肉瘤变的概率更高，约为53%。基因学上，87%的Ollier病患者具有异柠檬酸脱氢酶基因IDH1和IDH2突变，但不具有家族遗传性。

## 1362

## 何谓Maffucci综合征？

多发性内生软骨瘤合并有肢体软组织或内脏海绵状血管瘤者称为Maffucci综合征

(Maffucci syndrome)。Maffucci 综合征和 Ollier 病同样，病变是由骨髓组织和薄层梁状骨包绕的软骨岛构成，软骨岛中可见不同发育时期、形态较为异常的软骨构成，这些发育异常的软骨细胞是正常软骨化骨缺陷，并非真性肿瘤。血管瘤中可出现多处钙化，在 X 线片中显示有多数钙化影（光滑圆形静脉石影），有助于本病的诊断。受累肢体明显变形，软骨瘤与海绵状血管瘤不在同一部位或同一侧。患者精神及智力发育均正常，海绵状血管瘤局部听诊可闻及杂音。Maffucci 综合征发生软骨肉瘤变的概率高，约为 53%。

大部分 Maffucci 综合征患者具有异柠檬酸脱氢酶基因 IDH1 的突变，所有病例报告均为散发性，无家族型遗传性报道。

## 1363

## 多发性内生软骨瘤需与哪些疾病鉴别?

多发性软骨瘤（multiple enchondromatosis）病变广泛，不仅受累骨数量可以很多，就单个骨而言病变的范围也更大，常常呈柱状从干骺端向骨干方向发展，有时可以从长骨的一端发展到另一端，因此骨骼的弯曲、短缩等畸形更为常见。合并畸形的多发性内生软骨瘤即为 Ollier 病。需与下列疾病鉴别。

（1）软骨黏液纤维瘤：通常位于下肢长管状骨。典型表现为病灶长轴与骨干平行，呈偏心性、椭圆形骨质破坏，内有粗糙的梁状间隔，但很少有钙化。

（2）骨纤维结构不良：又称为骨纤维异样增殖症。是一种以纤维、骨组织类肿瘤样增生为特点的非遗传性疾患。可表现为单个骨组织或多骨病损，以畸形、疼痛和病理骨折为特点，约 3% 的多骨病损患者伴有内分泌紊乱，常见为性早熟和皮肤“牛奶咖啡斑”样病损（McCune-Albright 综合征），极少数可出现恶变。骨纤维结构不良多累及骨干及干骺端。病骨膨胀变粗、弯曲畸形，骨皮质变薄，无骨膜反应。病灶呈毛玻璃样、多房性囊状破坏，以及骨硬化等为典型病变。

## 1364

## 骨纤维结构不良颅骨 X 线片的特点是什么?

X 线检查对颅骨骨纤维异样增殖症（fibrous dysplasia of skull bone）的诊断具有重要价值。颅骨平片主要表现为颅盖板障内圆形或类圆形透光区，颅底病变表现为骨质致密增厚。由于正常的骨质被纤维组织所代替，并有骨的增生和有软骨残留，所以其表现可多种多样。大致可分为三种类型：

（1）囊肿型：多见于发病早期或颅盖部位的病变，在颅骨的板障之间可见大小不等的囊肿样骨密度减低区，有的表现为多房性，板障增宽，外板隆起变薄，而内板常不受影响。

（2）硬化型：多见于病变晚期或位于颅底部位的病变，病变较广泛，常引起颅骨畸形改变，骨质增厚，阴影密度增大呈“象牙质”硬化改变，多见于额骨的眶板及蝶骨小翼部位。

（3）混合型：为囊肿型和硬化型同时存在，多见于颅骨穹隆部，范围较小者需要与脑膜瘤引起的颅骨改变相鉴别。若为多发性者，在身体其他部位的骨骼也能见到上述类似表现。有软骨组织存在时，呈云絮状或棉团样阴影。骨组织较多时可呈磨玻璃状。

## 1365

## 骨纤维结构不良的药物治疗及其理论基础是什么？

骨纤维结构不良的治疗主要是保守治疗。成人肿瘤的发育将停止，因此治疗的焦点放在怎样预防病理骨折和畸形。如果为单发病灶，或股骨颈部等容易发生病理骨折的部位，可以行外科手术，包括刮除病灶，并进行植骨，接骨板或髓内钉固定等。骨纤维结构不良其实质是GNAS基因突变，而这种突变导致异常分化的成骨细胞，继而通过刺激IL-6，导致破骨细胞过度表达，最终一起广泛的骨质吸收和骨破坏。所以，对于非手术治疗国外研究较多的是双膦酸盐化合物，因为其主要作用是通过抑制破骨细胞从而抑制骨吸收，具体作用机制不详。可能的机制是：双膦酸盐分子结构中p-c-p基团偕位相连与自然存在的焦磷酸盐p-o-p类似，后者在骨基质中与钙结合形成羟基磷灰石。焦磷酸盐可防止钙、磷结晶的溶解，然而p-o-p中氧原子被碳原子替代后，所形成的化合物与钙结晶的亲和力大大增强，且不易被降解。与碳原子结合的还有两侧链R1、R2，这两条链是决定理化特性与生物效应的基础。R1主要参与双膦酸盐与骨矿化基质结合的作用，R2可能与双膦酸盐生物活性有关。因此，人们通过改变碳链长度与碳原子连接基团，从而引起物化性质与生物特性的改变。双磷酸盐广泛分布于破骨细胞骨吸收接触面，导致破骨细胞解离，最终导致破骨细胞的细胞凋亡而抑制骨吸收。帕米膦酸盐（pamidronate）是第二代双膦酸盐化合物，为羟乙膦酸钠，商品名为阿可达（Arcdia），另外还有口服型第二代双磷酸盐阿仑膦酸钠（alendronate）等，临床上用其治疗骨纤维结构不良，结合活性维生素$D_3$和钙，能显著减轻疼痛。通过对血浆中的碱性磷酸酶活性及尿中羟脯氨酸含量检测，表明溶骨性改变减慢，影像学上有骨密度增加。但原来的骨病灶并未治愈，并曾有少数小儿患者出现一过性加重。其疗效尚需进一步观察。目前上没有任何药物治疗可以改变骨纤维结构不良的病程而达到治愈。

## 1366

## 骨纤维结构不良研究的现状如何？

骨纤维结构不良以往认为是一种骨肿瘤样病损，但Bianco P和Cohen MM Jr等认为病灶进行性增大，实质是由 GNAS1 基因错译突变引起的成纤维细胞样细胞异常增生和骨母细胞分化不良造成骨髓腔内纤维组织过度增生，即形成非正常纤维性骨。因此建议将本病分类为非囊性骨肿瘤。WHO（2013）骨肿瘤分类则将骨纤维结构不良列入尚未确定肿瘤性质的骨肿瘤分类里。本病预后较好，但易导致畸形，且有的发展为骨肉瘤，国内报道较国外为高。本病病因基本明确，但发病机制不详。目前，有人在研究基因突变与本病的关系，并希望能通过此机制针对病因进行基因治疗。由于此病中异常分化的成骨细胞，导致破骨细胞过度表达，最终一起广泛的骨质吸收和骨破坏，人们在尝试利用抑制破骨细胞活性的骨吸收抑制性药物，如双膦酸盐阿仑膦酸钠，RANKL 抑制剂迪诺塞麦（Denozumab）等治疗骨纤维结构不良。另外，由于此病是骨髓间充质干细胞性疾病，故人们也在探索间充质干细胞组织工程方法来治疗骨纤维结构不良。其发展前景尚有待观察。

## （三）骨巨细胞瘤

### 1367

### 骨巨细胞瘤有何病理特点?

骨巨细胞瘤是良性的但具有局部侵袭性的原发性骨肿瘤，约占整个原发性骨肿瘤的 4%~5%。好发于 20~45 年龄段。2013 年 WHO 骨肿瘤分类中将骨巨细胞瘤列入中间型（局部侵袭性、偶见转移性）的富于巨细胞的破骨细胞性肿瘤亚类中。肉眼观上，肿瘤边界清楚，通常偏心性存在于长骨端，肿瘤呈典型膨胀性生长，骨皮质菲薄。肿瘤常被薄的或非连续的反应性骨壳包绕着。尽管肿瘤常侵蚀软骨下骨板或部分深层关节软骨，但极少穿破关节软骨表面。肿瘤组织通常呈柔软的红棕色或包含黄瘤样变的黄色区域，有些区域含有硬韧的白色的富含纤维组织，有时可见出血灶。组织学特点是增生的圆形或梭形单核细胞（基质细胞）中均匀散布着大量巨噬细胞和大的破骨细胞样多核巨细胞。巨细胞形态上类似于破骨细胞，但体积更大且含更多的细胞核（有时 >20 甚至 >50 个细胞核）。单核细胞（基质细胞）细胞核具有开放染色质和 1~2 个核仁，与破骨细胞相似。有些单核基质细胞呈现不同程度的，有时呈高度活跃的有丝分裂，但均呈典型有丝分裂像。如有异型性核分裂象则应考虑为肉瘤或恶性 GCT。肿瘤间质常具有丰富的血管分布，有时可能含有广泛的胶原纤维组织。有些区域可发现新近出血、血铁黄素沉着、泡沫样巨细胞。10% 的 GCT 可伴有动脉瘤样骨囊肿改变。有些区域出现反应性类骨组织或纤维编织骨形成。肿瘤巨大时常伴有坏死灶和陈旧出血灶。过去一直认为骨巨细胞瘤Ⅰ级为良性，Ⅱ级为低度恶性，Ⅲ级为恶性，近年来发现这种分级与肿瘤的生物学行为并不平行，如Ⅰ级的骨巨细胞瘤也可发生肺转移，因此，多数人认为分级只可以提供参考，而不能作为判断良恶性的确定依据。以前诊断为Ⅲ级（恶性）的多数骨巨细胞瘤，现在已重新改诊为纤维肉瘤、骨肉瘤或恶性纤维组织细胞瘤。

恶性转变的骨巨细胞瘤（malignancy in GCT）占整个 GCT 的不足 1%，分为原发性和继发性（放射后或手术后）两类。恶性转变的 GCT 肉眼观上呈巨大肉样、红棕色外观，常伴延伸至周围软组织，常伴有出血、血肿。原发性恶性 GCT 病理特点是通常 GCT 组织的某个区域中呈现高度多形性单核细胞，这两种部分呈现明显的移行带。这个恶性高级别肉瘤区域不具有特异性形态，产生或不产生类骨组织。而继发性的恶性 GCT 中其先前存在的 GCT 组织已经不明显。

## 1368 骨巨细胞瘤分类？

根据肿瘤细胞的特点，Jaffe 首先对骨巨细胞瘤进行分级。我国学者也提出了骨巨细胞瘤的分级标准，将其分为三级：Ⅰ级是指基质细胞数量较少，细胞异型性不显著，核分裂少见，而多核巨细胞占绝大多数；Ⅱ级是指基质细胞增多，且表现为明显的异型性，细胞排列成束状或旋涡状，核分裂明显增多，而巨细胞数量则减少；Ⅲ级是指肿瘤以基质细胞为主，巨细胞数量极少。基质细胞分化不良，核分裂常见，可表现为纤维肉瘤样改变。过去一直认为Ⅰ级为良性，Ⅱ级为低度恶性，Ⅲ级为恶性，近年来发现这种分级与肿瘤的生物学行为并不平行，如Ⅰ级的骨巨细胞瘤也可发生肺转移，因此，多数人认为分级可以提供参考，而不能作为判断良恶性的确定依据。

以前诊断为Ⅲ级（恶性）的多数骨巨细胞瘤，现在已重新改诊为纤维肉瘤、骨肉瘤或恶性纤维组织细胞瘤。骨巨细胞瘤改良 Mirra 分类可分为 6 型：1 型，即通常良性 GCT，相当于以前的Ⅰ级和Ⅱ级；2 型，组织学上良性的发生于脊椎的 GCT，由于无法彻底摘除，容易复发并侵入周围重要脏器而临床上呈现恶性经过；3 型，虽然是良性 GCT，但引起肺转移，约占整个 GCT 的不足 2%，但这种肺转移与骨肉瘤等肺转移不同，转移灶生物学性质上呈良性，预后良好，为区别于通常的肺转移，一般命名为良性移植物（benign implant）；4 型，继发于放射线照射后恶变的 GCT，通常诊断为放射后肉瘤，其前期病灶是良性 GCT；5 型，同一组织内良性 GCT 和恶性肿瘤（骨肉瘤、恶性纤维组织细胞瘤等）混在，这种 GCT 实际上应诊断为骨肉瘤或恶性纤维组织细胞瘤等；6 型，真性的原发性恶性 GCT，占整个 GCT 的不足 0.5%。

恶性转变的骨巨细胞瘤（malignancy in GCT）占整个 GCT 的不足 1%，分为原发性和继发性（放射后或手术后）两类。原发性恶性 GCT 病理特点是通常 GCT 组织的某个区域中呈现高度多形性单核细胞，这两种部分呈现明显的移行带。这个恶性高级别肉瘤区域不具有特异性形态，产生或不产生类骨组织。而继发性恶性 GCT 先前存在的 GCT 组织不明显。

## 1369

## 骨巨细胞瘤的 X 线检查有何特点?

X 线检查对骨巨细胞瘤的诊断有重要意义，其特点为：

(1) 肿瘤侵犯骨端，可破坏骺线或骺板，可延伸至关节软骨，并可出现关节内骨折。骶骨和骨盆的骨巨细胞瘤是强溶骨性的，常累及骶髂关节或髋关节以及周围的软组织。

(2) 肿瘤呈偏心性生长，边界硬化、清楚，常累及一侧骨皮质，使其变薄、膨胀。肿瘤有时延伸至周围软组织，周围包绕着硬化缘。肿瘤仅少量或无基质钙化，反应性骨膜新骨形成相对少见。

(3) 骨质破坏表现为单纯溶骨性和多房性两种。前者仅表现为密度减低或不均匀骨透亮影伴残留的骨小梁。后者则在病灶中可见不规则的骨嵴构成多房状或肥皂泡状影像。

(4) 可出现病理性骨折，但一般无明显移位。

(5) 恶性骨巨细胞瘤表现为病变边界不清，肿瘤穿破骨皮质形成软组织肿块，可见钙化，偶可见反应性骨膜新骨形成。

## 1370

## 如何选择骨巨细胞瘤的治疗方案?

非恶性骨巨细胞瘤，其外科分期为 $G_0T_{1\sim2}M_{0\sim1}$，单纯囊内切除加游离植骨术，复发率高达 20%~50%。为了防止术后复发，应该选择边缘切除手术，并辅以其他综合治疗。手足小骨或腓骨等发生的骨巨细胞瘤，进行整块边缘切除，复发率极低，预后良好。但因骨巨细胞瘤多发生于骨端，边缘整块切除将涉及关节功能重建问题，而目前尚无好的办法可以采用，故尽管囊内手术（如刮除植骨术）存在复发、恶变等可能性，如果病变不是非常大，仍可采用刮除植骨术。如同时应用物理的（如液氮冷冻）或化学的（如氯化锌、苯处理）方法处理植骨床，对预防复发有一定作用。病变复发率很大程度上取决于病灶刮除的彻底程度以及是否同时进行辅助治疗。如果在 C 型臂辅助照射下对瘤腔的每个死角反复彻底刮除，磨钻磨除骨棘或残留骨小梁，尤其是关节软骨下病灶要仔细细刮除但注意避免关节软骨破损，重复多次氩气刀烧灼和搔刮，瘤腔注入 60℃蒸馏水浸泡 10 ~ 15 分钟，游离腓骨加髂骨或人工骨移植等，这种方法远期复发率将显著减少，预后良好。也可以在彻底搔刮病灶后填塞骨水泥，用骨水泥反应产生的热量消灭残留的瘤细胞，但如果复发再手术很困难，而且很多患者术后感到关节不适或疼痛。对于肿瘤切除术后关节构成体缺损，可行肿瘤性人工关节置换或关节融合术。由于骨巨细胞瘤的主要成分细胞是破骨细胞或破骨细胞样巨细胞，使用抑制破骨细胞的药物已成为治疗骨巨细胞瘤的另一种新型模式，特别是应用于因解剖学位置无法通过外科手术彻底切除而反复复发，病变广泛侵袭周围脏器组织的病例（如骶骨、骨盆的骨巨细胞瘤）。目前应用于骨巨细胞瘤的抗破骨细胞药物包括双膦酸盐（唑来膦酸钠 Zoledronate），RANKL 抗体迪诺塞麦（Denozumab）如果骨巨细胞瘤已明确为恶性性质，其外科分期为 G2T1 ~ 2M0，则应做广泛切除、根治性切除或截肢手术。骨巨细胞瘤对化疗不敏感，放疗虽有效，但易发生照射后纤维肉瘤变，故一般不宜采用。另外，对于骶骨、骨盆的无法手术切除而反复复发的骨巨细胞瘤，目前兴起了利用重离子治疗的新方法，定位精度高、对健康组织损伤小。美国、德国、日本以外，我国是世界上第四个开展重离子临床试验的国家。

## 1371

## 什么药可作为骨巨细胞瘤的辅助药物治疗？

骨巨细胞瘤介于良性、恶性肿瘤之间，有作者直接将其命名为中间型局部侵袭性肿瘤，由于骨巨细胞瘤好发于长管状骨干骺端，绝大多数患者经手术切除取得良好的临床疗效，但是，其复发率为仍 20%~50% 。据报道，采用双膦酸盐作为四肢骨巨细胞瘤囊内切除术后辅助治疗，显著降低了骨巨细胞瘤的术后复发率。

由于骨巨细胞瘤的主要成分细胞是破骨细胞或破骨细胞样巨细胞，使用抑制破骨细胞的药物已成为治疗骨巨细胞瘤的另一种新型模式，特别是应用于因解剖学位置无法通过外科手术彻底切除而反复复发，病变广泛侵袭周围脏器组织的病例（如骶骨、骨盆的骨巨细胞瘤）。目前应用于骨巨细胞瘤的抗破骨细胞药物包括双膦酸盐（唑来膦酸钠 Zoledronate），RANKL 抗体（迪诺塞麦 Denozumab）。

## 1372

## 如何判断骨巨细胞瘤的预后？

根据病理学特点，一般将骨巨细胞瘤分为Ⅰ、Ⅱ、Ⅲ级，且早期的研究者认为Ⅰ级为良性，Ⅲ级为恶性。然而，后来发现病理分级与临床病程并不完全相符，Ⅰ级的骨巨细胞瘤也常发生转移，而且由于受病理取材等限制，以及肿瘤的不同部位分级不同，在实践中分级未必代表肿瘤的真正病理改变，因此，判断骨巨细胞瘤的预后，病理分级只能提供有限的参考，而不能作为可靠依据。

骨巨细胞瘤的预后是复发多，但很少发生转移（不足 2%），这种肺转移与骨肉瘤等肺转移不同，转移灶生物学性质上呈良性，手术切除转移灶预后良好，为区别于通常的肺转移，一般命名为良性移植物（benign implant）。骨巨细胞瘤的复发常常与治疗方法有关。单纯刮除植骨容易复发，尤其是病灶清除不彻底时。有的学者认为骨巨细胞的复发和转移绝大多数发生于刮除植骨术后，而极少见于原发病灶未处理者。而骨巨细胞瘤的手术选择（根据外科分期）应是边缘手术以上，因此，手术方案的选择可能是影响骨巨细胞瘤预后的主要因素之一。对于恶性骨巨细胞瘤或肉瘤变者或有肺转移者，行广泛切除、根治手术、截肢术及肺部手术后，病人的生存率明显优于其他恶性骨肿瘤。

## （四）原发性恶性骨肿瘤

### 1373

### 原发性恶性骨肿瘤的 X 线检查有何特点？

在恶性骨肿瘤的诊断中，X 线所见有重要意义，其表现如下：

（1）肿瘤边界不清，呈筛孔状浸润性骨质破坏。

（2）肿瘤常破坏骨皮质或穿出骨皮质，在软组织内形成肿块。

（3）肿瘤内可见不规则且边界不清的肿瘤骨或软骨钙化征象。

（4）肿瘤破坏骨质并向周围膨胀，瘤体直径可超过骨的几倍，可出现病理性骨折。

（5）骨膜新骨形成，在肿瘤破坏区邻近处骨膜可表现为葱皮样增生、形成 Codman 三角或与骨干垂直的针状骨。

### 1374

### 在恶性骨肿瘤的治疗过程中，如何选择截肢或保肢方法？

在恶性骨肿瘤的治疗中，选择截肢或保肢方法，尚存在争议。在过去的治疗中，选择截肢者多。但是，一些恶性程度较高的肿瘤，即使截肢也难免发生转移。因此，有人认为为了提高生存质量，而采用保肢方法。而保肢就难免存在肿瘤切除不彻底的问题，因此如何选择截肢和保肢是治疗的关键。根据外科分期的原则，截肢或保肢应结合肿瘤的恶性程度、侵犯的范围来确定。一般恶性骨肿瘤位于间室内者，常采用保肢手术，而穿破间室者选用截肢或关节解脱手术，并根据恶性程度和转移情况，配合辅助治疗或转移灶的手术治疗。

### 1375

### 在恶性骨肿瘤的治疗中，如何选择放射治疗或化学治疗？

在骨肿瘤的治疗，特别是恶性骨肿瘤的治疗中，正确选择放疗或化疗，对预后有很大影响。并不是所有的恶性骨肿瘤均需要放疗或化疗。一般而言，低度恶性的骨肿瘤，如果未发生转移，多不需应用放疗或化疗，而以手术治疗为主。高度恶性的骨肿瘤和有转移的骨肿瘤，应配合放疗或化疗。至于是选择放疗还是化疗或联合应用，则应依据明确的病理诊断、肿瘤细胞的药物敏感试验来确定。同时，还应参考手术方法，如行根治性截肢而无转移者宜选用化疗，而行局部整块切除者可合用放疗等。另外，一些良性病变也可应用放射治疗，如动脉瘤性骨囊肿、血管瘤、嗜酸性肉芽肿等。

## 1376

## 骨肉瘤的近代治疗包括哪些方面?

（1）大剂量综合化疗：术前术后新辅助化疗。

（2）保留患肢疗法：即病灶广泛或治愈性切除 + 肢体重建（切除骨放射后或冷冻后回植，游离骨移植，肿瘤型人工关节置换，关节融合）。

（3）肺转移瘤清扫术。

（4）持续动脉内注入法（intra-arterial infusion）：行根治性手术之前，肿瘤的主要营养动脉内插入导管，向肿瘤组织局部持续泵入高浓度的抗癌药。

（5）局部灌流法（regional perfusion）：患肢主干动、静脉内插入导管，通过体外循环向患肢灌流高浓度抗癌药。

（6）气管动脉分支注射法：为预防肺转移，根治性手术后向气管动脉分支投入抗癌药。

（7）放射疗法：为缩小肿瘤大小以及使肿瘤周围形成纤维膜，可行术前放疗。目前还有术中肿瘤精准放疗等。

## 1377

## 何谓新辅助化疗和辅助化疗？其原则是什么?

新辅助化疗（neoadjuvant or primary chemotherapy）是指在恶性肿瘤实施手术前应用的约全身性化疗而言，而手术后继之完成的全身化疗称之为辅助化疗（adjuvant chemotherapy）。新辅助化疗其目的是使肿瘤病灶及其对周围组织的浸润缩小，增加手术切除率；还可以消灭微小转移灶，或能延缓出现转移的机会，从而提高长期生存率；另外，术前评价抗癌药物的有效性，可以作为术后化疗药物选择的参考。而术后辅助化疗的目的在于消灭病灶周围残留的或体内可能残存的肿瘤细胞。

新辅助化疗和辅助化疗的原则是进行循环化疗（cycles），每个循环包含一个治疗周期，紧接着一个休息周期使身体得以恢复。一般术前 10 ~ 14 周左右开始进行 2 ~ 3 个循环的新辅助化疗，一个循环后如果方案有效则继续行下一个循环，而如果无效、病情进展则改变方案，新辅助化疗结束后休息 2～3 周，行手术治疗。术后继续完成 2～4 个循环的辅助化疗，共 4 个月至一年。在化疗药物中，常用的药物有：甲氨蝶呤、阿霉素（多柔比星）、顺铂、异环磷酰胺、表柔比星、吉西他滨、环磷酰胺、依托泊苷等。恶性骨肿瘤的辅助化疗的原则是 2 种或 2 种以上的药物联合应用，而且与肺癌等上皮癌相比化疗药物剂量更大。骨肉瘤常用的化疗方案有著名的 Rosen T12，日本的 NECO-95，均以 MTX（使用大剂量并用甲酰四氢叶酸补救）、阿霉素、顺铂为主药。尤文肉瘤的化疗方案有 Rosen T16，日本的 JESS，以长春新碱、阿霉素、环磷酰胺、异环磷酰胺、依托泊苷为主药联合应用。

## 1378

### 如何观察化疗的疗效？

具有下列变化表明化疗有一定疗效：①化疗后有疼痛减轻或完全缓解；②肿瘤体积不同程度缩小；③邻近关节活动度增加；④化验检查 ALP 下降；⑤影像学检查可见钙化增加等。

## 1379

### 如何从组织学上判断化疗的疗效？

观察肿瘤坏死率。肿瘤坏死率在 90% 以上者为疗效优良，术后化疗方案与术前相同；肿瘤坏死率在 90% 以下者为疗效欠佳，术后需更改化疗方案。

## 1380

### 影响化疗疗效的因素有哪些？

（1）化疗耐药：①原发性耐药；②继发性耐药，多用提高剂量和增加用药的品种克服。

（2）剂量强度：指化疗进行时要坚持：①准确的时间；②恰当的途径；③标准的剂量。如不坚持此原则，化疗的时间、途径和剂量混乱，则将严重影响化疗疗效。

## 1381

### 保留患肢疗法必须重视哪些问题？

（1）术前充分化疗。术前化疗的目的：①尽早扑灭体内肺内微小转移病灶；②原发瘤缩小，便于肿瘤切除干净；③观察原发瘤对化疗的反应，有利于制订术后化疗方案；④化疗期间定制人工关节。

（2）肿瘤外科分期：根据临床和各种影像学检查，需作出外科分期诊断，现在各国遵循 Eneeking 外科分期法，分期诊断大致可以表示肿瘤发展的阶段，在骨肉瘤保留患肢疗法中最佳适应证是ⅡA 期，ⅡB 期则是相对适应证。

（3）肿瘤切除缘：所谓切除缘是指肿瘤的切除边界，这在一定程度上可表示肿瘤切除的彻底性。术前必须根据外科分期作出肿瘤切除缘判断，术中可能作出适当修正。切除缘分为四种：根治性切除，广泛性切除，肿瘤缘切除，肿瘤内切除。实际上在保留患肢疗法很难作到根治性切除。一般多为广泛性切除，在血管神经部位又常为肿瘤边缘切除。若术中切破肿瘤，则为肿瘤内切除。后两种肿瘤切除缘的彻底性差，复发率高，在骨肉瘤保留患肢疗法中应尽量避免。

按切除缘的概念设计施行肿瘤切除的范围：一般在长轴上，一端关节离断，但如果肿瘤反应区已经侵蚀软骨或破入关节内则应在相邻骨的软骨下骨平面离断（包括关节囊），另一端远距肿瘤截断，此截断平面有距肿瘤反应区（出血、变色、水肿）≥5cm，骨干切除过多，将使人工关节稳定性降低，潜在腔隙增大。一般在横轴上，如果肿瘤未侵蚀骨皮质和骨膜，骨膜可当 2cm 屏障，故此部分周围肌肉切除 1cm 左右的厚度即可，如果肿瘤已经侵蚀骨膜，或突出骨外与神经血管束等粘连，骨膜屏障作用消失，此时切口应在肌肉筋膜外如阔筋膜或髂胫束外切除。肌肉切除过多，术后患肢功能很差。

如果肿瘤紧邻主要神经和/或血管束时，为了取得安全的手术边界和良好的术后功能，可采用 Matsumoto Seiich 的 in situ preparation，ISP 法处理神经血管，即保留神经血管连续性，肿瘤先整块广泛切除，翻转肿瘤，保护膜保护术区床，剥离血管神经鞘将其从肿瘤块中解脱出来，然后行蒸馏水或无水酒精处理。如果肿瘤与神经和/或血管粘连，血管血栓形成，已有神经麻痹症状等，则可将血管、神经切除一段，用自体大隐静脉或人造血管，或自体感觉神经或人工神经替代。

当术前确认了有跳跃转移、局部淋巴结转移、静脉浸润栓塞病灶时，手术切除边界不仅要大于肿瘤反应区外 5cm，还应大于局部转移病灶或静脉栓塞病灶周围 5cm，包括筋膜外脂肪组织，才能算作治愈性切除。目前在保留患肢疗法中，发现骨肉瘤发生淋巴结转移已不在少数。

骨缺损替代：肿瘤切除后骨缺损的替代修复和患肢功能的重建，目前在世界范围内以人工关节置换为最多。此外，用大段超低温冷冻异体骨移植，微波灭活、肿瘤刮除植骨等方法也在开展中。人工关节置换与其他方法相比，能早期负重，关节功能相对较好。

肱骨近端的骨肉瘤截除后，可选择采用自体带血管腓骨移植。因腓动脉较粗大、成功率高，周围肌肉可附着在腓骨上，患肢力量大，功能比人工关节好。

## 1382

### 骨肉瘤肺转移有何特点?

骨肉瘤转移至肺，有两个突出的特点：①大多数转移瘤在肺表面，较少在肺实质内，因此很易发现，又易切除；②大多数转移瘤为双肺多发转移，单肺孤立性转移罕见。

这种特点决定肺转移瘤切除只能以局部的梭形或楔形肺切除为基本术式，实践证明这种简单术式能将转移瘤切除干净，又不损失过多的正常肺组织。肺叶、肺段切除只在很少的情况下需要。

## 1383

### 在何种条件下可实行肺转移瘤清扫术?

(1) 原发瘤已被彻底切除。

(2) 术后经过一定时间的严密观察和周密的全身检查，肺以外其他脏器无转移。

(3) 肺转移瘤已全部萌发出来，至少肺片上数目不再增加。

(4) 肺转移瘤的数量、大小、部位能用简单的局部切除术清扫干净。

## 1384

### 肺转移瘤清扫术的适应证有哪些?

肺转移瘤清扫术的适应证：①原发瘤已根治；②无其他脏器转移；③经过正规化疗；④肺转移瘤对胸腔相邻脏器无侵犯；⑤每侧肺转移瘤最好不超过 5 个；⑥肺功能正常；⑦患者能耐受手术。

## 1385

### 如何鉴别骨质疏松症、骨转移瘤和多发性骨髓瘤?

在临床上骨质疏松症、骨转移瘤和多发性骨髓瘤累及脊柱时，都可以出现腰背痛，X 线所见都可表现为骨质疏松和椎体压缩性骨折等，常需要鉴别，下列几项可以提供帮助。

(1) 临床表现：多发性骨髓瘤和转移瘤晚期常伴有贫血、消瘦、食欲减退等全身衰弱的表现，而骨质疏松症则很少出现上述改变。当肿瘤侵入椎管时，可出现神经系统的症状和体征。

（2）实验室检查：多发性骨髓瘤和转移瘤均可出现血钙升高，血沉增快，血红蛋白降低。多发性骨髓瘤还可出现血清蛋白升高，特别是免疫球蛋白升高，并伴有尿中 Bence-Jones 蛋白阳性。当转移瘤伴有成骨时，则可出现血清碱性磷酸酶升高。而骨质疏松症上述指标则无明显变化。

（3）X 线检查：骨质疏松症的 X 线所见主要表现为脊柱、股骨上端、桡骨远端等松质骨丰富部位的骨质疏松，可伴有骨折。多发性骨髓瘤在椎体可表现为骨质疏松，在其他部位如颅骨、骨盆等处可呈“穿凿”样改变或边界模糊的多发破坏灶，偶有膨胀性骨破坏和骨质硬化，也可伴有椎体的压缩性骨折。转移性骨肿瘤脊柱骨质疏松相对较轻，除侵及椎体外，破坏椎弓根的机会较多，晚期常穿破骨皮质形成软组织肿块或压迫神经、脊髓。如果伴有明显的成骨性改变则容易鉴别。

（4）ECT 检查：骨质疏松症未并发骨折时，全身骨扫描可无异常所见，但当脊柱出现压缩性骨折时可表现为放射性浓聚。而转移瘤和多发性骨髓瘤的病灶部位均可表现为放射性浓聚，可见于脊柱以外的多处骨骼，如颅骨、肋骨、股骨、骨盆等处。

（5）多发性骨髓瘤可通过骨髓穿刺涂片明确诊断。穿刺活组织病理学检查有助于鉴别诊断。

## 1386

## 骨肉瘤的病理分型是怎样的?

骨肉瘤是具有广泛细胞形态的肿瘤，这些细胞来源于原始间充质细胞。在组织学上根据细胞结构和组织结构分为多种类型，其中应用较多的一种病理分型如下：

（1）骨内通常型骨肉瘤

1）成骨细胞型（包括硬化型）：占 76%～80%，主要细胞成分为恶性异型性的成骨细胞，形成丰富的肿瘤骨。肿瘤骨从薄的蕾丝样骨小梁到广泛的致密骨，形态多样。

2）成软骨细胞型：占 10%～13%，主要形成高度恶性的软骨成分并伴有肿瘤骨形成，肿瘤细胞表现软骨细胞样形态并伴高度细胞异型性。

3）成纤维细胞型：占 10%，肿瘤细胞经常呈梭形且具有高度异型性，肿瘤细胞形成广泛的细胞外胶原，细胞呈席纹状排列（以前称之为 MFH 型）。

4）继发性骨肉瘤：继发于 Paget 病的骨肉瘤是高度而行骨肉瘤，常表现为成骨细胞、成纤维细胞和/或成软骨细胞的混合型。放射后骨肉瘤常伴有放射性骨炎的改变。

5）另外，还有比较少见的富于巨细胞型、骨母细胞瘤样、上皮细胞样、软骨母细胞样、透明细胞样亚型。

(2) 血管扩张型肿瘤：约占整个骨肉瘤的4%，高度恶性，组织结构类似于动脉瘤样骨囊肿，肿瘤为大量管腔分隔，分隔上聚集着多形性、显著核异质性的肿瘤细胞以及破骨细胞样巨细胞。肿瘤性类骨质及骨质较少，活检时可能采集不到。

(3) 骨内高分化（低度恶性）骨肉瘤：约占整个骨肉瘤的1-2%，表现为小细胞性或中度细胞性成纤维细胞增殖伴不同程度的肿瘤骨形成。特点为细胞异型性程度低，少见有丝分裂像。

(4) 小细胞（圆形）型骨肉瘤：高度恶性骨肉瘤，约占整个骨肉瘤的1.5%，特点是胞质少的小圆形肿瘤细胞产生类骨质。组织病理上有时与尤文瘤相混淆，类骨质形成是鉴别关键。

## 1387

## 骨肉瘤的化学治疗有何进展？化疗药物使用剂量及注意事项？

近年来骨肉瘤的生存率明显提高，这主要归因于化疗的进步。而其主要特点是大剂量综合化疗。以前骨肉瘤的化疗是为了支持肿瘤切除术后的疗效为目的的辅助性化疗（adjuvant chemotherapy），而现在发展为术前进行新辅助化疗以图肿瘤缩小、消除微小转移灶、评估化疗药物的有效性，接着行广泛切（治愈）除术加肢体重建的保肢手术，术后继续完成辅助化疗，5 年生存率提高到 70%~80% 以上。骨肉瘤化疗方案目前的新进展有：持续动脉内注入法：行根治性手术之前，肿瘤的主要营养动脉内插入导管，向肿瘤组织局部持续泵入高浓度的抗癌药。局部灌流法：患肢主干动、静脉内插入导管，通过体外循环向患肢灌流高浓度抗癌药；气管动脉分支注射法：为预防肺转移，根治性手术后向气管动脉分支投入抗癌药。

骨肉瘤的主要化疗药物是甲氨蝶呤、阿霉素和顺铂等不同的治疗方案。还有的应用异环磷酰胺、长春新碱、环磷酰胺和布莱霉素等。其中甲氨蝶呤是最重要的药物，而且只有大剂量才能显示治疗骨肉瘤的作用。它的绝对致死剂量为 2~4mg/kg，而一般大剂量标准为 200~300mg/kg，因此，需要四氢叶酸钙解救。一般应用甲氨蝶呤需准确记录用药时间。可静脉注射，也可动脉注射或区域灌注。要求在 4~6 小时输入，6 小时后开始肌注四氢叶酸钙，剂量为 9~15mg，每 6 小时一次，共 12 次。阿霉素或表柔比星为细胞周期非特异性抗肿瘤药物，用法为静脉注射 20~30mg/$m^2$体表面积，连续 3 天，间隔 3 周重复一次；或 20~30mg/$m^2$体表面积，每周一次；或者 40~60mg/$m^2$体表面积。阿霉素为心肌毒性药物，故在应用期间应监测心电，停药后半年内也应复查心电。顺铂也是细胞周期非特异性药物。单次剂量一般为 3mg/kg，间隔 3 周重复一次。

骨肉瘤的化疗应从术前开始。一般应用 3 至 8 周。术后一般持续 4 个月至 1 年。化疗前应全面检查患者的心、肝、肾功能和血液情况，化疗中仍需复查。对体质衰弱，有严重心、肝、肾功能不全者，血中白细胞低于 $4.0\times10^9$/L，血红蛋白低于 80.9g/L，血小板在 100×

$10^9$/L以下者，不能使用大剂量化疗。在应用大剂量甲氨蝶呤化疗前，还需水化和碱化，即在前一天静脉输液3 000ml，保证日尿量在3 000ml以上，同时应用5%的碳酸氢钠250ml，碱化尿液，以利于甲氨蝶呤的排泄，防止严重中毒。

## 1388 在骨肉瘤的治疗中，如何使保肢疗法效果更好？

保肢疗法是骨肉瘤治疗的一大进步。但是，要使这一疗法发挥更好的疗效，需重视以下几方面问题：

（1）要根据肿瘤的外科分期来决定保肢还是截肢。

（2）术前应充分化疗，使原发病灶缩小，清除可能存在的肺转移微小病灶，并可为术后化疗方案的制订提供参考。

（3）肿瘤切除范围应争取根治性切除或广泛切除。一般骨肉瘤一端自关节离断，另一端则应在距肿瘤5cm以上截除，周围应附带0.5cm以上软组织一并切除，清扫引流区肿大的淋巴结。肿瘤切除后可行植骨术或人工假体置换手术。

## 1389 软骨肉瘤的病理学特点是什么？

（1）原发性中央型软骨肉瘤（primary central chondrosarcoma）大体观上，呈现丰富的蓝－灰色软骨基质，可见大小不等、性状不规则的软骨小叶，小叶被纤维束分隔或寝室骨小梁，伴有不同程度的钙化。区分内生软骨瘤和不典型性软骨源性肿瘤/软骨肉瘤Ⅰ级有时很困难。细胞数多，宿主骨（骨皮质和髓内骨小梁）的侵蚀，开放型染色质，黏液样基质，年龄大于45岁则倾向于软骨肉瘤的诊断。不典型性软骨源性肿瘤/软骨肉瘤Ⅰ级细胞中度增多，染色质深染，细胞核饱满、大小均匀，偶见双核化，但缺乏有丝分裂像；软骨肉瘤Ⅱ级细胞数更多，大小、性状各异，细胞核异质性更强，包含变大而深染的细胞核，双核化常见，可见有丝分裂像；软骨肉瘤Ⅲ级比Ⅱ级细胞数更多，细胞核多形性、异质性更强。黏液样变或软骨基质的液化是软骨肉瘤Ⅱ/Ⅲ级的常见特征，有时可见坏死灶。不典型性软骨源性肿瘤/软骨肉瘤Ⅰ级约占61%，软骨肉瘤Ⅱ级约占36%，而Ⅲ级约为3%。另外，对于指（趾）骨的软骨肉瘤的诊断标准有所不同，这个部位的内生软骨瘤常呈现细胞增生、双核化、染色质深染、黏液变等，因而指（趾）骨软骨肉瘤的诊断关键是看是否有骨皮质破坏，软组织浸润及有丝分裂像。免疫组化上约20%的软骨肉瘤呈现*IDH1*和*IDH2*变异（38%～70%）。

（2）继发性中央型软骨肉瘤（secondary central chondrosarcoma）发生于先前存在的内生

软骨瘤，组织学性状与原发性中央型相同。但是不典型性软骨源性肿瘤/继发性中央型软骨肉瘤Ⅰ级与内生软骨瘤很困难，主要依据有无侵袭性骨破坏，影像学改变和临床症状来判断。*IDH1* 和 *IDH2* 变异（86%）

（3）继发性外周型软骨肉瘤（secondary peripheral chondrosarcoma）继发于1%的孤立性和5%的多发性骨软骨瘤。大体观上表现为增厚的（>2cm）小叶状软骨帽，常呈现黏液变、囊性变和增强的血管化。组织学上一般为高分化的肿瘤，因此区分继发性外周型软骨肉瘤和骨软骨瘤关键是依靠临床性状、影像学评价和增厚的软骨帽。常有 *EXT* 基因变异。

## 1390

## 软骨肉瘤有哪些临床和影像学特点?

软骨肉瘤（chondrosarcoma）是产生软骨基质的一组恶性肿瘤，包括Ⅰ~Ⅲ级，其中原来的Ⅰ级，现在又称之为非典型性软骨源性肿瘤，2013 年 WHO 骨肿瘤分类将其归入中间型（局部侵袭性）软骨性肿瘤一类，而Ⅱ，Ⅲ级为恶性。软骨肉瘤可以是原发的，也可以继发于软骨瘤或骨软骨瘤，以原发者为多，约为整个软骨肉瘤的85%，是继骨髓瘤、骨肉瘤以后第三大最常见原发性恶性骨肿瘤。发病年龄上，原发性多在40~50岁以上，而继发性较原发性更年轻。软骨肉瘤最常累及的骨按先后顺序为：骨盆（尤其是髂骨），股骨近端，肱骨近端，股骨远端，肋骨。约75%的肿瘤发生在躯干、股骨和肱骨。手、足的小骨很少累及（约不足1%），脊柱及颌面部骨很少发生。

局部肿胀和/或疼痛是最常见的症状，有时症状长达数月至数年。肿瘤位于颅底的还可以出现神经症状。肿瘤生长缓慢，常形成巨大肿瘤，可出现疼痛及肿瘤压迫周围组织产生的症状。继发性软骨肉瘤是由经历数年或数十年的良性肿瘤（骨软骨瘤或内生软骨瘤）恶变引起的，突然迅速肿胀、增大和疼痛是最常见症状。发生转移的时间较晚，预后较骨肉瘤好。

X 线检查主要分为两种类型，即中央型、周围型。原发性中央型常发生在骨干或干骺端，肿瘤呈梭形膨胀和常伴有骨皮质增厚，但罕有骨膜反应。骨髓腔内呈溶骨性破坏，边界不清，肿瘤由髓腔侧扇形侵蚀骨皮质（scalloping），恶性度高时（Ⅲ级）骨皮质变薄，肿瘤可穿破骨皮质形成软组织肿块。肿瘤内可见不规则的点状、环状（ring-like）、玉米花样（popcorn-like）、斑片状或棉絮状钙化影。CT 可协助确定 X 线无法确地的软骨基质钙化。MRI 可帮助界定肿瘤的范围以及确定向周围软组织的延伸。继发性中央型继发于先前存在的内生软骨瘤（40%的 Ollier 病和53%的 Maffucci 综合征），X 片上骨皮质破坏，先前存在的内生软骨瘤病变呈现软骨肉瘤影像学改变，并向周围软组织延伸。继发性周围型软骨肉瘤发生于骨软骨瘤（1%的单纯性和5%的多发性），X 片上瘤体位于骨外，肿瘤内仍可见模糊而不规则的钙化影，并可见垂直于骨皮质的针状骨形成，可不侵犯相邻的骨髓腔。MRI T2-加权像上如果原骨软骨瘤软骨帽厚度 >2cm 应怀疑软骨肉瘤变。

## 1391 什么是骨膜软骨肉瘤?

骨膜软骨肉瘤（periosteal chondrosarcoma）是起源于骨膜，发生于骨皮质表面的恶性透明软骨性肿瘤。极少见，主要发生于 20～40 岁年龄段。常发生于长管状骨的干骺端，股骨远端和肱骨近端最常见。临床症状是疼痛，伴有或不伴有肿胀。X 线上表现为巨大的分叶状肿块（>5cm）位于增厚或变薄的骨皮质表面，可见典型的软骨样钙化，并形成钙化壳，很少累及骨髓腔，与周围软组织边界清楚。大体观上是巨大的分叶状骨表面肿块，切面呈发亮的灰色伴有白色颗粒状软骨内骨化或钙化区域，肿瘤侵袭骨皮质，但不侵蚀髓腔。组织学特征为高分化的软骨小叶伴有广泛的继发性钙化和软骨内骨。虽然软骨小叶边缘常出现化生性骨，但肿瘤细胞不直接产生类骨组织。镜下所见与Ⅰ/Ⅱ级原发性中央型软骨肉瘤类似，但少见骨髓内侵蚀，肿瘤有时向周围组织分裂式生长。区分骨膜软骨瘤和骨膜软骨肉瘤主要依据是否有骨皮质及周围软组织的侵蚀，以及肿瘤直径（>5cm）。肿瘤有 *IDH* 变异。局部复发率 13%~28%，罕见转移。

## 1392 软骨肉瘤的预后如何?

组织学级别（恶性度）是软骨肉瘤局部复发和转移的唯一重要的指标。不典型性软骨源性肿瘤/软骨肉瘤Ⅰ级是具有局部侵袭性的病变，但远隔转移仅见于个别的特殊病例。其 5 年生存率为 83%，局部复发而死亡的病例见于通过手术很难处理的部位（如骨盆或颅骨）。发生在四肢长管状骨的典型性软骨源性肿瘤/软骨肉瘤Ⅰ级，经彻底刮除病灶 + 局部辅助治疗（氩气刀烧灼，蒸馏水，冷冻，游离植骨等），具有良好的预后。约有 10% 的病例复发后其组织学恶性度增高。软骨肉瘤Ⅱ、Ⅲ级预后差，5 年生存率约为 53%，应行 en bloc 整块切除。

## 1393 何为去分化软骨肉瘤?

去分化软骨肉瘤（dedifferentiated chondrosarcoma）是高度恶性软骨肉瘤亚型，为 10%~

15% 的中央型软骨肉瘤可发展成去分化软骨肉瘤，偶见外周型软骨肉瘤发展为去分化软骨肉瘤的报道。平均发病年龄是 59 岁（15～89 岁），常见发病部位是股骨、骨盆、肱骨、肩胛骨、肋骨等。常见的临床表现为疼痛、肿块和病理骨折。X 线表现为侵袭性、破坏性软骨性肿瘤，混杂着两种不同形态影像：一是典型软骨肉瘤影像包括骨皮质增厚，环状、斑块状软骨基质钙化区域；另一个是融骨性、浸润性、破坏性区域，伴有骨外软组织肿块影。从 MRI 可以准确地判断去分化区域。组织学上特点是包含低度恶性软骨肉瘤和高度恶性肉瘤双形态成分，两成分间由陡峭的移行带相分隔。低度恶性软骨肉瘤表现为内生软骨瘤样改变或Ⅰ/Ⅱ级软骨肉瘤，而高度恶性成分表现为高度恶性未分化肉瘤或骨肉瘤，少数例子表现为高度恶性血管肉瘤、平滑肌肉瘤或多形性横纹肌肉瘤等。去分化软骨肉瘤对术前化疗敏感性差。因常发生播散性肺转移，预后极差，5 年生存率为 7%～24%，治疗主要是广泛性或根治性切除，化疗和放疗均不能提高生存率。

## 1394

## Ewing 肉瘤的诊断要点有哪些?

Ewing（尤文）肉瘤是一组具有共同的特征性分子学改变，在光镜、电镜及免疫组化上表现不同程度的神经外胚层分化的小圆细胞性肉瘤。Ewing 肉瘤的特点是几乎所有的病例均发现 *EWSR1* 基因（22 号染色体上）和 *ETS* 转录因子家族之间的重复性平衡基因体易位，导致新型融合癌基因形成，而这是 Ewing 肉瘤发病的关键原因。最近的临床病理学研究发现，以前认为是独立性疾病的原始神经外胚层肿瘤（PNET）、周围神经上皮瘤、Askin 肿瘤（发生在胸壁的 Ewing 肉瘤）、骨外 Ewing 肉瘤和骨骼 Ewing 肉瘤其临床特性重叠，形成共同的 *EWSR1-ETS* 基因易位，导致共同的组织学发生，故目前这类疾病统称为 Ewing 肉瘤家族性肿瘤（Ewing's sarcoma family of tumor, EFT）。新近研究认为 Ewing 肉瘤既起源于间充质干细胞又起源于神经嵴由来干细胞。

Ewing 肉瘤是发源于骨髓的恶性骨肿瘤，其临床及 X 线表现易与骨髓炎、嗜酸性肉芽肿等混淆。其诊断要点如下：

（1）比较罕见：占原发性恶性骨肿瘤 6%～8%，但在小儿当中是继骨肉瘤以外第二大常见骨的恶性肿瘤。多见于儿童和年轻人，80% 的患者年龄 $<20$ 岁，其好发部位顺序是：①骨的骨干和干骺端（股骨、胫骨、肱骨）；②骨盆及肋骨；③其他骨如颅骨、脊椎骨、肩胛骨和手足部的短管状骨。④骨骼外 Ewing 肉瘤占 10%～20%。

（2）临床表现：可出现明显的全身表现，如间断性发热（21% 的患者）、贫血、血沉增快、白细胞计数增多等。局部表现为疼痛（96% 的患者）、肿胀、压痛、皮温增高、发红、静脉怒张等，可形成软组织肿块（61% 的患者），常出现周围组织的功能障碍。约 16% 的患者出现病理性骨折。

（3）X线最常见表现为境界不清的融骨性骨质破坏，有时可见硬化性新骨形成（CT上），及常伴边界模糊的大的软组织肿块。骨质破坏表现为筛孔状或虫蚀状，反应性新生骨则呈葱皮状增生或针状骨形成。MRI可协助确认骨内及骨外软组织肿瘤的扩展范围。

（4）病理学检查：大部分病例由均匀的小圆细胞组成，细胞核呈圆形，染色质纤细，具有透明的或嗜酸性、PAS阳性细胞质，细胞膜不清楚。有些病例呈现高度恶性的神经外胚层分化。免疫组化染色上典型特点是CD99阳性，30%的病例Keratin阳性。因为另一类小圆细胞恶性肿瘤如淋巴瘤、淋巴细胞性白血病、髓样肉瘤、小圆细胞骨肉瘤CD99也可阳性，故仅靠CD99阳性很难区分。

（5）基因学：85%的Ewing肉瘤具有交互性染色体易位t（11；22）（q24；q12），产生*EWSR1-FLI1*融合基因，Ewing肉瘤家族肿瘤还有其他数种ETS家族成员基因与EWR1基因之间的基因易位，这些融合基因可通过RT-PCR技术探测，从而可以确诊Ewing肉瘤。

（6）预后：今年来通过新辅助化疗加广泛切除的保肢治疗，长期生存率提高到45%左右。肿瘤弥漫或有远隔转移者预后差。预后与肿瘤的大小、部位、是否得到规范治疗紧密相关。

## 1395

## 骨髓瘤可否累及骨外组织?

多发性骨髓瘤（multiple myeloma）源于骨髓浆细胞的异常增生，病变可侵及很多骨骼。然而多发性骨髓瘤并不局限于骨内，随着病程进展，肿瘤可突破骨皮质而累及硬脑膜、硬脊膜、胸壁等，到晚期则可侵犯淋巴结、脾、肾、肾上腺、扁桃体等器官，形成肉眼可见的肿瘤结节或镜下的浸润病灶。

## 1396

## 软骨肉瘤的特点、影像学表现及鉴别诊断如何?

（1）特点：软骨肉瘤是常见的恶性骨肿瘤之一。有原发和继发两种，肿瘤多见于成人，30岁以下少见，男性多于女性。发生于髓腔者为中心型，发生于骨膜者为骨膜型。肿瘤好发于四肢长骨与骨盆，亦可见于椎骨、骶骨、锁骨、肩胛骨和足骨。

（2）影像学表现：①发生于髓腔的软骨肉瘤可出现斑片状、虫蚀状和囊状溶骨性破坏，尤其是发生于骨干髓腔者可呈大囊状骨破坏区，骨皮质内缘吸收，如肿瘤生长较慢时，可使骨皮质变薄、膨胀、当骨皮质被穿破时，可引起骨膜下新生骨，但一般较轻，偶见皮质旁有针状骨；②肿瘤软骨钙化是最基本且具有特征性的表现，当肿瘤局限于髓腔时，瘤软骨钙化较少，如突破骨皮质向软组织内生长时，则很快出现软组织肿块，其中可见密度不等的钙化，继发于骨软骨瘤者，瘤软骨钙化多，密度不等。

（3）鉴别诊断：需与软骨瘤、骨软骨瘤、骨肉瘤鉴别。①软骨瘤内常有散在沙砾钙化点，骨皮质多保持完整，无肿瘤性软组织肿块；②骨软骨瘤为附着于干骺端的骨性突起，而继发于骨软骨瘤的软骨肉瘤，软骨帽增厚明显，并形成软组织肿块，其内可见多量不规则絮状钙化点；③骨肉瘤易与中央型软骨肉瘤混淆，特别当软骨肉瘤内并无钙化时颇与溶骨性骨肉瘤相似，但若见骨肉瘤具有的特征性肿瘤骨化，以及有特色的骨膜反应，可与之区别。

## 1397

## 骨纤维肉瘤是什么样的肿瘤?

骨纤维肉瘤（fibrosarcoma of bone）为一种少见高度恶性梭形细胞骨肿瘤，缺乏明显的多形性，除了成纤维细胞以外无其他细胞系的分化。好发于四肢长骨干骺端或骨干，以股骨远端最多见（21%～47%），股骨近端（16%），肱骨远端（14%），胫骨近端（11%）。好发年龄为 30～60 岁，临床症状为局部疼痛、肿胀、活动受限和病理骨折。典型的 X 线所见是地图状、虫蚀状溶骨性破坏，或呈浸润性破坏延伸到周围软组织。

（1）原发于骨髓腔内结缔组织者，称为中央型骨的纤维肉瘤，较多见。

（2）原发于骨膜的纤维组织者，称为周围型骨纤维肉瘤，较少见。

（3）继发性骨纤维肉瘤，往往继发于原有骨病，如畸形性骨炎、骨纤维异样增殖症、动脉瘤样骨囊肿、慢性骨髓炎、复发的巨细胞瘤等。

其形态学所见为：

（1）大体所见：骨纤维肉瘤是一种破坏性、浸润性病变，其大小为 1.5～20cm。肿瘤的大小及分化程度有关。分化好的肿瘤较分化差的更富有胶原纤维，其内容可以是白色或灰白色坚实的橡皮样物。分化差的纤维肉瘤软，内容为鱼肉样和有黏液病灶。大多数纤维肉瘤其瘤体是均匀一致的，但是非常大的肿瘤可以有出血和坏死区。可以有假性包膜，使其与病骨分开。

（2）镜下所见：组织学检查可将纤维肉瘤分为：分化好的、分化中等和分化差的三种。或是将其分为Ⅰ～Ⅳ级，级数越高代表分化越差。肿瘤分级、分类的标准是由细胞数、有丝分裂活动、胶原的产生、核的形态及全部组织类型进行综合评价。大多数纤维肉瘤属中等，或是分化差的。恶性程度高的患者生存率低。分化好的纤维肉瘤是由长方形和梭形细胞所组成，细胞核细长肥硕，染色较淡，细胞形态和大小尚一致，呈束状排列，有时呈漩涡状，或“鱼骨状”，细胞分布较疏松，胞质丰富，间质中有较多的胶原纤维，核分裂仅偶尔见到。分化较差的骨纤维肉瘤的细胞数目增加，细胞排列紧密，相应的胶原含量减少。核较大，呈圆形或卵圆形以及不规则的。染色质粗大，成丛且分布不规则，核仁较明显，核分裂活动增加。在分化差的纤维肉瘤中常有坏死及出血。5 年和 10 年生存率低，约为 34% 和 28%。

1398

## 何谓骨旁骨肉瘤?

骨旁骨肉瘤（parosteal osteosarcoma）起源于骨表面的低度恶性成骨性肿瘤，向骨外生长，可包绕骨干，也称皮质旁骨肉瘤。较为罕见，全体骨肉瘤中约占5%，男女发病率相似。虽可见于任何年龄，但大多超过30岁。发病部位多在长骨干骺端，尤其是股骨远端后方最常见（70%），胫骨近端以及肱骨近端也比较常见。病理改变多样，组织不形态极不一致，以致诊断困难。有的类似良性肿瘤，肿瘤细胞仅轻度不典型增生，形成边界清晰地骨小梁。肿瘤呈低细胞性，但20%的病例呈高细胞性并伴中度不典型增生。约50%的肿瘤表现软骨组织分化。15%~25%的病例表现高度恶性梭形细胞区域，指示病变进展为高级别的肉瘤（去分化），这种去分化区域酷似传统的骨肉瘤或高级别梭形细胞肉瘤（未分化多形性肉瘤），常发生在反复复发以后。去分化后者可破坏皮质，侵入髓腔，预后不良。转移一般较晚，但也有少数发生早期转移。

临床症状轻微，可以无痛，仅表现为肿块。有时肿块甚大，甚至影响正常关节活动。自然病程类似良性，75%生长缓慢，预后良好，5年生存率91%。未完全切除的部位可反复复发最终发展为恶性度高的骨肉瘤。

X线早期可见新骨形成，但缓慢生长，逐渐形成瘤块，边缘常呈分叶状、圆形，瘤体内有小的骨小梁。早期与母骨分界清楚，可见条状透亮区。继续生长则界限消失。边缘钙化轻，而深部致密、均匀钙化，以广泛的基底与骨皮质相连，肿瘤倾向于包绕所累及骨。侵袭差者，皮质和髓腔松质骨不受累；侵袭明显者（即去分化骨旁骨肉瘤），皮质破坏，侵蚀髓腔，产生溶骨区，间以新骨形成灶，CT扫描、MRI可确定髓腔有无侵袭，并有助于去分化区域活检部位的选择。

本病需与骨化性肌炎鉴别。后者如羽毛状，趋于在软组织沉积，骨化性肿块比骨旁骨肉瘤密度低，且具有硬化的边缘。

治疗方法取决于部位、大小和侵袭性。按照Huvos分级，Ⅰ~Ⅱ级可以广泛切除，复发的或转移的病例，Ⅲ~Ⅳ级则首选截肢，并辅以大剂量多种化学药物治疗。

# （五）脊柱肿瘤

1399

## 如何诊断脊柱良性肿瘤?

（1）X线：①某些肿瘤有好发于椎骨某一部分的倾向：例如，肿瘤主要侵犯椎骨后方结构的有骨母细胞瘤、骨样骨瘤、动脉瘤样骨囊肿以及骨软骨瘤，肿瘤主要侵犯椎体的有骨巨细胞瘤、骨血管瘤以及嗜酸性肉芽肿；②一些特征性 X 线表现：骨样骨瘤和骨母细胞瘤在椎弓根处有圆形或椭圆形病灶，周边有硬化改变环绕，血管瘤显示骨小梁增粗，呈栅栏样改变，嗜酸性肉芽肿呈扁平椎，动脉瘤样骨囊肿和骨巨细胞瘤为膨胀性溶骨性改变。

(2) 骨扫描：骨扫描敏感性高，可对全身骨骼进行观察，但是特异性不强，仅适于确定病变部位，对青少年疼痛性脊柱侧弯，在 X 线检查无异常的情况下可选择骨扫描。骨扫描对成骨性病变，例如骨样骨瘤和骨母细胞瘤的诊断有帮助。应当注意，骨血管瘤在骨扫描时病椎可无核素浓聚现象；大多数脊柱骨转移时骨扫描显示核素浓聚；骨扫描阳性的病变提示肿瘤在生物学行为上很活跃或具有侵袭性；骨软骨瘤的骨扫描阳性且临床上有疼痛时，应注意有无恶变之可能。

(3) CT 与 MRI：CT 对骨结构分辨能力强，MRI 对软组织有良好的分辨能力，在 X 线或骨扫描确定部位后，CT 应作为判断病变范围的首选方法，除了 CT 的轴位断面观察骨结构外，其矢状位和冠状位重建更利于确定病变的解剖位置与范围。此外，可用 MRI 观察肿瘤有无穿破骨皮质以及侵犯软组织的范围，对神经结构有无影响。由于 MRI 也属较敏感的检查手段，常发现骨样骨瘤、骨母细胞瘤、嗜酸性肉芽肿等，在 MRI 图像上显示的病变范围比 CT 显示的要大，呈现 T2 相高信号，可能是因为病灶周围的软组织有炎症反应。

(4) 椎体病变活检：除了少数典型病变外，多数脊柱肿瘤仅凭影像学、骨扫描仍不能明确诊断。为了制订治疗方案，术前能达到定性诊断是必要的，其最直接的方法是 CT 引导下的活检。

(5) 化验检查：作为治疗常规有必要进行常规化验，但是，所有的化验检查对诊断脊柱良性肿瘤无直接帮助。

## 1400 如何诊断脊柱恶性肿瘤？

(1) X 线：①位于椎体前方的病变更多见恶性肿瘤，如脊索瘤、淋巴瘤、骨肉瘤等。位于椎体后方结构的肿瘤有软骨肉瘤；②需观察椎体内的溶骨、成骨、钙化，椎间盘有无受累等，这是重要的鉴别诊断线索，浸润性破坏是多数恶性肿瘤的生长方式，破坏的椎体内病灶无硬化边缘，在病变早期和生长较缓慢的肿瘤可使椎体骨质呈扇形或膨胀性改变，如果病灶周围无硬化或硬化边缘很薄、不完整，则提示肿瘤的侵袭性。

(2) 骨扫描：凡是骨形成部位就有核素浓聚，成骨性肿瘤、骨愈合过程以及骨感染均有核素浓聚现象，所以骨扫描不能区别肿瘤与非肿瘤，不能区别肿瘤的良、恶性质。当出现多处核素浓聚时，应考虑脊柱转移瘤。脊柱的骨髓瘤，一般认为病变中无成骨过程，故骨扫描时病灶显示为冷区，脊索瘤也偶有此现象。因为骨扫描很敏感，在 X 线出现异常之前就可检出病灶，且可全身骨扫描，故可作为一种诊断的重要手段。

（3）CT 与 MRI：CT 对了解骨破坏范围、边界、病理骨折、肿瘤内的成骨与钙化等可提供重要信息，在了解骨结构的病理变化方面优于 MRI。MRI 对显示肿瘤内的软性成分及周围软组织的受累情况更为优越，可清楚显示脊髓和神经根以及肿瘤的侵犯范围。MRI 还有助于区别肿瘤、感染和骨折：脊柱骨髓炎时椎体 T2 加权像为高信号，可显示椎体软骨终板、椎间盘、相邻椎体的受累；T1 加权像椎体、椎间盘低信号，骨肉瘤时椎体 T2 像增强，T1 像弱强，椎间盘低信号；骨质疏松性病理骨折时仍保持骨的信号强度，如果新鲜的骨折造成出血、血肿，则从 MRI 检查也难以与肿瘤鉴别。MRI 与 CT 联合起来，对确定肿瘤范围，指导治疗方案、确定手术入路等很有价值。

（4）活检：同“良性脊柱肿瘤”。

（5）化验检查：为完善检查，了解患者全身情况，常规检查是必要的。对诊断有较直接指导意义的有碱性磷酸酶、酸性磷酸酶、尿 Bence-Jones 蛋白等，在必要情况下还应做骨髓穿刺检查等。

## 1401

## 如何诊断脊柱转移瘤?

（1）X 线：脊柱转移瘤常见 X 线征象是脊柱正位片上椎弓根消失，称为猫头鹰眨眼征（owl wink）。一般认为，椎体破坏超过 30% 才能在 X 线片上发现骨破坏。多个椎体有溶骨性改变时，需考虑骨转移瘤。脊柱转移瘤中 71% 为溶骨性改变，8% 为成骨性改变，21% 为混合性。椎体塌陷有可能是转移所致，但据研究在已确诊恶性肿瘤患者中，发现 22% 的椎体塌陷不是由肿瘤引起，故应仔细鉴别。

（2）骨扫描：因为骨扫描反映的是成骨细胞的活性，而不是肿瘤细胞的增殖，所以，只有肿瘤导致的骨破坏有类似骨折的修复反应时，才有核素的聚集。在侵袭性强的转移性肿瘤中，如肾癌、肺癌、多发性骨髓瘤、白血病、淋巴瘤、尤因肉瘤等，宿主的抵抗反应不及肿瘤的侵袭能力，不能产生反应性新骨，则骨扫描也可能为阴性。由于骨扫描可检查全身骨骼，敏感性强，并在 X 线发现病灶前 2 ~ 18 个月就可检出，故对转移性肿瘤的诊断是很有价值的。

（3）CT 与 MRI：CT 因为不能显示整段脊柱，因此，对无症状患者用 CT 检查，有可能漏诊。据报告漏诊者占 20%~24%，应引起重视。MRI 则可为脊柱转移瘤的诊断提供较完整的信息。当椎体转移时，T1 加权像为低信号，T2 加权像则信号增强。MRI 能发现 3mm 以上的病灶。如用钆强化 MRI 检查可更好地显示转移病灶。另外，这种强化 MRI 还可用来评价脊柱转移瘤地放疗、化疗效果，治疗有效者 70% 未显示强化现象，据此可知强化 MRI 所见与治疗的效果较为一致。MRI 与脊髓造影相比，其优越之处是可更全面地显示软组织界限及椎旁肿块，可区别脊髓受压的部位，而脊髓造影在脊髓完全梗阻或两处以上病变时则显示不清。

（4）脊椎活检：当脊柱病变在影像学上表现不典型，且临床病史及体检也不能提供更多可资鉴别的信息时，有必要进行活组织检查。据统计，用 X 线或 CT 引导下脊椎活检，诊断转移性肿瘤的成功率约为 95%。活检术中或术后出血等并发症为 0.7%。Murphy 等复习文献中 9500 次骨活检后，发现并发症为 0.2%，2 例死亡，4 例有神经功能障碍。

（5）实验室检查：除了通过常规化验检查评价患者营养状态、免疫状态等全身状况外，比较有意义的是注意恶性肿瘤骨转移时的高钙血症；成骨性骨转移时的碱性磷酸酶升高，骨髓瘤时碱性磷酸酶很少升高；前列腺癌时血清酸性磷酸酶可作为一个指标，但更敏感的是前列腺特异抗原。其他一些肿瘤标志物如癌胚抗原等，虽不特异，但也有一定帮助。

## 1402

### X 线平片和 CT 扫描在诊断脊椎恶性肿瘤中的意义是什么？

（1）X 线平片：一般认为，当椎体破坏超过 30% 时方可在 X 线平片上观察到相关征象。相比之下，当肿瘤侵犯椎弓根时，由于其骨皮质常受累及，脊柱前后位片可显示椎弓根的破坏。所以椎弓根的破坏往往是脊柱转移性肿瘤最早出现的 X 线征象。椎体病理性压缩骨折是脊柱转移性肿瘤的又一个重要 X 线征象，椎体压缩的形式可为楔形或前后一致性塌陷，有时椎旁可发现软组织肿胀阴影。

（2）CT 扫描：CT 扫描的敏感性优于 X 线平片，特异性优于核素骨扫描。能准确显示椎体的溶骨性病灶、皮质骨破坏以及肿瘤侵入硬膜外腔或椎旁软组织，肿瘤边缘多无硬化，基质钙化亦不多见。如同时行脊髓造影（CTM）则可显示脊髓受压程度。

因此，在 X 线平片和 CT 扫描在诊断脊柱恶性肿瘤中仍旧是很重要的。

## 1403

### 脊柱的瘤样病变有哪些？各有何特点？

骨的瘤样病变是属于良性骨骼病变，临床发病率较低。这些疾病主要包括：

（1）孤立性骨囊肿（solitary bone cyst，SBC）：是良性自愈性肿瘤样病损，常侵犯长管状骨的干骺端，如肱骨近端、股骨远端、胫骨的近端。患者年龄均在 30 岁以上，发病年龄明显高于长管状骨 SBC 的发病年龄，男女比率大于 2∶1。本病的发病原因不详，Aegerter 和 Kirk Patrick 认为创伤和局部出血是形成 SBC 的重要原因。

（2）动脉瘤样骨囊肿（aneurysmal bone cyst，ABC）：是良性、膨胀性、进行性发展的肿瘤样病变，其发病率占原发性骨肿瘤的1%~2.5%，脊椎ABC较为少见，约占脊椎原发性肿瘤的10%。本病最早在1893年由Ar-sdale发现，当时被命名为骨化性错构瘤，1942年Lichtenstein将此疾病命名为动脉瘤样骨囊肿，以强调该疾病的临床表现、病理和影像学特征。本病的发病机制目前尚不清楚，甚至对ABC是否是一个独立疾病的意见尚不统一。

（3）嗜酸性肉芽肿（eosinophilic granuoma，EG）：是一种良性、溶骨性、肿瘤样疾病，起源于单核－吞噬细胞系统，和Hand-Schuller-Christian综合征、Letterer-Swie病一起称为组织细胞增多症或Langerhan细胞肉芽肿。本病发病原因不详，发病率约为每100万人口0.6人，儿童发病多见。主要在20岁以前发病，发病年龄高峰为5~10岁，儿童中男性发病多见，成人中没有明显的性别差异。

（4）纤维结构不良（fihrous dysplasia，又称Jaffe-Lichtenstein病、纤维异样增殖症）：属于良性骨肿瘤，约占全部骨肿瘤的2.5%和良性骨肿瘤的7%，没有明显的性别差异。其特点是增生的纤维结缔组织中含有编织骨性原始骨小梁结构。临床上有4%~14%的多发性纤维结构不良将累及脊柱。脊柱的单发性纤维结构不良，临床上少见，国内外文献报道总共有22例。目前认为纤维结构不良是一种先天性疾病，是由于控制G－蛋白亚单位的基因突变所致，基因突变导致cAMP合成增加，和原致癌基因C-fos表达增加，前者可以见于骨细胞和具有Mc-Abright综合征的内分泌肿瘤，而C-fos表达增加仅见于纤维结构不良。

（5）棕色素瘤（brown tumor，BT）：是一种溶骨性肿瘤样骨质破坏性病损。临床上常表现为多发性病损，类似转移性肿瘤。本病起源于原发性或继发性甲状旁腺功能亢进，好发于趾骨、骨盆和股骨，临床上脊椎骨受累较少见。甲状旁腺功能亢进血液中甲状旁腺素（PTH）水平增高。对于肾PTH抑制肾小管对磷的重吸收，同时促进肾小管对钙的重吸收，激活肾1-经化酶激活维生素$D_3$，引起血钙浓度增高和血磷浓度降低，尿钙含量降低和尿磷含量增高。对于骨骼，PTH同时抑制成骨细胞活性和激活破骨细胞活性，骨基质脱钙，骨髓腔为纤维结缔组织替代，整个受累骨骼呈现骨营养障碍，早期为不同程度的骨质软化，晚期为纤维性骨炎和骨硬化，BT是纤维性骨炎的最终表现。原发性甲状旁腺功能亢进多见于单发性甲状旁腺腺瘤（85%），很少见于甲状旁腺腺癌（5%）。主要由于腺瘤自主性分泌的PTH不受血钙的反馈抑制，导致血液中PTH持续性升高，出现临床症状。继发性甲状旁腺功能亢进主要见于肾衰竭患者，尤其是长期进行血液透析的患者。

## 1404

## 脊柱常见恶性肿瘤有哪些？临床表现如何？

脊柱恶性肿瘤可分为原发与继发两类。

（1）脊柱原发恶性肿瘤：原发脊柱的恶性肿瘤少见，是常见脊柱转移性肿瘤的1/40。但是，成人的脊柱肿瘤中，恶性肿瘤约占80%。原发脊柱恶性肿瘤主要有骨髓瘤

(myeloma)、淋巴瘤（lymphoma)、尤文肉瘤（Ewing's sarcoma)和脊索瘤（chordoma）等。

主要临床表现是疼痛，以夜间为重。当肿瘤引起病理骨折时，疼痛尤其严重，休息亦不能缓解。当影响到神经根时，则出现持续性背痛和根性痛。颈椎和腰椎的肿瘤，可出现单侧根性痛，胸椎肿瘤则易使脊髓受压和（或）出现根性疼痛，以至肢体无力、痉挛，并有相应的感觉缺失，甚至二便功能障碍。按照脊柱病变部位的不同，神经系统表现也不同，如果脊髓受压，则有上运动神经元损害的相应体征，如果病损在马尾以下，则有下运动神经元损害的体征。这些体征虽无特异性，但是对判断神经损害的部位有意义。恶性原发脊柱肿瘤也会出现全身症状，可有体重减轻、低热、全身乏力等，晚期可出现恶病质。

（2）脊柱转移瘤（spinal metastasis tumor)：乳腺癌、前列腺癌、肺癌、肾癌是最常转移到骨骼系统的肿瘤。通常，癌症发生转移的部位依次是肺、肝、骨骼，其中脊柱是最常见的骨转移部位。大部分转移瘤患者的年龄在 50～60 岁，性别则无差异。

脊柱转移瘤患者就诊时几乎都有疼痛，但是在早期也有部分患者无明显不适。疼痛逐渐发生，常夜间加重。当脊柱稳定性受到影响时，活动时疼痛尤其严重，并可发生单侧或双侧根性痛。神经功能障碍是脊柱转移瘤患者的又一临床表现。颈椎、腰椎部位的转移，神经功能障碍出现的较晚，而胸椎转移者在疼痛后不久就出现脊髓压迫症状。常见体征是运动功能障碍，圆锥水平的转移可出现下运动神经元麻痹。通常在运动功能障碍以后出现感觉障碍。括约肌功能障碍往往在后期发生。

脊柱转移瘤的判断主要靠全身系统检查，虽然有时查不到原发病灶，但靠肿瘤扩散的范围亦可做到初步判定。

## 1405

## 脊椎肿瘤的外科分区方法有哪些？

（1）WBB 分区法包括三部分：①将脊柱肿瘤在横断面上按顺时针方向从左后方开始呈辐射状均匀分为 12 个扇形区，其中 4～9 区为前部结构，1～3 区和 10～12 区为后部结构。②组织层次从椎旁到椎管内共分成 A～E5 个层次。③肿瘤涉及的纵向范围（节段)。该分区比较复杂，其临床实用性如何尚待进一步探讨。

（2）基本分区法：该方法将脊椎划分为四个区段，并根据肿瘤与椎骨关系分为三型。其相应的外科分期为：ⅠA 病变局限于棘突与椎弓峡部及下关节突之间。ⅡA 病变累及上关节突，横突，椎弓峡部至椎体交界的椎弓根部分。ⅢA 病变累及椎体前 3/4 部分。ⅣA 病变累及脊髓前方的椎体后 1/4 部分。ⅠB～ⅣB 表示肿瘤已超出上述椎骨的骨皮质并侵犯至椎旁软组织；ⅠC～ⅣC 则表示已出现局部或远处转移。

上述外科分区对手术入路、肿瘤切除方法的选择均有意义。

## （六）骶骨肿瘤

1406

### 常见的骶骨肿瘤有哪些?

骶骨常见的良性肿瘤有骨母细胞瘤、骨巨细胞瘤和动脉瘤样骨囊肿等，常见的骶骨恶性肿瘤有脊索瘤、软骨肉瘤等。骶骨的转移癌较少见。

1407

### 完成骶骨肿瘤切除术需要解决哪些问题?

（1）防治失血性休克：骶骨肿瘤的手术方法虽多，但大都存在着术中失血较多的缺点，尤其是高位骶骨的次全截除或全切术，有关失血性休克的发生屡有报告。Turcotte 等手术治疗 21 例骶骨骨巨细胞瘤，术中平均失血量达 7500ml。Simpson 等亦报告 12 例高位骶骨肿瘤切除术，术中虽然结扎了髂内动脉，但失血量仍达 2000～20000ml，平均 7000ml。其中 1 例还于术后即刻因恶性出血而死亡。

（2）骶神经根的保护：骶骨肿瘤切除后影响生活质量的一个重要问题就是行走困难及大小便失禁。两侧骶 1、2 切除将丧失括约肌功能；两侧骶 2 保留，50% 可恢复括约肌功能；若再保留一侧骶 3 神经根，多数患者可控制大小便功能。

（3）骨盆的稳定与重建：骶骨不仅是骨盆环的重要构成部分，而且还有支撑腰椎的功能。通过实验证明，如果经骶 1～骶 2 间截除，将致骨盆后弓承受力减弱 30%，而经骶 1 椎体截除，其骨盆承受力将丧失 50%，即使这样，也不影响站立、负重及行走。至于骶骨全切者，则需相应的重建措施以稳定骨盆和腰椎。骶骨稳定性的重建可用骶骨棒虽有各种方法，但均不够满意。然而只要能切除肿瘤，仍不失为一个不得已的较好选择。

1408

### 脊索瘤的病因及其特点是什么?

脊索瘤（chordoma）少见，占原发恶性骨肿瘤的 1%～4%。男性多见。本病于 1984 年被 Ribber 命名，发生在骶管的脊索瘤约占 40%，脊柱其他部位亦可发生，但较少见。

脊索瘤是由胚胎残留的脊索组织发展而成，是一种先天性肿瘤。脊索是胚胎期位于背中央的中胚层组织，以后成长为颅底和脊柱。其残余的脊索组织即为脊索瘤的来源。脊索瘤好发于脊柱的两端中线，呈溶骨性膨胀性破坏。早期肿瘤表面呈分叶状或结节状，肿瘤大小不一，有不完整的包膜，色灰白或灰红。瘤组织中可残留碎骨性或骨小梁间隔。软组织钙化，晚期易出血、坏死和囊性变。以单发病灶者多见。

脊索瘤具有向硬脊膜内外，蛛网膜下腔和神经周围蔓延的特点，可引起难以抑制的疼痛。很少恶化转移，即使有，也多在肿瘤发现后多年才转移。一般转移仅见于骶尾部的脊索瘤。

### 1409

### 脊索瘤应如何治疗?

手术治疗是最有效的方法，将肿瘤作整块切除，有时因肿瘤所处部位完整切除困难，则可作局部切除。Friedman 认为放疗对于某些脊索瘤也是有效的。剂量可高达 50 ~ 60Gy (5000 ~ 6000rad)。化疗无效。

## （七）转移性骨肿瘤

### 1410

### 怎样选择转移性骨肿瘤的治疗方案?

转移性骨肿瘤多属晚期，预后较差。治疗的主要目的是减轻痛苦、延长寿命及保存一定的功能，以姑息治疗为主。

对未出现并发症的转移性骨肿瘤，可采用下列方法治疗。

（1）放射治疗：可减慢肿瘤生长速度，缓解疼痛。

（2）激素调节治疗：如前列腺癌骨转移应用雌激素并配合睾丸切除；乳腺癌骨转移应用睾酮配合卵巢切除或肾上腺切除；甲状腺癌骨转移应用甲状腺素治疗等。但由于肿瘤已处于晚期，接受上述手术的机会较少。

（3）化疗：可根据肿瘤组织来源，选择适当的化疗，但化疗效果并不理想。

（4）手术治疗：骨转移是肿瘤的晚期表现，过去一向认为不宜做手术治疗。但随着对肿瘤治疗观念的转变，为了提高患者的生活质量，减轻患者的痛苦，进而延长患者的生存时间，骨转移瘤施行手术者有逐渐增多的趋势。但是，骨转移瘤毕竟是晚期恶性肿瘤，因此，选用手术治疗宜取慎重态度。一般要求患者全身状况较好，能够耐受手术，肿瘤切除后容易修复，原发病灶已经切除或未找到原发病灶者。对于那些全身多处转移，一般状况低下，呈恶病质状态者，则不应贸然手术。手术应尽量采用简单易行的方法，一般只做局部肿瘤切除，空缺部位以骨水泥充填，必要时也可行人工假体置换。追求的不是肿瘤的根治，而是增强局部的稳定性，解除对脊髓或神经的压迫，减轻患者的痛苦，提高患者的生活质量。

## 1411

## 如何处理脊柱转移瘤并截瘫?

脊柱转移瘤常发生于椎体，并容易侵犯椎弓根，当肿瘤突破骨皮质后可进入椎管产生脊髓压迫症状。此时单纯应用放疗或化疗都无法解除脊髓的压迫，需要选择适当的手术治疗。因肿瘤已突破骨质进入周围软组织，原则上应施行脊椎全椎切除术，切除病变椎体，并行脊柱重建。即可解除脊髓压迫，又能尽量切除病灶。如因病人全身状态不能耐受这一大型手术，或技术条件不允许，简单易行的后路椎板切除减压术也不失为一有效方法，可以达到姑息减压的目的，使截瘫获得部分或完全恢复。同时术后应配合放疗和化疗，以阻止或减缓肿瘤的生长。

## 1412

## 癌或肉瘤是怎样形成骨转移的?

癌或肉瘤主要是通过血循环转移到骨的。骨骼除构成人体支架外，也是机体造血的主要部位，因此，这些部位血循环非常丰富，而且血流缓慢，为瘤细胞的沉积和生长提供了有利的场所。其他脏器的瘤细胞可经过动脉进入骨骼而形成转移。另一方面，脊柱转移瘤的形成有其特点，脊椎静脉丛为肿瘤的转移提供了通道。椎静脉丛包括椎内静脉丛和椎外静脉丛，它经椎间孔与胸、腰、骶部奇静脉的属支及肋间静脉吻合，连通上下腔静脉。该静脉丛缺乏静脉瓣，血流缓慢，当胸、腹腔压力增高时可发生静脉血倒流，如果腔静脉系中有瘤栓就可能进入椎静脉丛，最终形成转移。

## 1413

## MRI 对于脊椎骨转移与骨质疏松症如何鉴别?

MRI 对于鉴别良、恶性肿瘤也具有一定价值。当病变为良性（如骨质疏松或骨坏死）时椎体后缘向后凸出成角，而病变为恶性时则椎体后缘向后呈球形凸出。骨质疏松性骨折主要病理改变在骨小梁，骨髓信号多为正常；而转移瘤病例往往在发生椎体骨折之前其正常骨髓已为肿瘤组织全部浸润，即使残存部分骨髓其信号分布及强度亦多不规则。新鲜骨质疏松性骨折在 T1 及 T2 加权像上信号有时与转移性肿瘤难以鉴别，但伴随骨折愈合过程信号逐渐转为正常。Cuenod 等提出可依据以下特点与骨质疏松性骨折相鉴别：①椎体后缘骨皮质后凸；②硬膜外肿块；③T1 加权像椎体或椎弓根弥漫性低信号改变；④T2 加权像或 Gd 增强后高信号或不均匀信号改变。

## 1414

## 脊柱转移性肿瘤的主要症状是什么？

（1）疼痛是脊柱转移性肿瘤最常见的临床症状，通常为局限性，呈进行性加重，夜晚尤甚。疼痛可能由肿瘤直接压迫骨膜、韧带、硬脊膜、内脏或椎旁组织引起，也可能与在肿瘤基础上发生的微骨折有关。但神经根性疼痛更为常见：大约有 50% 的患者在脊髓压迫症状出现之前有神经根性疼痛，神经根性疼痛可为一侧性或双侧性，并因咳嗽、打喷嚏及躯干活动而加剧。肋间神经痛常被误诊为胸部或腹部疾病，而腰骶神经根损害所引起的疼痛也容易与椎间盘突出等退变性疾病相混淆。值得注意的是，患者感觉疼痛的部位常常位于肿瘤所在水平之下，如颈椎或胸椎肿瘤患者出现下肢疼痛，这可能与肿瘤刺激脊髓丘脑束有关。

（2）由于肿瘤多从前方压迫脊髓，运动功能损害往往先于感觉损害而出现，其原因可能为椎体束或前角细胞的损害，而当出现括约肌功能损害症状时，往往提示脊髓已发生严重损害。感觉障碍平面对于定位诊断并无可靠价值，因为其所提示的平面往往比肿瘤所在平面要低几个皮节。

（3）运动功能损害症状发生的速度往往与预后有密切关系，病情进展愈快预后愈差。

## 1415

## 骨吸收抑制剂在骨转移瘤治疗中的意义是什么？

骨转移瘤破坏骨骼的途径有：①肿瘤细胞直接破坏骨的矿物质基础；②间接刺激破骨细胞，增强骨溶解。

因此能抑制破骨细胞活性的物质，如双膦酸盐和降钙素等在骨转移瘤治疗中，可起到一定作用。双膦酸盐的作用机制是：双膦酸盐以 P-C-P 化学结构为核心，是内生性磷酸盐的同分子异构体，它通过竞争抑制破骨细胞活性，阻断病理性骨溶解而起到治疗作用，它可以对抗癌症引起的高钙血症缓解骨转移瘤引起的疼痛。目前国内常用的是双氯甲烷二磷酸二钠，即骨膦。

另一个常用药物是降钙素，它为 32 个氨基酸的肽，系矿物质及骨代谢的主要调节因子，有抑制破骨细胞，抗骨溶解，抑制骨吸收的作用，能抑制骨转移瘤引起的高钙血症，阻止疼痛诱导因子的释放，抑制新转移灶的形成。

但以上两种药物均不具备直接的抗癌作用，不能改善骨转移的预后，只能作为晚期骨转移的一种镇痛措施。因此必须和其他抗癌一起使用，才能控制疾病的进展。另外降钙素能抑制肠道对钙的吸收，故使用降钙素时应酌情加用钙和维生素 D。

## 1416

## 经皮椎体成形术在治疗脊椎骨转移瘤中的意义是什么？

经皮椎体成形术有两个目的：即保持脊柱稳定和镇痛。疼痛主要为机械性的。经皮椎体成形术镇痛原理是稳定骨折局部，甲基丙烯酸甲酯的细胞毒性作用破坏神经末梢和聚合作用产热镇痛。主要的适应证是严重的背部局部机械性疼痛、需要使用强镇痛剂的椎体肿瘤（转移瘤或骨髓瘤）所引起的塌陷，且没有累及硬膜。

椎体的塌陷必须是不完全的，至少要保留 1/3 的正常高度。经皮椎体成形术术前椎体后方的皮质骨不一定要完整。从技术观点考虑，椎体溶骨性病变行经皮椎体塑型最好两侧注射，以使椎体结构更趋于正常，稳定性得到加强。经皮椎体成形术术后进行放疗不会破坏聚甲基丙烯酸甲酯，并能加强聚甲基丙烯酸甲酯的镇痛作用，也不会影响放疗效果。同时发现行经皮椎体成形术后肿瘤很少复发，所以认为经皮椎体成形术有抗肿瘤作用。这种抗瘤作用可能与甲基丙烯酸甲酯的细胞毒性作用、聚合反应的产热以及注入骨水泥使肿瘤组织缺血有关。经皮椎体成形治疗脊柱的恶性肿瘤时应避免骨水泥泄漏等并发症的发生。

## 1417

## 脊柱肿瘤外科分期的具体内容是什么？

脊柱肿瘤的外科治疗要求很高，术野必须充分显露，肿瘤必须广泛切除与减压，脊柱的稳定性必须重建等，都需要认真研究和确立。在脊柱肿瘤的外科治疗方面，近年来取得了很大进步，主要是在 Enneking 肌肉骨骼肿瘤分期指导下，用 WBB 脊柱肿瘤分期来指导外科治疗。应该说脊柱肿瘤的外科分期是指导外科治疗的重要理念和方法。

（1）Enneking 的外科分期系统：该系统有 3 个基本要求：分级（G）、部位（T）和转移（M）。它主要按组织学标准，加上临床和 X 线表现。低度恶性为 G1，高度恶性为 G2；手术部位（T）分为间室内（A）和间室外（B）。若肿瘤有天然屏障，如骨、筋膜、滑膜、骨外膜或软骨，则为间室内。间室外肿瘤可以是原发性（起于间室外）或继发性（原为间室内肿瘤，通过天然屏障而延伸，或因手术、活检而穿过另一间室）。若区域淋巴结或远处转移，则属Ⅲ期。总之，Enneking 系统认为病损可能属于Ⅰ期或Ⅱ期，取决于其级别，A 与 B 则取决于其部位，Ⅲ期属转移。后来对良性肿瘤也进行分期，认为有一定临床意义。良性病损的分期系统：1 期为良性迟发性（S1）；2 期为活跃性（S2）；3 期为侵袭性，并有潜在恶性（S3）。Enneking 的骨与软组织肿瘤外科分期，对指导肢体肿瘤的治疗决策，评价治疗效果，判断预后等很有意义，并且已被临床实践证实。

（2）WBB 分期：由于脊柱的解剖关系复杂，在脊柱肿瘤的外科治疗中，实施 Enneking 外科分期原则有一定困难。例如，在 Enneking 分期中有边缘切除、广泛切除、根治切除的概念，这些概念用于肢体肿瘤则易于理解易于实现，而用在脊柱肿瘤外科治疗中则不易把握。1991 年，Weinstein 首先提出了一种原发性脊柱肿瘤的分期方法，随后又不断完善。目前该分期系统以 Weinstein-Boriani-Biagini3 位作者命名，称为 WBB 分期。WBB 是建立在肿瘤诊断基本明确，以及肿瘤的 Enneking 分期已确立的基础上确定的。

（3）WBB 分期方法：按照 X 线片、CT、MRI 影像，把椎体水平断面分为 12 个放射状的区域（sector），依椎管中心为圆点，由左后侧起始，依次分为 1 至 12 区；同时在水平断面上由外层向内层分为 A，B，C，D，E5 层，A 层为骨外软组织，B 层为骨浅层，C 层为骨深层，D 层为硬膜外层，E 层为硬膜内层；另外，在脊柱纵轴上计数被累及椎体的数目。据此，确定肿瘤的空间位置和范围，以及受累节段的毗邻关系，根据肿瘤的空间位置和范围，制订手术方案。

## 1418

## 脊柱肿瘤可选择的手术方案有哪些？

根据肿瘤的性质和临床需要，对脊柱肿瘤可选择的手术方案有以下数种：

（1）刮除（curettage）：指肿瘤被逐块刮除，为病损内手术（intralesional），多用于良性肿瘤。

（2）整块切除（en bloc）：指肿瘤与其周围连带的健康组织整块地被切除。整块切除并不一定是将肿瘤完全切除，所以，应根据大体标本和病理学检查作如下界定：①如果在瘤内完成的手术，则仍视作病损内手术；②如果沿假囊（pseudocapsule，指肿瘤周围组织的反应层）切除，称为边界切除（marginal）；③如果肿瘤连同周围薄层健康组织一并切除则称为广泛切除（wide）。

（3）彻底切除（radical resection）：指整块切除肿瘤与肿瘤发生所在间室（compartment）。这对肢体肿瘤易于实施，但在脊柱肿瘤则不易实现，因为椎管内的脊髓是不能切除的，所以真正意义上的彻底切除在脊柱肿瘤的治疗中是不易实现的。

（4）减轻症状（palliation）的手术：是指椎管减压，病理骨折稳定等操作，实施这种手术时，肿瘤切除与否不是主要目的，旨在减轻痛苦。

（5）全椎切除（vertebrectomy，spondylectomy，指切除一个椎体的所有部分）和椎体切除（corporectomy，somectomy，指切除椎体），属于切除技术的解剖学概念，是切除的量的描述。至于是否将肿瘤切除干净，则应注意给予明确解释和限定。

应该提出的是，当使用这些术语时，应按大体标本和病理观察作界定，如病损内、边界切除、广泛切除等。

## 1419

## 脊柱肿瘤的整块切除方法如何选择?

椎体切除这一外科技术在 1968 年就由 Lievre 报道，1989 年 Stener 报道了脊柱肿瘤的整块切除技术，此后 Roy-Camille 等也报道了经后路途径切除位于胸椎体肿瘤，以及前后联合入路切除腰椎肿瘤。Tomita 等报道用无齿线锯切断椎弓根，以分两大块切除胸、腰椎肿瘤的经验。WBB 外科分期方法则使脊椎肿瘤的治疗上了一个新的台阶，指导临床医师根据肿瘤膨胀或侵犯的边界来施行整块切除，并且提出了 3 种 en bloc 切除的方法：

（1）椎体整块切除（en bloc excision of the vertebral body）：当肿瘤位于椎体的 4 ~ 8 区或 5 ~ 9 区，且有合适的边缘（margins），至少一侧椎弓根无肿瘤侵犯，则可用前路途径去显露椎体肿瘤并予以切除，并可留下椎体周围的一薄层正常组织。为了达到整块切除，必要时可采用前后两个手术入路（double approach）。

（2）椎体矢状切除（sagittal resection）：当肿瘤位于 3 ~ 5 区或 8 ~ 10 区，即肿瘤侵犯了椎弓根、横突、部分肋骨、部分椎体和部分后弓时，则用两个入路作整块切除。手术分两步完成，第一步可经前路显露椎体，切除椎体病变，第二步用合适切口切除椎根、横突等处的病变。

（3）后弓切除（resection of the posterior arch）：当肿瘤位于 10 ~ 3 区时，可用脊柱后方途径（posterior approach），作广泛的椎板切除，两侧暴露必须达到椎弓根，并在病变所在部位向头侧和尾侧显露硬膜。

脊柱肿瘤的外科治疗，必须考虑三方面的问题，即诊断、肿瘤边缘的确定与分期和严密的手术治疗方案。而解决这三方面的问题，应该依照两个肿瘤分期系统来确定。①对肿瘤的病理生物学行为和临床过程的侵袭性作出分期（以 Enneking 分期作指导）；②对肿瘤的边缘作出界定，确立肿瘤的空间范围与毗邻关系，按 WBB 分期。以此为指导来选择脊柱肿瘤的外科治疗方案。

## 1420

## 在诊断和治疗脊柱肿瘤的过程中应注意哪些问题?

近二、三十年以来，脊柱肿瘤的诊断与治疗取得了长足进步。特别是肿瘤学的原则与方法，被引入脊柱肿瘤的诊断与治疗过程中，使疗效得到很大提高。对脊柱的恶性肿瘤，特别是脊柱转移瘤，采取积极的治疗措施，又是一个重要的治疗理念的转变，使过去被外科医师放弃的晚期脊柱肿瘤得到了积极救治，从而提高了患者的生活质量，并在一定程度上延长了生存时间。另外，在肿瘤学原则下制订的脊柱外科分期，对脊柱肿瘤外科治疗提供了一个重要的指导方针。在这些理念进步的基础上，在脊柱肿瘤的诊断过程中，必须遵循以下原则：必须将临床表现、影像学所见和病理学诊断结合起来，以明确诊断和确立正确的治疗方针。而且，在诊断与治疗脊柱肿瘤的过程中，首先要考虑的是：①是肿瘤还是非肿瘤性疾患；②如果是肿瘤，要区分是良性还是恶性；③如果考虑是恶性，还要区分是原发还是转移性肿瘤。其次才是考虑采取何种治疗手段。在采取重大手术之前，还必须明确：①患者的全身状态是否能耐受手术；②患者的预期生存期还有多久，以选择合适的治疗方案；③肿瘤是否侵及邻近的内脏器官；④肿瘤与腔静脉和主动脉有无粘连；⑤有无多处转移，在脊柱，如果病变连续超过三个脊椎阶段则应视为相对禁忌。在此基础上再做认真的术前准备，才能顺利完成预期手术。

## 1421

## 上颈椎肿瘤手术入路及稳定问题?

上颈椎肿瘤极易出现高位颈椎稳定性下降从而导致高位脊髓的压迫，手术切除充分减压并重建脊柱稳定是整体治疗方案中首选且最主要的部分。目前常采用前后路联合重建的手术策略。后路手术及重建方式为颈枕植骨融合内固定术或多节段颈后路植骨融合内固定术。前路手术入路及重建策略有多种不同的方式。目前上颈椎前方手术入路采用的方法有经口咽入路、高位颈前入路、劈开下颌骨入路、经鼻内镜入路等。经口咽入路可以直接暴露斜坡尖部及上颈椎，但感染危险大。高位颈前入路能够给予操作者直接的视野及宽阔的暴露范围，从而有利于前路的融合及减压。但对短颈和肥胖患者而言，暴露上颈椎非常困难。劈开下颌骨入路可以带来最全面的暴露但也带来了最大的解剖结构的损伤，操作十分复杂。内镜辅助下口咽入路能够暴露上颈椎甚至斜坡。此种方式可以避开口咽入路中的软组织损伤减少手术并发症。对于上颈椎肿瘤患者肿瘤切除术后脊柱重建十分重要。生物力学研究表明前路加后路长节段内固定具有最优异的稳定性。前路手术单纯用钛笼或骨块支撑均无法达到满意的稳定程度，需要辅助固定器具。

## 1422

## 恶性骨肿瘤的疼痛机制及治疗方法如何?

癌痛的原因主要分为下列四方面：

（1）癌肿本身引起疼痛：主要包括直接压迫刺激、侵犯神经、压迫血管形成血栓，引起肢体或器官缺血、病理性骨折、释放炎性介质、瘤体内出血等。

（2）肿瘤治疗引起疼痛：包括化疗或放疗后黏膜炎、周围神经病、类固醇性假风湿病、缺血性骨坏死、放射性脊髓神经损伤等。

（3）并发症，如压疮等。

（4）心理因素。

治疗方法包括：

（1）首先要针对肿瘤及其继发性病变进行治疗。包括：切除肿瘤以解除对脊髓等重要脏器的压迫；通过手术对病理性骨折进行肢体和脊柱稳定性重建；放疗；化疗。

（2）三阶梯镇痛药治疗。

（3）神经阻滞和神经外科镇痛治疗。

（4）理疗及心理辅导等辅助性治疗。

## 1423

## 放射性核素治疗骨转移的适应证是什么？

（1）明确诊断骨转移癌，特别是广泛骨转移者。

（2）放射性核素骨显像可见骨转移灶有放射性明显摄取，故骨显像是治疗前的必要准备。

（3）骨转移所致剧烈骨痛，化疗、外放疗无效者，有的患者虽有骨转移但无疼痛，放射性核素治疗也可预防疼痛的产生。

（4）白细胞 $>3.0\times10^9/L$，血小板 $>80\times10^9/L$ 者。

## 1424

## 有哪些放射性核素可用于骨转移的内照射治疗？

恶性肿瘤骨转移的发生率很高，例如乳腺癌、前列腺癌、肺癌的骨转移发生率为50%～85%，其他尚有鼻咽癌、食管癌、膀胱癌、肾癌、子宫颈癌、胰腺癌等，均可能发生骨转移。放射性核素治疗对骨转移癌的治疗目标有两个：一是镇痛；二是消除和减少病灶。目前可资应用的放射性核素主要包括 $^{89}Sr$ 治疗、$^{153}Sm$-EDTMP、$^{125}I$ 粒子植入等方法。

## 1425

### 氯化锶在骨转移的内照射治疗中如何发挥作用?

氯化锶（$^{89}Sr$）为纯 β 发射型的放射性核素，于 1942 年用于治疗骨转移癌，是使用较早的骨治疗药物。锶在元素周期表中与钙属同族元素，其代谢与钙相似，主要集中于骨骼系统而身体其他组织器官的分布较少。$^{89}Sr$ 经静脉注射进入体内后，90% 浓聚于骨骼系统，仅 10% 由肾排泄，骨转移灶中的$^{89}Sr$ 集聚量是正常骨的 2～25 倍，对骨癌引起的疼痛具有非常好的镇痛作用。$^{89}Sr$ 的半衰期比较长，达 50.5 天，注射后很快被骨摄取，在转移灶内的生物半衰期 >50 天，在正常骨的生物半衰期为 14 天，转移灶内的$^{89}Sr$ 停留时间长，可能是从正常骨中释放的$^{89}Sr$ 再循环的原因。注射后 90 天，转移灶内的$^{89}Sr$ 滞留量仍可达 20%～88%，可维持持久的药效，最长可达一年。$^{89}Sr$ 治疗周期为每 3 个月或 6 个月治疗一次。$^{89}Sr$ 还可降低碱性磷酸酶和前列腺素（PEG）的水平，有利于减轻骨质溶解，修复骨质，达到镇痛和降低血钙的目的。

## 1426

### 放射性核素$^{153}Sm$-EDTMP 在骨转移的内照射治疗中如何发挥作用?

$^{153}Sm$-EDTMP（$^{153}$钐－乙二胺四甲基磷酸），俗称治疗骨肿瘤的生物导弹。该药静脉注射后对骨骼，特别是骨肿瘤部位有较高的亲和力，骨中药物浓度较肌肉大 4000 倍，病变骨药物浓度较正常骨大 18～32 倍。因此，可以利用放射性核素$^{153}Sm$ 所释放的 β 射线抑制肿瘤细胞的生长，阻止病变发展。进而引起肿瘤细胞变性、死亡，达到既镇痛又消除和减少病灶的治疗目的。一个疗程只需一次静脉注射，半个月至 1 个月视情况可重复治疗，一般无严重不适反应。

## 1427

### $^{125}I$ 放射性粒子植入的方法和适应证是什么?

$^{125}I$ 对于体积较大的、与重要脏器毗邻的骨肿瘤，无法行外科手术切除，常规外放疗因受脏器（如脊髓）耐受剂量的限制，治疗剂量无法提高，疗效也不满意。采用放射性核素的近距离治疗就可发挥一定作用。该治疗也称为近距离放射性粒子种植治疗或放射性粒子组

织间永久植入治疗。将剂量比较大的、半衰期比较长的放射性核素$^{125}$碘（$^{125}$I，60天）密封在镍钛合金制作的短棒内，通过手术或者体表穿刺将短棒种植在恶性肿瘤病灶的周边地区(或者整个瘤组织内)。这样可以对肿瘤进行局部大剂量照射，抑制肿瘤的蔓延，而且对周围正常组织基本不形成或很少形成辐射危害。

放射性粒子治疗的适应证包括：①局部肿瘤为实体病灶；②呈进展期的骨转移瘤；(尤其有压迫表现)；③手术无法切除或者不能完全切除者；④化疗或者放疗无效或预期无效，不能继续进行者；⑤采用此种治疗者患者一般情况应该较好。

## （八）关节滑膜肿瘤和瘤样病损

1428

### 如何诊断腱鞘滑膜巨细胞肿瘤？

腱鞘滑膜巨细胞瘤（tenosynovial giant cell tumor）是发生于关节、滑囊和腱鞘的慢性良性肿瘤。由于发病部位不同分为关节内和关节外，由于病变范围不同，分为弥漫型和局限型两种，前者又称色素沉着绒毛结节性滑膜炎（pigmented villonodular synovitis，PVNS），具有局部侵袭性，多见于膝关节（75%的患者），其次为髋关节（15%），还见于踝、肘、肩关节；而后者又称为腱鞘巨细胞瘤或纤维黄色瘤，最常见于手指腱鞘（85%），其他部位还有足踝、腕关节、膝关节，极少见于肘关节和髋关节。其诊断要点如下：

（1）临床表现：弥漫型较局限型发病年龄趋低，大部分为年轻患者（<40岁）；局限型发病率高，是最常见的腱鞘滑膜巨细胞肿瘤亚型，可发生在任何年龄，多数年龄在30～50岁。主要表现为关节疼痛、压痛、肿胀、活动受限，病程长（经常超过数年），关节内血肿常见，触之有海绵状弹性感，有时可触及硬韧的结节。可伴有关节周围肌肉萎缩。如果膝关节出现局限性病变，可有绞锁发生，这是由于病变的绒毛、结节受挤夹所致，常与半月板损伤、关节内游离体等混淆。发生于手足部的局限性病变，则表现为慢性生长（有时长达数年）的肿块，质硬、轻压痛，与肌腱关系密切。

（2）X线检查：弥漫性可见关节间隙增宽，骨质疏松及边界不清的关节周围软组织肿块。少数病例可出现骨质破坏、关节退行性变和相邻骨的囊性变。关节充气造影可见关节囊壁不光滑，有结节样阴影突向关节腔。局限型常表现为边界清晰地软组织肿块，偶尔出现相邻关节的退变或邻近骨质的侵蚀。

（3）关节液检查：弥漫型关节液为黄褐色或暗红色血性液。

（4）关节镜检查：弥漫型可直视下观察滑膜情况，并可取滑膜组织送病理检查。

（5）病理检查可确定诊断。

## 1429 色素沉着绒毛结节性滑膜炎有何病理特征？

色素沉着绒毛结节性滑膜炎（pigmented villonodular synovitis，pvs）亦称弥漫型腱鞘滑膜巨细胞瘤（diffuse tendon sheath synovial giant cell tumors）。肉眼所见：肿瘤一般较大（>5cm）坚硬或呈海绵状，滑膜表面绒毛与结节相混杂，呈白色、棕黄色或棕红色，结节多有蒂与滑膜相连。显微镜下绒毛和结节表面均为增生的滑膜细胞覆盖，有滑膜细胞间可见吞噬含铁血黄素的多核巨细胞和吞噬脂类的泡沫细胞。滑膜细胞和基质内均存在大量含铁血黄素。

## 1430 滑膜肉瘤的诊断要点是什么？

滑膜肉瘤（synovial sarcoma）是一种间叶组织恶性肿瘤，表现不同程度的上皮分化包括腺体形成，并具有独特的染色体易位 t（X；18）（p11；q11），导致 SYT-SSX 融合基因形成。滑膜肉瘤不产生于滑膜，也不向滑膜组织分化；它有上皮分化能力，但不起源于先前存在的上皮组织。腱鞘滑膜肉瘤，滑膜细胞肉瘤，恶性滑膜肉瘤，成滑膜性肉瘤等陈旧命名已摒弃使用。滑膜肉瘤可发生于任何年龄，但青壮年为多数，10～40 岁占 58%。

滑膜肉瘤是起源于滑膜的高度恶性肿瘤，其诊断要点如下：

（1）临床表现：肿瘤多发生于青壮年四肢深部软组织（75%），尤其是大关节附近，以膝关节周围最多，但很少累及关节腔。发生在体干的占 15%，头颈部占 7%，不常累及的部位包括内、外生殖器，肾，肾上腺，后腹膜，多种内脏，纵隔，骨，CNS 和周围神经等。主要症状是部位深在的肿物，常伴有疼痛，早期为生长缓慢且体积小的边界清的肿块，常被误认为良性肿瘤。延误诊断还可以因为一些容易混淆的临床表现如：关节的疼痛、挛缩但无外部可触及的肿块，外伤史，炎症，囊性变和血肿形成。

（2）X 线所见：在关节附近可见圆形或卵圆形肿物阴影，关节本身多无异常，一般不影响骨质，但侵袭性生长者可侵蚀或侵入邻近骨组织。约 1/3 的滑膜肉瘤肿瘤组织内可见多数不规则或弥漫性钙化灶形成是特征性改变。

（3）病理学检查：肉眼观上，典型的肿瘤大小为 3～10cm，边界清，手足部位的滑膜肉瘤一般 <1cm。病变位于关节周围或肌肉组织中，常呈结节状或分叶状、多囊性，可形成假包膜。肿瘤可呈现棕色或灰色、黄色或粉红色，柔软或硬韧。有时可见钙化、化生性骨化或坏死灶。显微镜下分为双相型和单相型。在双相型中上皮细胞及梭形细胞成分以不同比例混

在，上皮细胞排列成巢状或带状，或呈腺体样、腺泡样、乳头样结构。在腺体形成区域上皮细胞呈立方形或柱状，腺腔内含有上皮分泌的黏液。梭形细胞则相当均匀且细胞小，具有软圆形深染的细胞核及稀少的细胞质。双相或单相型中梭形细胞呈典型的排列成致密的席状、束状，细胞核呈虎斑样栅栏状或鱼骨状。病变中可含有绳状或金属丝状胶原，或局部黏液变性。1/3 的病例（大部分是双相型）呈现钙化或骨化，有时与骨肉瘤相似。双相或单相型滑膜肉瘤有时呈现局部低分化区域，偶尔是整体区域呈低分化表现，这种低分化区域有时酷似 Ewing 肉瘤或恶性周围神经鞘瘤。EMA、keratin、S100 常呈阳性。

（4）基因学检查：滑膜肉瘤的标志性基因改变为染色体易位 t（X；18）（p11；q11），导致 18 号染色体上的 SYT（也叫 SS18）基因与 X 染色体上的 SSX（分 SSX1，SSX2 或 SSX4 亚类）发生融合。SYT-SSX 融合基因在 >95% 的滑膜肉瘤病例中表达，可通过 RT-PCR 或 FISH 技术检测。

## （九）骨的瘤样病损

### 1431 如何鉴别孤立性骨囊肿、动脉瘤样骨囊肿和骨巨细胞瘤？

孤立性骨囊肿（solitary bone cyst）、动脉瘤样骨囊肿（aneurysmal bone cyst）和骨巨细胞瘤在 X 线上有相似之处，需要鉴别，其鉴别要点如下：

（1）发病年龄和好发部位：孤立性骨囊肿多见于 10～20 岁儿童和青少年（约 80%），男：女比例 3∶1。动脉瘤性骨囊肿可发生于任何年龄但最多见于 10～20 岁儿童和青壮年（80%），骨巨细胞瘤则多见于 20～40 岁者。三者最常见于干骺端接近骺板处，但骨巨细胞瘤可穿越骺板，其他两者一般不破坏骺板。孤立性骨囊肿发病部位肱骨近端占 50%，股骨近端 25%；动脉瘤样骨囊肿发病部位股骨、胫骨、肱骨的干骺端和椎骨的后方要素；骨巨细胞瘤好发于 20～40 年龄段，好发部位是股骨远端、胫骨近端、桡骨远端、肱骨近端，在脊柱最常累及骶骨椎体，然后是依次为腰、胸、颈椎，在骨盆最常累及髂骨。

（2）临床特点：孤立性骨囊肿一般无症状，常在发生病理性骨折后被发现，动脉瘤性骨囊肿的突出表现是局部肿块增大，骨巨细胞瘤典型表现是疼痛和肿块，关节活动受限，也可发生病理性骨折（5%～10% 的病例）。

（3）影像学所见：孤立性骨囊肿表现为干骺端密度减低，边界清楚，呈中心性，可向骨干发展，病变可临近骺板但很少超过骺板，囊性灶接近骺板时称之为“活跃”病灶，而由松质骨相隔时称为“非活跃”病灶。骨干皮质变薄、膨大，但囊肿内无新骨沉积，可呈多房性特征。可出现病理性骨折，表现“fallen leaf”征，但一般无明显移位。动脉瘤性骨囊肿的病变特点为骨质明显变薄，显著膨胀，偏心性生长，囊肿外形成骨膜下新生骨，囊肿内可见硬化的骨板。MRI 呈典型的液 - 液平面（fluid-fluid levels）。骨巨细胞瘤则长侵犯长管状骨骨端，经常表现膨胀性、偏心性、分叶状溶骨性改变，肿瘤延伸到软组织时可被硬化缘覆盖。肿瘤经常可达关节软骨下骨，偏心性，一般罕见基质钙化或无骨膜下新骨形成。

（4）病理检查：可明确诊断。孤立性骨囊肿其内衬和间隔结构是由结缔组织构成，包含局部反应性新骨、血红蛋白沉着和散在的巨细胞。常见类似纤维蛋白的胶原沉积，有时可见胆固醇结晶裂隙和泡沫细胞。动脉瘤样骨囊肿边界清楚，被很多纤维组织间隔分隔，内充满血液。囊腔纤维间隔含有梭形细胞、破骨细胞样巨细胞，并含有覆盖成骨细胞的纤维编织骨。动脉瘤样骨囊肿原发性约占 70%，其余继发于其他良性或恶性骨肿瘤如骨巨细胞瘤、骨母细胞瘤、软骨母细胞瘤、骨纤维结构不良、骨肉瘤等。组织学特点是增生的圆形或梭形单核细胞（基质细胞）中均匀散布着大量巨噬细胞和大的破骨细胞样多核巨细胞。肿瘤间质常具有丰富的血管分布，有时可能含有广泛的胶原纤维组织。有些区域可发现新近出血、血铁黄素沉着、泡沫样巨细胞。10% 的 GCT 可伴有动脉瘤样骨囊肿改变。有些区域出现反应性类骨组织或纤维编织骨形成。肿瘤巨大时常伴有坏死灶和陈旧出血灶。

（5）基因学：动脉瘤样骨囊肿具有 USP6（泛素特异性肽酶 6/Ter-2）基因变异，导致染色体易位 t（16；17）（q22；p13）。USP6 基因变异可在 70% 的原发性动脉瘤样骨囊肿表达，而继发性者无表达，可通过 RT-PCR 或 FISH 技术检测。骨巨细胞瘤中最常见的染色体变异是端粒联合（tas），即染色体端 - 端融合，可通过 G-band 染色体核型分析或 FISH 技术来检测。

## 1432 骨纤维结构不良的诊断要点有哪些？

骨纤维结构不良（osteofibrous dysplasia）又称骨纤维异样增殖症（osteofibrous dysplasia），是良性髓内纤维 - 骨性病变，是发生于骨的最多见的肿瘤样病变，其诊断要点如下：

（1）本病分单骨型和多骨型，以前者为多。单发病损多位于股骨、胫骨、肋骨和颌骨，多发病损则多集中于同一侧肢体。上肢有病损的病例常伴有颅骨病变。

（2）发病期在儿童阶段，但出现明显症状而就诊往往在青少年期。

（3）深在部位可仅有疼痛，表浅部位则可出现畸形。年龄越小症状越重。而畸形常见于面部骨性突起、肋骨及下肢骨。病理性骨折的发生率较高。

（4）皮肤色素沉着：多见于多骨型病例。色素斑呈棕色或棕黄色，较神经纤维瘤病的色素浅，边界不规则。这种色素斑常见于背部和臀部，且多偏于患侧，一般不超过中线。

（5）少数病变严重的病例可出现性早熟，女性多见，表现为第二性征出现早、乳房发育早，腋毛、阴毛过早出现等。

（6）X 线所见：病变多累及骨干和干骺端，表现为毛玻璃样改变、囊状破坏和斑片状骨硬化交织存在。皮质骨可膨胀、变薄，可见病理性骨折。

（7）病理检查：肉眼所见，病变多位于骨干或干骺端髓腔内，主要为纤维组织，可有囊性变区和成骨区。显微镜下见病变区主要为增生的纤维组织和编织骨，并可出现黏液变、囊性变、出血坏死及吞噬细胞、多核巨细胞反应。本病可以恶变，以放疗后多见，常恶变为纤维肉瘤、骨肉瘤等。

（8）基因学：骨纤维结构不良的发病原因是编码刺激性 G 蛋白 α（GSα）的 *GNAS* 基因的合子后（post zygotic）活化性错译突变，已在 93% 病例中检测到这种活化性基因突变。可通过 RT-PCR 检测。

## 1433

### 嗜酸性肉芽肿的诊断要点有哪些？

朗格汉斯组织细胞增生症（Langerhans's cell histocytosis）分三种病型，即嗜酸性肉芽肿、Hand-Schüller-Christian 病、Letterer-Siwe 病。其中嗜酸性肉芽肿占 60%～80%。其诊断要点如下：

（1）好发于儿童和青少年，常见部位是颅骨、脊柱、肋骨和股骨等。发生于长骨者见于骨干和干骺端。

（2）临床症状变异较大，可以没有任何症状，也可以出现疼痛、肿胀和功能障碍，可出现病理性骨折。

（3）血液学检查可见白细胞和嗜酸性粒细胞计数增多。

（4）X 线所见：表现为边界清楚但不整齐的圆形或椭圆形密度减低区。发生于骨干者骨皮质可以受侵犯、变薄、稍膨胀，并可出现反应性骨膜新骨形成。发生于椎体者可表现为椎体压缩形成扁平椎，有时可向后突进入椎管产生脊髓或神经压迫。

（5）病理检查：主要病变为增生的组织细胞，其间混杂嗜酸性粒细胞、淋巴细胞、泡沫细胞、浆细胞、中性粒细胞和成纤维细胞等。常伴有继发的出血、坏死、囊性变和病理性骨折。

# （十）现代截肢概念

## 1434

### 理想残肢的概念是什么？

所谓理想的残肢是指：①残肢要有一定的长度；②残肢无畸形；③关节活动正常；④皮

肤及软组织条件良好；⑤皮肤感觉正常；⑥肌力正常；⑦无幻肢痛和残肢痛。

## 1435

### 如何选择截肢的部位?

（1）根据肿瘤的部位选择截肢部位。

（2）从安装假肢的角度选择截肢部位。

## 1436

### 如何选择上肢的截肢部位?

原则是应尽量保留残肢长度。

（1）肩部截肢：应尽可能保留肱骨头。

（2）上臂截肢：要尽量保留长度。

（3）肘部截肢：如果可以保留肱骨远端，肘关节离断是理想的截肢部位。

（4）前臂截肢：要尽量保留长度。

（5）前臂远端截肢：如果可以保留桡尺骨远端，腕关节离断是理想的截肢部位。

## 1437

### 如何选择下肢的截肢部位?

（1）半骨盆切除，应根据条件设法保留髂嵴和坐骨结节。

（2）髋部截肢：如果有条件应保留股骨头和颈，在小转子的下方截肢，而不做髋关节离断。

（3）大腿截肢：要尽量保留残肢长度。

（4）大腿远端截肢：应尽量保留长度。

（5）膝关节离断：是理想的截肢部位。

（6）小腿近端截肢：只要能保留髌韧带附着，在胫骨结节以下截肢即可安装小腿假肢。

（7）小腿截肢：以中下 1/3 交界为佳。

（8）赛姆截肢（Syme amputation）：为理想的截肢部位。

## 1438 现代假肢与传统假肢比较有何不同?

| | 接受腔 | 残肢形状 |
|---|---|---|
| 传统 | 末端开放　插入式 | 圆锥状 |
| 现代 | 末端封闭　全面接触　全面承重 | 圆柱状 |

## 1439 现代截肢手术的趋向如何?

(1) 皮肤的处理

1) 上肢截肢时，残肢的前后侧皮瓣等长。但是，前臂长残肢或腕关节离断时，皮肤切口瘢痕移向背侧。

2) 下肢截肢时，当存在循环障碍时，可根据情况将血液循环良好一侧的皮瓣留长。小腿截肢，需要加长的后方皮瓣，其皮瓣带有腓肠肌，实际上是带有腓肠肌内外侧头的肌皮瓣。

(2) 血管的处理：即使是细小的血管也应完全止血，以免形成血肿，并防止感染。

(3) 神经的处理：目前主张将神经残端用丝线结扎，或将神经外膜纵行切开，把神经束剥离，切断神经束，再将神经外膜结扎闭锁。

(4) 骨的处理：一般骨与骨膜在同一水平切断，也有人主张将开放的骨髓腔用骨膜封闭。小腿截肢时胫腓骨等长，用保留的胫腓骨骨膜瓣互相缝合，骨膜瓣在胫骨和腓骨之间形成架桥，促使胫腓骨融合（骨成形术 osteoplasty)。

(5) 肌肉的处理

1) 肌肉固定术（myodesis)：将肌肉在截骨端远侧方至少 5cm 处切断，形成肌肉瓣，保持肌肉原有张力，经由骨端部钻孔，将肌肉瓣与骨相邻侧缝合固定。

2) 肌肉成形术（myoplastic)：将相对应的肌瓣互相缝合，截骨端被完全覆盖包埋形成圆柱形残端。

## 1440

### 截肢术后如何处理?

(1) 软绷带包扎 (soft dressing): 是残肢用绷带或弹性绷带加压包扎。并注意使患肢保持功能位，以免发生挛缩畸形。

(2) 硬绷带包扎 (rigid dressing): 是用石膏绷带作为主要材料缠在已用敷料包扎好的残肢上。一般方法是用 U 形石膏固定，应用两周到伤口拆线，切口愈合。优点是压迫均匀、固定可靠，有效地减少残肢肿胀，使残肢尽早定型，为尽早安装正式假肢创造条件。由于石膏固定确保了肢体的正确体位，避免了关节挛缩畸形。

(3) 手术后即装临时假肢: 临床假肢的安装是在手术台上完成，称为截肢术后即装临时假肢。由于接受腔的压迫，限制了残肢肿胀，加速了残肢定型，减少了幻肢痛，术后尽早离床，对患者心理也起到鼓舞作用。

# (十一) 全椎体整块切除术

## 1441

### 什么是全椎体整块切除术?

全椎体切除术是整体切除脊柱原发性恶性肿瘤，并使脊椎肿瘤治愈成为可能的新手术技术。传统切除脊椎原发性恶性肿瘤的方法，是从肿瘤病灶内分块进行逐步切除。而经组织病理学证实，这种方法难以彻底。全脊椎整块切除术，则是以连接脊椎前后两大块、横截面很细的椎弓根为切割点，将脊椎分成前后两大块完整切除。全脊椎整块切除术的优势在于，它是将整个椎体予以完全切除，并且是一次性完成整个手术的全过程，使肿瘤的复发降到最低程度。对患者在术前和术后，进行化学疗法和放射疗法结合的辅助治疗，将会更进一步的提高病灶局部治愈的可能性。全脊椎整块切除术为脊柱原发性恶性肿瘤的治疗，提供了一个更具有挑战性的手术方法。

## 1442

### 脊柱恶性肿瘤患者行全椎体整块切除术的手术适应证是什么?

Tomita 自 1994 年在数篇报道中介绍了脊椎全脊椎整块切除术。Tomita 提出脊椎全脊椎整块切除术适用于脊柱原发恶性肿瘤或良性侵袭性肿瘤。其中：

（1）未侵及邻近的内脏器官。

（2）与腔静脉和主动脉无粘连或粘连极轻。

（3）对肿瘤局部而言，Tomita 认为整块全脊椎切除适用于 2 ~ 5 型，而 1 型和 6 型为相对适应证，不适合者为 7 型。

（4）未见多处转移，病变连续超过 3 个脊椎阶段视为相对禁忌证。

另外，我们认为，还应：

（5）除考虑病变椎体局部情况外，术前应对患者全身情况做一全面评估，必须证明受术者可以耐受这样一个大型手术。

（6）预期生存期应超过 3 个月。

## 1443 全椎体整块切除术的基本方法是什么？

手术时取后正中切口，充分显露受累阶段及其上、下三个阶段，按 Tomita 的方法，用特制的不锈钢线锯先将双侧椎弓根截断，整块去除椎板，然后前方结扎阶段动脉，游离硬脊膜，整块去除椎体，后面固定加前面融合或假体支撑。

## 1444 全椎体整块切除术的操作步骤是什么？

Tomita 自 1994 年在数篇文章中报道了全脊椎整块切除术（TES）的方法。手术包括两部分：

（1）椎板整块切除：①显露，俯卧位后中切口，用专为此手术设计的脊柱小关节牵开器撑开显露小关节及横突。在胸椎应切除肋横突关节外侧长 3 ~ 4cm 的相应肋骨并将胸膜钝性分开。②引入 T 型线锯引导器，分离椎间关节下面的软组织以形成线锯引导器的通道，经椎间孔引入 T 型线锯引导器导入直径 0.54mm 的线锯。③切除后方结构　用线锯切断椎弓根及整块切除后方结构（包括棘突、上下关节突、横突及椎弓根）。

（2）椎体整块切除（前柱切除）：①钝性解剖椎体，辨认双侧的节段动脉，结扎切断沿神经根走行的节段动脉的脊椎分支。在胸椎可切断一侧的神经根，以从该处取出病椎。在胸膜（或髂腰肌）与椎体之间的平面从两侧钝性分离椎体侧面及前方，将节段动脉从椎体分离。用弧形椎体剥离器及术者手指将主动脉从椎体前面分离，术者的两手指尖在椎体前方相遇后，将序列弧形剥离器从最小号开始依次插入以扩大分离面，保留最大号的剥离器保护邻近组织器官并扩大术野以满足前柱的操作。②确定椎间盘，于拟切除椎体的近侧及远侧穿过线锯。③解剖脊髓及去除脊椎，用弧形脊髓剥离器将脊髓与邻近的静脉丛及韧带组织分开，使用脊髓保护器防止线锯滑脱，用线锯切断椎体前柱及前后纵韧带。沿脊髓旋转取出游离的前柱。④前路重建及后方固定，于保留椎体上打锚固孔，用自体骨、异体骨、各种义体或钛网重建前柱，后方器械固定并使其稍加压。

## 1445

## 全椎体整块切除术的风险有哪些？如何避免？

全脊椎整块切除术最大的风险包括：①在椎弓根的切除时，手术器械对邻近神经组织结构的无意损伤；②切开椎弓根时，肿瘤细胞对周围组织的污染；③椎体前方钝性剥离时，对大血管的损伤；④手术节段的脊髓循环障碍；⑤在进行手术的第 2 步骤时，椎内静脉和硬膜外静脉丛的大量出血。

为了避免可能发生的风险，术前应做好一切准备工作。术者应对椎体、大血管和内脏器官之间的解剖关系有着非常清晰的解剖概念。术中要求参与人员协调一致，互相配合，并认真仔细的进行操作。

## 1446

## 全椎体整块切除术能做到肿瘤的彻底切除吗？

有报道说脊椎有防肿瘤扩散的天然屏障：即前、后纵韧带，椎管周围骨膜，黄韧带，椎板、棘突骨膜，棘上、棘间韧带，软骨终板，纤维环等都是它的天然屏障。因此，每节脊椎都代表一个被几个屏障包围的间室。这似乎为手术的广泛切除提供了便利条件。然而，从解剖学的角度来看，脊椎中间包有脊髓的这种环形结构，紧靠脊椎的重要血管、内脏器官，以及存在于脊椎、脊髓、重要血管、内脏之间的复杂的解剖关系，妨碍了手术的广泛切除。所以，对于脊椎的恶性肿瘤，从严格的意义上讲，彻底切除是不可能的。所谓的全椎体整块切除，如果椎弓根已被侵袭，怎么能在椎弓根处实施肿瘤外操作呢，所以，只能努力做到大部分区域的广泛切除，使边缘切除或囊内切除的区域降到最小。因为除 S1 期或者是 S2 期病变外，即便是辅以局部处理及放疗和化疗，囊内切除仍将带来极高的复发率。

（闫景龙　李贵东　田万里　迟志永　王志成）

# 二十一、

# 椎管内肿瘤

# Intraspinal Tumor

1447. 常见的椎管内肿瘤有哪些？其发病率如何？ 784

1448. 椎管内肿瘤的症状和体征有哪些？ 784

1449. 应如何诊断椎管内肿瘤？ 785

1450. X线平片检查对椎管内肿瘤的诊断有意义吗？ 786

1451. 辅助检查对椎管内肿瘤诊断有何意义？ 787

1452. 为什么要首先区分脊髓内、外肿瘤？ 788

1453. 椎管内肿瘤如何区别是在髓内还是髓外？ 788

1454. 髓内和髓外肿瘤如何鉴别？ 789

1455. 髓外硬膜内与髓外硬膜外肿瘤如何鉴别？ 789

1456. 有哪些症状和体征应考虑有椎管内肿瘤的可能？ 790

1457. 椎管内肿瘤的定位诊断的主要依据是什么？ 790

1458. 小儿椎管内肿瘤的发病部位有哪些特点？ 791

1459. 成人和婴幼儿椎管内肿瘤的临床表现有哪些不同？ 791

1460. 椎管内肿瘤确诊后应如何治疗？ 792

1461. 椎管内肿瘤的具体手术方法如何？ 792

1462. 不同部位肿瘤的手术方式的选择？ 793

1463. 脊髓受压病理变化的影响因素有哪些？ 794

1464. 上颈段椎管内肿瘤的临床症状有哪些？ 795

1465. 上颈椎椎管内肿瘤的临床特点有哪些？ 795

1466. 中、下颈段椎管内肿瘤的临床症状有哪些？ 796

1467. 临床上下颈椎椎管内肿瘤有何特点？ 796

1468. 不同病理类型肿瘤的临床特点有哪些？ 796

1469. 诊治椎管内血管瘤和血管畸形时需注意哪些问题？ 798

1470. 椎管内海绵状血管瘤有何特点？如何治疗？ 798

1471. 何谓急性“卒中性”脊髓横断综合征？ 799

1472. 椎管内肿瘤可引起脑神经损害吗？ 799

1473. 颈椎椎管内肿瘤发生眼球震颤的机制是什么？ 799

1474. MRI 检查对椎管内肿瘤诊断的优越性是什么？ 800

1475. 颈椎管内肿瘤主要需与哪些疾病相鉴别？ 800

1476. 常见的椎管内肿瘤有哪些？ 801

1477. 椎管内肿瘤的 MRI 所见如何？ 801

1478. 椎管内肿瘤的手术需注意哪些事项？ 801

1479. 根据什么诊断椎管内神经鞘瘤？ 802

1480. 椎管内神经鞘瘤 MRI 有哪些特点？ 802

1481. 椎管内神经鞘瘤的解剖有何特点？ 803

1482. 哑铃型神经鞘瘤切除术应注意什么？ 803

1483. 椎管内肿瘤切除术可能出现哪些失误？ 804

1484. 椎管内肿瘤切除的技术要点是什么？ 804

1485. 下颈椎椎管内肿瘤切除何时需要进行内固定？ 805

1486. 神经鞘瘤术后疗效与哪些因素有关？ 805

1487. 脊膜瘤的病理特点有何临床意义？ 806

1488. 脊膜瘤的诊断难点在哪里？ 806

1489. 脊膜瘤的 MRI 表现有何特点？ 807

1490. 脊膜瘤的解剖有何特点？ 807

1491. 脊膜瘤切除术应注意什么问题？ 807

1492. 如何预防和治疗脑脊液漏？ 808

1493. 脊髓探查术后可能发生哪些并发症？ 808

1494. 如何才能发现先天性椎管内肿瘤？ 809

1495. 先天性椎管内肿瘤的解剖有何特点？ 809

1496. 神经肠源性囊肿临床表现有何特点？ 810

1497. 椎管内脂肪瘤的MRI有何特点？ 810

1498. 各类脊髓内肿瘤特点与预后有何关系？ 810

1499. 脊髓室管膜瘤的MRI有何特点？ 811

1500. 脊髓星形细胞瘤的MRI有何特点？ 811

1501. 脊髓室管膜瘤的解剖有何特点？ 812

1502. 脊髓星形细胞瘤的解剖有何特点？ 812

1503. 血管网状细胞瘤的解剖有何特点？ 812

1504. 如何治疗脊髓内肿瘤？ 813

1505. 脊髓内肿瘤手术中应注意什么？ 814

1506. 癌瘤是如何转移至椎管内的？ 814

1507. 如何诊断椎管内转移瘤？ 814

1508. 脊髓外硬膜外肿瘤的MRI有何特点？ 815

1509. 椎管内转移瘤的治疗趋势如何？ 815

## （一）概　　论

### 1447

### 常见的椎管内肿瘤有哪些？其发病率如何？

椎管内肿瘤（intraspinal tumor）指生长于脊髓本身及椎管内与脊髓相邻近的组织结构（如神经根、硬脊膜、椎管内脂肪组织、血管等）的原发性肿瘤及转移性肿瘤的统称。临床上根据肿瘤与脊髓、硬脊膜的位置关系，一般将椎管内肿瘤分为髓内、髓外硬膜内和硬膜外三类。髓外硬膜内肿瘤最多见，其次是硬脊膜外肿瘤，最少见为脊髓内肿瘤。髓内肿瘤占9%~18%，髓外硬膜内肿瘤占55%左右，硬膜外肿瘤占25%左右，哑铃形椎管内肿瘤约占8.5%。据王忠诚的统计：常见的椎管内肿瘤的病理分类为：神经鞘瘤34.7%，胶质瘤14.5%，脊膜瘤11.4%，先天性肿瘤（皮样囊肿，表皮样囊肿，畸胎瘤）14.8%，其他19.7%。

椎管内肿瘤的发病率按国外统计约为2.5/10万。国内报道占神经系统疾病住院患者的2.5%。与同期脑瘤相比为1∶10.7。本病可发生于任何年龄，最多见于20~40岁的成人。男女之比约为1.5∶1。小儿椎管内肿瘤的发病率较明显低于颅内肿瘤。脊膜瘤和神经纤维瘤常见于成年人，于儿童期发病者则多为胚胎残余组织的肿瘤（上皮样囊肿和皮样囊肿）。椎管内肿瘤可发生在椎管的任何部位，以胸椎管多见，占42%~67%，颈段占20%~26%。腰骶段和马尾占12%~24%。椎管内肿瘤好发于髓外，可见于脊髓的任何节段和马尾神经。

### 1448

### 椎管内肿瘤的症状和体征有哪些？

脊髓是中枢神经系统传入和传出通路的集中处，又包含各种脊髓反射中心。脊髓位于骨性椎骨内，当椎管内发生肿瘤时，由于椎管本身无扩张性，很容易造成对神经根的刺激与脊髓的损害，而出现相应的神经系统症状，通常可分为三个时期。

（1）神经根刺激期：是疾病的初期，其特点是神经根性疼痛或感觉异常，如蚁行感、刺痛、灼痛等。这些症状表现在邻近肿瘤受压的神经后根所支配的区域内。根性疼痛开始时为间歇性，常在咳嗽、喷嚏、劳累时加剧。此时检查可以没有任何感觉障碍，或者在相应神经根支配区内有感觉过敏。以后随神经根压迫或牵拉的加重，出现感觉减退或感觉消失。根性疼痛常见于髓外肿瘤，以颈段和马尾部肿瘤为明显；而在髓内肿瘤则极为罕见。如果肿瘤位于脊髓腹侧，可无根性疼痛，而出现运动神经根的刺激症状，表现为受压节段或所支配肌肉的抽动（肌跳），伴肌束颤动、运动不灵或无力等。这种肿瘤早期对神经根的刺激所致的感觉、运动异常，由于部位明确、固定，对定位诊断很有意义。

（2）脊髓部分受压期：在神经根刺激症状的同时或之后出现脊髓传导束受压症状。由于髓外肿瘤尤其是神经纤维瘤对脊髓的压迫逐渐加重，发展为脊髓半侧受压综合征。表现为同侧运动障碍及深感觉障碍，对侧痛、温觉障碍，双侧触觉正常或减退，即布朗·塞卡尔综合征（Brown-Sequrds syndrome）。此综合征在髓内肿瘤极为罕见。从脊髓的腹侧或背侧正中生长的髓外肿瘤也无此症状，而只有两侧基本对称的感觉减退和肌力减弱，并逐渐加重。

（3）脊髓完全受压期：是肿瘤后期的表现。开始常为脊髓部分受压或不完全性截瘫，逐渐发展，以至最终出现完全性截瘫，即脊髓完全受压期。肿瘤平面以下、深浅感觉消失，肢体完全瘫痪和痉挛，并出现大小便障碍。此期尚可发生麻痹肌的痉挛，重者可有抽搐，肢体关节倾向于挛缩。肿瘤平面以下部位汗腺分泌减少，皮肤干燥、粗糙、少汗或无汗。瘫痪的肢体可出现静脉淤血或水肿，此期容易发生骶尾部压疮。

在分析运动和感觉传导障碍时，应注意它们发展的顺序和方向，有助于鉴别髓内与髓外肿瘤。脊髓的麻痹可分为上行性和下行性两类。由于脊髓内感觉及运动通路的纤维排列层次不同，上行性麻痹的特点是运动和感觉障碍是从肢体的远端开始的，因为最初肿瘤的压迫仅累及脊髓最表面的长传导束纤维，而后才影响到深部的短传导束纤维。上行性麻痹常见于髓外肿瘤。而下行性麻痹常见于髓内肿瘤。其特点是感觉、运动障碍由上向下发展。因髓内肿瘤首先压迫的脊髓深部纤维。此外应注意会阴部的感觉障碍特征，髓外肿瘤后期，当肢体感觉消失时，在会阴部，外生殖器和肛门周围皮肤感觉、特别是疼痛感觉依然存在。而在髓内肿瘤感觉障碍则常累及会阴部。

脊髓骶节是膀胱、直肠的反射中枢。骶节以上肿瘤时，当膀胱充盈后，可反射性排尿，排尿前无尿意，排尿时无感觉。骶节及马尾神经肿瘤时，膀胱排尿的脊髓反射被破坏中断，则出现尿潴留及易表现为充盈性尿失禁。膀胱的功能障碍常较直肠功能障碍明显，也容易引起注意。直肠功能障碍早期多为便秘，以后可转为失禁。

## 1449

## 应如何诊断椎管内肿瘤？

脊髓肿瘤所致脊髓压迫的基本临床特征是病程缓慢，呈进行性加重的节段性的脊髓长束压迫症状。早期的可疑征象是节段性症状，如病变节段的神经根痛，感觉过敏，以及下运动神经元性肌肉萎缩等。脊髓长束受压如锥体束受压迫时，早期表现为步态异常或跛行，后期表现下肢痉挛瘫痪。诊断椎管内肿瘤应明确以下各个问题：

（1）病史与体格检查：脊髓肿瘤起病缓慢，个别也有起病较急的。要注意首发症状以及病程发展的先后顺序。早期的神经根痛及至脚、趾远端的上行性感觉、运动障碍是髓外肿瘤的表现。

除细致和反复的神经系统检查外，不可忽视全身的检查。如背部中线及其附近的皮肤有窦道或陷窝，常提示椎管内的病变是胚胎残余肿瘤等。怀疑转移性肿瘤时注意检查原发病灶。一旦确诊为脊髓肿瘤，则应进一步进行定位诊断。

（2）肿瘤平面定位：当脊髓的某节段受到肿瘤压迫性损害时，该节段的定位依据：

1）它所支配的区域出现根痛，或根性分布的感觉减退或感觉丧失现象。

2）它所支配的肌肉发生弛缓性瘫痪。

3）与这一节段有关的反射消失。

4）自主神经功能障碍。

具体定位体征为：

A 高颈段（颈 1 ~ 颈 4）肿瘤：颈、肩或枕部痛。四肢呈不全性痉挛瘫痪，肿瘤平面以下深、浅感觉丧失，大小便障碍。颈 4 肿瘤时，可出现膈神经麻痹，出现呼吸困难或呃逆。

B 颈膨大部（颈 5 ~ 胸 1）肿瘤：双上肢呈弛缓性瘫痪（软瘫），双下肢痉挛性瘫痪（硬瘫）、手、臂肌肉萎缩、肱二、三头肌腱反射消失，或眼交感神经麻痹：同侧瞳孔及眼裂缩小，眼睑下垂，眼球轻度凹陷（霍纳征）。大、小便障碍。

C 上胸段（胸 2 ~ 胸 8）肿瘤：胸、腹上部神经痛和束带感。双上肢正常。双下肢硬瘫，腹壁及提睾反射消失。

D 下胸段（胸 9 ~ 胸 12）肿瘤：下腹部及背部根痛和束带感。双上肢正常，双下肢硬瘫。肿瘤平面以下深、浅感觉障碍，中、下腹反射消失，提睾反射消失。

E 圆锥部肿瘤（骶 2 ~ 骶 4）：发病较急，会阴部及大腿部有对称疼痛，便秘及尿潴留，性功能障碍，跟腱反射消失。

F 马尾部肿瘤（腰椎 2 以下）：先一侧发病，剧烈根痛症状以及会阴部、大腿及小腿背部明显，受累神经支配下的肢体瘫及肌肉萎缩，感觉丧失，膝、跟腱反射消失。大、小便障碍不明显。

## 1450

## X 线平片检查对椎管内肿瘤的诊断有意义吗?

有 30%~40% 的椎管内肿瘤患者可见骨质改变，在常规的脊柱正侧位片及斜位片上，常见的征象有：①椎间孔扩大或破坏；②椎管扩大，表现为椎弓根间距增宽；③椎体及附件的骨质改变，可见椎体骨质缺损、椎弓根破坏等；④椎管内钙化，偶见于少数脊膜瘤，畸胎瘤及血管母细胞瘤；⑤椎旁软组织阴影。由于椎管内肿瘤多为良性，早期 X 线片上常无骨质异常表现。但仔细观察一些患者的 X 线片可见椎弓根间距增宽，椎管壁皮质骨变薄，椎管扩大等间接征象。哑铃形椎管内肿瘤，可见椎间孔扩大。X 线片检查不仅可发现一些骨质改变，尚可排除脊柱畸形、肿瘤等原因造成的脊髓压迫症，仍为一种不可缺少的常规检查。

## 1451

## 辅助检查对椎管内肿瘤诊断有何意义?

（1）X线平片：脊柱X线平片是诊断脊柱和脊髓疾患最常用的辅助方法之一。但在X线平片上，显影的只有骨骼和钙化斑。少数脊膜瘤、皮样囊肿、畸胎瘤可见相当于肿瘤影像的钙化斑，这种直接征象很少见。根据椎管、椎间孔的外形和体积的变化，以及椎体各骨质结构之间相对关系的异常，可以间接推测脊髓等结构的病理学改变。但是这种间接征象只见于椎管内肿瘤的晚期，而使其诊断价值受到一定限制。椎管内肿瘤典型X线平片表现是椎管腔和椎间孔扩大，脊椎形态变化，例如椎体后缘前凹、椎弓根内缘变平或凹入，椎弓根变扁或向外侧移位，严重时椎弓根骨质破坏或消失。

（2）脊髓造影：脊髓造影可显示椎管腔、脊髓、脊髓的被膜、脊神经根以及脊髓血管的某些器质性改变，它是诊断椎管内肿瘤最常用的方法之一。髓外硬膜下肿瘤表现为杯口状、半环状或环状：髓内肿瘤表现为深杯口状分流或呈梭形；硬膜外肿瘤表现为平顶状或梳齿状。蛛网膜粘连表现为蜡泪状充盈缺损。脊髓造影对椎管内肿瘤只能作定位诊断，多数只显示肿瘤的一极。

（3）脊髓血管造影：脊髓动脉造影能够显示脊髓血管畸形的性质，特别是其动脉供血来源、动-静脉短路的位置、病变与脊髓的关系。这对于指导手术的操作步骤和具体方法十分重要。因为只有脊髓后部的血管畸形才有可能完全切除，脊髓前动脉则不允许手术结扎，否则就会造成永久性瘫痪。脊髓和脊柱的肿瘤也可以通过脊髓血管造影作出诊断。椎管内占位性病变可造成血管移位，尤其是脊髓前动脉的移位更容易被发现。有时可以显示出肿瘤的病理血循环，这样更有助于肿瘤的定性诊断。椎动脉造影对颈部哑铃型神经鞘瘤不仅有诊断价值，也可显示肿瘤对椎动脉的压迫，从而避免术中损伤椎动脉，也便于作到一期切除椎管内、外两部分肿瘤。

（4）CTM：CT用于诊断椎管内肿瘤有较大困难，因为椎管较肥厚，而脊髓较细小，肿瘤一般也比较小，故较难显示清晰。而脊髓造影后再作CT，称为CTM，则可显示椎管内肿瘤，同时显示椎管、椎间孔的改变。

（5）MRI：MRI对椎管内肿瘤的定位和定性诊断，是最精确的影像学诊断方法。脊髓的MRI检查应采用T1和T2加权成像，可清晰显示脊髓、脑脊液、硬膜囊、椎体、椎间盘和神经根等，还可清晰显示椎管内肿瘤的部位、范围、大小、形态，界限是否清楚、肿瘤性质等，不仅有助于诊断，还为手术的选择、预后的判定提供多方面信息。如肿瘤位于髓内，则肿瘤所在处除显示肿瘤影像外，还可见脊髓膨大。如肿瘤位于髓外，则清晰可见肿瘤影，并将脊髓挤压至健侧。

## 1452

### 为什么要首先区分脊髓内、外肿瘤?

椎管内肿瘤依照其与脊髓的关系，可分为硬脊膜外、硬脊膜下脊髓外，脊髓内和哑铃型肿瘤四大类。硬脊膜外肿瘤大多数是恶性肿瘤，尤其是转移瘤（包括转移癌和肉瘤等），也有少数为神经鞘瘤、脊膜瘤、血管瘤、骨瘤等。硬脊膜下脊髓外肿瘤最多见，主要是神经鞘瘤和脊膜瘤，少数为先天性肿瘤。极个别情况下，神经鞘瘤或转移瘤也可侵入脊髓内。哑铃型肿瘤包括骑跨于硬脊膜内外或椎管内外的肿瘤。其中以神经鞘瘤和脊膜瘤多见。

这一分类对指导临床、估计病变性质及预后都很重要。在分析判断肿瘤与脊髓的解剖关系时，最重要的是分清肿瘤位于脊髓内还是脊髓外，这对肿瘤的诊断，特别是治疗方法的选择和预后判定至关重要。手术是脊髓肿瘤的主要治疗方法，肿瘤在脊髓外多为良性，手术效果良好，全切除可以治愈。脊髓内肿瘤多数为神经胶质瘤，其中较多的是星形细胞瘤及室管膜瘤，因两者均为良性或低度恶性肿瘤，又有局限性，可以手术切除，但术中势必对脊髓有所损伤，临界切除肿瘤不可能彻底，复发机会较多。又如脂肪瘤纯属良性肿瘤，但脊髓内脂肪瘤与脊髓无明显分界，很难完全切除。故椎管内的定位诊断，首先要分清肿瘤位于脊髓内还是脊髓外。

## 1453

### 椎管内肿瘤如何区别是在髓内还是髓外?

（1）髓内肿瘤：常见临床病理类型为神经胶质瘤；神经根痛较少见；其感觉改变以病变节段最明显，并由上向下发展，呈节段型分布，有感觉分离现象；可有下运动神经元症状，肌肉萎缩；锥体束征出现晚且不明显，脊髓半切综合征少见或不明显；椎管梗阻出现较晚或不明显，脑脊液蛋白含量增高不明显，放出脑脊液后症状改变不明显；脊突叩痛少见，脊柱骨质改变较少见。

（2）髓外肿瘤：常见临床病理类型为神经纤维瘤、神经鞘瘤脊膜瘤；神经根痛较常见，且具有定位诊断的价值；感觉改变以下肢远端感觉改变明显，且由下往上发展，无感觉分离现象；锥体束征出现较早且显著，下运动神经元症状不明显，脊髓半切综合征明显多见；椎管梗阻出现较早或明显，脑脊液蛋白明显增高，放出脑脊液后由于髓外肿瘤下移而症状加重；脊突叩痛多见，尤以硬膜外肿瘤明显，脊柱骨质改变较多见。

## 1454

## 髓内和髓外肿瘤如何鉴别?

**表 21-1　髓内肿瘤和髓外肿瘤鉴别要点**

| | 髓内肿瘤 | 髓外肿瘤 |
|---|---|---|
| 常见病理类型 | 神经胶质瘤、室管膜瘤 | 神经纤维瘤、神经鞘瘤、脊膜瘤 |
| 病程 | 病程长短不一，一般病程短，胶质瘤囊性变时可进展加速 | 病程较长，进展缓慢，硬膜外转移性肿瘤呈急性病程 |
| 根痛 | 少见，多为烧灼性痛，少有定位意义 | 多见、且有定位意义 |
| 感觉改变 | 病变节段最明显，由上向下障碍，呈节段性，有感觉分离改变 | 下肢的脚、趾感觉改变明显，由下向上发展，少有感觉分离 |
| 运动改变 | 下运动神经元症状明显，广泛肌萎缩，锥体束征，出现晚且不显著 | 下运动神经元症状的早期只限所在节段，锥体束征出现早，且显著 |
| 脊髓半切征 | 少见或不明确 | 多且典型，症状先限于一侧 |
| 自主神经障碍 | 较早出现且显著 | 较晚出现且不显著 |
| 椎管梗阻改变 | 出现较晚，且不明显 | 出现较早且明显 |
| 腰穿放液后反应 | 症状改变不明显 | 肿瘤压迫症状加重 |
| 脑脊液蛋白改变 | 增高不明显 | 明显增高 |
| 椎管骨质改变 | 较少见 | 较多见（约 1/3） |
| 脊髓造影 | 呈深杯口状或梭状充盈缺损 | 呈杯口状充盈缺损 |
| MRI | 肿瘤在脊髓内脊髓膨大 | 肿瘤在脊髓外脊髓移位 |

## 1455

## 髓外硬膜内与髓外硬膜外肿瘤如何鉴别?

**表 21-2　髓外硬膜内与硬膜外肿瘤的鉴别要点**

| | 髓外硬膜内肿瘤 | 硬膜外肿瘤 |
|---|---|---|
| 发病率 | 较多见 | 较少见 |
| 病程发展 | 较缓慢 | 较快 |

续表

| | 髓外硬膜内肿瘤 | 硬膜外肿瘤 |
|---|---|---|
| 病变性质 | 良性肿瘤多见 | 转移瘤及恶性肿瘤多见 |
| 根性痛 | 单侧多见 | 双侧多见 |
| 体征 | 多不对称，常见脊髓半 | 多较为对称 |
| 体位变化痛 | 多有 | 多无 |
| 脊柱压痛及叩痛 | 多无 | 多有 |
| 脑脊液改变 | 明显，蛋白细胞分离 | 不明显 |
| 脑脊液冲击征 | 多有 | 多无 |
| X 线平片 | 可见椎间孔扩大，椎弓根边扁及根距增宽 | 可见椎体破坏 |
| 碘油造影 | 多呈现深杯口完全梗阻，脊髓可明显变细 | 梗阻平面边缘不锐利，呈现刷状外观，脊髓轻度移位 |

## 1456

## 有哪些症状和体征应考虑有椎管内肿瘤的可能?

椎管内肿瘤的早期诊断极为重要，熟悉其早期临床表现，在脊髓未受到严重压迫以前即作出诊断并给以及时的相应的治疗，这样才有较大的可能取得较好的治疗效果。一般椎管内肿瘤基本的临床表现是节段性神经症状和受压平面以下脊髓压迫症状。早期症状中以神经根痛最为常见，其次是运动障碍，如肢体肌肉萎缩，肌力减退等以及感觉障碍。脑脊液的动力学改变和蛋白含量增高是椎管内肿瘤早期诊断的重要依据。目前，MRI 应是最主要的有效性检查手段。

高位颈脊髓髓外压迫性疾病的首发症状为指尖麻木，并由一指传多指，从远端向近端发展。此外，还有颈部疼痛伴双上肢远端麻木，继而出现肢体无力。故对颈肩腰背痛患者应常规进行神经系统检查，并注意步态，如有肢体感觉、运动改变时，应考虑椎管内肿瘤的可能，进行相应的影像学检查，特别是 MRI 检查，必要时还应做增强。

## 1457

## 椎管内肿瘤的定位诊断的主要依据是什么?

（1）脊髓受肿瘤压迫部位所支配的区域出现根性疼痛或根性分布的感觉减退。

（2）感觉障碍所在的平面在脊髓完全受压期应当没有困难。在早期，神经根痛既是常见的首发症状，又对早期的定位诊断具有重要意义。神经根受压后，造成局部性节段感觉缺失。脊髓丘脑束受压后，由于它在脊髓内呈层状排列，髓外肿瘤早期的感觉缺失平面并不真正指示肿瘤所在节段。如果神经根痛与脊髓丘脑束症状同时存在，而且两者平面不一致时，神经根痛有更肯定的定位价值。

（3）肿瘤压迫区所支配的肌肉出现弛缓性瘫痪。当肿瘤压迫及刺激脊髓灰质前角或者脊神经的前根时，引起下运动神经元瘫痪，具有较高的定位价值。

（4）与肿瘤所在节段有关的反射消失。由于肿瘤所在平面的脊髓和脊神经根受压，使反射弧中断而致反射减弱或消失。但是在此平面以下则会出现深反射增强、浅反射减弱或消失，或伴有病理性反射。

（5）自主神经功能改变。肿瘤平面以下可无汗或少汗，但其定位不如感觉平面可靠。

## 1458

## 小儿椎管内肿瘤的发病部位有哪些特点？

儿童椎管内肿瘤的节段分布，据统计颈段占 16.4% 胸段占 29.3%，腰段占 20%；腰段及腰骶段共占 33.8%，远较成人组高，这与小儿胚胎残余组织肿瘤易发生于此部位有关。肿瘤位于髓内和硬脊膜外者较成人常见，肿瘤位于髓内者约占 1/4，硬脊膜外者占 1/5。各种肿瘤有其特有的好发部位，如上皮样囊肿和皮样囊肿多发生在腰骶段；而神经胶质瘤则胸腰段和胸段多见；肉瘤及神经节细胞瘤多见于硬脊膜外；肠源性囊肿以颈段硬膜内髓外、脊髓腹侧多见，可与髓内皮样囊肿并发。

## 1459

## 成人和婴幼儿椎管内肿瘤的临床表现有哪些不同？

椎管内肿瘤可压迫脊髓、神经根引起各种神经功能障碍，压迫血管造成脊髓水肿，变性及坏死，引起不同程度的脊髓压迫综合征。一般临床表现主要为肿瘤所在平面的神经根损害及该水平以下的长束受累的症状和体征。

（1）神经根性疼痛：为神经根或硬脊膜的刺激所致，部位较固定，常局限于一处并沿受累神经根分布区放射，性质如刀割或烧灼样痛，常呈间歇性发作，在咳嗽或打喷嚏时加重或诱发。此症状婴幼儿的发生率较成人脊髓肿瘤低，可能原因有：①髓外硬膜下肿瘤发病率较低，最容易产生神经根性疼痛的 2 种髓外硬膜下良性肿瘤（脊膜瘤和神经纤维瘤）在儿童期发病率较低。②对疼痛表达差，小儿对疼痛的部位和性质表达较差，只表现为阵发性哭闹及烦躁不安。③髓内肿瘤多，小儿髓内肿瘤相对多见，而髓内肿瘤引起疼痛者远较髓外肿瘤少见。

（2）感觉障碍：表现为受损脊髓平面以下的感觉减退或感觉异常（麻木或蚁走感），发生率较成人组低，主要是因为小儿对感觉障碍表述能力差，检查又不合作，故判断较困难。

（3）运动障碍：肢体力弱在小儿椎管内肿瘤表现较突出。颈髓病变可有四肢肌力减弱；胸腰段损害表现为下肢无力、肌张力增高及病理反射阳性等；腰骶段表现为马尾神经损害征、肌张力及腱反射低下等；部分患儿因下肢肌力不能支持体重而步态不稳可伴有脊椎骨骼的变形和肌肉的萎缩。

（4）直肠和膀胱功能障碍：表现为括约肌功能损害，发生率较成年人高，可有肛门松弛，哭时尿便失禁。

（5）合并脊柱或中线部位皮肤异常：可有脊柱畸形（前突或侧弯畸形），多为胚胎残余组织发生肿瘤的长期慢性压迫的结果。椎管可有发育闭合障碍表现为椎板缺如、隐性脊椎裂等；背部或腰骶部皮肤可有皮毛窦（dermal sinus）或局部毛发异常分布。

（6）脑膜炎史：有些患者有不明原因的脑膜炎史，其中多数为脑膜炎症状反复发作，各种抗生素难以控制，常见于椎管内皮样或上皮样囊肿，有皮毛窦与椎管内相通，因此易招致感染。

## 1460

## 椎管内肿瘤确诊后应如何治疗？

手术切除肿瘤是椎管内肿瘤唯一有效的治疗方法。由于原发性椎管内肿瘤以良性居多，约 3/4 病例可以手术切除治愈。因此，对椎管内肿瘤应力争手术切除。即使不能完整切除，也应行部份或大块切除，以减轻或缓解肿瘤对脊髓的压迫和损害。一旦明确诊断，应积极创造手术条件，不论脊髓受压程度的轻重，均应及时手术治疗。

## 1461

## 椎管内肿瘤的具体手术方法如何？

（1）体位：术中患者取俯卧位。

（2）麻醉：采用气管插管全身麻醉，麻醉后将头固定在特制的头架上。

（3）手术入路：手术进路常为后路。近年来的一些研究证实，椎体后部结构切除后，将降低脊柱的抗压强度和稳定性，还可能有加重神经损伤的危险。因此，脊柱后部结构切除破坏后应采取植骨融合、内固定等方法，以使脊柱重新获得稳定。有些人采用单侧开窗切除椎管内肿瘤，以求最大限度地保持椎体后部结构的稳定性，效果满意。

（4）手术操作：①显微外科技术，一般颈脊髓髓外肿瘤由于头架的使用，可以取得良好的体位、先进的照明设备及双极电凝的应用，使手术困难减少。但是高位颈脊髓外肿瘤，因颈部肌肉厚、病变部位深，若显露不清，操作粗糙，可能损伤颈脊髓及重要的血管，导致呼吸骤停等严重并发症。手术有一定的死亡率，或者由于止血不严密，术后形成血肿压迫颈脊髓造成四肢瘫痪乃至呼吸衰竭死亡等不良后果。而在显微镜下可清楚地看见裸眼所看不清的细小结构，如蛛网膜与肿瘤、神经根与肿瘤、肿瘤与颈脊髓的界线，特别是供应或引流肿瘤血供的小血管。显微外科技术的应用可以预防及减少这些并发症。切除椎板后，显微镜下切开硬脊膜，沿肿瘤长轴切开蛛网膜，放出脑脊液以利于肿瘤的显露。用棉片保护好颈脊髓，以预防吸引器及器械的误伤。仔细分离肿瘤，与肿瘤相连的 1 ~2 条神经根无法保留时可切断。穿入肿瘤内的小血管，先电凝再切断，有利于减少出血，同时保持术野清晰。电凝时应远离脊髓。在切除哑铃形神经鞘瘤时，应先切除髓外硬膜内的瘤体，因神经鞘瘤与脊髓常无粘连，易切除，让出空间有利于切除硬膜外及椎间孔处的肿瘤。切除肿瘤的椎间孔部分常可见肿瘤头侧一条小动脉，应先电凝切断，再切除肿瘤及肿瘤被膜。不可强力牵拉椎间孔内肿瘤被膜，以免撕破椎动脉。若暴露不佳，可先磨开椎间孔前壁，以期完全一期切除。椎间孔内渗血，止血困难时，可用肌肉片或明胶海绵压敷止血。②椎板开窗术或半椎板切除术，目的是减少椎体后部结构的破坏，保持术后脊柱的稳定性。手术时，患者取俯卧位或侧卧位。单侧椎板开窗术将骨窗限制在一侧椎板，内侧保留棘突及棘上、棘间韧带，外侧保留小关节突，上下咬除的椎板不超过一半，从椎板间隙开窗，根据肿瘤在椎管内的位置，确定椎板切除范围，以能顺利切除肿瘤为准。尽量将肿瘤完整切除，必要时也可分块切除。此种方法最大限度地保持了椎体后部结构的完整性，从而保证了术后脊柱的稳定性。

此种手术对椎体骨结构的创伤小，对术后脊柱稳定性影响小，但因术野小，定位必须准确，且手术技巧要求较高，应在有一定经验后方可施行。

## 1462

## 不同部位肿瘤的手术方式的选择?

（1）硬脊膜外肿瘤：常见的原发硬脊膜外肿瘤有脊膜瘤、神经纤维瘤、神经鞘瘤、上皮样囊肿、血管瘤、脂肪瘤、脊索瘤或骨转移瘤等。其中良性肿瘤多可一次性手术切除。但属恶性者，主要病变在周边骨质或肿瘤侵犯周边骨质，完全切除多有困难，故难以根治，可分块或大部分切除以达到减压的目的。已侵及椎体的肿瘤，手术进路最好经前路或侧前方进路，切除病变的椎体，缺损部分可用人工椎体或自体骨移植替代，后路椎板切除减压尽管可达到减压的目的，但加重了脊柱的不稳，故应辅以一些内固定器械稳定脊柱，如椎弓根螺钉和钢板等。此类肿瘤病程发展较快，一旦出现脊髓神经明显受损征象，手术治疗的效果也较差。

（2）硬脊膜内脊髓外肿瘤：此部位肿瘤多居良性，多为神经纤维瘤、脊膜瘤等，肿瘤一般位于脊髓的腹侧或背外侧，包膜完整，瘤体一般较小，因此手术完全切除率高，疗效良好。手术一般经后路进入，切除椎板后，打开硬脊膜，将肿瘤切除。手术中要注意止血，牵拉脊髓时需谨慎、轻柔，必要时切断 1 ~ 2 根齿状韧带。若神经根与肿瘤组织直接连接，可酌情切断该神经根，但不应损伤邻近神经根。

（3）脊髓髓内肿瘤：髓内肿瘤可分成两类：一类是质地较软的浸润性肿瘤，如恶性星形细胞瘤，多形性胶质母细胞瘤，此类肿瘤呈浸润性生长，与正常脊髓细胞边界不清，无法切除；另一类是质地偏硬、分界清楚的肿瘤，有可能全部切除。因为手术需打开脊髓，故极有可能损伤脊髓，加重脊髓水肿，术后并发症多，手术危险性大，需用显微外科技术。

（4）颈椎管内外哑铃形肿瘤（dumbbell tumor）：椎管内外哑铃形神经纤维瘤起源于脊神经根，尤其多见于后根。肿瘤生长缓慢，可由硬膜外沿神经根长至椎管外或硬膜内，也可由椎管外长至椎管内。椎管内外哑铃形神经纤维瘤在术前准备充分的情况下，均能 I 期手术彻底切除。一般应先游离椎管内部分，然后再游离椎管外部分，一并切除。遇有椎管外部分过大，难于一次完整切除者，也可分块切除。

## 1463 脊髓受压病理变化的影响因素有哪些?

（1）与肿瘤压迫的部位及神经组织结构的性质有关：各种脊髓神经组织对压力的耐性有所不同：如肿瘤对神经根先是刺激而后造成破坏；灰质对肿瘤压迫的耐受性大于白质；白质中锥体束和传导本体感觉和触觉的神经纤维较粗（直径 5 ~ 21μm），痛觉纤维较细（直径小于 2μm），受压后细纤维比粗纤维耐受性大，压迫解除后恢复也较快。一般地讲，在受压之初，神经根受牵引，脊髓移位，继而受压变形，最后脊髓发生变性，逐渐引起该组织的神经功能障碍。

（2）肿瘤对脊髓血液循环的影响：静脉受压后发生静脉扩张、淤血及水肿；动脉受压后其支配区供血不足、缺氧和营养障碍，引起脊髓变性及软化，最后造成脊髓坏死。在耐受缺血方面，灰质大于白质，细神经纤维大于粗神经纤维。

（3）肿瘤的硬度与其对脊髓的危害程度有密切关系：软性肿瘤，特别是生长缓慢者，使脊髓有充分时间调整其血液循环，发展较慢，症状较轻，手术后脊髓功能恢复较快而完善。硬性肿瘤，即使体积较小，因为其易于嵌入脊髓内，任何脊柱的活动都可使肿瘤造成脊髓的挫伤及胶质增生，术后恢复多数不理想。

（4）与肿瘤的生长方式及其生长速度有关：髓内肿瘤有的是扩张生长，有的则主要是浸润性生长。后者对脊髓造成的损害较大。肿瘤生长缓慢的，即使脊髓受压明显，由于脊髓仍有代偿能力，症状可较轻微；反之，生长较快的肿瘤，尤其是恶性肿瘤，容易引起脊髓急性完全性横贯损害，需要尽早手术解除脊髓压迫，手术时间的延误，往往会严重影响手术疗效。

## 1464

## 上颈段椎管内肿瘤的临床症状有哪些?

延髓及上颈段椎管内肿瘤系指发生于第三颈椎水平以上的延髓、脊髓、神经根和脊膜等组织的肿瘤，其中一半以上位于枕骨大孔至第一颈椎之间，故又称枕骨大孔区肿瘤。可分为髓内型和髓外型。髓内型大多为神经胶质瘤，以青少年多见。髓外型则几乎都是良性肿瘤，以神经纤维瘤、神经鞘瘤和脊膜瘤为主，中年人居多。

（1）颈枕部放射性疼痛，后枕部感觉减退，颈枕部压痛，颈项强硬，强迫头位，手指发麻和肢体肌束震颤等。

（2）延髓及颈脊髓损害症状：多见，包括锥体束征、脊髓丘脑束征、括约肌功能障碍及上肢小肌肉萎缩等。

（3）后组脑神经损害症状：少见，包括面部感觉、角膜反射、听觉、嚼肌功能、舌肌功能、咽喉反向、发音、耸肩及转头等的障碍。

（4）小脑损害症状：少见，包括肌张力减低、腱反向迟钝、眼球震颤及共济失调等。

（5）除下降型早期即可产生颅内压增高症状外，其他类型一般不产生显著的颅内压增高症状。

## 1465

## 上颈椎椎管内肿瘤的临床特点有哪些?

上颈椎（C1-C2）位于枕颈连接部位，解剖结构特殊而复杂。位于此区域的椎管内肿瘤具有如下临床特点：

（1）因上颈椎椎管腔大于下颈椎，存在较大的代偿间隙，当肿瘤小时不易发现．而临床出现症状时往往肿瘤已较大。因此，对于枕颈部出现慢性进行性加重疼痛、夜间痛者，应及时行颈椎 MRI 检查，尽早做出明确诊断。

（2）上颈椎椎管内有延髓的延续部分，与呼吸和心搏中枢具有密切联系的重要结构，位于上颈椎的椎管内肿瘤，其体积较大，与周围组织粘连较紧密，分离切除肿瘤常较困难。尤其位于腹侧的肿瘤，术中可能导致呼吸和心搏骤停而危及生命。

## 1466

### 中、下颈段椎管内肿瘤的临床症状有哪些?

中、下颈段肿瘤因为病变正位于颈膨大部，故临床表现为节段性或神经根性症状比较突出，常有神经根痛。病变侧上肢可有肌萎缩及腱反向减弱。如果锥体束受损害，则出现病变侧或双侧四肢上运动神经元性瘫痪。其中较常见出现顺序，为患侧上肢→患侧下肢→对侧下肢→对侧上肢。这是由于肿瘤首先压迫脊髓前角或脊神经前根引起同侧上肢的弛缓性瘫痪，肿瘤继续发展压迫同侧锥体束造成同侧下肢的痉挛性瘫痪，而后累及对侧上肢。C3、C4 病变可引起膈肌功能障碍。此外，尚有病变水平以下的感觉障碍及括约肌障碍。

## 1467

### 临床上下颈椎椎管内肿瘤有何特点?

发生在下颈椎（C3-C7）的椎管内肿瘤具有如下的临床特点：

（1）因下颈椎椎管管腔较上颈椎小，颈膨大位于此区域，其代偿间隙小，发生肿瘤后症状出现早，且根性症状重。应注意与其他颈椎疾患和脊髓压迫症相鉴别，及时行颈椎 MRI 检查。部分患者行普通颈椎 MRI 检查未见异常改变，但行增强 MRI 检查后发现肿瘤的存在。因此，为防止漏诊，对可疑患者，必要时应行增强 MRI 检查。

（2）下颈椎椎管内肿瘤，由于椎管腔较小，分离切除肿瘤时易损伤脊髓和神经根，因此，术中应力求细致精巧，达到既要完整切除肿瘤又不损伤脊髓和神经根的要求。

## 1468

### 不同病理类型肿瘤的临床特点有哪些?

（1）神经纤维瘤（neurofibroma）：为椎管内肿瘤中最常见的一种。好发于髓外硬膜内，多生长在脊神经根及脊膜，尤其多见于脊神经后根。肿瘤多数生长于脊髓侧面，较大者可使 2～3 个脊神经根黏附于肿瘤上。神经纤维瘤一般有完整的包膜，表面光滑，质地硬韧，与脊髓组织之间有明显的分界线。其切面均匀，呈半透明的乳白色。当肿瘤较大时可见淡黄色小区及小囊，或出血。有时形成厚壁囊肿，囊内充满水样液。显微镜下一般分为囊状和网状两种。好发于 20～40 岁的患者。多数患者有典型的椎管内肿瘤的症状与体征：早期先有神经根痛，以后逐渐压迫脊髓而产生椎管梗阻，出现感觉麻木及运动无力，可呈现脊髓半切综合征；晚期有括约肌症状。病程较为缓慢，偶有因肿瘤囊变而致急性发作。应注意颈部软组织及颈椎X线侧位片，警惕为哑铃形肿瘤。凡症状难以用一处受累解释时，应考虑可能为多发性神经纤维瘤。有的患者伴有皮肤咖啡色素斑及多发性小结节状肿瘤，称为多发性神经纤维瘤病（multiple neurofibromatosis，Von Recklinghausen's disease）。脑脊液蛋白含量显著增高。肿瘤大多容易切除，疗效甚佳。肿瘤常与神经根紧密粘连，有时神经根穿过肿瘤组织，此时可将神经根连同瘤一并切除。在颈膨大部位应尽量注意保留正常神经以免造成上肢或下肢的功能障碍。

（2）椎管内外哑铃形肿瘤：是指位于椎管内和脊柱旁，通过椎间孔相连的一种肿瘤。椎管内外哑铃形神经纤维瘤或神经鞘瘤起源于脊神经根，尤其多见于后根。肿瘤生长缓慢，可由硬膜外沿神经根长至椎管外或硬膜内，也可由椎管外长至椎管内。正位X线片可见到椎旁异常软组织阴影，斜位片可见椎间孔扩大，椎弓根有压迹，以此可作为定位诊断的依据。MRI可清晰显示肿瘤的部位及硬膜囊受压情况。椎管内外哑铃形神经纤维瘤在术前准备充分的情况下，均能I期手术彻底切除。

（3）脊膜瘤（spinal meningioma）：发生率仅次于神经纤维瘤。一般生长于脊髓蛛网膜及软脊膜，少数生长于神经根。发生于颈段者占所有脊膜瘤的16.8%，少于胸段（占80.9%），多于腰段（占2.3%）。大多位于髓外硬膜内脊髓之前或后方，侧方少见。肿瘤包膜完整，与脊髓分界清楚；表面光滑或呈结节状。其血液供应来自于脊膜，故肿瘤附近之脊膜血管可增粗。此类肿瘤生长缓慢，病程较长。其临床症状与神经纤维瘤或神经鞘瘤极其相似，鉴别点在于脊膜瘤患者年龄较大，神经根痛较少见，症状易波动。手术出血较多，有时须将受累的硬脊膜一并切除方能根治。

（4）颈椎管内恶性神经鞘瘤（cervical canal malignant schwannoma）：罕见。神经鞘瘤起源于周围神经鞘施万细胞，因为骨组织同样受神经支配，骨内有施万细胞，因此，神经鞘瘤在骨组织可以生长。良性多见，恶性罕见，进展快，早期出现截瘫，尿便失禁。CT及MRI有助于诊断。

（5）神经胶质瘤（glioma）：室管膜瘤最常见，星形细胞瘤其次，其他如胶质母细胞瘤等少见。一般于髓内呈浸润性生长，少数与脊髓分界清楚。病程因病理种类不同而异。

（6）脂肪瘤（lipoma）：少见于颈段而多见于胸段。约占颈椎管内肿瘤的1%。多见于20~30岁的年轻人。大多位于脊髓软膜下，罕见于髓外硬膜内。髓外硬膜内的脂肪瘤有完整的包膜，与脊髓没有或仅有少量粘连，可于手术中将其分离后切除。软膜下的脂肪瘤则与周围组织无明显界限，可沿血管穿入神经组织而酷似浸润性肿瘤，手术中很难与神经组织完全分离。椎管内脂肪瘤的来源尚不清楚，可能是先天性畸形的一部分或由异位组织形成。其临床症状发展缓慢，神经根性疼痛少见，病变以下可有感觉、运动障碍。手术时切开软膜分离肿瘤，其下方可见黄色的神经组织，操作中以分块切除为宜，以免伤及下面的脊髓，虽然不能完全切除肿瘤，但是术后恢复尚属满意。

（7）先天性肿瘤：或称胚胎残余肿瘤。占椎管内肿瘤的5.9%，包括上皮样囊肿

(epidermoids cyst)、皮样囊肿(dermoid cyst)、类畸胎瘤(class teratoma)、畸胎瘤(teratoma)、脊索瘤(chordoma)等数种。

(8)血管瘤和血管畸形(angioma and vascular malformation):Lindau 肿瘤系中枢神经系统较为特殊的良性血管瘤,又称为血管网织细胞瘤(angioreticuloma)、血管网状细胞瘤(angioreticuloma)、小脑血管瘤。较少见于颈椎管,一般发生在颅内。多见于 35 ~ 40 岁的成人,一些患者有家族史。在临床表现、椎管造影等方面与一般常见的椎管内肿瘤难以鉴别。部分病例还可合并肝、胰、肾的多囊性病变、附睾腺瘤、肾透明细胞癌、嗜铬细胞瘤及其他部位的血管瘤等。

## 1469

## 诊治椎管内血管瘤和血管畸形时需注意哪些问题?

(1)对无明显外伤的蛛网膜下腔出血者应高度警惕血管畸形。

(2)怀疑血管畸形应早行血管造影、椎管造影、MRI 检查,以便早期诊断。

(3)椎管完全梗阻者应早行 MRI 检查,以明确诊断。

(4)单纯性血管畸形很少发生椎管完全阻塞,故对椎管完全阻塞者应怀疑并发肿瘤的可能。

椎管内血管瘤的治疗应以手术摘除为主。

## 1470

## 椎管内海绵状血管瘤有何特点?如何治疗?

海绵状血管瘤(cavernous angiomas)又称海绵状血管畸形(cavernous malformation),可侵及脊髓,但是少见于颈脊髓,通常见于马尾,偶见于胸脊髓。脊椎海绵状血管瘤常局限于椎体,偶尔会膨入硬膜外腔。硬膜内海绵状血管瘤通常位于脊髓内,极少见于髓外硬膜内。常表现为出血或局灶性神经功能缺陷。许多海绵状血管畸形无症状而且为多发性。临床上海绵状血管瘤畸形略多见于女性,主要见于 20 ~ 40 岁。海绵状血管瘤的急性临床表现几乎肯定是由出血引起,而再次出血在临床上似乎不可避免。据统计,出血的危险约每年 1.6%。一系列研究表明,海绵状血管瘤常呈活动性、进行性增大,其机制尚不清楚,但是一般认为由毛细血管增生、血管扩张、反复出血并机化、血管化而产生。虽然部分栓塞的动 - 静脉畸形可能不被血管造影发现,但是血管造影仍常用于排除绝大多数动 - 静脉畸形。MRI 是一种有效的检查手段,其典型表现为 T1 和 T2 加权低信号的分界清楚的区域。一些低信号强度可能与畸形中的低血流量及可能出现的铁磁性物质如含铁血黄素有关。这种 MRI 的特征性表现可能见于髓内动－静脉畸形、肿瘤、继发于创伤或感染的损伤。由于MRI的问世，许多血管造影隐性的海绵状血管瘤畸形可轻易地被发现，其发病率呈增多的趋势。对进行性神经性损伤的患者，应手术切除治疗。

## 1471

## 何谓急性“卒中性”脊髓横断综合征？

急性“卒中性”脊髓横断综合征（spinal cord transection syndrome）多见于脊髓血管瘤、髓外肿瘤的瘤内出血等导致颈脊髓压迫进展很快时。其发生机制可能是颈脊髓休克。临床表现为病变以下脊髓功能丧失数小时至数周。各种反射消失，无锥体束征，呈弛缓性瘫痪，括约肌功能障碍，出汗调温功能障碍，血管运动麻痹。如果发生在颈4以上则常有呼吸困难和循环障碍，可能会很快死亡。

## 1472

## 椎管内肿瘤可引起脑神经损害吗？

椎管内肿瘤很少引起脑神经损害。造成脑神经损害的椎管内肿瘤几乎都在颈段。多发性神经纤维瘤病（Von Recklinghausen′s disease）可因发生在小脑脑桥角及椎管内，而引起相应的小脑脑桥角脑神经损害。三叉神经脊髓束可下降至颈3水平，高位颈段脊髓内肿瘤可引起前部头痛或感觉障碍以及角膜反应消失。枕骨大孔区髓外肿瘤除压迫脊髓长束外，也可压迫三叉神经脊髓束及后两组脑神经，并可出现头部强迫体位。当椎管内肿瘤压迫导致颅内压增高时，脑神经可因此而受压麻痹，从而产生外展神经和动眼神经麻痹。

## 1473

## 颈椎椎管内肿瘤发生眼球震颤的机制是什么？

颈椎管内肿瘤造成眼球震颤较多。几乎全是水平震颤。其发生机制可能是：

（1）颈段髓内肿瘤延伸至延髓或枕骨大区髓外肿瘤引起小脑功能障碍。

（2）颈脊髓内侧纵束受累，此束由中脑通向下颈段，它具有联系前庭器与眼球、颈部运动神经元与颈部肌肉的功能，此束受累也可产生眼球震颤。

（3）颈椎管内肿瘤引起延髓继发性血液循环障碍及水肿。

（4）枕骨大孔区髓外肿瘤引起小脑功能障碍。

（5）偶尔颈椎管内肿瘤并发先天性眼球震颤。

## 1474

## MRI 检查对椎管内肿瘤诊断的优越性是什么？

对椎管内肿瘤的诊断方面，磁共振成像是一种较理想的检查方法。MRI 无电离辐射的副作用，可三维观察脊髓像，能显示肿瘤组织与正常组织的界线，肿瘤的部位、大小和范围，并直接把肿瘤勾划出来，显示其纵向及横向扩展情况和与周围组织结构的关系，已成为脊髓肿瘤诊断的首选方法。MRI 对于区别髓内、髓外肿瘤更有其优越性。髓内肿瘤的 MRI 成像，可见该部脊髓扩大，在不同脉冲序列，肿瘤显示出不同信号强度，可与脊髓空洞症进行鉴别。髓外肿瘤可根据其与硬脊膜的关系进行定位，准确率高。MRI 矢状面成像可见肿瘤呈边界清楚的长 T1、长 T2 信号区，但以长 T1 为主，有明显增强效应，有的呈囊性变。轴位像显示颈脊髓被挤压至一侧，肿瘤呈椭圆形或新月形。对于经椎间孔向外突出的哑铃形肿瘤，可见椎管内、外肿块的延续性。由于 MRI 直接进行矢状面成像，检查脊髓范围比 CT 扫描大，这是 CT 所无法比拟的，而且于 MRI 可以显示出肿瘤的大小、位置及组织密度等，特别是顺磁性造影剂 Gd-DTPA 的应用，可清楚显示肿瘤的轮廓，所以 MRI 对确诊和手术定位都是非常重要的，这方面 CT 或 CTM 远不如 MRI。

## 1475

## 颈椎管内肿瘤主要需与哪些疾病相鉴别？

（1）颈椎病：椎管内肿瘤需与脊髓型颈椎病相鉴别。临床上主要依据年龄特点，临床表现以及 X 线片、CT、MRI 检查等即可区分。颈椎病是由颈椎的退行性改变而引起，或是失去了弹性的椎间盘突向椎管内；或是由于锥体后方的骨赘、小关节增生、黄韧带肥厚或钙化，甚至椎板增厚等原因，使脊髓受到压迫，从而产生一系列的神经功能受损的症状和体征。临床上，凡是中年以上，有肢体或躯干麻木、无力或上运动神经元损害体征，其症状时好时坏呈波浪式进行性加重者，皆应怀疑为颈椎病。但是，最清晰、最明确的鉴别手段是 MRI 检查，最可靠的鉴别诊断基于 MRI 与临床表现相结合的综合分析。颈椎管内肿瘤区别于颈椎病的主要鉴别点是：①颈椎斜位平片椎间孔扩大或椎板骨质变薄，可支持髓外神经鞘瘤的诊断；②颈脊髓椎管造影，尤其是经小脑延髓池注药造影容易确诊；③颈脊髓的 MRI 检查：矢状面常可见到边缘清楚的长 T1 及长 T2 加权信号，有明显的增强效应的肿瘤影，常伴有肿瘤中央长 T1 及长 T2 加权混杂信号，而轴位可见偏心形与新月形的肿瘤影并将脊髓挤到一侧，在 T1 加权像上，肿瘤的信号比脊髓弱，在 T2 加权像上，脊髓的信号略强于脊髓信号；④椎管内肿瘤患者脑脊液的蛋白定量大于2g/L。

（2）脊髓蛛网膜炎：发生于颈椎者较少见常有感染及外伤史，症状呈波动性，多样性且不规则，脊髓造影呈典型的斑片状分布。

（3）脊柱结核：依据病史，临床表现及影像学表现容易区分两者。一般肺部有原发结核病灶，脊柱有局限性压痛严重时可有脊柱后突畸形，血沉多增快X线平片可见椎体骨质破坏或变形椎旁可见脓肿影。

（4）脊髓空洞症：发病徐缓。常见于20~30岁成人的下颈段和上胸段。一侧或双侧的多数节段有感觉分离现象及下运动神经元瘫痪，无椎管梗阻现象。MRI检查可明确诊断并与髓内肿瘤相鉴别。

## 1476

## 常见的椎管内肿瘤有哪些？

椎管内肿瘤可发生在椎管的任何部位，以胸椎管多见。据王忠诚等的统计：常见的椎管内肿瘤的病理分类为：神经鞘瘤34.7%，胶质瘤14.5%，脊膜瘤11.4%，先天性肿瘤（皮样囊肿，表皮样囊肿，畸胎瘤）14.8%，其他19.7%。

## 1477

## 椎管内肿瘤的MRI所见如何？

脊髓的MRI检查：矢状面常可见到边缘清楚的长T1及长T2加权信号，有明显的增强效应的肿瘤影。常伴有肿瘤中央长T1及长T2加权混杂信号，而轴位可见偏心形与新月形的肿瘤影并将脊髓挤到一侧。在T1加权像上，肿瘤的信号比脊髓弱；在T2加权像上，肿瘤的信号略强于脊髓信号。

## 1478

## 椎管内肿瘤的手术需注意哪些事项？

（1）术前利用解剖标志定位或X线片定位。

（2）术中操作力求轻柔，切勿损伤脊髓。

（3）髓外肿瘤要尽量完全切除；髓内肿瘤要力争全切，不能全切或者切除困难者以脊髓减压为主，而脊髓减压要充分。

(4) 尽量减少椎板的切除，特别是两侧的关节突，要尽量保护，以保持脊柱的稳定性。需两侧或者单侧关节突切除，或需多节段椎板切除，而影响脊柱稳定性者，应给与内固定并植骨，以重建脊柱稳定性。

(5) 术中可能损伤脊髓者，应立即给予甲泼尼龙冲击治疗。

## （二）椎管内神经鞘瘤

### 1479 根据什么诊断椎管内神经鞘瘤？

椎管内神经鞘瘤属良性肿瘤，生长缓慢，自出现症状到手术治疗有 1 ~ 5 年的病史，肿瘤易于完全切除，可以治愈，因此早期诊断非常重要。

疼痛为首发症状，发生率为 85%。多为神经根性疼痛，剧烈疼痛常在一侧，并沿神经根放射到背部或四肢，在胸部呈束带样压迫感。感觉异常从远端开始，逐渐向上发展。早期病人主观感觉异常，如麻、痒、胀感等，而客观检查却无特殊发现，或仅在肿瘤节段处有束带状过敏区，即应想到本病的可能性，仔细检查才能早期发现。继之出现感觉迟钝。晚期则感觉丧失，运动障碍发生率达 94.5%，但主要作为第二或第三症状出现，中期可出现 Brown-Sequard 征，晚期可出现括约肌功能障碍。马尾圆锥部神经鞘瘤可出现典型的马尾综合征，由于腰椎管扩大，马尾肿瘤可长至很大，而症状和体征均不明显。早期在肿瘤水平附近常有一个皮肤过敏区，棘突和棘突间常有压痛，特别是深部叩击痛，则可拟诊本病，及时进行腰椎穿刺等辅助检查。

脊柱 X 线照片的直接征象是肿瘤钙化斑影，文献报告其发生率不足 5%。间接征象包括椎弓根间距增宽、椎弓破坏、椎体凹陷或椎间孔扩大，这表明椎管内有占位性病变。

MRI 是诊断椎管内肿瘤的主要辅助检查手段。

### 1480 椎管内神经鞘瘤 MRI 有哪些特点？

在 MRI 扫描图像上，神经鞘瘤呈局限性块影，常位于脊髓背侧。T1 加权图像上呈略高或等于脊髓的信号，边缘较光滑，肿瘤较大时常同时累及数个神经根，尤以后根为多见，脊髓受压变扁，甚至移位，蛛网膜下腔扩大。在质子或 T2 加权图像上肿瘤信号增加，常高于邻近脊髓组织，特别是冠状面和横断面图像，能够清晰观察到肿瘤经过椎间孔穿出的走行方向和哑铃状肿瘤的全貌，相应椎间孔扩大。静脉注射 Gd-FDTPA 后 T1 加权扫描，肿瘤明显均一强化，其信号比增强前增高 100%~400%，肿瘤的边界更锐利，可清楚显示与脊髓的分界。

## 1481 椎管内神经鞘瘤的解剖有何特点?

椎管内神经鞘瘤多发生于脊髓背侧，靠近脊神经后根，好发于脊髓的胸段，连同颈胸段和胸腰段在内约占 54.3%，其次为颈段和腰段，部分骑跨于硬脊膜内外，少数局限于硬脊膜外。神经鞘瘤的形状呈球形、椭圆形、香肠形或葫芦形。骑跨于硬脊膜内外并通过椎间孔向椎管外发展的多呈哑铃状（15%~26%）。肿瘤的大小相差悬殊，从米粒大到 20cm。肿瘤大小可分为四种类型：小型为 1cm×2cm 以内，中型为 2cm×3cm 左右，大型为 2cm×4cm 左右，巨型为 2cm×5cm 以上。巨型肿瘤主要在颈段（多呈哑铃状）和下[illegible]段马尾神经部。肿瘤多有完整而光滑的包膜，较少血管，质地软，常与 1~2 根神经根相连，部分患者的神经根被肿瘤包围而难以分离。

部分病例可表现为多发性椎管内神经鞘瘤，也可并发于全身神经纤维瘤病，多发性肿瘤可位于椎管内多个节段或不同部位。通常初发的肿瘤经手术切除后，又可在新的部位发现椎管内神经鞘瘤。

马尾部的神经鞘瘤因载瘤神经的伸缩性，常有一定程度的移动范围。哑铃状肿瘤可发生于硬脊膜内外，沿神经根穿过硬脊膜袖伸出至神经根管外间隙，肿瘤的椎管外部分常大于椎管内部分。治疗上过去主张先作椎管内肿瘤切除术。但目前多主张一期全部切除肿瘤，效果更佳。

## 1482 哑铃型神经鞘瘤切除术应注意什么?

国外文献报道哑铃型神经鞘瘤占 15%~26%，所谓哑铃型系指椎管内神经鞘瘤侵入椎间孔向椎管外发展，呈哑铃状。少数骑跨于硬脊膜内外，亦呈哑铃状。罕见的是位于脊髓内外的哑铃型，此种肿瘤常开始于脊髓的后根，长大后可以接触软脊膜，逐渐扩散而进入脊髓内。哑铃型神经鞘瘤，又可分为硬膜内外两种类型。椎管内硬膜外者可不必切开硬脊膜，先游离椎管内部分，再游离椎管外部分，然后一次全部切除肿瘤，如果椎管外部分进入后纵隔，不易操作，也可分两次切除，先游离椎管内部分是为了先解除肿瘤对脊髓的压迫，避免手术加重脊髓损伤。游离应自一极开始，逐渐全部游离。如神经根与肿瘤紧密不可分，应将神经根结扎切断，以免过度牵拉脊髓。属硬膜内者，中线切开硬脊膜即可显示肿瘤的脊膜内部分。切开覆盖肿瘤外侧的蛛网膜，释放脑脊液，可见肿瘤有完整的包膜，表面光滑，且穿过硬脊膜袖向外延伸至硬脊膜外而呈哑铃状。暴露完整的肿瘤，先于已显露的肿瘤表面缝合支持线，便于在不触动脊髓的情况下向外牵拉瘤体，逐步在牵拉下分离肿瘤，再缝合，再牵拉，直至瘤体与脊髓分离。操作中尽量少触动脊髓，避免脊髓的损伤。将游离完毕的肿瘤向外牵拉，载瘤神经根常需于近端切断，滋养动脉应先用双极电凝电凝切断，再切断肿瘤远端神经根，肿瘤的硬脊膜内部分即告完全切除。椎管外部分视肿瘤大小，在牵拉下或直视下切除。

## 1483

### 椎管内肿瘤切除术可能出现哪些失误?

涉及脊髓的手术要求应用无创伤技术，最好是用显微外科技术切除椎管内肿瘤。术中如操作不够轻柔细微，对较大的肿瘤过度牵拉，挤压了脊髓，特别是刺激损伤了脊髓的血管，将使术后病情加重。肿瘤摘除后会出现减压后脊髓水肿，术中术后应用脱水药物、激素和血管扩张剂 1 ~2 周，可使恶化的感觉、运动和括约肌功能障碍及早恢复。对棘突和椎板如定位错误，常常是切除椎板位置偏低，术中找不见肿瘤，此时要镇静，重新定位探查，一定要找到肿瘤，有时将脊髓腹侧的肿瘤遗漏，却将代偿性的脊髓表面迂曲血管误认为血管畸形施行结扎，术后病情势必加重。MRI 可三维显示椎管内肿瘤，脊髓腹侧肿瘤亦清晰可见，不易漏诊。哑铃型肿瘤的硬膜外部分亦可被遗漏，肿瘤切除后硬脊膜仍然很紧张，此时应想到哑铃型肿瘤的可能性，再次核实判定脊柱 X 线片有无椎间孔扩大，术前阅读 MRI 片，可显示哑铃型肿瘤的清晰轮廓，便可避免术中漏切的错误。若术后发现漏切，则可行二期手术。术后要严密观察病情，若发现疼痛剧烈，下肢感觉、运动、括约肌功能障碍进行性加重，首先应想到硬脊膜外血肿的可能性，要当机立断，即刻手术探查，否则可造成不可恢复的截瘫。术中要严格止血，并放置硬脊膜外引流管，不仅可及时发现是否有硬脊膜外大量出血，采取相应措施，而且对预防术后感染及减轻术后粘连也有帮助。术后创口感染罕见，除严格无菌术外，手术中静脉点滴抗生素，使血中有一定抗生素浓度，也可减少感染的机会，多发性椎管内神经鞘瘤的治疗原则，应先切除高位肿瘤。若先切除低位肿瘤，高位肿瘤因低位椎管突然减压而下移，使脊髓受压加重，虽二期切除高位肿瘤，已影响截瘫恢复的速度。

## 1484

### 椎管内肿瘤切除的技术要点是什么?

(1) 手术应在全麻插管下进行：切除颈椎管内肿瘤，通常需采取俯卧位，手术时间长，术中对呼吸和循环系统可能造成影响，尤其是切除上颈椎椎管内肿瘤更易发生意外情况。因此，术中麻醉管理显得非常重要。

（2）切断齿状韧带：齿状韧带位于颈髓两侧，呈三角形，起于软脊膜，其尖端穿越蛛网膜止于硬脊膜内面。对颈髓具有固定作用．可防止左右摆动．在行髓外硬膜下肿瘤切除时，为避免在分离和切除肿瘤时对颈髓过度牵拉，应切断手术区域的齿状韧带。但在切断齿状韧带时应注意仔细显露和操作，避免损伤脊髓和神经根。

（3）牵吊和填充技术：在分离切除位于髓外硬膜下或椎管内硬膜外肿瘤时，部分显露后，应在肿瘤包膜上用缝线牵吊，然后从肿瘤下方或上方开始，逐渐向周围分离。同时在牵吊下方分离肿瘤，并用明胶海绵充填，这样，既有利于切除肿瘤，也可达到止血目的。

## 1485

## 下颈椎椎管内肿瘤切除何时需要进行内固定?

（1）青少年患者。

（2）术前存在颈椎不稳者。

（3）术中需切除小关节者。

（4）肿瘤复发者。

## 1486

## 神经鞘瘤术后疗效与哪些因素有关?

椎管内神经鞘瘤切除术后90%以上会继续好转，好转的速度与程度与下述因素有关。

（1）术前脊髓受压程度：术前脊髓损害越重，术后恢复越差。脊髓受压出现弛缓性瘫痪者，术后恢复困难。术前MRI显示脊髓内有软化灶者，术后难以完全恢复脊髓功能。

（2）术前肢体瘫痪时间：越久恢复越不好，恢复所需时间也越长。痉挛性屈曲型瘫痪和弛缓性瘫痪超过两年，则脊髓功能难以完全恢复，但马尾神经受压只表现为弛缓性瘫痪，马尾神经又耐压，故马尾肿瘤引起的弛缓性瘫痪超过两年，术后效果仍令人满意。

（3）肿瘤的节段水平：肿瘤所在位置越高（颈段及上胸段），恢复越不理想，由于供应胸段的脊髓外动脉和脊髓动脉间的吻合支最少，管径也小，易产生缺血改变，故第四胸段脊髓附近的肿瘤摘除术，要格外小心保护脊髓的血液供应。

（4）肿瘤的大小和位置：肿瘤越大越偏腹侧的恢复越慢。这类肿瘤对脊髓的压迫较重，手术操作的难度大，术中对脊髓的干扰也大，影响术后效果。

（5）肿瘤切除的彻底性：不能完全切除者恢复差，个别患者全身状态很差，肿瘤在脊髓腹侧又很大，不能完全切除，或只作了椎板减压肿瘤未能切除，效果自然不佳。

(6) 肿瘤是否有恶变：良性肿瘤恶变者，易复发，已属恶性者则预后不良。

(7) 有无神经纤维瘤病：该病易产生多发性或再发性椎管内神经鞘瘤，还易合并其他中枢神经系统肿瘤，如听神经瘤、脊膜瘤等。

(8) 术中有无脊髓损伤：手术操作粗暴，牵压脊髓过重，或结扎了脊髓供血动脉者，术后脊髓功能恢复欠佳，预后不满意。

## (三) 脊膜瘤

### 1487

### 脊膜瘤的病理特点有何临床意义?

脊膜瘤占椎管内肿瘤的10%~30%，仅次于神经鞘瘤，80%为女性患者，好发于壮年和老年，以30~60岁最多见。而椎管内神经鞘瘤的男女发病率相似，发病高峰在20~40岁之间。

脊膜瘤好发于齿状韧带附近，向背侧和腹侧发展，单纯腹侧生长的少见，肿瘤与硬脊膜粘连较紧密，而与蛛网膜粘连较疏松。依据这些特点，摘除脊膜瘤时不易损伤脊髓，而对硬脊膜粘连和缺损应采取相应措施，有硬膜囊侵袭者需切除受侵硬脊膜，以免术后复发。脊膜瘤以内皮型和成纤维细胞型为多见，其次为砂粒型。后者的80%~90%有钙化，年龄越大，钙化率越高，少数病灶可有骨化。在X线平片上很少看到钙化，这是由于脊椎骨质阴影多而密，遮蔽了脊膜瘤的钙化斑影，90%的脊膜瘤为卵圆形，质硬、表面光滑，但可呈不规则的结节状。扁平形者少见，肿瘤沿着硬膜内如地毯样蔓延，晚期可形成环状较薄肿块，包裹并压迫脊髓，这是由于肿瘤早期中心部发生变性，其周围部分继续生长所致。应掌握扁平形的病理解剖特点，力争全部切除肿瘤，不要遗漏。

### 1488

### 脊膜瘤的诊断难点在哪里?

如果病史和症状、体征较典型，临床诊断脊髓受压症比较容易。例如有较明确的神经根性和束性疼痛，从足部向上发展的逐渐进行的肢体麻木及椎体束征，检查时如发现有肯定的反映脊髓病灶的麻痹水平，感觉或运动障碍水平的上界往往相当于肿瘤下界，这些都是相当可靠的诊断根据。但是临床上单凭上述物理检查进行手术，还不是完全可靠的，应该做一些辅助检查。

X线平片上的直接征象是肿瘤的钙化，在X线片很清晰的情况下，也只有8%~18%的阳性所见，大多只是在砂粒型和已有骨化的肿瘤病例中才能发现。如年龄较大，特别是女性，应想到可能是脊膜瘤。老年人，特别是女性，椎骨脱钙较明显，加之肿瘤钙化较重，钙化斑发现率相对较高，不过钙化并非脊膜瘤所特有，在皮样囊肿、畸胎瘤等病例相对更多见。由于脊膜瘤主要在脊髓外硬脊膜下，故脊髓造影的梗阻平面多呈杯口状；因脊膜瘤常属偏侧性，所以杯口状充盈缺损也常偏于一侧，少数可呈尖形、弧形和不规则形梗阻平面。MRI 的开发和应用，使诊断和定位更清楚。

## 1489

## 脊膜瘤的 MRI 表现有何特点?

在 MRI 扫描，图像上，可清楚显示蛛网膜下腔阻塞和脊髓受压情况。肿瘤在 T1 加权图像上呈等信号，少数可低于脊髓信号，呈卵圆形位于脊髓背侧，很少超过两个节段，脊髓向健侧移位。少数恶性肿瘤可突破脊膜长入硬脊膜外。在 T2 加权图像上肿瘤信号多有轻度增高。当肿瘤囊变时，常在瘤内见到高信号的囊变区域，静脉注射 Gd-DTPA 后 T1 加权扫描，肿瘤呈持久性均一强化。

## 1490

## 脊膜瘤的解剖有何特点?

脊膜瘤由蛛网膜的群聚细胞团发展而来，相当于颅内的脑膜瘤。肿瘤多位于硬脊膜内脊髓外，脊神经根出椎管或根动脉进入椎管的通道上，肿瘤可与硬脊膜紧密相连或穿通硬脊膜。脊膜瘤的形状有卵圆形和扁平形两类。卵圆形肿瘤占脊膜瘤总数的90%，体积为1cm×2cm×2cm 至 2cm×2cm×6cm 不等，血管丰富，有完整的包膜，表面光滑，可有不规则的结节状突起，肿瘤多为实质性，可出现钙化甚至骨化，而质地坚硬。肿瘤的基底较宽，与硬脊膜粘连紧密，与蛛网膜粘连较松，有时脊髓虽受肿瘤挤压而出现明显的压迹，但两者的粘连不很严重，长期压迫而血供受影响时，远侧脊髓可出现水肿、软化和囊肿样变。扁平形肿瘤罕见，常沿硬脊膜内面如衬里样延伸，直至形成薄环状新生物，包裹并压迫脊髓。

脊膜瘤好发于脊髓的胸段（60%~80%），其次为颈段。圆锥部脊膜瘤少见。枕大孔脊膜瘤或颅颈脊膜瘤可与进入蛛网膜下腔的椎动脉紧密相连。脊膜瘤恶变的概率极少，只偶见于脊髓的腰段，转移罕见。

## 1491

## 脊膜瘤切除术应注意什么问题?

治疗脊膜瘤的唯一方法是手术切除。手术基本方法是作全椎板切除术。中线切开硬脊膜，暴露位于脊髓背面的肿瘤。于蛛网膜下分离肿瘤和脊髓，沿肿瘤周围 5mm 切开硬脊膜，即可全部切除肿瘤。如肿瘤与硬脊膜粘连成为一体，不能分离，应连同相应的硬脊膜一并切除。用电凝方法处理肿瘤基底部常不能彻底，因而日后有复发的可能。缺损的硬脊膜可用筋膜修补，也可用各种人工硬脑膜代替。腹侧硬脊膜缺损可不加修补。有些学者并不切除基底部的全层脊膜，而仅将该处硬脊膜内外两层分开，内层连同肿瘤一并切除，外层保留。其优点是不致造成硬脊膜缺损，但缺点是如肿瘤已侵及脊膜全层，术后仍有复发的可能，选用时宜慎重。

## 1492

## 如何预防和治疗脑脊液漏?

脑脊液漏（cerebrospinal leak）在脊柱后路手术常有发生，一般漏液较少，常可自愈。常见原因是硬脊膜缝合不严密，少见原因是硬脊膜缺损修补不善，或术中损伤硬脊膜而不自知。硬脊膜缺损可用筋膜修补或用各种人工硬脑膜代替。预料病变部位硬脊膜可能缺损，可先将该处的硬脊膜内外两层分开，内层随病变切除，外层保留，此法若能实施，最为理想。硬脊膜缝合要严密，用无创伤针线连续缝合硬脊膜，不仅缝合严密快捷。而且缝合口光滑，术后硬脊膜内外粘连轻微。术后如果发现引流出稀薄血水样液体，量较多，即为脑脊液漏。应注意患者体位，尽量使漏液口处于高位，有利于漏口闭合，并采取预防感染的措施。

## 1493

## 脊髓探查术后可能发生哪些并发症?

（1）硬脊膜外血肿：出血多来自椎旁肌肉、椎骨或椎外静脉丛，多在术后 24 ~ 72 小时出现症状。血肿形成后压迫脊髓，可造成截瘫平面和感觉障碍平面上升或原有体征恶化。应将切口打开，及时清除血肿。即使在放置引流条的情况下，也同样有发生血肿的可能，不可大意。脊髓水肿：系由于手术操作损伤脊髓所致，或减压后脊髓水肿。临床表现与硬脊膜外血肿相似。治疗以脱水疗法为主。

（2）脊髓休克：主要由于脊髓受到直接损伤或脊髓血液供应不足（脊髓动脉痉挛或损伤）所致。临床表现为损害平面以下出现完全性软瘫，一切反射消失，若 24 小时后鞍区感觉和肛门反射有恢复征象，2 周以后脊髓功能逐渐完全恢复，则为脊髓休克。2 周后软瘫转为硬瘫，表明脊髓损伤，将遗留不同程度的瘫痪，在脊髓休克期间，应特别注意预防压疮形成和泌尿系感染。

（3）脑脊液漏：是由于硬脊膜缝合不严密所致。治疗方法如前述。

(4) 切口感染：切口局部有红肿压痛和全身性炎症反应者，表明切口有感染。应给予全身抗生素，未能控制者，则应及时拆除部分缝线，进行手术创口引流。

(5) 切口裂开：少见。全身情况较差，愈合能力不良，若拆线过早，可致创口裂开。其次，肌肉和筋膜层缝合欠妥，切口感染、脑脊液漏等均可致切口裂开。应立即在无菌条件下再将切口缝合。

(6) 神经根损伤：多由于手术粗暴、过度牵拉神经根所致，术中误伤神经根可致神经根完全或不全断裂，表现为受累神经根分布区感觉和运动障碍。如非切断，常于数周内逐渐恢复。

## (四) 先天性椎管内肿瘤

1494

### 如何才能发现先天性椎管内肿瘤?

椎管内先天性肿瘤属胚层异位性肿瘤，由胚胎发育期残存的胚层细胞发展而成。依组织结构不同可分为表皮样囊肿、皮样囊肿、畸胎样瘤和畸胎瘤四种，病人常合并其他先天性畸形。肿瘤多位于胸腰相接段脊髓、圆锥和马尾部，在横断面上看，以位于硬脊膜下脊髓外者为多。青少年患者，有脊髓或马尾受压症状。腰背部有皮毛窦、小凹陷、多毛、色素沉着、血管瘤或脂肪瘤时，X 线片显示椎管管腔明显增宽，还可并发脊柱裂，少数可见相当肿瘤影像的钙化斑，应考虑本病。特别是有反复发作的脑膜炎或脊膜炎病史者，本病的存在更有可能。经 CTM 或 MRI 检查后，便可精确作出肿瘤的定位诊断，部分可获定性诊断。

1495

### 先天性椎管内肿瘤的解剖有何特点?

表皮样囊肿（epidermoid cyst）仅含有表皮和脱屑。皮样囊肿（dermoid cyst）除表皮及其脱屑外，尚含有真皮和皮肤附件如汗腺、皮脂腺、毛囊等。两者均由皮肤外胚层构成。畸胎瘤（teratoma）则含有三种胚层结构。畸胎样囊肿（teratoid cyst）含两个胚层结构。肿瘤多位于脊髓外硬膜下。这类肿瘤均有完整包膜，呈球形、椭圆形或分叶状。肿瘤的外观有典型的珍珠样光泽，囊壁常与邻近的神经组织粘连，手术时应尽量切除囊肿，但不强求全部切除囊壁，以不损伤神经为度，可达到长期症状缓解，手术时应注意避免囊肿内容物溅散，已溅散的囊肿内容物碎屑可用激素溶液冲洗，以防止术后出现脊膜炎。

## 1496

### 神经肠源性囊肿临床表现有何特点?

肠源性囊肿（neurenteric cyst）是指胚胎发育时由神经肠管的残存组织发育而形成的囊肿，可发生在脊髓的腹侧、背侧或脊髓内，大多位于上胸段，在颈段、圆锥部也可遇到。囊肿壁多为具有纤毛结构的单层柱状上皮，内有立方细胞，其下为基底膜以及结缔组织。

临床上较多见于男性，首发症状常在幼年出现，神经根痛为主要症状，除非早期做出诊断，否则一般病程较长，症状可有中间的缓解期和加重期，神经系统受损害的症状可表现为反复发作性，这种波动性的症状表现可能与囊肿周期破裂或囊壁黏液的产生与吸收有关，有时可合并脊柱裂、肠管异位、食管憩室等畸形。

## 1497

### 椎管内脂肪瘤的 MRI 有何特点?

MRI 对脂肪瘤（lipoma）不仅能做出定位诊断，还能做出定性诊断。T1 加权扫描对脂肪瘤的诊断具有决定性作用，可见到椎管内异常增多的高信号的脂肪组织，呈纵向生长，胸段者常位于脊髓背侧，腰段者可位于脊髓背侧和腹侧，有时尚可环绕硬膜囊生长，使之受压，在 T2 加权图像上肿瘤亦呈高信号，此时应与血肿相鉴别。应用水抑制扫描术或脂肪抑制扫描术可将两者区分开。在水抑制扫描图像上，脂肪瘤呈持续高信号；而在脂肪抑制扫描图像上，则呈明显低信号。

# （五）脊髓内肿瘤

## 1498

### 各类脊髓内肿瘤特点与预后有何关系?

脊髓内肿瘤是指起源于脊髓内组织的原发性肿瘤，良性肿瘤的嵌入与恶性肿瘤的侵袭应除外，颅内肿瘤如髓母细胞瘤、星形母细胞瘤等播散至脊髓者，属继发性脊髓肿瘤。

星形细胞瘤（astrocytoma）可以是局限性的实质肿瘤，有的分界清楚，有的部分分界清楚；囊性星形细胞瘤，有肿瘤结节在囊内，或者肿瘤囊性变，在囊壁上为肿瘤组织。起源于脊髓中央管之室管膜细胞，肿瘤常沿中央管生长，使脊髓呈梭形膨胀，常常有一分界，大的室管膜瘤（ependymoma）可以将脊髓的背侧压的菲薄。终丝是容易发生室管膜瘤的部位，此处的室管膜瘤实际上是在脊髓外。髓内肿瘤较多的是星形细胞瘤和室管膜瘤，分别占44% 和 27% 。因这两类肿瘤的良性和局限性，可以手术切除，预后较好。其他胶质瘤有少支胶质细胞瘤、多形胶质母细胞瘤，常呈浸润性生长，无分界，甚至可侵犯整个脊髓称全脊髓瘤。血管网状细胞瘤近来发现较多，MRI 表现为血管丰富的实质性肿瘤，有清楚的分界，也可表现为部分囊性，手术预后较好，脊髓脂肪瘤（spinal lipoma）常与脊髓无明显分界，虽属良性肿瘤，很难完全切除。

## 1499

## 脊髓室管膜瘤的 MRI 有何特点?

室管膜瘤（ependymoma）可使脊髓局部增粗，MRI 扫描图像很易显示肿瘤的形态，在 T1 加权图像上脊髓明显增粗，常较局限，呈均匀性信号减低区，其信号与脑脊液相似。当肿瘤囊变，或邻近脊髓组织囊腔形成时，则信号不均匀，在低信号的肿瘤内或其周围可见囊状边界清楚的空腔，在 T2 加权图像上，肿瘤信号增高，其边界显示更清楚；但由于此时水肿亦呈高信号，因此难以将肿瘤组织与水肿分开。静脉注射 Gd-DTPA 后 T1 加权扫描，肿瘤呈高信号强化，水肿和囊变区无强化效应，这对区别肿瘤与囊变、水肿很有帮助，腰骶部肿瘤引起蛛网膜下腔梗阻时，由于脑脊液搏动减弱，加之脑脊液内蛋白含量增加，因此肿瘤邻近部位蛛网膜下腔内脑脊液信号可异常增高。肿瘤摘除术后，由于解剖结构的改变及术后软化灶的存在，用 T1 加权或 T2 加权扫描，从形态和信号改变有时难以确定是否有肿瘤残存或复发，加行增强后 T1 加权扫描，即能确定是否有异常强化的肿瘤存在。

## 1500

## 脊髓星形细胞瘤的 MRI 有何特点?

MRI 上典型的星形细胞瘤（astrocytoma）范围相当广泛，多个脊髓节段受累，横断面上可见肿瘤充满脊髓内，正常脊髓结构消失。在 T1 加权图像上肿瘤信号低于脊髓组织，由于病变范围广泛，其信号强度可不甚均匀，肿瘤囊变时，可见更低信号的囊状影。由于囊内蛋白含量高，故其信号仍比脑脊液略高，肿瘤内出血时，可见到异常高信号影。在 T2 加权图像上，肿瘤信号明显增高，由于水肿信号与肿瘤相同，因此显示病变轮廓往往较 T1 加权图像清楚或更大，肿瘤内囊变及软化灶信号亦示增高，三者信号无明显差别，往往需增强后扫描才能鉴别，注射 Gd-DTPA 后，T1 加权图像可见肿瘤部位明显强化。有些低度恶性肿瘤血脑屏障比较完整，可暂时不出现强化，延迟 30 ~ 60 分钟后扫描，可见较大范围的信号增强区，肿瘤周围的水肿带不出现强化，软化灶也不强化。由于解剖形态的改变及术后出血、水肿的存在，单从形态和信号的改变，往往难以确定是否有肿瘤残存或复发。造影后 MRI 出现异常强化灶，可作为肿瘤复发的重要根据。

## 1501 脊髓室管膜瘤的解剖有何特点?

室管膜瘤（ependymoma）是常见的良性髓内肿瘤。肿瘤好发于脊髓胸段，也可见于圆锥部位。圆锥室管膜瘤可骑跨于脊髓内外，髓外部分可累及马尾神经。马尾部神经鞘瘤与终丝部室管膜瘤在手术中较难鉴别，髓内室管膜瘤呈椭圆形，有完整包膜，较少血管。肿瘤常位于脊髓的背面，软脊膜下数毫米。肿瘤与周围脊髓之间可有明显界限，血供来自脊髓腹侧和正中的血管，可合并囊肿。极少数恶性室管膜瘤，其脱落细胞可随脑脊液循环通过蛛网膜下腔到达远处，产生接种性转移。

## 1502 脊髓星形细胞瘤的解剖有何特点?

椎管内星形细胞瘤是常见的良性脊髓内肿瘤。半数的星形细胞瘤与邻近脊髓组织之间有明显分界，由增生的神经胶质和小血管构成。部分肿瘤合并囊肿形成，囊肿可位于肿瘤的两极，星形细胞瘤多位于脊髓背侧软脊膜下数毫米，呈椭圆形，较少血管，质地软硬不一。血供来自脊髓腹侧正中线血管。肿瘤的大小与临床表现不一致。有时手术切除巨大髓内星形细胞瘤，术前仅表现轻微的症状和体征。边界清楚的肿瘤可作全部切除术，边界不清楚的肿瘤仅作部分切除，达到肿瘤内减压，缓解症状的目的即可，尽量避免损伤脊髓。肿瘤合并囊肿形成，可将囊肿和肿瘤一起切除。

恶性星形细胞瘤（多形性胶质母细胞瘤）富于血管，常合并出血，与邻近脊髓边界不清，部分肿瘤可突出于脊髓背面或背面的外侧，手术时仅切除髓外肿瘤及部分髓内肿瘤即可，不必强求切除全部肿瘤。

小儿Ⅰ~Ⅱ级髓内星形细胞瘤可合并囊肿形成，一般可作肿瘤全部切除。若全部切除有困难，仅作肿瘤大部切除，达到肿瘤内减压，能减轻症状即可。大部分患者可恢复神经功能或延长生命。

## 1503 血管网状细胞瘤的解剖有何特点?

髓内血管网状细胞瘤（intrame dullary vascular reticulocytoma）是少见的良性脊髓肿瘤，

可为单发瘤或为 Von Hippel-Lindau 病的一部分。常见于脊髓的颈段、胸段或圆锥部位。肿瘤富于血管，可完全位于脊髓内或部分肿瘤突出于脊髓的表面。肿瘤有完整包膜，可为实质性或囊性变，一般仅发生于脊髓的一个节段。与肿瘤贴近的脊髓表面有时可发生囊肿。靠近肿瘤下端的脊髓可有增宽现象，肿瘤全部切除后，该增宽部分可恢复正常或萎缩，其机制正在探讨中。

## 1504

## 如何治疗脊髓内肿瘤?

髓内肿瘤因对脊髓已有压迫和损害，多采取手术治疗。但手术切开脊髓，从髓内分离出肿瘤，附加损伤常是难以避免的，术后可能有不同程度的暂时或持久的神经功能障碍。

(1) 肿瘤切除术：应在手术显微镜下操作。病变为实质性，边界清楚，无浸润性生长，主要是良性星形细胞瘤及室管膜瘤。椎板切除达适当长度，硬脊膜有一段膨胀，触之有实质感。先从一端切开硬膜，至肿瘤处特别小心勿损伤脊髓，达肿瘤的两端，上端见有脑脊液流出，下端见到正常脊髓。先作肿瘤穿刺，如为实质性，肿瘤比较局限，有切除可能时，作脊髓背侧正中纵向切开，分离肿瘤，先从一端分开使之游离，用缝线提起，所有与肿瘤的粘连用双极电凝离断，分离时用小剥离子轻推肿瘤而不要推压脊髓，直到末端可能有供应血管，予以电凝后切断，即可将肿瘤全部切除。如果肿瘤有部分与脊髓有分界，可先找到分界处游离肿瘤，然后切除；与脊髓无分界的地方，只能残留部分肿瘤组织。髓内肿瘤全切除后应将软膜缝合，以免与硬膜发生粘连以后发生疼痛，肿瘤全切后行硬脊膜缝合。

(2) 囊肿引流：若穿刺肿瘤抽出囊液，证明为囊性时，抽出囊液，可以看到塌陷的范围。作背侧或偏侧在囊肿最薄处切开，达囊腔全长，囊内如有肿瘤结节，应予切除，如囊肿为液化的肿瘤，可取囊壁上的肿瘤作活检，肿瘤不能切除者，硬脊膜不予缝合。

(3) 肿瘤组织活检：穿刺肿瘤为实质性，抽出的组织呈灰色烂鱼肉样，与脊髓无明显分界，可在最膨出处切开，达肿瘤时用小肿瘤钳取出部分组织作活检。也可将脊髓背侧的切口略加延长，用外科超声吸引器吸除部分肿瘤，使肿瘤发展时向切口处突出，可减轻对正常脊髓的压力，硬脊膜不予缝合。

(4) 单纯减压：这有两种情况，一是 MRI 证明肿瘤为浸润性生长，无分界、范围广，无法切除；另外是患者神经功能尚好，不能冒加重症状的危险。可作椎板切除减压，然后作放射治疗，希望延缓病情发展，或延迟截瘫的发生。椎板减压应将椎板切除范围超过肿瘤两端，硬膜切开充分，止血完全，严密缝合肌肉和皮肤。

(5) 放射治疗：肿瘤未能完全切除时，活检证明为恶性肿瘤，MRI 证明浸润广泛仅作减压术时，术后应作放射治疗。

1505

### 脊髓内肿瘤手术中应注意什么?

医师选择手术，除患者情况外主要根据 MRI 的表现，肿瘤与脊髓间有无分界，肿瘤为囊性或实质性，是局限性或弥漫性而定。术中随时注意保护正常脊髓，尽量保持原有神经功能。硬脊膜切开后即在手术显微镜下操作，用双极电凝及细小器械，特别是用细的可以调节压力的吸引器头。如无 MRI 诊断，在作脊髓切开前必须仔细检查，切勿将脊髓腹侧或腹外侧的髓外肿瘤误认为髓内肿瘤。用外科超声吸引器切除髓内肿瘤，可以扩大切除范围。

## （六）椎管内转移瘤

1506

### 癌瘤是如何转移至椎管内的?

椎管内转移瘤多来自支气管肺癌、肾癌、乳癌和前列腺癌，全身各处的恶性肿瘤包括白血病都可转移至椎管内。转移至椎管内的途径可有五种。

（1）经动脉播散：这是最常见的转移途径。例如肺癌的细胞或细胞团进入动脉后，可播散至全身，也可播散至椎管内。

（2）经椎静脉系统播散：椎静脉丛从盆腔到颅内静脉窦相连，使神经系统的静脉血回流至体循环，并与肝门静脉、腔静脉、肺静脉有短路交通支。当胸腹腔压力增高时，其静脉血即可进入椎静脉而不必经过肺脏。

（3）癌栓经蛛网膜腔播散：脑肿瘤如髓母细胞瘤、星形母细胞瘤、多形性胶质母细胞瘤或第四脑室的室管膜瘤等，都可经蛛网膜下腔播散至脊髓。

（4）经淋巴系统传播：淋巴网状细胞瘤、淋巴肉瘤和网状细胞肉瘤等，椎旁淋巴结的肿瘤细胞经椎间孔可侵入硬脊膜外。

（5）邻近病灶直接侵入椎管：脊椎骨或椎管周围组织的原发性或继发性恶性肿瘤，可直接侵入椎管内。

1507

### 如何诊断椎管内转移瘤?

椎管内转移瘤多是脊椎骨转移瘤蔓延的结果。中老年人患肺癌、肾癌、乳癌、甲状腺癌、前列腺癌和胃肠道癌肿，出现进行性脊髓受压症状，应首先想到脊椎骨转移的可能。临床上常遇到患者经手术和病理检查肯定是椎管内转移瘤，而千方百计也难以查到原发癌肿，为诊断椎管内转移瘤可进行以下辅助检查。

(1) X 线平片：有重要意义，因椎管内转移瘤多数是先转移到脊椎骨，以后侵入椎管压迫脊髓。主要表现为椎体及其附件的破坏，溶骨现象，椎体压缩变形，椎弓根破坏消失。前列腺癌多转移腰椎，可见椎体密度增高，但也有溶骨型。有时可见椎旁软组织肿块。

(2) ECT：全身骨扫描可以发现脊椎转移瘤处有放射性核素聚积，有时还可看到它处骨转移灶。

(3) 脊髓造影：因转移瘤多在硬脊膜外，所以造影剂梗阻处呈平头或梳齿状。

(4) MRI：可以明确肿瘤的节段、范围、与脊髓硬膜的关系，还可以明确脊椎的破坏程度及对周围组织有无侵犯。

(5) PET/CT：PET/CT 将 PET 和 CT 有机地结合在一起，能一次性地进行全身断层显像，除了发现原发病变外，还可以发现全身组织、器官及骨骼的转移性病变，可协助临床医生诊断并制订最佳治疗方案。

## 1508

## 脊髓外硬膜外肿瘤的 MRI 有何特点？

髓外硬膜外肿瘤占椎管内肿瘤的 1/4，绝大多数为恶性肿瘤，可以是原发骨肿瘤侵入或自远处转移而来，硬膜外肿瘤在椎管附近常可显示被肿瘤侵犯的软组织块影，或椎体被破坏的肿瘤影像。正常时椎体骨髓 T1 加权图像上呈现高信号，当椎体被肿瘤破坏时，T1 加权图像上变为等信号。脊髓移位比脊髓变形多见。软组织块影可推移硬膜囊，而软组织块影位于硬膜囊之外，脊髓的信号强度与肿瘤相仿或略低，取决于肿瘤的性质。在硬膜外肿瘤的上下水平处的蛛网膜下腔变窄，脊髓硬膜外腔消失。由于硬脊膜含氢核密度低，故硬膜外肿瘤与脊髓之间出现低密度带，有人称为“硬脊膜外征”，是鉴别硬膜外肿瘤与硬膜下肿瘤的重要征象。

## 1509

## 椎管内转移瘤的治疗趋势如何？

椎管内转移瘤患者平均生存时间只有几个月，有的可以生存较久。过去对治疗意见多不一致，常常趋向非手术治疗。随着癌肿治疗的进展，患者生命时间的延长，转移瘤有上升趋势，对脊椎转移瘤的治疗，也逐渐向早期手术方向转变。

(1) 早期诊断，及早治疗，是脊椎骨转移治疗的主要原则。在癌肿患者出现背痛或根痛症状时，及早作 X 线检查及其他检查，一经确诊，即应及早采取相应治疗措施。

(2) 对于已知放射治疗或化疗敏感的肿瘤，可先行放疗或化疗。对放疗或化疗不敏感的肿瘤，应早做手术。

(3) 虽然对放疗或化疗敏感，但病人已出现运动障碍者，应先做手术，术后再作放疗或化疗。

(4) 单个或相邻椎体转移，应争取手术切除，椎体行金属支架（钛笼）加骨水泥固定，后方则用钉棒系统固定，以求延长患者的生命和提高患者的生活质量。

(5) 病情进展快，全身情况差，转移部位为多个椎体或有他处转移，患者已有截瘫，手术难于进行者，勉强手术不仅不能达到目的，且易发生并发症，病死率高。只宜进行对症和支持疗法。

（王　彤　徐公平　姬　烨　张志鹏　王志成）

# 二十二、

## 足踝外科

## Foot and ankle surgery

1510. 先天性胫骨假关节的病因是什么？ 835

1511. 先天性胫骨假关节的临床表现是什么？ 835

1512. 先天性胫骨假关节如何分型？ 836

1513. 先天性胫骨假关节的治疗方法是什么？ 836

1514. 小腿软组织环形缩窄的病因和临床表现如何？ 837

1515. 小腿软组织环形缩窄如何治疗？ 837

1516. 什么是先天性全身性关节松弛症？ 837

1517. 先天性马蹄内翻足的病因是什么？ 838

1518. 马蹄内翻足的畸形有哪些表现？ 838

1519. 马蹄内翻足畸形的临床分型是什么？ 839

1520. 如何诊断和鉴别先天性马蹄内翻足？ 839

1521. 先天性马蹄内翻足的治疗方法有哪些？ 839

1522. 先天性马蹄内翻足手术治疗的方法有几种？ 840

1523. 如何判定先天性马蹄内翻足已矫正？ 841

1524. 先天性马蹄内翻足术后并发症有哪些？ 841

1525. 如何诊治先天性副舟骨？ 842

1526. 如何诊治先天性垂直距骨？ 843

1527. 如何诊治先天性仰趾外翻足？ 843

1528. 常见足趾畸形有哪些？ 844

1529. 扁平足的定义及分类有哪些？ 844

1530. 先天性平足症的发病原因有哪些？ 844

1531. 平足症的病因及临床表现是什么？ 845

1532. 平足症的 X 线表现有哪些？ 845

1533. 平足症的主要手术方式有哪些？ 846

1534. 引起成人继发性足弓塌陷的原因有哪些？ 846

1535. 踇外翻的病因是什么？ 847

1536. 踇外翻的病理机制是什么？ 847

1537. 如何进行踇外翻的物理检查？ 848

1538. 何为踇外翻角？ 848

1539. 何谓第 1、2 跖骨间夹角？ 849

1540. 何为近端关节面固有角？ 849

1541. 何为踇趾间外翻角？ 849

1542. 何为跖骨内翻角? 849

1543. 踇外翻的非手术治疗有哪些? 850

1544. 何为第 1 跖骨头内侧骨赘切除术? 850

1545. 什么是 McBride 手术? 850

1546. 何为 Chevron 截骨术式? 851

1547. 何为 Mitchell 手术? 851

1548. 何为 Reveniin 手术? 852

1549. 何为 Scarf 手术? 852

1550. 何为 Ludloff 手术? 852

1551. 何为第 1 跖骨基底截骨术? 853

1552. 何为 Loison-Balacescu 手术? 853

1553. 何为内侧跖楔关节融合手术? 853

1554. 何为 Akin 手术? 853

1555. 何为 Keller 手术? 854

1556. 何为第 1 跖趾关节融合术? 854

1557. 踇外翻手术有哪些并发症? 854

1558. 何为踇僵直? 855

1559. 跗僵直的治疗方法有哪些？ 855

1560. 什么是先天性跗内翻？ 855

1561. 先天性跗内翻如何治疗？ 856

1562. 获得性先天性跗内翻的主要病因有哪些？ 856

1563. 锤状趾畸形的病因是什么？ 856

1564. 如何治疗锤状趾？ 857

1565. 爪形趾畸形的病因及治疗有哪些？ 857

1566. 依损伤机制踝关节骨折如何分类？ 857

1567. 踝关节骨折的 Danis-Weber 分类法是怎样的？ 858

1568. 何谓踝关节骨折的 Lauge-Hansen 分类？ 858

1569. 踝关节骨折如何分型与分度？ 859

1570. 产生下胫腓分离有何条件？ 860

1571. 踝关节骨折的治疗原则是什么？ 860

1572. 踝关节不同部位骨折的治疗原则是什么？ 860

1573. 踝关节骨折脱位的并发症有哪些？如何治疗？ 861

1574. 何谓 Bosworth 骨折？ 862

1575. 何谓 Pilon 骨折？ 862

1576. 何谓 Wagstaffe（Lefort）骨折？ 863

1577. 何谓 Tillaux 骨折？ 863

1578. 何谓 Dupuytren 骨折脱位？ 863

1579. 何谓 Chaput 骨折？ 864

1580. 何谓 Volkmann 骨折？ 864

1581. 何谓 Wagstaffe 骨折？ 864

1582. 何谓 Maisonneuve 骨折？ 864

1583. Maisonneuve 骨折的临床特点及治疗方法是什么？ 865

1584. 何谓 Pott 骨折？ 865

1585. 什么是 Cotton 骨折？ 865

1586. 踝关节骨折脱位的初步处理有哪些？ 865

1587. 如何选择踝关节骨折脱位的治疗方法？ 866

1588. 踝关节骨折脱位闭合复位的注意事项有哪些？ 866

1589. 手术治疗踝关节骨折的优点有哪些？ 866

1590. 手术治疗踝关节骨折的缺点有哪些？ 867

1591. 什么情况下踝关节骨折脱位必须行手术治疗？ 867

1592. 如何治疗陈旧性踝关节骨折脱位？ 867

1593. 踝关节融合术有哪些方法？ 867

1594. 什么是踝关节不稳？ 868

1595. 踝关节外侧慢性不稳定的临床表现与诊断有哪些？ 868

1596. 如何治疗踝关节外侧不稳定？ 869

1597. 外侧韧带复合体生理功能是什么？ 869

1598. 踝关节外侧韧带损伤的分类有哪些？ 870

1599. 踝关节外侧韧带损伤的治疗方法有哪些？ 870

1600. 什么是三角韧带？ 871

1601. 三角韧带的作用是什么？ 871

1602. 如何治疗单纯的三角韧带损伤？ 872

1603. 如何进行三角韧带修补术？ 872

1604. 距骨骨折分哪几类？ 872

1605. 如何诊治距骨头骨折？ 873

1606. 如何诊治距骨体骨折？ 873

1607. 距骨颈骨折如何分类？ 873

1608. 距骨颈骨折的治疗有哪些方法？ 874

1609. 距骨骨折的预后和并发症有哪些？ 875

1610. 距骨有缺血坏死倾向的治疗有哪些？ 875

1611. 跟骨骨折的病因是什么？ 875

1612. 跟骨骨折的临床表现有哪些？ 876

1613. 跟骨骨折有哪些分类方法？ 876

1614. 跟骨骨折的治疗目的和原则有哪些？ 876

1615. 跟骨骨折的保守治疗有哪些？ 877

1616. 为什么说跟骨骨折要高标准复位？ 877

1617. 跟骨骨折的手术治疗方法有哪些？ 878

1618. 跟骨骨折切开复位内固定的手术适应证有哪些？ 878

1619. 跟骨骨折的手术禁忌证有哪些？ 878

1620. 跟骨骨折手术时机如何选择？ 878

1621. 如何选择跟骨骨折的切开复位的手术入路？ 879

1622. 跟骨骨折的手术固定应遵循哪些原则？ 879

1623. 如何处理跟骨骨折手术时的骨缺损？ 880

1624. 跟骨骨折如何进行橇拨复位经皮螺钉或钢针固定？ 880

1625. 如何治疗足舟骨骨折与脱位？ 880

1626. 跖跗关节的骨折与脱位的分型有哪些？ 881

1627. 跖骨骨折的发病原因有哪些? 881

1628. 跖骨骨折分哪几类? 881

1629. 何谓行军骨折? 882

1630. 何谓 Jones 骨折? 882

1631. 跗跖关节损伤的手术适应证是什么? 882

1632. 何谓 Lisfranc 骨折脱位? 883

1633. 何谓 Chopart 骨折? 883

1634. 何谓 Shepherd 骨折? 883

1635. 跖骨骨折的治疗方法有哪些? 883

1636. 如何治疗趾骨骨折? 884

1637. 第 1 跖趾关节脱位有哪些治疗方法? 884

1638. 第 1 跖骨头籽骨骨折的原因以及治疗方法有哪些? 884

1639. 足部骨筋膜室有几个? 885

1640. 如何选择急性闭合性跟腱断裂的治疗方法? 885

1641. 腓骨肌腱纵行断裂的原因有哪些? 886

1642. 跟腱断裂如何手术? 886

1643. 腓骨肌腱脱位和半脱位病因是什么? 886

*1644.* 急性腓骨肌腱脱位的治疗方法有哪些？ *886*

*1645.* 慢性腓骨肌腱脱位的手术治疗方法有哪些？ *887*

*1646.* 如何治疗腓骨肌腱纵行断裂？ *887*

*1647.* 什么是外伤后骨萎缩？ *887*

*1648.* 外伤后骨萎缩发病原因是什么？ *888*

*1649.* 足部滑囊炎的分类有哪些？ *888*

*1650.* 足踝部的滑囊有几个？ *888*

*1651.* 滑囊炎发病原因是什么？ *889*

*1652.* 创伤性滑囊炎的病理改变有哪些？ *889*

*1653.* 创伤性滑囊炎的临床表现有哪些？ *889*

*1654.* 如何治疗足踝部创伤性滑囊炎？ *890*

*1655.* 如何修复足跟皮肤软组织缺损？ *890*

*1656.* 修复足踝部软组织缺损都可选用哪些皮瓣？ *890*

*1657.* 足跟再造的适应证有哪些？ *891*

*1658.* 如何设计皮瓣进行足跟再造？ *891*

*1659.* 如何进行断足（断肢）灌注？ *892*

*1660.* 什么是嵌甲与甲周炎？ *892*

1661. 嵌甲与甲周炎发病原因是什么? 892

1662. 临床上甲周炎分几期? 893

1663. 嵌甲与甲周炎的非手术治疗方法有哪些? 893

1664. 嵌甲与甲周炎的手术治疗方法有哪些? 893

1665. 踝关节化脓性关节炎的治疗方法有哪些? 894

1666. 如何进行踝关节穿刺抽液术? 894

1667. 踝关节切开引流术有几种方法? 894

1668. 炎症性前足疼痛的病因有哪些? 895

1669. 如何治疗跟骨结核? 895

1670. 什么是骨缺血性坏死? 896

1671. 第2跖骨头缺血性坏死的病因是什么? 896

1672. 如何治疗第2跖骨头缺血性坏死? 896

1673. 什么是Köehler病? 897

1674. 什么是Sever病? 897

1675. 足部骨关节炎的发病原因有哪些? 897

1676. 踝关节骨关节病的病理改变有哪些? 898

1677. 踝关节骨关节炎的非手术治疗有哪些? 898

1678. 骨关节炎常用的药物治疗有哪些？ 898

1679. 踝关节骨关节炎的手术治疗方法有哪些？ 899

1680. 如何预防踝关节骨关节炎？ 900

1681. 距舟关节骨关节炎的临床表现有哪些？ 900

1682. 距舟关节骨关节炎的临床治疗有哪些？ 900

1683. 跖趾关节骨关节炎如何诊治？ 901

1684. 类风湿关节炎的发病原因有哪些？ 901

1685. 类风湿关节炎的主要病理变化有哪些？ 901

1686. 类风湿关节炎的临床表现有哪些？ 902

1687. 类风湿关节炎的前足及后足变化有哪些？ 902

1688. 类风湿关节炎的 X 线表现有哪些？ 902

1689. 如何诊断类风湿关节炎？ 902

1690. 类风湿关节炎如何分期？ 903

1691. 类风湿关节炎如何治疗？ 903

1692. 痛风性关节炎的病因及病理改变有哪些？ 904

1693. 如何诊断痛风？ 904

1694. 引起前足疼痛的病因有哪些？ 905

1695. 创伤性前足疼痛的病因有哪些? 905

1696. 足部畸形导致的前足疼痛的病因有哪些? 905

1697. 皮肤病病损导致的前足疼痛的病因有哪些? 906

1698. 内分泌代谢性疾病导致的前足疼痛的原因有哪些? 906

1699. 神经疾病性前跖痛的病因有哪些? 906

1700. 循环障碍性前跖痛的病因有哪些? 906

1701. 什么叫Sudeck骨萎缩? 907

1702. 什么是松弛性跖痛症? 907

1703. 如何治疗松弛性跖痛症? 907

1704. 如何诊治跖趾关节间滑囊炎? 908

1705. 什么是足部创伤性关节炎? 908

1706. 如何治疗足部创伤性关节炎? 908

1707. 什么是银屑病性关节炎? 909

1708. 如何诊治跖筋膜炎? 909

1709. 如何诊治鸡眼? 909

1710. 什么是胼胝? 910

1711. 如何治疗胼胝? 910

1712. 什么是跖疣？ 910

1713. 什么是跟痛症？ 910

1714. 跟痛症包括哪些疾病？ 911

1715. 近端跖腱膜炎的病因有哪些？ 911

1716. 近端跖腱膜炎的治疗有哪些？ 911

1717. 什么是脂肪垫炎以及临床表现？ 912

1718. 如何治疗跟下脂肪垫炎？ 912

1719. 足底外侧神经第 1 分支卡压症是如何引起的？ 913

1720. 如何治疗足底外侧神经第 1 分支卡压症？ 913

1721. 非止点性跟腱炎的病因临床表现有哪些？ 913

1722. 非止点性跟腱炎的治疗方法有哪些？ 914

1723. 止点性跟腱炎的病因有哪些？ 914

1724. 止点性跟腱炎的非手术治疗方法有哪些？ 914

1725. 止点性跟腱炎的手术治疗方法有哪些？ 915

1726. 踝管综合征分哪几类？ 915

1727. 踝管综合征的原因有哪些？ 915

1728. 踝管综合征的治疗方法有哪些？ 916

1729. 踝管综合征手术治疗失败的原因有哪些？ 916

1730. 前跗管综合征的病因有哪些？ 917

1731. 前跗管综合征的临床表现有哪些？ 917

1732. 前跗管综合征的治疗方法有哪些？ 917

1733. 跗骨窦综合征的病因有哪些？ 918

1734. 跗骨窦综合征的临床表现有哪些？ 918

1735. 跗骨窦综合征的治疗方法有哪些？ 918

1736. 什么是腓神经麻痹性足及其治疗？ 919

1737. 什么是胫神经麻痹性足及其治疗？ 919

1738. 什么是坐骨神经麻痹性足及其治疗？ 919

1739. 显性脊椎裂的足踝部表现有哪些？ 920

1740. 什么是进行性肌营养不良及其治疗？ 920

1741. 什么是腓骨肌萎缩症？如何治疗？ 921

1742. 什么是糖尿病足？ 921

1743. 对糖尿病足患者应做哪些检查？ 922

1744. 动脉造影对糖尿病足诊断的意义是什么？ 922

1745. 糖尿病足的坏疽与局部感染是如何引发的？ 922

1746. 糖尿病足的内科治疗方法有哪些？ 923

1747. 糖尿病足外科治疗的方法有哪些？ 923

1748. 动脉硬化性溃疡分哪几类？ 924

1749. 深部动脉硬化性溃疡的临床表现及治疗有哪些？ 924

1750. 什么是血栓闭塞性脉管炎性溃疡？ 925

1751. 血栓闭塞性脉管炎溃疡的治疗方法有哪些？ 925

1752. 足部夏科关节病的病因及发病机制是什么？ 925

1753. 足部可有哪些肿瘤？ 926

1754. 足踝部常见的软组织肿瘤有哪些？ 926

1755. 什么是跖间神经瘤病？ 927

1756. 跖间神经瘤发病原因是什么？ 927

1757. 跖间神经瘤的治疗方法有哪些？ 928

1758. 肿瘤的活检技术有哪几种？ 928

1759. 如何诊断及治疗骨样骨瘤？ 929

1760. 如何诊治成骨细胞瘤？ 929

1761. 如何诊治软骨瘤？ 929

1762. 如何诊治骨软骨瘤？ 930

1763. 软骨黏液样纤维瘤的特点及如何治疗? 930

1764. 如何诊治足踝部骨巨细胞瘤? 931

1765. 如何诊治骨囊肿? 931

1766. 如何诊治动脉瘤样骨囊肿? 931

1767. 如何诊治骨肉瘤? 932

1768. 如何诊治软骨肉瘤? 932

1769. 如何诊治尤文肉瘤? 932

1770. 如何诊治淋巴瘤? 933

1771. 肿瘤的按外科边界切除术方式有几种? 933

1772. 什么是辅具? 934

1773. 足踝部辅具的作用机制有哪些? 934

1774. 什么是普通术后鞋? 934

1775. 什么是热塑性伤口愈合鞋? 935

1776. 什么是可调节踝关节活动度的助步器? 935

1777. 什么是加深鞋? 935

1778. 什么是改造鞋? 936

1779. 矫形鞋垫分为哪几类? 936

*1780.* 足跟垫的作用有哪些？ *936*

*1781.* 如何更好地应用足踝部辅具？ *936*

*1782.* 足踝部胶布固定法的使用范围有哪些？ *937*

*1783.* 足踝外科临床物理康复应注意什么？ *937*

# （一）足踝部畸形

## 1510

### 先天性胫骨假关节的病因是什么?

先天性胫骨假关节（congenital pseudarthrosis of tibia）是一种少见的治疗困难的先天性畸形之一。该病真正的原因尚未明了，目前比较一致的解释有以下三种：

（1）神经纤维瘤学说：认为先天性胫骨假关节是由骨内性和骨外性的神经纤维瘤物质而引起，使局部骨质的正常发育障碍，骨折后也因此影响骨折的修复而形成假关节。

（2）纤维异样增殖学说：部分患者镜下假关节处呈纤维异样增殖。X线表现的假关节是前期的囊性变区或假关节处残留的囊性变区，呈磨砂玻璃样，骨小梁消失与纤维异样增殖相似，更主要的是局部病理变化也颇为相似。

（3）神经学说：Aegerter提出神经纤维瘤、纤维异样增殖和先天性胫骨假关节三者有许多共同之处，可能由一共同的原因所引起的纤维组织错构增殖。这种变化的原因可能是局部神经通路不正常。在Moore的78例先天性畸形病例研究中有91%的病例周围神经有病理改变，支持了这种神经学说。

## 1511

### 先天性胫骨假关节的临床表现是什么?

少数患儿在出生时即有胫骨假关节出现，但多数患儿出生时并无明显畸形或只有胫骨中下段向前弯曲。通常由于骨折引起疼痛而就诊被确定。骨折经久不愈，局部出现假关节而发生成角畸形，临床上大都向前或向外成角，有时有异常活动，局部无明显压痛。患侧肢体缩短，肢体变细，足形变小或是足内翻、胫骨弯曲等。皮肤有咖啡色素斑或神经纤维瘤结节。先天性胫骨假关节以单侧小腿居多，也有双侧发病者，或一侧为先天性胫骨假关节，另一侧为先天性胫骨弯曲。多发生在小腿中下1/3处，畸形突向前方为其特点。小腿弯曲虽在生后发现，常常不引起家长重视，以致一次外伤后骨折不愈合形成假关节。还有一部分胫骨弯曲，由于诊断错误而进行单纯截骨术，术后不愈合也形成假关节。一旦形成假关节，患儿即不能负重行走，时间越久症状越严重。小腿畸形加重有时呈现“连枷状”，甚至有些病例因骨折端刺破皮肤发生感染。

## 1512 先天性胫骨假关节如何分型?

Boyd 将先天性胫骨假关节分为 6 型。

Ⅰ型：出生时胫骨向前弓形弯曲并有缺损，同时常伴有其他先天性畸形。

Ⅱ型：出生时胫骨向前弓形弯曲，可自发骨折或轻度外伤而骨折，骨折端呈尖锥形硬化，髓腔闭塞，常伴有神经纤维瘤病，预后差。

Ⅲ型：胫骨向前弓形弯曲，有囊性变，在囊性变部位发生假关节。预后较好。

Ⅳ型：胫骨中下 1/3 硬化但不变细，髓腔部分或全部闭塞，骨折多为横行。骨折后出现假关节，此型预后最好。

Ⅴ型：胫腓骨均有假关节，此型较多见，治疗比较困难。

Ⅵ型：由背间神经纤维瘤或神经鞘瘤压迫所造成的假关节。

## 1513 先天性胫骨假关节的治疗方法是什么?

先天性胫骨假关节没有理想的治疗方法。在治疗过程中会反复进行多次手术而仍不能治愈，甚至会出现下肢缩短以致造成残疾，甚至有截肢的可能，这点必须充分向患儿的双亲说明。

(1) 新生儿期的治疗：生后发现单侧小腿弯曲的患儿应严密随访，包括定期 X 线检查，观察病情变化，即使可疑病例也应如此，直至否定该病为止。应注意的是，尚未形成假关节而仅有胫骨弯曲者，进行手术矫正畸形是禁忌的，一旦手术必将形成假关节，造成不堪设想的后果。第一，诊断确立后不管是何型先天性假关节均应予以石膏或支架保护防止外伤以避免骨折后形成假关节。第二，囊肿刮除植骨术。

(2) 较大儿童期的治疗：此时多已形成假关节，只能寄希望于手术治疗。有代表性的手术方式包括：双重骨片植骨术；倒转植骨术；短路植骨术；髓内外植骨术；带血管游离腓骨或髂嵴骨块移植术；髓内外松质骨植骨钢板内固定；外固定器加压延长术。在经过多次手术失败，严重畸形短缩无法矫正时可考虑截肢手术。许多学者报告，带血管游离腓骨移植术效果良好，不仅骨折得以愈合，而且随儿童生长发育以及应力作用，较细的腓骨可以增粗。

## 1514

### 小腿软组织环形缩窄的病因和临床表现如何？

（1）病因：先天性肢体缩窄（congenital limb narrowing）又称“Streeter”束带，较为少见，是一种非遗传性疾病。其发病原因目前认为属脂质缺陷，与唇裂的形成相似，它们都起源于皮下中胚层发育不足。在胚胎发育过程中，较早期已形成的缩窄压迫，使肌腱、神经和知名血管受压迫，营养不足而不能正常发育，血管可能已闭锁。而缩窄环以远肢体主要依赖骨组织和骨骼间隙及缩带在肌腱组织处形成的“桥架”下间隙内形成的毛细血管交通支、血管网供应血运营养。

（2）临床表现：出生时可见完全性环绕肢体软组织的束带样缩窄，束带大多位于小腿中部以远，通常足部伴有肥大畸形。缩窄环可能很浅，只包扎皮肤和皮下组织。深的环状压迫束带可达肌肉和骨组织可影响静脉和淋巴回流，引起远端肢体持续性水肿和肥大。若血液循环有严重阻塞，可在母胎内出现自身截肢，即所谓先天性截肢，造成肢、趾（指）的部分坏死，坏死部分常连着肢体。

## 1515

### 小腿软组织环形缩窄如何治疗？

肢体缩窄的治疗仅考虑使用支具不能解除压迫问题，只有正确处理缩窄环才能解除压迫，而更多的患者还需要切除远端的水肿组织才可能治愈。治疗以Z形皮瓣成形术为主，单纯切除狭窄皮缘缝合必将复发。手术方法有多种，分阶段延长狭窄组织，最少需作3个Z字形皮瓣成形术。

## 1516

### 什么是先天性全身性关节松弛症？

先天性全身性关节松弛症（congenital systemic joint flabby）主要表现为关节的过度活动，女孩多见。全身各关节都可有过度活动，而且通常是对称的。四肢的肌肉张力减弱但活动能力正常，腱反射正常。关节松弛的程度多表现为关节过伸，严重的可引起关节半脱位。患儿多呈双足扁平、外翻状，部分患儿可合并双膝外翻。Wynne-Davies 提出5种情况如有3种存在，即应诊断为关节松弛症。①肘关节过伸；②腕关节屈曲时，拇指能够触到前臂；③腕关节和掌指关节伸展时，手指可与前臂平行；④足可背伸 45°或更多；⑤膝关节过伸。有先天性关节松弛症的患儿，一般不需要治疗。足弓发育差有平足者，可于生长发育期应用足弓垫；并令其在沙滩上锻炼行走，以促进小腿与足内在肌的生长发育，自行矫正平足。因关节松弛反复出现踝关节扭伤者，可穿短筒靴或护踝保护。

## 1517

## 先天性马蹄内翻足的病因是什么?

先天性马蹄内翻足（congenital clubfoot）是先天性家族畸形中最常见的一种，约占全部足畸形的 75% 以上，它可单独存在或合并其他部位的先天性畸形。病因仍不清楚，有很多学说，可归纳为 4 种原因：

（1）遗传因素：马蹄足家属的发病率高达 2.9%，为正常人群的 20～30 倍，为常染色体显性遗传。

（2）宫内机械因素：胎儿在子宫内姿势不正常，足被机械外力强制在马蹄内翻位，使足发育畸形。

（3）胚胎发育因素：马蹄内翻足是胚胎发育期某一阶段足发育受阻滞的结果。

（4）神经和肌肉的功能缺陷：主要表现在神经纤维和运动终板的退变和再生，提示先天性马蹄内翻足可能是一种神经源性疾病。

## 1518

## 马蹄内翻足的畸形有哪些表现?

一般患足有四个畸形：①前足内收；②后足内翻；③踝关节马蹄；④小腿内旋。

具体地说，先天性马蹄内翻足畸形包括足下垂、前足内收内翻，后足也有内收内翻。骨骼的变化主要是围绕着距骨为中心发生的，包括距舟和跟骰关节内收、跖屈和旋后，以及胫距和跟距关节的内翻，胫距关节跖屈。严重的病人其距骨甚至离开踝穴，明显地移位到足背的皮下，而舟骨则向内移及旋转，仅与距骨头的内下方接触，骰骨也向内侧及足底移位。病变后期，尤其是在畸形位置上承重和走路时，跖跗关节发生跖屈、内收，足弓变高，小腿也呈内旋畸形。

当踝关节的内侧、后方及足底的软组织挛缩时，踝关节的外侧、前方及足背的软组织被牵拉而松弛，就会形成马蹄内翻足。挛缩的软组织主要包括小腿三头肌、踝关节后关节囊、内踝的分歧韧带、三角韧带、胫后肌、胫前肌及趾的长短屈肌、跖腱膜、足底内侧及跖侧的骨间韧带。其中又以具有收缩力量的肌肉为主，小腿三头肌挛缩产生踝关节跖屈，而胫后肌挛缩产生足内翻。韧带和关节囊的挛缩是继发的，但其存在又妨碍畸形的矫正。

## 1519

### 马蹄内翻足畸形的临床分型是什么？

临床上一般分为两种类型：①松弛型，约占本病总数的3/4，患足畸形较细，足跟大小正常，小腿粗细没有变化，足背及踝前部仍有皮纹，足较柔软。一般认为此型为外因型，属于子宫内位置不良所致，早期治疗效果好；②僵硬型，畸形较严重，足跟小而极度下垂和内翻，小腿肌肉萎缩，足背和踝前部皮肤拉紧，足内侧和足底有较深的横行皮纹，可伴有小腿内旋甚至股骨内旋畸形。足下垂呈棒状，后跟向上，距骨头可在足背外侧隆起。患儿用足背外侧行走，使整个足发生扭曲，其至足底朝上，足外侧负重部位出现较大的胼胝和滑囊。此型多表现为双侧，早期保守治疗往往难以获得满意效果，即使有好转，日后畸形也易复发。

## 1520

### 如何诊断和鉴别先天性马蹄内翻足？

根据病史及临床体征，先天性马蹄内翻足的诊断并不困难，但需与以下疾病相鉴别：

（1）先天性内翻足。

（2）脊髓灰质炎后遗症。

（3）脑性瘫痪。

（4）多发性关节挛缩症。

（5）腓总神经损伤。

（6）进行性腓骨肌麻痹。

## 1521

### 先天性马蹄内翻足的治疗方法有哪些？

先天性马蹄内翻足的治疗应尽早进行，即在新生儿期一经发现就应及时治疗，而不能采取等待观望以免影响疗效。治疗方法分非手术治疗和手术治疗两大类，采取何种方法应根据患儿年龄，畸形的类型和程度而定。

（1）非手术治疗：手法按摩治疗一般适用于3~4个月以下的婴儿，最好能在出生后第一天就开始治疗，生后1~2周疗效最显著。另外还有胶布条固定法和石膏矫正法。

（2）手术治疗：婴幼儿的手术方法主要以软组织松解术为主，一般主张先经过半年左右系统的保守治疗，畸形矫正不满意的应改行手术治疗。关于手术年龄问题，很多学者主张早期手术。Main（1977）提出6个月以上的婴儿即应施行手术。若超过4岁手术效果不理想。先天性马蹄内翻足的手术可分为三大类，术式的选择应依据患儿年龄，患足畸形程度而定。①软组织松解术：即松解或延长足内侧以及后侧挛缩的软组织；②骨畸形矫正术：骨畸形矫正术可分为关节内骨畸形矫正和关节外骨畸形矫正两种，前者常做的手术有三关节融合术、跗骨间关节楔形截骨术（Cole 法）。后者常做的手术有骰骨骨化中心刮除术或骰骨楔形截骨术，以及跟骨截骨术（Dwyer）。③肌力平衡术。先天性马蹄内翻足常有肌力不平衡存在，若仅将软组织松解或骨畸形矫正，而不调整肌力不平衡，日后足畸形很容易复发。手术年龄一般在3～4岁以后进行，这时患儿比较配合，患儿的肌力能准确测出，使移位的肌腱更准确，效果更满意。

通常，三关节融合术多在足发育成熟后进行。

## 1522

## 先天性马蹄内翻足手术治疗的方法有几种?

（1）Turco 术式：Turco 在20世纪70年代初提出了 Turco 术式，即后内侧软组织松解加克氏针固定术治疗先天性马蹄足。他指出该术式适用于1～2岁经非手术治疗失败的患儿。该术式选择L形切口，从第一跖骨头开始，经中踝的下方，向上弯曲一直到跟腱的中段；分离延长跟腱、胫后肌、趾长屈肌和拇长展肌；松解浅层三角韧带，距舟关节囊背侧、跖侧和内侧；显露松解跟距骨间韧带、Y 韧带，游离舟状骨；与距骨对位后，用1枚克氏针固定距、舟和内侧楔骨，另1枚克氏针固定跟、骰骨。

（2）Carroll 术式：Carroll 等人在1978年提出 Carroll 手术。该术式采取两个独立的切口，即内侧曲线形切口和后外侧直切口。过程主要包括：做后侧直切口后暴露跟腱、Z 形延长跟腱、暴露并松解踝后关节囊、暴露屈踇长肌腱腱划、滑动延长屈踇长肌腱。经上述松解后通过跟腱的充分延长、屈踇长肌的滑动延长以及前一距骨的完全复位从而彻底纠正足下垂、部分纠正足内翻。做内侧切口后切断足踇展肌腱腱划、暴露胫前肌腱、部分严重患儿可行胫前肌腱部分切断，保留1/2～1/3，并同时松解距舟、舟楔、楔跖关节。经过上述松解后，前足内收得到很好的纠正，同时足内翻也得到纠正，内后侧同时松解使小腿内旋得到改善。

（3）McKay 术式：又称马蹄内翻足标准松解术。该术式自足的内、后、外3个方向更加广泛地松解挛缩的软组织。采用 Cincinnati 切口，从足内侧舟楔关节开始向后延长，逐渐转向内踝远端下方，再稍微上升至邻近胫距关节水平横行经过跟腱表面，继续向后外侧切开，徐缓地转向并经过外踝的表面，止于距骨窦稍内侧的远端。然后进行广泛松解，切开挛缩的关节囊、屈肌腱延长、跟腱延长，松解后、内、外侧和足底软组织，最后克氏针固定于矫形位。

（4）肌力平衡术（muscle strength balanced）：手术方法主要是根据畸形的特点和严重程度采用胫前肌或胫后肌外移术，将其固定于外侧楔骨、第4跖骨基底或内侧，保持其足够的张力。这样就使内翻作用的胫前肌或胫后肌外移，不但减弱了内翻肌力，而且加强了足背伸和外翻的力量，使足踝部动态肌力保持平衡，有利于维持畸形矫正后的位置，防止足部继发性病理改变。6～12个月患儿采用此术式效果最佳，这可能与1岁以内患儿开始走路负重有关。

（5）骨性矫形术：骨性矫形术常用于年长儿遗留性或僵硬型的马蹄内翻足。这些患儿不仅骨骼排列异常，而且骨骼形态也发生了改变，单纯采用软组织松解术无法完全矫正畸形，故需采用骨性矫形术。常用的术式包括：跟骨截骨术（Dwyer手术）、足内侧松解和跟骨远端截骨术（Lichthlau手术）、三关节融合术、距骨切除术。足三关节融合术作为矫形外科的常用手术，可以矫正足部多种畸形，因此，该术式也成为治疗12岁以上重度马蹄内翻足的基本方法。该术式主要包括：做通过跟距、距舟、跟骰3个关节的楔形截骨来达到矫正前足的内翻和内收畸形；再切除1个跟距关节的楔形骨块纠正跟骨的内翻畸形；最后Z形延长跟腱，并且打开踝关节后关节囊，手法整复踝关节矫正足跖屈畸形。但是关节的融合必然导致足部功能的破坏，目前随着对CCF重视程度的提高，3关节融合术基本可避免。

## 1523

## 如何判定先天性马蹄内翻足已矫正？

临床检查各方面的畸形都得到完全矫正。用手轻轻推压就能推到过度矫正的位置，即足趾原来向内的能转向外；足前部外展，与小腿纵轴线呈20°～30°；足弓变平坦；踝关节轻度背屈，至少也达到中立位，跟骨达到轻度外翻。

X线照片显示足舟骨已复位到距骨头的前方；第一跖骨纵轴与距骨颈体线一致，胫距和跟距间的关系恢复正常。

## 1524

## 先天性马蹄内翻足术后并发症有哪些？

（1）伤口愈合不良：松解手术有时会有伤口愈合不良。作横切口、短切口和采用克氏针内固定均对伤口愈合有利。石膏只是让它起保护作用，而不是靠它矫形。相反若依靠石膏矫形，则易并发皮肤糜烂和坏死。距下关节恢复到矫正位则不需用力背伸足。术中要避免游离皮缘，也不要向小腿方向延长切口。畸形足的内缘皮肤均较紧缩，且此区域皮肤营养条件差，不利愈合。因此，需要术后 2 周再拆除伤口缝线。

(2) 空凹足（pes cavus）：术中可发现距踇趾内收肌的止点较胫后肌靠背侧。胫前肌有的止于第一跖骨的最远端。经验证明，术中从其异常的止点剥离松解比切断为好。

(3) 术后石膏脱落：术后石膏脱落会影响矫正效果。凡足部发育小、第一跖骨短和小腿肥胖的病儿易发生石膏脱落。用屈膝 20°左右的长腿石膏可防止其脱落。

(4) 矫形不彻底：欲使疗效满意，术中对各种畸形必需彻底矫正。术后要牢牢保持矫正位以使在生长过程中进一步塑形。若不松解跟距的前后两端，则很难纠正跟骨内翻。反之，内翻不矫正，跟骨锁在距骨下面，也呈内翻和马蹄位。因此，一次手术全面松解至关重要。

(5) 矫枉过正和平足：彻底松解有可能产生严重平足。因此，矫正稍稍不足要比矫枉过正好些。矫枉过正会发生痉挛性平足，但一般并无临床症状。

(6) 跖内收和腓骨肌力弱：重症跖内收多见于对足跟外翻矫枉过正的患儿。临床可见斜脚畸形。一般跖内收到患儿的骨骼发育成熟时多不成问题。

(7) 术后僵硬和强直：有的系因术中损伤距舟关节、距下关节和踝关节等医源性原因或因矫正不彻底。

## 1525

## 如何诊治先天性副舟骨?

先天性副舟骨（congenital accessory navicular bone）又称外胫骨，是足舟骨第二骨化中心的先天性异常，为常染色体显性遗传。

先天性副舟骨一般分两种类型，一种副舟骨很小，呈圆形或卵圆形；另一种副舟骨较大，呈三角形或钩状，与舟骨结节间相隔一层纤维软骨，此型到青少年时常与舟骨融合。由于副舟骨的存在，胫后肌止点异常，减弱了胫后肌维持足纵弓的力量，使足纵弓塌陷，形成扁平足。患儿常因走路多后或因鞋的摩擦压迫，使足底或足内侧疼痛并可引发舟骨结节处滑囊炎或胫后肌腱炎。该病女性多见，常为双侧发病，足内侧纵弓塌陷，舟骨结节处较突出，局部肿胀，压痛；做足抗阻力内翻活动时疼痛加剧，拍摄足的舟状骨位可明确诊断。

本畸形无症状患者不需治疗。对有疼痛症状者，早期应给予保守治疗，包括局部封闭或局部涂抹抗炎镇痛药。如有扁平足，鞋内可加用足弓垫。保守治疗无效滑囊炎反复发作，可考虑手术治疗。将副舟骨切除，并切除多余突出的舟骨结节，使之与距骨和楔骨平面一致，紧缩缝合胫后肌腱或将其止点重建，术后 6 周去除石膏，改用维持足弓鞋垫。

## 1526

## 如何诊治先天性垂直距骨?

先天性垂直距骨（congenital vertical talus，CVT）又称先天性外翻凸形足，或先天性“摇椅”扁平足，是一种少见的先天性畸形。本病原因不明，一般认为是由多种因素所致。胎儿在子宫内的姿势不正常，神经性或肌肉性因素，骶2、3神经根麻痹所造成的足底内在肌力弱，均可引起这种畸形。此外本病可能与遗传因素有关。患儿出生时畸形即很明显，典型的先天性垂直距骨表现为：足跟呈马蹄位，前足背伸外翻，足底突出，呈摇椅状。踝关节的活动范围，特别是跖屈活动明显受限。站立时，患足明显外翻，以足心着地，行走时呈踵（跟）足步态，足心部出现较厚的胼胝。X线表现为侧位片可见足底反凸，距骨垂直，其纵轴与胫骨长轴平行，距骨颈延长变形，舟骨与距骨颈相接触，跟距轴线的交角增大。

对新生儿及婴儿保守治疗可能有效，对于3岁以上的幼儿手术是唯一的治疗方法。

## 1527

## 如何诊治先天性仰趾外翻足?

先天性仰趾外翻足（congenital talipescalcaneovalgus）是出生时较常见的足部畸形，发生率大约占新生儿的1‰或更高，女孩比男孩更常见。多见于第一胎或年轻初产妇的婴儿。可能是因宫内胎位不正，在妊娠后期子宫及腹壁肌肉紧张，胎儿受压有关。表现为出生后可见整个足背伸和外翻，足背侧和外侧软组织挛缩限制跖屈和内翻。畸形轻重程度不同，严重者足背伸时可触及胫骨前面。X线片显示足和踝关节正常，没有跗骨关节脱位或半脱位，也没有继发的适应性骨改变或骨化中心发育不良。诊断主要根据临床表现、物理检查和拍摄X线片确定。应与先天性垂直距骨和隐性脊柱裂所致的小腿后肌群瘫痪的足畸形相鉴别。

治疗：先天性仰趾外翻足预后良好，轻度畸形者可采取手法按摩，使足被动跖屈，内收活动，牵拉足背外侧挛缩的肌肉和软组织，每天数次。畸形严重者除用手法按摩外，需用石膏管型将足逐渐过度矫正，4～6个月多可矫正。

## 1528

### 常见足趾畸形有哪些?

（1）多趾（polydactyly）：是足部常见的畸形，常合并有并趾或其他先天性畸形，为常染色体显性遗传。临床表现：多趾多位于小趾外侧，位于踇趾内侧者少见，可呈双侧多趾，也可单侧多趾。多趾可有下列 5 种：①多趾发育较好，两趾与同一跖骨形成关节，跖骨头宽大或分叉状；②多趾发育并与跖骨不形成关节；③多趾并有多跖骨；④皮赘样多趾；⑤多趾只限于末节趾骨，常为并趾，有的末节趾骨融合在一起。

治疗：应尽早手术切除多趾，术前应拍摄 X 线片，弄清骨骼情况，根据骨关节情况设计手术。多趾并多跖骨应将多余跖骨切除，若跖骨头宽大或分叉，切除多趾后应修整跖骨头，附着在多趾上的肌腱要移位到保留下的足趾上，并修复关节囊和侧副韧带。

（2）并趾（dactylion）：并趾较多见，常伴有多趾。并趾多不影响功能，一般不需手术治疗。如患者有要求，可将并指分开，皮肤缺损处则应植皮。并指若有多趾，应按多趾处理。

## 1529

### 扁平足的定义及分类有哪些?

扁平足（flatfoot）又称平足症。是以足纵弓降低或消失为主要特征的足部疾患，该病症发展到一定阶段可并发足部骨关节及软组织病变，导致足踝部疼痛、无力、行走受限等临床症状。关于平足有较多的分类，按不同的分类标准可分为可屈性平足和僵硬性平足、症状性平足和无症状性平足、先天性平足和获得性平足、小儿期平足、青少年期平足及成人期平足等。其中先天性平足包括先天性可屈性平足、副舟骨继发性平足、先天垂直距骨平足、跗骨联合与其他先天性全身性发育不良症并发的平足；青少年平足有一部分是先天性因素造成，另一部分是由于慢性或职业性损伤而引起的可屈性平足。

## 1530

### 先天性平足症的发病原因有哪些?

先天性平足是由先天性因素造成的足弓塌陷。这些因素包括跗骨联合、副舟骨、先天性垂直距骨、第 1 跖骨发育过短、舟骨结节发育过长、先天遗传性平足、先天性仰趾外翻、

Marfan 综合征等，其中前三种先天性因素发生率较高。青少年平足症除外先天性因素，可因站立过久、负重过多及营养、休息不足，足部韧带、肌肉逐渐发生慢性劳损和萎缩，导致弹簧韧带和跖筋膜破裂，造成内侧纵弓进行性塌陷，形成平足。

## 1531

## 平足症的病因及临床表现是什么?

病史应包括开始行走的年龄、平足的任何家族史，确定疼痛出现的时间、疼痛的频繁程度及它与活动的关系，足踝部活动受限的程度等；注意穿鞋问题，特别是鞋子的类型，还应注意患者能否完全参加各种活动等等。

临床表现：起病隐袭，早期出现踝中部和中足于负重后疼痛和肿胀，可发散到小腿下部。早期行走时疲乏无力，随着病情进展，患者可以自己发现足弓外形塌陷，往往用足内侧行走，可有跛行，足部骨关节及软组织出现病变，弓高丧失、前足逐渐外展、后足逐渐外翻，表现出明显平足畸形，当其跟骨外翻和前足外展明显时，可出现跟骨和外踝之间的撞击而疼痛，不能正常穿鞋等。患者还可表现出距下关节等足关节的退行性变及关节炎，出现足部明显疼痛，有的还可以发生跖骨应力疲劳性骨折，久之还可造成整个下肢或脊柱出现代偿性改变。

## 1532

## 平足症的 X 线表现有哪些?

前后位 X 线片可以显示距骨和第 1 跖骨正常力线的丧失，舟骨向外侧半脱位而距骨头未被覆盖；侧位片也可以证明距骨和第 1 跖骨间正常力线的丧失，合并距舟关节半脱位，舟楔关节半脱位或两个关节半脱位。在观察副舟骨时，需确定足内侧界，足可放置于旋后位，使足的内侧边凸现出来。观察跟舟联合时，应将足置于旋前 45°斜位，使足外侧边凸现使跟舟联合得到最佳显示。负重前后位和负重侧位片是必需的，它有助于发现评价可屈性平足。X 线平片也可以显示中足和后足的退行性改变。此外，还可进行站立时踝关节前后位摄片。常用 X 线片评价指标有：①侧位距跟角：>45°示后足外翻；②前后位距跟角：>30°示后足外翻；③侧位第 1 跖距角：>4°提示平足，15°～30°为中度，>30°为严重；④前后第 1 跖距角偏向第 1 跖骨内侧成角提示前中足的外展；⑤前后位及侧位 CYMA 线：断裂提示跟骨相对距骨缩短；⑥内侧楔骨底到地面的距离即弓高。提示平足最常用的角度是侧位第 1 跖距角。当平足畸形进展后，跟骨凹陷消失，跟骨凹陷是评价平足姿势的最有效的影像学方法，它在观察者之间的变异度最小。

## 1533

## 平足症的主要手术方式有哪些?

（1）软组织手术：因许多平足患者出现胫后肌腱、弹簧韧带、三角韧带等结构变薄变细甚至破裂，这些结构对内侧纵弓的维持作用减弱或消失，并使腓骨短肌牵拉失去了抵抗，为使软组织重新获得平衡，恢复胫后肌腱的功能，最初一些学者进行了单纯韧带修复术或胫后肌腱直接修补术，但发现其效果不佳后，提出了通过肌腱的转移手术加强或替代胫后肌腱的动力作用，取得了较好的临床效果。总之软组织手术主要为清理、修复、重建。常用的术式有胫前肌移位术、Miller 手术和 Cobb 手术。

（2）骨性手术及联合手术：单纯的肌腱转移术并不能纠正解剖上的病理畸形，缺乏发挥正常作用的解剖和生物力学内环境，因为此效果不能长久维持，所以许多学者主张进行骨性手术，并提出早期治疗的目的应转向改善症状和预防固定畸形的发生、矫正力线，以改变肌腱等软组织的退变进程和畸形进展。理想的骨性手术应矫正足的畸形，减少弹簧韧带和三角韧带的张力，为软组织手术提供结构上的支持和合适的力学环境，保护软组织重建的效果。目前应用于青少年平足较多的手术包括跟骨截骨内移手术、改良 Hoke-Miller 手术、Lowman 手术、三关节融合术、外侧柱延长手术、舟楔关节融合术（Hoke 手术）、Durfiani 矫形手术等。

## 1534

## 引起成人继发性足弓塌陷的原因有哪些?

（1）各种原因引起的胫后肌腱功能不全。

（2）关节病变：距舟关节、跖跗关节。类风湿关节炎时的足部关节破坏。

（3）医源性如高弓足的过度纠正。

（4）创伤跟骨骨折畸形愈合，距舟关节骨折，Lisfranc 损伤，胫后肌腱挫伤，弹簧韧带的损伤。

（5）继发于糖尿病或外周神经病变的神经性骨关节病（Charcot 关节）。

（6）神经肌肉病变：颅脑损伤、脑瘫、脊髓灰质炎、神经损伤等。

（7）足部肿瘤。

（8）孕妇由于体内内分泌的改变，全身很多关节韧带的松弛，同时体重的增加，使足部受到更大的压力，产生足弓的改变。

## 1535

## 踇外翻的病因是什么?

踇外翻（hallux valgus）是指踇趾向外偏斜超过正常生理角度的一种足部畸形，是足部最常见的病变之一。踇外翻的确切病因还不太清楚，现在认为踇外翻的发生和多种因素相关。但对某些病因仍有争论。

（1）穿鞋：穿鞋被认为和踇外翻的发生有密切关系。尤其是穿窄小、高跟的鞋被认为是引起踇外翻的重要外部原因之一。它可能加重了某些结构不良足的病理变化。

（2）遗传：很多踇外翻的患者有家族病史。Piggott 报道，至少 50% 以上的患者在 20 岁以前就已发生踇外翻。我国梁朝对 1491 例踇外翻患者进行了调查，发现 69. 48% 的患者有家族遗传史，其中 55% 的患者在 20 岁之前就出现了踇外翻畸形。

（3）足部结构异常：①前足或踇趾的旋前。②圆形的跖骨头形态。③扁平足。④第 1 跖骨过长。⑤第 1 跖骨内翻。

（4）其他（如创伤、全身性其他疾病）：①炎症：如类风湿关节炎，痛风性关节炎；②一些遗传性疾病：Down 综合征、Ehlers-Danlos 综合征、Marfan 综合征；③脑瘫等神经肌肉性病变，引起足部肌力不平衡，可产生 Marfan 外翻。④医源性原因，如第 2 趾切除后，踇趾无阻挡，在外力挤压下，可加重或引起踇外翻。内侧籽骨切除后造成跖趾关节软组织肌力不平衡，也可引起踇外翻。

## 1536

## 踇外翻的病理机制是什么?

随着踇外翻的发展和足部生物力学结构的紊乱，第 1 跖趾关节产生一系列病理改变。第 1 跖骨内翻，跖骨头向内移位，而籽骨在踇收肌、踇短屈肌和跖横韧带等结构的牵拉下维持原位，籽骨相对于跖骨头向外发生移动，跖骨头跖侧骨嵴被磨平，籽骨失去了跖趾关节在伸屈运动中的滑车作用，籽骨的外移将会牵拉踇趾近节趾骨发生旋转。踇收肌牵拉踇趾向外进一步偏斜，由于踇趾的外翻和内旋，踇展肌腱被拉长，并移位于踇趾的跖侧，而踇长伸、屈肌腱产生弓弦样作用牵拉踇趾外翻。第 1 跖趾关节内侧产生明显的张力，内侧关节囊和侧副韧带被牵拉变长，跖骨头内侧韧带附着部发生骨的重建，骨赘不断增大，和外部鞋面的摩擦形成踇囊炎，局部红肿，表面皮肤形成胼胝体。踇内侧皮神经在压力和摩擦下发生神经炎，引发疼痛和踇趾的感觉异常。第 1 跖趾关节外侧关节囊和韧带结构挛缩。第 1 跖骨头外侧在这种向外挤压的应力下出现破骨重建，久而久之，引起跖骨头关节面的外翻倾斜。踇外翻后，第 1 跖骨头下的负重减少，外侧跖骨头负重增加，第 2 和（或）第 3 跖骨痛和跖骨头下的胼胝形成。对于较严重蹬外翻，对第 2 趾的挤压可引起第 2 趾锤状趾。

## 1537

## 如何进行蹬外翻的物理检查？

蹬外翻的检查可分为一般检查和局部检查。一般检查要观察足部皮肤的状态，足部的血运情况，感觉，肌肉的状态，步态等。

局部检查要注意以下几个方面：

（1）患者第 1 跖趾关节部位拇趾向外偏斜，跖骨头内侧肿胀突出，表面皮肤可有胼胝。

（2）局部皮肤红肿常是蹬囊炎的表现，但一般较为局限，较大范围的红肿，常常为痛风性关节炎的表现。有时蹬囊破溃合并感染。跖骨头背内侧的突出可形成蹬囊炎，但也可为无痛性突出。整个关节的肿胀可能为骨性关节炎或类风湿关节炎的表现。

（3）蹬囊部位的压痛最为多见，有时叩击跖骨头内侧突出部位刺激皮神经，可引起疼痛并向蹬趾内侧放射，蹬趾内侧皮肤感觉可能异常。关节周缘的压痛可能是骨性关节炎或滑膜炎的表现。籽骨部位的压痛可能为籽骨软骨损伤或为籽骨的异常增生的刺激。

（4）正常第 1 跖趾关节的最大被动背伸 65°～75°，最大被动跖屈 15°以上。最大被动背伸小于 65°一般为蹬趾僵硬的表现。骨性关节炎时跖趾关节在活动过程中可有疼痛和摩擦感。握住近节趾骨在跖骨头上研磨，有骨性关节炎的患者可引起疼痛。

（5）将外翻的蹬趾内翻被动纠正畸形时，可以感觉到很多患者第 1 跖趾关节外侧较紧张，不易纠正，表明蹬收肌紧张和（或）外侧关节囊有挛缩。对于年轻的患者，畸形可能较容易被动纠正甚至过度纠正。

（6）比较蹬趾在外翻位置和矫正位置的被动伸屈活动，判断跖趾关节面是否适合。

（7）检查内侧跖楔关节稳定性，目前临床上判断内侧跖楔关节稳定性的方法主要靠医生的主观判断。

（8）蹬趾趾间关节远节趾骨可有外翻畸形，测量远、近节趾骨轴线，大于 10°为异常。

（9）较严重的蹬外翻，还常伴有蹬趾的向外旋。

（10）足趾胼胝出现的部位常反映出局部受到异常压力。第 1 跖骨头跖内侧皮肤胼胝体说明前足在步态的推进期可能存在异常的旋前。此部位疼痛常常是蹬趾内侧固有神经炎或籽骨病变的结果。

## 1538

## 何为蹬外翻角？

蹬外翻角（hallux abductus angle，HAA）是指蹬趾跖骨中轴线与近节趾骨中轴线之夹角。正常<15°。

1539

## 何谓第1、2跖骨间夹角?

第1、2跖骨间夹角（intermetatarsal angle，IMA）正常<9°。踇外翻时此角通常大于正常。

1540

## 何为近端关节面固有角?

近端关节面固有角（proximal articular set angle，PASA）是指在第1跖骨远端关节面内、外两点引一连线，跖骨中轴线与上述连线有一交点，经此交点做关节面连线的垂线，该垂线与跖骨中轴线的夹角即为PASA，正常人一般<7.5°。一些医生称之为跖骨远端关节角（distal metatarsal articular angle，DMAA）。

1541

## 何为踇趾间外翻角?

踇趾间外翻角（hallux abductus interphalangeus angle，HAIA）是指踇趾远、近节趾骨中轴线交角，为HAIA。正常一般<10°。此角异常增大时，可能反映远节趾骨基底和近节趾骨头的异常。

1542

## 何为跖骨内翻角?

跖骨内翻角（metatarsus adductus angle，MAA）是指跖楔关节和舟楔关节内侧缘连线中点与4第5跖骨、骰骨关节和跟骰关节外缘连线中点相连，通过该线与第2跖骨中线交点做一垂线，此垂线与第2跖骨中线夹角，为MAA。正常人一般<15°。此角反映了跖骨相对于中足部的关系，并对第1、2跖骨夹角（IMA）有影响。有些患者踇外翻畸形从外观看很严重，但测量IMA并不大。

## 1543

### 踇外翻的非手术治疗有哪些？

踇外翻的非手术治疗分为 4 部分。

（1）减轻局部压力：穿宽松的鞋。

（2）消肿镇痛：对于已形成踇囊炎的患者，可理疗，局部使用消炎镇痛药物，减轻症状。

（3）使用矫形支具：对于轻度畸形的患者，可用硅胶制作的顺趾垫放置于踇趾和 2 趾之间，减轻踇趾的外翻，缓解疼痛，但有可能对 2 趾形成挤压。也可使用夜间矫正夹板，将踇趾固定于内翻位，但白天无法使用。对于较重的畸形，支具不能永久地纠正。只能延缓畸形的发展，缓解疼痛。

（4）功能锻炼：比如可用橡皮筋套住双侧踇趾向内牵拉。

## 1544

### 何为第 1 跖骨头内侧骨赘切除术？

该手术方式由 Silver 于 1923 年的描述，又被称为 Silver 手术。此种术式是踇外翻矫正手术中的最基本的手术方式，几乎在其他所有的软组织手术或截骨手术同时使用。尽管该手术去除了骨赘，同时加强了内侧关节囊，但单纯骨赘切除并不能纠正踇外翻其他主要的结构异常和原发病因，矫正踇外翻的效果并不理想，手术后踇外翻的复发率较高，所以现在很少单独使用。只用于部分局部明显突出、又不适于作其他较复杂手术的老年患者。

## 1545

### 什么是 McBride 手术？

1928 年 McBride 采用第 1 跖骨内侧骨赘切除，将踇收肌腱移位至第 1 跖骨头外侧，腓侧籽骨切除治疗踇外翻。此种方法后来被人称为 McBride 手术。1954 年 McBride 进一步阐述了其治疗方法。他根据踇外翻的发展情况将其分为 4 期。1 期，踇囊炎刚刚形成，没有关节的改变，此时只需要闭式切断踇收肌腱。2 期，跖骨头内侧突起增大，畸形更为明显。此时需要切除内侧骨赘，切断踇收肌腱，内侧关节囊梭形切除后加强缝合。3 期，踇趾畸形严重，跖趾关节软骨有部分退变的表现。此时需切除腓侧籽骨，踇收肌腱切断后移位于第 1 跖骨头外侧。4 期，关节退变严重。两侧籽骨均予以切除。1967 年 McBride 又提出，如果在非负重情况下踇趾畸形可以纠正，只有踇收肌的挛缩，腓侧籽骨不必切除。如果负重后踇趾畸形不能纠正，腓侧籽骨需要切除。作者采用的第 1 跖趾关节外侧软组织松解手术包括切断踇收肌腱止点约 1cm，切断悬韧带和跖间横韧带，纵行切开关节囊。即使腓侧籽骨脱位明显，如果没有籽骨的疼痛，一般不切除腓侧籽骨。切除籽骨可能会对跖趾关节的软组织平衡产生明显的影响。单纯 McBride 手术只适合于纠正轻、中度的踇外翻，不适合半脱位型踇外翻畸形。对于骨性结构改变或绝大部分严重的踇外翻患者，McBride 手术只是作为踇外翻矫正手术的一个部分。

## 1546

## 何为 Chevron 截骨术式?

Chevron 本身英文含义就是 V 形的意思。该 V 形截骨的方式是由 Austin 医生在 1981 年首先报道，被称为 Austin 手术。Austin 手术是在第 1 跖骨头内侧作一水平位 V 形截骨，V 形开口向近端，距跖骨头关节面约 lcm，开口的角度为 60°，截骨后将远端跖骨头向外侧推移 3～5mm，切除近侧多余骨质，可使用克氏针或螺钉固定截骨面。常常需要同时作内侧骨赘切除和踇收肌腱止点处切断等软组织松解手术。后来一些学者根据患者不同的病理变化将 Austin 的 60°等边的 V 形截骨改良为不是 60°的等边三角形或为不等边三角形等；于是学者们把这一类截骨术式称之为 Chevron 手术。Chevron 截骨术式适用于 60 岁以下、IMA $<15°$ 且 MAA $<35°$的轻、中度踇外翻患者。60 岁以上的患者，采用该手术后关节疼痛和僵硬的发生率增加。一般认为，跖骨远端截骨纠正 IMA 的能力有限，IMA $>15°$的患者，更多使用跖骨近端截骨。在选择 Chevron 手术时，应测量跖骨头的宽度，一般认为，每向外移位 1mm，可矫正 1°的 1MA。所以跖骨头颈部过窄的患者，不宜选择此术式。

## 1547

## 何为 Mitchell 手术?

Mitchell 手术是在第 1 跖骨颈部的截骨手术。切除骨赘后，在跖骨颈部背跖侧钻孔以备截骨后固定，第一个孔距关节面约 1. 5cm，距跖骨头内侧边缘为 2～3mm。第二孔位于第一孔近端 1cm，距跖骨头内侧边缘为 6～7mm。在两孔之间做两次横行截骨，远端截骨线位于籽骨近端，从内向外侧部分切断跖骨干，保留外侧 3～5mm 骨质不切断，在距远端截骨线的近端 2～4mm 处，垂直跖骨干完全切断跖骨，去除两截骨线间的骨质，将跖骨头向外移位 3～5mm，同时可将跖骨头向跖侧移位 2～4mm，以补偿由于跖骨短缩所造成的踇趾负重能力的减弱。用缝线穿过两孔结扎固定。为了改善固定效果，也可使用克氏针或螺钉固定截骨面。

## 1548

### 何为 Reveniin 手术?

1881 年 Reverdin 首先描述了在第 1 跖骨头内侧，距关节面 1cm 处做一楔形截骨，保持外侧骨皮质的连续性，闭合截骨面后纠正倾斜的跖骨关节面的手术方式。该手术最大的优点是可以有效地纠正 PASA。由于在跖骨头内截骨，愈合较快，稳定性较好。但由于截骨线进入了跖骨头 - 籽骨关节，有可能对籽骨功能有影响。1977 年 Green 改良了传统的 Reverdin 手术，在跖骨头跖侧部分横行作一截骨，使原来的楔形截骨线不进人跖骨头 - 籽骨关节。该术式被称为 Reverdin-Green 手术，在临床得到更多的应用。但此术式不能纠正第 1 跖骨内翻。同一年，Laird 提出另一种改良术式，切断外侧骨质，将截骨线远端跖骨头推向外侧，以缩小第 1、2 跖骨头间距离，相对缩小了 IMA，此术式又被称为 Rcvcrdin- Laird 手术。

## 1549

### 何为 Scarf 手术?

Scarf 手术是在第 1 跖骨干内侧，从内向外做一 Z 形截骨，完全截断后，推挤跖骨下半向外平移，并使跖骨头远端向外侧旋转，以缩小第 1、2 跖骨间夹角。用两枚螺钉固定截骨面。和跖骨远端截骨术相比，Scarf 截骨具有更强的矫形能力。适用于中、重度跗外翻患者。由于使用两枚螺钉固定，具有很好的稳定性。这样可让患者早期下地活动，方便了患者；尽早开始被动活动跖趾关节，避免跖趾关节的僵硬。

## 1550

### 何为 Ludloff 手术?

Ludloff 截骨术是从跖骨基底背侧向跖骨干中部跖侧从内向外截骨，在未完全截断时，用一枚螺钉固定截骨曲面，完全截断后，推挤跖骨远端以固定螺钉为轴向外旋转，透视见位置合适后，再用另一枚螺钉行拉力固定。切除多余骨质及跖骨头内侧骨赘。一般需要同时行远端软组织手术。该手术的突出特点是纠正畸形能力强，另外使用坚固内固定可使患者早期活动。适用于第 1、2 跖骨间夹角大于 16°的严重跗外翻。

## 1551

### 何为第 1 跖骨基底截骨术?

第 1 跖骨基底截骨术由于可以有效地纠正 IMA，而被广泛地使用。基底截骨的方式也是多种多样，如弧形截骨、楔形截骨等。弧形截骨易于调整截骨的位置，但不易稳定固定，也容易发生跖骨头的背伸，造成畸形愈合。楔形截骨术可分为闭合性和开放性截骨。开放性截骨虽然可延长跖骨，但其需要骨移植，愈合时间长，有不愈合的可能，现在已较少使用。而闭合性截骨操作较简单，愈合快，为更多医生选用。基底截骨有着较强的纠正 IMA 的能力，一般适用于 IMA >15°的患者。

## 1552

### 何为 Loison-Balacescu 手术?

Loison-Balacescu 手术是 1901 年和 1903 年分别由 Loison 和 Balacescu 提出。该术式是在第 1 跖骨基底外侧做一开口向外的楔形截骨，保留内侧骨皮质作为合页，闭合截骨面后矫正跖骨内翻，使用克氏针或螺钉固定截骨面。

## 1553

### 何为内侧跖楔关节融合手术?

内侧跖楔关节融合手术（Lapidus 手术）是 Lapidus 于 1934 年报道的，是第 1、2 跖骨与内侧楔骨融合的手术方法，后来习惯上将内侧跖楔关节融合手术统称为 Lapidus 手术。内侧跖楔关节不稳定可使足内侧纵弓塌陷，第 1 跖骨头抬高并发生内翻，外侧跖骨头负重增加，引起疼痛。是引起疼痛性踇外翻原因之一。Lapidus 手术可以阻止足内侧弓的塌陷和稳定足的内侧序列，为足的负重和推进提供稳定。

## 1554

### 何为 Akin 手术?

自从 1925 年 Akin 医生描述在近节趾骨截骨矫正踇外翻以来，该种截骨术已成为最常用的近节跗趾截骨术。最初 Akin 所描述的术式包括跖骨头内侧骨赘切除、近节趾骨基底内侧缘的切除和近节趾骨基底内侧的楔形截骨。以后一些医生又将其发展为近节趾骨远端截骨、斜行截骨和趾骨节段切除等术式，以纠正不同的趾骨病理改变。现在 Akin 手术泛指在趾骨上完成的截骨。

## 1555

## 何为 Keller 手术?

1904 年 William Keller 描述了切除近节趾骨基底和第 1 跖骨内侧骨赘的手术方法，后被称为 Keller 手术，Keller 手术的目的是解除踇趾的疼痛和改善第 1 跖趾关节的活动。Keller 手术适用于具有症状的、第 1 跖趾关节骨性关节炎的老年性外翻患者；或虽然没有骨性关节炎，但患者年龄较大或具有下肢血管病变而不适合做其他重建手术的患者。其他如踇趾僵硬、不能纠正的踇内翻、第 1 跖趾关节重建手术失败以及由于第 1 跖趾关节活动受限而导致的趾间关节反复发作的皮肤溃疡等。

## 1556

## 何为第 1 跖趾关节融合术?

1894 年首先由 Clutton 描述，1952 年 Mckeever 将其推广。该术式可有效地减轻跖趾关节疼痛，维持踇趾长度，稳定第 1 跖趾关节，使踇趾保持较好的负重状态，减少转移性跖骨痛的发生。因此适用于对负重行走功能有一定要求、具有跖趾关节骨性关节炎的中、青年踇外翻患者。另外一个常见的适应证是在 Keller 手术或人工跖趾关节置换术后失败的补救手术。

## 1557

## 踇外翻手术有哪些并发症?

（1）畸形纠正不足和畸形复发。

（2）踇内翻。

（3）跖骨畸形愈合。

（4）跖骨截骨后延迟愈合和不愈合。

（5）第 1 跖骨头缺血性坏死等。

## 1558

## 何为踇僵直?

踇僵直（hallux rigidus）是描述第 1 跖趾关节活动功能受限综合征的一个术语。活动受限是由于关节背侧骨的反应性增生造成，并伴有疼痛，及第 1 跖趾关节退变。踇僵直是一种局部的关节炎过程，通常不伴有足踝部或四肢骨其他关节的退化性关节炎。踇僵直的发生分原发性与继发性。痛风、银屑病或类风湿关节炎可能引起相同的跖趾关节疼痛及活动受限症状。长期存在的踇外翻也可能继发性关节退变，引起继发性踇僵直。

## 1559

## 踇僵直的治疗方法有哪些?

（1）保守治疗：踇僵直的非手术治疗旨在控制局部炎症过程和降低背屈应力，以便减轻背侧撞击产生的疼痛。非甾体类消炎镇痛药可用于减轻滑膜炎。关节内皮质类固醇注射也可用于降低局部关节炎症反应，但不建议反复注射。这些治疗手段常常在疾病的早期，无明显的继发性退变发生以前使用。足部矫形器在踇僵直的非手术治疗中有一定的作用。减小背屈可以降低因撞击而产生的疼痛。穿用硬底鞋有助于降低背屈应力，应避免穿高跟鞋。鞋底可以加用一个硬质棒。关节背侧肿大常常需要穿趾盒较深的鞋子，以提供较大的空间。这些治疗虽然在疾病的早期可使症状缓解，但这些治疗无法改变引起症状的病理因素。随着疾病的发展，关节的背侧会产生更多的反应性骨质增生，关节面背侧进一步退变。这时，可以考虑手术治疗。

（2）手术治疗：必须忠告患者，恢复正常关节解剖和活动范围的手术是没有的。手术的主要目的是缓解背侧撞击征和减轻伴随的滑膜炎。如果这个目的能够被患者理解，手术才会有效。手术方法的选择需要考虑许多因素，包括年龄、活动量、期望值和疾病分级。踇僵直的手术方法有许多。从概念上可以分为关节清创术、切除或置换成形术和关节融合术。各种手术均有其优缺点，需要和患者详细沟通。

## 1560

## 什么是先天性踇内翻?

先天性踇内翻（congential hallux varus）是踇趾在跖趾关节向内成角的一种先天性畸形。

原因是踇趾内侧有一紧张的纤维索牵拉所致。先天性踇内翻的畸形程度不同，严重者可达90°，多为单侧，也可双侧发病。常合并有第 1 跖骨短，足部跗骨或多趾多踇畸形。除踇趾内翻外，有少数患者其余四趾也有轻度内翻。先天性踇内翻应与先天性跖内翻相鉴别，后者跖趾关节无畸形，而是在跖跗关节向内成角。

## 1561

## 先天性踇内翻如何治疗?

婴儿期应试行手法按摩，主要是牵拉先天性踇内翻趾内侧挛缩的软组织。手法按摩后用夹板或橡皮套，使先天性踇内翻趾维持在矫正位置。如畸形严重或保守治疗无效，可行手术治疗。手术方法是松解先天性踇内翻趾内侧紧张的纤维索带，挛缩的软组织及跖趾关节囊，重叠缝合跖趾关节外侧的关节囊和侧副韧带。松解矫形后，如先天性踇内翻趾内侧软组织缺损，可用皮瓣转移术，将第 1、2 趾间背侧皮肤转移至先天性踇内翻趾内侧，先天性踇内翻趾与第 2 趾并拢缝合。

## 1562

## 获得性先天性踇内翻的主要病因有哪些?

获得性先天性踇内翻最常见于先天性踇内翻外翻矫形术后，偶尔也见于先天性踇内翻跖趾关节的创伤、关节炎症，如类风湿关节炎、神经肌肉病等。各种先天性踇内翻外翻矫形手术中，以 McBride 先天性踇内翻囊切除术最容易导致先天性踇内翻畸形。常见的先天性踇内翻外科治疗的方法包括软组织手术和骨性手术。软组织的手术主要是先天性踇内翻展肌松解、肌腱移位，或者是腱固定；骨性方面的手术是跖骨截骨术，以及关节方面的关节切除成形术和关节融合术。除了关节融合术之外，重建跖趾关节软组织的平衡和稳定是所有手术方法的关键所在。

## 1563

## 锤状趾畸形的病因是什么?

锤状趾（hammer toe）畸形表现为近侧趾间关节异常屈曲，远侧趾间关节正常、背伸或跖屈（槌状趾）；病程较长者继发跖趾关节背伸畸形，跖骨头突向跖侧。锤状趾畸形多数累及单个足趾，常见于第 2 趾。

病因包括：①穿鞋不当；②第2跖趾过长；③踇外翻畸形；④创伤因素；⑤结缔组织疾病；⑥或先天性。

1564

## 如何治疗锤状趾？

锤状趾可以利用多种衬垫或固定带治疗，但是这些方法不能根治畸形。根本的治疗方法是手术治疗，包括：肌腱切断关节囊松解术，肌腱平衡手术，各种截骨术，关节成形术和关节固定（融合）术。

1565

## 爪形趾畸形的病因及治疗有哪些？

爪形趾（claw toes）畸形严重，累及多个足趾，甚至踇趾，包含近侧趾间关节屈曲畸形和跖趾关节背伸畸形，足部症状和功能障碍更明显；爪形趾畸形经常与足弓畸形及神经肌肉疾病有关联，如脊髓前角灰质炎、进行性肌萎缩、马尾神经疾患、高弓足畸形，类风湿关节炎亦可导致典型爪形趾畸形。爪形趾的治疗涉及多个足趾，畸形严重。特别是类风湿关节炎可造成严重爪形趾畸形，甚至累及全部足趾。爪形趾时软组织明显挛缩，需要充分切骨才能放松软组织，矫正畸形。可实施跖趾关节切除，跖骨头切除或近节趾骨近端切除，条件允许时也可在切骨后实施硅胶人工趾关节置换手术。

# （二）足踝部损伤与修复

1566

## 依损伤机制踝关节骨折如何分类？

根据损伤机制，踝关节骨折可分为内翻、外翻、外旋及垂直压缩骨折。

（1）内翻骨折：Ⅰ度：外踝骨折或外侧韧带损伤。Ⅱ度：在Ⅰ度基础上加内踝骨折内侧半脱位（双踝）。Ⅲ度：在Ⅱ度基础上再加上后踝也骨折（3踝）。

（2）外翻骨折：Ⅰ度：内踝骨折或内侧韧带损伤。Ⅱ度：在Ⅰ度基础上加外踝骨折，或下胫腓韧带断裂，下胫腓分离或腓骨下端骨折，内侧半脱位（双踝）。Ⅲ度：在Ⅱ度基础上再加上后踝也骨折（3踝）。

（3）外旋骨折：Ⅰ度：外踝斜形或螺旋形骨折。Ⅱ度：在Ⅰ度基础上加内踝撕脱骨折（双踝）。Ⅲ度：在Ⅱ度基础上再加上后踝骨折（3 踝）。

（4）垂直压缩型骨折：足跟着地，足背屈致胫骨前缘骨折，距骨前脱位，或胫骨及两踝粉碎骨折。

## 1567

## 踝关节骨折的 Danis-Weber 分类法是怎样的？

Danis-Weber 根据腓骨骨折的水平位置和胫距关节面的相应关系，将踝关节骨折分为 A、B、C 3 型。认为腓骨骨折位置越高，胫腓韧带损伤越重，踝穴不稳的危险性越大。

A 型：腓骨骨折线在踝关节平面以下多为横行撕脱性骨折，亦有仅撕脱外侧副韧带者，内踝无骨折，胫骨后缘及下胫腓韧带联合多半完整无损。

B 型：正位于下胫腓韧带联合水平的腓骨骨折，可伴有内踝撕脱骨折或三角韧带损伤；胫骨后缘可以完整或显示由后胫腓韧带撕脱的三角骨块。

C 型：腓骨骨折在下胫腓韧带联合与腓骨头间的任何部位，内踝有撕脱骨折或三角韧带损伤；胫骨下端后外侧有骨折块；下胫腓韧带联合多为撕裂，此型是外旋应力和某种冲击暴力的合并作用。

Weber 认为踝关节有一处以上的骨折或韧带损伤即是手术适应证。

## 1568

## 何谓踝关节骨折的 Lauge-Hansen 分类？

Lauge-Hansen 通过尸体解剖和临床实践研究，将踝关节骨折分为 5 类。这种分类可反映出受伤时足的姿势、外力的方向、韧带损伤与骨折间的关联，并同时能阐明骨折的严重程度，对指导手法整复，大有裨益，但较为复杂。

（1）旋前外展型（pronation-abduction type）：又称为 P-A 型发生机制为当足部处于旋前位时遭受外展暴力所致分为以下 3 度：Ⅰ度：引起内踝骨折或内侧三角韧带撕裂伤。Ⅱ度：在前者基础上，因外力持续作用而引起下胫腓前韧带损伤，或后踝撕脱骨折。Ⅲ度：在Ⅱ度基础上再加上外踝骨折，此系外力持续作用所致。

（2）旋后内收型（supination-adduction type）：又称为 S-A 型。此型的损伤机制主要因为足部在旋后位时突然遭受内收的暴力所致，一般分为以下 2 度：Ⅰ度：外踝骨折（少见），或外侧副韧带断裂（多见）。Ⅱ度：Ⅰ度损伤加内踝骨折。

（3）旋前外旋型（pronation-external rotation type）：又称 P-E-R 型，系足部处于旋前位

再加外旋暴力所致；一般分为4度：Ⅰ度：内踝骨折或三角韧带撕裂。Ⅱ度：Ⅰ度加下胫腓韧带及骨间韧带断裂。Ⅲ度：Ⅱ度加骨间膜撕裂和腓骨下方螺旋形骨折（外踝上方6～8cm处）。Ⅳ度：Ⅲ度加后踝撕脱骨折。

（4）旋后外旋型（supination-external-rotation type）：简称S-E-R型，系足处于旋后位受外旋暴力所致，临床上多见。

（5）垂直压缩型（vertical compression type）由高处落下所引起的踝部压缩性骨折一般分为：单纯垂直压缩型与复合外力压缩型两类。①单纯垂直压缩型（simple vertical compression type）：又可分为：A. 背伸型：引起胫骨前下缘骨折。B. 跖屈型：常引起胫骨后下缘骨折，以及胫骨远端粉碎性骨折，亦可伴有腓骨下端骨折。②复合垂直压缩型（composite vertical compression type）：多因旋转、内收、外展等暴力相结合而引起压缩骨折的同时，内外踝等处亦伴有不同类型之骨折。

## 1569

## 踝关节骨折如何分型与分度？

丹麦的Lauge-Hansen根据踝关节骨折的发生机制和创伤病理，将踝关节骨折分为5型：

（1）旋后－内收型（SA）：是指受伤当时足处于旋后位，距骨在踝穴内受到强力内收或内翻的应力，踝关节外侧结构受到牵拉，而内踝则受到距骨的挤压外力，Ⅰ度为外踝韧带断裂或外踝撕脱骨折，其骨折线位于踝关节水平间隙以下，或为横断骨折或为外踝顶端之撕脱骨折。Ⅱ度为Ⅰ度加内踝骨折，骨折线位于踝关节内侧间隙与水平间隙交界处，且呈较垂直之方向斜向内上方。

（2）旋后－外旋型（SE）：是指受伤当时足处于旋后位，距骨在踝穴内受到外旋的应力，距骨在踝穴内以内侧为轴发生向外后方的旋转移位而冲击外踝，并迫使外踝向外后方移位。Ⅰ度为下胫腓前韧带损伤，此时仅依靠临床检查作为诊断依据，X线检查则为阴性；或为胫骨前结节撕脱骨折。Ⅱ度为Ⅰ度加外踝在下胫腓联合水平部位的冠状面斜形骨折，骨折线自前下方斜向后上方，在踝关节侧位片中显示清楚。Ⅲ度为Ⅱ度加后踝撕脱骨折，或为下胫腓后韧带断裂，但如受伤时合并有距骨向后上方的外力时，则后踝骨折较大，有时可以波及胫骨下端关节面。Ⅳ度为Ⅲ度加内踝骨折或三角韧带断裂，可以合并有下胫腓分离。

（3）旋前－外展型（PA）：是指受伤当时足处于旋前位，距骨在踝穴内受到强力外展或外翻的应力，踝关节内侧结构受到牵拉外力，外踝受到距骨的挤压外力。Ⅰ度为内踝撕脱骨折，骨折线位于踝关节水平间隙以下，且为横形，或为三角韧带断裂。Ⅱ度为Ⅰ度加下胫腓韧带部分或完全损伤，下胫腓后韧带损伤也可表现为后踝撕脱骨折。Ⅲ度为Ⅱ度加外踝在踝上部位的短斜形骨折或伴有小蝶形骨折片的粉碎性骨折，蝶形骨片位于外侧，同时可以合并下胫腓分离。

（4）旋前－外旋型（PE）：是指受伤当时足处于旋前位，距骨在踝穴内受到外旋的应力，以外侧为轴，向前外方旋转，踝关节内侧结构受到牵拉而首先破坏了稳定性。继之发生下胫腓韧带损伤和腓骨在中、下 1/3 水平的骨折，Ⅰ度为内踝撕脱骨折或三角韧带断裂，内踝骨折线可呈斜形，在矢状面自前上斜向后下。Ⅱ度为Ⅰ度加下胫腓前韧带、骨间韧带断裂。Ⅲ度为Ⅱ度加外踝上方 6～10cm 处短螺旋形或短斜形骨折。Ⅳ度为Ⅲ度加下胫腓后韧带断裂或为后踝骨折，同时合并下胫腓分离。

（5）垂直压缩型。

## 1570

### 产生下胫腓分离有何条件？

（1）踝关节内侧结构损伤，包括内踝骨折或三角韧带损伤。

（2）下胫腓全部韧带损伤，其中下胫腓后韧带断裂也可表现为后踝撕脱骨折。

（3）骨间膜损伤，临床上骨间膜损伤与腓骨骨折并存在同一水平，因此，以旋前－外旋型及下胫腓分离最明显。

## 1571

### 踝关节骨折的治疗原则是什么？

对踝关节骨折的治疗，如同对其他关节内骨折一样，最可靠的恢复满意功能的方法是尽可能达到关节面的解剖复位，并能允许关节早期开始功能锻炼。

## 1572

### 踝关节不同部位骨折的治疗原则是什么？

（1）内踝骨折：无移位的内踝骨折一般采用石膏固定治疗。对踝关节功能要求较高的患者，也可以采取内固定，以促进骨折愈合及康复。移位的内踝骨折应采取手术治疗，因为持续的移位可以造成距骨倾斜并导致足内翻畸形。内踝尖端撕脱骨折与踝穴受累者不同，前者稳定性较好，除非有明显的移位，一般不需内固定。如果症状明显，可行延迟内固定。常用 2 枚松质骨加压螺丝钉在垂直于骨折的方向固定内踝；较小的骨折块可用 1 枚松质骨加压螺丝钉及 1 枚防止旋转的克氏针固定；对于骨折块太小或粉碎性骨折不能用螺丝钉固定者，可用 2 枚克氏针及张力带钢丝固定；对于延伸至干骺端的垂直型骨折，则需采用小型弧形支撑钢板进行稳妥固定。

（2）外踝骨折：通过前外侧纵向切口显露外踝及胫骨干远端，保护腓肠神经及腓浅神经。如果骨折线完全为斜行，且两骨折端完整，无碎骨片，可用2枚拉力螺丝钉由前向后拧入，以使骨折块间产生加压作用。螺丝钉间隔约1cm。当应用髓内钉固定时注意勿使外踝向距骨倾斜。髓内钉的进钉点宜选在外踝尖部的外侧面，因为髓内钉为直形，不注意可引起外踝向距骨倾斜，造成踝穴狭窄，踝关节活动度减小。将髓内钉塑形可避免这类错误。如果骨折在胫骨关节面以下，远端骨块较小且骨质正常，可用髓内型踝螺丝钉固定，较高大的患者可用6.5mm拉力螺丝钉。

（3）双踝骨折：双踝骨折同时破坏了内、外侧的踝关节稳定结构，移位减少了胫距关节接触面积，并改变了关节运动力学。虽常能做到闭合复位，但消肿后不能维持正常的解剖位置。故几乎所有的双踝骨折，都应行双踝的切开复位及内固定治疗。在手术中，如果软组织过度肿胀，必要时可延迟关闭切口或植皮。骨折脱位需延迟切开复位者，应立即行闭合复位和夹板固定，以防止皮肤坏死。

（4）三踝骨折：三踝骨折较其他类型的踝部骨折更常需要切开复位，三踝骨折切开复位的原则及指征与前面列出的双踝骨折相同，后踝或胫后骨折块切开复位的指征主要取决于骨折块的大小及移位程度。如果后踝骨折块累及25%~30%的负重面，应行解剖复位及内固定。如果骨折块累及的关节面小于1/4，此时胫骨前部关节面较大，足以提供稳定的负重面，并且距骨能被保持在正确位置，因此，一般不会出现后遗症。

（5）踝关节胫骨前缘骨折：踝部胫骨骨前缘骨折与后缘骨折虽然骨折位置相反，但治疗上大致相同。然而有一点不同：因为前缘骨折通常由高处坠落使足和踝极度背屈所引起，这种骨折使胫骨下关节面受到的挤压更为严重，所以，胫骨踝关节面可能难于达到完全的恢复。如果需要，合并内、外踝骨折的治疗如前所述。手术应在伤后24小时内或延迟至软组织条件改善后进行。

## 1573

## 踝关节骨折脱位的并发症有哪些？如何治疗？

踝关节骨折脱位常见的并发症为骨折不愈合、畸形愈合和踝关节创伤性关节炎。

（1）内踝骨折易发生不愈合。其发生率为3.9%~15%，复位不良、断端间分离或有软组织嵌入以及不正确的内固定或外固定时间过短是内踝骨折发生不愈合的主要原因。对内踝骨折不愈合不一定急于手术治疗。如果内踝骨折位置尚好，且有较强的纤维性愈合，又无明显症状时，可随诊观察。有的学者认为，内踝骨折不愈合并不增加踝关节创伤性关节炎的发生率。如内踝骨折不愈合确实引起明显的症状，则可行切开复位内固定植骨术，外踝骨折不愈合比较少见，仅为0.3%。如一旦发生，其症状远较内踝骨折不愈合严重得多，因为在步态周期的负重期，跟骨轻度外翻，距骨向外侧挤压外踝而产生症状，另外，由于外踝骨折不愈合，在步态中对距骨外移和旋转的限制支持作用减弱，最终可导致踝关节的退行性改变。因此，如已明确诊断外踝骨折不愈合时、应行切开内固定植骨术。

（2）踝关节骨折畸形愈合多由复位不良引起。当前对踝关节骨折中腓骨中下 1/3 或外踝骨折的准确复位日益得到重视，腓骨中下 1/3 骨折的重叠移位，必然引起外踝上移，由于腓骨纵轴与外踝纵轴之间形成向外开放的 15°角，因此，如果外踝上移，则踝穴势必增宽，距骨在踝穴内失去稳定，最终导致踝关节创伤性关节炎。对腓骨中下 1/3 骨折畸形愈合并引起外踝上移者，可行腓骨中下 1/3 截骨并延长，在延长后的间隙内植骨并以钢板作内固定。对踝关节骨折畸形愈合又合并严重创伤性关节炎者，则不应再考虑切开复位术，而应行踝关节融合术，对高龄患者可考虑人工全踝关节置换术。

（3）踝关节骨折后创伤性关节炎的发生与原始损伤的程度（如胫骨下端关节面粉碎性骨折、原始损伤距骨有明显脱位者，创伤性关节炎发生率高）、距骨复位不良或仍残存有关节脱位以及骨折是否解剖复位密切相关。尽管在 X 线片上创伤性关节炎表现明显，但临床症状并不一定就相应严重，如果疼痛症状轻微，踝关节又保存有一定的功能，尤其是保存有背伸的活动范围，则不应轻易决定施行踝关节融合术；如症状严重，且踝关节功能已基本丧失，则可行踝关节融合术。

## 1574

### 何谓 Bosworth 骨折?

指踝关节骨折脱位，腓骨近端骨折片向后移位交锁于胫骨后面，闭合复位很难成功。踝关节遭受外旋暴力，腓骨脱位至胫骨后面，然后再骨折，近端骨片受阻于胫骨后嵴处，由于骨间膜及韧带紧张，腓骨肌腱被拉紧，腓骨近端骨片被牢牢地嵌于后侧，常需手术切开复位。

## 1575

### 何谓 Pilon 骨折?

胫骨 Pilon 骨折是指累及胫距关节面的胫骨远端骨折。Pilon 骨折目前尚没有明确的定义，一般是指胫骨远端 1/3 波及胫距关节面的骨折，胫骨远端关节面严重粉碎，骨缺损及远端松质骨压缩。常合并有腓骨下段骨折（75%~85%）和严重软组织挫伤。

Rockwood 等认为，Pilon 骨折应包括：①踝关节和胫骨远端的干骺端骨折，通常伴有踝关节的关节面粉碎性骨折；②内踝骨折；③胫骨前缘骨折；④胫骨后面横形骨折。

## 1576

### 何谓 Wagstaffe（Lefort）骨折?

指下胫腓前韧带或距腓前韧带在腓骨附丽点的撕脱骨折，是外踝前缘的纵形骨折。Wagstaffe 将其分为 3 种类型：

Ⅰ型：下胫腓前韧带和距腓前韧带附着部位共同撕脱骨折。

Ⅱ型：下胫腓前韧带附着点以下腓骨斜形骨折，伴韧带附着点骨折，系由距骨撞击所致。

Ⅲ型：腓骨斜形骨折同Ⅱ型，同时伴有下胫腓前韧带于胫骨前结节撕脱骨折。

## 1577

### 何谓 Tillaux 骨折?

1872 年 Tillaux 在一片碎纸上所画，他死后被 Chaput 发现，后来 Heiger 和 Mankin 进一步作了细致的描述。Tillaux 骨折指踝关节外展外旋后，下胫腓联合前韧带胫骨附丽部撕脱骨折，也可发生腓骨附丽部撕脱骨折。常在踝穴片显示，或在踝关节内旋 45°正位片中显示。此型骨折是踝关节骨折脱位 Lauge-Hansen 分类中，旋后 – 外旋型（supination-external rotation）的第Ⅰ度。

Tillaux 骨折有两点特定的因素：①年龄因素：年龄在 13 ~ 14 岁胫骨远端骺板内侧一半闭合（骺板软骨骨化）、外侧一半未闭（仍为静止软骨），至 14.5 ~ 16 岁才全部闭合，该骨折就在这特定的 18 个月中发生；②解剖因素：附着在胫骨远端骨骺与腓骨远端干骺端上的下胫腓联合前韧带较干骺端松质骨和骺板软骨坚韧而不易断裂，外旋暴力可使胫骨远端骨骺于前外 1/4（即骺板闭合与半闭合的交界处）被撕脱，发生 Salter-Harris Ⅲ型骨折，骨骺越成熟，垂直的骨折线越靠近外侧，是青少年特有的损伤，一般骨折块移位较小。Tillaux 骨折可行闭合复位，将足内翻、内旋并将踝关节置于 0°位以 U 形石膏或短腿石膏托固定。

## 1578

### 何谓 Dupuytren 骨折脱位?

Dupuytren 骨折脱位被列为一种少见的 Lauge-Hansen 旋前 – 外展型损伤，属于三度损伤。

即腓骨高位骨折、胫骨下端腓骨切迹部位撕脱骨折、三角韧带断裂同时有下胫腓关节分离。一般地，包括内踝撕脱骨折或三角韧带损伤，下胫腓前韧带损伤或下胫腓韧带完全损伤或后踝撕脱骨折，外踝不同水平骨折，腓骨骨折部位高至中上 1/3 水平，此损伤距骨向外移位较大，下胫腓韧带及骨间膜广泛损伤。

治疗：可先固定腓骨，用骨栓横行固定下胫腓关节，并同时修补三角韧带。

## 1579

### 何谓 Chaput 骨折?

Chaput 骨折（或 Tillaux-Chaput）是指下胫腓前韧带在胫骨的起点处发生的撕脱骨折。

## 1580

### 何谓 Volkmann 骨折?

Volkmann 骨折也称之为后踝骨折，是下胫腓后韧带在胫骨的止点处发生的撕脱骨折，骨折块可涉及和不涉及后踝关节面。

## 1581

### 何谓 Wagstaffe 骨折?

Wagstaffe 骨折也称 Lefort 骨折。是指下胫腓前韧带在腓骨的止点处的撕脱骨折。

## 1582

### 何谓 Maisonneuve 骨折?

1840 年由法国医师 Maisonneuve 首先报道了这一类型的骨折，故此得名。Maisonneuve 骨折指由外旋暴力导致的腓骨近端骨折，常常合并下胫腓分离、内踝骨折、三角韧带撕裂、前距腓韧带断裂、骨间韧带损伤、下胫腓韧带撕裂、后踝骨折等损伤，属于旋前 - 外旋三度损伤，踝关节不稳定。

## 1583

## Maisonneuve 骨折的临床特点及治疗方法是什么?

Maisonneuve 骨折的内踝骨折多有分离，骨折位于踝关节水平之下，为撕脱所致。如果未发生内踝骨折，则三角韧带断裂。下胫腓前韧带断裂。骨间膜有不同程度的损伤，其断裂超过 8 厘米时，下胫腓关节出现分离，极不稳定。其临床表现是伤后踝部迅速肿胀，疼痛，以致不能行走和活动该关节，若骨间膜损伤严重，则小腿前外方肿胀亦明显，肿胀及压痛水平常代表骨间膜损伤水平。腓骨近段亦有压痛，肿胀。X 线检查应包括踝关节及小腿上段，以免漏诊。

Maisonneuve 骨折可以闭合复位，石膏托固定。但从最大限度保存功能考虑，仍以早期手术内固定为宜。内踝骨折可用螺钉固定，如无骨折仅为三角韧带断裂，则应修复三角韧带；腓骨上段可用钢板固定。下胫腓水平应以位置螺钉横穿固定。但由于正常时踝关节伸屈时，踝穴存在微量的“开”、“合”运动，故下胫腓水平位置螺钉在骨折愈合后应尽早除去。

## 1584

## 何谓 Pott 骨折?

Pott 骨折是指踝部骨折同时伴有踝部内翻畸形的骨折。多为内翻暴力所致。

## 1585

## 什么是 Cotton 骨折?

Frederic J Cotton 在 1915 年发现这一踝关节骨折类型。遂被命名为 Cotton 骨折。以胫骨后唇骨折为其特征，同时伴内、外踝骨折，患足向后脱位。以后在 1932 年 Hendersen 称此为三踝骨折。实际上指胫骨远端关节面后缘的骨折，伴距骨向后脱位。

## 1586

## 踝关节骨折脱位的初步处理有哪些?

踝关节骨折脱位后，如果全身情况允许，应尽早治疗，以便及时复位。但因故暂不能立即手术者，要做初步闭合复位，不然严重移位的骨片压迫皮肤，产生水疱，甚至皮肤坏死，继发感染而影响手术。

## 1587

## 如何选择踝关节骨折脱位的治疗方法？

措施应是最简单、损伤最小且又能维持复位的方法。大部分踝关节骨折脱位是轻度的，闭合复位石膏固定即可达到满意的治疗结果。当然严重的骨折移位，需要手术切开复位治疗，一般Ⅰ度、Ⅱ度损伤，保守治疗和手术内固定的治疗结果是相同的。而Ⅲ度和Ⅳ度骨折脱位，切开复位治疗的结果优于闭合复位。

## 1588

## 踝关节骨折脱位闭合复位的注意事项有哪些？

闭合复位有肯定的优点，即简单方便。但在严重的踝关节损伤时，闭合复位常失败。在作闭合复位时应注意以下几点：①损伤后应尽早复位，争取在损伤后几小时内实施。②骨折的内外踝借助韧带与距骨相连，故距骨移位的纠正，即可间接纠正内、外踝移位。如果需采用较大外力才能保持复位者，应考虑关节内或骨折面之间有软组织嵌入。③固定后石膏要很好地塑形。④伴关节面损伤的踝关节骨折，如胫骨关节面骨折，应避免早期负重。胫腓下联合固定者，也应避免负重。⑤复位固定后要定期随访。伤后2周左右，肢体肿胀消退，要及时更换石膏，防止骨折再移位。

## 1589

## 手术治疗踝关节骨折的优点有哪些？

（1）一般均可以达到解剖复位，有利于踝关节的功能恢复。

（2）减少石膏固定的范围和时间，如果内固定非常坚强，可省去外固定，以利早期功能操练，缩短康复时间，防止关节僵硬，防止骨质疏松，防止肌肉萎缩。

（3）能有效地维持复位后的位置，免除不稳定骨折的反复闭合复位及更换石膏。反复的复位可能加重关节软骨的损伤，加重关节周围的软组织损伤。

（4）避免非生理位置固定患足，有内固定的踝关节，可用石膏固定关节于功能位。而闭合复位的踝关节往往要根据骨折移位的情况固定在非功能位，如过度的内翻或外翻，这样可能会加重关节软骨的损伤，同时牵拉关节周围的软组织。

（5）可以在手术时去除关节内或骨片间的软组织。要求在内固定前后探查关节面，清除关节内碎片或软骨片。内踝骨折移位常常有骨膜嵌顿，内踝三角韧带断裂后有断端卷入距骨和内踝之间，妨碍距骨的复位。

## 1590

## 手术治疗踝关节骨折的缺点有哪些？

手术治疗踝关节骨折脱位虽有不少优点，但不可避免地存在着缺点。常见的手术并发症有感染、皮肤坏死、内固定松动等。而且金属内固定常常需要再次手术取出，也存在着内固定断裂的可能性。因此要严格掌握手术指征。

## 1591

## 什么情况下踝关节骨折脱位必须行手术治疗？

一般踝关节骨折脱位时，出现如下情况需手术治疗：

（1）闭合复位后距骨及外踝向外移位超过2mm。

（2）闭合复位后距骨与内踝的间隙超过3～4mm。

（3）胫骨后唇骨折片超过关节面1/4～1/3，闭合复位后关节面不平整，距骨向后脱位。

## 1592

## 如何治疗陈旧性踝关节骨折脱位？

踝关节骨折脱位超过3周以上，属于陈旧性损伤。因此时已失去了闭合复位的最佳时间，手术切开复位是唯一可行的途径，但前提是关节软骨无明显破坏，可行切开复位内固定。如果关节软骨破坏严重无法修复则宜行踝关节融合术。

## 1593

## 踝关节融合术有哪些方法？

（1）腓骨截骨融合术：采用经腓骨切口。切除胫骨及距骨软骨，切除胫骨外侧骨皮质及距骨外侧面，切除腓骨远端之内侧面，然后切取腓骨置于踝关节外侧，胫腓骨间用两枚螺丝钉固定，外踝与距骨用一枚螺丝钉固定。

（2）腓骨截骨加压融合术：位于胫腓下联合前纵形切口，切开皮下组织及深筋膜，游离腓浅神经的外侧支。切断并结扎腓动脉穿支。距外踝尖端6cm处切断腓骨。游离腓骨软组织附着，自近侧向远侧，腓骨远端内侧皮质及外踝关节面切除，切除胫骨远端关节面，切除距骨之关节面，用粗纹螺丝钉固定胫距关节。然后切除距骨外侧关节面及胫骨的腓骨切迹，远端腓骨复位后用螺丝钉固定胫腓骨，另一枚螺丝钉固定外踝及距骨，此融合术方法简便，融合接触面广，骨片间有一定压力，有利骨愈合。

（3）前滑槽植骨踝关节融合术：采用踝关节前路，暴露关节囊，进入踝关节。自胫骨远端前面，截取2cmx6cm长方形骨片。切除胫距骨间软骨，同时纠正踝关节畸形，然后于距骨颈及体部位开槽，以接纳胫骨骨片。将胫骨片下端插入距骨槽内，近端骨片嵌于胫骨槽内。骨片与胫骨用螺丝钉固定。自胫骨槽内取骨松质，填塞在踝关节前间隙，缝合伤口，长腿石膏固定。

## 1594

## 什么是踝关节不稳?

踝关节损伤后如果未经恰当的治疗，往往造成损伤组织不能修复，导致踝关节不稳定。踝关节的稳定性是由构成踝关节的骨性结构和韧带结构提供。在临床上，踝关节损伤往往是某些骨性结构和韧带结构的破裂，但并不是每种损伤都会导致踝关节不稳定。

踝关节是由内踝、外踝、胫骨远端关节面、胫腓下联合及其相应的韧带构成。而踝关节的稳定结构主要是三组：内侧骨韧带复合体、外侧骨韧带复合体和胫腓下联合复合体。距腓前韧带及跟腓韧带损伤的病例，表现为前后、旋转和内收不稳定。如治疗不当，踝关节韧带瘢痕连接，韧带依然松弛，日常活动中距骨过度活动，踝关节会反复扭伤，在不平坦的路面上行走，踝关节有不稳定的感觉。不稳定的踝关节，其滑膜往往增厚，并逐渐出现退行性关节炎，关节间隙变窄等。

## 1595

## 踝关节外侧慢性不稳定的临床表现与诊断有哪些?

（1）有急性踝关节跖屈内翻扭伤史，且治疗不充分。

（2）患者主诉疼痛、肿胀、不稳定感，并有反复扭伤，有些患者感觉活动僵硬。

（3）有反复扭伤史，常在崎岖不平路面或下楼时易扭伤，并伴有严重疼痛，可无明显肿胀或无淤斑。

（4）踝关节外侧慢性不稳定临床检查时有以下体征：前抽屉试验示距骨过度前移，踝关节内翻应力试验（阳性），腓骨长短肌软弱。前抽屉试验距骨前移 >6mm 和距骨在内翻应力试验时倾斜 >9°，为机械性不稳定。

## 1596 如何治疗踝关节外侧不稳定？

（1）保守治疗：对软组织撞击征群，踝关节前外撞击，或距骨撞击胫腓下联合前韧带下缘。首先使用抗炎药物和理疗。如无效，则有指征进行关节镜检查，其时可见滑膜增生、瘢痕和距骨前外顶部磨损。

（2）手术治疗：外侧韧带不稳定的重建方法文献报道有 50 多种。最明确的手术指征是非手术治疗失败。

1）解剖修复方法：Brostrori 指出韧带可后期修补，因断裂有可借以缝合的瘢痕组织。可缝合断端，或将断端缝合至骨附着点。但其他作者发现不易暴露寻找断裂部位，韧带已经在延长状态瘢痕愈合。为此有人推崇缩短缝合，重叠修补韧带。将韧带缝至骨或用局部组织增强。由于此种方法未牺牲正常组织，不影响踝关节和距下关节，不损害内翻动作，也不损害距下关节活动。文献报道后期修复优良，治疗效果一般或失败的原因有三种：①病史长达 10 年；②过度活动；③仅重建距腓前韧带，而未重建跟腓韧带。

2）韧带附着点推进法 Karlsson 方法：皮肤切口起自腓骨后外，远端延向跗骨窦，使皮瓣翻向前。此法应注意保护神经分支。伸肌腱牵引向内侧，按距腓前韧带切开关节囊，组成关节囊和距腓前韧带瓣，再附着至外踝。如欲修复跟腓韧带，确认损伤之跟腓韧带，其方法如同距腓前韧带一样，组成跟腓韧带关节囊瓣，维持韧带远端至跟骨。作者主张暴露距腓前韧带和跟腓韧带在外踝的附着点。将两韧带的附着点连同骨组织一起切下，并向远端分离组成关节囊距腓前韧带和跟腓韧带瓣，然后在外踝原韧带止点近端钻孔，将韧带拉向近侧和后侧缝合。然后石膏固定 6 周。该法临床上能获得满意结果。

3）非解剖重建：使用剖开的部分或全部腓骨短肌腱。也可使用跖肌腱、跟腱、部分游离伸肌腱或阔筋膜等，可取得 90% 的成功率。此方法术后踝内翻及距下关节活动度降低，局部会遗留疼痛症状。

4）用跖肌腱重建距腓前韧带及跟腓韧带。

## 1597 外侧韧带复合体生理功能是什么？

（1）距腓前韧带：不论踝关节在什么位置都是紧张的。由于韧带从腓骨起点向远侧及内侧而行，止于距骨，主要是限制踝关节内旋及跖屈，阻止距骨向前半脱位，但对踝关节内收的抵抗力不大。

（2）跟腓韧带：起自腓骨尖端向后向下止于跟骨，韧带越过踝关节及跟距关节。主要限制距骨倾斜和内收。特别是当踝关节极度背伸，跟腓韧带从起点到止点成垂直线，阻止内翻功能更明显。

（3）距腓后韧带：形状较大，为外侧韧带中最强的一束，在踝关节稳定中起重要作用，因位于踝关节后，故有阻止踝关节内收、内旋和内移功能，也可限制距骨的向后移位。此韧带将腓骨和距骨紧紧连在一起，因此距骨和腓骨能连成一个单位。当外踝产生外旋骨折伴踝关节内侧损伤和内收骨折时，距骨和腓骨一起移位，复位时也能一同纠正移位。

## 1598

## 踝关节外侧韧带损伤的分类有哪些?

（1）按外侧韧带损伤部位和程度分类：Ⅰ度：轻度损伤，距腓前韧带部分纤维撕裂，韧带仍连续。Ⅱ度：该韧带有较多纤维撕裂，但韧带仍连续。Ⅲ度：严重损伤，韧带完全断裂。Ⅳ度：最严重损伤，使距腓前韧带和跟腓韧带、距腓后韧带完全断裂。

（2）按病理、功能和不稳定程度分类：Ⅰ度：韧带牵拉伤，无肉眼可见撕裂，关节稳定，功能无损害。Ⅱ度：中等损伤，肉眼可见部分撕裂，轻至中度不稳定，中度肿胀，压痛存在，功能有损害。Ⅲ度：严重损伤，韧带完全撕裂，明显肿胀，有淤斑，关节不稳定。

以上分类指单条韧带损伤。Brostron 指出 20% 踝关节内翻损伤有两条韧带损伤，即距腓前韧带和跟腓韧带损伤。临床上踝关节扭伤时，除韧带损伤，可伴有骨组织损害或腓骨长短肌腱和腱鞘损伤。

## 1599

## 踝关节外侧韧带损伤的治疗方法有哪些?

（1）保守治疗：石膏固定，因距腓前韧带与关节囊相连，血供丰富，且关节囊部分破裂。置患足于与伤力相反的位置，使撕裂组织可靠近，小腿石膏固定后，距腓前韧带可愈合。如伴有跟腓韧带断裂，踝关节固定于 90 位。又有轻度外翻者，固定时间要延长。拆除石膏后，应用弹力绷带包扎，直至肿胀消退。此后患足鞋跟外侧垫高。

（2）手术治疗：Brostron 研究和比较了手术治疗和用石膏或胶布固定 3 周的治疗结果。手术修补距腓前韧带后不稳定仅占 3% 。非手术治疗后不稳定为 20% ，但石膏固定和胶布固定结果无差别。因时提倡手术治疗。对年轻的运动员，新鲜的距腓前韧带和跟腓韧带损伤应立即手术修补，手术越早越好。如果延迟 2 ~ 3 周再手术，则断裂韧带已收缩，尤其是跟腓韧带，且周围组织与其发生粘连，手术时又要修剪韧带断端处，以致缝合困难。有些病例常常是外侧韧带损伤，伴有距骨顶部软骨损伤，因此在手术修补韧带时，应探查踝关节，并摘除顶部骨软骨碎片。距腓前韧带断裂部位，常位于距骨体外侧关节面与颈交界的骨隆起部，甚易修补缝合。跟腓韧带可从外踝附着点撕脱，或附有外踝尖端发生撕脱骨折，可将韧带断端固定于外踝，并作8字形缝合。有时在距下关节处断裂，远端韧带隐藏在腓骨肌腱下，术者必须切开支持带，并牵开腓骨肌腱才能发现断端，然后缝合韧带。一般采用弧形切口，切口位于足外侧并围绕外踝，应避免损伤趾伸短肌的运动支神经，以及腓肠神经感觉支。

（3）康复阶段治疗：早期应限制活动，最初冰块冷敷，加压包扎，抬高患肢，最后加以固定，以利于损伤组织修复。固定时间取决于韧带损伤程度。后期操练强调恢复腓骨长、短肌和踝关节背伸肌强度，注意跟腱的牵伸操练，同时操练本体反射，进行灵活性和耐力训练。功能操练目的是使患者尽快恢复功能。

## 1600

## 什么是三角韧带?

踝关节内侧韧带又称三角韧带（deltoid ligament），有深、浅两部分。韧带起于胫骨内踝，向下方延伸。

（1）三角韧带浅层纤维呈三角形，附着于内踝前丘部，其远端止于舟骨、弹簧韧带、载距突，小部分止于距骨，浅层的前部纤维远侧止于舟骨，又称胫舟韧带。

（2）三角韧带深层又称前胫距韧带，主要起于内踝后丘部及前后丘部间沟，止于距骨滑车面的胫侧缘。三角韧带深层极粗大，深层纤维由起点至止点的方向较水平，可限制距骨的侧向移位。

## 1601

## 三角韧带的作用是什么?

三角韧带对踝关节的稳定作用。Donnin 认为三角韧带断裂后能自然维持韧带位置。Yablon 指出，切断内侧韧带踝关节无不稳定。

（1）三角韧带浅层：三角韧带浅层有三束，主要按矢状面排列，抵抗距骨外展，但不能防止距骨在水平面的外移和外旋。三角韧带浅层部分和全部撕裂极少影响踝关节的稳定性。

（2）三角韧带深层：三角韧带深层从内踝起比较水平向外行，止于距骨内面。但在实验切断三角韧带深层时，在应力下距骨无明显外移和外旋。因腓骨远端及胫腓下联合是完整的，阻止了距骨的移位。踝关节的稳定性由内侧结构、外侧结构和胫腓下联合等因素共同维持。三角韧带等内侧结构损伤被认为是踝关节骨折出现距骨向外侧半脱位的先决条件，特别是三角韧带深层破裂，可明显改变胫距接触面和压力分布，增加距骨在跖屈位时的外旋。但出现距骨脱位还必须伴有胫腓下联合分离或外踝骨折。我们也发现，外踝骨折或胫腓下联合韧带断裂时，只有在三角韧带深层断裂后才出现明显的踝关节不稳定，故我们认为三角韧带是控制踝关节距骨稳定的重要结构，同时也是胫腓下联合的稳定装置。

## 1602

## 如何治疗单纯的三角韧带损伤?

单纯的三角韧带损伤非常少，常伴有其他损伤，所以治疗应根据踝关节损伤的类型和程度来决定治疗方案。而单纯的三角韧带损伤保守治疗即可，一般使用弹力绷带、支具或石膏固定。如果三角韧带的损伤影响踝关节的稳定性，就应当考虑手术修补。

## 1603

## 如何进行三角韧带修补术?

对三角韧带断裂的手术指征颇有争议，Dannin 认为三角韧带断裂不需修补。Heppcnstall、Close 和 Mast 等认为如果复位后踝穴解剖关系恢复，踝关节内侧间隙正常，即不大于 2mm，三角韧带不需修补。如果外踝不能复位或复位不完全，或者外踝复位虽满意，但踝关节内侧间隙大于 2mm 者，应修补三角韧带。Dzioh 认为，所有内侧韧带断裂者，均要手术修补。

手术时先于踝关节内、外侧分别作切口，显露损伤组织，但要先将缝线贯穿好三角韧带的两断端，暂不打结扎紧。注意三角韧带可以从内踝撕裂，也可以从距骨上撕脱，或韧带本身断裂。修补时内踝或距骨钻孔，缝线穿过骨隧道，以便修复韧带。然后在外侧切口固定腓骨或外踝，最后再结扎修复角韧带的缝线。如固定腓骨后再缝三角韧带，因距骨已复位，缝合相当困难。在治疗内踝前丘部骨折伴距骨移位病例时，要注意有三角韧带深层断裂。此种病例单纯固定前丘部，并不能恢复关节内侧间隙。因此在螺钉固定内踝前丘部时，同时修补三角韧带深层。

## 1604

## 距骨骨折分哪几类?

（1）距骨头骨折。

（2）距骨体骨折。

（3）距骨颈骨折。

## 1605

### 如何诊治距骨头骨折？

距骨头骨折占距骨骨折的5%~10%。通常伴有跗横关节或中跗关节的损伤及中足的不稳定。约有10%距骨头骨折患者发生距骨坏死。X线检查有助于明确诊断，必要时应行断层摄影及CT检查以明确骨折情况。由于距骨头周围坚强的韧带附着，大多距骨头骨折无移位。当临床表现提示有距骨骨折时，应力位摄片亦有助于确诊。治疗无移位的距骨头骨折可石膏固定8~12周，不可负重，负重锻炼需根据X线决定。累及距骨头50%以上的移位骨折需要切开复位内固定。如果移位的骨折块小于距骨头的50%，且切除骨折块后不影响距舟关节稳定性，可行骨折块切除。无论何种治疗方式，距骨头骨折大多导致后期距舟关节的创伤性关节炎，往往需要行关节融合。

## 1606

### 如何诊治距骨体骨折？

距骨体骨折占距骨骨折的13%~23%，同距骨颈部骨折一样，体部骨折并发症也较多。距骨体骨折根据骨折机制进行归类，大致可分为垂直骨折（包括矢状面、额状面）、水平骨折（轴向）。也有根据骨折块解剖部位进行分类的，如：距骨外侧突骨折、距骨体骨折、距骨后结节骨折、距骨软骨骨折等。诊断需要完整的足、踝各位置的影像学资料。制订治疗方案时，CT图像的指导作用尤为重要。距下关节脱位，无论是显著脱位或是隐匿性脱位，复位后可发现距骨体骨折，而后者往往被忽略，因此在距下关节脱位复位后，应常规作CT扫描以排除伴随的关节内骨折。距骨体骨折的治疗原则与距骨颈骨折相同，无移位的骨折通常采用石膏外固定，不推荐手术治疗，切开复位内固定虽可提供患者早期功能锻炼的机会，但有增加医源性并发症的可能。有移位的距骨体骨折也可采用轻柔的闭合复位方法，如果不能解剖复位，则手术切开作为首选。为暴露手术野，可作内踝或外踝截骨，骨折愈合后方可负重锻炼。预后及术后并发症较严重。距骨坏死率约25%~50%，如果骨折伴有脱位则更高。距下关节或/和踝关节的创伤性关节炎较为多见，同样需要行关节融合减轻症状。

## 1607

### 距骨颈骨折如何分类？

距骨颈骨折的Hawkins分类：Ⅰ型：无移位的距骨颈骨折，多为纵形骨折，此型距骨骨折骨坏死的发生率较低。Ⅱ型：距骨颈骨折合并距下关节半脱位或全脱位，但踝关节仍保持完整。此型骨折中从距骨颈部延伸到体部以及进入距管距窦内小孔的动脉均受累，但进入距骨体内侧面小孔的血管未受损伤，骨坏死的发生率约为 42%。Ⅲ型：距骨颈骨折合并距下关节、踝关节脱位。距骨体往往被从内后方挤出嵌顿于跟骨与胫骨间。这类骨折发生时，为距骨供血的三根主要血管均被累及，因此坏死发生率非常高，可达 90%。Ⅳ型：为Ⅲ型的基础上合并距舟关节脱位，由 Canale 与 Kelly 在 Hawkins 研究的基础上提出，该型除了距骨体从踝关节或距下关节中脱出，还伴随距骨头从距舟关节中脱出。这类罕见的骨折被称为 Hawkins Ⅳ型，其骨坏死的发生率几乎为 100%。近来，Inokuchi 等提出这一类骨折不属于上述类型，定为Ⅴ型距骨颈骨折，此类骨折中距骨头骨折块骨折移位，但距下关节、踝关节无脱位。

## 1608

## 距骨颈骨折的治疗有哪些方法?

对各型距骨颈骨折治疗的最终结果鲜有文献报道，但预后均不佳。无论何种类型的距骨颈骨折都应该解剖复位，对有移位的骨折，应尽早复位，以减少并发症。现分述如下：

（1）Ⅰ型骨折（无移位的距骨颈骨折）：必须指出的是Ⅰ型距骨颈骨折是指无移位的骨折，且距下关节内无游离骨块者，可通过 8 ~ 12 周的石膏固定进行治疗，在最初的 4 ~ 6 周内不可负重，足部固定于轻度跖屈位。如果 X 线显示距骨坏死，石膏固定需增加 6 周，Ⅰ型距骨颈骨折中约有 13% 发生距骨坏死。

（2）Ⅱ型距骨颈骨折（合并距下关节脱位）：移位的距骨颈骨折属于骨科急诊，需要尽早复位。有的作者提倡闭合复位，也有的认为对所有Ⅱ型距骨颈骨折需要切开复位内固定。闭合复位在充分麻醉下进行，不主张反复闭合复位。传统观点认为，可以接受的复位标准为：内翻 $<5°$，移位 $<5mm$。目前提倡闭合复位要求达到完全解剖复位，也有人提出移位 $<2mm$ 可作为复位满意的标准。达到解剖复位后，于跖屈位固定。对于复位不满意者，需切开复位内固定，术后在踝关节中立位固定患肢，患足不负重至少 6 周，只有在 X 线上表现骨折愈合，且无距骨坏死情况下开始负重练习。

（3）Ⅲ型距骨颈骨折（合并距下关节、踝关节脱位）：此类骨折闭合复位较困难，但一些特殊情况下，如：伴随血管神经损伤、局部皮肤条件较差，无法早期切开复位的病例，仍应作闭合复位。大部分的Ⅲ型距骨颈骨折需要手术切开，达到解剖复位和坚强内固定，并尽量保留距骨血供。半数以上的Ⅲ型骨折为开放性骨折，因而也必须遵循开放性骨折的处理原则。如果距骨体骨折块因创伤污染或失去血运，处理则较为棘手。一种方法是清创后置于原位，如果术后发生距骨感染、骨不连或坏死，二期切除作胫跟融合或 Blair 融合。另一种方法是直接切除该骨折块，待伤口愈合后作关节融合。

## 1609

### 距骨骨折的预后和并发症有哪些?

距骨颈骨折的预后不佳，即使Ⅰ型骨折也有报道不满意率达40%～50%。其他如距骨坏死，创伤性关节炎，畸形愈合，伤口感染，骨折延迟愈介或不愈合等。

(1) 距骨缺血性坏死：由于距骨表面约有70%为关节软骨面所覆盖，又无肌肉附着，血管进入距骨内的部位较为集中，故易于损伤。且距骨大部分为骨松质，当受伤时可因骨被压缩而伤及骨内血管。同时与骨折脱位类型，即损伤程度有关。如果早期怀疑距骨坏死，应延长固定时间，避免负重，以防距骨塌陷。

(2) 创伤性关节炎，一旦发生，关节融合术是唯一的选择。可根据受累的关节而采用不同融合术（二关节、三关节融合术)。一般不提倡切除距骨体行胫跟融合术，因为此手术缩短了肢体并有足畸形影响功能。

(3) 畸形愈合：距骨畸形愈合有背伸与内翻两种畸形，一旦发生，若患者无法行关节融合术，则只能将不连接的距骨切除。

## 1610

### 距骨有缺血坏死倾向的治疗有哪些?

目前对距骨坏死倾向于手术治疗，主要包括胫跟融合术与血管束骨内植入术。①如果坏死范围不大，估计对关节面影响小，可以观察一段时间，如果坏死不进展且无症状，可以随诊，暂不处理；②外形没有改变的，没有明显骨关节炎的，可以行坏死骨刮除，加植骨术，带血管蒂的骨移植效果较好；③外形发生改变的，没有引起骨关节炎的，如年龄较大，可行假体即人工距骨置换；④外形发生改变的，又伴有骨关节炎的，要考虑行关节融合。

## 1611

### 跟骨骨折的病因是什么?

跟骨骨折的病因多样，约75%为高处坠落伤，为足跟着地后遭受撞击所致，其他如交通伤、挤压伤、运动伤等，其骨折的机制也比较复杂。

## 1612 跟骨骨折的临床表现有哪些?

跟骨骨折的临床症状主要是后跟疼痛、肿胀，活动受限，不能着地，着地时疼痛加剧，如伴有脊柱骨折则存在胸腰部疼痛，活动受限，应予注意。查体时可见足跟部肿胀，皮下淤斑，足底扁平，足跟增宽，呈外翻畸形，跟骨压痛、叩痛，足踝部主动活动受限。当合并肌腱断裂、神经损伤及跟骨筋膜室综合征时，可出现足部运动障碍、感觉缺失和组织张力异常增高等，合并四肢和脊柱损伤时则存在相应体征。

## 1613 跟骨骨折有哪些分类方法?

临床分类方法超过 20 余种，都有各自的依据、特点和优缺点。分类依据主要有 X 线片和 CT 表现两类。基于 X 线片的主要是 Essex-Lopresti 分类方法，分为舌型和关节塌陷型两型骨折，又根据严重程度分为不同亚型，这对理解骨折的形态和选择治疗方法具有重要意义。以 CT 为分类依据的有多种分类方法，其中较为常用的主要是 Sanders 分型方法，它根据冠状位和轴位 CT 图像中后关节面骨折的情况，将跟骨关节内骨折划分为四大类型和不同的亚型：Ⅰ型：所有无移位的关节内骨折，无论后关节面骨折线有多少；Ⅱ型：跟骨后关节面为两部分的骨折，移位 >2mm，根据原发骨折线的位置可分为ⅡA、Ⅱ B 和ⅡC；Ⅲ型，跟骨后关节面有两条骨折线，为三部分移位骨折，又分为ⅢA、ⅢB、ⅢC 三个亚型，各亚型均有一中央凹陷骨折块；Ⅳ型，跟骨后关节面为四部分及以上的移位骨折，包括严重的粉碎性骨折。这种分类方法主要反映了跟骨后关节面的损伤程度，对治疗方法的选择和预后判断有重要意义。

## 1614 跟骨骨折的治疗目的和原则有哪些?

骨折应准确复位，恢复整体外形和长宽高等几何参数；矫正后足的负重力线，消除畸形，复位膨隆的外侧壁以避免发生跟腓撞击和肌腱卡压；恢复关节面的正常形态和平整，尽可能解剖复位；恢复跟骨三个关节面之间的正常解剖关系，恢复 Gissane 角和 Bohler 角；固定方法应可靠稳定，允许早期功能锻炼和负重；尽可能减少软组织损伤，避免术后疼痛和关节僵硬。最终，最大程度地恢复后足关节的功能。

## 1615

## 跟骨骨折的保守治疗有哪些?

保守治疗包括早期功能疗法、闭合复位石膏、支具或其他外固定器固定等。保守治疗主要适用于以下情况：部分关节外跟骨骨折；年迈不能行走或截瘫患者，关节重建无必要或无意义；无移位的关节内骨折；有手术禁忌证者如伴有严重复合伤、严重心血管、糖尿病等以及手术治疗前的临时处理。

（1）休息并抬高或单纯石膏固定：对跟骨骨折不作复位，仅休息、冰敷并抬高患肢，或仅作单纯石膏固定，对有移位的骨折不主张应用这种方法。

（2）功能疗法：该方法的要点是对跟骨骨折不作复位，早期活动和负重，通过功能锻炼减轻骨折部位的肿胀，以便使关节间的纤维化与粘连降至最低，从而保存后足的部分活动功能。其缺点是造成跟骨骨折畸形愈合，使患者需要在晚期接受截骨矫形等手术治疗，且使晚期手术变得困难。目前该方法很少使用。

（3）闭合复位石膏外固定：它主要是利用韧带向导的作用，通过牵引、锤击松动和挤压牵拉等手法使骨折复位，并用石膏外固定以维持骨折的复位。其优点是软组织的医源性损伤比较小，并且可达到一定程度的骨折复位，相对减少骨折畸形愈合的机会，缺点是常不能准确地复位骨折并恢复关节面的正常形态，部分患者还无法满意地恢复跟骨的外形、后跟轴线，此外，石膏对骨折复位的维持效果不佳，容易发生骨折再移位，固定时间较长，容易造成后足关节僵硬、足跟疼痛等。

## 1616

## 为什么说跟骨骨折要高标准复位?

这与跟骨的相关生物力学特点有关。跟骨骨折（calcaneal fractures）可造成跟骨高度降低和足弓塌陷，影响足的整体外形和力学稳定，形成创伤性扁平足和双侧肢体不等长；且骨折后三个关节面之间正常关系的丧失、关节面的不平整和移位必将引起距下关节受力和运动发生改变，造成距下关节及其周围关节的继发性损伤；跟骰关节面骨折将严重影响中跗关节和距下关节的正常运动，并造成跟骰关节创伤性关节炎；骨折可造成后足外翻、跟骨增宽、高度降低和外侧壁外膨，导致腓骨长短肌腱卡压、穿鞋困难和跟腓撞击，后足力线异常可改变小腿肌肉的拉力方向、力矩和肌力，并出现跟腱止点上移，导致腓骨长肌和比目鱼肌的肌力减弱。因此，必须正确和高标准地治疗跟骨骨折，以恢复后足的正常生物力学特点和功能，避免造成各种不良后果。

## 1617

### 跟骨骨折的手术治疗方法有哪些?

手术治疗方法较多，主要是撬拨复位螺钉钢板内固定和切开复位钢板螺钉内固定手术。目前，切开复位内固定手术，已经成为治疗有移位跟骨骨折的最常用和有效的方法。近年来，微创治疗跟骨骨折已开始兴起，新技术新方法得到应用，疗效不断得到改善。

## 1618

### 跟骨骨折切开复位内固定的手术适应证有哪些?

(1) 关节内跟骨骨折的手术适应证：①关节面不平整，台阶≥1mm，如 Samlersll Ⅱ、Ⅲ、Ⅳ型骨折；②跟骨长度缩短明显；③跟骨宽度增加≥1cm；④跟骨高度降低≥1.5cm；⑤Bohler 角缩小≥15°；⑥Gissane 角缩小≥90°或增大≥130°；⑦跟骰关节骨折块的分离或移位≥1mm；⑧伴有跟骨周围关节的脱位或半脱位；⑨跟骨向外膨出明显影响外踝部腓骨长短肌腱的活动；⑩跟骨轴位片示内翻畸形成角≥5°，外翻≥10°。

(2) 关节外跟骨骨折的手术适应证：①跟骨体骨折有较严重的压缩、移位、短缩和增宽畸形；②跟骨体外侧壁的剪切骨折；③跟骨粗隆后上骨折块分离≥1cm；④前突骨折发生疼痛性骨不连接；⑤鸟嘴型骨折。

## 1619

### 跟骨骨折的手术禁忌证有哪些?

(1) 局部软组织覆盖条件差的患者。

(2) 年迈不能行走、截瘫和其他内科疾病导致行走很少的患者。

(3) 糖尿病或其他神经系统疾病引起的肢体感觉减退或丧失者。

(4) 患严重的系统性疾病如心脏病，心肝肾衰竭等。

## 1620

### 跟骨骨折手术时机如何选择?

(1) 急诊手术：即在张力性水疱出现前手术，其优点是骨折界线清楚，复位准确性较高，住院时间短。但术中出血多、皮肤准备不充分，创口易感染。

（2）急诊延迟手术：于伤后1~2周手术，其优点是手术界线清楚、出血少，感染相对少。缺点是骨折压缩严重者可发生跟部皮肤某种程度的挛缩，复位后出现皮肤相对缺损，创口缝合困难，易发生创口愈合困难、裂开。

（3）伤后3~7天手术：具有急诊手术和急诊延迟手术的优点，缺点少于急诊手术和急诊延迟手术。

（4）延期手术：于伤后2周以后手术，在该期手术较容易发生软组织并发症，骨折复位困难，手术效果不理想，故对局部及全身情况较好的患者一般不主张延期手术。

## 1621

## 如何选择跟骨骨折的切开复位的手术入路?

（1）外侧切口：外侧切口主要包括外侧直切口、后外侧切口、外侧扩大L形切口等。跟骨外侧有滋养跟骨和局部软组织的血管、腓肠神经、腓骨肌腱等结构。经外侧斜行直切口对软组织剥离相对少，创伤小，但易损伤外侧血管、腓肠神经及腓骨肌腱等。外侧扩大L形切口比较符合跟外侧解剖的特点，目前最为常用。

（2）内侧入路：McReynolds于1958年应用内侧入路，取内侧斜行切口，与跟骨结节长轴平行，暴露神经血管束，向前方固定，分离跗展肌和跗长屈肌，向下方牵开，显露跟骨内侧壁和载距突。

（3）载距突入路：2001年Zwipp报道内侧载距突入路。其优点是可很好暴露载距突，切口及创伤小，损伤神经血管束的机会较小，缺点是暴露比较局限。它仅适用于单纯载距突骨折的复位和内固定，也可作为外侧入路的辅助方法，用于治疗伴有载距突骨折和内侧关节面骨折的关节内复杂骨折。

（4）内、外侧切口联合应用：优点是直接显露内侧壁骨折块和后关节面，便于精确复位，还可正确地复位载距突骨折块，操作方便。缺点是软组织损伤严重，创伤大，有足部疼痛、肿胀和创口愈合困难的危险，且易损伤上述结构。它主要适用于同时具有跟骰关节、距下关节及载距突的骨折和跟骨内外侧柱均损伤严重的骨折。

## 1622

## 跟骨骨折的手术固定应遵循哪些原则?

（1）固定应可靠，以利于骨折愈合和早期功能锻炼，避免出现术后骨折再移位。

（2）微创性，因后足部软组织相对脆弱，应最大程度地减小手术本身的创伤。

（3）应符合跟骨的解剖特征和跟骨骨折的特点，并方便术中操作和固定。

（4）应符合生物学和后足生物力学的特点。

## 1623

## 如何处理跟骨骨折手术时的骨缺损？

严重骨折复位后可发生明显的骨缺损，但多数情况下不需要植骨，因为跟骨以骨松质为主，血循环丰富，跟骨具有较强的再生能力。但对大于 $2cm^3$ 的严重骨缺损和当固定后关节面到载距突的长螺钉难以维持后关节面骨折复位时，多主张植骨。此时植骨可对塌陷的关节面及骨折块起到支撑作用，防止继发性跟骨体塌陷，刺激骨折早期愈合。植骨方式有多种，多主张用髂骨植骨，也可根据情况使用异体骨或骨替代物。

## 1624

## 跟骨骨折如何进行撬拨复位经皮螺钉或钢针固定？

目前常用的撬拨复位固定方法是将一枚斯氏针穿过跟骨结节后下方，放置牵引弓，从多个方向牵引以松解骨折块；也可用 1 枚钢针或螺钉自跟腱止点处或其外侧插入关节面后部主要骨折块的中心，方向与跟骨结节上面平行，将螺钉作为一个杠杆，进行撬拨，松解压缩的骨折块，恢复跟骨的高度和对线。关节面外后侧和中间部位的单独骨折块可用另外一根经皮克氏针进行撬拨复位，以纠正骨折塌陷和旋转。经透视示骨折复位满意后，在相应部位作几个小切口，打入 3～6 枚空心皮质骨螺钉固定。

## 1625

## 如何治疗足舟骨骨折与脱位？

足舟骨所有类型的骨折如果没有骨折移位或者移位的程度较轻时，均可以通过支具治疗，并可以在肢体受到保护下部分负重。但是，足舟骨体部的有移位的骨折往往需要切开复位内固定治疗，其目的是为了维持内侧柱的长度并恢复关节面的完整。内固定通常使用克氏针，如果骨折块允许的情况下可以使用松质骨螺钉或拉力螺钉，也可以用可吸收螺钉固定，这样可以避免取内固定的二次手术，但要避免负重。足舟骨骨折术前常规行 CT 扫描检查，以明确是否存在明显的骨缺损，这样在行切开复位内固定手术时，帮助评估是否需要同时施行骨移植。

## 1626

### 跖跗关节的骨折与脱位的分型有哪些?

跖跗关节的骨折与脱位（plantar hocks fractures and dislocations）的分型对于骨科医生确定移位的位置、平面和了解软组织损伤的程度很有帮助。但是分型并不能决定治疗的结果。在楔状骨周围以及舟状骨楔骨关节的损伤的发生率比想象的多。

A 型损伤：A 型的损伤为所有的 5 个跖骨移位，伴有或者不伴有第 2 跖骨基地部的骨折，一般向外侧或者背外侧移位，跖骨的移位是作为一个整体。

B 型损伤：B 型损伤中，一个或多个关节保持完整。其中 B1 型损伤向内侧移位，有时累及楔状骨或者舟骨和楔状骨关节。B2 型损伤向外侧移位，累及第 1 跖骨和楔状骨关节。

C 型损伤：C 型损伤分为部分性损伤（C1 型）和完全性损伤（C2 型）。此类的损伤通常是高能量损伤，伴有明显的肿胀，常会出现并发症，尤其是室间隔综合征。

## 1627

### 跖骨骨折的发病原因有哪些?

跖骨骨折（fracture of metatarsus）的发病原因有如下几种：

（1）直接暴力：如重物坠落砸伤，车轮碾压伤等，可几根跖骨同时骨折。

（2）间接暴力：如高处坠落前足部着地时极度内翻扭伤、或前足过度旋转与外翻等，亦可引起跖骨骨折。

（3）肌腱拉力：如前足跖屈内翻扭伤、腓骨短肌腱张力的牵拉可引发第五跖骨基底骨折。

（4）应力骨折（疲劳骨折）：如长行军，足部肌肉过度疲劳，致维持足弓的肌肉、韧带松弛，使跖骨塌陷，应力集中于第 2、3、4 跖骨，当积累超负荷时，则可发生骨折，以第 2、3 跖骨多见。

## 1628

### 跖骨骨折分哪几类?

（1）跖骨头骨折。

（2）跖骨颈骨折。

（3）跖骨干骨折。

(4) 跖骨基底部骨折：多见于第 5 跖骨。

## 1629

## 何谓行军骨折？

行军骨折（march fracture）指跖骨的应力性骨折，即疲劳骨折，多发于第二跖骨。运动员、长途行军的新兵、舞蹈演员等多见。多由第一跖骨发育不良或过短，致第二跖骨承受较大应力，过大强度的训练导致。

## 1630

## 何谓 Jones 骨折？

Robert Jones 本人于 1960 年发生该部位骨折后首次报道，因而名为 Jones 骨折。在此之前普遍认为所有的跖骨骨折都是直接暴力造成，但 Jones 认为此骨折是足跟抬高足内翻后，身体的重心转移引起从前方到跖骨基底部的应力所致，其描述的部位是近端粗隆部以远的骨干部分。但对 Jones 骨折的部位一直有争议，Torg 等将第五跖骨近端分为：粗隆部和粗隆部以远 1.5cm 长的骨干部分，认为后者易发生所谓的 Jones 骨折。

骨折被分为三型：Ⅰ型：粗隆部撕脱性骨折；Ⅱ型：干骺端与骨干不连接；Ⅲ型：近端骨干应力性骨折。

治疗方法还存在一些争议，一般认为Ⅰ、Ⅱ型骨折可以采取保守治疗，采用冷敷、制动、使用矫形器具，对于要求较高的运动员提倡手术治疗；Ⅲ型有症状的应力性骨折应手术治疗。

Jones 骨折是骨科和运动医学比较棘手的损伤，该处血供较差，易发生骨不连或骨不愈合。

## 1631

## 跗跖关节损伤的手术适应证是什么？

足的横弓和纵弓依靠跗跖关节来保持足的强大刚度，从而达到支持体重的作用。不稳定的跗跖关节损伤破坏了这一结构的完整性，可能会引起足部的畸形。在大多数移位的损伤中，跖骨向跗骨的背外侧移位，造成扁平足畸形，前足外展。所以，当足负重时，足弓就会塌陷。当足跟上提时，致畸力量作用于中足从而导致畸形加重。如果跖骨如此移位，跗跖足底韧带（Lisfranc 韧带）必定断裂。如果能行走的患者损伤后出现足的力学不稳或畸形，或是两种情况并存时，则适于手术治疗。如果能行走的患者在 X 线片上有明显的 Lisfranc 关节移位，同时所有起稳定作用的韧带全部断裂，就适于手术治疗。如果损伤轻微或者没有明确移位，只有在临床检查和应力位片上有两个平面不稳时才适于手术治疗。

## 1632

## 何谓 Lisfranc 骨折脱位?

Lisfranc 关节即跖跗关节，又称跖跗关节复合体，包括组成跖跗关节的骨、关节与韧带等全部结构，跖跗关节参与组成足内侧纵弓（第一跖骨、内侧楔骨）外侧纵弓（第 5 跖骨、骰骨）和中间横弓（内中外楔骨、骰骨）。因法国 Jaqcues Lisfranc 首先命名，故称此关节为 Lisfranc 关节。

Lisfranc 关节损伤即跖跗关节骨折脱位，为一种广义的关节内损伤，如果误诊误治将导致创伤性关节炎影响功能。

早期准确的诊断、及时的处理是治疗的关键，但在治疗方法上观点不一。多数不主张保守的外固定。切开复位内固定是一种切实和最终的治疗。

## 1633

## 何谓 Chopart 骨折?

骨折或移位累及足的 Chopart 关节的骨折谓之 Chopart 骨折。Chopart 关节为跗骨间关节（距舟关节、跟骰关节），由法国医生 François Chopart（1743 ~ 1795）命名。

## 1634

## 何谓 Shepherd 骨折?

距骨后结节的骨折谓之 Shepherd 骨折。一般移位不大。可保守治疗。

## 1635

## 距骨骨折的治疗方法有哪些?

根据骨折有无移位及复位情况，而选择相应的治疗方法。

（1）非手术治疗：无移位及可获得满意复位者以小腿石膏或短靴石膏固定 4～6 周，有条件者可采用足部支具固定治疗。

（2）手术治疗：移位显著的跖骨骨折，手法复位失败或手法虽能复位但不稳定，影响足弓。如同时伴有开放性损伤或陈旧性骨折影响足的功能者，均应采取手术切开复位内固定。涉及跖跗关节并影响功能者可行跖跗关节融合。手术切开复位，可采用克氏针或接骨板内固定。

## 1636

## 如何治疗趾骨骨折?

趾骨骨折（phalangeal fracture）的治疗比较简单，一般给予夹板或石膏托固定 3～4 周即可。对开放性损伤，骨折移位明显，手法复位后欠稳定者，可在清创的同时给予骨折端行克氏针固定后，足部石膏固定或支具（矫形鞋）治疗，对甲床下出现血肿者，可采用趾甲上开窗引流治疗。

## 1637

## 第 1 跖趾关节脱位有哪些治疗方法?

第 1 跖趾关节为主要的负重关节，且人们习惯用踇趾踢重物，故第 1 跖趾关节发生脱位者较为多见，伤后踇趾向背侧移位，因踇趾屈肌腱的作用，踇趾末节呈屈曲状。

诊断与治疗：因其位置浅在，伤后局部疼痛、肿胀、畸形及功能障碍，诊断较易。治疗以手法复位为主，手法复位可在麻醉下进行，复位后石膏短靴固定 4 周；对陈旧性脱位，采用切开复位交叉克氏针固定和石膏外固定，如已经发生骨性关节炎，影响生活者，可采用跖趾关节融合或行人工跖趾关节置换术治疗。

## 1638

## 第 1 跖骨头籽骨骨折的原因以及治疗方法有哪些?

在第 1 跖骨头的跖面有两个籽骨，被踇短屈肌腱的内外侧膜包裹着，两个籽骨的背侧面有光滑的软骨面与跖骨头跖面形成关节、行走负重时，体重直接经跖骨头、籽骨传至地面，第 1 跖骨头为负重面，籽骨起分散力点作用。

籽骨骨折（hallux sesamoid fracture）较为少见，可因重物直接砸落在第 1 跖骨头上或高处坠落，籽骨在第1跖骨头跖侧及地面间被挤压引起骨折。胫侧发生率高于腓侧。伤后第1跖骨头跖侧面肿胀，疼痛，踇趾背伸时可出现或加重疼痛，行走时疼痛加重，局部压痛显著，X线检查可帮助诊断，但需与双分或三分籽骨相鉴别。治疗以休息不负重为主，对骨折无移位者采用夹板或足部支具制动治疗；如骨折移位，采用手法复位；如复位后不稳定，应采用克氏针固定。对陈旧性骨折，因负重疼痛，影响功能与患者的工作、生活时，可行籽骨切除治疗。

## 1639

## 足部骨筋膜室有几个？

从解剖上来讲，足部有许多间室存在，但临床上有五个间室较有意义。这五个间室是：内侧间室、中间间室、外侧间室、前足间室和跟骨间室。内侧间室包含拇展肌和跗短屈肌，其边界内侧及下方为跖腱膜的延伸部，外侧为内侧肌间隔，背侧为第1跖骨。中间间室包含趾短屈肌、蚓状肌、足底方肌和踇收肌，其下界为厚韧的跖腱膜，背侧为跖跗骨的骨纤维组织，其两侧为内、外侧肌间隔。外侧间室包含小趾屈肌、小趾展肌和小趾内收肌，其边界背侧为第5跖骨，下侧及外侧为跖腱膜，内侧为外侧肌间隔。前足间室包含7块骨间肌，其边界为骨间筋膜和跖骨。跟骨间室为一个深部的中间间隙，包含足底方肌，与跟骨骨折关系紧密。

## 1640

## 如何选择急性闭合性跟腱断裂的治疗方法？

对急性闭合性跟腱断裂（acute closed achilles tendon rupture）的治疗，是非手术治疗还是手术治疗多年来一直存在着争议，两种治疗方法都拥有大量支持者。非手术治疗适用于老年人，对功能没有高要求者及不愿意手术者。非手术的优点是无手术并发症，不需要住院，花费较少，整体恢复时间少于手术治疗，具有可以接受的功能效果。但非手术治疗不能保证肌腱准确对合，纤维性愈合或肌腱拉长，导致软弱无力。再断裂率较高。非手术治疗的主要原则是用石膏或支具夹板固定足踝于跖屈位。但固定多长时间，固定时足踝的位置，用长腿石膏还是短腿石膏仍然有不同意见。对于专业运动员、年轻患者，对功能要求较高的老年人、跟腱断裂已超过1周的患者，应行手术治疗。它具有再断裂率较低，可较准确的恢复肌腱的长度等优点。由于手术修复肌腱后，可使肌腱早期承受一定的应力，有利于胶原纤维重建，可较快恢复肌肉力量，防止肌肉萎缩。早期的康复训练，也使伤后肌腱的功能接近正常。

## 1641

### 腓骨肌腱纵行断裂的原因有哪些？

腓骨肌腱纵行断裂（The peroneal tendons longitudinal fracture）常见于腓骨短肌腱，断裂的部位多位于腓骨外踝窝，一般断裂的长度为 1 ~ 3cm。引起断裂的原因有：①急性创伤或慢性退变使腓骨肌腱上支持带损伤、松弛，失去了对肌腱的控制稳定作用，或腓骨外踝窝较浅等因素使腓骨肌腱产生半脱位，腓骨短肌腱受到后面的长肌腱的挤压，肌腱磨损于外踝后外侧缘最后发生断裂；②跟骨骨折后，跟骨外侧壁隆起增宽，跟腓间隙变小，腓骨肌腱受到卡压，引起肌腱磨损、退变，导致断裂。

## 1642

### 跟腱断裂如何手术？

（1）断端直接缝合，经皮闭式缝合。

（2）缝合后加用筋膜和肌腱修补，如使用腓肠肌筋膜翻转加强或用跖肌腱加固。

（3）用筋膜、肌腱或其他生物材料替代加强。

## 1643

### 腓骨肌腱脱位和半脱位病因是什么？

腓骨外踝窝、纤维软骨缘和腓骨上支持带是稳定腓骨肌腱的基本结构。其中又以腓骨肌上支持带最为重要。当踝关节受到突然强力背伸和内翻暴力时，可引起腓骨肌的猛然收缩，导致腓骨肌上支持带的损伤。但腓骨肌支持带的完全断裂很少见，一般为部分撕裂或整个支持带连同相连骨膜从外踝上撕脱，使支持带松弛失去对腓骨肌腱的控制，最后发生腓骨肌腱的脱位与半脱位。

## 1644

### 急性腓骨肌腱脱位的治疗方法有哪些？

首先采用非手术治疗：由于在既往病例报道中，使用的方法各异，如固定方法、踝的位置、固定时间、是否负重的不同，治疗结果也不同，复发及疼痛患者较多。

手术治疗：由于①非手术治疗有较高的失败率；②急性损伤中年轻人较多，需要迅速恢复正常工作；③手术治疗有较好的效果。很多医生认为对急性损伤应手术治疗。Eckel 和 Davis 将支持带和骨膜通过打孔直接缝合于外踝上。

术后用小腿石膏固定踝关节轻度跖屈外翻位 6 周。多可获得满意疗效。

## 1645

## 慢性腓骨肌腱脱位的手术治疗方法有哪些?

足部的慢性损伤中常常会伴有腓骨短肌腱的磨损和纵行撕裂，非手术治疗不能达到理想的效果。手术治疗是较为一致的意见。手术方法可分为以下 5 类：①腓骨支持带结构的解剖修复。如不合并其他病理改变，可将支持带和骨膜直接缝合于外踝骨质上。②腓骨支持带结构的重建和加强。使用跟腱、跖肌腱、腓骨短肌腱等肌腱的一部分加强固定腓骨支持带。③腓骨外踝窝加深术。④骨挡手术。一种方法是距外踝尖部近侧 2cm 处，切取 2cm × 1cm ×1cm 骨块，骨块占外踝外侧面 3/4，完全切下后骨块向后移位 0. 5cm，用一枚螺钉固定骨块。另一种方法是在外踝矢状面做截骨。长度约 5cm，厚约 1cm，截骨完成后，骨块平行后移 0. 5cm 或旋转后移，再用两枚螺钉固定。⑤肌腱改道移位术。

## 1646

## 如何治疗腓骨肌腱纵行断裂?

可先使用非手术治疗，如休息、制动、非甾体类抗炎镇痛药、理疗等。非手术治疗失败后，应采取手术治疗。切除退变纤维化和碎裂的肌腱组织，小的断裂可直接缝合。断裂较大，残存肌腱不足原来的 1/3 时，可将腓骨短肌腱两断端缝合于腓骨长肌腱上。

## 1647

## 什么是外伤后骨萎缩?

外伤后骨萎缩（bone resorption after trauma）又称 Sudck 骨萎缩，是指因各种创伤，如摔伤、骨折或手术干扰等引起的伴有急性疼痛症状的骨萎缩。此病一般均发生在成人，外伤的程度与本病的发病及病情的严重程度之间并无平行关系。骨萎缩的部位以上肢多见，足部仅次于手部。

## 1648

## 外伤后骨萎缩发病原因是什么?

本病的发病机制不清，均继发于摔伤、扭伤、骨折或手术干扰等各种创伤之后，有人认为是外伤后交感神经受到某种刺激，致使骨内的血液供应状况发生急剧变化，导致钙、磷代谢失常而发生骨质疏松。也有人认为神经质的交感神经不稳定的人外伤后易于发生此病。还有人认为是局部活动减少、失用所致，故也称失用性萎缩。

## 1649

## 足部滑囊炎的分类有哪些?

滑囊炎（bursitis）是滑囊的炎症。滑囊又称滑膜囊、滑液囊或黏液囊，为一结缔组织扁囊，极少数与关节相通，大多数独立存在。根据滑囊炎的病因、性质，可分为创伤性、化脓性、结核性、类风湿性、痛风性、化学性滑囊炎等。

## 1650

## 足踝部的滑囊有几个?

（1）跟腱滑囊：又分为深、浅两囊。深部的位于跟骨后上角与跟腱之间，称为跟腱前滑囊或称为跟前囊。浅层的位于跟腱与皮下之间的称为跟腱后滑囊，又称为跟后囊。

（2）跟骨底滑囊：位于跟骨结节内侧突处与其浅层软组织之间，是一继发性滑囊。

（3）踇趾滑囊：位于踇趾的跖骨头内侧皮肤与骨突出之间，也是一个继发性滑囊。

（4）小趾滑囊：位于小趾的第五跖骨头外侧皮肤与骨突出之间，也是一个继发性滑囊。

（5）胫骨后肌腱滑囊：位于胫骨后肌腱与舟骨粗隆之间，属继发性滑囊。

（6）内外踝滑囊：在内、外踝骨突与皮肤之间。它们属于继发性滑囊。

（7）楔骨背侧皮下滑囊：在楔骨背侧骨突与皮肤之间，是继发性滑囊。

（8）跖趾关节间滑囊。

## 1651

### 滑囊炎发病原因是什么？

创伤性滑囊炎（traumatic bursitis）主要是滑囊受到一次性激烈长时间磨损或反复长久的过度摩擦、压迫等机械因素引起。如跟骨底滑囊炎多因经常走在不平地面上，跟骨结节跖侧经常踏在高突的硬物如小石头块引起。踇囊炎及小趾囊炎与穿鞋过紧、过窄压迫磨损跖骨头有关；也有部分患者因第 1 跖骨内翻或第 5 跖骨外翻，其跖骨头与鞋帮压迫、磨损，久之引起创伤性炎症。胫后肌腱下滑囊炎与足的长期过度背伸、跖屈运动，使肌腱在舟骨降突上反复摩擦而引起。内、外踝皮下滑囊炎，多发生在体操运动员，内踝皮下滑囊炎较多见于踝部直接受撞击而突然发生，跖趾关节间滑囊炎，多因跑跳较多时发生楔骨背侧皮下滑囊，在体操运动员中较常见，与反复剧烈跑、跳，肌腱磨损较著有关。

## 1652

### 创伤性滑囊炎的病理改变有哪些？

创伤性滑囊炎早期，滑囊壁发生轻度的炎性反应，滑液分泌增多，同时液体渗出使滑囊膨大。病变严重者囊内积液可为血性，以后呈黄色，至慢性期颜色变为正常。慢性滑囊炎者，囊壁水肿、肥厚或纤维化，滑膜增生呈绒毛状，有的囊底肌腱内钙质沉着，影响关节功能。

## 1653

### 创伤性滑囊炎的临床表现有哪些？

临床上滑囊炎分为急性与慢性两类。急性期患处肿胀、疼痛，疼痛性质为持续性胀痛，可因患病肌腱的收缩运动而加重，严重者可影响患者行走。因滑囊内充满渗出的液体，局部可感觉到柔软而富有弹性，并伴有轻度压痛。如无继发感染，一般无红、肿、热等化脓性滑囊炎的症状。慢性期表现为局部疼痛不适，劳累或运动后、阴雨天或受凉后疼痛加重，局部有压痛，若滑囊壁增厚尤其有钙质沉着时，可触及有压痛的硬性软组织包块。

## 1654

### 如何治疗足踝部创伤性滑囊炎?

（1）非手术治疗：一般若能注意把小鞋的压迫与其他摩擦因素彻底去除，滑囊炎多可不治自愈。滑囊炎积液较少者，可采取减少足部活动，配合应用透热理疗或中药熏洗，或用消炎镇痛膏外敷等方法，一般可治愈。积液多者，可按无菌技术操作要求，抽去囊内积液加压包扎，或抽液后注入泼尼松龙 0.5ml，治疗效果良好。

（2）手术治疗：经长期非手术治疗不愈，和反复发作的慢性滑囊炎可行手术切除。由于手术后仍有复发可能，故一般症状不显著者，不必手术治疗。为防止复发，手术中应尽量去除引起滑囊炎的因素。如在行跗趾滑囊切除术时，应矫正跗外翻畸形，并把第 1 跖骨头内侧的骨赘切除。在行跟腱滑囊、胫后肌腱下滑囊切除时，应把突出的骨赘或骨折后过多的骨痂切除，在伴有跟骨骨刺的跟骨底滑囊切除时，应切去骨刺，并切断附着于其上的跖筋膜。

## 1655

### 如何修复足跟皮肤软组织缺损?

足跟皮肤和软组织结构比较特殊，要求具有一定的韧度，抗磨耐压，并有良好的感觉，且皮下有一定厚度的致密组织。能完全符合这些要求的只有足底部的供区，但切取范围非常有限，只能用于小范围的缺损。较大范围的缺损可选用小腿部皮瓣移植修复，基本可以达到恢复感觉、足底厚度及抗磨耐压等方面的要求。缺点是因小腿皮瓣缺少含有垂直纤维的致密组织，移植于足跟部后易滑动，但可适应足跟负重行走及吸收震荡的基本要求。如果足跟合并踝部皮肤及软组织缺损，缺损面积较大，单一的小腿部皮瓣就达不到要求可选择膝与小腿内侧双蒂皮瓣或其他部位皮瓣游离移植修复。

## 1656

### 修复足踝部软组织缺损都可选用哪些皮瓣?

（1）足底内侧皮瓣。

（2）足底外侧皮瓣。

（3）腓肠神经营养血管蒂逆行岛状皮瓣。

（4）小腿外侧皮瓣。

（5）小腿内侧皮瓣。

（6）踝前皮瓣：①外踝上皮瓣；②游离皮瓣；③交腿皮瓣。

## 1657

## 足跟再造的适应证有哪些？

足跟是足的重要组成部分，如果没有足跟整个足就不能正常发挥作用。一般来说，失去足跟的患者都是足跟再造的适应证。但要求再造足跟与正常足跟完全一样是不切实际的。因此，征求患者自己及家属的意见也是很有必要的。

（1）缺损不超过足跟范围：全足跟缺损应用小腿外侧复合瓣移植方法完全可行，如果超出这一范围，或连同小腿远侧及前足部分均有缺损，修复就有困难，因为小腿外侧皮瓣所取最大宽度也只能达到前、后中线，如果再造足跟时不能全面封闭创面，势必会给术后处理造成许多困难。

（2）距骨完整、健康或者虽有轻度感染但经清创能彻底清除病灶，腓骨可顺利插入并融合。

（3）小腿外侧皮肤条件好：小腿外侧皮肤应当是很少或者没有瘢痕。如果小腿外侧中1/3 布满瘢痕，术后负重时易发生溃疡，这种皮肤要作为替代耐压、持重的足跟皮肤是不可能的。

（4）腓肠外侧皮神经完整：为了使再造足跟有良好的感觉功能，再造时一定要修复感觉神经。小腿外侧感觉为腓肠外侧皮神经支配，皮瓣区的腓肠外侧皮神经要能切取一定长度，另外，受区足背内侧皮神经或腓肠神经也需完整，以便能顺利与腓肠外侧皮神经吻合。

（5）血管条件要好：由于腓动脉变异有一定比例，术前要仔细检查，多普勒超声探测应作为常规检查，必要时应做下肢血管造影检查。

另外，要求患者全身健康状况要好，没有糖尿病或下肢静脉炎等疾病。术者要有一定显微外科经验，具有小腿腓骨皮瓣切取操作的经验，特别是做逆行移植，需要向远侧游离腓血管，位置较深。但是，只要严格遵循显微外科手术操作原则，认真完成好每一个手术步骤，手术就会获得成功。

## 1658

## 如何设计皮瓣进行足跟再造？

首先根据血管走行，用超声多普勒探测腓动脉及其皮穿支的部位，用亚甲蓝标记。或标记出腓骨头至外踝两点间的连线，此为腓动脉的走行线，即皮瓣的轴心线，其中皮支穿出点约在腓骨头下 9cm 和 15cm 处。此点超声多普勒可以探测出并加以标记，以这些分布点为中心设计皮瓣。

（1）腓骨长度包括双排腓骨再造足跟所需的长度，插入洞穴所占的长度及腓骨对折时中间所需截除的约 2.5cm。为保持踝关节稳定性，腓骨远侧至少要保留 5cm 长度。

（2）皮瓣大小包括包裹足跟、瘢痕切除后的缺损大小及皮瓣切取后 20% 左右的回缩。

（3）软组织切取范围应包括充填残腔以及恢复足跟部软组织厚度和形态所需的总量。

（4）腓动、静脉血管蒂长度应保证修复后没有张力。

（5）腓肠神经外侧支长度应满足移植后近侧断端能与足背内侧皮神经顺利吻合。

### 1659

### 如何进行断足（断肢）灌注？

断足清创后的灌注是断离肢体再植的重要一步。灌注采用肝素生理盐水，其效用有：①冲出代谢产物及小血管中的凝血块，有利于提高血管吻合效果和减少中毒现象；②扩大痉挛关闭的小血管和毛细血管网，恢复毛细血管的虹吸作用；③可以判断断肢血管网的流通情况。断肢血管正常时，灌注后凹陷的指（趾）腹很快饱满，静脉断端有回流液体。如断肢血管网受损，则灌注液体很快自断肢断面流出或不能注入。注意灌注压力要适当。

## （三）足踝部感染与坏死

### 1660

### 什么是嵌甲与甲周炎？

嵌甲（acronyx，ingrown nail）是趾甲板外缘或内缘或侧角嵌入甲沟皮肤，引起局部疼痛，当甲缘穿破皮肤时细菌侵入可导致甲周炎（perionychia），修剪趾甲不当仅为其中的原因之一。

### 1661

### 嵌甲与甲周炎发病原因是什么？

嵌甲在不穿鞋的人群中极为罕见，最可能的解释是因为趾甲不受外来的压力。在穿鞋时受到鞋帮的限制，踇趾被挤向第 2 趾方向，在趾甲的外侧形成压力，而鞋本身则压迫趾甲的内侧。这一外在压力将甲皱襞压向不恰当修剪后形成的趾甲锐利缘，造成局部皮肤的破溃，皮肤表面的细菌、真菌进入开放性伤口。尽管伤口小，也会引起感染，形成瓶颈状的、引流不畅的脓肿，引起红肿及压痛。再加上肉芽组织增生，形成了嵌甲感染的完整临床表现。增生的肉芽组织缓慢地被上皮覆盖，进一步阻碍了脓肿引流，引起肿胀加剧，这使趾甲更易受到外力的损伤，从而形成恶性循环。

## 1662

## 临床上甲周炎分几期?

临床上将甲周炎分为三期：Ⅰ期（炎症期）：表现为患甲侧方甲皱襞出现轻度红肿、疼痛。Ⅱ期（脓肿期）：均由Ⅰ期发展而来，此时局部红肿、多汗、压痛加剧，两侧甲皱襞肿胀高出甲板侧缘，并且开始有渗液流出。开始时流出液为稀薄、黏稠的血清样分泌物；由于局部皮肤通常情况下即存在大量微生物，感染迅速形成，分泌物随即变为脓性并有臭味。患者此时行走困难，几乎不能穿鞋。Ⅲ期（肉芽形成期）：此期病变，肉芽组织覆盖于侧方甲皱襞，妨碍引流物的流出。若患者不能得以及时治疗，增生的甲上皮将覆盖肉芽边缘，进一步阻塞引流通道，使炎症向深部蔓延扩散。

## 1663

## 嵌甲与甲周炎的非手术治疗方法有哪些?

非手术治疗包括穿宽松的鞋子，消除对足趾的所有压迫，局部理疗，促进炎症的吸收等。可于局部涂抹碘制剂，以碘酊为佳。但主要致病原因是嵌甲，应把嵌入甲沟部分减除，再涂以局部消毒剂，将很快治愈。

## 1664

## 嵌甲与甲周炎的手术治疗方法有哪些?

（1）趾甲部分切除术：局部炎症不重，只切除嵌入甲沟的部分趾甲即可。

（2）拔甲术及引流术：炎症明显，病趾肿胀、脓液排出不畅，局部切除不能满足消除炎症的目的，应做全趾甲拔除，开放引流，更有利早期治愈。炎症明显者，应同时全身应用抗炎药物。

## 1665 踝关节化脓性关节炎的治疗方法有哪些？

（1）全身支持疗法：包括输液、输血、高蛋白饮食，卧床休息，镇静镇痛。

（2）抗菌药的应用：早期应用足量的广谱抗菌药，并根据关节液细菌培养和药物敏感试验的结果调整抗菌药。

（3）关节穿刺：关节穿刺抽吸后，可以减轻疼痛，同时也减少蛋白分解酶对关节软骨的破坏。穿刺后还可以向关节内注入抗菌药，可每日一次。

（4）关节闭式冲洗吸引术：对踝关节可每日一次关节穿刺。吸尽关节内渗出液后，用无菌生理盐水冲洗，然后注入抗菌药，直到不再有渗出液为止。

（5）关节切开引流术：经关节穿刺及关节内注射抗菌药治疗仍未能控制症状，或关节闭式冲洗疗效不佳时，应及时作关节切开引流术，切开关节囊后，吸尽关节内脓性渗出液，用大量生理盐水冲洗干净，留置两根直径 3mm 的细塑料管或硅胶管做好闭式冲洗吸引，或放置庆大霉素珠链及引流条后，缝合关节囊，全层缝合切口，留置庆大霉素珠链末尾 1 ~ 2 颗于伤口外，每日拔出 1 颗，切口可以一期愈合。

（6）患肢固定：患肢用石膏托或皮肤牵引固定后，可减少感染的扩散减轻疼痛及肌肉痉挛，防止发生病理性脱位及畸形，还可减轻对关节软骨面的压力，防止进一步破坏。

（7）恢复期功能锻炼：即应鼓励患者逐渐锻炼关节功能，可先作肌肉舒张活动，无不良反应时，再作关节的主动活动锻炼，应循序渐进。

（8）牵引：如关节出现畸形，可用持续牵引进行矫正，不可施用粗暴手法以免引起炎症复发。

## 1666 如何进行踝关节穿刺抽液术？

从踝关节前外侧伸趾肌肌腱的外缘外踝基部的胫骨与距骨之间，向后略偏向下穿刺，抽液。或从前内侧胫骨前肌腱内缘，内踝基部前方，向后外略偏向下穿刺，抽液。

## 1667 踝关节切开引流术有几种方法？

（1）踝前内侧切开引流术：胫前肌腱内侧缘经踝关节作 5 ~ 6cm 长的切口，注意勿切开胫前肌腱鞘。沿切口方向切开皮下组织和筋膜后，纵行切开关节囊，吸出脓液，放入引流管。

（2）踝前外侧切开引流术：自外踝前外侧沿趾长伸肌肌腱外侧缘作一 5 ~ 6cm 长的切口，沿切口方向切开皮下组织和筋膜。纵行切开关节囊，吸出脓液，放入引流管。

（3）踝后内侧切开引流术：自跟腱内侧缘纵行作一 6 ~ 7cm 长的切口，沿切口方向切开皮下组织和筋膜，剥离关节囊外的脂肪组织，分别将踇长屈肌和跟腱牵向内后侧，纵行切开关节囊，吸出脓液，放入引流管。

（4）踝后外侧切开引流术：在踝背伸位，沿腓骨后侧与跟腱之间切开 5cm 长切口，随后自外踝尖以下 2cm 处作弧形切向前方。沿切口方向切开皮下组织和筋膜，注意勿伤腓肠神经和小隐静脉。向后侧牵开脂肪组织和向外侧牵开腓骨长短肌肌腱后，自距腓韧带以上纵行切开关节囊，吸出脓液，放入引流管。

## 1668

## 炎症性前足疼痛的病因有哪些?

（1）化脓性炎症：包括各种细菌引起的跖、趾骨骨髓炎，跖趾、趾间关节关节炎及前足部软组织的化脓性感染。

（2）特殊性感染：包括由结核杆菌引起的跖、趾骨骨结核，跖趾、趾间关节结核及前足部软组织的结核性感染；真菌引起的感染，如进入皮下可引起皮下感染，若通过淋巴或血液进入骨骺部可引起局部似慢性骨髓炎的 X 线表现。

（3）无菌性炎症：如风湿性、类风湿跖趾、趾间关节炎及软组织炎症，内踝下方的足弓内侧软组织无名原因的肿胀疼痛有时为类风湿病的临床表现，应予以重视。此外尚有前足部的跖筋膜炎、肌腱腱鞘炎与滑囊炎。

（4）骨坏死与骨软骨炎：包括跖骨头无菌坏死，跖骨头下籽骨骨软骨炎、第 5 跖骨基底部足跗骨骨软骨炎等。

## 1669

## 如何治疗跟骨结核?

（1）非手术治疗：适用于早期没有明显死骨的病例，以休息，营养，抗结核药和间断固定为主的保守治疗。

（2）手术治疗：非手术治疗无效，病变处有明显死骨的，应及时手术。对跟骨结核病灶清除术，手术切口根据病灶位置而定。一般采用平行于足底的跟骨外侧直切口和跟骨外侧弧形切口，清除病灶后，可用自体松质骨或同种异体骨充填。若破坏严重，可采用跟骨切除术，跟骨全切的患者病变愈合后可穿特制矫形鞋走路。但如非特别严重，跟骨全切骨术应该慎重。术后均需继续应用抗结核药物。

## 1670

### 什么是骨缺血性坏死?

骨缺血性坏死是指一种无感染性的骨坏死，通常称为无菌性骨坏死（aseptic necrosis），其病因尚不明确。多数学者认为这类骨坏死常与一些全身疾病或因素有关，譬如：外伤、劳损、长期服用某些药物（皮质激素）、放射线照射，酒精中毒、减压病等。在介绍足部几个骨缺血性坏死疾病之前，应对普通骨外科书上所用不同的病名，加以说明，这些病名虽不同，但都是指缺血性坏死，其中大部分是由首先发现其病者而命名。如 Freiberg 病、Köhler 病和 Sever 病等在一些教科书被称为骨软骨炎（osteochondritis）、骨软骨病（osteochondrosis）或骨骺病（epiphysiopathy）等。

## 1671

### 第 2 跖骨头缺血性坏死的病因是什么?

第 2 跖骨头缺血性坏死（Freiberg 病）是 1914 年由 Freiberg 发现并命名，又称骨骺坏死症。本病好发于 10 ~ 18 岁女性青少年，多见于第 2 跖骨头，其次为第 3 跖骨头，偶见于其他跖骨头。目前对跖骨头缺血性坏死的原因尚不十分清楚，但大都认为与以下因素密切相关：①创伤。②踇外翻。Heir 等认为此病发生在青少年是由于第 2 跖骨过长，活动度小，在跑跳等大运动量活动中，第 2 跖骨骨骺很容易受伤，造成骨骺骨折，血液供应中断，引起跖骨头坏死。Gauthier 和 Mizel 认为踇外翻是引发成人第 2 跖骨头坏死的重要因素。患者常有走路多或站立久的病史，如教师、护士、营业员易患此病，特别是横弓较低，又喜穿高跟鞋者。

## 1672

### 如何治疗第 2 跖骨头缺血性坏死?

如何阻止病变的发展，主要在于早期诊断。对于单一跖趾关节疼痛患者，尤其有以下病史者，更应当高度警惕：创伤，踇外翻等患者，即使 X 线阴性，亦应考虑进一步作磁共振成像，它发现病变较 X 线灵敏，此期应避免或减少负重，采用行走石膏，2 周后可穿有前足弓垫的鞋子，使负重点后移，可缓解疼痛。若伴有踇外翻，应及时矫正踇外翻，恢复正常的生物力学轴线，减轻第2跖骨头的负重应力，并对第2跖骨头进行钻孔减压或截骨术，阻止病变的进一步发展。病变晚期疼痛严重，妨碍行走可选用近侧趾骨的近端1/3切除，关节面修整，游离体摘除关节成形术或硅胶假体置换术。

1673

### 什么是 Köehler 病？

1908年Köehler首先描写了足舟骨缺血性坏死，故称其为Köehler病。始发于3~6岁的儿童，男孩较女孩多见。也可见于成年人。Köehler等认为跗舟骨是足骨最后骨化的跗骨，它是构成足内侧纵弓的顶点，处于重心集中的部位，表明这生长骨化中心承载很大压力。若骨化中心出现迟缓，就会被挤压，将造成营养血管的阻塞，导致缺血性坏死。成年女性多见。女性下肢肌力较弱，平足者较多，足弓塌陷后，跗舟骨所承受的压力增大，压力使骨质压缩，可引起骨髓内压升高，导致血供中断，便形成此病。

1674

### 什么是 Sever 病？

1912年Sever提出跟骨结节的缺血性坏死，又称跟骨骨骺缺血性坏死。多发于8~14岁的男孩，本病为自愈性疾病，预后良好。

## （四）足踝部疼痛性疾病

1675

### 足部骨关节炎的发病原因有哪些？

（1）慢性劳损。

（2）踝关节反复扭伤。

（3）关节创伤。

（4）体重过大。

（5）继发于踝关节骨折脱位复位不佳或复位不及时。

（6）继发于踝关节因伤病后及固定过久和功能练习不够，以致关节软骨缺乏生理压力刺激软骨缺乏营养而退变。

（7）下肢骨折畸形愈合或发育畸形。

## 1676

### 踝关节骨关节病的病理改变有哪些?

踝骨关节病不单是骨赘增生，并有一系列的病理表现。

（1）关节软骨损伤退变：胫骨距骨关节面软骨损伤后表现失泽、变黄、不平、软化、纤维变、断裂、剥脱或呈剥脱性骨软骨炎表现。软骨片脱离关节内形成软骨关节鼠。软骨内可由周围滑膜侵入滑膜血管翳。

（2）滑膜炎。

（3）骨赘增生：病变可发生在踝前和踝后。

（4）踝周肌腱腱鞘炎：内、外踝下方及踝关节后方有肌腱通过，由于骨的增生刺激和因关节滑膜炎症状波及引起腱鞘炎。

## 1677

### 踝关节骨关节炎的非手术治疗有哪些?

非手术治疗的目的主要着眼于消除或减轻疼痛，改善关节活动，增加关节稳定性，防止畸形的发生。治疗的方法是复合的，单一方法的治疗往往疗效欠佳。

（1）一般治疗：首先应控制发病的原因：如外伤、肥胖、炎症等，如有下肢力线不正应及时矫正或穿用适当的矫正鞋等。此外常用以下方法治疗：①休息，但要防止关节囊的挛缩。②使用手杖、腋杖等助步器，减少关节的负荷，从而减轻临床症状。③受累肢体牵引，可使两关节面减少压力。④加强关节周围肌力练习。⑤支具。

（2）辅助治疗：理疗、湿热敷、按摩、主动和被动关节活动操练，应避免用暴力活动关节。

（3）药物治疗：为保守治疗的主要手段之一。常用药物为非甾体抗炎药，可以消炎镇痛。还可应用保护和维持软骨及修复软骨的药物，如氨基葡萄糖、硫酸软骨素等。

## 1678

### 骨关节炎常用的药物治疗有哪些?

（1）消炎镇痛药物：有一般镇痛药物及非甾体类抗炎药。常用的有①吡唑酮类：为一般消炎镇痛药，既往曾用过安乃近、索米痛、优散痛、保泰松等，因副作用大已被淘汰。②芳基烷酸及苯丙邻噻嗪类：其中包括吲哚美辛，还有布洛芬、萘普生、萘丁美酮、卡洛芬等。③邻氨基苯甲酸类：常用的有甲芬那酸，双氯芬酸钠等。双氯芬酸钠又称扶他林。扶他林的镇痛、消炎和退热作用比吲哚美辛强 2～2.5 倍，比阿司匹林强 26～50 倍。④环氧化酶抑制剂：镇痛效果强于邻氨基苯甲酸类。如美洛昔康、塞来昔布等。非甾体抗炎药主要的副作用是消化道反应，如恶心、呕吐等。

（2）糖皮质激素：有抗炎作用，减轻充血，抑制炎性细胞，降低血管通透性，减少水肿，可以阻断软骨基质金属蛋白酶的合成和激活。应注意大量长期使用会引起关节软骨退变，阻碍关节软骨的修复，甚至发生骨坏死，一般不被骨科医生选用。

（3）保护关节软骨、刺激软骨修复的药物：①玻璃酸钠，常用制品：施沛特、阿尔治、欣维可等。一般每次注射一支，每周一次，5 次为一疗程。②氨基葡萄糖（葡萄糖氨），常用制品有维固力、葡立胶囊等。

## 1679

## 踝关节骨关节炎的手术治疗方法有哪些？

长期非手术治疗无效，症状严重影响活动，或者有关节鼠反复交锁者宜手术治疗。手术方法视病情而定。

（1）微创微骨折手术：在踝关节镜下进行手术。适用于早、中期踝关节的骨关节炎伴有关节软骨面破坏者。采用前方入路。术中清理碎软骨片及纤维软骨。然后修整软骨面，若软骨面损伤过深而且面积较小时，或剥脱性骨软骨炎可以做微骨折治疗（即用 1mm 的钢针或钻头将损伤处钻孔数个至骨髓腔）以期生长肉芽组织化生成类关节软骨组织。术后应早期活动踝关节。

（2）踝关节清理术：亦在踝关节镜下进行。适用于中晚期踝关节的骨关节炎伴有有症状的关节内游离体、有症状的关节纤维化、有症状的骨赘或小软骨缺损。采用前内、外切口入路进入，用小全方位切刀根据不同的病理变化给予相应的手术，如切除增生肥厚粘连的滑膜、关节内纤维化的组织、摘除游离体、去除骨赘、修整小软骨的缺损等。术中注意切除骨赘的骨创面要用电灼或射频烧灼。这样可以防止骨赘再生。

（3）骨赘切除术：在踝关节镜下进行手术。适用于伴有有症状的胫骨与距骨的撞击性骨赘的踝骨关节炎。采用前内、外切口入路，或直接从骨赘处避开神经血管的切口进入，切除骨赘。术后应早期活动踝关节。

（4）人工踝关节置换术：严重的踝关节骨关节炎，疼痛剧烈、难以负重行走，经上述治疗无效时可以考虑行人工踝关节置换。

（5）关节融合固定术：严重的踝关节骨关节炎，疼痛剧烈、难以负重行走的患者，亦可行踝关节融合固定治疗，关节融合固定术除关节失去正常活动外，效果较好。

## 1680 如何预防踝关节骨关节炎?

(1) 去除引起发病的因素，如力线不正及时矫正。骨折复位要注意对合完好、及时。避免关节扭伤。运动员要及时调整运动量，防止单打一式的训练，避免过劳，控制体重。

(2) 加强踝关节周围肌力练习，以稳固踝关节，防止踝关节的超常范围运动，同时也可以防止扭伤。

(3) 对职业性跑跳、爬山者及运动员，提倡使用踝关节支持带，防止受伤，保护关节防止超常范围活动。

## 1681 距舟关节骨关节炎的临床表现有哪些?

患者表现为前足承重，踏跳或跑步时疼痛。检查在足背距舟关节间隙处可见隆突，有压痛。偶有于足底相应处压痛。距舟关节间隙挤压痛阳性。前脚蹬地痛，或可见足纵弓塌陷。X 线检查：可见距舟关节硬化，背侧关节缘骨唇鸟嘴样增生。晚期关节软骨面破坏、不平整，关节间隙变窄或消失。

## 1682 距舟关节骨关节炎的临床治疗有哪些?

(1) 非手术治疗：早期可控制活动量，加强足底肌的练习。足底足弓粘膏支撑带固定以维持正常足弓，防止加重塌陷。用平足鞋垫保护足弓。此外，可参考踝关节骨关节炎中有关非手术治疗的方法给予物理治疗、局部注射糖皮质激素等。

(2) 手术治疗：①骨赘切除术：适用于经长期保守治疗无效，局部增生明显，妨碍穿鞋或刺激引起腱鞘炎或滑膜嵌入局部封闭无效的病例。②距舟关节融合术：适用于经各种治疗无效的晚期患者，X 线检查显示全距舟关节有骨关节炎表现，关节软骨面破坏、不平整，关节间隙变窄或消失者。

## 1683

## 跖趾关节骨关节炎如何诊治?

跖趾关节骨关节炎最多见于蹲趾的跖趾关节，而且常继发于蹲外翻。部分病例继发于跖趾关节的创伤或关节内骨折的后遗症。亦可见于跖骨头无菌坏死的晚期。症状表现为关节僵硬、疼痛，关节肥大，肿胀、压痛，行走时疼痛加重。X线检查可见关节软骨面破坏、骨质增生、关节间隙变窄或消失等骨关节炎的表现。

治疗：参照踝关节骨关节炎中所介绍的保守治疗方法给予理疗、口服消炎镇痛药，外用中药或皮质激素关节内注射。穿硬底鞋及足底鞋垫防止足趾背伸可缓解症状。严重的蹲外翻患者应矫正畸形、切除跖骨头内侧骨赘等。对久治不愈，临床症状严重影响患者工作生活，关节面破坏广泛、关节间隙变窄或消失的患者可行关节成形术，如Keller手术、人工跖趾关节置换术或关节融合术。

## 1684

## 类风湿关节炎的发病原因有哪些?

类风湿关节炎是一种既有体液免疫异常，也有细胞免疫异常的自身免疫性疾病，且是与遗传性因素有关的免疫调节性疾病。一般认为是在特定的遗传背景下，通过持续抗原（如某种病毒感染，或变性的自身组织成分等）刺激机体自身细胞或组织，对机体自身突然呈现抗原性，刺激机体产生抗拒其自身细胞或组织的抗体。由于在这方面的深入研究和类风湿因子的发现，许多学者认为这些患者的免疫机制发生了变化，体内出现了自身免疫的过程，从而产生了类风湿因子，类风湿因子（19S巨球蛋白），与7S丙球蛋白的反应过程，以及所生成的复合物（22S巨球蛋白），这种复合物可引起滑膜的炎症反应，还可以引起多肽类kinin物质的致活、滑膜液中中性粒细胞释放的溶酶体物质、激活补体后的产物等，这些都是导致关节发生症状的因素。

## 1685

## 类风湿关节炎的主要病理变化有哪些?

类风湿关节炎的主要病理变化在滑膜。早期滑膜充血、水肿、增生，滑液增多，关节积液，关节间隔增宽，骨质疏松。从滑膜形成的血管翳伸向关节腔，侵蚀关节面软骨，关节间隙逐渐变狭窄。在关节边缘，肉芽组织侵犯软骨下骨质。在血管翳及肉芽组织内外夹攻下，软骨被破坏至后期关节软骨面被完全破坏，关节从纤维性强直逐步形成骨性强直。

## 1686

### 类风湿关节炎的临床表现有哪些?

好发年龄在 15 岁以后，高峰在 35 ~45 岁之间，以女性为多。病程发展缓慢，急性发作与缓解交替出现，病程可长达数年至数十年。最后关节活动极度受限，甚至发生半脱位、畸形或强直。开始时可以有多关节性疼痛，常见的受累关节依顺序为手、腕、膝、肘、足、肩和髋等，往往双侧同时发病。有 17% 患者初起病时，以足为主，前足较后足罹病多。先有足踝部肿胀、触痛、温度增加，受累关节有红斑。晚期足发生特殊畸形，如跖趾关节向背侧不完全脱位，晚期可完全脱位，跖腱膜和所有屈肌腱和跖侧脂肪垫一道被牵拉至跖骨头顶部，并保持跖骨头向下跖屈位，于跖侧皮下可触及跖骨头。

## 1687

### 类风湿关节炎的前足及后足变化有哪些?

前足最后发生的畸形有：①蹲外翻；②明显爪状趾及锤状趾畸形，并有跖趾关节背侧移位；③跖侧脂肪垫消失；④跖骨头下有胼胝；⑤趾间关节背面有胼胝；⑥末端趾尖屈曲并有胼胝。后足以距下及距舟关节发病最多，继见跟骨发生进行性外翻畸形，其结果横弓消失。若胫后肌腱断裂，后足外翻加剧。若踝关节亦受累，则整个足踝严重复杂的不稳定现象出现。

## 1688

### 类风湿关节炎的 X 线表现有哪些?

早期仅见关节周围软组织肿胀，骨质稀疏，骨皮质密度减低，正常骨小梁排列消失，关节间隙因积液而增宽。以后有关节软骨下的囊状破坏，附近骨组织呈磨砂玻璃样改变。关节间隙因软骨面被破坏而变狭窄。晚期关节间隙逐渐消失，最终变为骨性强直。

## 1689

### 如何诊断类风湿关节炎?

依靠临床症状、化验及 X 线检查，不难诊断。多数发病隐蔽，急性发病也非罕见，急性期化验及 X 线检查帮助不大，诊断常要在数周后症状明显时方可明确。起病时可两侧同时发病，关节及关节周围软组织肿胀，近侧趾间关节及跖趾关节受累，对诊断此病有参考价值。活动期血沉增速，血清白蛋白降低，类风湿因子阳性、免疫球蛋白增加，黏蛋白增高或循环免疫复合物阳性。首都医院建议一般宜摄手足片，他们观察到有的病例手关节表现异常，但 X 线照片正常；相反，足关节临床表现不甚显著，而 X 线照片却常常显示有肯定的改变。类风湿因子试验阳性者仅占 70%~80%。类风湿因子阴性也不能排除此病的存在，有认为 67%~83% 阴性。

## 1690 类风湿关节炎如何分期？

类风湿关节炎治疗的目的在于镇痛、防止畸形和矫正畸形，恢复及保存功能。首先要准确临床分期，根据临床分期制订临床治疗方案。类风湿关节炎可以根据其病程发展，分为下述四个时期：

（1）第一期：无骨性改变，无外科手术的必要。

（2）第二期：骨骼轻微受侵蚀，仍无固定性畸形。X 线片显示微小的糜烂。若经非手术治疗逾 6 个月仍不见滑膜炎症缓解，病程也不少于 1 年，滑膜切除术是一个预防治疗措施。踝关节、跖趾及趾间关节皆适宜于滑膜切除术。

（3）第三期：软组织畸形存在，但无严重的关节面糜烂，此期有指征进行滑膜切除术、肌腱移位术及关节清理术。

（4）第四期：有畸形，关节面明显破坏，此期适宜采用关节成形术或关节融合术。

## 1691 类风湿关节炎如何治疗？

（1）一般疗法

1）急性期卧床休息，严重者用石膏或夹板制动，保持功能位置，但时间不宜过久。

2）药物治疗：症状明显时可应用水杨酸制剂，成人每日 3 次，每次 1g，有溃疡病者慎用。应用吲哚美辛、布洛芬、吡罗昔康、萘普生等非甾体类抗炎药。

3）激素类药物缓解症状快，但疗效不持久，长期服用并发症多，不宜常规应用。中药雷公藤酊剂口服也有效。

4）理疗：鼓励患者在疼痛允许情况下，争取关节活动，加强锻炼，使理疗与功能锻炼相配合，可保持和增进关节功能，防止畸形。

(2) 手术治疗：目前认为早期就应手术切除滑膜，以改善关节功能，减少关节渗出液和血管翳形成，保护软骨和骨组织。

1）踝关节滑膜切除术：本术式适应于：①经 6 个月正规药物治疗无效；②踝关节持续疼痛；③间歇或持续性关节内渗出；④可触及肥厚滑膜；⑤出现踝关节轻度屈曲畸形；⑥踝关节 X 线像显示早期改变。

2）踝关节清理术：若病变已有较严重发展，滑膜炎已发生血管翳，扩展至关节软骨边缘，并侵犯部分软骨，即上述第三期，应采用关节清理术。

3）关节融合术：晚期患者踝关节、距下关节或距舟关节破坏严重，活动或负重时疼痛剧烈、或合并畸形，严重影响患肢功能的，可做关节融合术。

4）拇趾跖趾关节融合术：此关节固定位置以背伸 15°，外翻 5°位为最佳。切除关节面后，将其置于伸直位，以克氏针固定。亦有认为固定位置外翻 20°以上效果好，背伸至 20°便于穿高跟鞋，克氏针头端有螺纹可避免滑出。

5）关节成形术：晚期类风湿关节炎，前足发生跖趾关节或趾间关节脱位或半脱位或其他畸形，远比后足关节为多，两者之比约为 20：1。因本病好侵犯跖趾或趾间小关节，常见爪形趾和踇外翻。此时常要施行跖骨头和跖趾关节切除成形术。

6）人工全踝关节置换术：非常规手术。

## 1692

### 痛风性关节炎的病因及病理改变有哪些?

痛风（gout）是嘌呤代谢疾病。痛风患者血清尿酸增高，但尿酸增高可无症状，轻度尿酸增高可发生严重症状。痛风多见于男性，90% 的痛风患者总会体验到足趾发病的痛苦，亦可表现为急性踇趾的关节周围炎。本病有家族遗传倾向。尿酸是嘌呤和组织蛋白的核酸的最终分解产物。大部（约 2/3）自肾小管排出。若体内嘌呤和核酸代谢产物积存过多，或任何原因引起肾功能损害，这些产物不能排出者即可引起体内高尿酸血症。尿酸盐在组织液中溶解度极低，常呈过饱和状态，当血液浓度逾 8mg% 时，尿酸盐即在关节、滑囊、软骨、肾及皮下结缔组织等处沉积，引起异物反应，为白细胞吞噬则形成急性滑膜炎。关节内软骨发生糜烂和破坏。

## 1693

### 如何诊断痛风?

正常血尿酸（酶比色法）155～438μmol/L 超过 438μmol/L 即为高尿酸血症。美国诊断标准是：①第 1 跖趾关节红肿；②急性炎症限于个别关节；③急性关节炎发作一次以上，并在1~2天内达高潮；④整个关节呈暗红色；⑤单侧跗间关节急性发炎；⑥有可疑或证实的痛风结节；⑦高尿酸血症；⑧非对称关节肿胀；⑨发作可自行停止。上列9条，具有4条便可诊断为痛风。

## 1694

### 引起前足疼痛的病因有哪些？

引起前跖部慢性疼痛的原因较多，较常见的有创伤、炎症、足部畸形、足部皮肤病损、内分泌代谢性、神经病损及肿瘤等。

## 1695

### 创伤性前足疼痛的病因有哪些？

（1）跖、趾骨骨折、脱位后慢性疼痛：单一的跖、趾骨骨折愈合后如无畸形愈合多无疼痛。若合并较严重的畸形，使所连带的关节发生半脱位乃至脱位，活动时可引起慢性疼痛；同时畸形本身对组织的压迫亦可造成疼痛。多发性跖、趾骨骨折脱位，可造成足弓下塌而引起疼痛等症状。

（2）跖骨疲劳性骨折：由于无明显外伤史，常延误诊断。

（3）跖骨头下籽骨骨折：跖骨头下籽骨骨折所遭受的外力并不严重，加之骨折早期有时X线检查未能显示骨折。故此类骨折被延误诊断时有发生，应予以警惕。

（4）前足严重软组织损伤后足弓塌陷，前足部肌腱韧带慢性劳损。

（5）足内在肌劳损：久病卧床下地活动过多，足内在肌软弱不适应引发前足痛，经过一时期的限制活动与足肌锻炼后可逐渐适应而疼痛消失。此外少数儿童，尤其过胖的女童，由于足肌软弱也可产生此类疼痛。此类儿童虽无平足症，但其足弓低平，除进行足肌锻炼外应穿戴足弓垫。

（6）跖趾或趾间关节骨性关节炎。

## 1696

### 足部畸形导致的前足疼痛的病因有哪些？

（1）足部畸形：有平足、垂足、内外翻足等畸形，由于前跖不正常的受力或骨突部受压迫、摩擦引发疼痛。

（2）趾部畸形：踇外翻、踇僵硬、锥状趾、锤状趾、小踇趾踇囊炎等。

（3）跖骨畸形：第 1 跖骨短缩内翻即 Morton 综合征，跖骨过长，跖骨头下塌等。均可引起跖骨头过度负重，跖侧局部皮肤形成鸡眼或胼胝等出现疼痛。

## 1697

### 皮肤病病损导致的前足疼痛的病因有哪些?

（1）银屑病（牛皮癣病）：银屑病常侵及足部关节如跖趾关节等，引起银屑病性关节炎。从滑膜到关节软骨面完全萎缩、破坏、并可侵及邻近骨骼，临床上似类风湿关节炎的表现。

（2）跖疣：为前足跖部的寻常疣，是病毒感染所致；引起皮肤病损性跖痛。

（3）其他皮肤病损包括鸡眼、胼胝与外伤性皮下囊肿等。

## 1698

### 内分泌代谢性疾病导致的前足疼痛的原因有哪些?

（1）糖尿病：糖尿病常出现足部病变，易侵及前足部的血管和神经，发生跖趾关节破坏、骨萎缩等病变而出现前足疼痛等临床症状。

（2）痛风：为嘌呤代谢异常，尿酸增高沉积致病。常侵及足部，尤其第 1 跖趾关节，形成痛风性跖趾关节炎，局部肿胀疼痛。

## 1699

### 神经疾病性前跖痛的病因有哪些?

（1）腰骶段椎管内病变对腰骶神经的刺激压迫：腰骶段椎管内占位性病变，如肿瘤、骨折碎片、破裂的髓核等可刺激压迫腰骶神经而出现放射到足部的皮肤支配区的疼痛。

（2）腰骶神经根本身的病变如神经纤维瘤，早期出现该神经足部的皮肤支配区的疼痛。

（3）前足部皮神经病变如跖间神经瘤、皮神经的神经瘤等。

## 1700

### 循环障碍性前跖痛的病因有哪些?

（1）器质性病变：如血栓闭塞性脉管炎、严重的动脉硬化，此类患者在行走稍久后，肢体远端动脉血供将发生障碍而出现前足部针刺样疼痛，但早期休息后可缓解。

（2）功能性病变：包括 Raynaud 病、肢端红痛症。肢端红痛症患者 70% 为女性，发病时足部皮肤颜色由红到发绀，皮温高于 32℃，疼痛为持续性灼痛，与 Raynaud 病相反，当患侧下肢受凉与抬高时疼痛减轻，而下肢下垂时疼痛加重。

## 1701

## 什么叫 Sudeck 骨萎缩?

（1）Sudeck 骨萎缩是一种由于外伤导致的反射性交感神经营养不良综合征。又称创伤后骨萎缩。腕关节和手掌多见。

（2）临床表现为肢体受伤后出现足部急性骨萎缩，局部骨质疏松、肿胀、发凉、疼痛、感觉障碍。病因可能为肌肉性（失用性）或血管性或神经性等。本病的发生有时是突然的，但常常和骨折后未能积极主动锻炼有关。

（3）X-P 显示严重的骨质疏松。

（4）治疗：局部制动可以缓解症状，保守治疗无效可以行交感神经阻滞术。

## 1702

## 什么是松弛性跖痛症?

松弛性跖痛症（flaccid metatarsalgia）是较为少见的前跖痛，它与压迫性跖痛症不同，系因第 1 跖骨有先天性畸形及横弓下塌所致之前跖痛症。如第 1 跖付过短、内翻或异常频繁活动等，第 1 跖骨不能有效地负载体重，而须由第 2 或第 3 跖骨替代。在 X 线片上，可见第 2 或第 3 跖骨粗壮肥大。正常情况下，骨间肌的收缩，能使跖骨头互相靠拢。但对有第 1 跖骨短缩者，若因种种原因，如身体负重突然大量增加，长途行走，剧烈运动，久病后足软弱等，或某些原因导致足部骨间肌萎缩虚弱者，便丧失这种代偿作用，致足横弓下塌，前足增宽，距骨头间横韧带因长期牵伸受力而松弛，发生疼痛，形成了松弛性前跖痛症。

## 1703

## 如何治疗松弛性跖痛症?

（1）非手术治疗：轻症患者可改穿前足宽、合适的后跟、鞋底较硬的鞋，常可缓解疼痛。健身鞋可以达到这种目的。亦可在鞋底钉上一条橡皮横条，应位于跖骨头后方，避免了跖骨头负重。

（2）手术治疗：手术目的在于消除跖骨头下塌，使之抬高，有趾长伸肌悬吊术、跖骨颈截骨术。趾长伸肌悬吊术适用于趾长伸肌肌力在 4 级以上，跖骨能被动背伸的患者。跖骨颈截骨术适用于跖骨不能被动背伸的跖骨头下塌的患者。

## 1704

## 如何诊治跖趾关节间滑囊炎？

跖趾关节间滑囊共有 4 个，分别位于第 1 至第 5 跖趾关节之间；位于跖横韧带的背侧，趾伸肌腱帽的基底部。其作用是减轻跑跳过程中足前弓变化时各跖骨头间的相互摩擦。临床上多见于跑、跳运动员与舞蹈演员，常在长时间跑跳后发生此病。相邻两趾间针刺样疼痛，休息后减轻，跑、跳时疼痛加重难以忍受。查体发现：用指尖按压受累的跖骨头处的间隙时有刺痛发生，从第 1 与第 5 跖骨头部向中间横行挤压时，亦有类似疼痛出现。诊断以临床表现和体征为依据，但需与跖间神经瘤、跖趾关节的侧副韧带损伤相鉴别。治疗上可以限制活动、减少负重行走，穿硬底鞋、配足弓垫，应用中药泡洗患足及理疗等透热治疗。以上治疗疗效不明显时，可用泼尼松龙注射液 1ml 加 1% 利多卡因 4ml 局部封闭治疗。

## 1705

## 什么是足部创伤性关节炎？

足部创伤性关节炎有急性与慢性之分，由急性足部创伤引起的关节肿胀、疼痛、运动受限，关节内积血或积液统称为急性创伤性关节炎；由慢性足部创伤引起的或急性创伤性关节炎久治不愈时，则称为慢性创伤性关节炎。

## 1706

## 如何治疗足部创伤性关节炎？

急性期的治疗原则主要是休息、制动及关节周围的等长性收缩，以促进病变关节积液的吸收。关节积液不一定要抽出，但积液过多影响关节活动，并引起明显疼痛者，应及时关节穿刺放出积液后，用弹力绷带和厚棉垫加压包扎，石膏固定，抬高患肢休息 2 周，同时肌肉做等长运动。关节积液过多、时间过长，可引起骨关节软骨面坏死，关节周围肌肉萎缩，关节粘连，形成骨关节炎。当慢性创伤性关节炎不断发展最终导致关节永久性的功能障碍时，可行人工关节置换术。

## 1707 什么是银屑病性关节炎?

银屑病（psoriasis）俗称牛皮癣，据报道在住院的银屑病患者中，关节炎的发生率可高达7%~49%。常侵及足部关节，从滑膜炎到关节完全萎缩，破坏，侵及邻近骨骼，临床上似类风湿关节炎。

## 1708 如何诊治跖筋膜炎?

跖筋膜炎（plantar fasciitis）的发病与跖筋膜扭伤、过劳，如长途负重行走、长距离爬山等有关。但有少数患者并无明确原因。临床上，患者感到发病部位如前跖部或中跖部疼痛，疼痛为持续性钝痛，站立行走，尤其上楼或跑跳时疼痛加重，严重时可呈撕裂样痛。休息后或按摩、足部热疗后可缓解。检查时发现：被动背伸前足时诱发或加重疼痛，触诊患处有压痛，跖筋膜肿胀、增厚；慢性患者可触到疼痛性结节或条索。

治疗：该病治疗较为棘手，应综合治疗。包括：减少或禁止登高与负重行走，穿用足弓垫，应用中药泡洗患足、理疗等透热治疗，局部按摩。以上治疗疗效不明显时，可做局部封闭治疗。对触到疼痛性结节或条索的慢性患者，可考虑行疼痛性结节或条索切除。

## 1709 如何诊治鸡眼?

鸡眼（helosis）为一高出皮肤表面、色泽深黄、边界清晰的硬角质块。其与鞋接触面较大，向内成圆锥形，形成角质栓状，有角质中心核，核尖深入皮内，基底呈圆形露于表面，触之较周围皮肤坚硬而不光滑。由于鸡眼尖端压迫神经，是在受压时发生疼痛的原因。治疗改穿不受压迫的鞋袜，解除摩擦和压力，可缓解疼痛。亦可用水杨酸制剂涂擦，或用温水浸泡软后，用刀片修去。对经久不愈者可采用手术治疗。

## 1710

### 什么是胼胝?

胼胝（callus）是扁平或隆起的局限性片状角化增厚，呈蜡黄色：质坚强，表面皮纹清晰可见，局部汗液减少，感觉迟钝，可有压痛。

## 1711

### 如何治疗胼胝?

治疗胼胝可以用温水浸泡后，用刀削平，但致病原因不去除，容易复发。一般第 1 及第 5 跖骨头下面的胼胝，如有疼痛，可在鞋内放一足横弓软垫，这样可以减少疼痛。若采用各种非手术疗法后仍无效，疼痛影响生活和工作，可考虑采用手术治疗，手术方法有：

（1）跖骨嵌插缩短术：适应于第 2 ~ 4 跖骨头下胼胝，经各种非手术方法治疗仍难痊愈，且疼痛严重，有碍生活和工作者。

（2）Giannestras 手术：该手术是另一类型的跖骨短缩术。

（3）跖骨头悬吊术：适应证同跖骨缩短术。

（4）跖骨及胼胝切除术：该术适用于经多种方法治疗无效或手术治疗失败的病例；也适应于胼胝处有久治不愈的增生性疼痛瘢痕或溃疡者。

## 1712

### 什么是跖疣?

寻常疣发生于足跖侧者称跖疣（verruca plantaris）。

## 1713

### 什么是跟痛症?

跟痛症（calcaneodynia，heel pain）是由一系列疾病导致的足跟部疼痛综合征。按部位可把跟部疼痛分为跟跖侧疼痛和跟后部疼痛。

在儿童，跟后部疼痛多见于跟骨结节骨骺炎。一些全身性疾病，如类风湿关节炎、痛风性关节炎、Reiter 综合征、强直性脊柱炎等，也可引起足跟部的疼痛。对于跟骨内压力增高是否为跟痛症的原因之一，仍有争议。

成人跟痛症与劳损和退行性变有密切关系。常见的病因有：①足跟纤维脂肪垫炎；②跖筋膜炎；③跟骨骨刺。临床表现主要为足跟跖面疼痛、肿胀和压痛，走路时加重。本病多发生于中年以后的肥胖者，男性发生率高，一侧或两则同时发病。大多数为慢性起病，常同时有风湿或类风湿关节炎，骨性关节炎等。本病主要以非手术疗法为主。跟痛症的治疗，以用热水泡脚、对症药物等为主，必要时可行封闭疗法，疗效较佳。

## 1714

## 跟痛症包括哪些疾病?

(1) 近端跖腱膜炎。

(2) 脂肪垫炎、骨膜炎和滑囊炎。

(3) 足底外侧神经第 1 分支卡压。

(4) 跟骨应力骨折。

(5) 非止点性跟腱炎。

(6) 止点性跟腱炎、跟腱滑囊炎。

## 1715

## 近端跖腱膜炎的病因有哪些?

近端跖腱膜炎（proximal plantar fascia inflammation）发生的确切原因还不十分清楚。引起疼痛的可能原因有：①步行时，跖趾关节背伸，牵拉跖腱膜，从而牵拉跟骨结节。随年龄增大，足部肌肉、韧带力量减弱，跖腱膜牵拉跟骨结节的力量增大，长期、反复牵拉使跖腱膜起点部发生微小撕裂，继发炎症，引起疼痛。②跖腱膜跟骨止点处的骨膜炎和跟骨内侧结节的疲劳骨折。③趾短屈肌止点炎症和水肿及其增生的骨刺导致足底外侧神经的第一支神经的卡压。尽管将近端跖腱膜炎作为一个诊断，但实际上，跖腱膜近端止点部的炎症，足底外侧神经第一支神经的卡压可能同时存在，临床上难以区分。

## 1716

## 近端跖腱膜炎的治疗有哪些?

(1) 非手术治疗：90% 以上患者非手术治疗有效，常需要几种方法结合使用综合治疗。

部分患者即使未予治疗，最后疼痛也可自行缓解。但有些患者疼痛可持续数年。

1）减少跟部受到撞击性冲击的活动：肥胖患者减轻体重。

2）跟腱、跖腱膜牵拉锻炼：由于跟腱挛缩是引起跖腱膜炎的常见原因，而跖腱膜的适度牵拉有助于炎症消退。每天反复的跟腱、跖腱膜牵拉锻炼成为减轻跖腱膜炎患者疼痛最有效方法之一。

3）理疗：如超声波、肌电刺激、冷热治疗等。但一般效果不明显。

4）纠正足部力线不良：如使用足垫，高弓足使用半硬适应性足垫，平足使用稍硬的支撑性足垫，减轻跖腱膜牵拉。使用跟骨垫可减轻足跟部的冲击力量，从而减轻疼痛。

5）抗炎镇痛药物：局部封闭。

6）疼痛较重时可用夜间夹板或石膏托固定踝关节 5 ~ 10 度背伸，以免使跖腱膜在夜间挛缩，晨起活动时引起疼痛。

7）体外震波疗法：震波可促进肌腱和骨交界部新生血管增殖，局部血运增加，加快局部炎症的消退。

（2）手术治疗：极少数患者经过 6 个月以上的非手术治疗无效时，可采用手术治疗。由于跖腱膜对维持足弓有着重要作用，完全切断跖腱膜有可能对足的功能有着不良影响。目前，推荐的手术方法是跖腱膜部分切断术，即从跖腱膜止点内侧切断 35% ~ 50% 。可以同时去除或不去除跟骨内侧结节骨刺。手术可切开或经皮完成，如有条件也可经关节镜完成跖腱膜部分切断术和骨刺切除术。

## 1717

## 什么是脂肪垫炎以及临床表现?

跟下脂肪垫（sub-calcaneal fat pad lesion）是由充满脂肪组织的多纤维隔结构组成，它具有吸收应力、缓冲展荡等作用。中、老年后，脂肪垫内脂肪发生变性，弹性减退，脂肪垫变软、变薄，吸收应力的能力减弱，减少了对跟骨结节的保护作用，在反复外力的作用下，易引起跟骨结节骨膜炎。由于脂肪垫和骨膜间的摩擦，可能在局部形成滑囊炎。

临床症状为跟跖侧疼痛，不能穿硬底鞋。行走于无弹性的路面引起疼痛。检查可见局部无肿胀，脂肪垫明显压痛。部分中、老年患者跟下脂肪变薄、失去弹性，通过脂肪垫较易触及跟骨结节，并有压痛。形成滑囊炎者，可在脂肪垫深部触及疼痛性肿物。

## 1718

## 如何治疗跟下脂肪垫炎?

跟骨垫保护有较好疗效。疼痛较重时，可使用抗炎镇痛药物。封闭治疗时，应将药物注射跟骨结节骨膜或滑囊内，而不能将药物注射入脂肪垫内，因为激素可进一步引起脂肪垫萎缩。

## 1719

## 足底外侧神经第 1 分支卡压症是如何引起的?

约有 20% 的跟骨跖侧疼痛是由足底外侧神经第 1 分支卡压引起。此支支配跟骨内侧结节骨膜、跖长韧带、小趾展肌和趾短屈肌。当此神经支从足的内侧由踇展肌和跖方肌内侧头深部筋膜间穿过时，从垂直方向变为水平方向，此时易受卡压。另一易受卡压的部位是该神经支经过跟内侧结节时，趾短屈肌起点炎症、骨质增生都可使神经卡压于跖长韧带。另外，跖腱膜起点炎症也可使神经受到压迫，使两者并存。

## 1720

## 如何治疗足底外侧神经第 1 分支卡压症?

休息，减少活动。非甾体类抗炎镇痛药物。按摩。跖腱膜牵拉锻炼。封闭。如非手术无效时，可手术切开减压。

## 1721

## 非止点性跟腱炎的病因临床表现有哪些?

非止点性跟腱炎（non stop point Achilles tendinitis）最常见的外部原因是跟腱遭受过度应力和反复的微小损伤后，引起腱周组织炎症及跟腱本身的退变和部分断裂。如突然增加运动量、跑步平面的改变以及穿鞋小不合适等。Puddu 将跟腱炎分为三期：1 期：跟腱本身正常，腱周组织炎症，腱周炎；2 期：腱周炎和跟腱退变，表现为肌腱内的钙化，结节增生，失去正常的光泽；3 期：肌腱纤维的断裂。

非止点性跟腱炎多发生于 35 ~ 45 岁的男性运动员，也可发病于非运动员的一般人群。跟后部，跟腱止点 2 ~ 6cm 处有疼痛，局部可有肿胀。跟腱炎的早期，行走或活动多时，感到跟腱部位的疼痛。病情加重时，可感到跟腱僵硬，并在静息时也有疼痛。严重者出现跛行。检查时可见跟腱止点上跟腱部肿胀，被动背伸踝关节局部疼痛加重。踝关节背伸可受限。但部分患者可有跟腱延长从而踝关节背伸度增加。用拇、示指沿跟腱内外侧挤压时，局部疼痛。可触及跟腱增粗或表面呈结节状。单纯跟腱周围炎的患者，踝关节伸屈活动时，跟腱压痛部位不变；而在跟腱部分断裂和跟腱炎的患者，压痛点会随着踝关节伸屈活动时而改变，此表现又被称为跟腱的疼痛弧征。

## 1722

### 非止点性跟腱炎的治疗方法有哪些?

（1）非手术治疗方法：①减少活动：严重者可能需要固定；②理疗、冰敷：跟腱牵拉锻炼增强肌肉和肌腱的弹性；③支具、矫形鞋纠正足的不良力线：鞋跟部垫高 1.5cm，以缓解跟腱拉力；④非甾体类抗炎镇痛药物：跟腱内不应注射皮质激素类药物，以免影响跟腱内胶原的合成，影响愈合，发生跟腱断裂。

（2）手术治疗：非手术治疗 6 个月以上症状仍不减轻时，可采取手术治疗。手术治疗的患者约占 25% 。年龄较大、病史较长和症状的反复发作都是手术治疗的常见原因。切除炎性腱周组织和退变的跟腱，小的跟腱缺损，可直接缝合。较大的缺损不能直接缝合时，需用其他组织修复。

## 1723

### 止点性跟腱炎的病因有哪些?

止点性跟腱炎（check point achilles tendinitis）的病因尚不十分清楚，不但运动员可发生此类病变，不好运动的中、老年人也可发生。运动员的止点性跟腱炎可能引发于运动时准备活动不足，跟腱受到过度异常的、反复应力作用后发生微小撕裂所致。而非运动员性止点性跟腱炎，一般多见于体重超重的中、老年女性，跟腱炎的发生可能更多引发于退变，而不是过度活动。

## 1724

### 止点性跟腱炎的非手术治疗方法有哪些?

95% 的患者使用非手术治疗就可取得较好的效果。

（1）对于运动员的止点性跟腱炎，应适当减少运动量，避免在坡道或硬的地面跑跳。症状严重者，可能需要休息或制动 4 ~6 周。

（2）运动后可使用冷敷。

（3）非甾体类抗炎药（NSAIDs）：跟腱滑囊炎可使用激素注射，但不要注射进入跟腱中。

（4）穿软帮的鞋减轻对跟腱止点的挤压，还可用带有硅胶护垫的跟腱袜保护。鞋跟抬高减轻跟腱的应力。矫形鞋或足垫可以纠正足的力线不良。

（5）理疗，轻柔的跟腱牵拉训练。

（6）对于非运动员性止点性跟腱炎，也可先试用上述非手术治疗方法。但一般不好活动的中、老年患者，非手术治疗的效果较差，可能需要手术治疗。

## 1725

## 止点性跟腱炎的手术治疗方法有哪些？

手术治疗可切除止点部跟腱退变和炎性组织、滑囊及增生的跟骨后上结节。手术入路可采用跟腱内侧、外侧、双侧或经跟腱入路。先切除炎性的滑囊组织，再用骨刀或骨锯从跟骨后缘前方约 1.5cm 开始，斜行向下到跟腱止点完全去除跟腱前残留的骨嵴，以免术后刺激跟腱，引起疼痛。跟腱止点上 2cm 的切除一般是安全的。探查跟腱止点上方腱组织内有无退变、钙化，切除病变的腱组织，用 3-0 不可吸收线缝合修复。如果跟腱止点长范围病变，切除病变组织后，失去跟腱附着，需重建跟腱止点。不能重建止点时，需要行肌腱移位重建跟腱。

## 1726

## 踝管综合征分哪几类？

踝管综合征（tarsal tunnel syndrome）是指胫后神经在踝管内受压所引起的一系列症状。胫神经及其分支可在下肢的几个部位受到挤压。①腓肠肌在小腿后内侧缘对神经的挤压，称为高位的踝管综合征。②在内踝后方踝管内的挤压，为踝管综合征。③胫后神经分支在踝管以远部位的挤压，称为远踝管综合征。如足底外侧神经的第 1 分支被卡压于踇展肌和跖方肌内侧头深部筋膜间。足底内侧神经和趾长屈肌腱通过屈肌支持带被卡压于 Henry 结节，此时又被称为“慢跑者足”。

## 1727

## 踝管综合征的原因有哪些？

任何引起踝管内压增加的因素都可直接或间接压迫胫神经及其分支，引起症状。引起踝管综合征的原因有：

（1）踝关节反复扭伤，踝管内肌腱摩擦增加，引起肌腱炎，肌腱水肿增粗。

（2）踝管内肿物如神经鞘瘤、腱鞘囊肿等。

（3）先天性肌肉发育异常，如跚展肌肥厚，出现副跚展肌等。

（4）先天性跟距骨桥，骨赘增生。

（5）跟骨骨折移位。

（6）跟骨严重外翻。

（7）神经周围静脉怒张。

（8）妊娠、心力衰竭、骨筋膜室综合征等使体液积聚。虽然如此，但在临床中，有21%~36%的患者为原发性，不能明确原因。

## 1728 踝管综合征的治疗方法有哪些？

（1）非手术治疗：除了已经明确的肿物需要手术切除，大部分患者可以先使用非手术治疗。方法包括：①非甾体类抗炎镇痛药。②踝管内的激素注射。③理疗。④使用支具控制踝部畸形。

（2）手术治疗：经过3~6个月的非手术治疗无效时，可以考虑手术治疗。手术减压、松解胫神经。手术中应注意三个部分的松解：①切开屈肌支持带。②神经入口处的跚展肌筋膜的松解。③松解胫神经及其分支。

探查踝管内有无腱鞘囊肿、骨刺、迷走的肌腱、曲张的静脉等，异常病变组织予以切除，解除神经的压迫。

手术治疗效果依情况而定：①年轻的患者；②病史较短的患者；③能够早期诊断的患者；④术中发现有确定病变的患者，如囊肿、脂肪瘤、神经鞘瘤等。手术效果常常满意。

## 1729 踝管综合征手术治疗失败的原因有哪些？

如果术中没有发现确定的病变，25%的患者可能症状没有改善。还有部分患者有部分改善，或经过一段时间后症状复发。约有13%的患者有手术并发症，如伤口的感染、血肿和瘢痕增生等。具体原因为：

（1）诊断不正确。

（2）松解不完全。

（3）神经损伤。

（4）术后神经粘连。

(5) 两个部位的卡压，如合并胫神经的高位卡压。

(6) 踝部畸形未予纠正。仍存在神经受压的因素。

## 1730

## 前跗管综合征的病因有哪些?

由于腓深神经在伸肌下支持带下受到挤压后而引起的一组症状，称为前跗管综合征(anterior tarsal tunnel syndrome)。腓深神经在其行程中，有几个部位可能受到卡压。在伸肌下支持带部位的卡压被称为前跗管综合征。其他部位的卡压也可发生在跗短伸肌下和下支持带的上缘。外伤是引起腓深神经卡压的主要原因。反复的足踝部扭伤，牵拉神经：足背部直接挫伤，伤及神经或引起局部水肿；穿过紧的鞋和不合适的鞋，对足背的摩擦、挤压；胫骨远端、距骨、舟骨、跖骨基底等的骨折、脱位或关节退变形成的骨赘的挤压等都是常见的原因。其他如足背的肿物，腱鞘囊肿也可挤压腓深神经的内侧支。足踝部的一些结构异常，也可引起腓深神经的卡压，如高弓足、前足僵硬性外翻、踝关节不稳定、血管曲张及肌肉的变异等。

## 1731

## 前跗管综合征的临床表现有哪些?

足背部和踝部的持续性疼痛，休息或脱去鞋时疼痛缓解，活动时疼痛加重，但有些患者活动也可暂时减轻疼痛。疼痛可向第 1 趾蹼放射，部分病史较长的患者可能出现第 1 趾蹼和第 1、2 趾相邻皮肤感觉过敏或麻木。追问病史，患者既往可有足踝部反复扭伤或外伤。查体足背部可有压痛，叩击神经卡压的部位，可诱发或加重疼痛，并向第 1 趾蹼放射。踝关节极度跖屈可能引发症状。关节退变形成的骨赘可表现为足背部肿物。肌电图检查时，如果末期潜伏期延长大于 5ms，被认为有诊断意义。

## 1732

## 前跗管综合征的治疗方法有哪些?

(1) 非手术治疗：去除致病因素，如过紧的鞋和不合适的鞋。如有踝关节不稳定，应予以适当的固定。理疗也是保守治疗的方法之一。此外，可局部注射激素减轻水肿缓解神经挤压。

(2) 手术治疗：首先应确定腓深神经卡压的部位。做足背跗长伸肌腱外缘纵行手术切口，部分切开造成神经卡压的支持带，松解神经周围的粘连，切除压迫神经的骨赘或囊肿，关节的退变可行关节融合，手术中注意不要损伤伴行的足背动脉。

## 1733

### 跗骨窦综合征的病因有哪些？

跗骨窦内及其邻近结构病变产生的一系列症状，称为跗骨窦综合征（tarsal sinus syndrome）。踝关节内翻扭伤后造成距跟骨间韧带和前韧带及其他结构的损伤可能是跗骨窦综合征最常见的原因。跗骨窦部位的疼痛可能由于韧带的损伤和距下关节的不稳定，以及由于创伤后的局部炎症引起组织血流缓慢，产生窦内高压。跗骨窦内神经血管的损伤，也使韧带的本体感觉损伤，加重了距下关节的不稳定。

Taillard 通过观察发现，70% 的跗骨窦综合征是创伤后引起。其他原因有：①足结构异常，如扁平足、高弓足、前足外翻、跗骨连接等。②全身系统性病变，如血清阴性和阳性的脊柱炎。③感染。④偶有跗骨窦内脂肪瘤和囊肿的报告。

## 1734

### 跗骨窦综合征的临床表现有哪些？

患者常有踝关节内翻扭伤病史。感觉踝关节或跗骨窦部位的疼痛。部分患者可有踝关节不稳定的感觉，行走无力。有时疼痛向足外侧放射。部分患者可有小腿部的热、凉、麻、痛等异常感觉。行走、足内翻时疼痛加重。检查时，让患者足稍背伸，按压跗骨窦三角引发或加重疼痛，有时可见局部肿胀，踝及距下关节活动正常。

Taillard 等描述并提出跗骨窦综合征的四种临床表现：①跗骨窦部位的直接压痛，尤其是让患者站立在不平的地面或距下关节内收旋后时，压痛明显。②在不平地面时的关节不稳定。③跗骨窦内局部封闭后疼痛减轻。④临床及 X 线检查不能确定距下关节不稳定。

## 1735

### 跗骨窦综合征的治疗方法有哪些？

适当的非手术治疗对大部分患者在 4～8 周后可以恢复正常的功能。可使用理疗，非留体类抗炎镇痛药物和跗骨窦部封闭治疗。对于有不稳定感觉的患者进行腓骨肌腱的锻炼和本体感觉的训练。还可使用胶带或支具固定，限制距下关节的活动，以达到更好的制动和休息。然而，即使积极治疗，仍可能有 20%~40% 的患者症状不能缓解。需要手术治疗。手术的目的是跗骨窦的减压，评价韧带和滑膜的情况，根据具体情况采取相应的措施。手术可切开或在关节镜下完成。无论是切开手术还是镜下手术，手术时应：①探查距下关节面有无骨软骨损伤。②取出关节游离体。③切除关节内的粘连。④切除炎症、增生的滑膜。⑤切除撕裂或引起挤压的软组织。⑥评价距下关节的稳定性：如果距下关节已有明显的退变，可能需要行距下关节融合术。

## 1736

## 什么是腓神经麻痹性足及其治疗？

腓总神经为坐骨神经的分支，由腰 4、腰 5、骶 1、骶 2 的神经纤维组成。它比胫神经损伤更多，见临床可表现为踝、足的所有背伸、外翻肌均麻痹，足丧失了背伸、外翻功能，同时合并小腿外侧面和足背皮肤感觉障碍。由于踝、足的内翻、跖屈肌肌力正常，故患者出现明显的麻痹性下垂、内翻足畸形，久之会发生足的骨性内翻畸形改变。治疗以手术为主。未形成骨性畸形改变者，将胫骨后肌移位到足背的前外侧，代替踝、足关节的背伸、外翻肌力。由于一条胫骨后肌不可能建立良好的踝、足关节背伸功能，可将趾长屈肌同时移位到踝前，代替踇长伸肌，如此术后，尚能较好地控制踇趾的下垂，成年患者若伴有足的明显不稳定者，在肌腱移位的同时做跟距关节融合术，但石膏固定的时间应服从于骨性融合手术。

## 1737

## 什么是胫神经麻痹性足及其治疗？

胫神经由腰 4、腰 5、骶 1 和骶 2 神经根的神经纤维组成，在坐骨神经的两个分支中更大更重要。它起于大腿远 1/3，恰在腘窝的近端、腓总神经离开坐骨神经处。胫神经的损伤会产生严重的功能障碍，踝、足关节的跖屈、内翻肌力完全丧失，因胫神经同时支配足的大多数内在肌肉，故 5 个足趾也不能屈曲。治疗也以手术为主。胫神经损伤后，由于跟腱瘫痪，可将腓骨长、短肌移位代替跟腱，术后应佩戴一段时间矫形鞋行走。因足底出现感觉丧失，为保留足的弹性，踝足关节不宜融合。

## 1738

## 什么是坐骨神经麻痹性足及其治疗？

坐骨神经高位性损伤（腘绳肌分支之上），其肌肉麻痹包括腘绳肌、腓总神经、胫神经支配的肌肉均麻痹，低位损伤，腘绳肌不受累，因而膝关节屈曲功能正常。但踝、足、足趾的肌肉完全瘫痪，腓总神经、胫神经所支配的深、浅感觉区域也丧失。踝、足关节呈连枷状态，伴有严重的自主神经营养障碍。患足经常发生因意外损伤或烫伤，皮肤出现难以愈合的溃疡。其手术外科治疗的原则是部分稳定踝、足关节，使足能较稳定的站立地面，手术可采用踝关节融合术，肌腱固定术，但术后必须长期佩戴矫形鞋站立行走，因为同时伴有自主神经营养障碍，皮肤切口和骨的愈合能力差，手术指征的选择、手术操作与术后处理应该慎重。

## 1739

## 显性脊椎裂的足踝部表现有哪些?

显性脊椎裂并非简单一种疾患，而是许多脊柱及神经症状的综合征，神经轴的发育不良可累及皮肤、脊柱、脑、脊髓及脊膜伴有臀部或下肢、足部原发或继发畸形。

显性脊椎裂的临床表现较为多样，神经症状可表现为根性疼痛、感觉麻木，下肢可出现足下垂、拐形足、跟行足或连枷足以及髋、膝关节挛缩畸形，还有的发生跖趾骨严重畸形、踝关节可呈夏科关节改变等。小腿或足部常发生营养性溃疡。

## 1740

## 什么是进行性肌营养不良及其治疗?

进行性肌营养不良（duchenne muscular dystrophy）是一组原发于肌肉组织的遗传性变性疾病，好发于小儿和少年时期。临床主要特点为进行性加重的肌肉萎缩，变性及无力。该病常累及足踝部而出现足部畸形。

常见临床类型：①假肥大型：为儿童中最常见的一类肌病，均累及男性患儿，发病早期行走缓慢似鸭步，易无故摔跤，7～8 岁时体重增加使双下肢活动困难。下蹲站起时需用手扶稳双踝部，再扶双膝后，抬臂部方能站起。②肢带型：属常染色体隐性遗传，男、女均可受累，常见 10～30 岁发病，首发于肩带，后可波及骨盆带肌肉，发展较慢。③面－肩－肱型：属常染色体显性遗传，男、女各年龄均可发病，通常在青春期发病，是成年人中最常见的肌营养不良症。病变波及面肌，肩肱带肌及肱二头肌，进展缓慢。

治疗：本病属于神经内科范畴，应在神经内科医师的指导下进行治疗，如增进健康与营养、锻炼与医疗体育及防止肌肉挛缩、畸形及骨折。与足踝外科相关的是，足部肌肉挛缩出现足下垂或伴有足内外翻畸形。跟腱挛缩而影响行走者，轻者可行跟腱延长术，重者可行足两关节截骨矫形术；对伴有足内外翻的足下垂患者，多主张行足三关节融合术。

## 1741 什么是腓骨肌萎缩症？如何治疗？

（1）发病机制：腓骨肌萎缩症（Charcot-Marie-Tooth，CMT）亦称为遗传性运动感觉神经病（HMSN），具有明显的遗传异质性，临床主要特征是四肢远端进行性的肌无力和萎缩伴感觉障碍。CMT是最常见的遗传性周围神经病之一（发病率约为1/2500）。根据临床和电生理特征，CMT分为两型：

1）CMT1型（脱髓鞘型）：神经传导速度（NCV）减慢，脱髓鞘型CMT为常染色体隐性遗传。主要特征是发病年龄早，常在儿童期起病，神经传导速度减慢，周围神经有髓纤维髓鞘脱失或减少。

2）CMT2型（轴突型）：神经传导速度正常或轻度减慢。多数呈常染色体显性遗传，也可呈常染色体隐性或X-连锁遗传。其特点是：①发病晚，成年开始出现肌萎缩症状，出现部位与CMT 1型相似但程度较轻；②运动NCV正常或接近正常，CSF蛋白正常或轻度增高，神经活检主要为轴突变性。

（2）临床表现：以双下肢远端对称性的肌肉萎缩为主（早期可不对称）。患者行走无力，跑步变慢，症状呈进行性加重，肌肉萎缩最初侵犯腓骨长短肌，继之伸趾长肌和足部的内在肌受累。以后肌肉萎缩缓慢向近端肌肉进展，但都局限于大腿下1/3。大腿上2/3肌肉多不受侵犯，且无肌肉萎缩；与小腿明显的肌肉萎缩形成鲜明的对照，故患者下肢外形似“鹤腿”。足部小肌肉的萎缩可导致弓形足和爪形趾。发病数年后上肢和手部的肌肉也可受累，但肌萎缩的发展通常不超过肘关节的上部，与下肢相比程度较轻。脑神经与躯干多不受累。肢体远端可有感觉异常。随着肌萎缩的程度加重，腱反射逐渐减弱或消失。肌电图显示运动神经传导速度明显减慢，萎缩的肌肉出现失神经支配和轴索损害样改变。因足部内在肌肉的萎缩，可导致各种足部畸形，如高弓足和爪形趾等。因营养障碍肢体远端关节出现局限性水肿，足部皮肤发绀，发凉。

（3）治疗：本病属进行性周围神经变性类疾病，目前尚无有效的治疗方法。维生素类及营养神经的药物可以使用，但不能控制疾病进展。积极进行肢体锻炼、热疗和按摩可改善肌肉的功能，防止或减缓肢体挛缩与足踝部畸形的发生。晚期高弓足和爪形趾畸形，可行手术治疗。

## 1742 什么是糖尿病足？

1956年，Oakley最先应用“糖尿病足（diabetic foot）”这一名词，是指因糖尿病神经病变，末梢神经感觉障碍及自主神经损害，下肢血管病变 - 动脉硬化引起周围小动脉闭塞症，或皮肤微血管病变以及细菌感染所导致的足部疼痛、足部溃疡及足坏疽等病变。糖尿病足是常见的糖尿病慢性并发症之一，也是导致糖尿病患者截肢的主要原因。

## 1743

### 对糖尿病足患者应做哪些检查?

（1）实验室检查：有关糖尿病的实验室各项指标如尿糖、血糖、口服葡萄糖耐量试验等均应进行。

（2）下肢体位试验：是有关缺血的检查，糖尿病足患者的在抬高下肢 30 ~ 60 秒后可见足部皮肤明显苍白，肢体下垂后可见中部呈紫红色。如果静脉充盈时间（足部皮肤由苍白转红润的时间）在 15 秒以上，说明该下肢供血明显不足。

（3）下肢动脉触诊：可在腘窝及足背处触诊腘动脉及足背动脉，糖尿病足患者可有动脉搏动减弱甚而消失。

（4）超声检查：常用的是彩色超声多普勒（Dappler）检查股动静脉、腘动静脉及足背动脉。可直接观察并定量定位分析，其敏感性、特异性及准确性均较好，是一种无创伤性检查方法。

（5）电生理检查：应用神经传导速度、肌电图检查，可早期发现糖尿病周围神经病变。糖尿病周围神经病变是糖尿病足的一个重要发病因素。

## 1744

### 动脉造影对糖尿病足诊断的意义是什么?

动脉造影可了解下肢血管病变范围、血流分布以及有无侧支循环，是客观了解血管病变情况的可靠手段。但此法是创伤性检查，会加重动脉痉挛使肢体供血不全，一般不作为常规，仅用于截肢手术前的定位检查。

## 1745

### 糖尿病足的坏疽与局部感染是如何引发的?

（1）由于糖尿病患者肢端感觉降低，保护性功能下降，生活中各种机械性、物理性及化学性损伤易于造成皮肤损伤，使细菌侵入机体繁殖生长并逐渐蔓延扩大；同时患者存在足部畸形，爪形趾、锤状趾、蹲外翻、夏科关节等。行走时足的负重点发生改变，新的压力点由于保护机制不完善而易于受到损伤；不合适的鞋袜同样是导致细菌存留感染的原因之一。

(2) 由于异物损伤，例如：木刺、铁钉、泥土及砖瓦碎片等造成足部外伤，异物可以存留或随外力拔出，但是细菌已经存留在伤口中，如果伤口存在死腔或引流不畅，容易成为细菌繁殖生长的培养基。

(3) 糖尿病患者同时存在全身抵抗能力的降低。使患者容易感染并与糖尿病形成恶性循环，使感染不易控制。

(4) 糖尿病足的血流动力学变化，使局部组织的防御能力减低；营养不良、贫血、低蛋白血症、微量元素缺乏、老龄化合并其他疾病、酮症酸中毒、高渗性昏迷、心脑肾并发症等，均可以降低糖尿病患者的抵抗力，致使防御功能下降而发生感染。

## 1746

## 糖尿病足的内科治疗方法有哪些?

(1) 做好基础性治疗：首先要做好基础性治疗，包括血糖、血脂和血压的控制等。要注意抬高患肢，改善静脉回流；水肿明显者可使用利尿剂。

(2) 改善血液循环：血管病变是糖尿病足的病理基础之一，所以改善血液循环极为重要。可以用静脉滴注扩张血管和改善血液循环、防止血栓形成的药物，静脉滴注一般 2 周为一疗程，亦可根据病情适当延长治疗时间。

(3) 改善周围神经病变常用的药物有：①改善感觉神经传导速度的药物：如肌醇。②神经营养药物：如神经生长因子、甲基维生素等。③抗氧化及自由基清除剂：如维生素 C、维生素 E 等。④缓解糖尿病神经病变疼痛的药物：如卡马西平、阿米替林、苯妥英钠等。⑤其他：如利多卡因、中药制剂等。

(4) 抗感染药物的应用：糖尿病足合并感染者一定要认真对待，采取积极的抗感染治疗措施。患者第一时间出现的致病菌常为葡萄球菌，可选用青霉素类、头孢菌素类、克林霉素等。克林霉素可以很好地进入组织，在没有药敏实验结果之前可优先选用。应尽早进行细菌培养和抗菌药敏感试验，以选择有效的抗菌药物。

(5) 中医治疗：内治法以控制血糖，控制感染，改善微循环为主。

## 1747

## 糖尿病足外科治疗的方法有哪些?

(1) 血管重建术：近年来，包括该大样本临床研究在内的一些研究认为，糖尿病足仍有行远端血管转流的可能性。目前，膝以远动脉重建以自体静脉移植转流通畅率最高，自体静脉移植远端动脉搭桥是治疗糖尿病足缺血有效的方法。那种认为糖尿病足缺血患者由于存在小血管闭塞而只能行截肢的观点是错误的，足背动脉转流可常规用于糖尿病足缺血患者。

(2) 介入治疗：由于糖尿病下肢血管病变分布的特殊性，针对糖尿病下肢动脉缺血的介入治疗主要集中在腘动脉和胫腓动脉。糖尿病下肢动脉缺血介入治疗的最佳时机是中度缺血的病人。经皮球囊扩张血管成形术、血管内支架、血管腔内硬化斑块旋切术、激光血管成形术等。术后应用防止血栓形成药物。

(3) 自体组织移植：是近年来随着组织工程学而逐渐发展起来的。国外已经有学者应用于临床。移植物一般包括来源于患者骨髓的自体干细胞、生物可降解胶原膜与自体皮肤成纤维细胞。

(4) 溃疡创面的处理：糖尿病性溃疡创面的处理较为棘手，一般根据溃疡情况分级处理：对 1 级溃疡创面一般采用生理盐水冲洗创面后，使用胰岛素、庆大霉素湿敷，无菌敷料包扎，根据病情每日或隔日换药一次。对 2、3 级创面需加用去腐生肌的中药，促进皮肤再生，使创面早日愈合，如施行外科清创引流、高压氧、血管内超声消融、血管介入治疗、自体干细胞移植等。对 4 级及其以上的创面多主张截肢治疗。

## 1748 动脉硬化性溃疡分哪几类?

动脉硬化性溃疡好发于小腿与足，它是由皮内或皮下组织中血管硬化阻塞缺血而造成的一种溃疡。溃疡自皮肤坏死开始，逐渐形成。根据动脉硬化发生的部位可以分为两种类型：①深部动脉硬化性溃疡：由中等口径的动脉发生硬化所致，组织缺血坏死形成的溃疡位置较深，常见于老年人从事站立职业者。②浅表动脉硬化性溃疡：由供应皮肤口径较小的动脉发生硬化阻塞致组织缺血形成溃疡。溃疡较浅表，其远端血供不受影响。

## 1749 深部动脉硬化性溃疡的临床表现及治疗有哪些?

深部动脉硬化性溃疡，由于受损的动脉支较大，故组织坏死范围广泛，程度剧烈，有皮肤的坏疽和深部组织的溃烂，可达肌层、肌腱、甚至于骨组织；由此区别于浅表动脉性溃疡。本症容易发生在骨性突起的部位，如内外踝部、跟部，这些部位易于受压和损伤引起局部组织缺血。患者动脉搏动减弱，甚至消失。疼痛较剧，为减轻疼痛喜将小腿下垂于床边。严重病例，足趾和足跟均可出现严重的坏疽。治疗：首先要解除造成溃疡的原因，即解除动脉的闭塞。可以使用扩张血管药物，如罂粟碱、妥拉唑啉、酚妥拉明、酚苄明等，也可以应用腰交感神经节切除术或注射普鲁卡因阻滞交感神经疗法。尽管上述治疗有效果，但预后仍差，日后动脉仍可发生再阻塞而阻断动脉血供。所以有学者提倡对溃疡较严重、有广泛和深度的皮肤、皮下组织坏死的病例，应早期切除溃疡与坏死组织，行转移皮瓣或带蒂皮瓣、有的需行肌皮瓣修复创面。对坏死已涉及整个肢端组织应进行必要的截肢（趾）手术。

## 1750

## 什么是血栓闭塞性脉管炎性溃疡?

血栓闭塞性脉管炎（Buerger's disease, thromboangitis obliterans）引起的溃疡，多发生在足跟和足趾，严重的可引起坏疽。本病的早期症状是小腿或足踝部皮肤率先发生溃烂，其涉及的范围和损害程度取决于闭塞血管的口径和供应皮肤区域的大小。实质上，脉管炎使包括动静脉在内的血管都受到侵犯，但临床症状和危害程度以动脉损害和闭塞表现为主。所以，血栓闭塞性脉管炎溃疡，主要是因为动脉血管的闭塞而引起的溃疡。

## 1751

## 血栓闭塞性脉管炎溃疡的治疗方法有哪些?

首先应针对造成血栓闭塞性脉管炎的病因进行治疗。一般性治疗包括休息、减少活动，防止再受损伤，继发性感染要及时控制等。由于缺血是发病的根本原因，所以应用扩血管药物是非常必要的。已有溃疡的患者可由此限制溃疡的进展。为了更好地扩张血管增加疗效，也可配合某些手术治疗之，如应用腰交感神经节切除、内脏神经切断和单侧肾上腺切除术。如血栓闭塞已有溃疡形成，可在足和足趾部切断胫后神经。有肢端皮肤明显坏疽，可以考虑作截肢（趾）手术。近年有报道采用旁路血管移植术和带蒂大网膜或游离血管大网膜移植术，或动静脉转流术能使患肢建立侧支循环，改善血供，减少截肢或减轻坏疽区。

## 1752

## 足部夏科关节病的病因及发病机制是什么?

多种引起周围神经病变的疾病如脊髓痨、脊髓空洞症、麻风、脊髓脊膜膨出症等，均可引起夏科关节病。随着时代的变迁，Ⅲ期梅毒的减少或消失，取而代之的是全球范围内糖尿病发病率的不断攀升，由糖尿病所致的夏科关节病明显增加。

虽然夏科关节病的确切发病机制因人而异，一般认为多种因素参与其发病过程：①神经创伤理论认为，严重的周围感觉病变和反复创伤最终导致关节破坏。保护性感觉丧失或减退引起轻微或较大的创伤反复发生，从而导致关节囊内积液、韧带松弛和关节稳定性下降，进而引起关节退行性改变，最终出现夏科关节病。在糖尿病患者中，周围神经病变是发生夏科关节病的必要条件。②神经血管反射理论认为，自主神经病变引起血管平滑肌张力受损，出现远端小动脉血管扩张，周围神经病变，随之发生骨溶解、骨去矿化及骨量减少，从而容易发生神经性骨关节病。

夏科关节病的发生可能是神经创伤理论和神经血管反射理论综合作用的结果。

## （五）足踝部肿瘤

### 1753

### 足部可有哪些肿瘤?

（1）良性肿瘤：包括跖、趾骨的内生软骨瘤、外生骨疣、纤维瘤、腱鞘囊肿、皮下囊肿、跖侧纤维瘤病、血管瘤等，均可引起前跖痛。

（2）恶性肿瘤：如血管肉瘤、纤维肉瘤等。

### 1754

### 足踝部常见的软组织肿瘤有哪些?

软组织肿瘤很常见，人体各个部分都可发生，许多肿瘤可见于足踝部，但比较少见。良性病变较恶性病变更加常见，比率高达 100∶1。大部分肉瘤有将近 3%～7% 发生在足踝部。滑膜肉瘤和上皮样肉瘤相对来说发生率较高，此外还有恶性黑色素瘤等。下面介绍几种良性的软组织肿瘤。

（1）脂肪瘤（lipoma）：是最常见的间质软组织肿瘤，典型的脂肪瘤常见于皮下组织，也可见于缺少脂肪的部位即异位脂肪瘤，脂肪瘤患者通常表现为肿块持续时间长，生长缓慢，瘤体柔软。MRI 所有信号序列表明脂肪瘤跟皮下脂肪的信号完全一致。边缘切除或病灶内边缘切除都是非常必要的。局部复发很少见。

（2）腱鞘囊肿（ganglion）：原则上说，它不属于肿瘤。足背腱鞘囊肿很常见。由于积液不可压缩，物理检查发现肿块圆，质硬，可变大也可变小。针抽吸肿块即可明确诊断。如出现症状，可采用边缘切除或病灶内边缘切除。复发较常见。

（3）足底纤维瘤（plantar fibroma）：足底纤维瘤很常见，原因未明。这是足底腱膜的特发性增生性筋膜炎。通常表现为足底正中间一个或多个结节，负重时疼痛，这些表现即可诊断。结节通常小，或大小不一，但一般小于2cm。患者常无需手术，切除后复发较常见，术后病变似乎进展更快。

（4）施万细胞瘤（Schwannoma）：一种良性周围神经鞘瘤。来源于周围神经的施万细胞，肿瘤偏离神经生长。表现为在主要神经通路上出现无痛性肿块，无神经症状或其他阳性发现。它可经历囊性退变期，肿块常引起剧烈疼痛。MRI可揭示肿块偏离主要神经生长，或仅仅显示非特异性信号特征的肿块。肿块通常可以被切除而不损伤神经。

（5）神经纤维瘤（neurofibroma）：神经纤维瘤生长在周围神经内。患者常表现为一个孤立无痛肿块，也可多个（神经纤维瘤病综合征的一个表现），偶尔还有骨骼病变。MRI有时表现较典型：病灶中心呈低信号，外周呈高信号。当瘤体侵犯到小的感觉神经时，简单切除即可。

## 1755

## 什么是跖间神经瘤病?

跖间神经瘤（Morton′s neuroma），又称Morton神经痛，为任何趾总神经受到刺激或压迫等原因，而引发疼痛等症状的综合征。

## 1756

## 跖间神经瘤发病原因是什么?

据临床观察下列因素与发病有关：

（1）鞋袜：大多数文献认为穿高跟鞋是发病的原因之一。其机制为在前足跖趾关节背伸位时牵拉神经与跖侧组织对趾底总神经产生一个压榨力，对神经形成一种慢性损伤。

（2）生物力学因素：与足的某些功能丧失在向前行进的步态周期相中，当前足外展与背屈时，可牵拉趾底总神经在跖骨间横韧带处受到压榨，尤其对一个病态的足，如扁平足、外翻足，这种跖骨头的剪切运动在横向或前跖方可能压迫或刺激趾底总神经而引起发病。

（3）间接非进入性创伤：跖、趾骨骨折，局部软组织扭、挫伤，骨关节脱位及前足压砸伤可能促使产生跖间神经瘤，或形成外伤性神经瘤。

（4）占位性病变的损伤在趾底总神经附近的滑囊、黏液囊肿及类风湿小结等，均可造成对神经的损伤，加之深部跖间横韧带的压榨，更易产生症状。

（5）炎症：滑囊炎、关节炎和（或）局部的炎症变化，可能直接刺激神经而产生或发展成该综合征。

（6）直接外伤或手术：直接外伤如锐物刺入、插入注射或手术切断神经引起创伤性神经瘤。

(7) 职业因素：某些职业或娱乐活动需反复使用前足，如篮球、网球运动时，足部反复地创伤，可能促使或加重趾间神经瘤的形成。

(8) 其他原因：某些全身性疾病，使局部发生贫血，导致营养不良性交感神经反射综合征。

## 1757 趾间神经瘤的治疗方法有哪些?

(1) 非手术疗法：包括适当的活动、避免过量；穿合适鞋袜，穿用矫形鞋垫，用软垫抬高足弓；局部普鲁卡因封闭；口服非激素类抗炎性药物；理疗；口服镇痛药；注射硬化剂，其中无水酒精、苯酚均可应用，但必须了解其可能出现的并发症。

(2) 手术治疗：适用于经保守治疗 3 个月以上无效的趾间神经瘤患者。

1) 足背进路趾间神经瘤切除术。

2) 足底切口进路神经瘤切除术。

3) 采用关节镜技术切除神经瘤

4) 神经松解术。

## 1758 肿瘤的活检技术有哪几种?

足踝部肿瘤包括骨肿瘤和软组织肿瘤，活检技术至关重要，不适当的操作可以导致严重的并发症。

(1) 细针抽吸活检：由于此法只取出极少量的组织，大多数肌肉骨骼病理学者对其诊断的准确性持有怀疑态度。对大多数骨肿瘤来说，细针抽吸活检技术并不实用。

(2) 中心穿刺活组织检查：中心穿刺活组织检查技术可以得到足够的组织以作出准确的诊断。

(3) 切开活检：切开活检是诊断肿瘤的金标准。手术者在肿瘤上做一个小切口，切取足够病理诊断的组织。

(4) 切除活检：外科医生切除整块肿瘤组织交付病理检查。如果待检样本是高度恶性肿瘤，操作者必须设计手术边界，采用扩大外科边界切除。切除活检一般应用于良性肿瘤的活检。

## 1759

### 如何诊断及治疗骨样骨瘤?

骨样骨瘤（osteoid osteoma）是一类良性自限性肿瘤，一般直径 0.5~1.5cm 大小。大约10% 骨样骨瘤发生在足踝部。骨样骨瘤好发于青少年（5~24 岁），约占总数的 76%，但各个年龄段皆可发生。患者主诉有剧痛，常发生在夜间，口服阿司匹林和其他非甾体抗炎药物缓解。体征主要表现为阵痛步态、肌肉萎缩、患处皮温升离、肿胀和红斑。在 X 线平片上，瘤巢表现为透亮的肿块，中心有小的环状钙化。CT 扫描可以准确定位肿瘤所在并明确诊断。组织学上，瘤巢由成骨细胞和骨小梁随意堆砌而成。钙化出现在肿瘤的中央。大量成熟的反应骨围绕在瘤巢周围。在治疗上是外科切除。手术原则是切除瘤巢，瘤巢上面的反应骨可以切除，刮匙刮除瘤巢。若肿瘤接近体表，在 CT 导引经皮射频消融，肿瘤被加温到 80 度进行治疗。成功率达到 90% 左右。若患者无法手术切除或不愿手术治疗，非甾体抗炎药物治疗也是可行的。非手术治疗的成功率超过 50% 。

## 1760

### 如何诊治成骨细胞瘤?

有 5%~7% 的成骨细胞瘤（osteoblastoma）发生在足踝部，好发部位在胫骨远端、腓骨和距骨，好发年龄为 30 岁之前，男性多于女性。疼痛是最常见的症状，口服阿司匹林不能缓解。成骨细胞在影像学上表现多样，无特异性。肿瘤表现为膨胀性，并有不同程度的重度钙化。其组织学特征包括骨小梁吻合、疏松的纤维血管基质、骨小梁赘生物和正常骨吻合倾向。很多情况下区分成骨细胞瘤和骨肉瘤十分困难，需要经验丰富的肌肉骨骼病理专家仔细区分。成骨细胞瘤的治疗一般采取肿瘤内切除或边缘切除，骨移植修复术后骨缺损。

## 1761

### 如何诊治软骨瘤?

软骨瘤（chondroma）是一类良性软骨性肿瘤，它可以发生在髓腔内（内生软骨瘤），也可发生在骨表面（骨膜软骨瘤）。

（1）内生软骨瘤（enchondrome）：大约 5% 内生软骨瘤发生在足踝部，通常好发于趾骨，中足、胫腓骨远端也可发生。患者通常无自觉症状，偶然发现或骨折后发现。影像学特征：髓腔内生软骨瘤表现为溶骨性。手、足部小块骨内生软骨瘤，肿瘤上层骨皮质变薄，一旦出现病理性骨折，骨皮质仍保存完整，也不会出现软组织团块。组织学上内生软骨瘤由分化良好的透明软骨组成。长骨内生软骨瘤表现为软骨细胞减少和无细胞非典型增生，有丰富的蓝染软骨样基质，很少能找到双核细胞。处理内生软骨瘤应行刮除术，并行骨移植修复骨缺损。

（2）骨膜软骨瘤（periosteal chondroma）：骨膜软骨瘤发生在骨表面，发生率低于内生软骨瘤，最好发部位在肱骨和股骨近端。骨膜软骨瘤有特征性影像学表现，突出骨面 2～4cm 的肿物，大约 10% 的骨膜软骨瘤发生在足踝部。组织学表现类似内生软骨瘤，处理可行手术切除。

## 1762

### 如何诊治骨软骨瘤?

骨软骨瘤（osteochondroma）也称作外生骨疣。好发于长骨干骺端，大约 5% 骨软骨瘤累及足踝部，好发于胫、腓骨远端和后足，跖骨和趾骨少见。多发性外生骨疣亦很少累及手足骨。影像学上骨软骨瘤起源与骨皮质，但与髓腔相通。骨软骨瘤的表面是软骨帽。软骨帽通常厚度为 2～3mm，恶变后软骨帽明显增厚，有的可呈菜花状，恶变后则称为软骨肉瘤。软骨帽基底部软骨细胞排成一列，而外围呈丛状排列。有时可见到软骨嵌入下层骨质中。无症状的骨软骨瘤不需要处理。一些患者可感觉机械性刺激症状，此时可行外科切除，肿瘤上方的纤维包膜应同时切除，不然容易复发。

## 1763

### 软骨黏液样纤维瘤的特点及如何治疗?

软骨黏液样纤维瘤（chondromyxoid fibroma）是一种不常见的非透明软骨肿瘤。肿瘤生长缓慢，患者主诉长时间轻中度感觉异常，在足部的小块骨可以表现为肿胀感。男性多见，且好发于 20～30 岁之间。大约 20% 的软骨黏液样纤维瘤发生在足踝部，常累及踝、后足、中足和前足。影像学表现为好发于长骨的干骺端。肿瘤在长骨上偏向骨骺生长，可以看到尖的分叶状硬化边界。肿瘤表现为膨胀样外观，伴随溶骨样破坏，骨内膜皮质扇形改变，受累骨皮质变薄。组织学上呈分叶状生长，外围细胞增生明显。肿瘤由软骨、纤维和黏液区组成。肿瘤细胞呈星形或纺锤形，也可以见到圆形、卵圆形和新月形细胞。处理软骨黏液样纤维瘤可以采用广泛刮除术，切除整块肿瘤。如果切除不完全，原位复发常发生在邻近的软组织中。

1764

## 如何诊治足踝部骨巨细胞瘤?

足踝部骨巨细胞瘤（gaint cell tumor）是一种少见、来源不明的未分化肿瘤。肿瘤始发于干骺端，向骨骺部侵犯。5% 骨巨细胞瘤累及足踝部，最常见的部位是远端胫骨、跟骨和距骨，前足很少累及。大约 2% 骨巨细胞瘤出现肺部转移，即使骨巨细胞瘤存在全身转移，它还是被归为良性肿瘤，许多患者仍可荷瘤存活。骨巨细胞瘤表现为单纯的溶骨性破坏，有时会侵犯到软骨下骨质，可发生病理性骨折。骨巨细胞瘤可以穿透骨皮质进而侵犯入软组织。肿瘤细胞高度增生，是一类单核细胞肿瘤，并可见许多多核巨细胞。骨巨细胞瘤是最具侵袭性的肿瘤，复发率很高。即使刮除完全，原位复发率仍高达 40%~50%。采用广泛刮除术，术后苯酚腐蚀原发灶，骨移植、骨水泥和内固定术修复骨缺损。如果已有软组织广泛侵犯或关节受累，截肢是最佳方案。

1765

## 如何诊治骨囊肿?

骨囊肿（bone cyst）也称孤立性骨囊肿（solitary bone cyst）、单纯性骨囊肿（simple bone cyst），是一种常见的良性骨病变。最多见于 11~20 岁的青少年，男、女之比为 2∶1。好发于骨的干骺端偏干部位，足踝部好发于跟骨。除病理性骨折外，患者无临床症状。少数患者局部有隐痛、酸胀及压痛。一般是在摄片时偶尔发现，或发生病理性骨折后发现。X 线表现为在长骨的干骺端，界限清楚的射线透亮区，外有一薄层骨硬化边缘，周围骨质膨胀变薄，X 线片常呈假分叶状表现。囊肿可有骨嵴假象。在治疗上年幼活动型（4~6 岁），可采用囊内注射甲基泼尼松龙（4~80mg）。病变静止型（8~13 岁），可采用刮除和植骨手术治疗。发生病理骨折者，应先行制动观察，骨折愈合后再行刮除植骨。手术的并发症为：术后骨折、感染、复发。

1766

## 如何诊治动脉瘤样骨囊肿?

动脉瘤样骨囊肿（aneurysmal bone cyst）相对常见，好发于长骨末端和四肢骨。女性多见，好发年龄在 20~30 岁。大约 5% 动脉瘤样骨囊肿累及足踝部。它可以独立发生，也可以发生在已经存在的良恶性肿瘤。动脉瘤样骨囊肿一般位于干骺端或穿过骺板，表现为偏心性膨胀生长，单纯溶骨性破坏，肿瘤可侵犯至软组织。在手、足部小块骨，肿瘤可导致整块骨呈纺锤样膨起。动脉瘤样骨囊肿为富含血液的间隙，由纤维分隔或不成熟的编织骨小梁构建，散在有纺锤细胞。在治疗上与骨巨细胞瘤处理类似，只需仔细刮除即可。

## 1767

### 如何诊治骨肉瘤?

骨肉瘤（osteosarcoma）是成骨性恶性肿瘤，各个年龄皆可发生，好发于 10 ~ 25 岁。大约 5% 骨肉瘤累及足踝部，好发于胫骨远端和后足。骨肉瘤以长时间钝痛为主要症状，为间歇性疼痛，与活动相关，但很快发展为持续性夜间疼痛。骨肉瘤影像学可以表现为溶骨，也可表现为成骨。足踝部骨肉瘤的影像学表现更加多样。毛细血管扩张性骨肉瘤表现为单纯的溶骨性破坏。一些患者会出现骨动脉瘤样扩张，刺激动脉瘤样骨囊肿形成。骨肉瘤的两个主要的组织学特征是肿瘤细胞直接产生骨质和基质细胞亦为恶性。肿瘤细胞表现为异型性和核不典型性。骨肉瘤细胞为纺锤形，未分化，可以产生骨质、胶原和软骨。高度恶性骨肉瘤是所有骨肿瘤中致死率最高的。单纯外科手术治疗的生存率也只有 10% ~ 20% ，多药联合化疗使长期存活率升高到 60% ~ 70% 。

## 1768

### 如何诊治软骨肉瘤?

软骨肉瘤（chondrosarcoma）极少发生在手、足部，约占各部软骨肉瘤发生率的 2% ~ 3% 。手、足部小块骨的软骨肉瘤表现出恶性骨肿瘤的特性：穿透皮质、骨皮质破坏和形成软组织团块。软骨肉瘤在组织学上需要和内生软骨瘤区分，是否破坏骨小梁、穿透骨皮质、黏液样改变和侵犯软组织。大多数手足部软骨肉瘤是低度恶性肿瘤。软骨肉瘤治疗可以采用扩大外科边界的切除术。如果肿瘤可以完整切除且重建后肢体功能恢复良好，保肢术亦可以应用。若软组织广泛受侵犯，最好的治疗方法是截肢术。软骨肉瘤原位复发后肿瘤恶性程度增高。

## 1769

### 如何诊治尤文肉瘤?

尤文肉瘤（Ewing sarcoma）是一种非常明显的小圆细胞肿瘤，发病年龄多在 20 岁以内。

肢体的任何骨都可能发生，足踝部大约占 10%，多见于胫腓骨远端、后足、中足或前足。尤文肉瘤是最易引起混淆的一种肿瘤。可能为脓肿样表现，而使临床医师误认为骨髓炎。影像学上骨质破坏通常表现为单纯的溶骨性病变，但有一些可表现为反应性成骨灶。骨膜反应很常见，表现为单层或者多层，如葱皮样骨膜反应。MRI 可以明确髓腔病变的范围及软组织肿块大小。尤文肉瘤是一种以瘤细胞为主的肿瘤，肿瘤细胞本身不产生基质，因而细胞间质很少或见不到。瘤细胞小而圆，胞质呈轻微的小颗粒状，瘤细胞间无明显差别。联合化疗是唯一有希望治愈的方法，它可以使生存率从 10%~20% 提高到 60%~70%。对原发灶的控制可以采取外部射线照射或者外科手术。膝盖以下截肢或广泛局部切除是比较好的方法。

## 1770 如何诊治淋巴瘤?

淋巴瘤（lymphoma）很少发生在足踝部，以胫骨远端及后足多见。年老患者比较多见。

影像学一般表现为合并骨质破坏和新骨形成。周围通常可见大软组织肿块。组织学上表现为混合的瘤细胞肿块。免疫组化染色能够明确这种病变。治疗转移到骨的淋巴瘤用放射治疗效果很好，而原发性骨淋巴瘤化疗是最佳选择。

## 1771 肿瘤的按外科边界切除术方式有几种?

外科手术方式大致可分为保肢手术和截肢术。外科边界应根据外科手术平面和肿瘤的解剖学特征而设计，共分以下几种类型：

（1）瘤内切除：解剖平面经过肿瘤。低度或高度恶性肿瘤采取此种外科边界切除，术后不使用化疗或放疗，肿瘤复发风险很大（50%~100%）。

（2）边缘切除：外科手术平面经过肿瘤反应组织区。术后未采取放化疗，复发率高达 25%~50%。

（3）广泛切除：外科手术平面经过肿瘤周围正常组织。采用此种术式，低度和高度恶性肿瘤原位复发率低于 10%。

（4）根治术：外科手术平面不经过肿瘤可能的浸润的部位。肿瘤邻近的组织全部切除，包括骨、软骨、肌肉和其他软组织。根治术后极少发生复发。

## （六）足部辅具

### 1772

### 什么是辅具?

辅具的含义甚广，一切能够辅助残障患者完成暂时或永久丧失的功能的器具和设备都应属于辅具的范畴。辅具在足踝外科领域包括各种矫形装置、防止损伤的物品、义肢、拐杖和助行器等。

### 1773

### 足踝部辅具的作用机制有哪些?

（1）容纳、适应和支撑畸形：通过对鞋子和矫形器的特定设计，与肢体接触的界面使用软质材料，来容纳和适应固定或僵硬的畸形，增加病足在步态负重期的稳定性，减少病足受到的有害应力。

（2）矫正或防止畸形：辅具也可以为柔性的畸形足提供所需的矫形和支撑，改善步态，并防止功能性的畸形发展成器质性的畸形。

（3）控制或限制关节活动：能保证足踝部手术后骨弓软组织的顺利愈合，减轻炎症反应，增加患肢的稳定性。

（4）降低或消除肢体和关节的负荷：通过使用特殊材料来减小足部受到的垂直应力即吸收震荡，减少患肢骨与关节的慢性损伤。同时，通过“全接触”的设计减少足受到的水平方向应力即剪切力，减少足底软组织损伤。

（5）缓解足底压强过高的区域：足底突出的跖骨头、各种骨性突起或产生疼痛的手术部位，通常会引起局部过度的应力集中，产生疼痛和痛觉过敏。某些辅具可以使足底应力均匀分布，缓解局部的疼痛。

（6）辅助活动：某些改造鞋和矫形器通过特殊的设计和材料能补偿足踝甚至膝关节丧失的运动功能，改善步态，减少能量消耗。

### 1774

### 什么是普通术后鞋?

这种鞋有宽敞的前足开口和尼龙搭扣或鞋带，可以容纳肿胀的肢体和厚实的敷料。此鞋的鞋帮用帆布或尼龙布制成，鞋底通常是硬质不可屈的，以便在患者行走时限制关节的活动。这种鞋在踇外翻手术后或前足和中足的关节融合术后特别有用。

## 1775

### 什么是热塑性伤口愈合鞋？

这种鞋的背部是封闭的、加宽的，通常用热塑性聚乙烯泡沫塑料制成，可以直接贴附病足进行塑形。常用于糖尿病患者施行跖骨头切除术后或部分趾截趾术后，因为对于这些患者鞋的容纳和与足的适应特别重要。

## 1776

### 什么是可调节踝关节活动度的助步器？

基本上由带有摇滚底的普通术后鞋在内、外侧安装了带有铰链的直杆，在跟腱后方增加一个支撑板构成。可以根据需要调节铰链，将踝关节固定于某一角度或限制在一定的范围内活动，使患者步态较自然、舒适的同时，保证踝关节获得必要的稳定和支撑。此装置适用于允许行走而又必须维持踝足部基本稳定性的患者，如踝关节至中足范围内的融合术或骨折手术后、跖骨骨折的保守治疗和踝足部炎症需要制动时。

## 1777

### 什么是加深鞋？

这是目前国外最常用的医用鞋，常配合各种矫形器使用。加深鞋将整个鞋腔的深度增加了6.4～9.5mm，以容纳体积增大的病足或放入各种矫形器。加深鞋可以容纳各种常见的足畸形，如跖骨头突出、踇外翻、锤状趾、异常的骨凸，甚至许多Charcot畸形。大多数的加深鞋为基本的牛津式样，但也可是运动鞋或时装鞋式样。加深鞋的鞋帮可用各种材料制成，如牛皮和鹿皮，有的鞋帮具有热塑性，能更好地适应各自的足形。加深鞋一般较为轻便，鞋底具有减震作用，鞋后跟较结实，有时带有摇滚鞋底以帮助行走。

## 1778

### 什么是改造鞋?

鞋的内、外部能进行各种方式的改造来适应各种足形和足的各种畸形。最常见的改造鞋包括摇滚底、延长钢柄、加固和减轻踝关节震荡的固定足跟垫，以及楔子、增高垫、鞋内改造等。

## 1779

### 矫形鞋垫分为哪几类?

矫形鞋垫通常放置于鞋内，用来保护、支持或改善足功能，属于最常用的足踝部辅具。根据其主要用途划分为两类，一类是适应性矫形鞋垫，主要用于容纳、适应并保护僵硬畸形或有溃破风险的病足，如关节炎或糖尿病等慢性足病患者常常已经丧失关节活动度，有骨性突出或其他畸形形成，容易产生溃破；另一类是功能性矫形鞋垫，主要通过提供支持或(和)稳固作用来控制柔性的病足来防止损伤，体育运动中使用的矫形鞋垫大多数是功能性的。实际上大多数矫形鞋垫既有适应性作用，又具有功能性作用。

## 1780

### 足跟垫的作用有哪些?

足跟垫能帮助吸收行走和跑步时足跟受到地面反作用力而产生的震荡，有助于减少硬结、皮肤破溃的发生。一些足跟垫兼具内侧楔子或外侧楔子的作用，可以同时纠正合并的后足外翻或内翻畸形。足跟垫适用于跟骨脂肪垫萎缩、近端跖筋膜炎、跗管综合征等原因引起的跟痛患者，距下关节炎或踝关节炎也可试用。通常使用的材料为闭孔氯丁橡胶，内有氮气充填，或开孔聚合物和凝胶状黏弹性聚合物。

## 1781

### 如何更好地应用足踝部辅具?

临床医生在辅具的治疗中起着关键作用，应给予辅具制作技师患者的全面诊断，包括主要诊断和次要诊断、症状诊断、病理诊断、病因诊断和生物力学诊断，要尽可能具体。治疗意见中还应包括预期的效果，即临床医生希望辅具治疗所能取得的结果。如使用鞋具的目的应明确，如“减轻跖骨头下的压力”等。

治疗意见也应尽可能对如何取得预期的效果给予一些指导。例如需要使用加深鞋，或各种鞋的外部改造。由于临床医生可能对每种辅具的具体作用、使用的材料、制作工艺或不同的改造方法并不熟悉，而制作辅具的技师对足踝疾患的病理机制、转归、各种治疗手段及其效果认识较少，所以由相关临床科室医生、理疗师、辅具技师以及生物力学工程师等组成的专业团队来共同完成辅具治疗是非常重要的。

## 1782

## 足踝部胶布固定法的使用范围有哪些?

足踝部胶布固定是用胶布缠卷于足踝需要的关节部位，固定该关节限制其在一定范围内活动。其应用的范围较广，尤其在运动医学领域里使用广泛，初步总结用于以下几方面：

（1）保护、稳定足踝部关节，预防外伤：如足球运动员踝部易扭伤及慢性撞击引起骨关节病，用胶布固定踝关节以保护免受损伤。

（2）康复中应用：伤后康复过程中防止再伤，限制在一定范围内活动，减少疼痛，提高康复效果。

（3）防止关节韧带松弛：如足踝部关节韧带损伤后则韧带处坚固性差，并引起功能性后遗症。运动中易失去平衡，第二次受伤，胶布固定以保护之。

（4）保持一定的关节活动，防止肌肉萎缩及关节僵硬：伤后关节由于缺少活动，引起肌肉萎缩及关节僵硬。用胶布固定可以保护关节早期活动，减少肌肉萎缩及防止关节僵硬，保护关节的灵活度。保持机体的运动功能。

（5）矫正运动姿势：如对高尔夫球、棒球和投掷铁饼等运动员踝的姿势不良、动作不正确，可以用胶布固定限制其错误关节的运动方向，久之则错误动作得到矫正。

（6）在运动员中必要时还可以保护受伤关节，限制关节活动，不再重复受伤动作，减少疼痛，继续参加运动。

（7）用于急救：对挫伤、扭伤、骨折脱位、肌肉的急性损伤患者，结合冷敷加以包扎胶布固定，可以减轻疼痛，防止出现水肿、出血，便于运输等。

## 1783

## 足踝外科临床物理康复应注意什么?

（1）详细了解术者手术目的与具体手术术式的细节；估测所能承受的运动强度与运

动量。

（2）评价术后患者心理状况、心理期望值、心理承受极限，详细说明康复操作的生物力学目的。

（3）从目前所能接受的康复项目开始入手；鼓励有的放矢的科学运动训练；前提是精通踝足解剖和临床生物力学；具有运动系统创伤的临床物理康复实践经验。

（4）趾屈、伸肌腱滑行运动训练要先主动、后被动；主动运动以伸为主，屈曲运动为辅；被动运动先以屈曲为主，后再用伸直运动为辅；运动强度和运动量均要从小渐大；适量进行抗阻运动，避免暴力。

（5）踝足趾关节功能位姿势保持与手法矫正点到为止。早期避免按摩与搓揉。操作中注意踝足趾血液循环。检查足背动脉与趾甲微循环和局部皮肤温度。

（6）踝足趾软组织术后 2 周左右或骨组织术后 4 周的后期负重运动训练，要以直立运动为首先选择。

（7）避免早期牵拉手法和不恰当的持久按摩手法的副损伤。

（8）在早期电磁治疗中避免过量热效应和晚期使用的过量的蜡浴等物理热疗法。

（9）在实施踝足临床物理康复程序时，康复医师要在临床外科手术医师的同意下实施；当然，现代临床创伤骨外科医师也应该接受康复医学教育；不经运动系统康复专职医师会诊、运动功能评价和康复指导，创伤骨外科医师不能同意踝足手术后的患者回家休养和自行功能训练。

（陈天新　王志成）

# 二十三、

# 微创关节外科

# Minimally Invasive Joint Surgery

1784. 肩关节镜手术需要什么体位？ 944

1785. 肩关节镜的常用入路有哪些？ 944

1786. 肩关节镜手术术中需要控制性低血压吗？目的是什么？ 944

1787. 肩关节镜操作有什么特点？ 945

1788. 肩关节镜需要哪些特殊器械和工具？ 945

1789. 肩关节的骨性结构和静力性结构有哪些？ 945

1790. 肩峰形态如何分型？ 945

1791. 肩关节的重要动力、静力性稳定结构包括哪些？ 946

1792. 肩袖肌群包括哪些肌肉及功能？其起止点、神经支配及血供？ 946

1793. 肩袖间隙是哪里？ 946

1794. 关节镜治疗肩峰撞击综合征的疗效如何？ 947

1795. 如何评价肩峰下撞击征的手术疗效？ 947

1796. 肩峰撞击综合征的术后处理？ 947

1797. 所有的肩袖损伤都可以通过关节镜技术完成吗？ 948

1798. 肩袖损伤的关节镜下修复都使用带线锚钉吗？ 948

1799. 肩袖损伤术后肩关节应放置在什么位置？需多长时间？何时开始功能锻炼？ 948

1800. 肩袖损伤术后何时复查磁共振？ 948

1801. 髋关节镜手术需要什么体位，有什么特殊要求？ 949

1802. 髋关节镜手术如何判断牵引是否充分？牵引能够持续多长时间？ 949

1803. 髋关节镜手术牵引还有什么注意事项？ 950

1804. 髋关节镜入路？ 950

1805. 髋关节镜操作分几个间室？如何进行不同间室内的结构观察和病变处理？ 950

1806. 髋关节镜操作需要什么特殊器械？ 951

1807. 髋关节镜可以治疗哪些疾病？ 951

1808. 髋关节镜手术的禁忌证有哪些？ 951

1809. 髋关节盂唇损伤的类型有哪些？ 952

1810. 髋关节盂唇损伤如何分期？ 952

1811. 髋关节盂唇损伤的影像学检查？ 952

1812. 髋关节盂唇损伤最为有效的理学检查法是什么？ 953

1813. 股髋撞击综合征有几种类型？ 953

1814. Pincer 型撞击的典型症状和发病机制是什么？ 954

1815. Cam 型撞击的典型症状和发病机制是什么？ 954

1816. Pincer 型撞击、Cam 型撞击的典型 X 线表现是什么？ 955

1817. Pincer 型撞击、Cam 型撞击的关节镜下治疗要点？ 955

1818. 关节镜下可做哪些膝关节手术？ 956

1819. 关节镜下手术有哪些基本要求？ 956

1820. 如何保证镜视下手术视野清晰？ 956

1821. 膝关节镜的手术适应证有哪些？ 957

1822. 膝关节镜的入路有哪几种？ 958

1823. 应用膝关节镜如何检查膝关节的内部结构？ 958

1824. 镜视下半月板手术的适应证是什么？ 959

1825. 膝关节镜下半月板撕裂的手术方法是什么？ 959

1826. 关节镜下如何进行游离体取出术？ 961

1827. 关节镜下如何进行髌骨成形和外侧支持带松解术？ 961

1828. 关节镜下如何进行膝关节骨软骨骨折治疗？ 961

1829. 关节镜下如何进行胫骨平台骨折的手术治疗？ 962

1830. 膝关节镜下如何进行滑膜切除术？ 962

1831. 关节镜下如何进行前交叉韧带的重建术？ 962

1832. 关节镜下如何进行后交叉韧带的重建术？ 963

1833. 膝关节滑膜皱襞综合征的镜视下手术术式及适应证如何选择？ 963

1834. 膝关节骨性关节病镜视下有何所见？ 964

1835. 膝关节骨性关节病镜视下手术如何进行？ 964

1836. 膝关节半月板损伤有哪些类型？ 965

1837. 膝关节半月板缝合方法有哪些？ 965

1838. 关节镜手术有哪些并发症？ 965

1839. 髌骨脱位有哪些分型？ 966

1840. 髌骨脱位有哪些手术方法？ 966

1841. 膝关节粘连的关节镜下松解术如何做？ 967

1842. 踝关节镜手术相对于传统的踝部开放手术具有哪些优势？ 967

1843. 踝关节镜手术的适应证和禁忌证都有哪些？ 967

1844. 踝关节镜术中需注意哪些问题？ 968

1845. 踝关节镜的麻醉和体位如何选择？ 968

1846. 常规的踝关节镜入路有哪些？ 968

1847. 踝关节镜的手术步骤？ 969

1848. 踝关节镜常见的手术并发症有哪些？ 969

## （一）肩关节镜

### 1784

### 肩关节镜手术需要什么体位?

肩关节镜手术，一般有沙滩椅（beach chair）半坐卧位和侧卧位两种，沙滩椅体位的优点在于镜下解剖结构易于辨认，学习曲线比较短，易于上手。缺点在于对于脑供血不足的患者会由于术中控制性降压的要求而存在风险。此外，对于肩关节脱位的患者来说，采用沙滩椅体位镜下操作比较困难。侧卧位的优点则是由于手术中患者的心脏和脑部处于同一水平，安全性好，术中通过牵引架的牵引，关节间隙大，易于操作，尤其对于肩关节脱位的患者来说，操作有很大的优势。缺点则是因为患者侧卧位，镜下的解剖结构不容易辨认，学习曲线相对较长。

### 1785

### 肩关节镜的常用入路有哪些?

肩关节镜手术的常用入路包括后方入路、前方入路、前外侧入路、后外侧入路，绝大多数的肩关节镜手术都可以通过上述入路完成。其中，肩关节的后方入路是手术中常规建立的第一个入路，入路体表标志位于肩峰后外角向下、向内各 1.5cm，前方入路位于喙突尖端外缘，侧方入路位于肩峰外缘 2cm，前后方向可以自由调整

### 1786

### 肩关节镜手术术中需要控制性低血压吗?目的是什么?

虽非必需，但绝大多数的肩关节镜医生都在术中请麻醉师配合，对患者实施控制性降压，一般压力控制在 80 ~ 100mmHg 之间。控制性降压的目的在于有效较少术中出血，因为肩关节镜手术无法使用止血带，如果术中出血多会对手术操作造成很大困扰，而控制性降压则可减少术中出血，尤其是对肩峰下间隙出血有确切的帮助。

1787

## 肩关节镜操作有什么特点？

和其他关节镜操作不同，肩关节镜手术包括了两个互不相通的间隙，即盂肱关节间隙和肩峰下间隙。肩关节脱位、肱二头肌长头腱止点损伤（SLAP 损伤）、肩周炎的镜下松解以及肩关节骨性关节病清理等手术主要在盂肱关节内完成，而在肩峰下间隙内则主要完成肩袖损伤、钙化性肩袖肌腱炎、肩峰成形、肩峰下滑囊清扫、喙突成形、肩锁关节锁骨端切除等的操作。

1788

## 肩关节镜需要哪些特殊器械和工具？

肩关节镜除了和膝关节镜类似的器械外，对于多数的镜下操作，需要借助不同直径的套管来保证手术的顺利完成。此外，对于诸如肩袖损伤、肩关节脱位治疗等主流的肩关节镜下手术来说，进行过线缝合操作的器械是必不可少的。

1789

## 肩关节的骨性结构和静力性结构有哪些？

肩部由 3 块骨（锁骨、肩胛骨、肱骨）和 4 个关节（肩锁关节、胸锁关节、胸壁肩胛骨联合关节、盂肱关节）组成。

1790

## 肩峰形态如何分型？

国际上肩峰形态都以 Bigliani 分型作为分型依据。根据肩峰前外角的形态，将肩峰分为扁平肩峰（Ⅰ型）、弧形肩峰（Ⅱ型）和钩状肩峰（Ⅲ型），其中Ⅰ型肩峰为发育正常的肩峰，Ⅲ型肩峰多为先天发育异常，或者后天外伤、应力异常导致的非正常肩峰，Ⅱ型也多认为是和肩的病理撞击有关，Ⅱ型和Ⅲ型肩峰是导致发生撞击征和肩袖病损的重要病理基础之一。此外，也有根据肩峰前角厚度将肩峰分为三型：A 型 <8mm，B 型 8 ~ 12mm，C 型 > 12mm，但这种分型在临床应用较少。

## 1791

### 肩关节的重要动力、静力性稳定结构包括哪些?

肩袖是肩关节的最为重要的动力性稳定结构，而关节囊 - 盂唇复合体则是稳定肩关节的最为重要的静力性结构。另外，肱二头肌长头腱的收缩、肩胛胸壁的节律协调和关节囊的机械压力本体感受器等都在维持肩关节稳定方面作为动力和静力性结构发挥重要的作用。

## 1792

### 肩袖肌群包括哪些肌肉及功能? 其起止点、神经支配及血供?

肩袖（rotator cuff）也称为肩部的旋转袖，由肩关节前方的肩胛下肌、上方的冈上肌、上后方的冈下肌、后方的小圆肌四块肌肉包绕肩关节组成，其中肩胛下肌是四块肌肉中力量最为强大的肌肉，而冈上肌则是肩袖损伤中最容易被累及的肌肉。

冈上肌：起自肩胛骨冈上窝，止于大结节上部，由肩胛上神经支配，血供为肩胛上动脉，其作用为上臂外展。

冈下肌：起自肩胛骨冈下窝，止于大结节中部，由肩胛上神经支配，血供为肩胛上和（或）旋肩胛动脉，其作用为上臂外旋。

肩胛下肌：起自肩胛下窝，止于小结节，由肩胛上和下神经支配，血供为肩胛下动脉，其作用为上臂内旋和内收。

小圆肌：起自肩胛骨外侧缘上部，止于大结节下部，由腋神经支配，血供为旋肩胛动脉，其作用是上臂外旋。

## 1793

### 肩袖间隙是哪里?

肩袖间隙（rotator interval）也称肩袖前间隙，是肩盂前缘、肱二头肌长头腱、肩胛下肌上缘形成的三角形结构，肩袖间隙是肩关节前方的“软点”，是肩关节前方入路的进入点，也是对肩关节不稳，需要考虑进行缝合缩窄、以加强前方稳定性的一个结构。

## 1794

### 关节镜治疗肩峰撞击综合征的疗效如何?

关节镜下肩峰减压术治疗肩峰下撞击综合征（subacromial impingement syndrome）2～5年观察结果显示，总的满意程度为89%。随着患者数量的增加和随访时间的延长，这种手术方法仍然有极好的有效率。关节镜下肩峰减压是肩峰撞击症的有效治疗方法，预期的成功率接近90%。轻度或中度盂肱关节退变不是手术禁忌证。严重关节退变的手术疗效不可预知。对大范围不可修复的肩袖损伤，可小范围进行肩峰下减压。大范围肩袖损伤使用反向减压或大结节成形术可获得良好疗效。

## 1795

### 如何评价肩峰下撞击征的手术疗效?

（1）优：疼痛消失，无乏力感。肩关节活动范围：外展、上举在正常范围，外旋>30°。生活自理，并恢复伤前的生活及工作能力。

（2）良：疼痛消失，活动后有轻度乏力感。上举>120°，外展>90°，外旋10°～30°。生活自理，能从事轻体力劳动。

（3）可：疼痛基本消失，肩部活动后尚有轻度疼痛及乏力感。患臂上举手能触及头部，进食、梳洗无困难，肩外旋活动尚受限。能满足基本生活活动，尚不能从事劳动。

（4）差：疼痛无改善甚至加重，肩关节挛缩，功能明显受限。日常生活不能自理，失去劳动能力。

## 1796

### 肩峰撞击综合征的术后处理?

术后口服药物控制疼痛。

术后48h去除敷料，开始常规治疗。如需早期活动，可不予制动，以便早期发现问题。

术后2天可进行摆动训练，被动运动与主动运动相结合进行。

术后6周开始轻度负重和牵拉。

术后3个月应禁止外展上举运动。

一般6个月内可达到康复。

## 1797

### 所有的肩袖损伤都可以通过关节镜技术完成吗?

不能，对于巨大不可修复性的肩袖损伤，不建议进行关节镜手术，所谓“巨大不可修复性”的含义是：①肩袖损伤超过5cm。②损伤肌腱回缩严重。③磁共振判断损伤肌肉的脂肪浸润明显。④肱骨大结节骨质疏松严重。虽然现在依然有尝试通过止点内移、人工补片、关节囊重建等方法对巨大不可修复性肩袖进行镜下治疗的，但更为谨慎的态度还是为多数肩关节镜医生所接受。

## 1798

### 肩袖损伤的关节镜下修复都使用带线锚钉吗?

绝大多数肩袖损伤的镜下修复都需要通过带线锚钉完成，镜下的带线锚钉技术包括单排、双排、和缝线桥技术，而肩袖损伤的大小为使用何种带线锚钉技术的基本和重要考量依据。

## 1799

### 肩袖损伤术后肩关节应放置在什么位置?需多长时间?何时开始功能锻炼?

一般来说，肩袖损伤术后，需要结合外展包，将肩关节放置于外展中立位为宜，一般放置的时间不应该短于6周。功能锻炼开始时间则应视肩袖损伤的大小、损伤肩袖的质量和术中处理情况而定，没有刚性的标准，但一般来说，可以从术后2～3周开始指导患者开始初步的功能练习。

## 1800

### 肩袖损伤术后何时复查磁共振?

一般来说，术后肩关节磁共振复查时间不应短于6周，否则意义不大，但术后最迟3个月，要考虑进行磁共振复查。

## （二）髋关节镜

### 1801

### 髋关节镜手术需要什么体位，有什么特殊要求？

髋关节镜一般取仰卧位进行操纵，由于髋关节特殊的解剖位置，在周围肌肉的包绕下位置深在，关节的间隙非常小，因此，要想完成对髋关节镜的镜下操作，首先必须要在术前对髋关节进行牵引，在关节的间隙加大后才能完成后续操作，那是髋关节镜操作必要的条件：一是必须有手术用牵引床，二是要有术中 C 形臂或 G 形臂 X 线透视设备。

### 1802

### 髋关节镜手术如何判断牵引是否充分？牵引能够持续多长时间？

对髋关节的牵引，间隙牵开不足妨碍镜下操作，牵引过度则容易造成阴部神经损伤或者下肢软组织损伤，有加大下肢静脉血栓形成的风险。

在 C 形臂透视辅助下，当髋关节牵引到一定程度，就会有气体进入到关节内，此时 C 形臂上会出现射线透过空气的“真空征”（图 23-1），一旦真空征出现，则意味着牵引已经足够。

对髋关节牵引的时间原则上一次牵引不应超过一个半小时，最多不能超过两小时，如果手术无法在两小时内完成，则必须放松牵引十五分钟，然后再次牵引完成手术（图 23-2）。

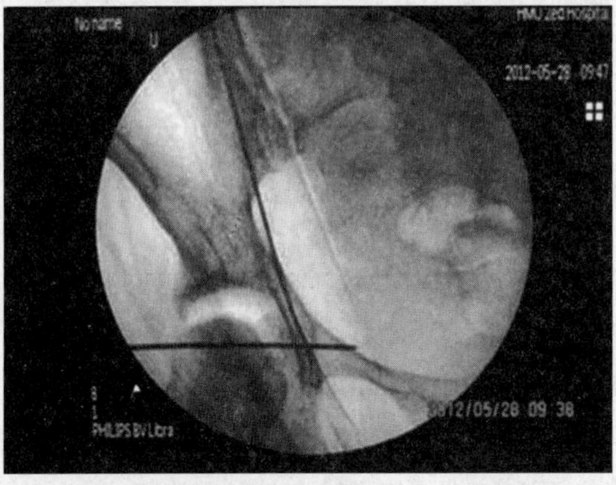

图 23-1　真空征

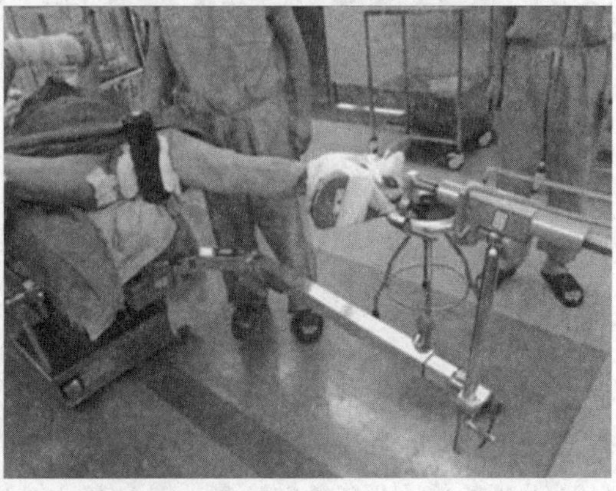

图 23-2　髋关节术前患肢内旋位牵引

## 1803

### 髋关节镜手术牵引还有什么注意事项?

首先，要把患侧肢体的足部用棉垫充分包好，否则在牵引的过程中脚套的固定力量集中在足部，会造成皮肤损伤；此外，牵引时患肢处于屈曲 15°、外展 10°位更容易牵开，再者，牵引前要把患肢极度内旋，这样可以使得大转子的后缘远离坐骨神经，减少术中损伤坐骨神经的风险。

## 1804

### 髋关节镜入路?

由于髋关节的位置深在，入路的建立准确与否对于能否顺利进入关节内至关重要。因此术前做好体表标志，会对入路的建立有很大的帮助（图 23-3）。

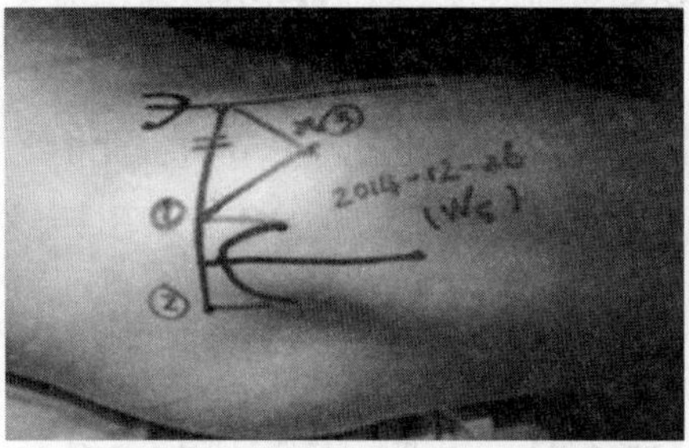


图 23-3　髋关节体表标志

图中的①，为前外侧入路，也是髋关节镜手术最常使用的入路，第一个需要建立的入路，位于大转子轮廓前缘和髂前上棘延伸的下肢轴线垂线的交点处，是主要的观察通路，同时也是处理前上方盂唇和关节内病变的通路；②为后外侧入路，位于大转子后缘和髂前上棘延伸的下肢轴线垂线的交点处，是处理关节后方病变的通路；③为中前辅助入路，位于图中的等腰三角形的尖端，此入路是在进行镜下盂唇缝合时的主要入路，可以获得更好的置钉角度。

## 1805

### 髋关节镜操作分几个间室？如何进行不同间室内的结构观察和病变处理?

髋关节镜在关节镜下以盂唇为界分为 2 个间室。一个是中央间室，由月状软骨、髋臼窝、髋臼圆韧带和股骨头的负重软骨面组成。另一个是周围间室，指的是盂唇外、关节囊内的部分，由股骨头的非负重区软骨、股骨颈、滑膜皱襞以及和韧带编织在一起的关节囊组成。

如果处理中央室病变，应该在牵引充分的情况下进行，如果处理周围室，则要放松牵引，改极度内旋位的下肢为中立位，然后屈髋屈膝 45°，这时候可以较好地对周围室内的各种病变进行处理。

髋关节周围间室在关节镜检查中常被分为几个区域：股骨颈前区、股骨颈内侧区、股骨头内侧区、股骨头前区、股骨头外侧区、股骨颈外侧区以及后区，对不同区域的病变观察，要变换不同的入路才能更好地完成。

1806

## 髋关节镜操作需要什么特殊器械?

由于髋关节本身的结构特殊性，以及解剖位置比较深，因此首先要求要有加长的刨削刀和离子刀，此外，由于髋关节为杵臼关节，股骨头的弧形球面结构会对直向的操作器械形成障碍，使得髋臼中心区的处理出现困难，因此要求有特制的可90°弯曲的离子刀，这样可以更顺畅的对髋关节内的病变进行处理。此外，由于髋关节囊非常厚韧，会明显阻碍进入关节内的器械的移动，因此要求特殊的切割刀（香蕉刀），在器械进入前对前上关节囊进行切割，切割的方向平行髋臼，切割长度大约为4cm，这样会大大方便手术操作器械在关节内的移动。

1807

## 髋关节镜可以治疗哪些疾病?

由于髋关节镜技术的发展，使得对髋关节疾病的认识不断深入，以往不明原因的髋关节疼痛病人，排除股骨头坏死、骨折、肿瘤或感染性疾病，并且骨性关节病不明显的，在影像学上也没有明显证据的，多按照髋关节滑膜炎，或者青春期的生长痛来处理的并不少见。但现在认为，股髋撞击综合征（FAI），以及髋关节盂唇损伤，是髋关节不明原因疼痛的最主要原因，这类患者是髋关节镜下处理的主要适应证，此外，对于髋关节早期骨性关节病、类风湿关节炎、强直性脊柱炎、关节内游离体、关节内感染等疾病都可以通过髋关节镜进行诊断和有效治疗，可以说髋关节镜技术的出现，极大地推动了髋关节内疾病治疗的广度和深度。

1808

## 髋关节镜手术的禁忌证有哪些?

(1) 髋臼骨折应该列为之一，尤其骨折未愈情况下，髋关节镜手术有使冲洗液渗漏到腹膜后间隙及腹腔的风险。

（2）严重髋关节骨关节炎的患者，髋关节镜清理术的作用有限，不适合做髋关节镜。

（3）关节活动度很差的患者，例如强直性脊柱炎关节病变重的，关节的牵开和显露都困难，则不适合进行髋关节镜下手术。

## 1809 髋关节盂唇损伤的类型有哪些？

关节镜下盂唇撕裂（labrum tear）分为四型：放射瓣状撕裂、放射复合撕裂、纵行周缘撕裂和活动性撕裂。其中放射瓣状撕裂最为常见，也是适合关节镜下采用带线锚钉修补的主要类型。

## 1810 髋关节盂唇损伤如何分期？

根据撕裂的位置和范围，盂唇损伤分为三期。

Ⅰ期指盂唇撕裂位于一个解剖区域的某一段，即前部或后部；Ⅱ期撕裂则撕裂范围累及一个完整的解剖区域；Ⅲ期撕裂为弥漫性且累及不止一个解剖区域。其中发生在前上盂唇的Ⅱ期撕裂可以占到盂唇损伤的 80% 以上，盂唇损伤可以为孤立性的，但作为髋关节 FAI 的伴发病变则最为多见。

## 1811 髋关节盂唇损伤的影像学检查？

放射线检查对于评价盂唇撕裂往往意义不大。但应注意股骨颈上部，寻找股骨头 - 颈偏心距内有无细微的不规则以及股骨颈的凹度与对侧相比有无减小，这是提示有撞击存在的证据之一。增强 MRI 关节造影检查髋关节病损较标准 MRI 更为敏感。常规 MRI 敏感的和精确度分别是 80% 和 65%，而 MRA 关节造影分别为 95% 和 88%。MRA 关节造影对所有类型的髋关节内病变有 8% 的假阴性率和 20% 的假阳性率。虽然 MRA 关节造影对盂唇撕裂和其他关节内病变的诊断优于常规的 MRI 检查，但他们报道的假阳性率提醒我们在确定诊断时应非常谨慎。更新的 MR 影像技术，如快速螺旋回声已提高了对盂唇以及关节软骨的显影能力，可能会使对盂唇损伤的诊断准确率提高。

## 1812

### 髋关节盂唇损伤最为有效的理学检查法是什么?

髋关节盂唇损伤在诊断上存在困难，髋关节的 MRA 由于需要使用造影剂，在技术上存在一定的困难，检查的时间也更长，因此普及率还不是很高，正因为和其他关节病变相比，影像学在诊断上的重要性下降，因此有效的理学检查则更占据更为重要的地位。

在临床上，90% 的盂唇损伤患者会出现仰卧位时髋关节的屈曲内收内旋受限，这也是临床上最为重要的理学检查法，为我们在临床实践中所肯定证实。

其他的一些常用检查法还包括：

Thomas 试验阳性：双髋屈曲，然后在患髋外展伸直时可触及或闻及弹响并伴有疼痛为阳性。

McCarthy 试验：双髋屈曲，然后患髋伸直，先是在外旋位伸直，然后在内旋位伸直。髋内旋位伸直会挤压前方盂唇，而外旋位伸直会诱发后方盂唇的病理表现。

## 1813

### 股髋撞击综合征有几种类型?

Ganz 等根据导致撞击的病变部位不同，将股髋撞击综合征（famoroacetabular impingement syndrome，FAI）分为 Pincer 型（钳夹型）撞击和 Cam 型（凸轮型）撞击两种类型（图 23-4、图 23-5、图 23-6）。

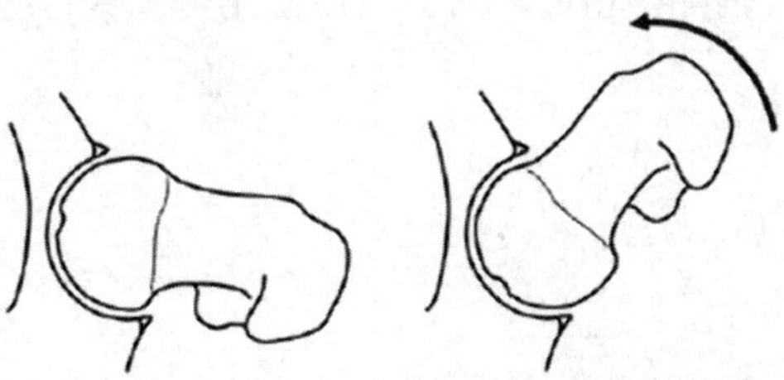

图 23-4　正常髋关节示意图

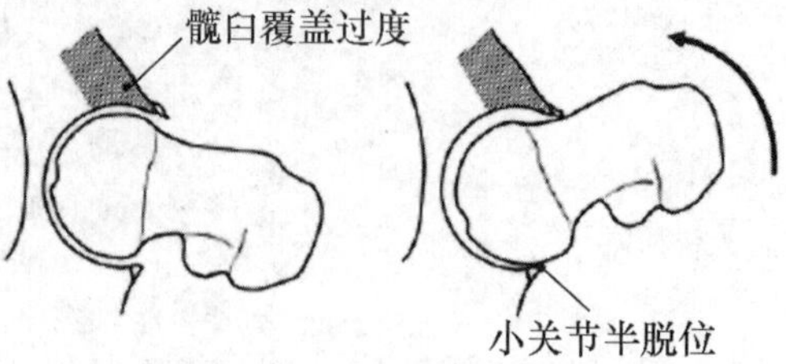


图23-5 Pincer型撞击

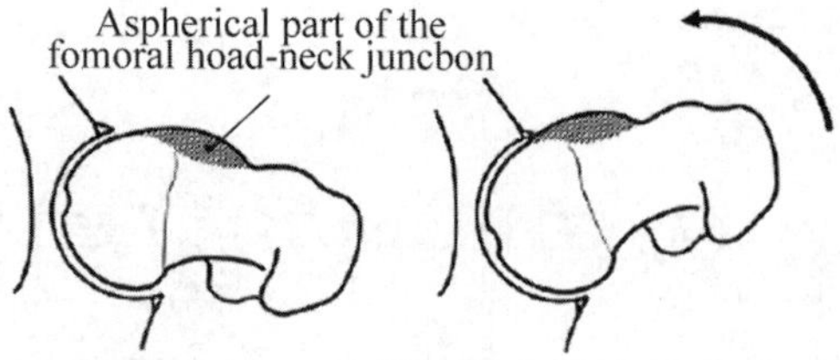


图23-6 Cam型撞击

## 1814

## Pincer型撞击的典型症状和发病机制是什么?

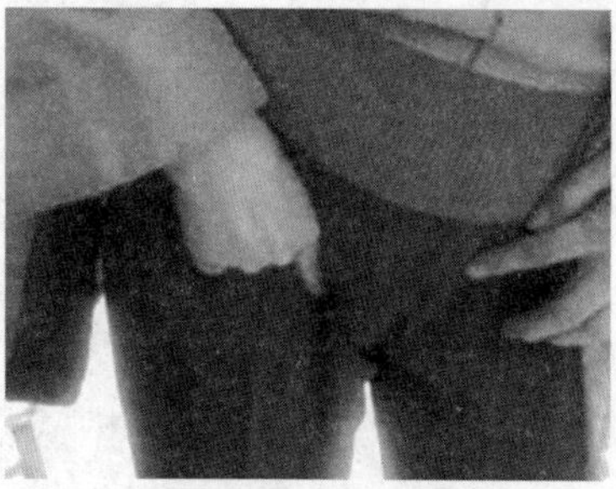

图23-7 “一指征”

Pincer型撞击的典型临床表现为腹股沟区相对集中的一过性、反复性锐痛，痛点比较明确固定，患者常常用一个手指指出疼痛的区域，称为“一指征”(图23-7)。

Pincer型撞击是由于髋臼前上方存在骨性唇状增生，髋关节屈曲时盂唇钳夹在髋臼骨性唇状结构和股骨颈前方之间。主要病变为盂唇损伤并伴有继发毗邻髋臼外侧关节软骨的损伤或者起层剥脱。

Pincer型撞击可能仅仅由于髋臼前缘的骨赘或与更复杂的髋臼后倾有关。髋臼后倾很少严重到需要进行髋臼周围截骨术。从技术上将，这比发育不良病例进行髋臼周围截骨术更有挑战性，因为有导致关节不稳的风险。通常关节镜下需要对Pincer型撞击的盂唇进行修整，或者对相对完整的盂唇从髋臼附着缘处进行剥离，然后镜下切除髋臼侧增生的骨质，消除撞击的因素，然后使用带线锚钉缝合先前剥离的盂唇，术后可以取得满意的效果。

## 1815

## Cam型撞击的典型症状和发病机制是什么?

Cam型撞击的主要临床表现为腹股沟区广泛的、反复性闷痛，痛点比较模糊，疼痛性质没有Pincer型强烈，患者往往无法指出疼痛的明确区域，而是用手的虎口区掐住腹股沟和髋关节外侧，称为“C”征。

Cam型撞击与股骨头颈结合部前外侧形态异常的骨性结构有关。这个部位的骨性隆起导致股骨头变为非球体样结构，而形成“手枪柄”样畸形。Cam 效应在屈髋时发生，此时非球体的股骨头颈结合部与髋臼发生撞击，产生了选择性的关节软骨损伤和轻度的异常撕裂。当骨性隆起在关节内向上挤压时，可以导致相应关节软骨从关节囊盂唇结合处剥离。

Cam 型撞击和儿童时期的髋关节病变，如股骨头骨骺滑脱和 Perthes 病明显相关。上述 2 种疾病均造成髋关节股骨头颈结合部前外侧形成骨性隆起。这些骨性隆起与骨性关节炎的因果关系尚不确定。Pincer 型撞击和 Cam 型撞击可单独或同时发病，称为混合型 FAI，现在认为 FAI 的进一步发展则是髋关节骨性关节病的重要原因之一。

## 1816

## Pincer 型撞击、Cam 型撞击的典型 X 线表现是什么？

在常规的髋关节正位片上，可以看到典型的 Pincer 型撞击出现“8”字征，即髋臼的前壁上缘覆盖超过髋臼的后壁上缘，形成交叉的“8”字征象，这是髋臼前上缘增生的反应（图 23-8）。

而 Cam 型撞击，在常规的髋关节正位片上，可以看到股骨头颈交界处的弯曲变钝，偏心距（offset）减小，出现所谓“手枪柄”样的增生。

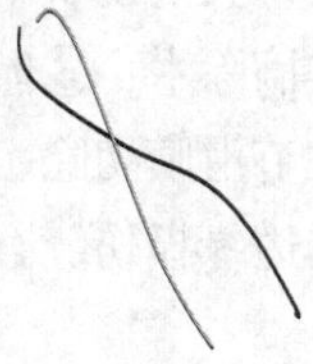

图 23-8　“8”字征

## 1817

## Pincer 型撞击、Cam 型撞击的关节镜下治疗要点？

对于 Pincer 型撞击、Cam 型撞击的关节镜下处理，前者是中央室结合外周室处理技术，而后者则是典型的外周室处理，前者需要在保持髋关节牵引的状态下进行，后者则需要放松牵引，屈髋屈膝位完成。

Pincer 的处理要相对复杂，因为必须要对髋臼附着的盂唇进行剥离，才能显露出髋臼前上缘的异常增生并切除，在切除髋臼侧的增生后，还要利用带线锚钉，对剥离的盂唇进行缝合，重新把盂唇固定在髋臼周缘，这需要熟练掌握关节镜下的过线和打结技术才能顺利完成。

而 Cam 型的处理，则相对容易，因为股骨头颈交界处的异常增生相对容易辨认，然后使用动力磨钻磨除增生的骨质，恢复头颈交界处的正常形态和偏心距（offset）即可，但此处需要注意的是，一要避免头颈交界处的增生骨质磨除过多，过多磨除有造成股骨头经交界处骨折的风险，而磨除不足，则术后症状不会彻底缓解，降低了手术效果。

（潘海乐　王志成）

## （三）膝关节镜

### 1818

### 关节镜下可做哪些膝关节手术?

关节镜下手术是在原来关节镜检查的基础上发展起来的新技术，在改善了光导系统的同时，又加入了镜下切削、剪割、缝合等器械，从而能完成一定范围内的切除、修补、成形等操作。关节镜下手术与开放关节手术相比，有以下优点：①损伤小，出血少；②住院时间短，术后恢复快，术后一周即可进行一般性活动；③对膝关节内疾病，特别是膝关节内部紊乱症在治疗前即可明确诊断，从而达到去除病因，取得最佳治疗效果的目的。

关节镜手术用于膝关节，可以开展以下手术：①半月板部分或全部切除；②膝关节游离体摘除术；③髌内侧滑膜皱襞松解或切除术；④关节软骨修整术；⑤关节内粘连松解术；⑥关节滑膜切除术；⑦关节内异物取出术；⑧交叉韧带重建术；⑨关节内肿瘤切除术；⑩半月板边缘损伤缝合术。

### 1819

### 关节镜下手术有哪些基本要求?

关节镜下视野与开放手术解剖视野有所不同，因此，关节镜下手术不只对器械有所要求，对术者也有所要求。关节镜下操作有以下特点：①视野小，只能看到关节的某个局部；②关节镜和手术器械不是同一位置进入关节腔，由于位置不同，角度不同，相互间配合难度较大；③关节腔狭窄，绒毛增生，出血等因素均可影响视野，增加手术难度。

基于上述因素，关节镜下手术应达到以下要求：①充分掌握检查关节的关节内解剖关系，特别是镜视下解剖关系；②比较熟练地掌握关节镜的诊查技术及镜下操作技术；③有良好的关节切开手术技术；④准确地掌握镜视下手术的适应证，若适应证掌握不当或盲目追求，则会造成治疗不彻底；⑤掌握各种特殊器械，如刀、剪、钳、切削器等的适用范围及操作方法，以正确使用相关器械，达到理想的使用效果，防止不良并发症及副损伤的发生。

### 1820

### 如何保证镜视下手术视野清晰?

关节镜手术因视野小，关节内解剖关系复杂，生理状态下无足够的空间以及关节内液体透明度低等因素，要使镜下手术视野清晰，操作准确，必须做到以下几点：

（1）熟悉关节内解剖关系，基本操作规范，使关节镜能达到探查区，并清楚准确地辨认镜下组织结构。

（2）正确选择入镜穿刺点，不同入镜点对不同组织结构的观察角度不同，清晰度也不同，如观察内侧半月板前角及外侧半月板后角应选择外侧髌骨下入路；中央入路观察髌上囊及髁间窝最直接、方便；髌骨旁入路可以准确地观察髌前脂肪垫及内、外侧半月板前角等。

（3）止血带的应用，视野内无血可给开放手术带来清晰视野，关节镜下手术也不例外。使用止血带后，关节内无出血，关节腔内冲洗液体透明度增高，将给术野清晰提供基本条件。

（4）大量持续的关节内生理盐水冲洗，这也是一项很重要的措施，大量盐水冲洗可使关节腔扩张，操作区域变大，同时冲洗掉混浊关节液，使关节内透明度增高，为手术提供清晰视野。

## 1821 膝关节镜的手术适应证有哪些？

关节镜手术的适应证很广泛，除有明确指征需作人工关节置换或肿瘤切除外，无论关节的急、慢性疾患均可用关节镜诊断和治疗。对于关节肿痛原因不明，非手术治疗 3 个月无好转者也可作关节镜，适应证包括：

（1）在急性创伤性关节内血肿，X 线平片未发现骨折，临床检查又无明显韧带损伤时可作关节镜检查、冲洗、处理可能的软骨损伤。

（2）半月板损伤的部分切除，次全切除或全切除，缝合及盘状半月板成形。

（3）前后交叉韧带损伤的修复及重建手术。

（4）关节内骨折复位与内固定术。

（5）关节游离体的摘除。

（6）年轻患者的前膝痛的关节镜诊治包括：髌骨半脱位的外侧支持带松解，内侧关节囊的缝合，滑膜皱襞综合征的部分皱襞切除，Hoffa 病的滑膜挤夹病变的切除。

（7）各种关节病的关节清理，软骨形成，钻孔，骨软骨移植与滑膜切除，如骨性关节炎、类风湿关节炎、晶体性关节炎、色素绒毛结节性滑膜炎、滑膜软骨瘤病、血友病性关节炎（需在Ⅷ因子保护下手术）、结核性关节炎及化脓性关节炎病变清理后两管冲洗吸引疗法。

（8）骨软骨骨折，剥脱性骨软骨炎必要时行骨块固定。

（9）剥脱性骨软骨炎的自体马赛克软骨移植。

（10）半月板移植手术等。

## 1822

### 膝关节镜的入路有哪几种?

精确的入路非常重要，入口不当会影响视野，损伤关节内组织，造成手术困难。

(1) 前外侧入路 (AL): 于髌膝腱外侧 0.5cm，外侧半月板前角上方，即髌腱外缘、股骨外踝、关节线构成的三角形内之中心偏上方处。屈膝 30 度，切开皮肤 0.5cm 及筋膜层，锐性套管穿刺针向髁间窝方向穿刺，进入关节后，换钝性管芯，拔出管芯后，插入 30 度关节镜并注水使关节腔充盈。

(2) 前内侧入路 (AM): 于髌腱边 0.5cm，关节线上 1cm，或由关节镜监视下针头由外刺入关节内，位置适当即用尖刀直切至关节内，由此入口放入器械，或将关节镜移至前内侧入路补充检查关节内病变。

(3) 髌上外侧入路 (SL): 在髌骨上外缘 2.5cm，可作为入水口或观察内侧滑膜皱襞，髌股关节，脂肪垫等。

(4) 后内侧入路 (PM): 在内侧副韧带后方，后内关节线上 1cm，股骨内髁后缘处，适用于后方游离体摘除，内侧半月板后角探查及后交叉韧带重建，可用 30 度或 70 度镜。

(5) 内上入路 (SM): 于髌骨内上角之上方，做滑膜全切除时常用此入口。

(6) 后外侧入路 (PL): 屈膝 90 度，于外侧副韧带后方，后外关节线上 2cm 处，内后与外后入路可以通过刨削中间隔膜相通，取关节游离体，关节后方结构探查及滑膜切除术。

(7) 中央入路: 经髌腱正中，于屈膝 90 度时穿刺，常作为三点式手术的辅助切口。

## 1823

### 应用膝关节镜如何检查膝关节的内部结构?

(1) 髌上囊: 膝关节伸直位，先从顶端开始关节镜边后退边观察，30 度镜面向内侧看到髌上内侧皱襞，再后退可见内侧棚架即内侧滑膜皱襞，与髌上皱襞垂直，其宽度有变异，棚架边缘纤维化，合并滑膜炎并卡于髌股关节之间即为病理。注意整个滑膜的表现，绒毛表现，绒毛特征，血供、颜色，有无晶体沉积。

(2) 髌股关节: 镜头置于股骨滑车上，关节镜轻轻后退至髌骨，视野上部可出现。将髌骨左右推动并将关节移动，看到髌骨关节面的全部，注意髌骨中央嵴、内外侧面和股骨髁软骨情况，退变或缺损，髌骨有无侧方移位，关节间隙和内、外侧隐窝有无游离体，将关节镜沿股骨内髁下滑逐渐屈膝 30 度，向下进入内侧间隙。

(3) 内侧间隙: 关节镜观察半月板的游离缘、前角和体部较易，屈曲 30 度外翻外旋，推入关节镜可看到后角，该处有滑膜炎提示有后角损伤可能，用探针钩探后角，必要时关节镜换至前内、后内入口检查。股骨和胫骨的关节软骨必须全面观察，软骨病变常提示对应部位异常，关节伸屈活动观察有无炎性滑膜在半月板上挤压。然后将关节镜向上、向外进至髁间窝。

（4）髁间窝：包括前、后交叉韧带、髌下脂肪垫及内外侧间隙的通路。黏膜韧带影响视野可以刨除。前交叉韧带的走行、表面光泽、血管分布并看到两端附着点，用探针钩拉韧带有无松弛，后交叉韧带在前交叉韧带的后方也需要用探针试张力。髌下脂肪垫有无于髌股关节处挤夹。

（5）外侧间隙：将关节镜向外移至外侧间隙，膝关节置于 4 字位，可看到半月板全貌，外侧腘肌管及 Weisberg 韧带与后角的关系，是否为盘状半月板，有无水平撕裂或底层撕裂，有无游离体。

（6）后内侧间隙：可用 70 度镜观察到内侧半月板附着的边缘、半月板滑膜缘、后交叉韧带、股骨髁表面及游离体。

## 1824

## 镜视下半月板手术的适应证是什么?

（1）半月板部分切除术的适应证为：各型半月板瓣状撕裂，横裂及斜裂的裂口不超过半月板横径的 2/3。

（2）半月板完全切除术的适应证为：不规则的半月板破裂，既有斜裂、横裂，又有水平裂，其裂口超过半月板横径的 2/3。

（3）半月板缝合术的适应证为：半月板体部和后角的红白区或红区的纵裂，年轻患者的整齐横裂，大的桶柄样撕裂，半月板前角的板囊分离。

（4）半月板修整术：即将半月板破裂部分用切削器修整，适合于半月板轻度磨损破裂者，此类患者多为骨性关节炎患者。

（5）盘状半月板成形术：对盘状半月板中央部有横裂，裂口口径较小不超过半月板横径 1/2 者，且半月板其他部位无破裂，在切除横裂后，将盘状半月板修成一个近于正常形态的半月板，另外此术式也适用于原始型盘状软骨较厚，虽无破裂，但有明显膝关节临床症状者。

## 1825

## 膝关节镜下半月板撕裂的手术方法是什么?

半月板撕裂（meniscus tear）的手术方法：根据半月板撕裂的程度确定手术方式，选择缝合、半月板部分切除、次全切除或全切除。操作要准确，避免不必要的损伤。简单手术通过前外、前内两个入口，两点式操作完成半月板撕裂的部分切除。关节镜放于撕裂的对侧，器械在损伤同侧入口。术中也要交换入口侧以更进一步检查及操作。复杂的手术多采用三点式完成次全或全切除。一般选择髌腱正中入口或内、外侧旁入路。使用异物钳将大块破裂之半月板夹住，用刀或剪切割连接部，内侧半月板后角损伤难于操作时，常需加用后内侧入口或细关节镜。

（1）垂直纵向撕裂：视其部位、半月板质量及大小而决定治疗方针。长桶柄状撕裂将相连的两端剪掉，修整。后角小于1cm的稳定性撕裂可以不处理，不稳定而且靠边缘的撕裂以缝合为佳；靠内缘、质量差的完全或不完全撕裂用刀或剪整块切除为宜。

（2）瓣状或斜形撕裂：从瓣的基底剪除活动部分，瓣常卷曲于半月板下方需钩出来，剪切大块撕裂时勿完全切断，留有细小相连部用异物钳取出。以免在关节内飘浮，隐匿于某处。放射状撕裂常于外侧半月板发生，将膝置于4字位，完全看清损伤状况后决定部分切除抑或是全切除。

（3）水平状撕裂：用吸力钳边咬边吸将上下两层咬除直至正常处，如果面积很大，只好保留一层面。

（4）横裂：整齐的横裂可以缝合，退变的将横裂相对应的三角部切除，刨削。

（5）盘状半月板撕裂：多为水平撕裂及横裂，用剪刀将中央部分大块切除，残边用吸力切钳或刨刀修整，行三点式切除，作盘状半月板成形。

（6）半月板囊肿及撕裂：多为水平或斜裂、囊肿刺破减压，刨削，行半月板部分切除术。半月板切除术后当天即可进行股四头肌锻炼，术后1周恢复正常活动，一般2周可以正常工作、学习。

（7）半月板缝合术：能够缝合的半月板尽量缝合，要考虑破裂的位置、状态、复杂程度、年龄、膝关节是否稳定、组织的质量等。最好的条件是急性纵形撕裂，位于半月板外1/3红区、年轻、膝关节稳定、患者能够很好配合者。

（8）缝合技术有数种：①从外向内缝合；②从内向外缝合；③全内缝合；④可吸收钉从内向外固定半月板。

无论选用哪种方法，原则上都要使破裂面新鲜，防止损伤神经血管。缝合内侧半月板时屈膝10度，缝合外侧半月板时屈膝90度。从内向外的方法包括Warren法、Johnson法、Cooper法。用脊麻针头从皮肤外穿刺进半月板通过撕裂处，直接从套管中放入线打结或放入钢丝套圈带线至皮外，切开少许皮肤，皮下打结。从内向外缝合有单管、双套管、特殊器械，及Ethibond Keith针，线距4mm，为防止血管神经损伤，在缝合后角时均要于后内或后外切开皮肤5cm，以便暴露至关节囊后保护神经血管打结。全内缝合需于关节后方入口，放置缝合器械在关节囊直接缝合半月板后角。可吸收半月板固定钉需有特殊器械钉入半月板处。无论哪一种缝合方法都需要细心和有经验的医师进行。术后患肢不负重活动膝关节，1个月后负重，6个月可作竞技性活动。

## 1826

### 关节镜下如何进行游离体取出术?

镜下游离体取出术优点多，损伤小，探查可达整个关节腔，术后恢复快。术中取出的数量一般多于 X 线片显示。要仔细查找各处，以免遗漏。游离体常停留于髁间窝、腘肌裂孔、髌上囊、皱褶处或来回游动。

手术操作常按常规髌下前外入口，全面检查后，根据游离体所在部位，选择合适的穿刺口取出游离体。如在后关节囊有游离体可作后内或后外入口，小游离体用活体钳夹出，较大的必要时扩大切口。用 Kocker 钳夹出。

游离体游动不易取出时，可先将镜头入水管关闭，以防游离体被水流冲走，再用长针头经皮穿刺固定住游离体，用髓核钳取出。

## 1827

### 关节镜下如何进行髌骨成形和外侧支持带松解术?

髌骨软化症常由髌股关节不平衡造成，通过体检、轴位 X 线片可以证实。髌骨半脱位，外侧压力过大，前膝痛，经非手术治疗无效，应作外侧支持带松解。选髌上外侧入水口，常规前外、前内入口。明确诊断后，上方以髌外上入口为标志向下切割至前外侧入口水平，彻底松解，切割方法可用钩刀、电凝切割或钬激光。经皮下圆针进入关节内缝合内侧关节囊，在直视下对髌骨表面的纤维化及松动软骨刨平，术后放置负压引流，以防积血，积极练习股四头肌活动，手法向内推移髌骨及屈伸关节活动，防止粘连。

## 1828

### 关节镜下如何进行膝关节骨软骨骨折治疗?

膝关节骨软骨骨折常发生于青少年的髌骨、股骨内、外髁面。术前诊断不易。急性创伤性关节血肿，X 线片阴性常见原因是软骨骨折或骨软骨骨折。如果骨折块在非负重区，摘除为宜，如在负重区，小于 1cm 直径的可以摘除，骨块较大的可以用可吸收螺钉、微型双头加压螺钉或无损伤线缝合固定；在某些部位镜下不便操作时，也可通过小切口切开固定，如果是单纯软骨骨折，可以清除碎块及瓣状软骨，清理关节腔，术后恢复快。

## 1829

### 关节镜下如何进行胫骨平台骨折的手术治疗?

闭合性胫骨平台骨折可以在关节镜下治疗。关节镜可以发现移位程度、关节面的分离、游离碎片及其他关节内损伤、胫骨平台骨折Ⅰ、Ⅱ型外侧平台纵向骨折，关节镜下直视复位，用1~3枚压缩钉固定。Ⅲ型有外侧平台压缩骨折，关节面的骨折移位可以撬拨复位，克氏针固定后，选空心螺丝钉固定。Ⅳ型内侧胫骨平台骨折手术方法同上，Ⅴ型胫骨平台两侧骨折，手法牵引，外固定支架固定后，克氏针撬拨复位，空心钉固定。部分病例关节面塌陷，可在关节镜监视下撬拨复位后，在关节面下植入自体或同种异体骨，并用胫骨近端解剖钢板支撑固定。关节内要仔细检查，清理碎骨块，并尽力保留半月板，这一衬垫对以后功能起很大作用。

## 1830

### 膝关节镜下如何进行滑膜切除术?

膝关节镜下滑膜切除术，创伤小，恢复快，较切开手术优越，适用于各种滑膜炎。但如果检查发现以滑膜整体肥厚为主的仍以切开手术为宜。此手术手术入口多，不仅作前外、前内、外上、内上并且加后内，后外，这样手术才能彻底，适于滑膜完全切除。按顺序刨削，以免遗留。大块滑膜结节或用髓核钳直接夹出。血友病性关节炎的滑膜切除术要使用3周的Ⅷ因子，直至全部愈合，功能锻炼恢复为止。对于有骨侵蚀的病变要用刨削刀浅层清理。

## 1831

### 关节镜下如何进行前交叉韧带的重建术?

对于前交叉韧带（ACL）损伤，目前已公认镜下手术优于切开手术。通过体检、Lachman 征及轴移试验可以得到明确诊断，韧带重建使关节达到机械稳定和功能稳定，避免过早出现骨性关节炎。

经过10年的争论，世界上已经逐步淘汰了人工韧带作为移植物。目前主要有“骨－髌腱－骨”（B-PT-B）和半腱肌、股薄肌的移植，固定的方法可以用螺纹钉、骑缝钉、金属自紧螺钉、可吸收螺钉或特殊旋转固定装置，近年来又有小钢板内纽扣固定方法，利于翻修术。

手术先作前外、前内入口，进行整个关节检查：观察交叉韧带损伤情况，50%自外髁内壁处撕脱与后交叉韧带呈垂直状，髁内壁呈空壁征。半月板损伤及剥脱的软骨可在术中同时治疗。

“骨－髌腱中1/3－骨”移植物的取材：髌腱内缘9cm纵形切口，取髌腱中1/3，宽约1cm，并用微型锯锯下髌骨下极及胫骨结节各2cm之梯形骨块。两端各钻三孔固定，用4号尼龙线作牵引，并测量骨块直径选择相应的空心钻。在镜下清理ACL残端，清理髁间窝，必要时作髁间窝扩大成形，选定韧带附着点的位置并作骨洞，胫骨取孔点在关节面下3～4cm，胫骨结节内侧1.5cm，关节内瞄准点为胫骨平台中点或后交叉韧带胫骨止点前7mm，关节内取股骨孔的位置是在股骨后方皮质之前方1～2mm（股骨隧道的出口导针进入中心点距后方皮质7mm）。屈膝90度时操作。一般用7～10mm的空心钻头。移植物从胫骨骨道至股骨骨道，最好在一定张力下用固定物固定移植物的两端。术后不用外固定。

急性前交叉韧带损伤最好于伤后1个月行韧带重建术。如是胫骨附着点撕脱骨折，可早期关节镜下清理后胫骨穿二骨洞，导入钢丝将ACL拉下固定，骨块太小时也可用直径3.5mm中空螺钉，或用可吸收螺钉固定，具体方法由骨块大小决定。

## 1832

## 关节镜下如何进行后交叉韧带的重建术?

过去认为单纯PCL损伤非手术治疗有效。1997年有人报告非手术效果不理想，因此建议单纯后交叉韧带损伤也要进行手术。在屈膝90度侧位X线片中胫骨后移＜10mm可以保守。大于10～15mm者需要手术治疗。

镜下后交叉韧带损伤重建定位准确，可原位重建，创伤小。技术难度要求高。需作后内侧入口放入器械且需要定位器械等。移植物选择也可“骨－髌腱－骨”和半腱肌、股薄肌为主。胫骨端定位在髁间嵴后方中点，靠近胫骨后侧的皮质处。股骨端在髁间窝内侧壁上方的中点，用胫骨定位器在胫骨结节内侧近鹅足处进导针，另一端指向PCL胫骨后缘止点，出针点位于关节线下方1.5cm处。相应的空心钻作骨隧道。做股骨远端内侧纵形切口3cm，在内侧股骨髁的软骨边缘进针至髁间窝的内侧壁。定位准确，钻入导针，继而用空心钻钻孔。通过胫骨隧道将移植物送入关节，从股骨隧道进钳入关节内牵拉移植物的一端进股骨隧道，屈膝90度前抽屉位，保持张力下用适当的螺丝钉将移植物固定于股骨及胫骨端。术后用可以伸屈活动的膝关节支具保护，并在胫骨后方使用防后沉托以免重建的韧带承受过大的张力。

## 1833

## 膝关节滑膜皱襞综合征的镜视下手术术式及适应证如何选择?

膝关节内滑膜皱襞（medial plica）存在率较高，但一般无症状，如果因外伤或炎症后皱襞发生水肿、充血、肥厚、增生，则可引起临床症状，出现膝关节肿胀、疼痛、弹响、打软腿等一系列表现，MRI 髌骨横轴位可见肥厚水肿的内侧滑膜皱襞，以及股骨内髁由于摩擦导致的骨髓水肿，称为膝关节滑膜皱襞综合征。经非手术治疗无效时，可行手术治疗。镜下手术方法有以下两种：

（1）滑膜皱襞松解手术：于镜视下切断皱襞粘连，使关节得到松解，然而因未能彻底切除增生的滑膜皱襞，故易于复发。因此，此手术一般仅适合于皱襞增生较少，炎症反应较轻者。

（2）滑膜皱襞切除术，于镜下将增生、炎症反应的滑膜皱襞及其相连的脂肪垫一并切除。这种手术彻底，不易复发，但创伤较大，术后关节内渗出反应较皱襞松解术为重。

## 1834

## 膝关节骨性关节病镜视下有何所见？

膝关节骨性关节病的患病者年龄均较大。症状主要是膝关节疼痛、肿胀、关节内渗液、甚至活动受限。X 线片可见膝关节有不同程度的增生性改变。

膝关节骨性关节病病理变化较复杂，关节镜下可见到髌骨和股骨的骨、软骨、滑膜等关节内组织的退行性改变，骨质增生，软骨软化，形成溃烂面，纤维化，甚至软骨剥脱，骨面裸露。关节滑膜可出现炎症、充血肿胀，绒毛增生并挤压于关节间隙内。有些患者还可以见到半月板损伤，关节内游离体等。

## 1835

## 膝关节骨性关节病镜视下手术如何进行？

因膝骨性关节病病变复杂，操作多，手术时间较长，故要选择确实有效的麻醉，并在止血带下进行手术。入镜点以髌前下内、外侧为首选，插入关节镜后冲洗关节，将关节内渗出液冲洗干净后，细致观察，明确病理改变后再进行以下操作：

（1）切削增生的关节内骨赘，去除一切障碍关节活动的增生骨质。

（2）修整关节面，将溃烂及剥脱的关节软骨切除，使关节面变得光滑平整。

（3）切除或部分切除已破损的半月板。

（4）松解关节内的纤维粘连索条，切除关节内增生、纤维化的滑膜皱襞及脂肪垫。

（5）切除关节内游离体及增生的软骨瘤。

因膝关节骨性关节病病理变化复杂，同一膝关节可能在多个部位出现病变，均需要行手术处理，而 1 ~ 2 个入镜点因操作视野受到限制，故必要时可以在处理完毕一处病灶后另外再选择其他2~3个入镜点，甚至更多个入镜点，以达到将病灶处理干净之目的。

1836

## 膝关节半月板损伤有哪些类型?

（1）半月板纵裂（沿半月板纤维长轴走行的撕裂）。

（2）半月板横裂或放射状撕裂（垂直于半月板纤维长轴走行的撕裂）。

（3）半月板分层撕裂。

（4）半月板瓣状撕裂。

（5）半月板桶柄状撕裂（向髁间窝移位的半月板纵裂瓣）。

（6）半月板复合撕裂（以上几种撕裂的组合）。

1837

## 膝关节半月板缝合方法有哪些?

（1）全内缝合：使用各种半月板缝合器、半月板箭、缝合钩。

（2）从内向外缝合：主要用于半月板后角损伤的缝合，需附加腘窝切口。

（3）从外向内缝合：主要用于半月板前角损伤的缝合，或半月板囊肿切除后的缝合。

1838

## 关节镜手术有哪些并发症?

（1）关节内结构损伤。

（2）半月板和脂肪垫损伤。

（3）交叉韧带损伤。

（4）关节外结构损伤（血管、神经、韧带、肌腱）。

（5）骨筋膜室综合征。

（6）关节内血肿。

（7）下肢深静脉血栓。

（8）关节感染、化脓性关节炎。

（9）止血带致神经麻痹。

（10）滑膜瘘。

（11）器械损坏、折断等。

## 1839

## 髌骨脱位有哪些分型?

（1）创伤性髌骨脱位（traumatic patellar dislocation）：外伤导致初次髌骨脱位，部分终生只此一次，部分病人会变成复发性脱位，需初诊医生准确的判断。

（2）复发性髌骨脱位（recurrent dislocation of patella）：反复的髌骨脱位，一年中有数次，可自行复位，多由于 MPFL 功能缺失，部分骨结构异常，最常见。

（3）习惯性髌骨脱位（habitual dislocation of patella）：每次屈膝时髌骨都脱位，完全伸膝时复位。发病机制为伸膝装置短缩，屈膝过程中髌骨走捷径，沿股骨外髁滑动不在滑车内。

（4）固定性髌骨脱位（fixed patellar dislocation）：无论是屈伸膝关节，髌骨永久性不再滑车内。先天性髌骨脱位。伸膝力弱，屈曲畸形，发育不良的髌骨永久位于股骨外髁处。膝关节不能主动伸直，股四头肌转为产生屈膝作用。

（5）J-sign 型髌骨脱位：髌骨滑动轨迹异常，伸膝终末期髌骨向外侧明显的弹跳。

## 1840

## 髌骨脱位有哪些手术方法?

髌骨脱位的成因涉及一系列软组织不平衡和骨性结构异常，其治疗难点在于准确掌握不同脱位类型的特点，并根据术前测量结果采用不同术式的组合，也就是个性化的治疗。髌骨脱位的手术方法如下。

（1）髌外侧支持带松解。

（2）内侧髌股韧带重建术。

（3）胫骨结节移位术。

（4）股骨滑车成形术。

（5）膝外翻截骨矫形术。

（6）内侧关节囊紧缩术。

（7）股内侧肌斜头外下移位术。

（8）股四头肌延长术。

1841

### 膝关节粘连的关节镜下松解术如何做?

常规膝关节镜前内、前外侧入路，插入关节镜器械，切除髌上囊、内外侧沟内的粘连纤维束，松解髌股关节，必要时切开外侧支持带，以获得髌骨活动度。切除前交叉韧带前方挛缩硬化的粘膜韧带，并将股骨髁表面的纤维粘连带松解。缓慢用力屈曲膝关节，可感觉到剩余粘连带的断裂，直至被动屈膝至 120 度。因术后通常有 20 度的屈曲角度丢失，故术中手法松解后至少超过 120 度，才能在术后获得比较满意的屈膝角度。术中各间室粘连带的切除，间室的重建非常重要，否则粘连带与骨连接会造成应力集中，在手法松解时导致意外的骨折，是松解手术成功与否的关键。因为是微创关节镜松解术，所以损伤小，疼痛轻，术后早期即可进行 CPM 功能锻炼。

## （四）踝关节镜

1842

### 踝关节镜手术相对于传统的踝部开放手术具有哪些优势?

（1）皮肤切口小，并发症少。

（2）患者易于接受，功能恢复快。

（3）手术视野清晰，容易处理关节内病损。

1843

### 踝关节镜手术的适应证和禁忌证都有哪些?

一般说来，凡是涉及踝关节腔的创伤和疾病均可在关节镜下进行手术，其主要适应证包括：

（1）滑膜炎性疾病，包括创伤性滑膜炎、结核性滑膜炎、化脓性关节炎等。

（2）踝关节撞击综合征。

（3）踝关节不稳，如踝关节扭伤导致的韧带复合体损伤，并因不稳继发关节内滑膜和骨软骨疾病、软骨瓣样损伤、关节内粘连等。

（4）距骨剥脱性骨软骨炎。

（5）关节内游离体，包括原发于创伤后或继发于退变性骨关节炎的骨软骨性游离体，以及滑膜软骨瘤病的软骨或骨软骨性游离体。

（6）关节骨赘，包括产生于退行性骨关节炎或创伤性骨关节炎的骨赘。

（7）踝关节内骨折，如距骨或胫骨下端关节内骨折复位及其继发的骨软骨病变、未移位或轻度移位的内踝骨折或后踝骨折复位或经皮置入骨钉内固定，胫骨远端骨骺前外侧的Tillanx 骨折内固定治疗。

（8）踝关节融合术，包括没有严重畸形和骨缺损的退行性骨关节炎、类风湿关节炎、创伤性骨关节炎、晚期全关节结核、血友病性关节炎，或其他疾病所致软骨缺损且非手术治疗无效的关节功能丧失的踝关节融合术等。

踝关节镜的主要禁忌证是：

（1）踝关节周围软组织感染者。

（2）踝关节强直或活动严重受限者。

## 1844

### 踝关节镜术中需注意哪些问题?

踝关节因其结构特点，关节镜的操作与肩、膝、髋等关节也不同，需注意下列问题。

（1）踝关节入路附近神经、血管及肌腱较多，做入路切口时应避免损伤这些组织。

（2）踝关节入路所观察范围有限，故多经 2 ~ 3 个入路才能完成全部观察或手术。

（3）踝关节间隙狭窄，进行手术操作时，注意不要损伤软骨面及折断损伤器械。

## 1845

### 踝关节镜的麻醉和体位如何选择?

麻醉：通常可选用腰硬膜外麻醉。

体位：仰斜卧位，背、髋部垫枕固定，患踝置于厚床垫上，便于踝关节各个方位的显露，如使患肢内旋位时，方便踝后外侧入路的显露。

上气性止血带。

## 1846

### 常规的踝关节镜入路有哪些?

（1）前外侧入路：在踝关节线外端，腓骨肌和趾长伸肌外侧缘，表层有腓浅神经的终末支通过。

（2）前内侧入路：位于胫前肌内侧，隐静脉及神经的外侧，踝关节间隙处。

（3）前中央入路：位于拇伸长肌外侧关节间隙处，注意避免损伤胫前动脉及腓深神经。

（4）后外侧入路：外踝尖端上 2cm，跟腱外侧，腓肠神经及小隐静脉的后侧。

（5）经跟腱入路：在关节线部位经跟腱进入关节囊。

（6）后内侧入路：位于跟腱的内侧，由于入路位置与胫后血管及神经很近，较少使用。

通过上述入路，踝关节内部结构的观察和处理基本上都可以解决。

## 1847

## 踝关节镜的手术步骤？

（1）在进行切口前，先用记号笔划出胫前肌、足背动脉、腓浅神经、伸踇长肌及伸趾长肌的位置，后侧入路要划出腓骨长短肌的位置。这样可减少对肌腱或神经血管的损伤机会。

（2）先选前内侧入路，踝关节前方胫前肌内侧关节间隙处用 18 号针头刺入踝关节囊，注入 15 ~20ml 等渗盐水，使关节囊膨起便于操作。然后拔掉针头，于针头原位切开皮肤，用血管钳分离皮下组织到关节囊外壁。用套管针刺入关节囊内，连接进水管使关节囊进一步膨胀。

（3）再在第 3 腓骨肌外侧做切口，同样用套管针穿入关节腔内，换用 30 度及 70 度关节镜进行观察。

（4）首先检查胫距关节面，然后观察内侧踝距关节间隙两侧的关节面、内踝及滑膜、三角韧带深部。在套管内插上圆头管芯，经过距骨顶穹隆部进入后关节腔，观察后内、外关节间隙。退回关节镜到关节前间隙，改变关节镜观察方向并旋转关节镜，可能观察到的结构有胫腓关节的近端、距骨颈及前侧关节囊的远侧止点。通过前外侧入路可看到外侧距踝间隙、前距腓韧带。到后关节囊可看到后距腓韧带。

（5）后外侧入路位于跟腱与腓骨肌之间，用针头行关节线定位，用上述同样方法进入关节腔进行观察。注意勿损伤浅层的神经血管。

在关节镜下可进行活检、清创、滑膜切除、游离体摘除、骨赘切除等各种手术。术毕冲洗关节腔，缝合伤口，加压包扎。

## 1848

## 踝关节镜常见的手术并发症有哪些？

（1）神经损伤：最为常见。采用前外入口或辅助性前外入口时，容易造成腓浅神经分支损伤；前侧入口过于靠近关节中央时，腓深神经容易受到损伤；采用后外入口时，易损伤后外侧的腓肠神经。

（2）血管损伤：常于做关节镜入口时发生。

（3）关节软骨损伤：较为常见。入口位置与方向错误、关节牵引力过小使关节间隙过窄、使用直径较大的关节镜及手术器械均可导致医源性关节软骨损伤。

（4）韧带与肌腱损伤：比较少见。

（5）器械断损：踝关节镜手术所使用的器械均较细小，手术时超过其使用强度，可造成器械在关节内断损且难以取出。为避免此类事件的发生，应于手术前常规检查器械有无破损，定期更换常用器械；术中注意操作，当可避免此类事件的发生。

（6）关节漏液或窦道形成：有些作者主张关节镜术后保留一个小伤口不缝合，以引流关节内积血及液体，也是一个办法。

（陶树清　田万里　吕松岑　谷守滨　陈天新　夏景君　王志成）

# 二十四、

# 微创脊柱外科

# Minimal Invasive Spinal Surgery

1849. 什么是微创脊柱外科？ 977

1850. 微创技术是脊柱外科最先进的技术吗？ 977

1851. 微创脊柱外科的主要方向有哪些？ 978

1852. 做脊柱手术为什么强调保护多裂肌？ 979

1853. 微创手术如何实现和开放手术基本相同的固定、减压和融合效果？ 979

1854. 微创脊柱手术技术比传统开放脊柱手术更安全和有效吗？ 981

1855. 微创技术手术的目的是否与标准传统手术不同？ 981

1856. 微创脊柱外科医师应接受哪些培训以保证患者的安全？ 981

1857. 什么是微创脊柱外科技术？ 982

1858. 微创脊柱外科技术的优点和局限性是什么？ 982

1859. 开展新的微创和精准外科技术初期需要进行哪些投资？ 982

1860. 具备开展 MISS 技术的基本条件后，还会面对哪些问题？ 983

1861. AOSpine 原则是什么？ 983

1862. 不同疾病的 AOSpine 治疗原则是什么？ 984

1863. 微创脊柱手术是否需要遵循 AOSpine 原则？ 985

1864. 微创脊柱手术包括哪四大支撑技术? 985

1865. 微创显露脊柱手术有哪些策略? 985

1866. 通道外科手术的应用有哪些? 987

1867. 经皮内镜或经肌肉通道系统的优势有哪些? 988

1868. 术后视觉丧失是怎样引起的? 988

1869. 发生缺血性视神经病变的可能机制是什么? 989

1870. 发生视网膜中央动脉阻塞的原因是什么? 989

1871. 如何处理及预防术后视力丧失? 989

1872. 经皮脊柱内固定技术包括哪些内容? 990

1873. 经皮脊柱介入技术包括哪些内容? 990

1874. 常用的微创脊柱外科技术包括哪些? 990

1875. 何为脊柱显微外科技术? 991

1876. 何为经皮穿刺脊柱外科技术? 991

1877. 内镜辅助脊柱外科技术有哪些? 991

1878. 什么是经皮椎体成形术（PVP）和后凸成形术（PKP）? 992

1879. 颈椎病治疗包括哪些微创手术方法? 992

1880. 前路颈椎椎间孔减压术的适应证有哪些? 992

1881. 前路颈椎椎间孔减压术的禁忌证有哪些？ 993

1882. 前路颈椎椎间孔减压术的优缺点是什么？ 993

1883. 如何预防后路 C1/2 关节突螺钉固定技术的并发症？ 994

1884. 何为 C1/2 前路手术内镜经鼻入路？ 994

1885. 微创手术治疗胸椎脊柱病变的常见应用包括哪些内容？ 995

1886. 胸腔镜手术可能会遇到哪些神经结构？ 995

1887. 胸腔镜脊柱减压、融合及内固定有哪些潜在的并发症？ 995

1888. 与开胸术入路相比，胸腔镜辅助内固定融合治疗脊柱侧凸有何潜在优点？ 996

1889. 胸腔镜手术器械的使用有哪些要领？ 996

1890. 胸腔镜脊柱微创手术术中潜在并发症有哪些？ 996

1891. 胸腔镜脊柱微创手术如何处理血管损伤？ 997

1892. 胸腔镜脊柱微创手术术后潜在并发症有哪些？ 997

1893. 胸椎椎体次全切除术的改良手术方式？ 997

1894. 电视辅助胸腔外科技术可做哪些脊柱手术及其优点？ 998

1895. 什么是长节段固定 –短节段融合技术？ 998

1896. 如何选择微创椎间盘手术的患者？ 999

1897. 脊柱腹腔镜技术？ 999

1898. 什么是经皮酶溶解法治疗椎间盘突出症？ 999

1899. 什么是经皮穿刺椎间盘切除减压术？ 1000

1900. 什么是经皮激光椎间盘汽化减压术（PLDD）？ 1000

1901. 什么是经皮椎间盘内电热减压术？ 1001

1902. 何为经皮射频消融髓核成形术？ 1001

1903. 显微腰椎间盘切除术的适应证是什么？ 1001

1904. 什么是全内镜腰椎手术？ 1002

1905. 全内镜腰椎手术的适应证有哪些？ 1002

1906. 目前内镜手术有几种方法应用于临床？ 1002

1907. 何为经皮穿刺经后外侧椎间隙入路内镜腰椎间盘摘除术？ 1003

1908. 何为椎间孔入路内镜下椎间盘摘除术？ 1003

1909. 经椎间孔入路内镜治疗腰椎间盘突出症的注意事项有哪些？ 1004

1910. 经椎板间孔入路内镜治疗腰椎间盘突出症的适应证有哪些？ 1004

1911. 全内镜手术的禁忌证有哪些？ 1004

1912. 全内镜手术的优点是什么？ 1005

1913. 全内镜椎间盘及减压手术的缺点包括哪些方面？ 1005

1914. misTLIF 的主要适应证是什么？ 1005

1915. misTLIF 的禁忌证包括哪些内容？ 1006

1916. 经皮椎弓根螺钉钉棒系统的要点是什么？ 1006

1917. 什么是侧方经腰肌间隙入路？ 1006

1918. 根据对软组织处理的不同，后路微创手术处理肌肉的方法有哪几种？ 1007

1919. TLIF 椎间融合主要步骤是什么？ 1007

1920. 腰椎侧方入路的优缺点各包括哪些内容？ 1007

1921. 腰椎侧方入路如何做好术前准备和患者体位如何？ 1008

1922. 什么是经腰大肌椎间盘摘除融合术？ 1008

1923. 何为后方韧带复合物？ 1008

1924. MISS 在脊柱损伤中有哪些应用？ 1009

1925. 后路微创手术治疗脊柱骨折主要有哪些优点？ 1010

1926. 微创手术治疗脊柱骨折主要有哪些缺点？ 1010

1927. 向椎体内注射骨水泥的注意事项有哪些？ 1010

# （一）总　论

1849

## 什么是微创脊柱外科？

微创脊柱外科（minimally invasive spine surgery，MISS）是指经非传统手术途径并借助特殊手术器械、仪器或手段进行脊柱疾患的诊断和治疗的技术与方法。自1934年Ball经脊柱后外侧入路行椎体穿刺活检术及1937年通过最小的破坏途径、用最精确的内植物对脊柱进行手术的微创脊柱外科理念被首次被提出。近几十年来，微创脊柱外科以其将手术对于患者机体局部及全身伤害最小化并达到最佳治疗效果为核心理念，并伴随着医用手术器械高精技术、生物计算机技术、数码成像技术及人工智能化技术发展，得到迅猛发展并被患者广泛接受。目前，微创脊柱外科技术治疗疾病的种类已经由椎间盘突出症扩展到了几乎所有的脊柱相关疾病。

1850

## 微创技术是脊柱外科最先进的技术吗？

微创脊柱外科是一门年轻的科学，它伴随最先进的医学技术应用而诞生，内容不断更新，新技术不断涌现，微小的创伤和术后迅速的康复使得其临床效果日趋明显，而且更能为患者所接受。但是我们也应该认识到微创技术并不能完全取代传统的开放性手术，也不能解决外科中的所有问题。历史上陆续出现的各种各样的术式，有的已成为了标准手术，有的被逐渐淘汰。而且，还有如下许多问题需要我们去思考和解决：①微创技术应用于脊柱外科，其潜在的风险比开放手术更大。部分医生为迎合患者的心理过分夸大其优点，掩盖其潜在危险，使患者期望值过高，并发症发生时导致医患关系紧张。②众多微创脊柱外科技术，绝大部分都是“舶来品”，手术方式、手术器械基本根据西方人体形设计，与我国人体质相符的手术方式及手术器械的革新相对欠缺。③国内各地区发展不平衡，在一些经济欠发达地区的医院由于条件限制、设备和人才的匮乏目前还不能开展微创手术，微创脊柱外科手术的普及还需要一个漫长的过程。④由于“学习曲线”的原因，开展微创技术的初期并发症要高于传统开放手术。而国内存在着引进技术还未充分消化吸收，就匆匆上马的情况，导致总体疗效不佳，严重不利于微创脊柱外科的长远发展。

总之，微创技术是脊柱外科发展历史进程中的必然和未来发展方向，随着更多长期的临床报道、更多客观实验室检查的证实、可视器材的不断更新、三维立体成像系统技术的发展以及良好的导航系统、机器人、融合器、骨生长因子等软硬件的应用，更多的脊柱手术除了传统的减压和切除手术，也包括重建和融合手术都可以通过微创途径获得解决。相信微创脊柱外科会有更加美好的未来。

## 1851

## 微创脊柱外科的主要方向有哪些？

（1）经皮穿刺技术（percutaneous surgical technique）：经皮穿刺技术应用于脊柱外科始于 20 世纪 60 年代，主要用于椎间盘突出的治疗。大致包括：经皮酶溶解法治疗椎间盘突出症、经皮穿刺椎间盘切除减压术、经皮激光椎间盘汽化减压术、经皮椎间盘内电热减压术、经皮射频消融髓核成形术、经皮椎体成形术和后凸成形术。

（2）内镜技术：20 世纪 80 年代以来，由于第三代光纤内镜、显微摄像、图像传导系统及电视技术提供了高质量的图像和更好的放大率，以及三维影像系统的改进、手术器械的进展，同时人们对手术入路造成脊柱解剖结构破坏和生物力学干扰的探索不断深入，使内镜在脊柱外科中的应用得到很大发展。脊柱内镜微创外科技术临床应用主要包括脊柱胸腔镜、腹腔镜技术及内镜治疗腰椎间盘突出症三部分。

（3）显微外科技术：1965 年和 1966 年，Gazi Yasargil 和 R Peardon donaghy 在 Vermont 大学花了 14 个月的时间研究了显微外科手术并设计了相应的器械，他们的研究成果后来对神经外科的发展起到了革命性的作用。1967 年，Yasargil 到了瑞士苏黎世大学后，将显微外科知识用到了动脉瘤、动静脉畸形、各种肿瘤及腰椎间盘疾病的治疗中，并显著减低了伤残率。在不同的病例组中，手术的成功率在 88%~98.5%。其显著优点：切口小、对腰椎肌肉创伤小、容易分辨深在的结构、对神经结构牵拉损伤小以及可以在直视下工作等。故很快就被大多数神经外科和脊柱外科医生所接受。

在欧美国家，颈椎病、腰椎间盘脱出等退行性疾病为神经外科的常见疾病，显微技术得以在脊柱外科手术中广泛应用。我国脊柱外科疾病的治疗基本上由骨科医生承担，以开放手术技术为主，这大大阻碍了显微外科技术应用于脊柱外科的发展。

显微外科技术在脊柱外科中主要应用于颈椎病、腰椎间盘脱出等疾病。由于照明改善，手术器械更加精细，因而可以对受压的脊髓及神经根做到最彻底的减压。对于偏于一侧的颈椎间盘或骨质增生，采用微创手术可以单纯切除钩椎关节周围骨质，减压脊髓及神经根，同时保留椎间盘组织。Jho 等根据不同节段及病变的不同位置，将这一技术进一步细分为“经钩椎关节入路神经孔前方切开术”、“经上位椎体入路神经孔前方切开术”、“经下位椎体入路神经孔前方切开术”等，由于手术中保留了椎间盘组织，因而被称为“功能性”颈椎病手术。对于多节段的颈椎病，利用这一技术可以做到在对脊髓及神经根减压的同时保留大部分椎体，而无需植骨。在腰椎间盘手术中，如果能做到精确定位，半椎板切除即可做到充分显露。

## 1852

### 做脊柱手术为什么强调保护多裂肌?

解剖和生物力学研究提示，多裂肌是脊柱功能单位中最为重要的动力性稳定因素。它主要提供后方矢状位的旋转力并与前方的腹肌形成对抗。因此减少对多裂肌的挤压创伤、保护多裂肌的附丽点已成为胸腰段后路微创手术最为重要的理论基础。多裂肌在脊柱手术中的损伤原因多数学者认为与长时间拉钩压迫挤压有关；此外失神经支配和进行椎板减压后的多裂肌附丽点缺如也是导致肌肉功能丧失的因素。而胸腰椎后路小切口通道微创手术由于多采用椎旁入路，能明显减少对肌肉的挤压，同时也保证了肌肉附丽点。此外，透视下的内植物植入过程也明显减少了由于横突部位显露过大导致的腰神经后内侧支损伤。因此，对腰椎后侧肌群尤其是多裂肌创伤的重视，是微创手术对脊椎传统后路手术带来的革命性理念的进步。肌肉的功能的保留和良好的康复效果可成为减少远期腰椎术后失败综合征的重要解剖动力性稳定的基础。

## 1853

### 微创手术如何实现和开放手术基本相同的固定、减压和融合效果?

目前在微创脊柱外科中最受关注和发展最为全面的是结合通道技术和器械的小切口脊柱手术（minimal access spine technique，MAST）。Williams 于 1978 年利用显微拉钩在显微镜下完成小切口腰椎间盘髓核摘除术。1990 年，Obenchain 报道在腹腔镜下行 L5 ~ S1 椎间盘切除术。尽管腹腔镜下手术有许多不足之处，但随后腰椎微创外科技术的理念得到广泛认同，并进入了一个新的发展时期。1994 年，Foley 和 Smith 设计完成了微创管道下结合内镜的椎间盘摘除术。但真正能实现和开放手术基本相同的固定、减压和融合目标的 MAST 技术是 Khoo 和 Foley 分别在 2002、2003 年开展的微创后路腰椎体间融合术（minimally invasive surgery posteriro lumbar interbody fusion，MIS-PLIF）和微创经椎间孔腰椎体间融合术（minimally invasive surgery transforaminal lumbar interbody fusion，MIS-TLIF 技术）。而 2001 年由 Foley 设计的带有穿棒设计的经皮椎弓根钉固定 Sextant 系统则是对进行单侧减压对侧固定穿棒和减少对侧软组织创伤提供了极大的便利。脊柱经皮椎弓根螺钉固定技术在仅需要进行固定不需要融合和减压的脊柱创伤、转移瘤和脊柱感染等提供了极为便利的内植物选择。多数学者认为，此类借助通道的 MAST 技术与传统手术比较优势在于明显减少了肌肉的创伤，采用最少的骨破坏达到最好的减压效果，同时也减少了出血、术后感染概率及术后疼痛。有临床荟萃分析报道了短节段 MIS-TLIF 和开放手术的比较性研究，提示在短期疗效方面，MIS-TLIF 在出血、术后疼痛、住院时间上均有优势。但初学者手术时间的延长增加了 X 线暴露是不足之处。远期融合率、再手术率、硬膜破裂、脑脊液漏、神经根损伤及感染等并发症方面并没有显著差异。因此有学者指出，MIS-TLIF 应限为脊柱外科医生在熟练掌握开放手术的基础上进行，而且手术适应证应限于Ⅰ～Ⅱ度滑脱、椎间盘突出症、脊柱失稳、腰椎翻修术、脊柱创伤需要进行融合等；对于重度中央管发育狭窄、椎间盘突出严重钙化和Ⅲ～Ⅳ度脊柱滑脱，仍然列为禁忌证。

腰椎经腰大肌外侧入路融合术（direct lateral interbody fusion，DLIF）或极外侧椎体间融合（extreme lateral interbody fusion，XLIF）由 Mayer 在 1997 年最早开始应用，并由 McAfee 加以推广；该入路完全经肌肉间隙并直达椎间隙进行融合手术，因此避免了传统腰椎后路手术对神经根的牵拉干扰、硬膜囊损伤和椎管内出血的风险，而且不需要进行血管和腹腔脏器分离，减少了相关并发症，但需要特殊通道系统、光源、透视、手术器械，尤其适合高龄及多节段固定的手术。但该技术仅限于 L1～2 至 L4～5 节段，而且需要在神经监护下进行，以避免对腰丛神经的损伤。与此交相辉映的是小切口腰椎前路椎体间融合术（mini-anterior lumbar interbody fusion，mini-ALIF）。腰椎前路融合传统手术切口大，肌肉分离多，mini-ALIF 的优势在于减少了不必要的手术分离与暴露，切口美观，显露椎间盘优于 DLIF，而且术中不需要神经监护与过多透视。与 DLIF 技术不同之处在于不是穿过腰大肌而是剥离腰大肌前部部分纤维，而且可以应用于 L5-S1 间隙，但该技术在分离过程中仍然有骶前大血管损伤和骶前神经丛损伤的风险。Cragg 在 2004 年为 L5-S1 间隙设计了经骶前间隙下腰椎融合的 Tran-S1 技术，为不需要神经减压的下腰椎融合提供了一种除了传统后路和前路融合以外的新融合术式。与 DLIF 手术同时发展并与传统腰椎后路神经直接减压理念完全不同的还有间接减压技术理念。通过前方植入的大号椎间融合器不仅保证了良好的融合，而且通过撑开椎间隙实现了椎管容积的扩大，达到了神经减压的目的。而且前路 DLIF 技术对于退变性侧凸来说可以通过椎间融合器达到冠状面部分矫型和前路撑开恢复腰前凸的目的。DLIF 技术的间接减压由于完全不进入椎管因此也完全避免了椎管内出血和神经损伤的并发症。老年退变性椎管狭窄和退变性侧凸患者往往有较多的内科合并症，DLIF 技术的间接减压技术结合后路微创经皮椎弓根钉技术则为此类患者提供了一种创伤较小，入路并发症少的手术治疗选择。初步临床研究也提示了其具有神经并发症少，创伤小的优势。最佳适应证为动力性和退变性侧凸力线不佳导致的椎管狭窄症患者；但合并有骨质疏松和后方骨性压迫，发育性椎管狭窄患者是该手术的禁忌证。

显微镜在神经外科早已成为了神经减压的必备工具。当然良好的止血也是显微镜下手术的基本要求。因此显微镜下的神经减压手术必然成为微创外科中必不可少的一部分。但需要适应镜下操作以及骨科与神经外科医生的培训机制不同，也使得国内骨科医生对于显微镜下操作较为陌生和疏远。胸腔镜下的脊柱前路手术为选择性胸弯融合及前路松解提供了新的治疗手段，但较长的学习曲线、患者肺功能限制障碍及后路截骨技术的发展均使得前路胸腔镜技术在脊柱微创技术中仍是一个有争议的治疗选择。

脊柱微创手术不仅仅对脊柱退变性疾病带来革命性的理念，当前实践证实，重度的脊柱感染、脊柱转移瘤患者在微创手术的帮助下，得以保证生活质量的提高和全身情况的改善，为感染控制和肿瘤化疗等进一步治疗打下了基础。可以为那些病入膏肓，传统手术“束手无策”的患者提供了一种新的外科治疗希望。由于胸腰椎骨折的非融合技术理念的引进，使得 MAST 技术在脊柱创伤中也得以应用。对于多发伤合并脊柱创伤患者早期的 MAST 手术不仅符合创伤控制理念，更有利于护理、减轻疼痛和全身情况的恢复。但严重的 PLC 损伤由于局部韧带骨结构无法恢复达到满足正常生物力学性能的要求，应列为采用脊柱创伤 MAST 非融合技术的禁忌。

1854

## 微创脊柱手术技术比传统开放脊柱手术更安全和有效吗?

不是。尽管微创脊柱手术具有更小的皮肤切口，但是并不能消除潜在的严重性及威胁生命的并发症，而且所有脊柱手术过程都是最大限度的侵入，神经、内脏及血管结构仍存在被损伤的风险。需要指出的是，在目前医疗文献中，仍未证实微创手术技术比传统手术更为有效。在将来依靠技术进步、外科医师培训，这种情况可能发生改变。

1855

## 微创技术手术的目的是否与标准传统手术不同?

微创技术手术的目的与标准传统手术是一致的。外科医师进行微创脊柱手术必须能够达到与标准传统开放手术相同的手术目标：

（1）保证足够的神经减压。

（2）完成对脊柱畸形和平衡的矫正。

（3）良好的固定和融合。

（4）轴性或神经根性疼痛的缓解。

1856

## 微创脊柱外科医师应接受哪些培训以保证患者的安全?

（1）参加特别技术培训课程。

（2）学习了解与微创手术技术相关的解剖、手术指征及潜在并发症。

（3）对术中可能发生状况有应对计划。

（4）在动物及实验室尸体模型上进行模拟手术。

（5）通过足够的手术病例维持微创脊柱手术技术的能力。

（6）请教目前操作这些技术的比较有经验的医师技术演练。

（7）严格分析手术结果，以取得经验教训。

## 1857

## 什么是微创脊柱外科技术？

微创脊柱外科（minimally invasive spine surgery，MISS）是在确保手术效果与传统开放手术相同的前提下，凭借特定的外科技术来减少手术过程中所带来的组织损伤，进而降低术后并发症发生率，促进更快的功能恢复。

通过认真的术前准备，无论是医生还是患者都会受益于 MISS 所带来的潜在的正面效果：更小的组织损伤；更少的出血量及术后瘢痕组织的形成；较轻的术后疼痛，更快的术后恢复及活动；更短的住院时间；更快地回到专业或个人的日常活动中去。最重要的是，这些手术途径的改进不会影响最终的手术治疗效果，手术疗效与手术通路的大小无关，即开放手术和微创手术方式的目标完全相同。微创脊柱外科以其将手术对于患者机体局部及全身伤害最小化并达到最佳治疗效果为核心理念，并伴随着医用手术器械的高精技术、生物计算机技术、数码成像技术及人工智能化技术发展，得到了迅猛发展并被广大患者接受。

## 1858

## 微创脊柱外科技术的优点和局限性是什么？

更小的皮肤切口，更轻的软组织损伤带来更少的出血量，以及由于术后瘢痕形成减少，术后并发症发生率更低。此外，术后疼痛程度更轻，镇痛药的应用更少，因而恢复更快，住院时间更短，患者可以更快地回到工作岗位和日常活动中去。但是需要考虑：当决定着手开展 MISS 技术时，学习曲线必须列入考虑因素之内；在特定的 MISS 手术操作中，辐射剂量会增加。然而，采用术中导航技术会减少外科医生和手术室工作人员的辐射暴露；虽然短期的随访研究已表明 MISS 技术具有较高的成本效率，仍需要长期研究来证明其在卫生经济学上的优势。

## 1859

## 开展新的微创和精准外科技术初期需要进行哪些投资？

开展新的微创和精准外科技术需要进行较高的初期投资，其中包括手术室的设置，如可用于等中心三维 C 臂导航的碳纤维手术床、显示器；器械方面包括刺刀样的手术器械、内镜等相关设备；内植物方面包括如用于经皮椎弓根螺钉植入的空心螺钉以及其他工具。总的来讲，要采用这项新技术需要进行单笔投资，在耗材和设备上还需进行重复投资。

## 1860

## 具备开展 MISS 技术的基本条件后，还会面对哪些问题？

一旦具备开展 MISS 技术的先决条件时，则应当考虑开展这些新技术所对应的直接和间接成本，成本分析和成本效率方面也在必须考虑之列。直接成本包括时间相关因素（急诊室和重症监护室的停留时间，手术室停留时间，如手术时间、住院时间），额外的诊断或会诊费用（实验室检查，放射诊断，科间会诊，如心脏方面），其他开支（膳食，药物，输血方面）以及聘请专业人员费用（如外科医生，麻醉医生，神经监测人员等）。然而随着时间的推移，间接成本实际约占总成本的 85% 。间接成本包括了一些术后因素，如患者的康复、推迟返回工作岗位、生产能力的丧失、无力工作的可能——非计划的提前退休，同样需要提出的是，医生的学习曲线至少在初期会影响特定技术的成本效率。

## 1861

## AOSpine 原则是什么？

AOSpine 阐述了四个通用的基本原则，分别是稳定，序列，功能和生物学。这些原则适用于各种病变类型的诊断和治疗。

（1）稳定：脊柱手术的目的都是为了重建并保持（脊柱）节段的稳定，从而达到特殊的治疗目的，多年以来，脊柱手术一直认为稳定等同于对脊柱节段的坚强固定，如融合。然而，近十年来，随着保留活动度的动态稳定技术和内植物的出现，这一观点已开始有所改变。

（2）序列：序列是指使脊柱在三维层面上恢复平衡。多年以来，恢复脊柱序列的重要性，特别是在脊柱融合手术中一直被低估。外科医生在进行脊柱畸形矫正时，才第一次意识到了矢状面平衡的重要性。未将脊柱序列充分考虑在内的脊柱节段融合手术，将影响患者术后的脊柱三维平衡。

（3）功能：正常的脊柱功能，是建立在如脊柱稳定和良好序列等因素基础上的。保留和重建适宜的功能，避免残疾，是脊柱手术治疗的主要目标。

（4）生物学：AOSpine 的这一原则是要关注病变和疾病的病因学和发病机制，强调重视手术中或手术后对神经的保护，以及组织的愈合。

AOSpine 原则的每一条都可以根据不同的病理类型进行调整与应用，如退变、创伤、肿瘤、感染、代谢、炎症和遗传类疾病微创脊柱外科（MISS）的原则并不总是与 AOSpine 的原则完全一致。但是，使用 MISS 技术时必须考虑 AOSpine 原则，并在合适的情况下应用。

## 1862 不同疾病的 AOSpine 治疗原则是什么?

（1）退变：对于退行性疾病，AOSpine 的四个基本原则包括了对于邻近节段的保护（稳定），重建退变畸形的脊柱平衡（序列），评估手术治疗预后（功能），以及分析脊柱退变的发病机制（生物学）。

（2）创伤：对于创伤性疾病，稳定是指应用生物力学原则进行内固定。恢复脊柱序列，如复位和重建创伤前脊柱序列，与保护神经功能和促进骨折愈合（生物学）一样重要，对于功能而言，保持正常节段运动功能是首要任务。

（3）畸形：矫形手术的稳定具有特别的意义，如手术治疗畸形远端交界部位的不稳。矫形手术中脊柱序列的矫正取决于所有平面的平衡，而良好的功能，则是指尽可能地保留运动节段的活动，对于病因、发病机制和脊柱畸形的自然病程的评估调查，需要贯穿治疗的各个阶段。

（4）感染：为获得脊柱的稳定，需要通过外科手术来治疗由感染引起的病理性不稳。为恢复脊柱的平衡，则需要修复感染后脊柱畸形的正常序列。在治疗脊柱感染中还有两个原则，分别是保留神经功能和足量应用有针对性的抗菌药物。

（5）肿瘤：多数累及脊柱的肿瘤是恶性肿瘤，手术治疗目的是神经减压和肿瘤切除。在脊柱，连同周边正常组织一起，整块切除脊柱肿瘤（en bloc esection）从而“治愈”患者，几乎是不可能的。无论哪种手术方法，脊柱结构的完整性以及功能活动节段均会受到影响。因此，通过应用各种内植物（如椎弓根钉、椎体置换等），保留或保持尽可能多节段的稳定是脊柱肿瘤手术治疗的最主要目的。稳定只有在获得良好脊柱序列的情况下才会发挥作用。侵蚀性肿瘤经常会导致脊柱畸形（如节段性后凸等），为了获得良好的临床预后往往需要进行矫形。尽管如此，多数脊柱肿瘤病例需要选用较大的手术入路以保证肿瘤切除更加彻底。微创脊柱手术可以在姑息性肿瘤手术中应用（如脊柱转移瘤）。微创脊柱手术的范畴很广，从简单的经皮椎体成形术、经皮椎弓根钉固定术、到胸腔镜椎体切除均在其范畴内。这些技术可降低围术期的并发症，有助于术后恢复和较快的功能重建，这对于生存期有限的恶性肿瘤患者而言十分重要。微创脊柱手术目前不适用于肿瘤根治切除，然而减少组织创伤对于术后伤口愈合十分重要，特别是对于接受化疗和/或放疗的免疫抑制患者更是如此。

（6）代谢性、炎症性或基因性疾病：对于骨质疏松的脊柱，要依据稳定原则来评价是否需要增强固定。恢复脊柱序列则需要重建由于代谢性、炎症性或基因性疾病导致畸形的脊柱平衡。生物学原则需要应用适当的药物治疗，良好的功能恢复可以有效改善生活质量，使患者对治疗满意。

## 1863

### 微创脊柱手术是否需要遵循 AOSpine 原则?

微创技术在脊柱手术中已经广泛应用。微创手术不但要减少手术显露所导致的损伤、也要减少手术目标区域的损伤（如直接将游离髓核组织摘除，以及椎间盘切除后的纤维环修补术），各种技术尽管有所不同，但治疗目的是一样的，都是通过微创脊柱技术的应用提高治疗效果和患者的生活质量。

对于微创脊柱手术而言，稳定和恢复序列可能是最具挑战性的 AOSpine 原则。因为复位、矫形和重建脊柱序列这些操作，通常需要特殊器械的支持。非融合的稳定技术、经皮脊柱内固定技术、椎体成形术、胸腔镜辅助或小切口技术等，都是微创脊柱技术的基础，这些技术是在遵循 AOSpine 原则的基础上所实现。经肌间隙的手术入路、小切口入路进行腰间盘置换手术，经皮动态固定治疗脊柱骨折，这些保留健康运动节段的技术都是微创脊柱手术的手段，这些微创脊柱手术原则与 AOSpine 原则是十分一致的。

## 1864

### 微创脊柱手术包括哪四大支撑技术?

微创脊柱手术并非介入技术，它是基于现有的手术原则，在开放手术和手术工具进步的基础上演化而来。在骨科和神经外科领域，至少有四个方面对微创脊柱手术的演变具有重要作用。

（1）显微镜技术于20 世纪60 年代开始应用于临床，目前显微镜技术和新型内镜技术已广泛用于术中放大。

（2）经皮小切口技术和新型管道技术，有助于减少肌肉的损伤。

（3）由于小切口存在解剖标志不清和手术视野局限，影像和导航技术有助于确定病变目标和正确放置脊柱内植物。

（4）微创脊柱手术精细的手术操作特性，要求开发能适用于所有脊柱节段，并能经脊柱前路、后路以及侧方入路植入特殊内植物和引导装置。

## 1865

### 微创显露脊柱手术有哪些策略?

（1）经骨膜下入路：经骨膜下中线入路不需要对肌肉解剖结构有太多的了解，且多年来已经成功用于脊柱后路所有解剖区域的减压和融合手术，但是，该入路牺牲了后方大部分稳定结构，包括韧带、肌腱和骨骼结构，同时也会导致邻近解剖结构的去神经化和去血管化，其中一个例外是颈椎板成形术，该术式进行了后路结构的重建。研究表明，棘上韧带和棘间韧带、腰椎多裂肌和关节突关节对相应脊柱节段的稳定非常重要，也与邻近节段构成桥接。动物或人体解剖标本生物力学研究证明，这些结构的连接中断会导致脊柱明显的失稳，在屈曲状态下尤为明显。另外，经骨膜下肌肉剥离和手术拉钩的使用会导致肌肉萎缩，随后可导致肌肉力量的下降。

（2）经肌间隙入路：经肌间隙入路系采用经肌群之间的自然解剖分界入路来显露脊柱结构。1953 年，Watkins 首先报道了经椎旁骶棘肌和腰方肌筋膜间隙入路显露腰椎横突，并行腰椎后外侧融合，Wiltse 后来报道了经改良后的 Watkins 入路，在多裂肌和最长肌之间纵向分离骶棘肌，而不是经整个骶棘肌群外侧和腰方肌之间进入。Wiltse 和 Spencer 后来报道了使用该入路进行极外侧椎间盘切除、椎弓根螺钉置入、经单侧椎管入路行对侧减压。目前最受欢迎、创伤最小，同时也是应用最广泛的颈椎前路融合手术，用的是由 Smith 和 Robinsin 在 1958 年报道的，Cloward 在同一年推广的经肌肉间隙途径入路。1996 年，Jho 等又报道了一种更为微创的手术入路——前路颈椎椎间孔扩大成形术。

（3）经肌内/肌间入路：1957 年，非直视下的经皮髓核切除术由 Hijikata 等首先报道。随后骨科医生 Kambin 和 Gellman 又介绍了其改进技术，他们加入了动力刨刀系统和其他特殊的手术工具，手术目的是通过经皮髓核切除减压来降低椎间盘内压力，防止椎间盘突出或逆转椎间盘向椎管内脱出、该技术后来被称为“盘内至盘外”技术。1986 年、Schreiber 和 Suezawa 将经皮内镜技术与 Hijikata 技术相结合，实现了更佳的可视化内镜手术。同年稍后，Kambin 和 Sampson 又介绍了经后外侧入路的经皮椎间孔镜技术。该内镜手术入路是通过位于椎间孔出行根和横行根之间的 Kambin 安全区入路，而该手术区域对开放或微创行 TLIF 手术的医生尤为熟悉。由于经 Kambin 安全三角区进入椎管内的某些特定区域明显受限、随后又出现了持续可视化下外侧经椎间孔内，椎间孔外入路，并能提供到达椎管内绝大部分手术区域的全内镜技术，后续出现的全内镜下经椎板间隙入路，可用于治疗经椎间孔入路适应证以外的所有腰椎间盘病变。目前，新技术的进步使全内镜技术能用于治疗绝大部分椎间盘病变，同时也能用于腰椎管狭窄的减压。

（4）通道下经肌内/经肌间入路：也有若干入路试图通过采用更微创的手术牵开器来改良显微椎间盘切除术。例如，部分医生使用不同类型的特制微创牵开器替代经典的骨膜下剥离入路进行标准的显微椎间盘切除。1997 年，Smith 和 Forley 报道了显微内镜下（MED）椎间盘切除术治疗腰椎病变，该入路本质上是显微镜手术的改进版，采用管状通道置入内镜进行椎间盘切除术。这些开发者在 1994 年就开始在实验室尝试该手术入路，而临床首例是于 1996 年初完成的。该技术是根据他们在经皮自动椎间盘切吸术和经皮椎间孔镜技术经验的基础上总结开发而来的、Farley 和 Smith 曾因在狭小的手术通道内无法充分观察相应的解剖结构和治疗病灶，难以充分完成神经根减压等难题而深受困扰。MED 技术正是为解决这一难题而设计的，仍采用保护肌肉的微创经皮入路方式来完成，新型 METRx 管道式牵开系统于 2003 年面世，术中使用显微镜辅助。后续有不少报道报告了该技术治疗腰椎和颈椎疾病的优良效果。在北美，管道系统已经广泛应用于临床，用于经后方和侧方入路治疗各个区域的脊柱疾患。采用管道式牵开系统下的手术显露，既能达到彻底的手术减压和脊柱节段的内固定，保护脊柱后方所有稳定结构不受破坏，同时又能有效保留脊柱后部肌肉组织和肌腱的附着。

通道式入路方法目前已被用于腰椎和颈椎椎管狭窄、椎间盘突出、腰椎间孔狭窄和关节突囊肿嵌压的手术治疗。更复杂的外科手术，如脊柱融合和畸形矫正也可常规采用通道式牵开器，或结合小切口和经皮内固定技术来完成。经通道下的脊柱手术在治疗肥胖和/或高龄患者中尤其具有优势。

## 1866

## 通道外科手术的应用有哪些?

首先，在通道下能对对侧进行显露和减压。德国 Spetzger 等在 1997 年首次报道通道下经单侧椎板切除行双侧减压的初期疗效和解剖机制。该术式后经不断改进，现在能达到对侧侧隐窝，甚至对对侧极外侧型椎间盘突出和椎间孔狭窄的良好减压。关节突囊肿如采用通道下经对侧入路，不但可安全切除，而且也不会损伤小关节突。

经通道减压技术对腰椎管狭窄的治疗尤其有用。临床疗效与开放手术报道相似，但生物力学和实验室研究结果显示通道下经单侧或双侧椎板切除减压，与传统开放式双侧椎板切除减压术相比，造成的对脊柱稳定结构的破坏更轻。

基于椎管狭窄减压与保护稳定这一原则，对Ⅰ度滑脱患者进行通道下减压似乎可行，但目前仍在观察中。成本效益分析结果提示，对于该类患者的通道下非融合式减压，相对于减压加融合术来说性价比更高。脊柱减压而又不造成失稳被认为是通道下手术的一个主要优势。其诟病主要是学习曲线和需要增添影像设备。

胸椎和上腰椎病变通常也需要减压和固定，如创伤、肿瘤或炎症，也可通过后路经肌肉入路来完成。开放式经后路胸腰段椎体切除、人工椎体植入重建的可行性和令人鼓舞的临床疗效已有相关报道。未来，采用微创通道或可扩张式牵开器也许会取得类似的临床效果。

通道入路也被常规用于颈椎节段的椎间孔扩大成形术和椎板切除减压术。临床研究提示，显微内镜下的椎间孔扩大成形术，联合或不联合椎间盘切除术，其临床效果与传统开放手术相似；但在住院时间和早期镇痛药物的使用上，通道手术占有优势；中期和长期的差别还未得到观察验证。

通道式牵开器下腰椎外侧手术入路，结合了传统 ALIF 手术、微创腹腔镜技术和显微内镜（MED）技术的特点。该入路命名为“极外侧腰椎椎间融合”。已经成为中腰椎侧方入路的标准术式，近年来其应用不断增多，不仅仅在腰椎，对 T4-L5 节段均可良好显露。尽管早期疗效不错，但长期疗效和总体的安全性仍有待评估。经腰大肌入路再次引入了椎管间接减压的概念，这与之前的 ALIF 手术概念类似。在外侧经腰大肌椎间融合中有类似的报道，发现硬膜囊径线增加，原理可能是通过椎间隙撑开，脊柱韧带的伸展和突出椎间盘的回纳。因此，外侧入路最重要的一点是椎间 Cage 位置的放置与手术目的相关。例如，手术更倾向于间接减压，那椎间 Cage 放置就靠后，手术倾向于腰椎节段的矢状面矫正，椎间 Cage 放置就靠前。

## 1867

## 经皮内镜或经肌肉通道系统的优势有哪些？

（1）该入路可减少肌肉和肌腱损伤。

（2）减压同时不会导致脊柱不稳。

（3）对对侧病变也可良好显露。

（4）有利于施行椎间融合。

总之，脊柱的所有部分均可用微创肌肉劈开，经肌肉或是经肌间隙入路完成。目前，绝大部分微创脊柱手术都是采用经皮内镜下或经肌肉通道系统下进行。

## 1868

## 术后视觉丧失是怎样引起的？

麻醉和手术后视觉丧失（Postoperative Visual Loss，POVL）是一件罕见但严重的并发症。多发于心脏、脊柱、头颈部手术后。1999 年美国麻醉医师学会（ASA）建立了术后视觉丧失登记处，到 2005 年 6 月，此调查已收集到 131 例患者，其中 93 例为脊柱手术后 POVL，占 72%。大量个案报道都认为，术后视觉丧失与脊柱手术和俯卧位体位有关。但长时间的外科手术（>7 小时）、急性失血性贫血、低血压、缺氧都可能导致缺血性视神经病变（ION）。眼周直接压力会增加眼内压，手术引起低灌注和栓塞会导致眼球及视神经的血流动力学变化。尽管 ION 与眼球直接受压有关，但直接压力并不是视觉丧失的唯一病因。对引起 POVL 的许多可能原因还待深入研究。

术后视力减退不仅仅限于俯卧位脊椎手术，在前路融合手术、颈椎椎板切除术和颈椎融合手术中，也有 POVL 病例的报道。因此，这一严重的意外并发症应引起脊柱外科医生的高度重视。

## 1869

### 发生缺血性视神经病变的可能机制是什么？

缺血性视神经病变（ION）包括视神经-血管解剖变异、相关自动调节功能丧失及低血压灵敏度提高。ION 潜在的危险因素包括低血压、贫血、显著失血导致的大容量液体复苏、头部静脉引流受损、长时间俯卧位手术、血管疾病、糖尿病、吸烟、栓塞物质（空气，骨，血栓）和使用收缩血管药物。手术后，患者出现 ION 后，可数天内视力突然进行性下降甚至视觉丧失。缺血性视神经病变通常是双向的，而视网膜中央动脉阻塞通常为单向性，术后苏醒就发现。

## 1870

### 发生视网膜中央动脉阻塞的原因是什么？

视网膜中央动脉阻塞（central retinal artery occlusion CRAO）最常见的原因是眼球挤压。与 ION 相似，CRAO 通常是不可逆的。苏醒后也会出现皮质盲，它与术中低血压或栓子形成有关，类似情况可发生在椎弓根螺钉置入术。

## 1871

### 如何处理及预防术后视力丧失？

如果患者出现术后视力丧失（POVL），应立即请眼科会诊，以排除潜在的视力丧失的可能原因，如急性闭角型青光眼、眼球直接损伤或视网膜脱离。如果直接眼底检查不能发现病因，CT 和 MRI 头部扫描有助于确定视觉缺陷是否由于枕叶梗死或垂体卒中引起，

虽然预防 POVL 的任何一项技术都缺乏支持性的证据，但减少其发生的相应措施可能有帮助。俯卧位手术期间必须避免眼球直接受压。在可能情况下，严重贫血患者不应考虑手术，准备手术的患者血细胞比容应保持在 30% 左右。平均动脉压应保持在接近术前水平上。长时间的手术操作应权衡利弊，尤其是在显著失血而患者又具有危险因素，或已有明显的单眼、双眼视觉缺陷情况下更应注意。术中可将头抬高 5 度，避免过多晶体液输入。最近一项系统性文献回顾提示，术后缺血性神经病变与手术时间大于 5 h 和失血量超过 1000ml 的俯卧位手术有关。应努力降低头部和颈部静脉回流阻力。由于这个原因，一些外科医生已在使用头夹固定或颅钳牵引取代其他形式的俯卧位头部固定方式。

## 1872

### 经皮脊柱内固定技术包括哪些内容?

经皮脊柱内固定技术主要包括经皮寰枢椎内固定技术及胸腰椎椎弓根螺钉内固定技术。经皮寰枢椎内固定技术包括经皮齿状突螺钉内固定技术、经皮前后路寰枢关节突螺钉内固定技术、经皮枢椎椎弓根螺钉内固定技术等。经皮胸腰椎椎弓根螺钉内固定技术主要用于胸腰椎骨折内固定及腰椎融合手术。

## 1873

### 经皮脊柱介入技术包括哪些内容?

经皮脊柱介入技术包括经皮化学髓核溶解术、经皮椎间盘切除术、经皮激光椎间盘汽化减压术、椎间盘射频消融术等脊柱介入等技术。主要用于包容性颈、腰椎间盘突出症的治疗。

## 1874

### 常用的微创脊柱外科技术包括哪些?

（1）后外侧椎间孔镜下微创椎间盘切除术：该手术具有出血少、创伤小及恢复快等优点。随着微创脊柱内镜和手术器械的改进和发展，以及激光、射频和导航的临床应用，该手术已成为最具发展潜力和最微创的脊柱内镜技术。

（2）后侧经椎板间隙入路内镜（MED）下椎间盘切除术：该技术主要用于后路内镜下椎间盘切除，也可以用于椎板切除减压和椎间盘突出症髓核摘除术。因该技术适应证广泛，手术操作安全，手术成功率高和创伤较小，同时将微创内镜技术用于颈椎前路和后路的微创减压、腰椎不稳与滑脱的微创减压、植骨融合与经皮内固定，从而极大地促进了经皮后路微创脊柱外科技术的发展。

（3）腔镜辅助下的微创脊柱外科手术：随着胸腔镜、腹腔镜技术的发展，胸腔镜辅助下的胸椎前路结核病灶清除、椎间植骨融合与内固定术已成为可能。近年来又开展了青少年脊柱侧凸胸腔镜辅助下的胸椎前路松解与畸形矫正术。此外，可应用球囊协助行腹腔镜下经腹膜后无充气的腰椎间盘切除、腰椎融合术。该方法使通过前方旁正中入路及内镜协助实现了可视化；而经腹膜后腹腔镜下外侧入路进行腰椎手术，与前方腹腔镜手术入路相比，降低了输尿管、大血管、肠道损伤的风险。

（4）微创脊柱经皮内固定技术：为适应微创脊柱外科手术的需要，近年来，相继开发出了各具特色的脊柱经皮内固定系统，不但具有经皮椎弓根内固定的作用，还具有提拉复位和畸形矫正的作用，广泛用于脊柱骨折、退变及畸形矫正，从而极大地促进了微创脊柱外科技术的发展。

## 1875

## 何为脊柱显微外科技术？

脊柱显微外科技术是运用手术显微镜或高倍放大镜，放大手术视野进行手术操作的一种技术。通过尽可能小的皮肤切口施行“钥匙孔手术”，使脊柱外科手术能以最小的医源性损伤实施最有效的治疗。在颈椎，包括经口前路手术显微镜下齿状突切除术、颈前路显微镜下椎间盘摘除术、骨赘、椎体切除术、椎间孔切开术、硬膜成形术和齿状韧带切除术等。还有胸椎显微外科前入路手术、胸腰椎连接部的显微外科前路手术、后路腰椎间盘显微外科摘除手术、获得性中央及侧方椎管狭窄显微外科减压术及前路腰椎椎体间融合术等。

## 1876

## 何为经皮穿刺脊柱外科技术？

经皮穿刺或微小切口，运用特殊器械和装置，施行脊柱微创手术。国内外开展的有经皮穿刺髓核化学溶解术、经皮穿刺髓核抽吸术、经皮穿刺髓核切除术、经皮穿刺激光椎间盘汽化术和经皮髓核射频消融术、经皮穿刺后路侧块螺钉固定术、经皮前路侧块螺钉固定术、经皮齿状突螺钉固定术，经皮骶髂关节内固定术、经皮穿刺椎体成形术和椎体后凸成形术。

## 1877

## 内镜辅助脊柱外科技术有哪些？

通过若干个皮肤通道或微小切口到达脊柱，利用光导纤维成像技术直视进行手术操作。内镜辅助脊柱外科技术可分为胸、腹腔镜辅助下和显微内镜辅助下脊柱外科手术。如胸腔镜下脊柱前路骨折减压植骨融合术、结核病灶清除植骨融合内固定术、肿瘤切除重建内固定术、椎间盘切除松解植骨融合术、脊柱畸形松解矫形内固定术和腹腔镜下椎间盘摘除术、内镜下后路腰椎间盘摘除术、经椎间孔内镜技术、腹膜后内镜技术、内镜下颈椎前路手术、内镜下腰椎滑脱减压复位内固定技术、内镜下激光汽化和射频消融术。

1878

## 什么是经皮椎体成形术（PVP）和后凸成形术（PKP）?

PVP 是一种在影像设备的协助下，采用经皮穿刺的方法，注射聚甲基丙烯酸甲酯及生物材料，增强椎体强度和稳定性，减轻患者腰背的疼痛，改善脊柱功能的一种微创技术。已广泛应用于临床治疗良恶性椎体肿瘤，骨质疏松性椎体骨折。1998 年，一种可膨胀性气囊（IBT）获得美国 FDA 的批准，在 X 线透视下经椎弓根放置气囊于被压缩的椎体前 1/3，通过气囊充气来撑起被压缩的椎体，使骨折复位和（或）在骨松质内造成空腔，然后撤出气囊，注入聚甲基丙烯酸甲酯加固椎体，这种应用于在 PVP 基础上辅以气囊治疗骨质疏松性椎体压缩性骨折的方法称为经皮椎体后凸成形术（PKP），弥补了 PVP 恢复椎体高度作用不明显，也不能矫正脊椎后凸畸形的缺陷。

# （二）颈椎的微创手术

1879

## 颈椎病治疗包括哪些微创手术方法?

（1）内镜入路治疗上颈椎和颅椎关节的手术。
（2）后路椎弓根钉棒固定及融合。
（3）前路颈椎椎间孔成形术。

1880

## 前路颈椎椎间孔减压术的适应证有哪些?

颈椎前路椎间孔切开减压术（anterior cervical intervertebral foramen incision decompression，ACF）的成功 90% 取决于术者对适应证的把握，10% 取决于手术技巧。因此术前必须排除脊髓性颈椎病或以颈痛为主要症状的颈椎病。

（1）单侧（单节段或多节段）神经根型颈椎病经 6 周以上保守治疗无效，根性症状依然明显者。

（2）影像学检查显示椎间孔内存在椎体骨刺挤压神经根者。

（3）经前路颈椎融合术后椎间孔减压不彻底以致颈椎神经根管持续狭窄者。

## 1881

## 前路颈椎椎间孔减压术的禁忌证有哪些?

（1）脊髓型颈椎病，颈痛为主的颈椎病，或是双侧症状。

（2）明显的椎管狭窄，中央性椎间盘突出或钙化。

（3）椎体排列异常或节段不稳。

（4）因为后方小关节增生或黄韧带极度增厚造成的神经根管狭窄。

## 1882

## 前路颈椎椎间孔减压术的优缺点是什么?

前路颈椎间孔切开减压术目前并未被普遍接受。小样本量的回顾性研究被定为四级证据，不过，采用这项特殊技术的医生如果把握好手术适应证，则会取得良好的临床效果，这项微创技术的争论点归纳如下。

（1）优点

1）与后路椎间孔减压技术相比，该技术直接对症变部位进行减压。

2）由于保留了椎间盘的完整性（结构和功能）从而保留了颈椎的运动节段。

3）使用显微内镜系统，提供了较好的视野照明。

4）由于不必融合，所以较颈椎前路减压植骨融合的手术操作时间短。

5）与前路颈椎椎间盘切除椎间植骨术相比，减小了手术创伤，缩短了住院时间，可以更早地重返工作。

6）避免了内置物相关并发症的发生。

7）避免了融合相关的并发症，包括植骨相关并发症和取骨质区域的并发症，及邻近节段的病变。

（2）缺点

1）术前必须对椎动脉行 CT 或 MRI 扫描评估。

2）陡峭的学习曲线，特别是内镜的应用。

3）必须使用特殊的显微外科技术以及小型化的设备。

4）无法处理对侧。

5）存在医源性椎动脉损伤的风险。

## 1883 如何预防后路 C1/2 关节突螺钉固定技术的并发症?

后路 C1/2 关节突螺钉内固定的主要并发症是由于单枚或双枚螺钉置钉错误，或者由于患者的解剖结构并不适合行 C1/2 关节突螺钉固定。后者最常见的原因是椎动脉的异常走行，称为“高位骑跨式椎动脉”。在“高位骑跨式椎动脉”的患者进行关节突螺钉置钉可能损伤椎动脉，所以术前评估证实解剖异常极为重要。术前必须进行枕颈部 CT 扫描重建，通过清晰的椎动脉沟能鉴别椎动脉的走行。如果对椎动脉走行有所怀疑，应进行增强 CT 或 MR1 检查。对于椎动脉异常导致关节突螺钉无法安全置钉的患者，则需考虑使用其他固定技术。如果可行 C2 椎弓根螺钉，则可与 C1 侧块螺钉相连。对于部分严重的椎动脉畸形病例，C2 椎弓根螺钉也不可行，则可以使用椎板交叉螺钉固定技术，适用于所有病例。

对于术前 CT 明确解剖结构正常的病例，C1/2 关节突螺钉置钉错误也可能损伤椎动脉，尤其是当螺钉角度与 C2 终板呈锐角时。对于一侧椎动脉损伤的病例，损伤侧的螺钉还是应该拧进去来止血，在这个部位修复椎动脉已是不可能的了。如果第一枚螺钉已经损伤了一侧椎动脉，另一侧应换一种螺钉，以免损伤另一侧椎动脉。对于这种情况下最安全的置钉方式就是上述的椎板交叉螺钉。

如果进行关节突螺钉固定时没有牢固固定 C1 侧块，这种螺钉误置也可以影响生物力学稳定性。这种情况往往发生于置钉角度不够大时，很少发生于螺钉偏外或偏内。

患者的正确体位对于防止螺钉误置非常重要的一个因素。对于有上胸椎后凸畸形的老年患者，摆放体位尤其困难。可以通过在患者外侧放置一根金属导针进行侧位透视，来评估理想螺钉置入角度。并通过调整患者体位再透视以获得更好的前屈位。

另外一个并发症就是在剥离 C1 后弓时损伤椎动脉。为了避免可能的损伤，剥离时不应超过距中点外侧 16mm。

## 1884 何为 C1/2 前路手术内镜经鼻入路?

经鼻入路（EEA）是传统经口入路、上颈椎咽后入路和颅底侧方入路的一种替代方法。由于内镜技术的引入，一段时间内内镜经鼻颅底外科领域发展迅速。EEA 无须切开软、硬腭，改善了斜坡显露，减轻了口咽部损伤，可提前拔管、进食和活动。EEA 可自头端向足端处理斜坡、枕骨大孔腹侧和上颈椎病变。退行性颅底凹陷症、齿状突骨折、RA 血管翳或颅沉降、转移性病变、脊索瘤和软骨肉瘤等，皆可通过此入路处理。

# （三）胸椎的微创手术

1885

## 微创手术治疗胸椎脊柱病变的常见应用包括哪些内容?

（1）后方入路

1）微创椎间盘切除。

2）经皮椎弓根钉棒系统置入和胸椎后路融合。

（2）前方入路

1）胸腔镜间盘切除术及椎体次全切除术。

2）胸腔镜辅助下微小开放椎间盘切除术及椎体次全切除术。

3）脊柱不稳定前路内固定及融合术。

4）可视下特发性脊柱侧弯内固定及融合术。

1886

## 胸腔镜手术可能会遇到哪些神经结构?

（1）交感神经干。

（2）膈神经。

（3）主要的、次要的内脏神经。

（4）肋间神经。

（5）迷走神经。

1887

## 胸腔镜脊柱减压、融合及内固定有哪些潜在的并发症?

（1）硬膜撕裂。

（2）血管损伤：节段性动脉和静脉、奇静脉、主动脉、腔静脉。

（3）直接脊髓损伤。

（4）肺部并发症：气胸、血胸、黏液性栓塞、肺炎。

（5）植入物移位。

（6）肋间神经痛等。

## 1888

## 与开胸术入路相比，胸腔镜辅助内固定融合治疗脊柱侧凸有何潜在优点？

（1）减少血量丢失。

（2）因小切口而美观。

（3）降低术后疼痛。

（4）减少住院天数。

## 1889

## 胸腔镜手术器械的使用有哪些要领？

为了避免手术器械的不自主活动和对椎旁软组织损伤的风险，建议将手术工具进行三点锚定。所有胸腔镜器械用双手进行把持，一只手用于固定手术器械，另一只手用于引导手术器械，器械尖端接触病灶。由此来避免手术器械的不自主活动。不准确或错误的手术器械把持会有损伤主动脉、腔静脉和其他椎旁组织的风险。由于二维图像本身的特点，很难准确控制手术器械的穿刺深度。因此，每一件设备的两边都标有测深尺来确保手术中心准确深度。

## 1890

## 胸腔镜脊柱微创手术术中潜在并发症有哪些？

（1）主动脉及腔静脉损伤的风险。

（2）心脏、肺、膈肌、胸导管、腹腔脏器（特别是肝、输尿管和脾）的意外损伤。

（3）脊髓神经根和交感神经干损伤（传入神经阻滞综合征）的风险。

（4）肋下神经的刺激。

（5）肋间神经损伤导致的肋间神经痛。

（6）脊髓损伤或脊髓缺血。

（7）硬脊膜撕裂。

（8）腹膜的切开。

（9）因准备不充分导致视野受限，发生血管的意外损伤、出血。

（10）术中患者体位及 C 臂的摆放位置不准确会导致克氏针、螺钉及接骨板等的错误放置。

（11）手术器械使用错误或不当。

（12）改为胸廓切开术的可能。

（13）手术节段错误等。

1891

## 胸腔镜脊柱微创手术如何处理血管损伤？

术中血管损伤是最危险的并发症，需要术中立即干预。节段血管的损伤建议采用凝固止血并剪断，另外，强效止血材料的应用和压迫止血也是非常有帮助的。主动脉、腔静脉或奇静脉、半奇静脉的损伤或裂伤，应该立刻转为开放手术，以获得更好的视野控制出血，并缝合或修补损伤的血管。

1892

## 胸腔镜脊柱微创手术术后潜在并发症有哪些？

（1）胸腔内出血。

（2）伤口感染（表面或深部感染）。

（3）复发性胸腔积液。

（4）残留气胸。

（5）皮下气肿。

（6）肺炎。

（7）肺不张。

（8）乳糜胸。

（9）胸腔内粘连。

（10）内固定失败。

（11）切口疝和膈肌疝引起腹部结构的嵌顿。

（12）膈肌麻痹等。

1893

## 胸椎椎体次全切除术的改良手术方式？

经椎弓根椎体切除术、肋骨横突切除术和经胸腔入路手术等方法肋骨头移除的程度都是不同的。经椎弓根椎体切除术，顾名思义，它是完全经通过椎弓根进行，此过程中没有肋骨被切除；在肋骨横突切除术中，肋骨头被切除而在经胸腔外后侧入路中，为了显露脊柱需要去除大量肋骨。在这些小开放手术中，研究者发现，经椎弓根椎体次全切除术式具有三大优势。

（1）正中入路使得外科医生能够容易地到达脊髓和椎体的两侧。

（2）提供了熟悉的解剖标记，外科医生能够以更加微创的方式进行手术。

（3）保留了肋骨头，避免了胸膜剥离，理论上应该减少胸腔积液的风险。

## 1894

## 电视辅助胸腔外科技术可做哪些脊柱手术及其优点？

1991年，Lewis首次应用电视辅助进行胸腔外科手术（video-assisted thoracic surgery，VATS）。1993年，Mack首次报道应用VATS技术行脊柱疾患及损伤的治疗；他们将在猪体内的实践经验应用于诊断性组织活检和随后的胸椎旁脓肿引流。最初胸腔镜仅是用于椎体的活检、胸椎旁脓肿引流、脊柱侧凸或后凸畸形的前路松解、经胸微创椎间盘切除。而今，脊柱胸腔镜的作用得到扩展，已应用于包括椎体切除术、椎体重建术、内固定术、肿瘤（神经源性、脊柱和椎旁）切除术等。目前普遍认为，胸腔镜手术用胸壁锁孔代替长的手术切口，无需切断背阔肌、前锯肌和肋间肌，对肩关节的活动和呼吸功能影响小，术后并发症少、恢复快、瘢痕小。

## 1895

## 什么是长节段固定－短节段融合技术？

Jacobs非常推崇“保护组织和运动功能”的手术理念，并首次提出“长节段固定－短节段融合”的手术技术。在他的研究中，强调软组织的保护以及非融合节段仅置钉、不融合，以保留其运动功能，这也正是微创脊柱手术（MISS）履行的原则。在20世纪70年代后期，脊柱外科医生认识到了终板和后方韧带结构的损伤与术后后凸畸形的发生密切相关，并提出了Magerl/AO分型，这个分型系统首次强调了后方韧带复合结构（PLC）在胸腰段骨折治疗中的重要作用。

## （四）腰椎的微创手术

1896

### 如何选择微创椎间盘手术的患者？

椎间盘手术的成功大约10%依赖于技术，90%依赖于选择合适的患者。微创手术并没有改变椎间盘切除术适应证的时机，认识到这一点是非常重要的。至少90%的首次急性椎间盘突出症患者通过保守治疗，都可以改善症状。在没有急性的、严重和渐进的神经功能缺失的情况下，大多数腰椎间盘突出症和神经根病变患者都可以通过非手术方法成功进行治疗，在症状持续6周以上的患者中，手术疗法的预后更好，残留坐骨神经痛和复发率更低。

1897

### 脊柱腹腔镜技术？

1991年Obenchain最先报道腹腔镜辅助下前路L5-S1椎间盘切除术。之后，椎间融合器的研制使得腹腔镜技术能够应用于脊柱外科。近10年来的研究表明，应用腹腔镜辅助下在L5-S1节段进行前路椎间融合手术，入路简单易行，并发症少，微创优势明显，已成为国外多中心定型术式。而对于L4-L5及以上节段的融合，因大血管和髂腰静脉阻挡，输尿管、腹腔内容物和神经结构等因素影响，限制了其应用。

1898

### 什么是经皮酶溶解法治疗椎间盘突出症？

1964年，Smith首先报道用木瓜蛋白酶进行髓核化学溶解术，开创了腰椎间盘病变微创治疗的先河。它是在X线透视下用穿刺针进入病变椎间隙，后将木瓜蛋白酶注入，使髓核组织溶解脱水，达到间接减压而治疗椎间盘突出症的目的。突出的髓核和纤维环以胶原组织为主要成分，胶原酶在生理pH值和生理温度条件下能水解为天然胶原蛋白，对髓核的退变胶原有特异的降解作用，达到消除占位突出物，恢复原有空间，松解神经根挤压的效果。但由于可导致过敏、不明原因的神经系统并发症和死亡，因而木瓜蛋白酶及胶原酶溶解法治疗椎间盘突出症应用受到影响，目前已不被采用。

## 1899

### 什么是经皮穿刺椎间盘切除减压术?

1975 年，Hijikata 首先采用经皮穿刺腰椎间盘切除减压术（percutaneous lumbar discectomy，PLD）。其方法是使用直径 5mm 的活检钳经后外侧入路进入间盘，在纤维环上钻孔、开窗，摘除部分髓核，降低椎间盘内压力，缓解对神经根及间盘周围痛觉感受器的刺激，从而达到治疗目的。PLD 技术不仅可避免硬膜外静脉丛出血及术后继发纤维瘢痕的形成，同时因未破坏后方纤维环，可免除开放手术术后复发的可能，保持了脊柱的稳定性。术后并发症的发生率较传统开放手术及化学融合术均要低。

1983 年，Kambin 和 Gellman 发展了此项技术，手术成功率达 87%。由于所用的器械直径较粗（5 ~ 8mm），因而神经和血管损伤的发生率较高；操作费时、并且使得对 L5、S1 的间盘切除更为困难。

1985 年，Onik 设计了切割、冲洗、抽吸为一体的经皮椎间盘自动切削系统。由于使用了更细的器械（切吸探头直径仅 2mm），避免了其他经皮系统的主要缺点。同年美国矫形外科学会正式将这一方法列为治疗非复杂性腰椎间盘突出症的手段，使得该技术得到更好的临床应用。该技术的适应证为轻到中度的包含型的椎间盘突出，伴有影像学及临床上的神经根的压迫且腿痛重于腰痛症状者。禁忌证为进行性的严重神经功能缺失，如足下垂或马尾综合征、伴有严重腰椎管狭窄者等。严重并发症主要为套管放置错误而引起的马尾损伤。

## 1900

### 什么是经皮激光椎间盘汽化减压术（PLDD)?

1981 年 Choy 与 Ascher 首次报道非内镜经皮激光腰椎间盘减压术的实验和临床应用。PLDD 的原理与其他经皮椎间盘切除减压术的原理基本相同，遵循着“体积弹性模量特性”，即：间盘内容积的增多或减少，可不成比例地升高或降低椎间盘的压力，一个完整的椎间盘系统内，在 PLDD 过程中，通过对椎间盘内压的显著降低，在突出椎间盘组织的前方，形成一个真空负压区，从而产生一个相对持续、恒定的向心吸力，使突出的髓核部分还纳，减少对神经根及马尾神经的压迫，达到治疗目的。

## 1901

### 什么是经皮椎间盘内电热减压术？

1999年Kennedy报道用椎间盘热疗（intradiscal electrothermal modulation，IDET）治疗椎间盘源性下腰痛，方法是局麻下行椎间盘穿刺，置导丝于椎间盘后方的纤维环内层。加温导丝从65~90℃持续17分钟，拔出导丝后注入抗生素，休息3周，避免久坐、弯腰和抬举重物。Saal报道有效率为71%。Lee研究发现，椎间盘热疗对脊柱运动节段稳定性无影响。Cohen指出影响因素（如年龄、性别、疼痛持续时间、热疗水平数量、吸烟史、糖尿病、肥胖、腿痛和早先背部手术史）中，肥胖患者对IDET疗效不佳，认为是其相对禁忌证。

## 1902

### 何为经皮射频消融髓核成形术?

在经皮内镜的引导下，应用射频消融技术治疗腰椎间盘突出症。它使用以冷融切技术为基础的低温等离子消融技术，通过射频汽化棒在椎间盘中将射频能量通过棒尖端的等离子刀头发送，形成射频电场，产生等离子体薄层，使离子获得足够动能，打断髓核的有机分子键，引起低温下（-40℃）髓核的分解、汽化、消融形成数个消融孔道，而几乎同时，利用等离子刀的冷凝固作用，在-70℃下使髓核组织的胶原收缩固化，这样在低温下（-70~-40℃）将髓核组织的汽化、消融、收缩、固化在3分钟内完成，既确保使胶原蛋白分子螺旋结构收缩，又能保持髓核细胞的活力，使椎间盘髓核体积缩小，达到对椎间盘周围组织神经根、动脉、脊髓等的减压目的，以消除和缓解临床症状。

## 1903

### 显微腰椎间盘切除术的适应证是什么?

（1）疼痛严重，超过了一般腰背痛。

（2）MRI显示椎间盘脱出。

（3）MRI影像中的水平面和矢状面的改变与临床症状相吻合。

（4）经6周保守治疗无效。

## 1904

### 什么是全内镜腰椎手术?

全内镜腰椎手术可以定义为一个通过微创的方法在连续可视化控制和灌洗的条件下处理腰椎管和邻近结构的手术技术。它不是通过一个管状牵开器进行的内镜辅助方法，而是一种在内镜工作通道内使用内镜的技术。除了减少侵袭性，它还结合了关节镜手术技术，如改善可视性和照明的优点。内镜经椎板间孔和经椎间孔或椎间孔外侧入路均可。

## 1905

### 全内镜腰椎手术的适应证有哪些?

手术适应证主要是神经根性症状、神经性跛行及神经根功能障碍。在一般情况下，单纯的背部疼痛不能由减压手术改善。如出现继发性的病理改变（如不稳定等），可能需要同时使用其他手术方式来处理。适应证如下。

（1）游离性或非游离性腰椎间盘突出，位置相对孤立。

（2）传统或全内镜下手术后复发的椎间盘突出症，外侧骨性和韧带引起的椎管狭窄。

（3）中央型骨性和韧带引起的椎管狭窄。

（4）关节突关节囊肿。

（5）特殊适应证的椎间内植物的植入，例如髓核置换、椎间融合器。

（6）椎间清创和引流，如椎间隙感染或硬膜外脓肿。

## 1906

### 目前内镜手术有几种方法应用于临床?

主要有三种：经皮穿刺经后外侧椎间隙入路内镜腰椎间盘摘除术（percutaneoue endoscopic lumbar discectomy，PELD），椎间孔入路内镜下椎间盘摘除术（transformation endoscopic lumbar discetomy，TELD），后路经椎板间隙显微内镜椎间盘摘除术（MED）。

## 1907

## 何为经皮穿刺经后外侧椎间隙入路内镜腰椎间盘摘除术?

经皮穿刺后外侧椎间隙入路内镜腰椎间盘摘除术（percutaneoue endoscopic lumbar discectomy，PELD）是 1982 年瑞士 Schremiber 在经皮穿刺腰椎间盘切除减压术（percutaneous lumbar discectom y，PLD）的基础上，首次在关节镜下经后外侧椎间隙途径进行的髓核摘除术，并称之为椎间盘镜。20 世纪 90 年代中后期，随着高分辨率光导纤维镜的出现，使得经内镜或关节镜髓核摘除成为可能。Kambin 开展了经后外侧椎间隙途径关节镜腰椎间盘切除术（arthroscopic microdiscectormy，AMD），此手术是在 X 射线定位下，在椎间盘后外侧“Kambin 三角（angular workingzone）”内置入 5mm 左右的工作套管，结合改良的关节镜在光源纤维摄像系统和监视器的帮助下，切除突出的椎间盘组织。1997 年，Yeung 研制出第三代脊柱内镜 YESS 系统（Yeung endoscopy spine system)，标志着这一微创技术逐步走向成熟。YESS 手术系统结合了经皮后外侧入路椎间盘内镜（YESS 镜）及 ELLMAN 射频机的双极电极射频消融技术。该手术吸取了经皮切吸技术、椎间盘内镜技术和射频技术三者的优势，在直视下操作，通过从内向外逐渐减压，行纤维环成形术及髓核热成形术，不侵入椎管，不破坏脊柱骨性结构，麻醉简单易行，手术切口较小，出血较少，手术时间和卧床时间相对较短。经皮穿刺经后外侧椎间隙入路内镜腰椎间盘摘除术的微创优势是传统手术无法比拟的，但发生神经根、血管损伤概率较大，手术设备昂贵，且因不能进入椎管内将脱出并压迫神经根的椎间盘摘除，手术适应证相对窄，操作困难等，使其广泛推广受到一定限制。

## 1908

## 何为椎间孔入路内镜下椎间盘摘除术?

椎间孔入路内镜下椎间盘摘除术（transformation endoscopic lumbar discetomy，TELD）开始于 20 世纪 90 年代，Kambin 首先提出可经椎间孔行腰椎间盘切除，但限于使用的手术器械为较粗的关节镜，且不能弯曲，故难以通过椎间孔行椎间盘减压手术。Hoogland 等将椎间孔镜技术进一步发展，并推出了 TESSYS（transforaminal endoscopic spine system）技术，使得本术式在临床上的应用得到进一步的推广。该手术系统与 YESS（Yeung endoscopic spine system）手术系统有相似的专用工作通道及手术器械，且同样结合了射频消融技术。与此同时，TESSYS 系统增加了特殊的钻孔器，从而可以对椎间孔的骨性结构行关节突部分切除，完成椎间孔成形术和侧隐窝减压术。在手术操作上，穿刺导针不是直接经 Kambin 三角区穿刺进入椎间盘内，而是穿过椎间孔，直接定位于椎间盘突出或脱出的部位，在直视下对其行直接摘除。体表的穿刺点较 YESS 穿刺点更靠外侧，约为棘突旁开 10～15cm，进针角度也更接近水平。经皮椎间孔镜（TESSYS）技术相比于 MED 技术，各种微创优势更加明显，并且和 YESS 手术相比，扩大了手术的适应证，可应用于各种类型的椎间盘突出和椎间盘破裂脱出，椎间盘源性腰痛，部分椎管狭窄，椎间孔狭窄，钙化等。但突出物严重钙化，非椎间盘病变所致的腰腿痛，脊柱滑脱与不稳患者，椎间盘术后硬膜囊、神经根粘连严重者仍然视为手术的禁忌证。

## 1909

## 经椎间孔入路内镜治疗腰椎间盘突出症的注意事项有哪些？

椎间盘突出在椎管内或在侧方引起椎管狭窄时，由于经椎间孔入路在椎管内操作的移动范围有一定限制，在选择病例时需注意下列事项：

（1）游离性椎间盘组织不应超过头侧椎弓根的下边界到尾侧椎弓根的中心部分。

（2）侧方椎管狭窄头尾端扩展的最大限度是从尾侧椎弓根的上极至头侧椎弓根的下缘。

（3）在站立位侧位 X 线上，病变节段的处理只能从骨盆延伸到头侧椎弓根的中部。

（4）使用标准的侧方入路时，通道路径不应该被腹部脏器阻碍，这点对于 L4/5 以上节段尤为重要，如果术前 MRI 结果并不完全清楚，应拍摄腹部 CT 扫描用于术前评估和计划。

## 1910

## 经椎板间孔入路内镜治疗腰椎间盘突出症的适应证有哪些？

（1）无法通过椎间孔入路操作的椎间盘突出。

（2）不能通过椎间孔入路切除的椎管内关节突关节囊肿。

（3）无法通过椎间孔入路操作的所有的腰椎管狭窄。

## 1911

## 全内镜手术的禁忌证有哪些？

（1）所有通常视为腰椎管减压手术禁忌的因素均属禁忌。

（2）马尾综合征患者也属禁忌。

## 1912

### 全内镜手术的优点是什么?

全内镜手术，是真正意义上的微创手术，可以看作是外科手术技术发展的一个新阶段，具有很多优势，主要有以下几个方面：

（1）优秀的可视效果，良好的照明效果和使用25度内镜为术者提供更宽广的视野。

（2）手术时间短、恢复快、利于早期活动，减少术后护理费用。

（3）更少的侵入性操作，保护了椎管的稳定结构、硬膜外腔和其他周围组织。

（4）更容易进行翻修手术。

（5）降低并发症的发生率，如减少硬膜损伤、出血、感染等。

（6）对于助手来说，显示器可以作为培训工具。

（7）患者易于接受。

## 1913

### 全内镜椎间盘及减压手术的缺点包括哪些方面?

（1）使用经椎间孔入路手术治疗在椎管内的活动有一定局限性。

（2）万一发生没有预见的并发症，继续完成手术的可能性较小。

（3）全内镜下缝合硬膜囊技术还未实现。

（4）困难的学习曲线。

## 1914

### misTLIF 的主要适应证是什么?

（1）原发性 DDD 导致椎间盘性下腰痛。

（2）节段性不稳定导致下腰痛。

（3）退行性或外伤性腰椎不稳。

（4）Ⅰ度或Ⅱ度腰椎滑脱。

（5）医源性腰椎不稳或疼痛：腰椎术后滑脱、椎间盘切除术后综合征。

（6）单侧关节突关节发育不良。

## 1915

### misTLIF 的禁忌证包括哪些内容?

（1）腰椎矢状面及冠状面畸形。

（2）退行性后凸或脊柱侧弯。

（3）椎板切除术后后凸畸形。

（4）多节段疾病（>2）。

（5）髂骨翼突出的高骑骨盆——髂骨翼位置高，妨碍工作套管进入，髂骨翼部分切除术可利于获得手术野。

（6）病理性肥胖。

## 1916

### 经皮椎弓根螺钉钉棒系统的要点是什么?

经皮技术依赖于 X 线透视或手术导航系统下精确的可视化椎弓根结构。Jamshidi 针尖端置于椎体前后位片上显示的椎弓根外侧边界。针进入点位于椎弓根椎体交界处，骨的深度大约 20mm，因此，如果置入深度 20mm，尖端仍然在椎弓根的外侧至内侧边界，导针横向经过椎弓根进入椎体而不会进入椎管。接着，导丝穿过 Jamshidi 导针，置入后移除导针，中空丝锥沿导丝置入并用于构建中空椎弓根螺钉的置放隧道。肌电图用于测试丝锥或螺钉植入时由椎弓根壁的破坏对神经根的激惹。螺钉置入后，安置棒杆并固定螺钉，完成操作。

## 1917

### 什么是侧方经腰肌间隙入路?

患者右侧卧位后，手术入路从左侧进入。X 线透视用来标记小的皮肤切口，定位于棘旁肌肉的后面边界，目标椎间盘前 1/3 处。逐层切开腹外侧壁进入腹膜后结构。向前推动腹膜显露腰肌。切开腰肌，牵拉，显露出椎间盘结构。

## 1918

### 根据对软组织处理的不同，后路微创手术处理肌肉的方法有哪几种？

目前，后路微创手术肌肉的处理方法逐渐发展成 2 种：分离肌肉和扩张肌肉。传统的分离肌肉方法又称为 Wiltse 法。此方法在以前的手术中呈主导地位。该方法主要的特点是解剖分离关节突上下的椎旁肌，但是会破坏脊神经后支进入肌肉处；牵拉器对被剥离的肌肉需要有足够的力量才能保证清晰的视野显露。此方法有可能对肌肉造成压迫性坏死以及术后肌肉的萎缩和纤维化。另外一种方法是利用管状撑开器来保证手术视野。有研究显示，使用管状肌肉撑开器的微创手术方法对于相关肌肉的压力小于 Wiltse 法。

## 1919

### TLIF 椎间融合主要步骤是什么？

TLIF 椎间融合主要步骤是：①将可扩张管状牵开器从选择的椎间入路置入至椎弓根区域；②移除关节面以提供经侧方跨过神经根进入椎间盘的路径；③椎间盘间隙制备与传统 TLIF 手术方式相似；④椎间盘间隙进行植骨并置入椎间盘间隔器；⑤目视下于入路侧置入椎弓根螺钉；⑥对侧可经皮或经管状牵开器置入椎弓根螺钉；⑦两侧置入棒杆；⑧加压并构成连接，使压缩力作用于相邻椎体终板之间的椎间盘间隙。

## 1920

### 腰椎侧方入路的优缺点各包括哪些内容？

（1）优点

1）为融合提供较大的表面。

2）方便于将不同长短内植物植入腰椎任一位置。

3）为矫形提供充分的椎间盘纤维环松解。

4）不需要牵拉大血管。

5）不需要其他外科医生配合显露。

6）可降低术后疝的发生率。

7）可用于肥胖患者。

（2）缺点

1）视野仅限于椎间隙。

2）对前路器械的使用有限制。

3）不能解决椎体其他相关疾病。

4）腰大肌分离时有损伤腰骶丛神经的风险。

## 1921

### 腰椎侧方入路如何做好术前准备和患者体位如何？

患者恰当的体位是手术成功的基础。微创入路置入椎间装置需要 X 线影像引导来保证安全。安全的窗口相当小，缩窄了术者向远端显露的空间。患者体位必须合适以确保最佳的 X 线透视效果，术者应在能够获得足够的影像后再实施手术。患者应处于侧卧体位。依据脊柱侧弯类型选择左侧入路或右侧入路显露脊柱。应该注意将骨性突起垫好，要充分保护臂丛、尺神经及下肢压迫侧的腓总神经。将腋垫于胸部下方，头部给予支撑使得颈部保持在中立位。

## 1922

### 什么是经腰大肌椎间盘摘除融合术？

2006 年，Ozwr 等报道了 13 例采用管道撑开，极外侧经腰大肌入路椎间融合的研究。他们将这种入路命名为“极外侧椎间融合”（extreme lateral interbody fusion）。通过很小的改进，这种技术被商业公司推广，称为 XLIF、DLIF 或 Oracle 入路，这些技术的总体原则是一致的即通过外侧小切口采用管道进行软组织撑开，分开腰大肌进行椎间盘摘除椎间融合术。这种入路后来被描述成“经腰大肌椎间盘摘除融合术”。

# （五）脊柱损伤的微创手术

## 1923

### 何为后方韧带复合物？

脊柱后方韧带复合物（rear ligament complexes）包括棘间韧带、棘上韧带、黄韧带和关节囊。

## 1924 MISS 在脊柱损伤中有哪些应用?

(1) 轴向压力损伤（Magerl A 型）：轴向压力损伤（MagerlA1、A2 和 A3 型）包括上终板损伤、钳形骨折和稳定性爆裂型骨折、这些轴向压力引起的损伤多不累及后方韧带复合物，所以多为稳定性骨折，而且可以通过各种手术或非手术的方法治疗，疗效良好对于某些特殊的患者或者特殊期望值的患者，可以通过减少疼痛、纠正和预防脊柱后凸，预防神经功能的损伤，对于 MagerlA 型损伤的患者、无论是钳形骨折（A2 型）还是矢状面劈裂（A1 和 A3 型）、都有可能出现矢状面塌陷或者脊柱后凸，冠状面移位以及骨不连（A2 型）。上述稳定的轴向压力损伤可以选择性地进行 MISS 经皮内固定术，术中进行桥接固定，并根据情况决定是否进行后方关节突的融合，在骨性愈合后取出内固定物。但是如果患者伴有严重后凸畸形，严重的前方椎间盘和终板损伤或者神经功能障碍，则需进行多运动节段的融合。

(2) 屈曲或弯曲损伤合并轴向弯曲和加压损伤（Magerl B 型）：屈曲或弯曲损伤是胸腰椎骨折中的一种，最稳定的是 Chance 骨折（B2），治疗上可选用特殊的后方张力带固定。如果骨表面积较小或者治疗时机延误，则需要融合，对于伴有后方韧带复合物损伤的屈曲牵张损伤，则可能出现进行性脊柱后凸以及后方韧带不愈合，这类骨折多伴有椎间盘 - 韧带复合物的损伤，而且不易自行愈合，在 MagerlB1 型骨折中，如果关节突受损，需对韧带进行复位和中立固定，如果关节突已不完整，则需使用压力带或者张力带固定系统，而且如果缺乏足够的力量防止脊柱后凸则韧带损伤不会愈合，随后会发生不稳，所以融合术是必要的。这种损伤的特点是轴向压力合并屈曲功能障碍，手术治疗对这类患者帮助较大，可以提供患者运动能力、预防神经功能损伤，促进患者恢复正常生活，减少迟发性畸形以及相关疼痛，在目前的外科文献中，对于稳定性和不稳定性爆裂型骨折的定义尚存在争议，这对患者术后疗效的评估带来了困难，而 MISS 手术可以跨越伤椎，对其上下椎体进行中立固定，并且选择地对受伤的后方韧带复合物进行融合。在取出内固定物后，可以保留非融合椎体的运动功能。

(3) 过伸损伤：在强直性脊柱炎、弥漫性特发性骨肥厚（DISH）和高能量车祸伤的患者中，过伸损伤较常见。B3 型骨折是非常不稳定的骨折类型。而 MISS 手术对于此类骨折主要是通过对伤椎近远端的多个椎体进行后路中和固定，部分患者除了需要后路进行支撑固定外，还需要额外的前路手术。

(4) 旋转损伤（Magerl C 型）：旋转损伤是一种高能量创伤导致的极其不稳定的骨折类型，而且多伴有神经功能障碍。通常为多发伤患者，伴有脑损伤、肺或者其他内脏损伤，需要多学科综合处理。当患者的身体情况能够承受手术时，可以通过 MISS 进行跨越多个椎体的桥接固定手术，而且失血量较少。这种手术的优势在于可以移动患者，增加呼吸系统的管理，并且降低全身炎症反应综合征（SIRS）的发病率。早期可以根据长干骨骨折的处理原则进行早期处理，这也可以降低 SIRS 的发病率。总的来说，最后的重建和融合术可以等到几周甚至几个月之后进行，待患者的营养、呼吸和感染情况稳定后再进行。

## 1925

## 后路微创手术治疗脊柱骨折主要有哪些优点？

（1）手术时间较常规手术较短。

（2）手术创伤小，无需广泛切开肌肉韧带等软组织，从而避免了肌肉软组织剥离过多所导致的迟发性脊柱不稳。

（3）术中切口小，创伤出血少。

（4）手术创伤小，术后患者恢复快，可以早期离床活动。

（5）因组织损伤小，有利于组织愈合。

（6）可以较早进入康复训练。

## 1926

## 微创手术治疗脊柱骨折主要有哪些缺点？

（1）术中用的工具相对精细，费用较高。

（2）置入椎弓根螺钉的时候，患者和医务人员会受到更多的辐射。

## 1927

## 向椎体内注射骨水泥的注意事项有哪些？

低黏度的骨水泥不能用于注射，另外需注意的是市面上很多注射工具设计不佳，不允许使用那些不能用于注射高黏度骨水泥的工具，在后凸成形术中使用的小容量注射器（1ml，3ml），可以在注射骨水泥过程中及时调整并提供最好的高黏度骨水泥注射方式。

（1）调制骨水泥、一旦达到预期黏度立即注射。

（2）在 C 臂连续侧位和间断正位透视监测下注射骨水泥。

（3）任何时候发现骨水泥渗漏立即停止注射——取决于使用的骨水泥类型，在 45 ~ 180 s 后，可以重新开始注射（检查并计时）。

（4）当椎体从上、下终板到椎体稳定区得到支撑后停止注射。

（5）等骨水泥固化，取出套管并闭合切口。

（6）如果术者有足够的经验，可以同时注射最多达3个节段/套管，在治疗腰椎时要确保有足够的骨水泥可用。

（7）1个节段注射骨水泥的最大安全剂量约为25ml。

（8）任何在椎体内的操作或注射都可以使脂肪进入静脉系统，这与所使用的技术无关。

（庄金鹏　王新涛　王志成）

# 二十五、
# 人工关节
# Artificial Joint

1928. 人工关节是如何发展的？ 1021

1929. 什么是理想的人工关节？ 1021

1930. 有哪些人工假体材料？其性能如何？ 1021

1931. 人工关节置换术的成败取决于哪些因素？ 1022

1932. 目前人工关节存在的主要问题及其对策？ 1022

1933. 人工关节失败后翻修技术有哪些改进？ 1023

1934. 假体植入材料须具备哪些性能？ 1024

1935. 如何设计出符合个体需要的假体？ 1024

1936. 髋关节假体的臼头配伍有哪些进展？ 1025

1937. 人工全髋关节髋臼与人工股骨头的匹配方式有哪些？ 1025

1938. 人工全髋关节在使用聚乙烯内衬时，哪些因素有助于减少碎屑的产生？ 1026

1939. 髋臼假体的进展如何？ 1027

1940. 髋关节假体柄有哪些种类？ 1027

1941. 人工关节只能维持 10 年吗？ 1028

1942. 如何评价髋关节人工关节的寿命？ 1028

1943. 人工关节置换术的主要并发症有哪些？ 1029

1944. 如何预防人工关节置换术中神经损伤？ 1029

1945. 人工全髋关节无菌性松动如何诊断及预防？ 1030

1946. 引起骨吸收及骨溶解的主要因素和预防方法是什么？ 1031

1947. 如何掌握全髋置换术的年龄？ 1031

1948. 人工髋关节置换术的适应证有哪些？ 1032

1949. 骨水泥技术在骨科的应用和发展是什么？ 1032

1950. 第一、二、三代骨水泥技术各有何特点？ 1033

1951. 什么是界膜，有什么临床意义？ 1033

1952. 配制含抗生素的骨水泥时有什么要求？ 1033

1953. 如何使用骨水泥？ 1034

1954. 如何选择骨水泥与非骨水泥假体？ 1034

1955. 全髋关节翻修术的适应证有哪些？ 1035

1956. 在施行翻修术前，应考虑哪些问题？ 1035

1957. 髋臼松动的翻修术应用何种假体？ 1035

1958. 股骨假体的翻修术应用何种假体？ 1036

1959. 什么是双极或通用股骨头假体？ 1036

1960. 生物结合型假体表面处理有哪些？ 1037

1961. 什么是髋关节表面置换术？ 1037

1962. 髋关节表面置换有哪些优点？ 1038

1963. 人工髋关节表面置换术的适应证和禁忌证有哪些？ 1038

1964. 全髋关节置换术后髋关节脱位如何分类？ 1039

1965. 如何预防全髋关节置换术后髋关节脱位？ 1039

1966. 全髋关节置换术后髋关节脱位如何处理？ 1040

1967. 如何诊断人工髋关节置换术后感染？ 1040

1968. 诊断人工关节术后感染应遵循什么程序？ 1041

1969. 人工髋关节置换术后感染如何治疗？ 1041

1970. 预防人工髋关节置换术后感染有哪些措施？ 1042

1971. 人工髋关节置换术后假体远期松动的原因有哪些？ 1043

1972. 骨水泥固定型假体早期松动的因素有哪些？ 1044

1973. 非骨水泥固定型假体早期松动的因素及预防？ 1045

1974. 人工髋关节置换术后出现假体松动如何治疗？ 1045

1975. 下肢深静脉血栓的发生率及其有何危害性？ 1046

1976. 下肢深静脉血栓形成的分型及临床表现有哪些？ 1046

1977. 如何早期诊断下肢深静脉血栓? 1047

1978. 下肢深静脉血栓发生的危险因素有哪些? 1047

1979. 如何预防人工关节置换术后下肢深静脉血栓的发生? 1048

1980. 预防人工全髋关节置换术后下肢深静脉血栓发生的用药时间应如何确定? 1049

1981. 如何防治下肢深静脉血栓? 1049

1982. 什么是 Harris 髋关节评分系统? 1050

1983. 如何评价 Harris 评分? 1052

1984. 人工髋关节置换术后如何从 X 线平片上进行效果评估? 1052

1985. 人工髋关节翻修术的手术指征有哪些? 禁忌证有哪些? 1053

1986. 全髋关节置换术的股骨骨缺损的 Paprosky 分型如何划分? 1053

1987. 全髋关节置换术的髋臼骨缺损的 Paprosky 分型如何划分? 1054

1988. 髋臼骨缺损如何翻修? 1054

1989. 股骨骨缺损如何翻修? 1055

1990. 全髋关节翻修术髋臼骨缺损有哪些重建方法? 1055

1991. 对于全髋关节置换术目前有哪些结论性的意见? 1056

1992. 什么是下肢解剖轴线、机械轴线和膝关节线? 1057

1993. 膝关节假体的种类有哪些? 1057

1994. 人工全膝关节的发展有哪几个阶段？ 1057

1995. 常用的全膝关节的假体材料是什么？ 1058

1996. 全膝关节假体的固定方式有哪些，如何选择？ 1058

1997. 人工膝关节的手术适应证应如何选择？ 1058

1998. 限制性假体的缺点及适应证是什么？ 1059

1999. 半限制性假体的分类及适应证是什么？ 1059

2000. 带半月板假体有什么优点？ 1059

2001. 非限制性假体应用的优缺点有哪些？其适应证如何选择？ 1059

2002. 部分限制性假体应用的优缺点有哪些？ 1060

2003. 高限制性假体应用的优缺点有哪些？其适应证如何选择？ 1060

2004. 人工膝关节置换允许的误差是多少？ 1060

2005. 髌骨置换（全髌膝关节）的利弊及目前的趋势如何？ 1061

2006. 髌骨置换的适应证及禁忌证是什么？ 1061

2007. 髌骨假体安装时应注意哪些问题？ 1061

2008. 膝关节置换的术前实验室检查包括哪些？ 1061

2009. 膝关节置换的术前影像学检查应注意什么？ 1062

2010. 膝关节物理检查内容有哪些？ 1062

2011. 全膝置换术前膝关节的评估内容有哪些? 1062

2012. HSS 膝关节评分标准是什么? 1063

2013. 膝关节置换的基本要求是什么? 1064

2014. 膝关节置换的技术要点有哪些? 1065

2015. 如何认识固定平台型假体和活动平台型假体的优缺点? 1066

2016. 全膝置换术中如何建立伸屈膝间隙的平衡? 1066

2017. 膝关节置换术后前膝痛常见原因有哪些? 1067

2018. 人工全膝关节置换术的术中失误及早期并发症可能有哪些? 1067

2019. 膝关节置换后的常见并发症有哪些? 1068

2020. 膝关节置换术后感染如何分类? 1069

2021. 膝关节置换术后感染的危险因素有哪些? 1069

2022. 如何早期诊断 TKA 术后深部感染? 1070

2023. TKA 术后深部感染的治疗措施有哪些? 1071

2024. TKA 术后深部感染非手术治疗失败的主要原因是什么? 1072

2025. 羟基磷灰石涂层假体应用前景如何? 1072

2026. 如何选择人工膝关节假体? 1073

2027. 人工全膝关节翻修的适应证有哪些? 1074

2028. 膝关节置换术后骨丢失的形成机制是什么？ 1075

2029. 全膝翻修术的重建原则有哪些？ 1075

2030. 全膝关节翻修手术要点有哪些？ 1076

2031. 什么是 CPM？其作用是什么？ 1077

2032. 应用 CPM 的好处有哪些？如何使用？ 1077

2033. 为什么要进行踝关节置换？ 1078

2034. 人工踝关节置换的适应证有哪些？ 1078

2035. 人工踝关节置换的禁忌证有哪些？ 1079

2036. 人工踝关节置换术的并发症有哪些？ 1079

2037. 第三代人工踝关节假体有哪些？ 1080

2038. 人工踝关节置换安全吗？ 1080

2039. 我国人工关节技术的发展趋势？ 1081

## (一) 概　论

### 1928

### 人工关节是如何发展的?

最早开发的人工关节是人工髋关节，因此谈论人工关节的发展史时，就要先从人工髋关节谈起。

人工髋关节置换发展至今已有100余年的历史，大致分为3个阶段。

(1) 人工髋关节的早期探索阶段(1822~1937)。

(2) 人工髋关节的初步形成阶段(1938~1957)。

(3) 现代人工髋关节的发展阶段(1958~至今)。

Charnley在1958年相继提出了“人工关节低摩擦理论”和“金属-聚乙烯全髋关节概念”，开创了人工关节的新纪元。他首次使用了空气层流净化手术间，个人空气隔离系统，预防性应用抗生素，大大降低了术后感染率，因其巨大的贡献，被公认为“现代人工关节之父”。

现在，随着先进的假体材料、成熟的手术技术及规范的围手术期管理等方面的发展，人工关节置换术已被认为是最成功的外科手术之一。

### 1929

### 什么是理想的人工关节?

理想的人工关节应该具有下列三个主要条件：①无疼痛；②稳定性好；③功能满意。

要达到上述三个条件，则要求人工关节本身①设计合理，并尽可能地与正常的关节一样，具有解剖学和形态学的特点，特别是符合生物力学的要求；②人工关节的材料要坚固耐用，具有很好的生物相容性，无毒，不产生磨损或疲劳断裂；③人工关节固定满意，不易产生松动和下沉。

### 1930

### 有哪些人工假体材料? 其性能如何?

(1) 金属材料：金属材料具有较高的力学性能，关节置换植入物的金属材料包括不锈钢、钴基合金、纯钛和钛合金及多孔钽等。不锈钢易被腐蚀，弹性模量高，易发生应力遮挡，现已少用。钴基合金具有良好的抗疲劳性能和耐磨性，临床常用的多为钴铬钼合金，目前仍广泛用于全髋关节系统中的股骨柄和球头，全膝关节系统中的股骨髁。纯钛和钛合金具有良好的生物相容性，但其摩擦系数高，不适于关节面制造。近年来钛金属表面多与羟基灰石结合修饰，形成表面涂层诱导骨长入，增加假体和骨的结合强度。多孔钽易于骨长入，被称为“金属骨小梁”，是目前关节表面理想材料之一，其应用较晚，仍需大规模研究和观察。

（2）陶瓷材料：生物陶瓷的种类较多，其中氧化铝陶瓷是目前关节置换中最常见的陶瓷材料之一，具有硬度高，亲水性好和低摩擦系数等特点。如今，氧化铝陶瓷已经发展到第四代，具有更好的生物相容性，在硬度、抗磨、润滑性能上有了很大的提高。近年来，发现羟基磷灰石陶瓷植入机体后可以诱导成骨，增强骨整合能力，同时羟基磷灰石中加入氧化锆可以明显增强结合界面强度。新开发的氧化锆－氧化铝纳米陶瓷复合材料不仅表现出令人满意的生物相容性，而且具有较高的抗裂性、耐老化性和低磨损率。但由于应用时间短，尚需更深入的评估。

（3）高分子有机材料：超高分子量聚乙烯材料被广泛应用于髋臼、臼衬、胫骨平台垫等，是关节置换中的首选材料，具有生物相容性好、质量轻、强度较高等优点。但其磨损产生的碎屑常导致假体周围骨溶解，导致植入物无菌性松动甚至假体植入失败。Vaidya 等研究发现，混有维生素 E 的高交联聚乙烯可以显著降低全膝关节置换后植入材料的磨损，并可应用于更年轻及对关节活动度有更高要求的患者。

## 1931

## 人工关节置换术的成败取决于哪些因素？

人工关节置换术（artificial joint replacement）的成败，取决下列因素：

（1）手术技术：很多专家认为手术技术对置换的成功占 60% 左右。

（2）假体的选择：人工关节界面、材料及设计形态的选择，也与人工关节的使用年限及功能恢复有关。

（3）围手术期的管理：围手术期血液及疼痛管理，可以极大地减少出血量及血栓形成的风险；良好的镇痛可使患者术后早期进行功能锻炼，加快康复，减少并发症，并提高患者对手术质量的整体评价。

## 1932

## 目前人工关节存在的主要问题及其对策？

人工关节假体材料，假体界面和假体设计形态对关节置换的成功率和患者的治愈率起到了决定性作用。假体材料的选择需要考虑弹性模量、抗疲劳性能、耐磨性及生物相容性。

假体界面包括：

（1）假体与骨的结合界面：这决定了假体与骨结合的强度及年限。

（2）关节负重界面：决定了磨损产生磨损颗粒并由此引发局部产生异物反应，进而导致假体周围骨溶解，发生无菌性松动已成为影响关节置换远期效果最主要的原因。因此，如何完善假体材料的性能，降低可能的磨损、离子释放、骨溶解等问题，是目前学者需要共同考虑的问题。

目前常用的材料主要有金属、陶瓷及高分子有机材料三种。但最大的问题是假体的松动、下沉、异常活动，出现异常受力，破坏骨质，产生疼痛，导致手术失败。

针对上述问题，由医师、材料学专家、生物力学的工程师等组成协作组，来共同解决所出现的问题。

（1）假体设计更趋于合理：采用解剖型假体（系列产品，型号分得越来越细），利用计算机图像分析技术和专家系统为患者定制关节。

（2）针对骨水泥问题进行改进：①改善骨水泥技术，使之均匀，保证骨水泥鞘的完整。Ⅰ. 髓腔栓的应用。Ⅱ. 合理的骨水泥厚度。Ⅲ. 负压下进行骨水泥搅拌，减少气泡，提高强度。②新型骨水泥的应用。Ⅰ. 30% 聚甲基丙烯酸甲酯，60% 玻璃陶瓷 80～180nm，10% 玻璃纤维 3mm 长，10μm 粗。Ⅱ. 炭素加强骨水泥。

（3）彻底克服骨水泥弊端，有些人主张对骨质好的患者进行假体置换时，不用骨水泥型，而采用非骨水泥型假体。①巨孔型——假体上有大的凹陷或孔隙，使骨长入，如珍珠面多孔柄，但长入缓慢，有活动且痛。②微孔型：以球珠烧结、钛丝绕结为代表。其孔隙应在 200～2000μm 之间，效果最好。否则长入的多为纤维组织，而不是骨组织。

（4）预防感染：①高压冲洗，除去碎屑、坏死组织等感染源。②使用含庆大霉素骨水泥。③良好的引流技术。④抗生素止血海绵。

## 1933

## 人工关节失败后翻修技术有哪些改进?

无论人工关节技术如何改进，假体置入后总有可能面临松动、下沉等问题，而不得不进行翻修（revision）。如何翻修、如何把翻修手术做得更好，确曾困扰过许多关节外科医生。经过多年的摸索和实践，目前已有很大改进。人工关节失败后翻修术的改进主要有：

（1）特殊工具的出现：①设计并使用了特殊凿，以去除髓腔内的骨水泥；②为取出断裂的假体，开发使用了特殊的刀片凿；③使用了取出远端柄的金钢钻。

（2）为重建关节开发并使用了特殊型假体：①专供翻修用的假体：加长柄的股骨侧假体及超半径头、臼；②用于修补髋臼的金属网托；③用于修补髋臼的金属置块；④修补髋臼、股骨髓腔缺损的打压骨移植技术等。

但是，翻修术做得再好也不如不翻修，争取延长人工关节的寿命，使患者享用终生，是所有患者的愿望，更是施术者的目标，做好每一例手术，应是每个医生的追求和责任。

## 1934

## 假体植入材料须具备哪些性能?

假体材料必须具有中等强度、可塑性和抗疲劳、抗磨损、抗腐蚀性能。此外，材料还应具有良好的生物相容性，无毒副作用，耐体液的化学腐蚀和电化学腐蚀，还希望比重轻，弹性模量接近于人的皮质骨等性能。

## 1935

## 如何设计出符合个体需要的假体?

采用计算机辅助设计和制造技术，加上一些专家系统，可以进行骨和关节的三维重建，设计出更符合人体骨骼结构和生物力学的假体，降低应力遮挡和减少假体周围的骨丢失，从而降低假体松动的发生率。采用计算机数字图像自动分析处理方法，对假体周围骨的结构形态特征进行测量，得到定量数据，为我们提供了一种计量分析的新技术。

利用计算机辅助设计和制造技术，将假体和近端股骨进行三维重建，通过优化廓形及有限元应力计算，设计出符合个体需要的假体。但此法有其局限性，还需有专家系统的参与。

一些学者在普通计算机辅助设计和制造技术的基础上，将自己的人工关节知识程序化，装备到普通计算机辅助设计和制造技术程序之中，形成一个专家系统。计算机能根据输入的CT 扫描图像，建立股骨近端和髓腔三维立体图像。然后根据有限元理论进行应力和应变分析，获得假体设计中的一些客观指标和几何学参数，如股骨头的中心、股骨颈的长度、前倾角及髓腔的最大直径等。通过几何变换，建立假体的基本三维结构，并通过计算机软件自动获得截骨的水平和角度，模拟扩髓过程。将假体插入髓腔，使假体最大限度的充满髓腔。最后将术者所要求的结构参数，如柄的形状、充填程度、柄长、涂层类型、有无颈托等输入计算机，计算机能自动设计出符合该患者股骨近端的几何学形态及术者要求的假体。

## （二）人工髋关节

1936

### 髋关节假体的臼头配伍有哪些进展?

（1）早期：金属对金属的接触。

（2）20 世纪 60 ~ 80 年代：金属对聚乙烯。光滑的钴合金头与高强度的超高分子聚乙烯臼相结合。头的直径有 32mm、28mm、26mm、22mm 几种。超高分子聚乙烯碎屑与骨溶解、吸收有明显关系，从而导致假体的松动。一般认为直径小于 0.5μm 的聚乙烯碎屑对组织的反应最明显。一般情况下，钴合金对聚乙烯的磨损每年 0.1 ~ 0.2mm，而且随着股骨头直径的增大，磨损碎屑的体积也会增加。

（3）20 世纪 90 年代以来，金属与金属的头—臼的配伍又复出现，同时还有陶瓷 - 聚乙烯，陶瓷 - 陶瓷配伍的假体设计。

1937

### 人工全髋关节髋臼与人工股骨头的匹配方式有哪些?

（1）金属或陶瓷对高交联聚乙烯（CPE/MPE）：20 世纪 70 年代后期出现的高交联聚乙烯（HXLPE）相较于传统的高分子聚乙烯磨损率降低了 60%~90%，且交联程度越高，耐磨性能越好，已成为髋关节置换的常用负重面材料。陶瓷股骨头的表面光滑度要显著优于金属股骨头。与金属 - 高交联聚乙烯的组合相比，陶瓷 - 高交联聚乙烯的容积磨损率可以降低约 50%。黑晶是表面陶瓷化的锆铌合金，具有陶瓷的优异表面性能，同时又避免了陶瓷碎裂的风险，黑晶与高交联聚乙烯的组合也是一种良好的负重界面选择。

（2）陶瓷对陶瓷（COC）：COC 负重界面具有诸多优势，包括：①硬度高，耐磨性能好；②亲水性好，能改善假体表面湿性，使陶瓷界面间保持润滑，减少黏着性磨损；③陶瓷材料为生物惰性材料，陶瓷磨损颗粒生物学特性稳定，致炎作用显著降低。低磨损率和稳定的生物学特性使 COC 假体骨溶解发生率大大降低。脆性高是陶瓷材料的先天缺陷，因此假体破裂成为 COC 假体的一个严重并发症。第三代陶瓷（高纯氧化铝陶瓷）内衬的碎裂发生率为 0.032%，陶瓷头的碎裂发生率为 0.021%。第四代陶瓷是在氧化铝基质内加入一定量的氧化锆等材料形成的复合陶瓷（Delta 陶瓷），相比于上一代陶瓷，Delta 陶瓷关节具有优异的物理性能及设计。根据 Cai P 等人的前瞻性研究结果表明，Delta 陶瓷 - 陶瓷界面尤其适合年轻人以及活动量大的患者。而且，由于 Delta 陶瓷假体可以做得更为纤薄，BIOLOX Delta 陶瓷－陶瓷界面假体的独特设计，也使后期可能进行的翻修手术无需更换股骨假体成为可能。Delta 陶瓷股骨头的碎裂发生率为 0.002%，约为上一代陶瓷的 1/10，但是 Delta 陶瓷内衬的发生率仍有 0.028%，并无显著降低。COC 界面的另一个潜在问题是异响，发生率平均为 2.4%，液膜润滑不理想导致的摩擦力增加被认为是产生异响的根本原因，而假体安装角度不合理、第三体进入、半脱位、体重指数过高以及某些特定假体设计也是造成异响的原因。尽管陶瓷材料存在上述缺陷，但由于其优异的摩擦学性能、磨损颗粒组织反应小、可以使用大直径股骨头从而增加稳定性等显著优势，再加上 Delta 陶瓷的出现使陶瓷碎裂概率显著降低，其使用逐年增加。然而，COC 负重界面 THA 对术者技术要求较高，对假体安放角度的精确性要求较高，手术医生应当对可能出现的问题给予足够的关注。

（3）金属对金属（MOM）：MOM 负重界面假体早在 40 多年前就被提出，早期由于材料配伍、制作工艺等方面的原因，松动、脱位、金属离子污染等并发症发生率高，而被弃用。随着新材料、设计、制作工艺以及植入技术的提高，金属对金属负重面之间的摩擦系数显著降低。同时由于其磨损不产生聚乙烯磨损颗粒，使骨溶解发生率显著降低，而且大直径球头金属对金属假体的使用能显著降低脱位率，提高患者的髋关节活动度。上述优势使得金属对金属负重界面假体在 10 余年前曾经在美国等国家风靡一时。但是，随着随访时间的延长，MOM 假体出现了返修率高、局部软组织反应（炎性假瘤）、假体周围骨坏死、锥部腐蚀以及潜在的金属离子毒性等问题，目前其在国内外的使用比例已逐年显著下降。

## 1938

## 人工全髋关节在使用聚乙烯内衬时，哪些因素有助于减少碎屑的产生？

（1）应用高交联聚乙烯内衬：高交联聚乙烯相较于传统的高分子聚乙烯具有更好的磨损特性，交联能改善对接触磨损和腐蚀磨损的抵抗能力，且交联程度越高，耐磨性能越好。然而，交联对韧度、延展性以及抵抗疲劳裂纹形成有负面影响，交联过程中会产生自由基，可引起氧化降解。第二代 HXLPE 使用了诸多新技术，连续多循环辐射退火可有效维持最佳结晶粒度和机械特性，减少自由基和氧化而不需要复熔。在生产过程中加入抗氧化剂维生素 E 的第三代 HXLPE 能在材料氧化水平改善磨损特性，其磨损颗粒诱发的骨溶解反应显著小于未复合维生素 E 的传统高交联聚乙烯颗粒。一项髋关节模拟研究显示，稳定掺入维生素 E 的高交联聚乙烯磨损率相比传统高分子聚乙烯降低 4～10 倍，其极限强度、屈服强度、延展性和疲劳抗性显著优于复熔高交联聚乙烯。

（2）应用陶瓷股骨头：陶瓷股骨头的表面光滑度要显著优于金属股骨头。与金属－高交联聚乙烯的组合相比，陶瓷－高交联聚乙烯的容积磨损率可以降低约 50%。

（3）减小髋臼假体的外翻角度：减小外翻角度有助于增加头臼假体负重区接触面积，避免聚乙烯内衬负重区局部的过度磨损。

（4）头、臼假体安放：假体安放在生理解剖位置非常关键，它不仅使术后功能好，而且在假体质量良好的情况下，能最大限度地减少磨损。

## 1939 髋臼假体的进展如何？

（1）骨水泥假体：应用半球形超高分子聚乙烯臼，外径与自然髋臼大小相近，内径与全髋假体的球头一致，壁厚不小于 6～8mm，表面带有适当深度的横向环形沟槽和纵向沟槽，臼的外缘配带 X 线显影用的金属丝环。最近新的设计是在髋臼假体外加三个金属小突起，使金属突起与人髋臼骨床之间有了 3mm 厚的空隙，保证骨水泥固定的均匀与厚度。

（2）生物型假体：采用臼杯和臼衬组合结构，臼杯大多为半球形，少数欧洲国家应用双锥度螺旋臼，材料主要选用钴铬钼合金、钛合金、纯钛、高度多孔金属材料等。为诱导骨生长，提高生物固定效果，表面处理采用如：珍珠面、微孔表面、三氧化二铝陶瓷喷涂、钛喷涂及羟基磷灰石喷涂等方法。臼衬一般有平衬和防脱位衬两种，材料为超高分子聚乙烯、高交联聚乙烯、金属、陶瓷等

## 1940 髋关节假体柄有哪些种类？

（1）骨水泥型假体柄

1）按形态分为：①直柄。②解剖柄。

2）按表面处理分为：①高抛光。②亚抛光。③粗糙面。

3）按是否带领分为：①颈领型。②无领型。

（2）生物型假体柄

1）按固定部位分为：①近端固定型。②远端固定型。③混合固定型。

2）按假体形态分为：①直柄型。②解剖型。③组配型。

3）按表面处理分为：①珍珠表面。②钛喷涂表面。③羟基磷灰石表面。④钛丝表面。⑤金属骨小梁表面。

4）按骨保留的情况：①假体适配型。②骨量保留型。

## 1941

### 人工关节只能维持10年吗?

人工关节能维持多长时间？许多患者，甚至一些骨科医生，也常说：“人工关节置换术最多维持10年”，因而使许多本应行人工关节置换术的患者拒绝接受人工关节置换术。

过去，确有一部分患者在行人工关节置换术后10年，甚至几年，就出现松动等并发症，致使人工关节置换手术失败。出现这种局面，有些是因为手术适应证选择不当，或假体质量问题所造成的，但更重要原因可能是手术操作技术或手术理念等方面问题，事实上，随着新技术、新材料的广泛使用，人工髋关节的使用寿命也大大提升。如陶瓷技术已经从第一代发展到第四代，塑料聚乙烯内衬也从普通的聚乙烯发展到交联聚乙烯，到现在高交联聚乙烯的使用，耐磨程度越来越好。研究发现，每十年磨损情况不到0.1毫米。可以说，随着新材料的使用，因摩擦导致的假体失败率已经越来越低。

另外，人工髋关节的设计越来越符合人体的解剖生理学，比如现在的技术可以让假体具有骨长入的功能，这样的生物固定就更加牢靠，保证了新关节的使用寿命。从最新的文献，以及很多登记系统，如瑞典登记系统、美国登记系统、英国登记系统中发现，除感染、外伤等因素之外，人工髋关节使用15～20年后的优良率为90%～95%，20～30年的优良率为85%～90%。这说明只要我们普及并提高人工关节手术技术，就可以获得更好的疗效。

## 1942

### 如何评价髋关节人工关节的寿命?

人工关节的寿命一般指从人工关节置换手术后起，经历的无明显松动，无人工关节翻修术的指征，置换关节能维持正常生活和一般工作的时间。

目前从国内外来看，尚无权威的指标来说明人工关节的寿命。同时，由于人工关节寿命受多项复杂多变因素的影响，也难于准确评价其寿命。而这一问题恰恰是很多患者所关心的。

从人工关节材质、制造工艺、设计和安装等方面进行理论分析和推论，人工关节的理论寿命应在20～25年，甚至更长。但从临床实践看，其寿命受很多因素影响，假体质量、适应证的选择及施术者的操作技巧与人工关节的寿命均密切相关。

（1）患者本身情况：①骨质情况　骨质好利于假体固定，有助于提高其寿命，而骨质疏松则不利于其寿命。②肥胖情况　体重高假体负荷量大，不利于假体寿命。③职业　白领阶层一般无剧烈活动，假体不会被过度使用，利于延长假体寿命。而体育爱好者或体力劳动者等关节活动范围大、负荷大、持续时间长，不利于假体寿命。④外伤　如果患者受突发伤害，则可能造成假体松动、折断或假体周围骨折使假体寿命中止。

（2）并发症：是否出现并发症，出现一种或多种并发症，什么时间出现并发症是不确定的因素。如感染出现的早晚，骨溶解的程度，异位骨化的范围等，其中任何一种并发症的出现都影响到寿命。

（3）假体的选择：对每个需行人工关节置换的患者都应考虑给其选择一种最适合的假体。如中青年人，体质好者，应选用非骨水泥型假体，而高龄和严重骨质疏松者，则应选用骨水泥型假体。

（4）术者的手术技术：如髋臼安放的角度，颈的长短、偏距，柄中心化的状态，骨髓腔准备的情况，骨水泥使用的如何等技术总是会影响假体的使用寿命。

总之，人工关节的寿命具有患者个体化特点，不能一言以蔽之。特别是要和患者及家属做细致的解释，让患者及家属认识到假体的使用寿命长短主要取决于患者本身的基础和术后使用等情况。

1943

## 人工关节置换术的主要并发症有哪些？

（1）术后感染。

（2）神经损伤。

（3）血管损伤。

（4）血肿形成。

（5）脱位和半脱位。

（6）假体无菌性松动。

（7）疼痛。

（8）骨折。

（9）下肢深静脉血栓形成。

（10）异位骨化。

（11）假体柄失败。

1944

## 如何预防人工关节置换术中神经损伤？

全髋关节置换术引起的神经损伤较少见，神经损伤多由手术操作不当所致，具体机制有：

直接损伤，如电凝灼伤，骨水泥的热烧伤；压迫损伤，如局部血肿挤压；牵拉损伤三种。

（1）坐骨神经和腓总神经损伤：在人工髋关节置换中造成坐骨神经和腓总神经损伤的因素依次是：①牵拉损伤；②直接损伤；③血肿形成；④术后髋脱位。

1）处理：①保守治疗：患肢石膏托固定，防止足下垂或马蹄畸形，若为股骨头脱位直接压迫损伤应及早复位。可应用神经营养药物，大多数病人神经功能会有较满意的恢复。②手术探查：若为臀下血肿压迫所致坐骨神经损伤，应行早期切开减压术；如果伤后 6 周仍没有神经恢复迹象或神经损伤系骨水泥、螺钉压迫所致，应及时手术探查。

2）预防：①一般情况下术中不必常规显露坐骨神经，但在髋臼内陷伴股骨极度外旋、股骨头严重短缩、关节翻修术、先天性髋臼发育不良的病例，手术中分离出坐骨神经，并加以保护。②在神经附近尽量少用电凝止血。③切除后关节囊时要非常小心，勿伤及距此部甚近的坐骨神经。④用骨水泥固定髋臼时，钻孔不得过深，以防穿透内外侧皮质，一旦穿透应在骨孔内塞入骨块，防止骨水泥进入盆腔烧伤或挤压神经。⑤术后制动和肢体锻炼时，勿压迫腓骨小头，以免腓总神经受损。

（2）股神经损伤：致股神经损伤的原因依次为：①髋臼前板拉钩使用不当过度牵拉；②骨水泥、螺钉和血肿压迫；③拉钩和行关节囊切除时的直接损伤。

1）处理：骨水泥、血肿及螺钉所致压迫应早期手术探查，解除压迫；对无持续性机械压迫者，可保守治疗，如果伤及 6 周仍无恢复者，应手术探查。

2）预防：①髋臼前放置拉钩时，勿用力过大，以减轻对髂腰肌腱的牵拉；②在股神经附近慎用电刀切开或止血；③彻底止血，以防在股三角形成血肿；④前关节囊切除时，将关节囊前的肌肉剥开，牵向内侧保护。

## 1945

## 人工全髋关节无菌性松动如何诊断及预防？

无菌性松动是人工髋关节置换术后最常见的并发症，一旦发生松动，轻者可无任何症状，重者常引起疼痛，关节功能障碍，可直接影响假体的使用寿命，严重者需行翻修术。

过去一般将这种非感染性松动单纯归咎于假体与骨界面间的紧密贴附欠佳、假体安装位置不良、骨水泥碎裂等力学原因，认为是一种机械性松动。但近年来人们认识到，人工关节后期松动除上述因素外，主要与假体长期磨损或解离产生的颗粒所诱导的生物学反应有关。生物学反应包括：①磨损颗粒的产生。②假体－骨界面间异物反应膜的形成。③骨溶解，导致假体的骨性支持结构力学性能下降。

（1）假体松动的诊断：①临床表现：病人常诉髋关节疼痛，如果仅为股骨假体松动，则疼痛多发生在大腿，而单纯髋臼松动则疼痛多为臀部。疼痛多为逐渐发生，行走时加重，特别与一定姿势有关。临床约有一半病人在活动中髋关节有不同程度的弹响，且常出现在体位改变时，弹响过后部分病人疼痛可减轻。体格检查中可见关节周围压痛、髋关节活动受限，髋关节旋转时疼痛，患侧髋关节不稳定，肢体短缩等。②X 线诊断：出现假体移位或下沉，X 线片假体周围出现透亮带等诊断假体松动并不困难。③ECT：如有假体松动或下沉，在假体周围可发现有核素浓聚。

（2）预防：①严格手术适应证的选择；②提高手术技术，保证假体的完美安放；③选用新型耐磨材料假体，减少碎屑的产生。

1946

## 引起骨吸收及骨溶解的主要因素和预防方法是什么？

（1）力学因素：假体的弹性模量大于骨，股骨假体置入后产生应力遮挡作用，使骨的应力刺激减少，骨代谢以吸收为主，导致如髓腔扩大、骨皮质变薄等骨结构改变，引起假体的松动。预防：新型金属的研发保证其具有较高的孔隙率、理想的孔径及较低的弹性模量，提供了更好的骨整合和生物学固定潜能，可增加骨长入的速度、改善初始稳定性及减少应力遮挡。

（2）植入材料的磨损产生聚乙烯微粒碎屑：刺激组织细胞分泌一系列溶骨性因子，这些因子直接或间接地激活破骨细胞，从而引起假体周围骨吸收及骨溶解，最终导致假体松动。假体松动后又可加重磨损，产生更多的微粒，形成恶性循环。另外，黏附于超高分子量聚乙烯上的蛋白质可引起免疫反应，诱导假体周围组织的炎症反应，最终导致假体周围骨吸收增加，造成无菌性松动。

（3）预防：选用陶瓷对陶瓷（COC）负重界面假体，因其硬度高，耐磨性能好，碎屑产生极少，且陶瓷材料为生物惰性材料，陶瓷磨损颗粒生物学特性稳定，致炎作用显著降低。低磨损率和稳定的生物学特性使 COC 假体骨溶解发生率大大降低。

1947

## 如何掌握全髋置换术的年龄？

目前，年龄已非人工关节置换的决定性因素。最初，受限于早期的人工关节假体设计及材料磨损性能的限制，以及手术技术尚不成熟，一度认为人工关节置换只适用于 50 岁或 65 岁以上人群。但随着更多的新型耐磨材料在人工关节中的应用，手术技术明显提高，使人工关节的使用年限大大延长；加之翻修技术也明显改进，各种翻修假体设计日趋完善；而人们对生活质量的要求也不断提高，且年轻病人在漫长的等待过程中造成的脊柱畸形、肌肉软组织失衡、骨质疏松、身体功能下降等一系列负面影响引起了更多医生的注意，因此使越来越多年轻人因为严重的关节疾病而较早接受了人工关节置换手术，总的评价是比较满意的。

## 1948

### 人工髋关节置换术的适应证有哪些?

（1）陈旧性股骨颈骨折，股骨头或髋臼破坏出现疼痛，影响关节功能者。

（2）年长者（70 岁左右）的新鲜股骨颈骨折。

（3）股骨头缺血性坏死，股骨头已塌陷变形，髋臼已有破坏者。

（4）骨性关节病，髋臼已有改变，有疼痛和功能障碍者。

（5）类风湿关节炎及强直性脊柱炎，关节疼痛、畸形、活动受限，患者虽然年轻，但痛苦较大，对这种患者应放宽年龄限制，及早行全髋关节置换术。

（6）髋关节强直，未完全骨性强直的髋关节因有疼痛及畸形者。

（7）位于股骨头颈部的恶性肿瘤。

（8）先天性髋关节脱位及髋臼发育不良（有退行性变及临床症状者）。

## 1949

### 骨水泥技术在骨科的应用和发展是什么?

骨水泥是一种用于骨科手术的一种医用材料，化学名为聚甲基丙烯酸甲酯（polymethyl methacrylic，PMMA）。1951 年，瑞典 Klaer 用 PMMA 首先用为髋关节假体固定材料；1958 年 Charnley 用 PMMA 进一步研究，用骨水泥固定假体进行人工髋关节置换术获得成功。

骨水泥由白色粉末和无色带刺激气味的液体两部分制剂组成，使用时，只要按一定比例，将它们倒在一起调和，即可在室温下发生聚合反应。开始像砂浆，进而稀薄，接着进入面团期，可以揉捏、挤压成任意形状，最后逐步固化，整个过程只有十几分钟。医生在相应时期，将其置于准备更换关节的部位，随即安上人工关节。等到反应结束，完全固化，骨水泥便成功地将人工关节与骨骼镶嵌、固定。

骨水泥的缺点是，如填充时偶尔可引起骨髓腔内高压，致使脂肪滴进入血管，引起栓塞。另外，它毕竟与人体骨骼不同，时间过久，人工关节仍可能发生松动。为了克服骨水泥的缺点，骨科医师和工程技术人员正从多方面加以改进提高。一方面改进材料配方，另一方面改进使用技术。如采用专门的骨水泥枪进行填充，放置减压管，使骨水泥与假体更密接，可以减少并发症，更为安全可靠。

临床上，骨水泥除用于固定人工关节外，还可用于骨空腔填塞，椎体的椎体成形术（PVP）和球囊扩张后凸成形术（PKP）等手术，以及将之用于骨质疏松患者椎弓根螺钉的加固等。

骨水泥技术在人工关节置换术的应用和发展中起到了重要作用，骨水泥技术也在不断进步，相信随着科学技术的不断发展，骨水泥的应用将更完善合理。

## 1950

### 第一、二、三代骨水泥技术各有何特点?

(1) 第1代骨水泥技术的特点：①非低黏稠度骨水泥，骨水泥与骨相嵌不充分；②以手搅拌骨水泥；③指压法填充髓腔，注入压力不够；④不作髓腔冲洗，血液碎屑容易混入骨水泥中，骨水泥充填不均匀，厚薄不一，部分区域出现骨水泥中断，骨与假体之间无骨水泥充填；⑤股骨柄假体内侧缘有锐角，可切割骨水泥。

(2) 第2代骨水泥技术特点：①低黏稠度骨水泥；②以手搅拌骨水泥；③骨水泥枪加压注入；④髓腔远端使用髓腔栓；⑤股骨柄假体内缘呈圆形，不切割骨水泥。

(3) 第3代骨水泥技术的特点：①低黏稠度骨水泥，骨水泥与骨交织较充分；②真空离心搅拌，降低了骨水泥的孔隙度，增加机械强度，并通过离心使骨水泥中混入的气泡溢出；③骨水泥枪加压注入，使得骨水泥有较强的穿透力，与骨质间达到微观交锁；④髓腔远端使用髓腔栓；⑤假体采用中置器，假体柄四周骨水泥层厚度均匀一致；⑥脉冲加压冲洗髓腔，以便清除血块、碎粒；⑦假体柄预涂骨水泥。

## 1951

### 什么是界膜，有什么临床意义?

20世纪70年代，人们在研究松动假体时发现在骨水泥与骨之间的界面间都存在一层纤维膜，被称之为界膜，也有人称其为假膜。界膜中含有巨噬细胞、异物巨细胞、骨水泥磨屑及纤维组织。一般认为，界膜是骨对骨水泥或假体的一种组织反应，或者是异物反应性肉芽组织。界膜的构成与局部稳定性有关，稳定且无松动的假体周围磨屑很少，也可能形成界膜。但这种界膜是一薄层结构，仅有细胞成分很少的胶原纤维组织。而松动的假体周围有大量磨屑，界膜厚可达数毫米，质地硬韧，内有大量巨噬细胞和异物巨细胞浸润。

## 1952

### 配制含抗生素的骨水泥时有什么要求?

抗生素在骨水泥中的比例不能超过骨水泥重量的10%，即在40g的骨水泥中最多加入

4g 的抗生素。过多地加入抗生素会引起骨水泥强度下降，不能有效固定假体。只能用粉剂抗生素添加，并且混合尽可能均匀。不是所有的抗生素都适宜以粉剂配制。目前最常用的是庆大霉素粉剂或万古霉素配制抗生素骨水泥。

## 1953

## 如何使用骨水泥？

骨水泥技术使用不当是造成假体失败的主要原因。目前，骨水泥技术大致分为三代。第一代骨水泥技术是指指压式，它依靠术者手指将骨水泥团压入髓腔或髋臼窝内，而后置入假体，经随访此阶段股骨假体的松动率为 20%～40%。目前，此法早已被废弃不用。第二代骨水泥技术，即使用骨水泥枪。在骨水泥注入前，于股骨髓腔放置一髓腔栓（plug），使股骨髓腔近端形成一个封闭的腔，当髓腔注入骨水泥时，髓腔内压力增高，便于骨水泥挤入骨小梁间隙内，应用此项技术提高了手术成功率。近年来，骨水泥技术又有新的发展，被称为第三代骨水泥技术。当将髓腔扩大到合适宽度后，洗刷髓腔壁（脉冲式加压冲洗髓腔），以便移除血块、骨碎屑，放置髓腔栓后，再冲洗髓腔，填塞纱布，保持干燥。骨水泥搅拌装入骨水泥枪前，预先离心，达到减少骨水泥团内气泡，以增加骨水泥强度。当骨水泥注入股骨髓腔后，髓腔近端加压，随后插入预先涂有一薄层聚甲基丙烯酸树脂的股骨假体柄。上述骨水泥技术三个发展阶段，反映 30 多年来骨水泥技术在人工关节手术中得到广泛应用和发展。

## 1954

## 如何选择骨水泥与非骨水泥假体？

对于人工关节的固定进行着两种途径的研究。一种是研究非骨水泥假体，使其生物性固定；另一种是改进骨水泥及其应用技术，以促使假体与骨牢固结合。

是应用骨水泥假体，还是应用非骨水泥假体，目前比较一致的看法是：

（1）非骨水泥髋臼假体较之骨水泥型髋臼假体固定效果更佳。

（2）股骨假体远期效果二者差异不明显，考虑年轻患者可能行二次翻修术，建议选用非骨水泥假体。年老患者如股骨近端为烟囱型髓腔或有严重骨质疏松建议选用骨水泥股骨假体。但老年患者应用骨水泥型关节置换在术后短期内的死亡率要高于非骨水泥型置换。因此，对于有严重合并症的高龄患者仍应选择非骨水泥型关节置换。

（3）人工髋关节翻修首选非骨水泥型关节。

1955

## 全髋关节翻修术的适应证有哪些？

（1）有影响能力的疼痛、僵直及功能损害，通过非手术治疗及改变生活习惯仍无效果者。

（2）有一侧或双侧假体松动或骨质缺失的 X 线证据。

（3）有骨折、脱位、位置不佳、感染等情况。

1956

## 在施行翻修术前，应考虑哪些问题？

在准备施行翻修术时，应考虑的问题有：特殊器械和假体的选择（主要是术者依据残留骨床的质量和数量来判断）；患者的年龄和功能要求；以及初次置换失败的原因等。

1957

## 髋臼松动的翻修术应用何种假体？

现代人工髋关节翻修技术追求满足生物力学的需要，在人工髋关节翻修术中，因为假体周围骨质硬化，导致骨水泥锁定机制消失，这成为其固有缺陷，导致较高的早期松动率，促使人们把目光逐渐转到非水泥固定模式。

遵循初期压配稳定及远期生物固定这一原则，半球形、表面涂层的压配臼杯结合多枚螺钉辅助固定逐渐被大家所接受并推崇，而表面生物涂层又是其中的研究重点。最初的假体涂层包括钴铬钼烧结珠粒、扩散黏接纤维金属网（diffusion bonded fibre metal mesh）、多孔结构钛（cancellous-structured titanium）和钛浆喷涂技术等。这些生物涂层均显示出了骨长入或骨长上以及在金属—骨界面的重建。然而当宿主骨表面硬化、缺损而骨整合能力减低时，这些传统生物材料的局限性就凸显出来。

近年来，高度多孔性金属（highly porous metals，HPM）被研发出来用于改善非水泥假体的生物学特性。这些 HPM 材料的开孔结构由于其具有较高的多孔性（孔隙率 60%～75%）、理想的孔径（200～600 μm）及较低的弹性模量，因此也被称为类骨样材料。这些特性提供了更好的骨整合和生物学固定潜能，可增加骨长入的速度和深度以及改善初始稳定性。加之这些材料具有较高的表面粗糙度等特点，因此非常适合翻修病例。目前许多大的关节厂商纷纷推出了各自的 HPM 材料，包括 Trabecular Metal，TM（美国 Zimmer 公司），Tritanium（美国 Stryker 公司），Regenerex（美国 Biomet 公司），Stiktite（英国 Smith and Nephew 公司）和 Gription（美国 DePuy 公司）等。其中以 TM 最具代表性，其优越的类骨结构特征，不仅可以轻松胜任轻中度髋臼骨缺损的重建，而且使面积较大的包容性骨缺损的重建也已成为可能。Lakstein 等报道了应用 TM 翻修臼杯对包容性骨缺损超过 50% 的 53 例病例进行翻修，所有臼杯都应用至少 2 枚螺钉辅助固定，缺损区应用颗粒骨植骨填充，在至少随访 2 年后，仅 2 例（4%）出现力学失败。这一令人鼓舞的初期结果预示着传统要求髋臼宿主骨与假体接触至少 50% 以上的这一原则已经受到挑战。

## 1958

## 股骨假体的翻修术应用何种假体?

Paprosky Ⅰ 型选用一般的初次生物型假体。

对于中重度（Paprosky Ⅱ 和 ⅢA 型）股骨缺损和假体周围骨折（Vanvouver B2/B3）的翻修重建已经形成共识，即选用非水泥、股骨远端固定型假体进行重建。目前常用的有广泛多孔涂层翻修柄和组配式锥形翻修柄两种设计。两种假体都取得了优良的中远期临床效果，但在固定模式和植入方式上存在较大的差别。

广泛多孔涂层翻修柄通过广泛粗糙的多孔涂层来获得擦配稳定和理想的骨长入，成功的关键在于确保骨干（峡部）有至少 5 ~ 7cm 的骨质完整以提供充分的擦配固定，这也限制了其仅适用于 Paprosky Ⅱ 和 ⅢA 型骨缺损。

组配式、锥形股骨柄由锥形柄和近端体部两个部件组成。锥形柄通过楔形压配到圆筒形的股骨髓腔实现轴向固定，柄上突出的棱嵴可以卡到股骨内皮质以获得旋转稳定。这种固定模式不需要 4cm 的压配即可获得稳定，所以其适用范围可以扩大到 Paprosky ⅢB 型骨缺损。同时该假体的近端体部可以单独安装，并任意调整下肢长短和前倾，显示出很大的便利性，由于其更灵活的匹配方式、更简化的手术操作以及优良的临床效果而得到更为广泛的临床应用。

Paprosky Ⅳ 型翻修是极其困难的，不但需要掌握结构性植骨、打压植骨与减容技术，而且生物型、水泥型甚至定制全长髓内钉假体均有可能选择。

## 1959

## 什么是双极或通用股骨头假体?

Giliberty 以及 Batenan 于 1974 年报道了这种假体，属于 Moore 型。聚乙烯内衬与金属杯模压成形一体使用，后改为组件按需配合使用。其主要特点是金属杯和聚乙烯内衬有一个偏心轴心，当髋关节载荷时，金属杯呈外旋而非内旋，如此可防止其固定在内翻位，以避免金属杯外缘遭遇假体头的反复撞击，减少了脱位的发生。

## 1960

## 生物结合型假体表面处理有哪些？

（1）巨孔型表面：国内形象叫法为“珍珠面”，是指在假体表面结合的多粒（一般直径为1mm金属小球形成的多孔表面，其孔隙率为50%，以期利于骨质长入。有实验表明，假体植入后两周即开始有骨长入表面间隙，2个月时可有骨充满。用烧结法制作的巨孔表面易出现金属小球脱落。

（2）微孔型表面：在假体表面结合有多层金属小球，其直径要比巨孔型小球小得多。最佳微孔孔径经对比研究后定为350～550μm。

（3）钛丝编织表面：将多层金属钛丝压缩在假体表面形成不规则缝隙，以利骨长入。美国Zimmer公司的：H/G型假体为其代表。

（4）金刚砂表面：表面如同细砂纸，其粗糙面径为4～6μm。瑞士PLUS公司的Zweymuller型假体为代表。

（5）鱼鳞状表面：髋假体柄的上1/3表面呈开口向下的鱼鳞状，以法国的Landos产品为代表。

（6）骨水泥预涂：在假体制造时，即把一定厚度的骨水泥预先涂在假体表面，但这种假体尚未推广使用，其确切效果尚在研究之中。

（7）HA喷涂表面：把HA即羟基磷灰石喷涂到假体表面，起到支架和骨生长传导作用。

（8）高度多孔性金属（highly porous metals，HPM）被研发出来用于改善非水泥假体的生物学特性。这些HPM材料的开孔结构由于其具有较高的多孔性（孔隙率60%～75%）、理想的孔径（200～600μm）及较低的弹性模量，因此也被称为类骨样材料。

## 1961

## 什么是髋关节表面置换术？

髋关节表面置换术（hip resurfacing arthroplasty，HRA）现今已成为关节外科领域中最受关注的技术之一，其不切除股骨颈，不破坏股骨上段的骨髓腔，基本保留了股骨颈的自然形态，应力通过股骨头假体传递到股骨颈，最大限度地保持髋关节的正常生物力学特性，减少应力遮挡，在人工关节的仿生学上具有无可比拟的优势。主要用于年轻、活动量大、预期寿命长、功能要求高的患者。此术式能够保留更多骨质，维持关节正常的生物力学和应力分布方式，增强关节稳定性，并使术后关节活动度更接近正常水平，也使以后的翻修手术更简单易行。现代 HRA 一般以高含碳量的钴铬合金为承重面，不仅厚度薄、强度大、耐磨损、而且拥有自身修复能力。存在的问题主要是人体暴露于高浓度的金属离子中以及金属植入物相关的问题。由于表面置换最大限度地保留了健康的股骨颈，所以股骨假体的精确匹配成为解决此类问题的关键。已有学者通过术前三维重建建立髋关节表面置换的可视化数字模型，获得立体形态的髋关节及内置物位置结构，直观显示并精确测量髋关节表面置换假体的大小、倾角、稳定性以及磋磨股骨头形态，对手术规划具有重要价值。患者的选择和医生的手术技术也是手术成功与否的关键。目前认为 HRA 的最佳适应证为年龄 <65 岁、伴有髋关节骨性关节炎但髋臼及股骨侧解剖结构均正常、活动量大且积极要求手术的男性患者。女性患者要求更年轻（<55 岁)，因为女性绝经期后骨质疏松发生率高，置换术后发生股骨颈骨折的可能性更大。与此同时，不能忽视对医生手术技术的训练，手术者必须经过严格培训，规范使用操作技术，建立标准化、统一化的医生培养模式。

## 1962

### 髋关节表面置换有哪些优点?

（1）大口径表面假体提高了关节稳定性，降低了脱位的发生率，保证了各方向的活动。

（2）增加与股骨的接触面，结合更为牢固。

（3）最大限度保留健康的股骨颈，不破坏髓腔，恢复正常的关节生物力学及负载传递，从而减少了应力遮挡与骨吸收。

（4）由于机械工艺的提高，增强了关节耐磨性，假体中心轴还可避免股骨颈骨折的发生。

（5）无聚乙烯磨屑生成，大大降低了假体远期松动的机会。

（6）手术创伤小，出血少，感染率降低。

（7）延缓全髋关节置换的手术时间，利于翻修。

## 1963

### 人工髋关节表面置换术的适应证和禁忌证有哪些?

（1）人工髋关节表面置换术的适应证：①活动量大的年轻患者以及希望术后参加剧烈活动的老年患者；②股骨近端严重畸形使带柄假体植入困难及影响到术后效果者；③术后感

染危险性较高者；④伴有神经、肌肉疾病者，因表面置换采用较大直径的假体杯，术后假体将更加稳定，减少关节脱位的危险性；⑤年龄小于40岁而不适合其他手术者。

（2）人工髋关节表面置换术的绝对禁忌证：绝对禁忌证是活动性感染和骨骺未闭的患者；相对禁忌证为骨质严重缺损和两侧肢体的长度存在明显缺损的患者。

1964

## 全髋关节置换术后髋关节脱位如何分类?

按照Dorr全髋术后脱位的分类法分为四类。

Ⅰ类：体位性脱位：假体位置正确，软组织平衡，脱位是由于不恰当的患肢活动引起。

Ⅱ类：软组织失衡性脱位：包括大转子截骨愈合不良、高位臼杯、股骨颈截骨过多等。

Ⅲ类：假体部件放置不良性脱位：包括臼杯和股骨柄假体位置和方向放置错误。

Ⅳ类：同时存在软组织失衡性和假体位置不良性脱位。

1965

## 如何预防全髋关节置换术后髋关节脱位?

脱位与半脱位是人工髋关节置换术后常见的并发症之一。术后5周内发生的脱位称为早期脱位，6周以后的脱位，称为晚期脱位，术后2～3年后发生的脱位多因外伤所致。

（1）原因

1）假体安放位置不当，增加了脱位与半脱位的倾向。

2）股骨与髋臼缘的撞击，置人髋臼假体后，髋臼周围骨赘或溢出的骨水泥，会起到杠杆的支点作用，造成关节脱位。

3）有效股骨颈缩短造成髋关节周围的软组织张力减低，容易脱位。如：①髋臼置入太高或太偏内。②股骨颈长度过短。③股骨柄假体置入呈内翻位。

4）髋关节周围肌力差，关节囊松弛。

5）术后肢体长度恢复不当。

6）术后麻醉作用尚未消退，肌力未恢复时搬动病人时姿势不当，屈曲内收牵引患肢。

7）术后6周内过度的屈曲、内收和内旋髋关节或伸直位过度内收和外旋患髋，可分别引起后脱位或前脱位。

（2）预防

1）正确的假体安放位置，特别是髋臼，应外翻30°～45°，前倾15°～30°。股骨假体置入要靠近大粗隆，与股骨干平行，尽量恢复原颈干角，头前倾角5°～15°。

2）彻底清除髋臼周围骨赘或溢出的骨水泥。

3）股骨颈截骨要维持适当的长度，以维持髋关节周围软组织张力。

4）保护关节周围软组织，避免不必要的损伤，尽量保留关节囊，术后给予缝合。

5）行大转子截骨入路，术后大转子固定要牢固。

6）对软组织松弛、张力低的患者应适当增加偏心距和下肢长度。

7）术后搬动病人要采用正确姿势，保持髋关节伸直，外展，旋转中立位。

8）术后 6 周内避免过度屈髋、内收，穿防外旋鞋，置患肢于外展中立位。

## 1966

## 全髋关节置换术后髋关节脱位如何处理?

全髋关节置换术后脱位在早期均可以通过闭合复位得以解决，尽早闭合复位是治疗术后脱位的关键。对于麻醉下闭合复位后仍有脱位倾向的患者，需要及时地采用翻修手术以避免脱位复发。

对不同类型的脱位采取不同处理方法：①Ⅰ类脱位，只需经闭合复位而无须手术治疗。②Ⅱ类脱位，治疗方法包括将臼杯内衬更换为防脱位内衬，或更换更长颈的股骨头假体，以增加髋关节周围软组织的张力。③Ⅲ类脱位大多需要翻修纠正假体位置不良。④Ⅳ类脱位经常要多次翻修才能达到根治。

## 1967

## 如何诊断人工髋关节置换术后感染?

感染是人工关节置换术后最严重的并发症之一，可导致手术的彻底失败，并造成患者的残疾。多数感染病例最终需要再次手术去除假体和骨水泥，严重者开危及生命，常被称为“灾难性并发症”。对人工关节置换手术感染的处理重在预防，防止感染的发生，一旦发生感染，需要及早诊断与治疗。

（1）临床表现：人工关节感染的临床表现常是多样化的。一些人工关节置换术早期急性感染的临床表现与一般化脓性感染一样，急性炎症的体征明显，术后体温持续性增高，患肢疼痛，尤其被动活动关节时疼痛更剧，有些人工髋关节感染后可能只有关节疼痛而持续数月或数年。少数病人可出现皮肤瘘管或局部有分泌物排出。早期急性感染的症状多出现于术后 3 ~4 周内，对体温已降至正常，再次升高者，出现双峰现象，应高度怀疑感染。晚期血源性人工关节感染常发生在成功的人工关节术后数月至数年。常见的感染源可来自齿部感染、泌尿系感染、皮肤感染等。病人可出现数天感染症状，而后发生晚期人工关节感染。晚期深部感染其临床表现特殊，一般局部急性炎症不明显，常无红、肿、热等表现，体温和白细胞可以不高，但血沉较高，一般可达 40 ~ 500mm/h，甚至 100mm/h。人工关节慢性感染属低毒性细菌感染。一般患者由术后开始即出现关节疼痛。常有休息时或夜间疼痛。有时术后早期有伤口愈合不良，浅层感染或术后伤口引流管换除较晚的历史。病人无全身或局部感染症状。有时血沉增快。

（2）影像学检查：人工关节早期急性感染 X 线片除可见软组织肿胀外，无其他特殊表现。在人工髋关节假体周围出现局灶性骨溶解缺损并迅速发展扩大，在假体柄周围骨有明显骨膜反应，应高度怀疑有感染存在。X 线检查阴性并不能排除感染或松动的存在。

（3）实验室检查：对长期疼痛或松动的全髋关节置换的患者，应行血沉及 C 反应蛋白检验。当血沉增快，C 反应蛋白增高，而临床表现疑有感染者，应行关节穿刺抽液进行细菌学检查。穿刺液行常规检查，革兰染色及细菌培养加药敏试验。应抽取三个标本，如三者均为阴性则可除外感染。如三者均为阳性则可确定有感染存在。如有一标本为阳性则应再行第二次穿刺，以确定诊断。为避免假阴性，穿刺前应停用抗生素 4 周。

## 1968

## 诊断人工关节术后感染应遵循什么程序？

（1）每日观察病情，随时发现患者变化。

（2）病史：重新复习患者术前全身状态、术中经过及术后表现。患者如有超出吸收热范围的持续高热、超过一般手术创疼痛的静镇痛和活动痛，甚至剧烈疼痛，应警惕有感染可能。

（3）体征：仔细观察患者体征，①体温：手术 5 天以后，体温反而升高，持续维持在较高水平，且与其他表现一致；②关节渗液：术后引流液多，并逐渐浑浊：③手术创：表现红肿、局部压痛明显。

（4）实验室检查：依情况每日或隔日化验，观察白细胞计数、C 反应蛋白、红细胞沉降率等变化规律。

（5）引流液或关节穿刺液培养：检查有无细菌生长，并对检出细菌做药物敏感试验。

## 1969

## 人工髋关节置换术后感染如何治疗？

人工关节假体感染一旦确定后，应立即开始治疗，治疗方案的确定应依据：细菌种类、抗生素敏感试验、患者的年龄以及身体状态、感染时间。

（1）单纯抗生素治疗：经关节穿刺行关节液培养及药敏试验后，对老年、疾病中晚期、身体差以及不愿意接受手术治疗的患者单纯选用敏感抗生素进行治疗，但效果较差。

（2）切开清创引流：适用于早期感染患者，一般不超过 24～48h，最晚也应在术后 3 周以内。此手术方法不适用慢性感染者（感染时间超过 4 周）。手术后急性感染者可由原手术切口进入。如为血源性感染者则可用后外侧切口。取标本送细菌培养，并由静脉输入抗生素。将所有失活或炎性组织彻底清除，将人工髋关节脱位，如股骨头为组合式，取下股骨头及髋臼内衬塑料杯，彻底清除炎性组织，特别注意边缘及死角。并用大量生理盐水脉冲冲洗。清创后创面应无可见的感染组织。然后重新安装上新的股骨头及髋臼杯，安装灌注负压引流管。术后抗生素生理盐水灌注冲洗 5～7 天，并静脉滴注抗生素 6 周。本方法的关键在于早期彻底清创，发现感染后越早手术效果越好。4 周以内的感染清除成功率在 70%。

（3）一期假体去除，清创后再置换：一期再置换术是在仔细彻底清除病灶及大量生理盐水冲洗的基础上再次进行人工关节置换。只适用于低毒性细菌的慢性感染病例，而在急性感染时不宜采用。革兰阴性及链球菌感染也不适用。如伤口有窦道常有混合感染存在则为禁忌证。选用骨水泥假体时，需抗生素骨水泥固定，且无严重骨缺损，不需植骨。如果伴有骨缺损术后静脉灌注抗生素 6 周。一期再置换的一般成功率在 70%～80%，略低于二期再置换术。

（4）二期假体去除清创后再植术：是目前治疗假体感染最常用的方法，彻底清创清除坏死物质和异物后，然后全身应用敏感抗生素 6 周，在感染控制的基础上，再次植入假体。凡不适用一期再置换术者，均可应用二期再置换。二期再置换术中去除人工关节，彻底清除病灶的手术方法与一期再置换术相同。在旷置期间，应控制空腔感染及保持空腔间隙，可在髋臼内植入带抗生素骨水泥，在股骨髓腔内放入安放临时占位器 Spacr，或带抗菌素的骨水泥链珠。以保持空腔间隙，并有利于控制感染。术后静脉滴注抗生素 6 周。依据患者情况择期进行再置换。

不论是一期还是二期置换术，再次使用骨水泥植入假体时，应在骨水泥中加入抗生素，如庆大霉素或第二代头孢菌素、万古霉素等。每袋骨水泥粉剂（20g）加入第二代头孢 1.2～1.8g 或万古霉素 0.5～0.7g。

无论何种手术都应术中采用关节内大剂量灌注冲洗。术后进行持续灌注负压吸引。

## 1970

## 预防人工髋关节置换术后感染有哪些措施？

人工关节置换术后感染来源于伤口细菌、手术过程中的污染或是其他部位的感染灶通过血源扩散所致。虽然原因不同，但与其他感染一样具备三个条件：感染源、有利于细菌的繁殖环境以及全身或局部机体抵抗力的下降，所以在预防上应针对这几个方面。

（1）手术区域备皮问题：①备皮的方法：术前采用脱毛剂或者是不去毛，进行皮肤清洁，降低切口感染率。②备皮的时间：术前 30 分钟备皮，尽量接近手术的时间。③清洁皮肤：术前让病人用抗菌的皂液洗澡，清洁皮肤。④住院时间：缩短术前住院天数，降低感染的概率，预防手术部位感染。

（2）氧分压和手术部位感染：手术过程中，保证病人的血氧和给高浓度的氧气，降低手术感染。

（3）体温和手术部位的感染：避免病人的低体温的发生，预防手术部位感染。低体温的预防方案应该在手术前开始直到实施手术后的一段时间。提前30分钟的手术室预热、手术室的温度控制、尽量减少暴露部位、尽量使用不脱尘且能保暖的毯子。从而让患者的身体处在一个最佳状态。

（4）病人术前准备：所有感染病灶均应及时诊治，如牙龈炎、生殖泌尿系感染、皮肤溃疡、脚癣等。仔细检查手术区域，对手术区域有银屑病史、局部手术史、感染史及手术瘢痕严重者，应作出正确的评估，以指导手术入路和操作的选择。对长期吸烟的病人，手术前30天开始戒烟，糖尿病适当控制血糖，使空腹血糖达到11.2mmol/L以下。

（5）合适的消毒剂进行皮肤消毒：用碘制剂进行消毒，现在多用碘伏，范围要足够大。

（6）外科预防用药：①正确选择抗生素。②手术切口感染的微生物排在第一位的是金黄色葡萄球菌。因为它是皮肤上的一个常驻菌。因而预防手术切口感染，首先选择的就是应该针对金黄色葡萄球菌有效的抗菌药物。③正确的使用时间：在术前半小时到1个小时之内给药，使得切皮的时候，局部组织浓度达到有效的杀菌浓度，如果手术超过了3个小时，术中应再追加一次。

（7）人工关节置换术的无菌原则：①所有手术人员均常规刷手，洗手后再用消毒液擦手至肘关节上10cm，穿背遮盖式手术衣，戴双层手套。②铺巾后应在会阴处将无菌巾边缘粘贴或缝在皮肤上以防止术中滑动。③使用皮肤保护膜，不能遗留裸露部分，特别是会阴部皮肤。④正确使用置换器械，手术中尽量达到无接触技术。⑤规范手术技术，术中轻柔操作，减少组织创伤，尽量缩短手术时间，彻底止血防止术后血肿形成，术者使用双层手套。术中不断冲洗伤口，用脉冲冲洗器效果更佳，彻底止血，严密缝合，尽量缩短手术时间，术后置负压引流管。⑥手术室严格管理，减少人员流动，采用百级层流手术室。⑦不使用快速灭菌方法对手术器械进行灭菌处理。

（8）术后预防：术后注意体位护理，防止发生压疮，预防血肿形成，对迅速增大的血肿应及时在无菌的条件下切开引流；如伤口愈合不良，持续渗液者，应警惕有否感染的可能，必要时也需切开引流；防止血源途径感染，对术后任何部位的感染，都应及时处理。

## 1971

## 人工髋关节置换术后假体远期松动的原因有哪些？

（1）界面微动：假体如与骨组织接触不紧密，界面微动大，接触压力小，可抑制骨形成，导致界面间纤维膜形成。超重、活动量大，摩擦扭力矩增加及假体撞击等都可增加界面微动的产生。

（2）界面结合强度：不同的假体固定方式其界面结合强度不一样，非骨水泥固定假体的界面结合强度，取决于假体固定范围、分布以及周围骨组织完好情况。而骨水泥固定型假体其结合强度还受到周围骨水泥强度、骨水泥与骨组织的接触均匀程度的影响。其中周围骨组织完好性尤为重要。

（3）液压：假体与骨界面间的微动可导致假体周围局部液压增高，引起植入物附近骨细胞死亡和并发骨吸收。

（4）应力遮挡：人工假体植入后，原来肢体所承受的应力转由假体承担，产生应力遮挡，骨组织开始吸收并发生结构改变，如髓腔扩大、骨皮质变薄等骨结构改变。

（5）金属、超高分子聚乙烯和骨水泥磨损碎屑在假体远期松动的发生中起着关键作用，其中超高分子聚乙烯颗粒成为磨损颗粒的最主要来源。各种材料的磨损颗粒都可继发各种吞噬细胞反应，这些细胞不直接进行骨吸收，它们在吞噬颗粒物质后分泌多种与骨吸收有关的分子，如白细胞介素-1、前列腺素 E、肿瘤坏死因子和胶原酶等，这些因子直接或间接地激活破骨细胞，从而引起假体周围骨吸收、骨溶解，最终导致假体松动。假体松动后又可加重磨损，产生更多的微粒，形成恶性循环。这些分子既可单独作用，又可协同作用，相互间有密切的联系。

（6）老年性骨结构本身衰变，髓腔扩大也是引起假体远期松动的因素。

（7）手术技术不当：比如髓腔内残存松质骨过多，引起假体周围骨水泥层缺乏足够厚度而造成骨水泥碎裂，影响假体固定效果，出现松动。而如果松质骨去除过多，致密松质骨保留不够，则没有足够的松质骨微间隙供骨水泥渗透而达到良好的微观绞锁固定。另外，骨水泥固定型假体操作过程中骨水泥技术不当也会造成假体松动。

## 1972

## 骨水泥固定型假体早期松动的因素有哪些?

（1）股骨侧假体松动的原因

1）骨水泥使用的原因：①骨水泥使用过迟，无法渗入到骨小梁间隙中；②骨水泥量不足，骨水泥与骨床之间有许多血液、破碎组织，阻止骨水泥与骨床的接触；③搅拌骨水泥时，混入大量气泡、血块或碎屑等。

这些因素势必不同程度的影响骨水泥的固定强度，承载应力时，容易发生界面松动及骨水泥断裂现象。

2）手术操作的技术原因：①股骨柄假体于内翻位插入股骨髓腔，柄端穿透股骨皮质；②骨水泥聚合过程中假体的来回晃动；③柄体未能完全插入，近段裸露范围过大，缺乏骨组织支撑等。

（2）髋臼侧假体松动的原因

1）髋臼研磨时加深不够、髋臼后上壁有缺损、髋臼后上缘磨削过多、髋臼磨削过深穿破臼底突入骨盆，使髋臼假体缺乏必要的骨组织支撑。

2）在加压过程中发生髋臼假体的移动，使交界面间有血液等渗入或形成间隙，未能与骨水泥有效嵌合。

3）对骨水泥的加压不足：髋臼假体体外围骨水泥分布不均，使骨水泥与骨之间不能产生良好镶嵌作用，达不到骨水泥与骨组织之间紧密结合的效果。

4）人工髋臼小，髋臼窝过大，特别是在翻修术中常有髋臼内骨质缺损，如单凭增多骨水泥填补骨缺损面而不修复髋臼本身，易松动。

5）髋臼假体放置位置不当，常见于髋臼发育不良者行人工全髋置换术时，不能找到真臼而在高而浅的假髋臼上固定髋臼假体，易于松动。

## 1973

## 非骨水泥固定型假体早期松动的因素及预防?

（1）松动因素：①器械不配套贸然进行手术；②使用假体不当；③手术操作未按非骨水泥固定型全髋关节的要求。

（2）预防：①非骨水泥固定关节置换中，使用的假体应与器械严格配套，否则置入假体达不到紧密压配，造成骨质不能长入假体表面；②选择大小合适的人工关节，保证假体与骨的紧密压配；③选择合适类型的产品，用以匹配不同髓腔类型的需要，应用不合适的假体是造成术后松动的重要原因；④手术操作严格达到紧密压配的要求，骨床质量必需良好，使假体能座落在健康的皮质骨或质量好的松质骨上，以获得初始稳定的效果。

## 1974

## 人工髋关节置换术后出现假体松动如何治疗?

人工髋关节置换术后出现假体松动，对于以下两种情况，应考虑非手术治疗。

（1）症状轻，疼痛不重，经休息后明显缓解或消失。

（2）患者年龄较大，身体条件较差，不能耐受复杂的翻修术，使用外支撑或应用非甾体类抗炎药物治疗，可起到缓解疼痛的作用。

除此以外，人工髋关节置换术后假体无菌性松动尚无根本的解决方法，目前解决假体松动的唯一办法仍然是进行翻修手术。

## 1975

### 下肢深静脉血栓的发生率及其有何危害性?

（1）下肢骨关节手术后由于患者需要长期卧床并且要处于相对固定的体位等，所以术后下肢深静脉血栓（Deep Venous Thrombosis，DVT）的发生率相对较高。

（2）在西方国家，髋、膝关节置换术后未行预防性治疗的患者有 40%~70% 发生下肢 DVT，而致命性肺栓塞的发病率为 1%~5%；我国 DVT 的发生率为 47.1%。

（3）DVT 如得不到有效防治，可导致疼痛、静脉炎、肺栓塞，甚至危及生命，严重影响术后患者的生存质量。常遗留有下肢深静脉阻塞或静脉瓣膜功能不全等后遗症。

因此，关节外科医生应充分意识到全膝置换术后下肢 DVT 发生的危险及其可能的危害。

## 1976

### 下肢深静脉血栓形成的分型及临床表现有哪些?

下肢深静脉血栓形成可分为三型。

（1）周围型

1）小腿肌肉静脉丛血栓形成：小腿肌肉静脉丛血栓形成是血栓局限于屈肌静脉窦内。通常小腿肌肉静脉窦的血液回流，主要依靠小腿肌肉的“泵”的作用，在小腿肌肉活动明显减少时，血液流速变慢，肌肉静脉窦血液淤滞，易成血栓。因小腿肌肉静脉丛血栓形成不影响整个下肢的血液回流，临床表现不明显，易被忽视。病人只是感觉小腿后肌群有饱胀感，小腿肌群中可有深压痛，Homans 征阳性。

2）小腿深静脉血栓形成：指小腿部位深静脉主干血栓形成，包括腘静脉、胫静脉和腓静脉。其中部分是由小腿肌肉静脉丛血栓蔓延而致，一部分突然发病。临床特点是：突然小腿如被敲击，出现疼痛，行走时症状加重，患肢足部不能着地平踏。踝部明显肿胀，若腘静脉血栓形成，则小腿肿胀明显，腘窝可有压痛。胫、腓静脉血栓形成，肿胀仅局限于踝关节周围，Homans 征阳性，Neuhof 征阳性。

（2）中央型：即髂股静脉血栓形成。髂、股静脉血栓形成是髂总静脉、髂外和髂内静脉及股静脉血栓形成的总称。血栓起源于髂、股静脉，因髂、股静脉为下肢静脉血流唯一的主干通络，所以此类发病急，症状重，患者多表现为先有腹股沟以下迅速胀痛和下肢广泛性疼痛，随后于腹股沟以下迅速出现广泛性粗肿，浅静脉怒张，可伴有发热，体温多升高，患肢肤色稍暗红，皮温略高，股三角区沿股静脉走行区明显压痛，股内侧可触及长条状肿物，小腿腓肠肌饱满，紧韧，压痛，Homan 征、Neuhof 征均阳性。

（3）混合型：即全下肢深静脉及肌肉静脉丛内均有血栓形成。可以由周围型扩展而来，也可以由中央型向下扩展所致，其临床表现不易与中央型鉴别。当髂、股静脉血栓形成，广泛累及肌肉内静脉丛时，由于髂股静脉及其侧支全部被血栓阻塞，下肢呈现高度水肿。由于静脉回流严重障碍，淤血严重，临床表现为疼痛剧烈，患肢皮肤呈发绀色，称为疼痛性股青肿（又称股蓝肿、蓝色静脉炎）。常伴有动脉痉挛，下肢动脉搏动减弱或消失，皮温降低，进而发生高度循环障碍，成为下肢DVT的紧急状态，全身反应大，易出现休克。

## 1977

## 如何早期诊断下肢深静脉血栓?

（1）临床表现：DVT最常见的症状是患肢小腿和踝部疼痛、肿胀、表浅静脉充盈、皮肤颜色改变、皮温升高等。85%~90%的血栓发生在腓肠肌静脉丛，肢体肿胀一般提示有血栓形成，即使有微小血栓形成也可能进一步阻碍静脉血液回流，使组织液漏出增多而导致下肢肿胀。肿胀可使下肢静脉血液回流受阻，流速降低，易导致静脉血栓形成，进一步加速肿胀。皮肤颜色改变多提示患者DVT发展到一定阶段，静脉堵塞严重，导致肢体缺氧而出现的体征，甚至出现青肿。

（2）彩超检查：下肢肿胀与血液流变学指标的改变有关，对发生患肢肿胀、疼痛的患者，应常规彩超检查分析，彩超检查法方便、迅速、有效，目前已成为首选的检查方法。

（3）深静脉造影依然是临床诊断的“金标准”，但由于它是有创性检查，实际工作中受到很大程度限制。

（4）实验室检查

1）传统反映凝血状态的客观指标：PT是检查外源性凝血因子的一种过筛试验，是用来证实先天性或获得性纤维蛋白原、凝血酶原和凝血因子Ⅴ、Ⅶ、Ⅹ的缺陷或抑制物的存在。APTT是检查内源性凝血因子的一种过筛实验，是用来证实先天性或获得性凝血因子Ⅷ、Ⅸ、Ⅺ的缺陷或是否存在它们相应的抑制物。纤维蛋白原即凝血因子Ⅰ，是凝血过程中的主要蛋白质。此三者对DVT发生的预测意义不大。

2）血浆D-二聚体是交联纤维蛋白特异性的降解产物，含量增高提示体内呈高凝状态及微血栓形成。血浆含量常>0.5mg/L时，应警惕DVT发生的可能。

## 1978

## 下肢深静脉血栓发生的危险因素有哪些?

静脉血栓形成的三大因素，即血流滞缓、静脉壁损伤、高凝状态。

（1）老年人血管内膜粗糙，产生促凝物质，增加血栓形成概率。

（2）心脑血管病或肿瘤均与血栓形成密切相关。

（3）肥胖者下肢静脉血液回流缓慢，下肢活动和按摩也较困难，易诱发下肢静脉血栓形成。肥胖后的高脂血症和血液黏稠度增加也是血栓形成的因素。

（4）麻醉选择：和全身麻醉相比，硬膜外麻醉可以降低 DVT 总发生率 40%~50%，可能与硬膜外麻醉的交感神经阻滞作用有关，可以增加下肢血流，减轻血流阻滞的不良反应。

（5）患者卧床时间长，下肢活动减少，都易导致下肢血流缓滞。

## 1979

## 如何预防人工关节置换术后下肢深静脉血栓的发生？

美国骨科医师协会（AAOS）推出全髋/全膝患者预防指南，该指南关注的是有症状的肺栓塞（PE）预防，更关注的是权衡抗凝与出血风险利弊。

（1）目前没有临床依据表明下肢深静脉血栓（DVT）与 PE 之间有直接的病理生理相关性，而且也没有证据证明全髋/全膝患者采用强有力抗凝预防能减少总死亡率。

（2）一组 Mata 资料分析显示，1966 ~ 1998 年间 52 篇文献共 10929 病例，使用安慰剂并分别与五个不同预防方案相比较（分别是 LMWH、华法林、低剂量肝素、物理预防和阿司匹林），最终结果没有显示各组之间致命性 PE 和总死亡率有差异。

（3）已被证明一些非药物抗凝措施不仅有良好的预防效果，且副作用小。

（4）与全身麻醉相比，在不使用其他药物预防的情况下，实施区域麻醉可有效降低静脉血栓（VTE）发生率达 40%~50%。

（5）20 世纪 60 年代，关节置换术后致命 PE 发生率高达 2.2%。近 10 年来，报道的术后致命 PE 发生率已降到 0%~0.2%。这是麻醉、手术技术、围手术期处理的进步，以及医务人员对术中、术后血管栓塞性疾病发生机制深入了解，积极有效处理的共同努力结果。正由于目前致命性 PE 发生率已如此之低，常规使用强有力抗凝剂带来增加出血风险是否有必要值得商榷。

（6）更让 AAOS 坚持采用多模式栓塞预防治疗另一个理由是执行美国胸科医师协会（ACCP）指南所带来出血风险负面影响。有文献报道全髋/全膝术后连续使用 10 天的低分子肝素（LMWH），造成 4.7% 再入院率，3.4% 清创、引流术和 5.1% 病人不得不延长住院时间，文献证明伤口血肿、伤口持续的渗液可导致更高的术后感染风险。出于对术后出血和感染的担心，AAOS 更愿意使用副作用更小的方法进行血栓栓塞的预防，况且文献表明，不论使用何种化学药物预防血栓，其最终 PE 发生率相似。

AAOS 推荐采取多模式预防措施，包括使用区域性麻醉，机械性预防，重视术后早期活动以及抗凝药物的使用，并把需要手术病例区分为“标准风险”和“高危风险”。如果术前接受 PE 高风险评估（ⅢB 推荐）和大出血高风险评估（ⅢC 推荐）中 PE 和大出血均为标准风险，可供选择的药物包括阿司匹林、LMWH、戊糖（磺达肝癸钠）以及华法林（预防药物的选择ⅢB 推荐，时间和剂量ⅢC 推荐）。如果 PE 评估为高危风险人群，大出血评估为标准风险，推荐药物可选择低分子肝素（LMWH），戊糖（磺达肝癸钠）以及华法林（预防药物的选择ⅢB 推荐，时间和剂量ⅢC 推荐）。指南推荐出院后鼓励患者增加活动量（VC 推荐），教育患者掌握 DVT/PE 常见症状（ⅤB 推荐）。AAOS 认为该指南既达到有症状的 PE 预防，又可最大限度减少大出血风险，从而获得最佳抗凝效果。

1980

## 预防人工全髋关节置换术后下肢深静脉血栓发生的用药时间应如何确定?

临床研究显示，人工全髋关节置换术后凝血途径激活可达 4 周，术后 VTE 的危险性可持续 3 个月。因此，应延长抗栓预防时间，可使 DVT 降低至少 60%。维生素 K 拮抗剂也能有效预防静脉血栓栓塞，但出血危险较高。人工全髋关节置换术、髋部骨折术后的 DVT 高危患者的预防时间应延长至 28～35 天。

1981

## 如何防治下肢深静脉血栓?

下肢 DVT 是全膝置换术后最常见的并发症之一，发生率可高达 40% 或更高，故应引起临床高度重视。

（1）预防措施

1）与全身麻醉相比，在不使用其他药物预防的情况下，实施区域麻醉可有效降低静脉血栓（VTE）发生率达 40%～50%。

2）一般认为，膝关节置换术后 DVT 发生的高峰在术后 1～4 日，大部分血栓出现在术后 24 小时。术后早期（8 小时后）应用 CPM，被动活动患肢，促进肢体静脉和淋巴回流，减少血液淤滞，可明显减低下肢肿胀，改变血液流变学指标，具有预防深静脉血栓的作用。

3）早期主动踝关节背屈、直腿抬高练习，主动肌肉收缩锻炼，增强“肌泵”作用；足底静脉泵、弹力绷带增加静脉回流压力，有利于下肢深静脉血栓的预防。

4）预防性使用阿司匹林、低分子肝素或利伐沙班，避免使用促凝药物等。

（2）治疗措施

1）在 DVT 病例中，肺栓塞发生虽然较少，但可导致猝死的严重后果，因此有条件时，应考虑安放下腔静脉滤器。

2）患肢抬高、制动，有利减轻下肢水肿。

3）避免剧烈活动，防止血栓脱落。

4）大剂量低分子肝素或抗Ⅹa 凝血因子，控制血栓进一步扩展，同时可加用丹参等活血药物。

5）对血友病患者，应暂停凝血因子补充，小剂量低分子肝素应用，发生出血时，应用新鲜冰冻血浆。

6）D-二聚体是纤维蛋白降解产物，能反映凝血酶原和纤溶酶的活性，如 <0.5mg/L，说明血栓已陈旧，且无新发血栓形成，是进行功能锻炼和下床活动的安全指标。

## 1982

## 什么是 Harris 髋关节评分系统？

目前国内外多采用 Harris 髋关节评分系统。Harris 髋关节评分系统的评分标准是：

Ⅰ疼痛（44 分）

44 分：无痛（不明显）。

40 分：偶然疼痛，活动中出现。

30 分：轻度疼痛，一般活动时疼痛不明显，活动过度后出现，需服一般的镇痛药。

20 分：中度疼痛，能忍受，影响活动，有时须服可待因镇痛。

10 分：疼痛十分明显，并限制活动。

0 分：卧床仍有剧痛，因疼痛被迫卧床，因疼痛跛行。

Ⅱ功能（47 分）

A 步态（33 分）

1. 跛行

11 分：无。

8 分：轻度。

5 分：中度。

0 分：不能行走。

2. 助行器

11 分：无需。

7 分：长途行走时需要手杖。

5 分：行走时需手杖。

3 分：需单拐。

2 分：需双侧手杖。

1 分：双侧腋拐。

0 分：不能行走。

3. 行走距离

11 分：无限制。

8 分：6 个街区。

5 分：2 ~ 3 街区。

2 分：只能在室内活动。

0 分：只能在床上活动。

B 功能性活动（14 分）

1. 上下楼

4 分：正常。

2 分：需要扶手。

1 分：通过其他方式上楼。

0 分：根本不能上楼。

2. 穿脱袜/鞋

4 分：容易。

2 分：有些困难。

0 分：不能完成。

3. 坐

5 分：随便什么椅子，可持续坐 1 小时。

2 分：坐高椅能持续半小时。

0 分：根本不能坐。

4. 乘公交

1 分：能乘坐。

0 分：不能乘坐。

Ⅲ下肢畸形（4 分）

1 分：髋内收 < 10°。

1 分：下肢伸展位髋外旋 < 10°。

1 分：双下肢长度相差 < 3cm。

1 分：髋屈曲挛缩 < 30°。

Ⅳ髋关节活动范围（将各项活动角度数乘相应指数后相加）（5 分）

A 屈曲(0° ~ 45°) × 1.0。

(45° ~ 90°) × 0.6。

(90° ~ 110°) × 0.3。

B 外展(0° ~ 15°) × 0.8。

(15° ~ 20°) × 0.3 > 20°。

C 伸直外旋位（0°~15°）×0.4 >15°。

D 伸直位任何度数内旋。

E 内收（0°~15°）×0.2。

若计算活动范围总分，将上述各项相加后得到的总和乘以 0.05。

评价效果：满分为 100 分。≥90 为优，80~89 较好，70~79 为良，<70 差。

## 1983

## 如何评价 Harris 评分？

（1）Harris 评分系统是目前国际上较通用的髋关节功能评分系统，用于量化评价髋关节在术前和术后的功能状态，并进行统计学处理和比较。以国际统一的标准方式评价临床疗效和进行学术交流。除 Harris 评分系统外，还有一些其他髋关节功能评分系统如：①北京友谊医院评分；②美国特种外科医院（HSS）评分；③Mayo 评分；④Charnley 评分等。但都未像 Harris 评分系统广泛使用。

（2）由于 Harris 评分已成为国际公认的评价 THR 手术效果的主要标准之一。因此在每一患者手术前后都应进行 Harris 评分登记。根据以往的经验，术前的 Harris 评分的正常分值在 35~40 分，术后在 80~85 分。按照原则规定，没有统一评分登记和统计学处理的病例文章不能交流和比较，亦不能发表。

（3）Harris 评分采用正常人 100 分制。从权重看，偏向于疼痛和功能（两项分值 44 + 46 = 90 分），占了重要部分，这样体现和照顾了临床绝大多数的病例。实际上，我国大部分患者是因疼痛而求治，因疼痛拒动而导致功能障碍；因关节破坏导致强直。因此疼痛分低的病例，功能分值一般也不高。但是小部分病例有髋关节骨性强直等情况，则功能分值低，而疼痛都可能有高分值。当然每一种评分系统都不能十全十美，因而才有若干评分系统，但应采用一种相对公正和完善的评分系统。

## 1984

## 人工髋关节置换术后如何从 X 线平片上进行效果评估？

（1）髋臼杯外翻角：臼杯平面与双髋正位片中两侧坐骨下缘或闭孔下缘连线交角应在 30°~50°的安全范围。

（2）髋臼杯前倾角：以耻骨联合为投照中心，包括髂前上棘至股骨中上段，测量臼杯椭圆形金属圈投影的长轴和短轴，然后代入公式计算前倾角 = arcsin（短轴/长轴）。正常值应在 5°~25°的安全区范围。

（3）髋臼杯旋转中心：髋臼杯正常应充分包含于髋臼窝内，臼杯的旋转中心应该与正常侧髋的旋转中心一致。

（4）Kohler 线：骨盆环的髂骨内缘处至闭孔的坐骨体内缘处连成一直线，称为髂坐线。正常髋臼杯位于该线之外，若髋臼杯越过该线向内凸出，则称为髋臼内凸。内凸程度可以由臼杯顶至髂坐线间的垂直距离表示。

（5）要求保留 1～1.5cm 长的股骨距，以维持假体稳定。

（6）股骨头假体的中心应该与大粗隆顶点位于同一水平面上，这样保证双下肢等长。

（7）股骨假体纵轴线应与股骨近端中轴线重合，在前后位和侧位 X 线平片上假体柄远端和近端应该位于髓腔中央。

（8）股骨假体应保持 15°的前倾角。

## 1985

## 人工髋关节翻修术的手术指征有哪些？禁忌证有哪些？

（1）人工髋关节翻修术的手术指征

1）人工髋关节假体无菌性松动，疼痛不能缓解。

2）假体断裂。

3）进行性骨丢失。

4）反复脱位或脱位不能复位。

5）人工髋关节置换术后感染，须行一期或二期手术。

6）假体周围骨折。

（2）人工髋关节翻修术的禁忌证

1）对于年龄较大，具有全身系统疾病，心、脑、肾、肺等重要脏器的功能不能耐受手术患者。

2）无痛性髋关节活动功能的丧失或无痛性肢体不等长应为手术禁忌证。

3）活动性感染为人工髋关节翻修术的相对禁忌证。

## 1986

## 全髋关节置换术的股骨骨缺损的 Paprosky 分型如何划分？

Ⅰ型：股骨干完整，干骺端少量松质骨缺损。

Ⅱ型：股骨干完整，干骺端广泛骨缺损。

ⅢA 型：干骺端严重破坏，失去骨性支撑，但峡部正常皮质剩余 >4cm。

ⅢB 型：干骺端严重破坏，失去骨性支撑，峡部正常皮质剩余 <4cm。

Ⅳ型：干骺端广泛破坏，髓腔扩大，峡部消失。

## 1987

## 全髋关节置换术的髋臼骨缺损的 Paprosky 分型如何划分？

Ⅰ型：指极少量骨量丢失，髋臼承重结构及前后柱完整，髋关节旋转中心无移位。

Ⅱ型：指中等骨量丢失，髋臼上缘及内侧壁骨量丢失而前后柱完整，旋转中心移位 <3cm，髋臼缘不完整而仍能支撑髋臼杯半球结构。

Ⅱa 型：指旋转中心上移 <3cm，髋臼顶部结构完整。

Ⅱb 型：指旋转中心出现上移及内移，髋臼上缘有缺损。

Ⅱc 型：指旋转中心内移，髋臼内侧壁骨缺损。

Ⅲ型：指存在严重骨缺损，同时累及髋臼周围所有承重结构，旋转中心移位 >3cm，并常伴有骨盆不连续。

Ⅲa 型：指中重度骨缺损，累及整个髋臼缘及髋臼后柱，旋转中心向侧上方移位，30%~60% 承重骨骨量丢失。

Ⅲb 型：指重度骨缺损，累及整个髋臼缘及前后柱，旋转中心向内移位，60% 以上承重骨骨量丢失。

## 1988

## 髋臼骨缺损如何翻修？

（1）Paprosky Ⅰ型：适当扩大髋臼植入较大直径生物型髋臼假体。

（2）Paprosky Ⅱ型：髋臼处理及髋臼锉打磨后，只要髋臼前、后柱完整，髋臼宿主骨与髋臼假体接触面积至少 40%~50%，仍然可以选择非骨水泥髋臼假体或 Jumbo 臼杯，建议选择多孔髋臼假体，至少以 3 ~4 枚螺钉辅助固定。

（3）Paprosky Ⅲ型

1）Ⅲa 型：重建髋臼后上方节段性骨缺损，方法包括：同种异体结构植骨、Oblong 臼杯、非骨水泥半球形髋臼结合骨缺损区金属垫块植入或高旋转中心植入髋臼假体。

2）Ⅲb 型：重建修复髋臼内上方节段性骨缺损，重建方法包括：异体结构骨移植、定制型髋臼假体、半球形非骨水泥臼杯结合多孔金属垫块或髋臼加强环。

## 1989

### 股骨骨缺损如何翻修?

Ⅰ型：非骨水泥假体（近端组配式或全涂层假体）。

Ⅱ型：全涂层假体。

ⅢA 型：髓腔直径 <19mm 选用加长全涂层假体，≥19mm 选用组配式锥形柄。

ⅢB 型：选用组配式锥形柄干。

Ⅳ型：同种异体骨与假体相结合，选用骨水泥柄，或打压植骨结合长柄骨水泥假体。

## 1990

### 全髋关节翻修术髋臼骨缺损有哪些重建方法?

对于中度（Paprosky Ⅱ型）髋臼骨缺损，近年来出现了超大号的非水泥臼杯，称之为 Jumbo 臼杯。一般认为臼杯外径达到或超过 66mm（男性）和 62mm（女性）就属于 Jumbo 臼杯。其特点是通过加大磨锉髋臼，利用超大的髋臼假体填充缺损。这样可避免广泛植骨，同时增加假体与宿主骨间的接触面积，旋转中心外移并下移，进一步接近解剖旋转中心。由于其具有手术简化、直接及优良的中期效果等优势，近年来得到许多关节外科医生的认可和应用。当然，Jumbo 臼杯的不利之处也很明显，包括其对恢复骨量的作用有限；另外，其较高的脱位率（较常规臼杯高 12%）可能是由于撞击和软组织松弛造成的。对于长圆形骨缺损不能一味地扩大髋臼来弥补骨缺损，否则将出现不可挽回的骨量损失。

近年组配式髋臼重建逐渐成为新趋势，在髋臼骨缺损中，长椭圆形骨缺损（Paprosky ⅢA 型）是较常见的一种类型。针对这种缺损，Oblong 杯被研发出来，其设计理念是与骨缺损的模式相匹配，并获得较大的宿主骨接触，其在初期曾得到较为广泛的推崇和应用。但是在实际应用中需要去除较多骨质与其相匹配，对于向上移位超过 2cm 以及内壁缺损的病例并不适用，且初期随访 2 ~4 年，机械性松动率为 2%~24%，所以这款假体逐渐被摒弃。但其设计理念被沿袭下来，Kosashvili 等首先提出了将臼杯与垫块组配安装重建缺损的髋臼，即在达到填充缺损、增加与宿主骨接触面积的同时，又简化了手术，提高术中的灵活性，这就是 Cup-cage 重建技术。该技术是随着新型多孔材料及第二代多孔涂层假体的出现而发展起来的，目前主要用在 TM 臼杯和 TM 笼状垫块（cage）的组配，适用于巨大的腔隙性缺损的重建。单纯的 TM 翻修臼杯不能获得充分的初始稳定，将 TM 垫块置于缺损的内壁或上壁区并用骨水泥与翻修臼杯连接组配，为 TM 翻修臼杯提供稳定支撑。这种组配方式应用灵活，垫块的大小、位置和方向可根据髋臼骨缺损的特点进行选择和调整，以达到最佳的匹配和填充。同时组配后成为一体，间接增加了与宿主骨的接触面积，因此实现了牢靠的生物学固定而不仅是单纯的机械固定。当然，该技术虽然初期临床随访显示出了满意的效果，但其远期结果仍有待观察。

对重度节段性髋臼缺损和骨盆连续性中断的重建是人工髋关节翻修术中最复杂、也最具挑战性的工作。普遍接受的方法是应用髋臼加强装置（包括髋臼加强环、抗内陷笼等）结合结构植骨进行重建。其原理是初期通过髋臼加强装置保护结构植骨顺利愈合，避免其塌陷。临床报道平均 7.5 年随访结果，总的存活率为 88%。但单一研究结果差异很大，有报道显示 5 年失败率高达 24%，失败的原因主要是这些髋臼加强装置没有或仅有较弱的骨整合性能，使其疲劳断裂的发生率较高，手术技术的复杂性也是其失败的原因。这些装置的植入在技术上是具有挑战性的，而且需要广泛的暴露髂骨和坐骨，其坐骨神经损伤、脱位的发生率也较高。研发出更高性能且表面有成骨活性的髋臼加强装置以及更加便利的植入辅助设备可能有利于提高假体的存活率。

## 1991

## 对于全髋关节置换术目前有哪些结论性的意见？

（1）THR 是那些由于髋关节疾病造成的髋关节疼痛或功能障碍患者的一种正确选择。

（2）对比其他大部分长期无明显效果的治疗来看，THR 是一种消费 – 疗效比很高的方法（即非常有效的治疗方法）。

（3）围手术期的并发症如感染，深静脉血栓，由于使用预防性抗生素和抗凝药以及早期活动，已被明显减少。

（4）对年龄过大（65 岁以上）骨质疏松症，骨缺陷者以及骨生长功能障碍者，晚期癌症与营养不良者，可采用骨水泥固定技术；对年龄较轻（60 岁以下或预期寿命在 20 年以上），活动度较大，骨生长功能良好的患者，可考虑非骨水泥固定或杂交式固定技术。人工髋关节假体固定方式的选择除取决于假体和疾病本身的特点外，很大程度上还应取决于手术医师的技术水平和对某一假体的熟悉程度。

（5）远期假体失败的主要原因，可能是与微粒物质特别是聚乙烯碎屑引起的生物学炎症变化有关，这些碎屑物质可能是引起假体周围的骨吸收或炎症反应的原因。

（6）在出现松动之后，翻修术是适应证，但翻修术是相当困难的，其远期预后也不如初期 THR。

## （三）人工膝关节

1992

### 什么是下肢解剖轴线、机械轴线和膝关节线？

在正常生理情况下，当人体站立位时，股骨头的中心、膝关节的中心及距小腿关节的中心应处于同一条直线，此直线即为下肢的机械轴线或力学轴线。经股骨干的股骨解剖轴与机械轴在膝关节中心的夹角平均约为6°；胫股角是股骨的解剖轴线与胫骨解剖轴线在膝关节中心形成的向外侧的夹角，此夹角一般平均为174°。正确认识和理解股骨解剖轴线下肢机械轴及角度的意义对于在TKA术中重建正常的下肢对线至关重要。

在病理情况下，由于膝关节的内翻或外翻畸形，正常的胫股角将发生变化，下肢的机械轴将不可能通过膝关节的中心。这是在膝关节置换的术前计划和术中需要通过测量和截骨解决的关键问题。膝关节线的升高或降低将影响到髌骨和滑车的相对位置，导致高位或低位髌骨。因此TKA中，重建关节线的正常高度也是手术的重要环节。另一方面，解剖上胫骨关节线在矢状面上虽有一定的后倾，考虑到半月板因素，事实上胫骨关节面的后倾几乎为零。因此强调膝关节假体胫骨的后倾意义不大。

1993

### 膝关节假体的种类有哪些？

（1）根据膝关节假体的使用部位分为：单髁假体（单间隔假体）、不包括髌股关节置换的全关节假体（双间隔假体）、全关节假体（三间隔假体）。

（2）根据膝关节假体的机械限制程度分为：非限制性假体、部分限制性假体、高限制性假体和全限制性假体（铰链式假体）。

（3）根据膝关节假体的固定方式分为：骨水泥固定型假体和非骨水泥固定型假体。

1994

### 人工全膝关节的发展有哪几个阶段？

（1）人工膝关节的早期探索阶段（1860~1950）。

（2）人工膝关节的形成阶段（1950~1970）：该期间膝关节假体的发展主要表现在两方

面，一是铰链式膝假体，最为主要，另一方面是非铰链式几何型假体，受当时条件所限，发展相对落后。

（3）现代人工膝关节的发展阶段（1971 年以后）：这是人工膝关节发展的黄金时期。研究注意力更多地从限制型膝假体转移到非限制型膝假体。

## 1995

### 常用的全膝关节的假体材料是什么?

钴合金（Co-Cr-Mo）和钛合金（Ti6AL4V）是目前人工膝关节中常用的两种金属材料。钴合金和超高分子聚乙烯组成的假体仍是膝关节材料的“金标准”。

## 1996

### 全膝关节假体的固定方式有哪些，如何选择?

全膝关节置换术的固定方法：主要分骨水泥固定型和非骨水泥固定型两类假体。骨水泥本身并不是人工关节置换术的薄弱环节，而使用方法不当才是问题的关键。但事实上，骨水泥本身确实也存在一些缺陷，如骨水泥碎屑与假体松动的关系现已得到证实。而非骨水泥固定型假体的设计思想是通过紧压配合和骨组织长入假体多孔层达到生物固定的效果。

目前的观点为：大多数患者可选用骨水泥固定型假体；年纪轻、骨质较好的患者可选用非骨水泥固定型假体；经济不足者尽量多选用骨水泥固定型假体，即使已有非骨水泥固定型假体，欧美多数人仍然采用骨水泥固定。

## 1997

### 人工膝关节的手术适应证应如何选择?

（1）根据关节疼痛和功能障碍的严重程度和期限，适合置换人工膝关节者应是：①膝关节的晚期病变；②患者患膝的疼痛和功能障碍的期限一年以上；③经各种非手术治疗无效半年以上；④X 线片表现为晚期病变。

（2）同时还应有以下几个条件：①患者对人工关节置换术的要求迫切，即发自内心要求手术，而不是勉强接受；②既往各种治疗方法无效，包括有规律的服用非甾体抗炎药物 3 个月以上，经局部休息和理疗措施效果不明显；③能够理解并配合术后康复训练，如果患者的服从性很差，不能在手术后配合康复训练，或虽然病变很严重，但是预期手术后仍然不能行走的患者，均不适用于接受人工关节置换术。

## 1998

### 限制性假体的缺点及适应证是什么?

由于术后膝关节只限于单一平面活动，极易引起假体－骨水泥－骨组织界面间应力异常集中，故中－远期假体松动、感染等并发症发生率很高。现已极少用于初次膝关节置换的病人，仅适用于再次人工膝关节置换术或骨肿瘤切除重建术，以及有严重骨质缺损，膝周软组织破坏、关节稳定差等病例。

## 1999

### 半限制性假体的分类及适应证是什么?

临床上经常用的主要有三类，不保留交叉韧带后方稳定型；侧副韧带稳定型；保留后交叉韧带型。适用于绝大部分膝关节畸形，关节不稳的患者，尤其是初次置换的患者。

## 2000

### 带半月板假体有什么优点?

（1）少限制性高活动范围：膝关节活动时能前后移动及旋转，半月板装置可保持胫骨假体面间的楔形填充，同时又能有一定的活动限度（稳定性）。

（2）低接触应力：股骨、胫骨假体间接触面积增大，单位面积的负荷下降，后期假体磨损、假体松动、断裂大为减少。因此带半月板型假体既有正常膝关节的活动功能，又具有很强的关节稳定性，更符合膝关节的复杂的运动生物力学特点，从理论上来说，可获得很好的术后疗效。

## 2001

### 非限制性假体应用的优缺点有哪些?其适应证如何选择?

（1）非限制性假体应用的优缺点：非限制性假体以保留后交叉韧带（CR）假体为代表，保留的后交叉韧带维持了假体植入后的后方稳定性，因而允许胫股关节面趋向于高曲率的低限制设计而获得更大的关节活动度。但由于股骨髁部件与胫骨关节面的接触面变小，易发生磨损，后交叉韧带的保留还可能使屈曲挛缩畸形难以纠正。此类假体的设计中较多地考虑到关节的活动度，而使假体本身具有较少的机械制约，其稳定性更多地依赖于膝关节周围韧带结构的完整和软组织平衡。

（2）适应证的选择：对于年轻、关节稳定结构完好的患者可选择此类假体，可望获得更大的关节活动度。但保留的后交叉韧带在膝关节活动过程中可能与假体产生生物力学紊乱，尤其在屈曲挛缩畸形和后交叉韧带紧张的病例中。因此，CR 假体的应用呈渐进减少趋势。

## 2002

### 部分限制性假体应用的优缺点有哪些？

部分限制性假体以后稳定型（PS）或称后交叉韧带替代型（CS）假体为代表，介于非限制性和高限制性之间。它通过胫骨垫中央的凸起和相应的股骨髁间凹槽接合替代后交叉韧带的功能。其适应证广，对于后交叉韧带功能不全或因膝关节屈曲挛缩无法保留后交叉韧带的患者无疑是最好的选择。其缺点是比 CR 假体更多的截骨量，过屈时股骨髁与胫骨假体后缘可能的撞击而使关节活动度减小。

## 2003

### 高限制性假体应用的优缺点有哪些？其适应证如何选择？

高限制性假体以 CCK 假体为代表，主要是针对膝关节不稳定采用更高大的胫骨凸和更匹配的股骨髁凹槽设计，以获得侧向和后方的稳定性。主要用于：①侧副韧带功能不全、伴有较大骨缺损或严重畸形的初次病例；②非限制性或部分限制性假体初次置换失败后的翻修手术。

## 2004

### 人工膝关节置换允许的误差是多少？

人工膝关节置换术所允许的误差很小，髋关节假体 5°、10°甚至 20°的误差，对疗效的影响仍在允许范围之内，但是膝关节手术 5°的误差已很不可靠，10°的误差其结果往往是毁灭性的。

## 2005

### 髌骨置换（全髁膝关节）的利弊及目前的趋势如何？

优点：缓解膝前疼痛，减少脱位和伸膝装置的断裂，改善登楼能力。

弊端：术后存在假体松动、磨损、髌骨床骨折等问题，这些并发症已成为目前人工膝关节翻修术的主要原因之一。尽管如此，人工关节置换术中同时进行髌骨置换的观点已越来越多地为广大矫形外科医师所接受。

## 2006

### 髌骨置换的适应证及禁忌证是什么？

所有类风湿关节炎、髌骨有囊性变、髌骨硬化、髌股关节运动轨迹异常等，活动量小、预期寿命短的老年人在 TKR 中更可常规进行髌骨置换。髌骨置换术的唯一禁忌证是髌骨的严重缺损，残存骨组织无法提供足够强度的髌骨假体固定。

## 2007

### 髌骨假体安装时应注意哪些问题？

髌骨假体安装时要注意：假体的位置宁内勿外；假体的直径在相差不大时宁小勿大；强调髌骨置换后总厚度不应超过原厚度，若超过虽能增加膝关节的前后稳定性，但增加了股四头肌的力矩、影响膝关节的屈曲，易发生半脱位或髌腱断裂，故宁薄勿厚。

## 2008

### 膝关节置换的术前实验室检查包括哪些？

（1）实验室常规检查，关注血常规、血糖、血沉、C 反应蛋白等，重点排除全身及局部潜在的感染，为术后随访提供参照。

（2）双下肢深静脉彩超，排除深静脉血栓。

（3）明显肿胀、积液的膝关节，可考虑关节穿刺、关节液的常规和细菌学检查。

## 2009

### 膝关节置换的术前影像学检查应注意什么？

膝关节的X线检查应包括膝关节正、侧位相，髌骨30°～45°轴位相，站立位双下肢全长正位相，它们不仅是一般性的诊断资料，更重要的是评估下肢对线、关节软骨情况、髌－股匹配的测量等，具有重要意义。被用于髓内定位，用模板测量假体大小及对骨缺损做出术前评估等。同时，还必须对双下肢，如髋、膝、踝及双足功能及结构破坏情况，作出正确的评估

一个严重膝关节内、外翻畸形和髋关节强直的患者，先行膝关节置换，不仅操作困难，也容易因力线对位不正确，引起置换关节的异常受力，造成松动而失败。

## 2010

### 膝关节物理检查内容有哪些？

（1）一般检查：通过望、触、动、量等常规手段对膝关节的外形，查看：有无内外翻和（或）屈曲挛缩，肿胀或关节积液、皮温、肌肉萎缩、触压痛、股四头肌与腘绳肌肌力、关节活动度、肢体对线等作出初步评估。

（2）韧带功能检查：抽屉试验和Lanchman试验是交叉韧带功能的最重要检查，利用KT-1000或2000等专用测量工具精确评估关节的松动情况；侧方应力试验是侧副韧带功能的主要检查手段。通过韧带功能检测，分析膝关节不稳的类型，为假体选择提供依据。

（3）膝关节测量：①下肢的对线、股四头肌的力线与髌腱纵轴线之间的外翻角度（Q角）；②关节活动度（range of motion，ROM）；③髌上10cm和（或）髌下10cm肢体周径；④髌骨位置及其内外侧活动度。左右膝关节测量值的差异具有临床意义。

## 2011

### 全膝置换术前膝关节的评估内容有哪些？

（1）术前精确的评估，通过系统全面的病史回顾及检查了解患膝存在的骨性畸形和软组织的功能状态，明确：MCL、LCL及PCL是否完好，伸膝装置是否完好，术中所用假体的大小及假体的限制程度等，从而制定完善的手术方案，包括手术入路、软组织松解方法、能否达到精确的软组织平衡以及假体的大小、限制类型的选择等。术中软组织平衡的程度与假

体的限制性密切相关。

（2）关节的稳定性依赖于关节面的几何形状、关节面的固有限制性、关节囊、韧带以及周围的肌肉组织。总体而言，关节面越平，关节的固有限制性越小，关节的稳定性越依赖于周围的软组织及其平衡。因此，良好的软组织平衡对术后膝关节稳定性的获得非常重要。

（3）依靠假体限制性所提供的稳定属机械性稳定，而下肢力线的重建及软组织的平衡所提供的稳定属生物性稳定。显然从功能及远期效果而言，后者是人们所期望的。同时，为了减少松动率，假体的设计趋势为限制性越来越小，而低限制型假体的稳定更依赖于精确的软组织平衡。

## 2012

## HSS膝关节评分标准是什么？

HSS膝关节评分（表25-1）即纽约特种外科医院（Hospital for Special Surgery Knee Score，HSS）膝关节评分，参见下表，分为术前、术后，左、右或双侧肢体。

**表25-1　HSS膝关节评分标准**

| 疼　痛 | 得　分 | 肌　力 | 得　分 |
|---|---|---|---|
| 任何时候均无疼痛 | □ 30 | 优，完全能对抗阻力 | □ 10 |
| 行走时无疼痛 | □ 15 | 良，能部分对抗阻力 | □ 8 |
| 行走时轻微疼痛 | □ 10 | 中，能带动关节活动 | □ 4 |
| 行走时中度疼痛 | □ 5 | 屈曲畸形 | □ 0 |
| 行走时严重疼痛 | □ 0 | 无畸形 | □ 10 |
| 休息时无疼痛 | □ 15 | 小于5° | □ 8 |
| 休息时轻微疼痛 | □ 10 | 5°～10° | □ 4 |
| 休息时中度疼痛 | □ 5 | 大于10° | □ 0 |
| 休息是严重疼痛 | □ 0 | 稳定性功能正常 | □ 10 |
| 行走、站立无疼痛 | □ 12 | 轻微不稳，<5° | □ 8 |
| 行走2500～5000m | □ 10 | 中度不稳，5°～15° | □ 5 |
| 行走500～2500m | □ 8 | 严重不稳，>15° | □ 0 |
| 行走<500m | □ 4 | | |
| 不能行走 | □ 0 | | |

续表

| 疼　痛 | 得　分 | 肌　力 | 得　分 |
|---|---|---|---|
| | | **减分项目** | |
| 能上楼梯 | □　5 | 单手杖 | □　-1 |
| 能上楼梯，但需支具 | □　2 | 单拐杖 | □　-2 |
| 屋内行走，无需支具 | □　5 | 双拐杖 | □　-3 |
| 屋内行走，需要支具 | □　2 | | |
| 活动度（伸°～屈°） | | 伸直滞缺 5° | □　-2 |
| 每 8°得 1 分，最高 18 分 | □ | 伸直滞缺 10° | □　-3 |
| | | 内翻角_°（每 5°扣 1 分） | □ |
| | | 外翻角_°（每 5°扣 1 分） | □ |
| | | | 总计得分：_ |

## 2013 膝关节置换的基本要求是什么？

（1）精确的假体对线：根据术前和术中测量，准确地使用配套的导向器进行精确的对线和截骨，重建正确的下肢对线，包括力线和关节线。

（2）良好的软组织平衡：通过骨赘清除和软组织松解获得软组织在伸屈状态下的平衡，纠正内外翻和/或屈曲畸形。

（3）相同的屈曲和伸直位间隙：通过术中测试确认内外翻应力下稳定，伸直位和屈曲位关节间隙相等，必要时调整截骨。

（4）合适的假体型号：术前测量时，应兼顾股骨正侧位相要求，型号偏小，易在屈膝时发生松动，并产生凹痕；型号偏大，造成屈膝紧张，加大股四头肌的滑动范围。胫骨假体要求获得最满意的覆盖率。

（5）良好的髌骨滑行轨迹：通过试模测量，“No Thumb”试验确认髌骨－股骨滑车的滑行轨迹，必要时通过支持带松解，建立正确的滑行轨迹。

（6）可靠固定：均匀全面涂布骨水泥，避免骨水泥过厚或不均造成假体安装误差。保证建立全面的骨－骨水泥－假体交锁来实现可靠固定。

（7）一个良好的 TKA 要做到：①下肢在 3 个平面上力线准确；②膝关节屈曲和伸直时

韧带张力均衡；③关节线正常；④髌骨居中且高度正常；⑤膝关节活动度满意。因此，处理膝内翻时需要一并考虑截骨方向、保留 PCL 的可能性和 MCL 松解的问题。术中获得精确软组织平衡的关键在于屈膝间隙和伸膝间隙的平衡。关节的稳定性和活动度之间应适度协调以达到最佳状态，略松的关节其功能评分要优于过紧的关节。

## 2014 膝关节置换的技术要点有哪些？

（1）入路：①最常用的是 Insall 膝关节前正中入路，在髌骨上极 5 ~ 10cm 处经髌骨前方向胫骨结节内侧缘作长为 15 ~ 20cm 的纵行皮肤切口；经髌骨内侧缘作关节囊的前内侧切口，止于胫骨结节内侧缘 1.0cm 处；屈膝将髌骨向外侧脱位；切除前后交叉韧带和半月板。②由于 Insall 入路损害伸膝装置—髌上囊，影响术后康复，目前多主张尽可能采用髌旁内侧入路，也可以经股内侧肌下或经股内侧肌中间入路。

（2）内翻畸形矫正：内翻畸形是骨关节病患者最常见的畸形。术中首先通过彻底切除胫骨和股骨内髁缘的骨赘；再根据需要在胫骨内侧剥离和松解内侧副韧带以及“鹅足”结构获得内外侧平衡，通过剥离范围调整松解的程度；紧缩外侧副韧带或切断内侧副韧带有害无益。内翻畸形往往伴有胫骨内侧髁的缺损，少量的骨缺损可通过截骨调整获得平衡；大量骨缺损则需要通过植骨或使用垫片纠正。当病变膝关节存在内外翻畸形和（或）屈曲挛缩时，必须尽可能矫正畸形，通过相应的内侧、外侧松解和（或）后方关节囊松解达到软组织和韧带的张力平衡。

（3）外翻畸形矫正：外翻畸形较少见，但处理方法较内翻畸形复杂。采取外侧结构松解，主要在股骨外髁一侧完成。根据外侧挛缩的程度，松解外侧关节囊，松解和切断髂胫束附着点，松解外侧支持带和外侧副韧带，必要时松解或切断腘斜肌腱等，获得内外侧平衡，但尽可能保留外侧副韧带，维持外侧稳定性。注意保护腓总神经。

（4）屈曲挛缩畸形矫正：屈曲挛缩畸形常见于类风湿关节炎晚期和重度骨性关节炎。轻度屈曲挛缩畸形，可通过对股骨后髁及胫骨后缘的后方关节囊松解纠正，而重度的屈曲挛缩必须进行彻底的后方软组织松解和较多的股骨远端截骨加以矫正。包括松解或切除后交叉韧带，广泛松解后关节囊、松解腓肠肌腱等步骤。后方松解多在截骨完成后进行，保证良好清晰地显露。

（5）膝反屈畸形处理：严格意义上，膝反屈是膝关节置换的禁忌证，常出现在小儿脊髓灰质炎后遗症患者，多由于股四头肌肌力减弱而导致的畸形。必须进行膝关节置换的病例，可加用金属垫维持较高紧张度，从而保持关节的稳定，必要时使用铰链式假体。

## 2015 如何认识固定平台型假体和活动平台型假体的优缺点?

（1）固定平台型假体 TKA 术后 10～15 年的假体存活率为 95%。其远期失败的主要原因是聚乙烯平台的磨损和假体的松动。活动平台型假体的设计是通过增加假体关节面间的活动匹配，允许聚乙烯垫在胫骨假体上移动，以减少聚乙烯垫上下表面及骨－假体界面的应力，进而达到减少磨损的目的。

（2）实验室研究表明活动平台型假体比固定平台型假体具有潜在的优势，与固定平台型假体相比，移动平台型假体可降低聚乙烯垫的线性磨损率；在静态和动态情况下，固定平台和活动平台假体全膝关节置换术术后的有限元分析表明，移动平台型假体在各种实验运动方式中，其聚乙烯平台的应力均较小；在模拟的扭转应力和假体位置旋转不良的情况中，活动平台型假体的接触应力分布和峰值均比固定平台型假体的小。

（3）虽然在实验室研究中活动平台型假体在耐磨损和关节运动学方面优于固定平台型假体，但是在临床研究中，并没有发现明显的优势。两种假体 TKA 术后在膝关节评分、假体存活率和患者主观感受方面无差异。

（4）聚乙烯平台脱位是导致活动平台假体 TKA 失败的一个不利因素。活动平台假体半脱位和脱位的危险是一个值得关心的问题，也是其 TKA 术后早期翻修的原因之一。虽然活动平台假体在理论上存在优势，但其临床论证有待于长期观察。

## 2016 全膝置换术中如何建立伸屈膝间隙的平衡?

伸屈膝间隙的平衡可通过对挛缩软组织的松解而实现，而软组织松解的程度应逐步增加。伸膝间隙在经过恢复解剖轴线的股骨远端和胫骨近端截骨后，继而对紧张侧的韧带逐步松解直至伸膝间隙为矩形。

伸屈膝间隙的平衡可通过不同的方法实现。胫骨近端截骨平面的调整对伸屈间隙均有影响，股骨远端截骨平面的调整仅对伸膝间隙产生影响，而股骨后方截骨平面的调整仅对屈膝间隙产生影响。术中伸屈膝关节，测量伸直和屈曲位的关节间隙，评估软组织平衡情况。若膝关节能完全伸直，且伸直和屈曲间隙相同，或屈曲间隙大于伸直间隙 <4mm，说明软组织已达到良好平衡，可按常规技术进行胫骨、股骨截骨。若膝关节能完全伸直，但膝关节屈曲间隙超过伸直间隙 4～6mm，说明接近软组织平衡，可按常规平面进行胫骨截骨，但股骨远端需较常规多截骨 2～4mm。若膝关节残留屈曲挛缩在 10°以内，且屈曲间隙大于伸直间隙

6mm 以上，提示软组织未能达到平衡，此时可在胫骨侧少截骨 2mm，而在股骨侧多截骨 4mm，以获得最佳伸屈平衡，此类患者术后可能遗留少量膝关节屈曲挛缩。

## 2017

## 膝关节置换术后前膝痛常见原因有哪些？

（1）常见的软组织病变：如髌周肌腱炎、滑囊炎、滑膜皱襞综合征、切口瘢痕内的神经瘤等。

（2）髌骨自身位置可以异常地出现在伸肌装置的高位或低位，使其滑动轨迹异常，易于发生半脱位、撞击或复发性脱位；TKA 手术时力线的改变可能更加剧这一问题。

（3）髌骨撞击综合征：痛性撞击发生在从屈曲位伸直时；在股四头肌腱与髌骨上极的连接部，发现明显突出的纤维结节。这种纤维结节发病原因可能与下列因素有关：股骨髁假体半径曲率的大幅度变化，股骨假体太大不匹配，或位于股骨假体前缘的股四头肌腱受到激惹。X 线可以显示位于髌骨表面近端的髌骨假体的异常安置。外科去除纤维结节可缓解疼痛，但髌骨的翻修可能是必要的。

（4）后交叉韧带功能丧失，胫骨平台相对于股骨髁的后移增加，也可以导致膝关节不稳的症状和前膝痛。

（5）髌骨的应力骨折、创伤或骨坏死也可能成为前膝痛的病因。

（6）假体部件内在旋转不良、髌股关节间隙过紧、胫骨假体和股骨假体型号不匹配等。

（7）植入物过分悬突导致软组织受侵，如腘肌腱交锁卡压等。

（8）无菌性假体松动、灾难性失用和感染也一定要考虑。

（9）远离膝关节的病理因素如髋部病变、腰椎的放射痛也可以引起类似的前膝痛，需要注意鉴别。

（10）同时要排除血管异常如缺血、血管畸形、动脉瘤，尤其是有此类疾病的患者或高危人群。

## 2018

## 人工全膝关节置换术的术中失误及早期并发症可能有哪些？

翁习生等曾分析了 423 例全膝关节置换术（TKA）术中失误及术后早期并发症的原因。由手术中失误，或出现术后早期并发症，发生率为 4.02%。术中失误包括股骨髁劈裂骨折 1 例，股骨干穿孔 2 例，胫骨上端穿孔 2 例，截骨不当 5 例，髌骨穿孔 1 例。术后早期并发症包括术后早期感染 1 例，深静脉血栓 3 例，膝关节强直 2 例。

他们认为，TKA 术中失误的原因在于配套器械使用不熟练；对膝关节变形的认识不足；综合外科技术不全面等。而感染则涉及多个环节。他们认为，合理使用抗凝药物，正确进行术后康复训练，对预防深静脉血栓和获得满意的膝关节功能十分重要。

## 2019 膝关节置换后的常见并发症有哪些？

（1）感染：虽然近年来发生率渐进下降，已低于 1%，虽然不是导致手术失败的主要原因，但无论是早期或迟发感染依然是最重要和最具威胁的并发症之一。

（2）切口问题：TKA 术后切口问题为 4%~18%，主要表现为部分切口愈合不良、皮下脂肪液化、渗出、皮缘坏死等，而皮瓣坏死可以发生在切口的所有部位，尤以髌骨、髌腱及胫骨结节表面为多，因张力影响，处理也较为困难，常需要采用内侧腓肠肌皮瓣转移手术修复。

（3）深静脉血栓（DVT）和肺栓塞：DVT 在 TKA 手术病例中的发生率可高达 40%；而肺栓塞虽然较少，但可导致猝死的严重后果。

（4）腓总神经损伤：发生原因多为纠正外翻和屈曲畸形时的误伤或牵拉伤，发生率为 1%~5%。因而在外侧松解时，应尽可能显露腓总神经并妥善保护；术后防止敷料包扎过紧或石膏压迫。一旦出现症状，及时放松敷料，屈曲膝关节，适当使用神经营养药物。

（5）骨折和髌韧带撕脱：主要发生在骨质条件较差或手术操作不当时，可造成胫骨、股骨及髌骨骨折。术中应尽可能多的保留骨质，避免暴力操作；进行髌骨置换时，确保髌骨有足够的厚度。

（6）髌骨并发症：常见髌骨脱位与半脱位、髌骨弹响、髌骨骨折、髌骨假体磨损和松动。股骨假体的适度外旋、髌骨假体偏外侧放置、必要的髌外侧支持带松解，对恢复髌－股轨迹、防止脱位是有益的。

（7）聚乙烯部件的磨损：尽管全膝假体与髋关节假体的聚乙烯材质相同，但胫骨聚乙烯部件的磨损更为显著，可能与胫股间隙内更易蓄积骨水泥和聚乙烯磨屑，以及膝关节更多的载荷有关。目前的全膝假体多由金属托和聚乙烯两部分组成，其优点是利用金属和骨界面的应力，减少聚乙烯的变形；必要时可单纯更换聚乙烯垫；但聚乙烯的厚度相对减少。因此，手术中彻底清除各种碎屑，选用稍厚的胫骨垫（10mm 左右），可相对延长磨损的时间。同时，胫骨－股骨关节面的匹配度也是影响聚乙烯磨损的重要因素。

（8）假体松动：与全髋置换术一样，假体松动也是目前困扰膝关节置换的最重要因素，是影响假体寿命的主要原因。TKA 中，胫骨假体的松动远较股骨侧为多。假体设计与安装、力线的重建、膝关节复杂的运动模式对假体的机械与生物力学影响，是导致假体松动的主要因素；假体安装的不平衡、对线错误导致不正常的负重应力；聚乙烯磨损与骨水泥断裂、胫骨近端的骨质疏松也是导致松动的重要因素。

(9) 关节不稳：可因患者的韧带功能和肌力缺陷、软组织平衡不当、假体安装失误，以及假体选择不当有关。术前认真评价关节的稳定度，选择合适的假体，术中尽可能保留关节的稳定结构，保持软组织平衡，精确安装假体，并通过合适厚度的胫骨垫片维持膝关节的稳定与活动度的平衡，是预防术后关节不稳的主要环节。

(10) 假体周围骨折：主要发生在股骨髁上，TKA 术后的发生率为 0.3%~2.0%。危险因素主要包括：股骨髁前方截骨不当，骨皮质缺损；骨质疏松；类风湿关节炎激素应用；女性病例、翻修及神经源性疾患。如术中发生股骨髁截骨切迹，应考虑使用带柄股骨假体。

## 2020

## 膝关节置换术后感染如何分类?

感染是人工膝关节置换术后“灾难性”的并发症。随着 TKA 技术的完善，其发生率由早期的 1%~23% 降至目前的 1%~2%。

(1) 根据累及的范围，将 TKA 术后感染分为浅层感染（未累及关节囊内）和深部感染(累及关节囊内)。

(2) 根据起病及病程，分为急性（早期）感染和慢性（迟发）感染。

## 2021

## 膝关节置换术后感染的危险因素有哪些?

(1) TKA 术前因素：①既往膝部手术史造成的瘢痕，影响局部血供，增加手术难度，延长手术时间；②糖尿病等基础疾病控制不良；③类风湿关节炎、银屑病等应用激素或免疫抑制剂治疗；④合并慢性泌尿道感染，如前列腺炎、附件炎等；⑤患者高龄，体质差，营养不良等。

(2) 围手术期因素：①手术区备皮可造成多处擦伤致金黄色葡萄球菌繁殖；②黏附性塑料手术贴膜作用不确定，常居共生菌消毒后 3 ~ 4 小时会逐渐再现于手术野皮肤区；③部分表皮葡萄球菌和金葡菌对标准预防性抗生素耐药；④手术环境：空气中的带菌率、手术室人员数、周围人员移动情况；⑤术前驱血造成的低氧状态降低机体对微生物的抵抗力，同时也去除了未被组织摄取的预防性抗生素；⑥外侧副韧带松解、髌下脂肪垫切除等，可引起髌骨及周围软组织血供障碍；⑦假体因素：假体产生的磨屑可抑制巨噬细胞的吞噬能力，假体金属离子渗到周围组织可刺激细菌代谢，骨水泥单体漏出对宿主细胞包括淋巴细胞产生毒性作用；⑧电刀操作以及骨水泥的聚合热造成骨和软组织坏死等。

（3）术后因素：①功能锻炼不当，早期过度屈曲负荷，造成切口氧分压降低，皮瓣坏死；②远隔部位皮肤、尿道、口腔黏膜感染；③牙科手术可造成长达 30 分钟的暂时性菌血症；④关节不稳、假体松动增加大量磨屑；⑤糖尿病控制不良、糖皮质激素或免疫抑制剂应用等。

## 2022 如何早期诊断 TKA 术后深部感染？

（1）首先高度重视具易感因素的患者，特别对 TKA 术后即有膝关节胀痛的患者应引起重视；术后长期慢性疼痛者，应高度怀疑感染。

（2）详细询问病史：多数患者发病后先有身体不适感，然后出现全身乏力，多个关节或肌肉酸痛，有时伴有午后低热，慢性感染急性发作时伴全身高热。局部表现：①急性感染可出现膝关节疼痛、肿胀、僵硬、切口处渗液，慢性感染形成窦道者，诊断较容易；②亚急性，低毒力细菌或隐匿性感染，常仅表现为膝关节疼痛，以负重时更多见。

（3）血液学检查：①血常规，TKA 感染者仅 16% 出现白细胞计数升高，绝大多数患者正常；②在正常情况下，C 反应蛋白应在术后 2 周内恢复正常，血沉一般在术后 3～6 个月降至正常，但 75% 的感染患者，ESR 长期升高，再次手术成功或感染控制后，又可在 3 个月内恢复正常，因此，ESR、CRP 是诊断深部感染的一个重要指标，术后若发现 CRP 高于正常超过 1 个月和（或）ESR 增快持续 3 个月，就应考虑感染的存在。

（4）细菌学检查：关节抽吸液检查是诊断 TKA 术后深部感染和指导抗生素选择的最有效手段；抽吸时应注意无菌操作，避免使用局麻药，因为含利多卡因的保存剂对很多微生物有杀菌作用。经皮进针到假体后抽吸液体，当不能抽到液体时，可注入 2～3ml 林格溶液，再进行抽吸，涂片检查或培养。关节液检查包括：细胞计数，葡萄糖含量，蛋白质含量，微生物检查。如果关节液中白细胞计数增多，而糖含量低于血糖，则提示感染。关节液培养阴性并不能排除感染，因为患者入院前可能已经被给予抗生素治疗。通常情况下细菌的培养时间是 3～5 日，细菌浓度低、培养时间短时，假阴性率增高。

（5）X 线检查：①在感染的早期，X 线平片往往无异常或仅为无特异性的软组织或膝关节肿胀；②晚期可见骨－骨水泥界面的破坏，假体与骨水泥之间有一透光带，其宽度在 2mm 或宽度进行性增大，表明假性松动（须鉴别感染性还是机械性松动）；③感染性骨破坏，表现为局限性溶骨，此后播散到整个假体周围，并有骨膜反应；④多发性放射性密度降低等征象。

（6）放射性核素扫描：骨扫描可明显提高 TKA 后感染诊断的准确性。可及早地发现骨感染病灶，甚至可早在急性血源性骨髓炎发病 24 小时内就有阳性表现，较普通的 X 线平片可提早 2～3 周。

（7）组织学检查：冷冻切片是感染的可靠预测方法，应该在组织活检时完成。每高倍视野大于10个中性粒细胞，则考虑感染；如果中性粒细胞少于5个/HP，则很可能不是感染，如果中性粒细胞在5~10个/高倍视野，则须行其他检查加以鉴别。术中冷冻切片对诊断感染具有实用性和可靠性，有助于亚急性或隐匿性感染的诊断，感染者多表现为急慢性炎症反应，而非感染者多表现为纤维化、异物反应或慢性炎症反应。

## 2023 TKA术后深部感染的治疗措施有哪些？

（1）TKA术后感染的治疗目标为：消灭感染，使膝关节达到无痛、恢复关节功能。

（2）抗生素应用：在确诊感染后，应通过引流液、关节穿刺液或感染伤口局部分泌物细菌培养的药敏试验结果有针对性的选用抗生素，通常与手术配合使用。由于单独应用抗生素治疗TKA术后感染疗效有限，有资料表明其感染清除率仅为27%，且长期应用可引起细菌的耐药性增强和菌群失调；多数患者仅表现为关节肿胀缓解，分泌物减少；无限期延缓手术干预常导致严重的骨丢失。因此，单独应用仅限于致病菌毒力差且对多种抗生素敏感、其他部位无关节移植（以防引起血源性播散）、假体无松动者，或不能耐受手术、寿命有限者。

（3）清创，保留假体：仅对骨和软组织清创，彻底清除滑膜，保留假体和骨水泥。适用于感染早期、低毒性感染、未出现骨感染迹象、假体无松动者。切开清创早期感染控制率约为60%，迟发性血源感染控制率为71%。术中彻底清理关节内炎性肉芽组织、滑膜，去除聚乙烯衬垫，进一步仔细清理，清理完毕后关节腔内置入新洁尔灭或稀释后的碘伏液浸泡3分钟，生理盐水冲洗干净后，必须置换新的聚乙烯衬垫，放置冲洗及引流管，缝合切口。术后对流冲洗6~8周。目前认为局部无红肿、细菌培养阴性、血沉或C反应蛋白正常为停止冲洗引流的指征。

（4）一期假体再植术：适用于亚急性或慢性感染、伸膝装置完整、微生物对抗生素敏感、骨储备良好、临床及X线检查假体有松动表现但不能耐受多次手术者。去除假体，清除所有骨水泥后，清除炎性肉芽组织、滑膜、坏死的骨组织，置换新的假体，使用含抗生素骨水泥固定。丢失的骨组织可使用自体或异体骨移植。术后静脉抗生素持续应用不少于6周。但该法很难彻底清除感染隐患且使用抗生素骨水泥时，为防止骨水泥牢固性下降，不能应用足量的抗生素，感染清除率仅为77%。

（5）二期假体再植术：适用于亚急性或慢性感染、伸膝装置完整、无皮肤窦道、骨储备好、病原菌对抗生素敏感、临床及X线检查假体有松动表现、可耐受多次手术者，是治疗TKA术后深部感染的标准途径。其感染清除率90%以上。手术通常分3个步骤进行：①去除假体和骨水泥，关节内彻底清创，关节内放置抗生素骨水泥“假体”垫旷置，闭合关节腔；②Ⅰ期清创术后给予敏感抗生素静脉点滴，持续时间不少于3周；③当感染消退，局部软组织条件许可即可植入新的假体，新假体应以抗生素骨水泥固定，对于骨缺损应以抗生素浸泡的自体或异体骨植骨。

（6）关节融合术：①活动负荷大，功能要求高；②单侧膝关节病；③患者年轻；④缺乏伸肌功能；⑤缺少软组织覆盖又不能作重建覆盖手术；⑥免疫功能损害；⑦高毒力致病菌感染。对这部分病例行切开关节置换术，其术后膝关节功能改善均较差，故可考虑行关节融合术，它可成功消除感染，使膝关节达到无痛状态，但关节功能将丧失。固定方式中以髓内针技术成功率最好，为 82%，其次是双臂外固定架，成功率为 66%。

（7）截肢：适用于经抗生素长期治疗、反复清创后感染仍持续存在或发生败血症危及生命以及皮肤癌变的病例。该法作为补救措施，在其他方法无效或禁忌者才被迫采用。

总之，TKA 术后出现感染无论对医生还是患者来说都是灾难性的，给患者带来巨大的生理、心理痛苦和经济负担。

## 2024

## TKA 术后深部感染非手术治疗失败的主要原因是什么？

TKA 术后深部感染涉及人工关节，所以它不同于一般的外科感染。导致人工膝关节术后感染的细菌主要是通过糖蛋白、纤毛的黏附力黏附于金属以及骨水泥的表面，有的细菌（特别是表皮葡萄球菌）可以产生多糖－蛋白质复合物或者黏多糖黏液，从而躲避抗生素和机体免疫系统的的作用，提高细菌的毒力和耐药性，因此在假体上生长的细菌要比一般细菌对抗生素的抵抗能力强得多，这是单纯采用非手术治疗难以彻底根除假体周围感染的主要原因。在这种情况下，假体实际上是一种异物，假体不取出，全身性的抗生素治疗难以奏效。所以，仅应用抗生素处理全膝置换术后感染的方法已被多数医生们否定。目前，取出感染灶内的部件，局部和全身同时使用抗生素已经成为治疗假体周围感染的金标准。

## 2025

## 羟基磷灰石涂层假体应用前景如何？

近些年来国内外有些单位着手研制羟基磷灰石涂层假体，它是一种不用骨水泥固定具有生物活性的假体。羟基磷灰石具有骨生长传导性，与天然骨矿物质成分相同。法国 ARTRO 医师组证明磷灰石是一种生物活性材料，它保证了与骨的连接，在速度和强度方面完全与正常骨愈合模式一样。北京医科大学用 20 只犬进行实验研究，应用扫描电镜及透射电镜对国产羟基磷灰石涂层假体与骨界面进行超微结构分析。研究发现羟基磷灰石涂层假体与骨的界面在早期为纤维组织、软骨组织、类骨质、编织骨，后期为成熟的板层骨与羟基磷灰石紧密结合，并在羟基磷灰石的微孔中有成骨。在假体与骨界面不仅有周围骨向羟基磷灰石的中心性生成，而且羟基磷灰石的表面还有外向性成骨，认为利用羟基磷灰石涂层来固定假体是切实可行的。上海长征医院等做了羟基磷灰石涂层假体的比较研究，进行组织学观察及生物力学测试，并与无涂层假体等作了对比。结果表明羟基磷灰石涂层假体比其他假体能更快更好的与骨呈现骨性结合，界面不存在纤维组织膜。这为解决人工关节置换术后的松动提供了理论依据。国内外学者都认为羟基磷灰石为人工假体的长期固定提供了一个可供选择的方法。羟基磷灰石具有良好的生物活性——骨引导性，周围的骨能直接沉积在羟基磷灰石表面，与之紧密结合，而且一旦与骨牢固地结合后，便不会再发生明显的生物降解。

骨水泥关节有一定的缺陷，而目前使用的非骨水泥关节大部分为微孔表面假体。此类假体骨微孔长入的能力并非像预测的那样理想，而且骨与金属界面有纤维膜存在，金属离子释放较多等缺点，对其长期稳定性有一定的影响；而生物活性陶瓷涂层假体则可克服以上缺点，使假体与骨质形成化学性结合，其结合强度和速度都高于其他结构的非骨水泥关节，并可减少金属离子的释放。近年来，通过实验研究和临床总结，都显示出羟基磷灰石涂层假体的良好应用前景。

## 2026

## 如何选择人工膝关节假体？

（1）固定方式的选择：对膝关节假体而言，由于骨水泥固定型假体的较好的长期随访结果，使得这一类型的假体被广泛接受。在膝关节置换手术中，骨水泥的作用已不仅仅是固定假体，而更重要的作用是加强骨床的承载强度，尤其是在胫骨侧。近年来发展起来的非骨水泥固定型假体，如各种微孔型或 HA 涂层假体在近期获得了较好的随访结果，但由于缺乏远期随访，尚无法与骨水泥型假体相比较。参照全髋关节置换术的经验，对 60 岁以上的患者，可使用骨水泥固定，对年龄较轻的患者可选择非骨水泥固定股骨侧假体。但目前绝大多数医生仍推荐使用骨水泥固定胫骨侧假体。

（2）单髁假体的选择：单髁假体属于非限制性假体。对于单纯的内侧或外侧间隔的病变，理论上可以选择单髁置换，成功的单髁置换手术可以最大限度地保存关节的组织结构和运动功能，并为二次 TKA 手术留有余地。但单髁手术对手术操作技术的要求较高，不准确的手术可能会导致失败，此外，单间隔的病变往往伴有膝关节的力线改变，有时截骨手术也能达到较好的效果。而施行单髁置换术时如不能纠正膝关节的负重力线和获得良好的平衡状态，手术仍可能导致失败，因而，单髁假体置换在膝关节置换外科中所占的比例较小。

（3）不同限制程度的全膝假体的选择：膝关节假体的机械限制提供了假体的机械稳定性，但同时与关节的活动度形成了一对矛盾。一般来说，较少限制的假体可以获得更好的关节运动功能，而对关节稳定结构的完整及操作技术有更高的要求。较多限制的假体在设计上提供了假体关节额外的机械稳定性，但因此可能会导致切骨较多和损失部分关节活动度，并且可能由于其限制性导致假体与骨界面的机械松动。

1）非限制性假体：非限制性全膝假体以保留后交叉韧带（CR）假体为代表，保留的PCL维持了假体植入后的后方稳定性，因而允许胫骨关节面趋向于大曲率的低限制设计而获得更大的关节活动度，但同时由于股骨髁部件与胫骨关节面的接触面变小，易致磨损，PCL的保留还可能使屈曲挛缩畸形难以纠正。因此，新的设计摒弃了胫骨垫的近似平面的设计而增加了股骨与胫骨的匹配度以减少磨损但也获得了一定的限制度。事实上，全膝关节假体都存在不同程度的机械制约，包括保留后交叉韧带的假体，只是限制较少而已。此类假体的设计中较多地考虑到关节的活动度而使得假体本身具有较少的机械制约。其置换术后的稳定性更多地依赖于维持膝关节稳定的韧带结构的完整性和膝关节周围软组织的平衡。对于年轻、关节稳定结构完好的患者可选择此类保留交叉韧带的假体，可望获得更大的关节活动度。但保留的PCL在膝关节活动过程中可能与假体产生生物力学紊乱，尤其在有屈曲挛缩畸形和PCL紧张的病例中，这一紊乱更为突出。因此，CR假体在目前临床应用的比例与80年代相比呈现下降趋势。

2）部分限制性假体：部分限制性膝关节假体以后稳定型（PS）或称后交叉韧带替代型（CS）为代表，是指那些界于非限制性和高限制性之间的假体。它是通过胫骨垫中央的凸起和相应的股骨髁间凹槽替代PCL的功能。其优点是适应证广，对于PCL功能不全或因膝关节屈曲挛缩无法保留PCL的病例无疑是最好的选择。其缺点是比CR假体更多的切骨量以及过屈时可能导致股骨髁与胫骨假体后缘的撞击而使关节活动度减小。但最新的设计考虑到早期设计的缺点而进行了一系列改良，使后交叉韧带替代型假体的临床应用比例出现增加。

3）高限制性膝关节假体：此类假体如CCK，TC3等针对膝关节不稳定采用更高大的胫骨凸和更匹配的股骨设计，以获得侧向和后方的稳定性。主要用于侧副韧带功能不全、伴有较大骨缺损或严重畸形的初次置换病例以及使用非限制性或部分限制性假体初次置换失败后的翻修手术。

4）全限制性膝关节：假体全限制性假体以铰链式膝关节为代表，此类假体的铰链设计提供了足够的机械稳定性，因而可应用于膝关节肿瘤截除术后以及膝关节稳定性丧失的全膝翻修术。单纯铰链膝关节假体的长期随访结果显示有较高的松动率，一般已不再应用于初期的全膝置换术。但近年来，各种可旋转铰链膝关节假体的设计已能获得与非限制膝关节接近的伸屈/旋转活动度，因而，对膝关节稳定性丧失的病例而言，仍不失为一种较好的选择。

## 2027

## 人工全膝关节翻修的适应证有哪些？

人工全膝关节翻修术涉及的范围从简单置换聚乙烯平台到复杂的膝关节重建，包括异体骨移植和特殊假体的应用。而首要的问题是确认初次膝关节置换失败的原因。

适应证主要包括：

（1）感染：根据患者的全身和局部情况考虑一期或二期翻修。对于机体系统免疫功能低下，或对致病菌易感的病例，慎行翻修，应考虑膝关节融合术。

（2）胫股关节不稳：多由于膝关节周围韧带张力不平衡，功能不全和慢性磨损引起。经肌肉功能锻炼和辅助支架治疗效果不佳者常须进行翻修手术。

（3）假体松动：常发生于胫骨假体。多由于肢体对线不良或假体位置不佳，继发一侧平台松动下沉。

（4）假体断裂：最常见于胫骨假体，常伴有胫骨平台骨折。

（5）假体周围骨折：有时行内固定十分困难，须进行翻修。

（6）髌骨不稳定等。

## 2028

## 膝关节置换术后骨丢失的形成机制是什么？

（1）机械性丢失：①TKA手术中对线不良、过度内翻等基础上的不对称负荷，可引起胫骨平台侧塌陷，植入假体下陷后的活塞效应进一步加重骨毁损后吸收；②使用限制性假体，尤其是绞链式假体，须切除较多骨质，其长柄可引起股骨和胫骨髓腔内松质骨的丢失；其过度限制旋转运动的设计，使运动时的剪力传至柄一骨交界面，产生“绞刀样”作用，可导致大量骨丢失；③医源性骨丢失。

（2）应力遮挡：TKA后胫骨金属托下方骨应力降低，可引起骨密度降低和骨变形；带柄假体的长柄将负荷传至骨干皮质，使金属托下的骨质应力遮挡而导致骨丢失。这种现象在股骨髁和胫骨平台均可发生。

（3）骨溶解：假体磨损颗粒尤其是聚乙烯颗粒刺激假体周围骨质引起炎症反应，致假体周围骨丢失，假体下沉，假体周围骨折，胫骨平台骨折等严重骨缺损。

（4）骨坏死：较少见，可发生于髌骨外侧支持带松解的TKA术后，出现髌骨坏死，引起髌骨部分或全部吸收。可能与手术中切断膝上外侧动脉引起髌骨缺血有关。

（5）感染：TKA术后感染导致急性炎症反应，分泌富含炎性细胞因子的脓液，可迅速导致溶骨性骨破坏。低毒性病原菌，如表皮葡萄球菌的感染则是一个慢性隐匿过程，仅在X线上表现为假体周围骨质进行性丢失。

## 2029

## 全膝翻修术的重建原则有哪些？

（1）重建的关节线应尽量靠近其解剖位置。

（2）正确处理骨缺损，尽量保留和重建骨质。

（3）通过适当的假体限制和软组织平衡，恢复关节的稳定性。

（4）恢复正常的下肢力线，通常采用股骨和胫骨髓腔作为参照。

（5）必须注意恢复髌股关节的良好滑行轨迹。

（6）翻修假体应配备多种金属垫片、假体柄延长构件以及不同限制程度的假体。

## 2030

## 全膝关节翻修手术要点有哪些?

（1）通过切除可能含有磨损颗粒的增生滑膜和削薄瘢痕化的关节囊，重建软组织覆盖。

（2）因为后交叉韧带常瘢痕化或功能不全，多选用后交叉韧带替代型假体；当内侧支持带和（或）外侧支持带功能不全时，应选用髁限制型假体。

（3）胫骨平台侧骨床准备：①尽量少截骨，尽可能保留骨质，小于 5mm 的骨缺损可用骨水泥填充，大的包容性缺损用松质骨植骨填充，非包容性缺损使用楔形和块状金属垫片或结构性植骨治疗。②加强后的胫骨假体托的周缘必须与胫骨皮质相互接触，使用压配组合式假体，应使用组配式加长柄，增加假体在骨质破坏的干骺端上的稳定性，并使移植骨和楔形金属垫下斜形固定界面免受应力，如果骨质条件太差，不能获得足够的紧压配合，应使用骨水泥型柄，使用压配式假体，最好选用直径和长度适当的假体柄。③关节线水平由胫骨截骨深度及聚乙烯垫片的厚度决定，重建后的关节线应大致高出腓骨顶端约 2cm，距髌骨下极约 2cm。

（4）股骨侧骨床准备：遵循屈 - 伸间隙平衡技术，通常需要对股骨髁下端和（或）后方进行垫补，平衡屈 - 伸间隙而不明显抬高关节线。①尽量使用前后径较大，并带有远端和后端金属加厚垫片的假体，避免使用较厚的聚乙烯垫片，以防抬高关节线，参照原股骨假体的前后径或对侧膝关节的侧位片，选择合适大小的股骨假体，根据股骨髁上轴线确定股骨假体的旋转；②骨缺损通常采用金属垫片或异体结构骨植骨，或采用定制的股骨假体，选用压配柄和髁限制型假体。

（5）髌 - 股关节处理：①修整保留的原髌骨（初次 TKA 未置换）；②当髌骨假体固定可靠，磨损程度轻时，可保留假体；③当髌骨残余骨质足以为髌骨假体提供骨床，可置换假体；④当髌骨残余骨质不适合安装髌骨假体时，修整残余髌骨，前移股内侧肌，改善伸膝装置的滑行轨迹。

（6）主张应用骨水泥固定假体，同时使用压配型延长柄。①只在假体固定面使用骨水泥，尽量避免骨水泥接触股骨干；②当骨质薄弱或小的骨缺损须用骨水泥填充时，应间隔 5 ~ 7 分钟后再使用骨水泥固定胫骨与股骨假体；③因为 TKA 翻修术后感染的危险性较高，建议常规使用抗生素骨水泥。

## 2031

### 什么是 CPM？其作用是什么？

CPM 是英文 Continuous Passive Motion 的缩写，即被动持续活动练习器。最早人们将其用于关节软骨损伤修复的实验，后转移至人工膝关节的康复治疗。目前人们认为其作用机制是：

（1）增加关节软骨的营养和代谢，关节活动促进滑液向关节软骨的渗透和扩散，加速滑膜分泌和吸收作用，加速清除关节内有害物质和坏死组织以及关节内积血。

（2）加速关节软骨及周围组织的修复，关节活动加速关节内有害物质的清除，改善关节及周围组织的营养代谢，刺激软骨细胞的增生，也有利于血液中未分化细胞向软骨细胞转化，修复关节软骨。同时关节活动有利于肢体的血液循环，防止粘连，有利于组织修复。

（3）刺激多能间充质细胞分化为关节软骨细胞。

（4）缓解关节损伤或关节手术后的疼痛。其机制是运动不断地将刺激上传到神经中枢，抑制了疼痛信号的上传，即“疼痛闸门学说”。关节的运动有利于消除肿胀，对减轻疼痛也起一定作用。

## 2032

### 应用 CPM 的好处有哪些？如何使用？

（1）应用 CPM 的好处

1）减轻疼痛。

2）加快肢体肿胀的消退，降低深静脉血栓的发生率。

3）加快伤口愈合及软组织的修复。

4）增加关节活动度防止关节粘连。

5）刺激并促进关节软骨的修复。

6）缩短住院时间，减少医疗费用。

（2）使用方法：目前主要用于人工膝关节置换术后的康复治疗，亦有其他如肘关节的康复治疗。一般从术后数小时即可开始。开始时从小角度活动，如从 0°至 30°。每天增加 10°，每天使用 2 到 3 小时，每天分 3 次。速度为 45 秒一个周期。要求术后两周时，屈膝角度应达到 90°。要注意患者的耐受程度，要对患者进行指导，包括肢体的主动功能练习。如果屈膝角度在 2 周后未达到 90°，可考虑在麻醉下实行膝关节松解术后再做 CPM 治疗。

## （四）人工踝关节

### 2033

### 为什么要进行踝关节置换？

踝关节是负重关节，极易发生外伤和病损，都可引起踝关节软骨和骨质的退变和破坏，表现为踝关节无休止的疼痛，活动受限以致僵硬。由滑膜的炎症，使关节肿胀，踝关节负重或是活动后疼痛加重，行走时跛行，并有关节的不稳定感，日常生活质量明显下降。

这些病变很难自行修复，单纯通过药物不能奏效。最后只有行关节融合或关节置换手术。关节融合手术使关节固定，疼痛消失，但关节不能活动。踝关节置换术是采用人工关节替换有病变的关节表面，达到无痛和保留活动的一种治疗方法。目前，由于假体的不断改进和手术技术的不断提高，人工关节置换已成为踝关节骨性关节炎治疗的一种可行的选择。

### 2034

### 人工踝关节置换的适应证有哪些？

（1）踝关节骨性关节炎与创伤性关节炎。

（2）类风湿踝关节炎：对类风湿踝关节炎患者施行人工全踝关节置换应具备以下条件：①年龄需成人以上；②患踝僵直、疼痛，NSAIDs药物难以解除疼痛，严重影响生活和工作；③患侧髋、膝关节功能应正常或基本正常，或虽有类风湿关节炎，但可以施行人工关节置换术重建功能者；④应有较好的骨质条件无明显骨质疏松症，以承受假体长期的应力负荷；⑤无距骨缺血坏死；⑥置换术前，必须停服肾上腺皮质激素2周以上。

（3）色素绒毛结节性踝关节滑膜炎。

（4）局限性距骨缺血坏死。

（5）踝关节融合术后要求恢复踝关节活动者。

（6）踝部大骨节病。

（7）其他踝关节病如软骨剥脱性踝关节病，踝关节开放性损伤后僵直、踝关节各种原因的内源性感染或外源性感染痊愈后3年，X线片、CT片和MRI证明病变已经控制，距骨无缺血坏死，符合假体安置者，也可以置换全踝关节。

此外，施行人工踝关节置换者应具备以下条件：①踝关节周围动力肌应基本正常，肌力应不少于Ⅳ级，足伸屈肌、内外翻肌等对抗肌肌力基本对称者。有肌力不对称时，应有肌力平衡手术治疗；②距骨缺损不多，切除胫、距骨侧各4～6mm适于假体安置。胫骨远端切除的平面不宜过高，切骨过高有使胫骨侧假体安置不稳之虞；③无僵直性足内翻或足外翻畸形。若有这类畸形，且可矫正者；④无足弓异常或畸形者。

## 2035

### 人工踝关节置换的禁忌证有哪些?

（1）类风湿踝关节炎后足有外翻畸形者，难以用人工踝关节置换一并矫正。

（2）踝穴骨质严重破坏或部分缺如，全踝假体难以稳定安装者。

（3）踝关节有大于3°的内翻和（或）外翻畸形者，踝关节假体植入后将出现胫、距侧假体间受力不均，易导致假体松动、脱位和疼痛。

（4）严重的踝部骨质疏松症，难以正确安置或即使正确安置假体后也不能良好承受行走的压应力和剪切力，常引起假体倾斜、松动或内陷，造成疼痛和踝关节功能障碍。

（5）踝关节难以控制的活动期关节炎；或曾有过内源性或外源性的感染，虽外观痊愈但骨内病灶仍有潜在感染可能者，应视为禁忌。

（6）足中跗关节、距下关节有明显的骨性关节炎或行多关节固定者。

（7）距骨与胫骨远端缺血坏死，其坏死范围大于骨切除范围者。

（8）踝部骨折在骨折愈合后3～6个月内不宜施行人工全踝置换。

（9）对术后活动量较大、运动程度要求较高者，应慎重。

## 2036

### 人工踝关节置换术的并发症有哪些?

踝关节置换术与其他负重关节的置换术一样，存在一系列术后并发症，且具有较高的发生率。

（1）踝部血管神经损伤。

（2）感染。

（3）伤口愈合不良或延迟愈合。

（4）腓骨撞击症。

（5）胫骨基板松动倾斜。

（6）距骨假体松动或脱位。

（7）伴有踝关节半脱位的外踝应力骨折。

## 2037 第三代人工踝关节假体有哪些?

（1）Agilhy 人工踝假体：为美国学者 Alvine 牵头，由食品和药物管理局（Food and Drugs Administration，FDA）规定 6 家医院联合研制应用的假体。它们规范手术操作规程、统一疗效评定标准。这种假体属于半限制型假体，踝假体植入后，踝关节内、外翻运动和踝关节背伸、跖屈运动按有限运动设计。术后踝关节屈伸范围可以满足平步、上下楼活动的需要，它的踝伸屈运动比 STAR 假体大。

（2）STAR 假体：STAR 名称的由来，是由英文 scandinavia total ankle replacement 的缩写 STAR 而成。该假体由德国学者将 1978 年斯堪的纳维亚国家学者研制的 2 部件套踝假体进一步改进、完善所得。德国汉堡 Waldemar Link 公司所生产，已有 28 年历史，在欧洲、澳洲和南美十数个国家广泛采用，并积累了比其他任何踝假体相加的总数还多的病例数。

（3）Salto 假体：系非骨水泥固定运动载荷踝假体，属解剖设计。第三代 Salto 全踝假体于 1997 年 1 月始被应用于临床，采用生物固定技术，滑动核承载类似解剖型假体设计。

（4）陶瓷假体：陶瓷踝假体（TNK）系日本学者研制的第三代全踝假体。

## 2038 人工踝关节置换安全吗?

踝关节置换不是一项新技术，在全球已经有 30 多年的历史。德国 LINK 公司生产的 STAR 踝关节假体由三部分组成，包括距骨假体，胫骨假体和滑动核。这三部分假体可以很好地模拟踝关节在人体中的应力活动情况，与其他踝关节假体相较，在设计上有一定的优势。

踝关节置换术成熟之前，因疼痛而严重影响踝关节活动功能的病损，只能采用踝关节融合术治疗。踝关节融合术目前仍然是严重踝关节病变的治疗标准方法之一，但是这一情况，随着人工踝关节置换技术的成熟，已在开始改变。

踝关节置换术后活动量不能过大。进行体力劳动的患者因为踝关节应力较大，很容易造成假体疲劳，假体寿命变短，此类患者不适合进行踝关节置换。另外，踝关节置换术也不能用于有严重的膝内、外翻，后足内、外翻，或是踝关节肌力不平衡等下肢力线严重异常的患者。下肢神经血管疾病，严重的骨折后畸形，以及其他全身状况不良的患者，也不可进行踝关节置换。针对患者的各种不同情况，踝关节融合术仍是一个较好的选择。

# （五）展　　望

## 2039

### 我国人工关节技术的发展趋势?

人们从 19 世纪中叶就开始了人工髋关节置换的探索。目前，人工关节置换技术已经普及并广泛应用。尤其是人工髋关节和人工膝关节更较成熟。在西方国家，人工关节置换术已是数量最多的外科手术之一。在美国，每年开展的髋关节置换术不少于 20 万例，而在全世界每年约 50 万例。15 年以上的临床优良率已在 90% 以上。

我国的人工关节置换是从 20 世纪 60、70 年代起步，90 年代快速发展，而在新世纪达到了全面繁荣。这主要表现在：①不仅限于人工髋、膝关节，全身各部位的关节置换均有开展，总量持续增加，翻修比率在逐渐缩小；②国际学术交流日益密切，人工关节的置换及翻修水平显著提高；③各种优质假体快速引进并应用于临床，自主产品渐趋增多，国产化意识加强。

但是，总体来说，我国人工关节在置换及翻修领域里仍存在不足，具体表现在：①尽管与国际差距在缩小，但由于手术覆盖面的扩大，国内区域间的技术水平仍欠平衡；②虽然手术数量在持续增加，但术后随访体系却仍然滞后，难以做出大型技术总结；③尽管手术技术水平明显提高，但临床与科研仍存在脱节，没有形成自己的理论体系，缺乏具有自主知识产权的人工假体。

总之，我国人工关节领域已取得了明显进步，这是肯定的。但是，为了让我国关节病残患者能获得高质量的临床效果，提高生活质量，并尽可能地降低医疗费用，以满足广大患者的就医需求，还有三个问题需要解决。一个是普及和更新理念及进行规范化培训，坚持准入制度，缩小区域间差距，以提高我国人工关节技术的整体水平；其次是建立国家人工关节登记制度，走循证医学之路，以不断总结提高，拿出代表国家水平的学术观点；最后是增加科研资金投入，坚持临床与科研紧密接合，医师与厂家密切合作，走自主创新之路，以发展我国的自主品牌产品。

（耿硕儒　张　滨　潘海乐　田万里　陈天新　徐公平　王志成）